Lehrbuch der Psychiatrie

Lehrbuch der Psychiatrie

Hartmann Hinterhuber und
W. Wolfgang Fleischhacker

Unter Mitarbeit von

Christian Barnas
Wilfried Biebl
Verena Günther
Brigitte Hackenberg
Christian Haring
Johannes Kinzl
Ilse Kryspin-Exner
Ullrich Meise
Regina Prunnlechner-Neumann
Herwig Scholz
Christoph Stuppäck
Karl Zangerl

17 Abbildungen
52 Tabellen

1997
Georg Thieme Verlag Stuttgart · New York

Umschlagbild:
Zeichnung einer 19jährigen
Patientin mit Schizophrenie

Geschützte Warennamen (Warenzeichen) werden **nicht** besonders kenntlich gemacht. Aus dem Fehlen eines solchen Hinweises kann also nicht geschlossen werden, daß es sich um einen freien Warennamen handele.

Das Werk, einschließlich aller seiner Teile, ist urheberrechtlich geschützt. Jede Verwertung außerhalb der engen Grenzen des Urheberrechtsgesetzes ist ohne Zustimmung des Verlages unzulässig und strafbar. Das gilt insbesondere für Vervielfältigungen, Übersetzungen, Mikroverfilmungen und die Einspeicherung und Verarbeitung in elektronischen Systemen.

© 1997 Georg Thieme Verlag
Rüdigerstraße 14, D-70469 Stuttgart

Printed in Germany

Satz: Mitterweger Satz GmbH
D-68723 Plankstadt bei Heidelberg;
gesetzt auf TypoScript
Druck: Offizin Andersen Nexö Leipzig,
D-04442 Zwenkau

ISBN 3-13-103151-4   1 2 3 4 5 6

Die Deutsche Bibliothek – CIP-Einheitsaufnahme
Hinterhuber, Hartmann:
Lehrbuch der Psychiatrie : 52 Tabellen / Hartmann Hinterhuber und W. Wolfgang Fleischhacker. Mit Beitr. von Christian Barnas ... – Stuttgart ; New York : Thieme, 1997
NE: Fleischhacker, W. Wolfgang:

> **Wichtiger Hinweis:**
> Wie jede Wissenschaft ist die Medizin ständigen Entwicklungen unterworfen. Forschung und klinische Erfahrung erweitern unsere Erkenntnisse, insbesondere was Behandlung und medikamentöse Therapie anbelangt. Soweit in diesem Werk eine Dosierung oder eine Applikation erwähnt wird, darf der Leser zwar darauf vertrauen, daß Autoren, Herausgeber und Verlag große Sorgfalt darauf verwandt haben, daß diese Angabe **dem Wissensstand bei Fertigstellung des Werkes** entspricht.
>
> Für Angaben über Dosierungsanweisungen und Applikationsformen kann vom Verlag jedoch keine Gewähr übernommen werden. **Jeder Benutzer ist angehalten,** durch sorgfältige Prüfung der Beipackzettel der verwendeten Präparate und gegebenenfalls nach Konsultation eines Spezialisten festzustellen, ob die dort gegebene Empfehlung für Dosierungen oder die Beachtung von Kontraindikationen gegenüber der Angabe in diesem Buch abweicht. Eine solche Prüfung ist besonders wichtig bei selten verwendeten Präparaten oder solchen, die neu auf den Markt gebracht worden sind. **Jede Dosierung oder Applikation erfolgt auf eigene Gefahr des Benutzers.** Autoren und Verlag appellieren an jeden Benutzer, ihm etwa auffallende Ungenauigkeiten dem Verlag mitzuteilen.

Meinem Vater verdanke ich die für mein psychiatrisches Denken und Handeln grundlegenden Erfahrungen. Meine Mutter lehrte mir Toleranz und Respekt vor der Einmaligkeit eines jeden Menschen in Gesundheit und Krankheit: ihnen verdanke ich dieses Buch.

Hartmann Hinterhuber

Gewidmet meiner Mutter Hedi, die in mir die Neugier geweckt hat und mir die Freude an der Aneignung und Vermittlung von Wissen immer noch vorlebt, und meiner Frau Astrid, die diese Eigenschaften unterstützt und fördert.

W. Wolfgang Fleischhacker

Anschriften

Herausgeber

Univ.-Prof. Dr. Hartmann Hinterhuber
Vorstand der Univ.-Klinik für Psychiatrie Innsbruck
Leiter der Klinischen Abteilung
für Allgemeine Psychiatrie
Anichstraße 35, A-6020 Innsbruck

Univ.-Prof. Dr. W. Wolfgang Fleischhacker
Leiter der Klinischen Abteilung
für Biologische Psychiatrie
Univ.-Klinik für Psychiatrie Innsbruck
Anichstraße 35, A-6020 Innsbruck

Mitarbeiter

Univ.-Doz. Dr. Christian Barnas
Univ.-Klinik für Psychiatrie Wien
Währinger Gürtel 18–20, A-1090 Wien

Univ.-Prof. Dr. Wilfried Biebl
Leiter der Klinischen Abteilung
für Psychosomatische Medizin und
Psychosoziale Psychiatrie
Univ.-Klinik für Psychiatrie, Innsbruck
Anichstraße 35, A-6020 Innsbruck

Univ.-Doz. Dr. Verena Günther
Leiterin der Abteilung für Klinische Psychologie
und Psychotherapeutische Ambulanz
Univ.-Klinik für Psychiatrie Innsbruck
Anichstraße 35, A-6020 Innsbruck

Ass.-Prof. Dr. Brigitte Hackenberg
Leitende Ärztin der Abteilung für Kinder-
und Jugendpsychiatrie
Univ.-Klinik für Psychiatrie Innsbruck
Anichstraße 35, A-6020 Innsbruck

Prim. Univ.-Doz. Dr. Christian Haring
Vorstand der II. Psychiatrischen Abteilung
des Psychiatrischen Krankenhauses des Landes Tirol
Thurnfeldgasse 14, A-6060 Hall in Tirol

Univ.-Doz. Dr. Johannes Kinzl
Leitender Arzt der Psychosomatischen Ambulanz
Leiter der Arbeitsgruppe für Sexualmedizin
Univ.-Klinik für Psychiatrie Innsbruck
Anichstraße 35, A-6020 Innsbruck

Univ.-Prof. Dr. Ilse Kryspin-Exner
Institut für Psychologie der Universität Wien
Liebiggasse 5, A-1010 Wien

Univ.-Doz. Dr. Ullrich Meise
Leiter der Arbeitsgruppe für Sozialpsychiatrie
und Versorgungsforschung
Univ.-Klinik für Psychiatrie Innsbruck
Anichstraße 35, A-6020 Innsbruck

OA Dr. Regina Prunnlechner-Neumann
Leiterin der Arbeitsgruppe
für forensische Psychiatrie
Univ.-Klinik für Psychiatrie Innsbruck
Anichstraße 35, A-6020 Innsbruck

Univ.-Doz. Dr. Herwig Scholz
Prim. des Krankenhauses „de la Tour"
Winklern 40, A-9521 Treffen/Kärnten

Univ.-Doz. Dr. Christoph Stuppäck
Vorstand der Psychiatrischen Krankenhausabteilung
Landes-Nervenklinik Salzburg
Ignaz-Harrer-Str. 79, A-5020 Salzburg

Dr. med. Karl Zangerl
Facharzt für Psychiatrie und Psychotherapeut
Meinhardstraße 7, A-6020 Innsbruck

Vorwort

Im Sinne des Wissens über den psychisch gestörten Menschen darf die Psychiatrie wohl als ein alter Wissenschaftszweig bezeichnet werden, ihre methodische Ausübung beginnt aber erst im letzten Jahrhundert.

Die Psychiatrie hat sich zu einer faszinierenden Wissenschaft entwickelt, da es ihr gelungen ist, Forschungsergebnisse aller benachbarten Wissenschaften einzubinden: Neben Neuropathologie, Neurochemie und Neurophysiologie, der Molekulargenetik und den modernen bildgebenden Verfahren tragen Philosophie und Psychologie, Verhaltensforschung, Soziologie und Theologie zu den Fundamenten der psychiatrischen Disziplin bei, auf deren Grundlagen wir als Ärzte und psychiatrisch Tätige denken, handeln und therapieren.

Das vorliegende Lehr- und Lesebuch wurde für Studierende und Ärzte geschrieben, die bereit sind, *für* ihre Kranken und *zusammen mit ihnen* zu arbeiten. Es beruht auf jahrzehntelanger Arbeit mit Kranken und wissenschaftlicher Auseinandersetzung mit der Thematik.

Das Ziel dieses Buches ist ein zweifaches: Als erstes möchten wir den Studierenden ein Buch zur Verfügung stellen, das die wissenschaftlichen Grundlagen, die diagnostischen Schritte und die therapeutischen Maßnahmen bei psychiatrischen Erkrankungen in verständlicher Art und nachvollziehbarer Weise darstellt. Das zweite Ziel ist, den künftigen Arzt auf den professionellen Kontakt mit Kranken und Angehörigen vorzubereiten: Zugang zu Menschen mit psychischen Störungen zu finden kann sehr schwer sein. Dies gilt nicht nur für Freunde, Angehörige und Arbeitskollegen, sondern auch für Ärzte und Psychologen.

Ein Psychiatrie-Buch soll darüber hinaus auch für ein Mehr an Verständnis und Toleranz gegenüber psychisch Kranken werben und mithelfen, reelle und imaginäre Mauern abzubauen, die die Betroffenen auch heute noch allzuhäufig umgeben.

Unser Bemühen war somit, den Studierenden ein zeitgemäßes, modernen didaktischen Richtlinien entsprechendes und spannendes Lehrbuch zu übergeben, in dem sie gerne lesen und das sie auch nach erfolgreich abgeschlossener Prüfung noch oft zu Rate ziehen können.

Das Lehrbuch versucht, verschiedene Denkansätze und Modellvorstellungen zu integrieren: Der bio-psycho-soziale Ansatz der modernen Psychiatrie fand ihren Niederschlag in einer ausführlichen Darstellung der medizinischen, psychologischen und sozialen Faktoren, die für die Entstehung der jeweiligen Erkrankungen relevant sind. Daraus resultiert wiederum eine dem derzeitigen Stand der Forschung entsprechende Erörterung der Pharmakotherapie, der Psychotherapie und der sozialtherapeutischen Maßnahmen bei psychischen Störungen.

In allem haben wir uns bemüht, eine ausgewogene Darstellung der unterschiedlichen wissenschaftlichen Ansätze zu präsentieren. In der psychiatrischen Lehre und Forschung finden sich immer noch reduktionistische Theorien. In der ersten Hälfte unseres Jahrhunderts war es eine unkritische Generalisierung genetischer Ergebnisse, die in den Nachkriegsjahren von einer sozialwissenschaftlichen Gegenreaktion abgelöst wurde, die im Sozialklassenparadigma und im sozialen Konstruktivismus gipfelte. Heute sind es verschiedene psychoanalytische oder biologische Versuchungen.

Die Erfahrungen, die in das Buch eingeflossen sind, wurden von den beiden Autoren und den Mitarbeiterinnen und Mitarbeitern an der Univ.-Klinik für Psychiatrie Innsbruck gesammelt. Durch die Einbindung der modernen Klassifikationsschemata und die Berücksichtigung der neuesten wissenschaftlichen Erkenntnisse konnte trotz der Pluralität der Meinungen eine Einheitlichkeit der Darstellung erreicht werden.

Ohne die Mithilfe vieler hätte dieses Buch nicht geschrieben werden können: Unser Dank gilt allen Koautoren, aber auch den vielen Kolleginnen und Kollegen unserer Klinik sowie den engagierten Studentinnen und Studenten der Medizinischen Fakultät Innsbruck, mit denen wir die einzelnen Kapitel eingehend diskutiert haben. Einen besonderen Dank sprechen wir auch den Patienten der Universitätsklinik für Psychiatrie aus, von denen wir die ganzen Jahre hindurch lernen durften.

Frau Dr. Gertrud Volkert vom Thieme Verlag hat uns für die Idee eines neuen Lehrbuches der Psychiatrie begeistern können und das Projekt mit großem Interesse begleitet. Fräulein Sabine Schmid und Frau Sabine Patterer haben das Manuskript mit überdurchschnittlichem Engagement redaktionell bearbeitet. Ihnen danken wir von Herzen ebenso wie Frau Sabine Bartl, Frau Petra Wägenbaur und

Frau Dagmar Kleemann, die sich größte Mühe gaben, den Band mit Sorgfalt zu präsentieren. Unser Dank gilt darüber hinaus auch unseren Gattinnen und Kindern, die mit großer Geduld und stetiger Ermutigung das Entstehen des Werkes förderten.

Innsbruck, im Januar 1997

Hartmann Hinterhuber
W. Wolfgang Fleischhacker

Inhaltsverzeichnis

1 Einführung 1
Hartmann Hinterhuber und W. Wolfgang Fleischhacker

1.1	Die Ziele der Psychiatrie	1	1.4.4	Klassifikationssysteme.................. 4
1.2	Schwerpunkt- und Forschungsrichtungen der Psychiatrie	1	1.5	Psychiatrische Untersuchungstechnik ... 4
			1.5.1	Anamneseerhebung 4
1.3	Der Krankheitsbegriff in der Psychiatrie	1	1.5.2	Psychopathologische Befunderhebung... 5
			1.5.3	Organische Befunderhebung 5
1.4	Einteilung psychiatrischer Erkrankungen	3	1.5.4	Anleitung zum Anlegen einer Krankengeschichte 6
1.4.1	Organisch begründbare psychische Störungen („exogene Psychosen")	3	1.6	Psychodiagnostische Befunderhebung... 7

Verena Günther und Ilse Kryspin-Exner

1.4.2 Schizophrene und affektive Störungen („endogene Psychosen") 3
1.4.3 Persönlichkeits- und Verhaltensstörungen sowie neurotische, Belastungs- und somatoforme Störungen 3

    Einleitende Bemerkungen 7
    Testdiagnostik....................... 8
    Klassifikation psychologischer Tests... 8

2 Organische psychische Störungen 11
W. Wolfgang Fleischhacker, Hartmann Hinterhuber und Christian Haring

2.1	Einführung...........................	11		Organische dissoziative Störung....... 14
				Differentialdiagnose 14
2.2	Geschichtlicher Überblick und Synonyma	11	2.4.3	Organisches amnestisches Syndrom..... 15
			2.4.4	Delirante Störungen, die nicht durch Alkohol oder sonstige psychotrope Substanzen bedingt sind................ 15
2.3	Einteilung............................	12		
2.4	Die organischen einschließlich der symptomatischen psychischen Störungen im einzelnen	12		Delir 15
				Verwirrtheitszustände................ 16
				Dämmerzustände.................... 16
2.4.1	Allgemeines zu Ursachen und Symptomatik	12	2.4.5	Organische Persönlichkeitsstörung 17
2.4.2	Psychische Störungen auf Grund einer Schädigung oder Funktionsstörung des Gehirns oder einer körperlichen Erkrankung (Durchgangssyndrome).....	13	2.4.6	Psychopathologische Syndrome bei Epilepsie 17
				Epileptische Wesensänderung 18
				Epileptische Demenz 18
	Hyperästhetisch emotioneller Schwächezustand	13		Postiktaler Dämmerzustand 18
				Schizophreniforme Psychosen 18
	Depressives, manisches, dysphorisches und paranoides Durchgangssyndrom	13	2.4.7	Generationspsychosen................. 18
			2.5	Ursachen organischer psychischer Störungen................. 19
	Paranoid-halluzinatorisches Durchgangssyndrom................	14	2.5.1	Entzündliche Erkrankungen des Zentralnervensystems 19
	Organische Halluzinose..............	14	2.5.2	Hirntumoren 19
	Organische katatone Störung	14	2.5.3	Schädel-Hirn-Traumata 19
	Organische Angststörung	14	2.5.4	Intoxikationen....................... 19

2.5.5	Fieberhafte Erkrankungen	19
2.5.6	Kardiopulmonale Erkrankungen	19
2.5.7	Lebererkrankungen	20
2.5.8	Operationen	20
2.6	Therapeutisches Vorgehen bei organischen psychischen Störungen	20
2.6.1	Somatische Basistherapie	20
2.6.2	Psychopharmakatherapie bei organischen psychischen Störungen	20

3 Gerontopsychiatrie ... 23

Hartmann Hinterhuber und Christian Haring

3.1	Einführung	23
3.2	Normales Altern	23
3.3	Ältere Menschen in der Gesellschaft	24
3.4	Biochemische und morphologische Veränderungen des alternden Gehirns	24
3.4.1	Morphologische Veränderungen des Gehirns	24
3.4.2	Biologische und biochemische Veränderungen	25
3.5	Demenzen	25
3.5.1	Demenz bei Alzheimer-Erkrankung	28
3.5.2	Vaskuläre Demenz	32
	Formen der vaskulären Demenz	33
3.5.3	Andere Demenzformen	34
	Morbus Pick	34
	Demenz bei HIV-Erkrankung	34
	Demenz bei der Huntington-Krankheit	36
	Demenz bei Parkinson-Erkrankung	36
	Demenz bei der Creutzfeldt-Jakob-Erkrankung	36
3.5.4	Therapieansätze bei dementiellen Syndromen	37
3.6	Altersspezifische Besonderheiten verschiedener psychischer Störungen	38
3.6.1	Hypochondrische Störungen	38
3.6.2	Angststörungen	38
3.6.3	Depression im Alter	39
3.6.4	Schlafstörungen im Alter	40
3.6.5	Häufige Wahnthemen im Alter	40
3.6.6	Schizophrene und affektive Störungen	40
3.6.7	Das Alter schizophrener Patienten	40
3.6.8	Das Alter bipolar affektiv kranker Patienten	41
3.6.9	Neurotische Störungen und Belastungsstörungen im Alter	41
3.6.10	Persönlichkeitsstörungen im Alter	41
3.6.11	Somatoforme Störungen im Alter	41

4 Affektive Störungen ... 43

W. Wolfgang Fleischhacker und Hartmann Hinterhuber

4.1	Einführung	43
4.2	Depression	44
4.2.1	Psychopathologie depressiver Episoden bzw. Störungen	45
4.2.2	Subtypen depressiver Episoden bzw. Störungen	46
	Depressive Episode (Störung) mit psychotischen Symptomen	46
	Depressive Episode (Störung) mit somatischem Syndrom	46
	Früher gebräuchliche Subtypisierung „endogener Depressionen"	47
	Weitere Subtypen	49
4.3	Manie und bipolare affektive Störung	49
4.3.1	Subtypen	51
	Hypomanie	51
	Manie mit oder ohne psychotische Symptome	51
	Bipolare affektive Störung, gegenwärtig gemischte Episode	51
4.4	Ätiologie der affektiven Störungen	51
4.5	Therapie und Prophylaxe affektiver Störungen	52
4.5.1	Therapie depressiver Episoden	52
	Psychopharmakotherapie	53
	Elektrokonvulsionstherapie	56
	Absetzversuch, Wachtherapie (Schlafentzug)	57
	Lichttherapie	57
	Psychotherapie	57
	Soziotherapie	58
4.5.2	Behandlung der Manie	58
	Antipsychotika	58
	Lithium	58
4.5.3	Therapie der gemischten Episoden	59
4.5.4	Prophylaxe bei affektiven Störungen	59
	Lithiumprophylaxe	59
	Antidepressiva	60
	Antiepileptika	60
	Psycho- und Soziotherapie	60

5 Schizophrenie, schizotype und wahnhafte Störungen ... 62
Hartmann Hinterhuber und W. Wolfgang Fleischhacker

5.1	Schizophrenie	62		Genetische Befunde	75
5.1.1	Einführung	62		Neuropathologische Befunde	76
5.1.2	Psychopathologie schizophrener Psychosen	64		Elektrophysiologische Befunde	77
				Biochemische Befunde	77
	Störungen der Persönlichkeit	64		Störungen der Informationsverarbeitung	79
	Störungen der Realitätserfassung	65			
	Störungen des Denkens und Sprechens	65		Psychodynamische Modellvorstellungen	81
	Störung der Wahrnehmung	66		Familieninteraktion und Schizophrenie	81
	Störungen der Affektivität	66			
	Störungen des Antriebs	67		Soziologische Modellvorstellungen	82
	Störungen der Psychomotorik	67			
5.1.3	Ich-Psychopathologie	68	5.1.8	Therapie der Schizophrenie	82
5.1.4	Schizophrene Basisstörungen	69		Therapie mit Antipsychotika	83
5.1.5	Typologie schizophrener Psychosen	70		Psychotherapie	89
	Einführung	70		Soziotherapie	89
	Typologie schizophrener Psychosen nach ICD-10	70		Angehörigenarbeit	90
			5.2	Schizoaffektive Störungen (Mischpsychosen)	92
	Typ-I- und Typ-II-Form der Schizophrenie	70	5.3	Wahnhafte Störungen	93
	Untergruppen der Schizophrenien (ICD-10)	72	5.3.1	Anhaltende wahnhafte Störungen	93
			5.3.2	Induzierte wahnhafte Störungen	93
5.1.6	Verlauf und Prognose schizophrener Psychosen	74	5.4	Akute vorübergehende psychotische Störungen	93
5.1.7	Ätiologie und Pathophysiologie schizophrener Psychosen	75	5.5	Schizotype Störungen	94

6 Neurosen und psychosomatische Erkrankungen ... 95
Wilfried Biebl und Hartmann Hinterhuber

6.1	Einführung und Definition neurotischer Störungen	95		Streß und Adaptation	108
				Grundzüge der Psychoneuroimmunologie	110
6.2	Darstellung eines theoretischen Bezugsrahmens	97		Bewertung einer Situation und Verhalten	110
6.2.1	Der Begriff Krankheit und Gesundheit in der Entwicklungspsychologie	99	6.3	Spezielle Neurosenlehre	111
6.2.2	Einführung in verschiedene Modellvorstellungen	101	6.3.1	Neurotische Reaktionen	111
				Suizidversuch im Rahmen einer Krise	112
6.2.3	Tiefenpsychologische Modellvorstellungen	101		Das Acting-out – der affektive Durchbruch	112
	Theorie: Entwicklungsphasen des Menschen	101		Der sensitive Beziehungsmodus	112
	Therapie	105		Rückzug in das Größen-Selbst	112
6.2.4	Systemische Modellvorstellungen	106		Depersonalisations- und Derealisationssyndrom	113
	Theorie	106		Neurasthenie	113
	Therapie	106		„Psychogener" Dämmerzustand	113
6.2.5	Lerntheoretische Modellvorstellungen	107		Therapie neurotischer Reaktionen	114
	Theorie	107	6.3.2	Neurotische Entwicklungen	114
	Therapie	107		Angstneurose – Angststörungen	115
	Zusammenfassende Betrachtungen	108			
6.2.6	Psychophysiologische Modellvorstellungen	108			

		Neurotische Depression, Dysthymia sowie Angst und depressive Störung, gemischt	116
		Zwangsneurose – Zwangsstörung	117
		Phobien – phobische Störung	118
		Konversionsstörungen – dissoziative Störungen	119
6.3.3		Charakterstruktur	120
		Pseudounabhängige Charakterstruktur	120
		Abhängige Charakterstruktur	121
		Narzißtische Charakterstruktur	121
		Orale Charakterstruktur	122
		Anale Charakterstruktur	122
		Phallisch-narzißtische Charaktersttruktur	123
		„Hysterische" Charakterstruktur	123
6.3.4		Neurotischer Defekt	123
		Chronische Angst	123
		Somatopsychische Abwandlung	124
		Syndrom der Hilflosigkeit und Hoffnungslosigkeit	124
		Syndrom der Resignation und Aufgabe	124
6.4		Psychosomatische Erkrankungen – somatoforme Störungen	124
		Allgemeines	124
		Krankheitsbilder	127
6.4.1		Hypochondrische Störung	129
6.4.2		Funktionelle Störungen – somatoforme autonome Funktionsstörungen	130
		Krankheitsbilder	131
6.4.3		Eßstörungen	132

7 Persönlichkeits- und Verhaltensstörungen ... 136

Karl Zangerl

7.1	Einführung	136
7.2	Allgemeine Symptomatik der Persönlichkeitsstörungen	138
7.3	Spezielle Formen der Persönlichkeitsstörungen	139
7.3.1	Das „schizophrene Kontinuum" – die „Gruppe A"	139
	Paranoide Persönlichkeitsstörung	139
	Schizoide Persönlichkeitsstörung	140
	Schizotypische Persönlichkeitsstörung	140
7.3.2	Das „psychopathische Kontinuum" – die „Gruppe B"	140
	Histrionische Persönlichkeitsstörung	140
	Narzißtische Persönlichkeitsstörung	140
	Dissoziale Persönlichkeitsstörung	141
	Emotional instabile (erregbare) Persönlichkeitsstörung	141
	Borderline-Persönlichkeitsstörung	142
7.3.3	Das „neurotische" Kontinuum – die „Gruppe C"	142
	Ängstliche-vermeidende Persönlichkeitsstörung	142
	Abhängige (asthenische) Persönlichkeitsstörung	142
	Zwanghafte Persönlichkeitsstörung	143
	Zykloide Persönlichkeitsstörung	143
	Passiv-aggressive Persönlichkeitsstörung	143
7.4	Therapie der Persönlichkeitsstörungen	143
7.5	Abnorme Gewohnheiten und Störungen der Impulskontrolle	145

8 Sexualstörungen ... 146

Johannes Kinzl

8.1	Einführung	146
8.2	Klassifikation	146
8.3	Sexuelle Funktionsstörungen, nicht verursacht durch eine organische Störung oder Erkrankung	147
8.3.1	Direkte Sexualstörungen	147
	Allgemeines zu Symptomatik und Ätiopathogenese	147
	Männliche sexuelle Dysfunktionen	148
	Weibliche sexuelle Dysfunktionen	150
8.3.2	Indirekte Sexualstörungen	150
8.3.3	Therapie funktioneller Sexualstörungen	151
8.4	Störungen der Geschlechtsidentität (Transsexualität)	152
8.5	Störungen der Sexualpräferenz (Paraphilien, Perversionen, sexuelle Deviationen)	153
8.5.1	Störungen der Sexualpräferenz im einzelnen	154
	Pädophilie	154
	Fetischismus	154
	Fetischistischer Transvestitismus	155
	Exhibitionismus	155
	Voyeurismus	155
	Sadomasochismus	155
	Weitere Störungen der Sexualpräferenz	155
8.5.2	Therapie bei Störungen der Sexualpräferenz	156

9 Kinder- und Jugendpsychiatrie ... 157
Brigitte Hackenberg und Hartmann Hinterhuber

9.1 Einführung und allgemeine Grundlagen ... 157
    Der Krankheitsbegriff in der Kinder- und Jugendpsychiatrie ... 157
    Klassifikation ... 157
    Epidemiologie ... 158
    Kinder- und jugendpsychiatrische Diagnostik ... 158
    Der diagnostische Prozeß in der Kinder- und Jugendpsychiatrie ... 158
    Die Rolle der Familie bzw. des nächsten Bezugssystems ... 159
    Verlauf und Prognose ... 159
    Arbeitsfelder der Kinder- und Jugendpsychiatrie ... 160
    Rolle der Pädagogik in der Kinder- und Jugendpsychiatrie ... 162
9.2 Spezielle Kinder- und Jugendpsychiatrie ... 163
9.2.1 Intelligenzminderungen ... 163
9.2.2 Frühkindlich entstandene Hirnfunktionsstörungen ... 166
9.2.3 Umschriebene Entwicklungsstörungen und Teilleistungsschwächen (Wahrnehmungsstörungen) ... 167
9.2.4 Chronisch organische Psychosyndrome im Kindes- und Jugendalter ... 169
9.2.5 Hyperaktive Syndrome ... 169
9.2.6 Psychische Störungen bei Epilepsien ... 171
9.2.7 Autistische Syndrome ... 171
    Frühkindlicher Autismus ... 172
    Autistische Psychopathie (Asperger-Syndrom) ... 172
9.2.8 Schizophrene Störungen im Kindes- und Jugendalter ... 174
9.2.9 Affektive Störungen im Kindes- und Jugendalter ... 177
9.2.10 Verhaltens- und emotionale Störungen – Alterstypische Störungen mit körperlicher und psychischer Symptomatik ... 178
    Angststörungen ... 179
    Störungen der Ausscheidung ... 180
    Eßstörungen ... 181
    Tics und Bewegungsstereotypien ... 182
    Krisen in der Adoleszenz ... 182
    Familien- und betreuungsbedingte Störungen ... 183
9.2.11 Störungen des Sozialverhaltens ... 185

10 Psychiatrische Überbauphänomene ... 189
Christoph Stuppäck, Christian Barnas und W. Wolfgang Fleischhacker

10.1 Wahn und Wahrnehmungsstörungen ... 189
Christoph Stuppäck und Christian Barnas
10.1.1 Entstehung des Wahns ... 189
10.1.2 Wahnstruktur ... 189
10.1.3 Wahnthemen ... 189
10.1.4 Verschiedene Wahnformen ... 190
    Verfolgungs-, Beeinträchtigungs- und Vergiftungswahn ... 190
    Eifersuchtswahn ... 190
    Liebeswahn ... 190
    Genealogischer Wahn ... 190
    Größenwahn ... 190
    Schuld- und Versündigungswahn, Verarmungswahn ... 190
    Hypochondrischer Wahn ... 191
    Nihilistischer Wahn ... 191
    Seltenere Wahnsyndrome ... 191
10.1.5 Zuordnung typischer Wahnformen zu spezifischen Störungen ... 191
10.1.6 Therapie des Wahns ... 192
10.1.7 Wahrnehmungsstörungen ... 192
10.2 Psychische und Verhaltensstörungen durch psychotrope Substanzen (Mißbrauch, Abhängigkeit) ... 193
Herwig Scholz und W. Wolfgang Fleischhacker
10.2.1 Allgemeiner Teil ... 193
    Grundlagen und Begriffsbestimmungen ... 193
    Aktuelle Klassifikationsschemata ... 193
    Ätiopathogenese ... 195
    Epidemiologie ... 196
    Folgeerscheinungen der Abhängigkeitserkrankungen ... 197
    Allgemeine Grundsätze der Prävention und Therapie ... 197
10.2.2 Störungen durch Alkohol ... 197
    Folgeerkrankungen ... 204
10.2.3 Störungen durch Sedativa oder Hypnotika ... 209
10.2.4 Störungen durch Opioide ... 210
10.2.5 Störungen durch Cannabinoide ... 214
10.2.6 Störungen durch Kokain ... 216
10.2.7 Störungen durch sonstige Stimulanzien einschließlich Koffein ... 217
10.2.8 Störungen durch Halluzinogene ... 218
10.2.9 Designer Drugs ... 218
10.2.10 Störungen durch flüchtige Lösungsmittel ... 219
10.2.11 Störungen durch Tabak ... 220

10.2.12	Störungen durch multiplen Substanzgebrauch und Konsum sonstiger psychotroper Substanzen	221	10.4.5 Risikogruppen suizidalen Verhaltens	232
			10.4.6 Suizidprävention	232
			10.4.7 Therapeutische Maßnahmen	233
10.2.13	Störungen durch Analgetika	221	10.5 Der Schmerz	233
10.3	Schlafstörungen	222	*Hartmann Hinterhuber*	

Hartmann Hinterhuber

- 10.3.1 Physiologie des Schlafs ... 222
- 10.3.2 Schlafstörungen ... 223
  - Dyssomnien ... 223
  - Parasomnien ... 227
- 10.3.3 Therapie mit Schlaf, Veränderung des Schlafverhaltens als Therapie ... 228
- 10.4 Suizidales Verhalten ... 228

Christoph Haring und Hartmann Hinterhuber

- 10.4.1 Einführung ... 228
- 10.4.2 Forensische und ethische Aspekte ... 230
- 10.4.3 Präsuizidales Syndrom ... 230
- 10.4.4 Suizidversuch – Parasuizid ... 231

- 10.5.1 Einführung ... 233
- 10.5.2 Pathophysiologie ... 234
- 10.5.3 Schmerzerleben ... 234
- 10.5.4 Symptomatik, Klassifikation und Krankheitsbilder ... 235
- 10.5.5 Schmerztherapie ... 235
  - Antidepressiva ... 235
  - Antipsychotika ... 236
  - Phasenprophylaktika und Benzodiazepine ... 236
  - Psychotherapeutische Maßnahmen ... 236
  - Therapeutische Empfehlungen bei Karzinomschmerzen ... 236

11 Der psychiatrische Notfall ... 239

Hartmann Hinterhuber und Christian Haring

- 11.1 Einführung und Definition ... 239
- 11.2 Häufigkeit ... 239
- 11.3 Symptomatik ... 239
- 11.4 Therapeutische Maßnahmen ... 240
- 11.4.1 Therapeutische Maßnahmen bei Bewußtseinsstörungen ... 240
- 11.4.2 Therapeutische Maßnahmen bei Erregungszuständen ... 240
- 11.4.3 Therapeutische Maßnahmen bei stuporösen Zustandsbildern ... 241
- 11.4.4 Therapeutische Maßnahmen bei akuten affektiven Störungen ... 241
- 11.4.5 Therapeutische Maßnahmen bei bestehender Suizidalität ... 242

12 Psychotherapeutische Verfahren ... 243

Ilse Kryspin-Exner und Verena Günther

- 12.1 Einführung ... 243
- 12.2 Tiefenpsychologische Ansätze ... 243
- 12.3 Verhaltenstherapie ... 244
- 12.4 Humanistische Ansätze ... 247
- 12.4.1 Gestalttherapie ... 247
- 12.4.2 Gesprächspsychotherapie ... 247
- 12.4.3 Logotherapie ... 247
- 12.4.4 Psychodrama ... 248
- 12.5 Systemische Therapien ... 248
- 12.5.1 Analytisch orientierte Familientherapie ... 248
- 12.5.2 Erfahrungszentrierte Familientherapien ... 248
- 12.5.3 Strukturelle Familientherapien ... 248
- 12.5.4 Strategische Familientherapien ... 248
- 12.6 Kurztherapien ... 249
- 12.7 Entspannungsverfahren ... 249
- 12.7.1 Autogenes Training ... 249
- 12.7.2 Progressive Muskelrelaxation ... 249
- 12.7.3 Biofeedbackmethoden ... 249
- 12.8 Anhang: Grundlagen der Hypnose und der Autosuggestion ... 250

13 Grundzüge der Sozialpsychiatrie[1]
Hartmann Hinterhuber und Ullrich Meise

13.1	Einführung.......................... 251			Bedarfsgerechte, umfassende Versorgung aller psychisch Kranken und Behinderten.................... 254
	Definition........................ 251			Koordination der Dienste............ 254
	Historischer Rückblick.............. 251			Gleichstellung von psychisch Kranken............................ 254
	Heutige Situation................... 251		13.3.2	Ebenen der psychiatrischen Versorgung........................ 254
13.2	Die Häufigkeit psychischer Krankheiten – Zum Stellenwert der Sozialpsychiatrie.................... 252		13.4	Zur Prävention psychiatrischer Erkrankungen...................... 255
	Epidemiologie..................... 252		13.4.1	Primäre Prävention................. 255
	Ermittlung des Bedarfs an psychiatrischen Einrichtungen....... 252		13.4.2	Sekundäre Prävention.............. 256
	Gesundheitspolitische und ökonomische Bedeutung psychischer Störungen......................... 252		13.4.3	Tertiäre Prävention................. 256
			13.5	Behandlungs- und Rehabilitationsbedürftigkeit psychiatrischer Störungen......................... 256
	Werden psychiatrische Erkrankungen häufiger?......................... 253		13.6	Gemeindenahe psychiatrische Versorgung........................ 257
13.3	Zur Versorgung von psychisch Kranken und Behinderten............ 253		13.7	Chancengleichheit für psychisch Kranke und Behinderte.............. 257
13.3.1	Leitlinien zur allgemeinpsychiatrischen Versorgung........... 253			
	Gemeindenähe der Versorgung...... 254			

14 Psychiatrische Rehabilitation[1]
Ullrich Meise und Hartmann Hinterhuber

14.1	Einführung und Definition............ 259		14.2.5	Folgen der Behinderung: Zur Situation der chronisch psychisch Kranken..................... 262
14.2	Psychiatrische Erkrankung und psychiatrische Behinderung........... 260			
14.2.1	Die psychische Behinderung.......... 260		14.3	Ebenen der Rehabilitation............ 263
14.2.2	Aspekte der psychischen Behinderung....................... 260		14.4	Komplementäre/rehabilitative Einrichtungen..................... 263
14.2.3	Risikofaktoren der Behinderung: Erkrankungsgruppen mit hohem Chronifizierungsrisiko................ 261		14.4.1	Funktionsachse Wohnen............. 264
			14.4.2	Funktionsachse Arbeit/Beruf......... 265
14.2.4	Unterschiede zur körperlichen Behinderung........................ 261		14.4.3	Funktionsachse Tagesstruktur, Kommunikation, Freizeit............. 267

15 Forensische Psychiatrie
Regina Prunnlechner-Neumann und Hartmann Hinterhuber

15.1	Einführung und Definition............ 269		15.2.3	Das mündliche Gutachten............ 271
15.2	Erstellung eines Gutachtens........... 269		15.3	Rechtliche Voraussetzungen für eine Zwangseinweisung in psychiatrische Krankenanstalten.................... 271
15.2.1	Durchführung der Begutachtung....... 269			
15.2.2	Aufbau eines Gutachtens............. 270			

---

[1] Mit freundlicher Genehmigung des Springer-Verlages entnommen aus: Frischenschlager/Hexel/Kantner-Rumplmair/Ringler/Söllner/Wisiak (Hrsg.): Lehrbuch der Psychosozialen Medizin, Springer, Wien-New York, 1995

15.3.1 Zur rechtlichen Situation in der Bundesrepublik Deutschland 271
    Unterbringungsgesetz (vom 5.4.1992) 271
    Unterbringung in einer geschlossenen Abteilung bis zum Wegfall der Voraussetzungen 272
15.3.2 Zur rechtlichen Situation in der Schweiz 272
    Kantonale Ausführungsgesetze....... 273
15.3.3 Zur rechtlichen Situation in Österreich 273
    Unterbringungsgesetz 273
15.4 Kompendium der psychiatrischen Rechtskunde 274
15.4.1 Psychiatrierelevante gesetzliche Bestimmungen in Deutschland......... 274
15.4.2 Psychiatrierelevante gesetzliche Bestimmungen in der Schweiz 276
    Strafrechtliche Bestimmungen 276
    Strafrechtliche Maßnahmen 277
    Zivilrechtliche Bestimmungen 277
    Vormundschaftliche Maßnahmen.... 277
15.4.3 Psychiatrierelevante gesetzliche Bestimmungen in der Republik Österreich........................... 278
    Sichernde und vorbeugende Maßnahmen 278
    Die rechtliche Stellung von Kindern und Jugendlichen 279
    Aus der Strafprozeßordnung (St.P.O)............................ 279
    Bestimmungen des bürgerlichen Rechtes und des Zivilrechtes (ABGB)............................ 279

Literatur 281

Glossar psychiatrischer Fachausdrücke 286

Sachverzeichnis 301

1 Einführung

Hartmann Hinterhuber und W. Wolfgang Fleischhacker

1.1 Die Ziele der Psychiatrie

Die Psychiatrie befaßt sich als Teilgebiet der Medizin mit Störungen des Erlebens und den Veränderungen des menschlichen Verhaltens. Sie hat ihre Wurzeln einerseits in der Neurobiochemie, Morphologie, Genetik, Physiologie und Pharmakologie, andererseits in der Psychologie, Soziologie und in den verschiedenen Humanwissenschaften: Die Psychiatrie steht somit im Spannungsfeld von Natur- und Geisteswissenschaften.

Ziel der Psychiatrie ist es, die Wahrnehmungs-, Erlebens- und Kontaktfähigkeit des Individuums sowie seine sozialen Beziehungen aufrechtzuerhalten oder wiederherzustellen. Aufgabe der Psychiatrie ist daher die Diagnostik, Therapie und Prävention psychischer Erkrankungen und deren Erfoschung unter Berücksichtigung des biologischen, psychologischen und sozialen Bezugsrahmens.

1.2 Schwerpunkte und Forschungsrichtungen der Psychiatrie

Die **psychiatrische Forschung** ist insgesamt auf 2 Ziele gerichtet:

1. Das *therapeutische Ziel* ist die Prävention psychiatrischer Erkrankungen und deren optimale Therapie sowie eine Verbesserung der Lebensqualität der Betroffenen.
2. Das *Erkenntnisziel* ist, das Verständnis für biologische und psychologische Vorgänge zu verbessern, die den pathologischen Prozessen zugrunde liegen oder die als Schutzwirkung bei bestehenden Risikosituationen dienen.

Neben den Bemühungen um Verbesserung der psychopharmakologischen Therapieführung ist die Entwicklung und Optimierung spezieller psychotherapeutischer, psychoedukativer und soziotherapeutischer Programme zentraler Gegenstand der weltweiten psychiatrischen Forschung.

Die **Psychopathologie** beschäftigt sich mit der Beschreibung und Aufklärung krankhafter Seelenzustände. Die **Sozialpsychiatrie** untersucht die sozialen Interaktionen, insbesondere die zwischenmenschlichen Beziehungen des psychisch Kranken bezüglich ihrer Bedeutung für Krankheitsentstehung, Therapie und Rehabilitation, und versucht, die psychiatrische Krankenbetreuung zu verbessern.

Die **Kinder- und Jugendpsychiatrie** bemüht sich auf der Grundlage biologischer, soziologischer und psychologischer Erkenntnisse die gestörten Entwicklungsprozesse des Kindes zu erforschen, die Auswirkungen des sozialen Raumes, in dem das Kind lebt, zu erfassen und im Zusammenwirken mit den Erkenntnissen der Pädagogik die psychische Gesundheit im Kindes- und Jugendalter zu fördern und/oder wiederherzustellen.

Die **Psychosomatische Medizin** widmet sich den somatischen, psychischen und sozialen Bedingungen von Gesundheit und Erkrankung.

Ziel der **Biologischen Psychiatrie** ist die naturwissenschaftliche Untersuchung der gestörten psychischen Funktionen, um dadurch einen Erkenntniszuwachs zu erzielen und gleichzeitig die therapeutischen Möglichkeiten zu verbessern.

Die **Forensische Psychiatrie** strebt im *Strafrecht* die Beurteilung der Zurechnungsfähigkeit bzw. -unfähigkeit, im *Zivilrecht* die Erfassung des Geisteszustandes bei Fragen der Geschäftsfähigkeit, Entmündigung, Ehescheidung u.a. an.

1.3 Der Krankheitsbegriff in der Psychiatrie

Der Terminus „psychische Krankheit" läßt sich in vielen Fällen nicht eindeutig festlegen und verlangt zunächst eine Definition des Begriffs „Gesundheit": Dieser setzt das Bestehen von Normverhaltensweisen voraus, die jedoch großen transkulturellen Schwankungen unterliegen.

Die Weltgesundheitsbehörde bietet folgende **Definition von Gesundheit:** „Gesundheit ist ein Zustand vollkommenen körperlichen, geistigen und sozialen Wohlbefindens und nicht allein das Fehlen von Krankheit und Gebrechen." Diese weitgespannte Definition ist in ihrer unrealistischen Anspruchshaltung ohne praktische Relevanz. Psychisches Kranksein und normales menschliches Verhalten gehen fließend ineinander über, Gesundheit und Krankheit sind also Eckpunkte eines Kontinuums. Nach Freud setzt „Gesundsein" Liebes-, Arbeits- und Genußfähigkeit voraus. Psychiatrische Erkrankungen sind Störungen im Erleben und in den Verhaltensweisen eines Menschen, die mit einer Beeinträchtigung in den genannten 3 Bereichen verbunden sind.

Die spezielle Thematik psychiatrischer Erkrankungen erfordert im Unterschied zu anderen medizinischen Disziplinen eine Erweiterung des Krankheitsbegriffes.

Wir unterscheiden zwischen **3 Krankheitsbegriffen:**

1. Der **subjektive Krankheitsbegriff:** Verschiedene Menschen leiden unter ihrer psychischen Existenz, sie empfinden sich als krank und nicht belastungsfähig; die Betroffenen weichen von der Idealnorm des völligen körperlichen, seelischen und sozialen Wohlbefindens ab. Das subjektive Krankheitsgefühl äußert sich als Hemmung, Angst, Depressivität oder als kognitives Defizit. Ätiologische und pathogenetische Aspekte bleiben beim subjektiven Krankheitsbegriff unberücksichtigt. Ein organpathologisches Substrat wird wohl postuliert, ist aber im Einzelfall meist nicht nachweisbar.

2. Der **medizinische Krankheitsbegriff:** Der medizinisch-psychische Krankheitsbegriff entspricht dem klassischen der Organpathologie. Er umfaßt jene psychiatrischen Erkrankungen, die sich auf eine somatisch bedingte Störung – zumeist eine Störung von Hirnfunktionen – zurückführen lassen. Die organische Substratschädigung z.B. ist entweder durch ein Elektroenzephalogramm oder durch bildgebende Verfahren (Computer- oder Kernspintomographie, SPECT, PET) nachweisbar oder aus belegbaren Intoxikationen abzuleiten. Ein Beispiel ist ein Patient mit Multiinfarktdemenz, der psychopathologische Auffälligkeiten wie kognitive Beeinträchtigungen, Verhaltens- und Affektstörungen zeigt, die auf einer nachweisbaren zerebralen Funktionsstörung beruhen.

   Medizinischer und subjektiver Krankheitsbegriff schließen einander nicht aus. So kann ein Patient mit beginnender vaskulärer Demenz seine Versagenszustände subjektiv belastend erleben und sich somit als krank empfinden; andere Patienten mit organisch bedingten psychischen Störungen können psychopathologisch höchst auffällig, jedoch gänzlich krankheitsuneinsichtig sein.

3. Der **persönlichkeitsbezogene Krankheitsbegriff:** Viele Patienten aus der Kerngruppe der psychiatrischen Erkrankungen, den schizophrenen und affektiven Psychosen, lassen sich (zumindest bislang) weder mit dem subjektiven noch mit dem medizinischen Krankheitsbegriff erfassen. Diese Kranken leiden nicht subjektiv; es läßt sich auch objektiv mit den heute zur Verfügung stehenden Methoden kein organpathologisches Korrelat ihres Krankseins finden: Eine Persönlichkeitsveränderung wird dann als Zeichen einer Erkrankung gewertet, wenn im Leben des Betroffenen ein deutlicher Wandel, der die Sinnkontinuität unterbrochen hat, eingetreten ist. Entscheidend ist, daß zu einem bestimmten Zeitpunkt eine tiefgreifende Störung der Erlebens- und Verhaltensweisen des Betroffenen, seiner Wertvorstellungen und Zukunftsvisionen mit einer konsekutiven Verarmung und Verflachung der psychischen Funktionen aufgetreten ist.

Es ist zu erwarten, daß die als „endogene" Psychosen bezeichneten schizophrenen und affektiven Erkrankungen durch die Entdeckung einer entsprechenden Organpathologie letztlich den organischen Erkrankungen zugerechnet werden und somit in Zukunft unter dem medizinischen Krankheitsbegriff zu subsumieren sind.

Viele psychiatrische Erkrankungen sind nicht eindeutig einem der 3 oben aufgeführten Krankheitsbegriffe zuzuordnen. Da eine psychiatrische Erkrankung sehr selten Ausdruck einer einzelnen, klar zu beschreibenden Schädigung ist, ist eine mehrdimensionale Betrachtungsweise bzw. Diagnostik notwendig.

Folgende Faktoren müssen bei der Diagnose einer psychischen Störung besonders beachtet werden:

- **Die Biographie eines Patienten:** Wenn auch nur unvollständig beurteilbar, bringt die Biographie den Schlüssel zum Verständnis der psychiatrischen Phänomene des Patienten. Unter dem ständigen Einfluß der Lebenserfahrungen entwickelt sich die Persönlichkeit auf der Basis ihrer angeborenen Tendenzen und Reaktionsbereitschaften.

- **Die akute Belastung:** Jeder Mensch ist seit seiner Geburt verschieden starken Belastungen ausgesetzt. In bestimmten Lebensabschnitten, beispielsweise in Pubertät und Klimakterium, treten sie häufig und in besonderer Ausprägung auf. Ein Mensch, der aufgrund seiner Lebensgeschichte labilisiert ist, wird durch eine akute Belastung eher dekompensieren als jener, der eine stabile Entwicklung erfahren durfte. Lebensgeschichte und akute Belastungsmomente stehen in enger Wechselwirkung. Kurzdauernde, einmalige Ereignisse sind für die Persönlichkeitsentwicklung weniger bedeutungsvoll als langdauernde emotionale Spannungssituationen.

- **Der Funktionszustand des Gehirns:** Das Gehirn ist Träger der psychischen Funktionen, somit ist das Erleben und Verhalten des Menschen vom Funktionszustand des Gehirns abhängig. Leichte perinatal erworbene Zerebralschäden, zurückliegende Intoxikationen oder Schädeltraumata können die Reaktionsweisen des einzelnen beim Eintreten akuter Belastungsmomente bestimmen.

- **Die aktuelle Substratbelastung:** Darunter versteht man zusätzliche akute Belastungen oder Schädigungen des Zentralen Nervensystems, etwa durch einen Alkoholrausch oder ein Schädelhirntrauma.

Die Lebensgeschichte, die akuten Belastungsmomente, der Funktionszustand des Gehirns und dessen zusätzliche aktuelle Beeinträchtigung interagieren in unterschiedlichem Ausmaß und bestimmen die Reaktionsweisen des Menschen, seine psychische Gesundheit oder sein pathologisches Verhalten.

1.4 Einteilung psychiatrischer Erkrankungen

Eine Einteilung psychiatrischer Erkrankungen in Analogie zu anderen medizinischen Disziplinen ist kaum möglich, da es sich nicht nur um Krankheiten im naturwissenschaftlichen Sinne, sondern auch um Variationen des psychischen Erlebens handelt: Es sind somit im Fachgebiet Psychiatrie heterogene Störungen vereinigt.

Aus didaktischen Gründen erweist sich das *triadische System* in der Psychiatrie nach wie vor als hilfreich, auch wenn es angesichts der heutigen Kenntnisse der multikonditionalen Ätiologie nicht mehr überall akzeptiert wird. Es unterscheidet:

1. organisch begründbare psychische Störungen („exogene Psychosen"),
2. schizophrene und affektive Störungen („endogene Psychosen") sowie
3. Persönlichkeits- und Verhaltensstörungen sowie neurotische, Belastungs- und somatoforme Störungen.

1.4.1 Organisch begründbare psychische Störungen („exogene Psychosen")

Synonyme: Körperlich begründbare Psychosen, organische Psychosen, organische Psychosyndrome, symptomatische Psychosen, somatogene Psychosen.

Ätiopathogenese: Grundsätzlich kann jede die Hirnfunktionen betreffende Störung oder Erkrankung, wenn sie einen entsprechenden Ausprägungsgrad erreicht, zu einer organisch begründeten psychischen Störung führen. *Akute organische psychische Störungen* können auf der Basis einer fortschreitenden morphologischen Veränderung in *chronische Störungen* übergehen.

Voraussetzung für die **Diagnose** einer körperlich begründbaren psychischen Störung ist der Nachweis eines belangvollen körperlichen Befundes. Häufig sind jedoch nur passagere Hirnveränderungen faßbar, die nicht immer morphologisch objektivierbar sind. Den faßbaren körperlichen Befunden können oft psychische Störungen vorausgehen. Häufig läßt sich die körperliche Begründbarkeit eines Syndroms erst durch Längsschnittbeobachtungen nachweisen.

Zu diesen Störungen zählen auch die **Oligophrenien:** Die intellektuellen Defizite reichen von der Grenzbegabung bis zur Idiotie. Sie werden durch prä-, peri- und postnatale Hirnschädigung, durch Chromosomen- oder Enzymdefekte oder durch Infektionen u. a. m. verursacht.

1.4.2 Schizophrene und affektive Störungen („endogene Psychosen")

Seit Emil Kraepelin (1856–1926) werden die „endogenen Psychosen" in

- das manisch-depressive Krankheitsgeschehen (affektive Psychosen) und in
- die Schizophrenien unterteilt.

Neben den affektiven und schizophrenen Störungen kennen wir Krankheitsbilder, die dieser Dichotomie nicht zugeordnet werden können, da sie in zeitlicher Abfolge oder gleichzeitig Symptome von beiden zeigen: diese werden *schizoaffektive Störungen* oder *Mischpsychosen* genannt.

Trotz hundertjähriger intensiver Forschungsarbeit ist die **Ätiopathogenese** dieser Störungen noch weitgehend ungeklärt, sie folgen aber definierten Verlaufsgesetzlichkeiten. Ihr Auftreten ist häufig unabhängig von Außenfaktoren, wenngleich Belastungsmomente vor dem Auftreten einer psychotischen Manifestation oft nachgewiesen werden können. Viele Untersuchungen ergeben für die Gruppe der Schizophrenien wie auch für die affektiven Störungen deutliche Hinweise auf eine *genetische Determination*. Ihre **Diagnostik** stützt sich vorwiegend auf psychopathologische Symptome, die jedoch oft schwer von denen der organisch begründbaren psychischen Störungen zu trennen sind. Affektive und schizophrene Psychosen sprechen im allgemeinen gut auf psychopharmakologische **Therapie** an.

1.4.3 Persönlichkeits- und Verhaltensstörungen sowie neurotische, Belastungs- und somatoforme Störungen

Unter dieser Gruppe subsumieren wir Varianten der Persönlichkeit, des Verhaltens und des Reagierens.

Als Persönlichkeitsstörungen werden anhaltende, stabile und tiefverwurzelte Verhaltensmuster bezeichnet, die mit subjektivem Leiden und/oder deutlichen Einschränkungen der beruflichen und sozialen Leistungsfähigkeit verbunden sind.

Persönlichkeits- und Verhaltensstörungen: Unter einer definierten Persönlichkeitsstörung leidet nach Kurt Schneider (1887–1967) der Patient selbst oder dessen Umgebung.

Neurotische Belastungs- und somatoforme Störungen: Bei diesen Störungen wird den Umweltbedingungen eine wesentliche pathogenetische Rolle zugemessen. Ist eine entsprechende Tendenz auch ubiquitär, kommt es dadurch doch bei 10–15 % aller Menschen zur Ausbildung eines subjektiven Krankheitsempfindens und/oder zur Behinderung des Lebensentwurfes.

1.4.4 Klassifikationsysteme

Um eine internationale Vergleichbarkeit der psychiatrischen Erkrankungen zu gewährleisten, epidemiologische Studien zu konzipieren und Forschungsvorhaben vernetzt durchführen zu können, wurden weltweit gültige Klassifikations- bzw. Diagnosesysteme entwickelt:

- Die Weltgesundheitsorganisation (WHO) gibt die **International Classification of Diseases** (ICD) heraus, die in der 10. Revision (ICD-10) vorliegt.
- Die American Psychiatric Association (APA) entwickelte das **Diagnostic and Statistical Manual of Mental Disorders** (DSM), das seit 1994 in der 4. Fassung (DSM-IV) vorliegt. Bereits im DSM III (1987) wurden die Krankheiten anhand mehrerer Achsen klassifiziert; Achse 1: Symptomatik, Achse 2: Persönlichkeitsstruktur, Achse 3: körperliche Störungen, Achse 4: belastende soziale Faktoren, Achse 5: psychische Gesundheit und Leistungsfähigkeit insgesamt.

Beide Klassifikationssysteme beruhen auf einer operationalisierbaren Diagnostik, im Rahmen derer eine *bestimmte Konstellation von Symptomen* letztlich für die Diagnose ausschlaggebend ist. *Ätiologische Zuordnungen*, d.h. Krankheitsbezeichnungen, die Überlegungen bezüglich der Entstehung der Störung beinhalten, wie z.B. „neurotische Depression" oder „endogene Depression", werden in beiden Systemen vermieden. Davon ausgenommen sind Störungen, bei denen eine ursächliche Zuordnung eindeutig möglich ist, wie z.B. „organische Störungen" oder „Belastungsstörungen". Damit soll gewährleistet werden, daß eine internationale Klassifikation abseits der historischen Schulenvielfalt psychiatrischer Diagnostik möglich wird.

Zu den genannten Klassifikations- und Diagnosesystemen wurden **standardisierte Interviews** entwickelt (CIDI zum ICD-10, SKID zu DSM-III-R): Diese sehr aufwendigen Fragebögen erlauben kaum ein individuelles Vorgehen des untersuchenden Psychiaters, sie bieten aber den Vorteil einer standardisierten Befragung und einer vollständigen Befunddokumentation.

Das vorliegende Lehrbuch steht in der Tradition der deutschsprachigen Psychiatrie, es berücksichtigt jedoch die International Classification of Diseases in der 10. Revision und ermöglicht darüber hinaus auch einen Vergleich mit dem DSM-IV.

1.5 Psychiatrische Untersuchungstechnik

Tragende Säule der psychiatrischen Untersuchung ist das ***ärztliche Gespräch:*** Es stellt das Arbeitsbündnis zwischen Arzt und Patient her und dient nicht nur der Informationsgewinnung, sondern auch der Vertrauensbildung. Das in die Diagnosefindung einmündende Gespräch besitzt bereits therapeutischen Charakter: In der uneingeschränkten Annahme des Patienten durch den Therapeuten und in der Besprechung belastender Probleme findet der Kranke Entlastung und Entspannung. Trotz des einfühlsamen Verstehens und der menschlichen Nähe darf die gebotene Distanz nicht aufgegeben werden. Die psychiatrische Untersuchung fordert vom Therapeuten Einfühlungsvermögen, Flexibilität, Geduld und Zeit.

1.5.1 Anamneseerhebung

Die psychiatrische Anamnese zielt auf das Erfassen und die Beurteilung des subjektiven Erlebens des Patienten im Kontext seiner persönlichen Entwicklung und seiner gesamten Lebensgeschichte. Starre Schemata, ähnlich dem internistischen oder dem neurologischen Untersuchungsplan, haben sich in der täglichen Praxis nicht bewährt. Der Patient schildert zunächst frei seine Beschwerden. Dieser Schilderung entnimmt der erfahrene Arzt wichtige Aspekte. Im Laufe der Anamneseerhebung wird die offene Gesprächsführung schrittweise verlassen, das Gespräch nimmt immer mehr Struktur an. Durch gezielte Fragen wird die Krankheitsvorgeschichte erfaßt, der Reifungsprozeß sowie die soziale Entwicklung dargestellt. Die subjektiven Beschwerden werden in ihrem zeitlichen Beginn und Verlauf, in ihren sozialen Auswirkungen und in ihrem Bedeutungszusammenhang festgehalten. Das Gespräch beinhaltet somit einerseits objektive Informationen, andererseits auch subjektive Deutungen des Patienten.

Darüber hinaus umfaßt jede biographische Anamneseerhebung die Schilderung der Ursprungsfamilie mit eventuellen hereditären Belastungen, sie berücksichtigt die Meilensteine der psychomotorischen und psychosexuellen Entwicklung, die schulische und berufliche Ausbildung und geht auf Probleme der Partnerschaft und die familiäre Einbindung sowie die Arbeitssituation und Freizeitgestaltung ein.

Für den Psychiater sind nicht nur die Inhalte des Gesprächs, sondern auch die Beobachtung des Patienten bezüglich seines Verhaltens, des Sprechtempos, der Gestik und der Mimik von großer Wichtigkeit.

Die aus dem ersten Teil des Gesprächs ableitbaren diagnostischen Vermutungen werden dann durch gezieltes Forschen nach psychopathologischen Symptomen, nach akuten Belastungssituationen sowie nach lebensgeschichtlichen Zusammenhängen erweitert bzw. bestätigt. Im Rahmen der psychiatrischen Untersuchung sind suggestive Fragestellungen zu vermeiden, der Psychiater muß andererseits aber auch die Möglichkeit einer Dissimulationstendenz oder einer bewußten Irreführung durch den Patienten berücksichtigen.

Die **Anamneseerhebung** umfaßt somit die Familienanamnese, die biographische Anamnese inkl. der sozialen und sexuellen Entwicklungsstadien, die früheren und aktuellen körperlichen Erkrankungen, die Charakterisierung der Primärpersönlichkeit und schließlich die psychiatrische Anamnese.

Im Rahmen der **Familienanamnese** sind die soziale und berufliche Situation und das Familienklima bei Eltern und Großeltern zu erfassen und eventuelle neuropsychopathologische Auffälligkeiten (hereditäre Erkrankungen, Suizide, Suchterkrankungen, dissoziale Tendenzen) zu erfragen. Darüber hinaus soll eine Charakterisierung der beiden Elternteile und der Geschwister sowie der vier Großeltern versucht werden.

Die Erfassung der *äußeren Lebensgeschichte* bemüht sich, neben den demographischen Daten die Stellung in der Geschwisterreihe, Besonderheiten in Schwangerschafts- und Geburtsverlauf sowie den Lebensraum in Kindheit und Jugend zu erfassen. Hierher gehören noch die Meilensteine der schulischen und beruflichen Entwicklung sowie des Beziehungsverhaltens.

Die *innere Lebensgeschichte* umfaßt die narrative Schilderung der frühkindlichen und der psychosexuellen Entwicklung, die Rolle der Bezugspersonen und den Erziehungsstil der Eltern. Darunter fallen auch Fragen nach Ehe und Partnerschaft, nach den gesellschaftlichen Kontakten und nach religiöser und weltanschaulicher Bindung.

Zur Erfassung der **Primärpersönlichkeit** dienen Hinweise auf prämorbide Persönlichkeitseigenschaften bzw. zur Selbsteinschätzung des Patienten. Aus den bereits vorliegenden Gesprächsinhalten können schon Rückschlüsse auf die Persönlichkeitsstruktur gewonnen werden.

Im Rahmen der **somatischen Anamnese** werden frühere und/oder aktuelle körperliche Erkrankungen und deren Behandlung erfaßt.

Die **psychiatrische Anamnese** erkundigt sich einerseits nach früheren psychiatrischen Erkrankungen und deren therapeutischer Beeinflussung, andererseits nach der Vorgeschichte und der Entwicklung der aktuellen Symptomatik. Darüber hinaus muß versucht werden, den Beginn der Beschwerden festzuhalten, eventuelle Auslösebedingungen zu definieren, die Einstellung des Betroffenen zu seiner eigenen Erkrankung zu vergegenwärtigen sowie eine vollständige Auflistung der bisherigen medikamentösen Behandlungsversuche zu erhalten. Schließlich sind die Erwartungen des Patienten an die Behandlung zu definieren.

In Ergänzung der Eigenanamnese dient die **Fremd- oder Außenanamnese** der Objektivierung der Angaben des Patienten. Häufig gelingt erst in der verantwortungsbewußten Auswertung der Angaben Dritter eine verläßliche Diagnosestellung. Die Stellung des Referenten zum Patienten ist zu klären und auch schriftlich festzuhalten. Die Aufzeichnungen der fremd- bzw. außenanamnestischen Erhebungen sind vertrauliche Mitteilungen: Sie dienen der Information der mit dem Patienten betrauten Therapeuten und sind somit nicht für die Übergabe an den Kranken bzw. einen Vertreter bestimmt. Aus diesen Gründen sind sie in der Krankengeschichte getrennt abzulegen.

1.5.2 Psychopathologische Befunderhebung

Neben der Darstellung des äußeren Erscheinungsbildes, der Verbalisierungsfähigkeit, der Gestik und Motorik ist auch das Verhalten in der Untersuchungssituation Bestandteil des psychischen Befundes.

Systematisch wird nach der Aufmerksamkeits- und Konzentrationsleistung sowie nach der Orientierung und den Gedächtnisleistungen gefragt, auch um Bewußtsein und Vigilanz beurteilen zu können. Die Frage nach dem Wahrnehmungsmodus hat das Vorliegen von illusionären Verkennungen oder Halluzinationen zu objektivieren, ferner ist zu klären, ob formale oder inhaltliche Denkstörungen bestehen. Darüber hinaus müssen die Affektivität (depressive oder manische Stimmungslage), der Antrieb (Antriebsstörungen, psychomotorische Besonderheiten), die Intelligenzleistungen (angeborene oder erworbene Intelligenzminderung) und das Ich-Erleben (Ich-Störung, Autismus) beurteilt werden.

Zum psychopathologischen Befund gehören noch Angaben bezüglich der Krankheitseinsicht, des Krankheitsgefühles sowie des Wahrheitsgehaltes der gemachten Angaben. Das Fehlen oder das Vorliegen von Suizidgedanken oder Suizidimpulsen ist in der Krankengeschichte zu dokumentieren.

1.5.3 Organische Befunderhebung

Die körperliche Befunderhebung ist unerläßlicher Bestandteil der psychiatrischen Untersuchung, ihr Stellenwert ist jedoch je nach Krankheitsbild verschieden. Im Suchfeld stehen jene körperlichen Erkrankungen, die psychische Störungen bedingen können. Eine internistische sowie eine neurologische Untersuchung sind stets angezeigt, auch beim Verdacht auf das Vorliegen einer psychosomatischen Erkrankung sind sie unerläßlich.

Im differentialdiagnostischen Prozeß zwischen „endogenen" und körperlich bedingten psychischen

Störungen erlaubt das psychopathologische Querschnittsbild häufig keine schlüssige Zuordnung. Bei letzteren können die verschiedensten Noxen wie mechanische Läsionen, Stoffwechsel- bzw. Elektrolytstörungen, Intoxikationen, Hirndurchblutungsstörungen, Infektionen, Tumoren usw. als Kausalfaktoren gelten. Eine exakte körperliche und neurologische Untersuchung wird dadurch unverzichtbar.

Jeder Patient, der wegen eines psychischen Leidens ärztlichen Rat in Anspruch nimmt, muß infolgedessen einer gewissenhaft durchgeführten körperlichen Untersuchung unterzogen werden.

Obligatorisch erscheinen uns zumindest folgende Untersuchungen:

- Erhebung des körperlichen Allgemeinbefundes inkl. Blutbild, Blutchemie und EKG,
- Erhebung des neurologischen Status,
- EEG-Ableitung.

Über Atrophien, Erweiterungen des Ventrikelsystems und raumfordernde Prozesse geben computertomographische Untersuchungen des Schädels, SPECT-, MRT- sowie PET-Bilder Aufschluß. Die Doppler-Sonographie gibt Hinweise auf den Zustand der großen Hirngefäße.

Bei entsprechenden Verdachtsmomenten empfiehlt sich eine endokrinologische Abklärung sowie die Erfassung der Luesserologie sowie der HIV-Antikörper.

Bei differentialdiagnostischen Erwägungen im Rahmen akuter psychotischer Zustände bzw. meningoenzephalitischer Prozesse ist eine Liquoruntersuchung notwendig.

Die nachfolgende „Anleitung zum Anlegen einer Krankengeschichte" ist eine praxisnahe Übersicht aller Informationen, die für die Erstellung einer psychiatrischen Diagnose relevant sind.

1.5.4 Anleitung zum Anlegen einer Krankengeschichte[*]

Inhalte der Krankengeschichte

Blatt 1

1. Aufnahme, Einweisungsdiagnose
2. aktuelle Symptomatik
3. frühere psychiatrische Erkrankungen
4. psychopathologischer Status
5. internistische Erkrankungen, interner Status
6. neurologischer Status
7. bei Aufnahme verordnete Medikation bzw. empfohlene therapeutische Maßnahmen
8. vorläufige Diagnose

---

[*] modifiziert nach einer Vorlage der Univ.-Klinik für Psychiatrie, Wien

Blatt 2

9. Familienanamnese
10. biographische Anamnese
11. Fremdanamnese

Ad 1. Aufnahme: Aufnahmemodus (durch wen zugewiesen, mit welcher Verdachtsdiagnose; weshalb kommt der Patient; kommt er freiwillig, gegen seinen Willen); Daten zum Patienten: wichtige Adressen, Telefonnummern, Kontaktpersonen.

Ad 2. Aktuelle Symptomatik: Aktuelle Beschwerden und deren Entwicklung. Eigene Angaben des Patienten (evtl. besondere Formulierungen des Patienten zitieren). Wenn der Patient selbst keine oder nur wenige Angaben machen kann, sind hier auch fremdanamnestische Informationen aufzunehmen.

Aus den Angaben sollte hervorgehen, wie der Patient selbst seine Krankheit einschätzt. Die Entwicklung der psychopathologischen Veränderung und der Krankheitssymptome ist möglichst chronologisch zu ordnen. Vorhandene auslösende Ereignisse sind zu erwähnen.

Ad 3. Frühere psychiatrische Erkrankungen: Vorgeschichte der psychiatrischen Erkrankung bzw. des Zustandsbildes, insbesondere frühere Krankenhausepisoden (mit Anzahl, Dauer, Symptomatik und Behandlung; Name des Arztes, Angaben der verordneten Medikamente und des therapeutischen Erfolges, frühere Krankenhausaufenthalte), Befinden zwischen den Episoden.

Ad 4. Psychopathologischer Status: Verhalten und Ausdruck; Bewußtseinslage, Orientierung, Auffassung und Konzentration, Gedächtnis; Denken (z.B.: formale und inhaltliche Denkstörungen), Wahrnehmung (z.B.: Halluzinationen), Icherleben; Affektivität (z.B.: Stimmung, Angst, Reaktivität, Kontakt), Antrieb, Psychomotorik; Intelligenz, Persönlichkeitszüge.

Biorhythmen (Tagesschwankungen der Symptomatik, Schlaf).

Vegetative Symptomatik (z.B. trockener Mund, trockene Haut und Schleimhäute, Schwitzen, Zittern, Obstipation, Diarrhoe etc.).

Ad 5. Internistische Erkrankungen – interner Status: Kinderkrankheiten, interne Vorerkrankungen bzw. Operationen etc.

Ad 6. Neurologischer Status: Hirnnerven, Reflexbefund, Tonus, Motorik, Sensibilität, Pyramidenzeichen.

Ad 7. Therapieplan (bei der Aufnahme verordnete Medikation bzw. empfohlene therapeutische Maßnahmen).

Ad 9. Familienanamnese: Monozygoter Zwilling (gesund/krank; welche Krankheit); Verwandte 1. Grades: Eltern, Geschwister, Kinder, dizygoter Zwilling (krank/gesund; welche Krankheit); Verwandte 2. Grades: Großeltern, Onkel/Tante, Halbgeschwister, Neffe/Nichte, Enkel (gesund/krank; welche Krankheit). Bei Erkrankungen bzw. Klinikaufnahmen Namen des Familienangehörigen angeben.

Ad 10. Biographische Anamnese:
  Äußere Lebensgeschichte: Geburt: mit/ohne Komplikationen, frühkindliche Verhaltensstörungen von Geburt bis jetzt: wo aufgewachsen, Kindergarten, welche Schule; abgeschlossene, abgebrochene Berufsausbildung; berufliche Situation, Familienstand, Partnerschaften, Kinder (Alter, Schule, berufliche Situation).
  Innere Lebensgeschichte: Dem Patienten gerecht werdende Schilderung seiner persönlichen Entwicklung:
Elternhaus, Kindheit, Jugend: familiäres Milieu; Kontaktfreudigkeit, Interessen, Hobbies; Belastungen in Kindheit.
Weitere Entwicklung und derzeitige Situation: Einstellung des Patienten zu seiner Ehe bzw. Partnerschaft, zu Kindern, Geschwistern und zur Familie. Evtl. bestehende familiäre Probleme: Lebensstandard (subjektive Zufriedenheit). Evtl. bestehende finanzielle Probleme; soziale Kontakte, belastende Ereignisse in der letzten Zeit; Zukunftsplanung.
Sexuelle Entwicklung: Sexualerziehung, evtl. Mißbrauch, evtl. Sexualstörungen, befriedigendes bzw. nicht befriedigendes Sexualleben.
Persönlichkeitszüge: hervorstechende Wesenszüge oder besondere Wertvorstellungen und Verhaltensmuster des Patienten. Selbstbewußtsein, Kontaktfähigkeit.

Ad 11. Fremdanamnese: Name und Anschrift der befragten Personen, Grad der Beziehung zum Patienten; Wiedergabe der Beschreibung der Krankheitsentwicklung, Auslöser, Verhaltensveränderungen, Verhaltensauffälligkeiten.

1.6 Psychodiagnostische Befunderhebung

Verena Günther und Ilse Kryspin-Exner

Einleitende Bemerkungen

Klinisch-psychologische Diagnostik ist eine wissenschaftliche Disziplin, deren Aufgabe darin besteht, mit verschiedenen Methoden relevante Aussagen über eine Person und/oder deren Verhalten zu machen; darüber hinaus dient sie der Vorbereitung und Evaluation von therapeutischen Entscheidungen.

In der Psychiatrie hat die klinisch-psychologische Diagnostik insbesondere folgende ***Aufgaben:***

– Sie strebt Informationsgewinnung im Sinne einer qualitativen und quantitativen Erfassung des Verhaltens und Erlebens eines Patienten an. Werden Gedächtnisfunktionen überprüft, so wird in einem ersten Schritt auf qualitativer Ebene gesucht, welche Gedächtnisfunktionen betroffen sind (z.B. verbale, numerische oder visuelle Merkfähigkeit). In einem *zweiten Schritt* wird überprüft, inwieweit die Gedächtniskapazität quantitativ gegenüber einer gesunden Vergleichsperson reduziert ist.
– Sie vermittelt Informationen über die Faktoren, die die Symptome verursachen und aufrechterhalten.
– Sie macht eine Aussage über Kompetenzen und Stärken des Patienten.
– Sie liefert Indikationen für verschiedene therapeutische Interventionen.
– Sie dient im Sinne einer „therapiebegleitenden Diagnostik" der Evaluation des Verlaufes einer therapeutischen Intervention.

Zu den grundlegenden ***Methoden*** der klinisch-psychologischen Diagnostik zählen:

– die Erhebung biographischer Daten wie Alter, Schulbildung etc.;
– die Selbstbeobachtung des Patienten: z.B. muß ein entwöhnungswilliger Raucher die Anzahl der am Tag gerauchten Zigaretten registrieren;
– die Fremdbeobachtung: z.B. beobachtet der Psychologe bei einem schwer sozial gehemmten Patienten, wie häufig es diesem gelingt, im Gespräch Blickkontakt aufzunehmen;
– die psychophysiologische Diagnostik: dabei werden periphere physiologische Prozesse, beispielsweise die Anspannung des M. frontalis bei Spannungskopfschmerz, gemessen und ihr Zusammenhang mit psychologischen Parametern erfaßt;
– die Testdiagnostik, die im folgenden – dem Ziel dieses Kapitels entsprechend – genauer beschrieben werden soll.

Testdiagnostik

Ein Test ist ein wissenschaftliches Routineverfahren, das folgende Kriterien – die sog. **Testgütekriterien** – erfüllen muß:

- **Objektivität:** Ein Test erfüllt dann die Forderung nach Objektivität, wenn mehrere Untersucher zum selben Ergebnis kommen, den Test also gleich interpretieren.
- **Reliabilität:** Unter Reliabilität versteht man die Zuverlässigkeit und Stabilität von Testresultaten im Falle wiederholter Anwendungen. Ein Test ist also dann reliabel, wenn mehrmalige Messungen bei ein und derselben Person zum gleichen Ergebnis führen.
- **Validität** (Gültigkeit der Testresultate): Darunter versteht man den Grad der Genauigkeit, mit der ein Test das Merkmal, das er zu messen vorgibt, auch wirklich mißt. Kommt man etwa aufgrund eines Ergebnisses in einem Schuleignungstest zu dem Schluß, daß ein Kind schulreif ist, so müßte dieses Kind erwartungsgemäß relativ problemlos den Schuleintritt schaffen.

Neben diesen Gütekriterien müssen für einen gut konzipierten psychologischen Test auch sorgfältig ausgearbeitete Normwerte vorliegen. „Eichen" oder „Normieren" nennt man das Berechnen einer Kennzahl, die das Verhältnis des einzelnen Testwertes zu den Ergebnissen einer Stichprobe zum Ausdruck bringt. Angenommen, eine 18jährige Studentin benötigt zur Bewältigung einer Konzentrationsaufgabe 30 Sekunden, so sagt dieser Wert erst dann etwas aus, wenn bekannt ist, wie üblicherweise 18jährige Studentinnen in diesem Test abschneiden. Ist also bekannt, daß der Durchschnitt der Studentinnen 40 Sekunden für besagte Konzentrationsaufgabe benötigt, dann wäre unsere Studentin im Vergleich dazu deutlich besser, also „über der Norm" gelegen.

Unter den zahlreich vorhandenen psychologischen Tests gibt es eine Vielzahl von Verfahren, die diese methodischen Anforderungen gut erfüllen, es gibt jedoch leider auch eine Reihe von Testinstrumenten, deren Testgütekriterien zweifelhaft sind; man tut daher gut daran, sich in den Anleitungen und Testhandbüchern genau über Objektivität, Reliabilität, Validität und Normwerte zu informieren.

Klassifikation psychologischer Tests

Die Möglichkeiten, Tests nach formalen und inhaltlichen Gesichtspunkten zu klassifizieren, sind zahlreich. Weitgehend akzeptiert wird jedoch die grobe Zweiteilung in die Sammelkategorien Leistungs- und Persönlichkeitstests.

Leistungstests

Allgemeine Leistungstests zur Erfassung von Verhaltensanteilen, die in jeder Leistung enthalten sind. Dazu gehören:

- **Intelligenztests:** Bei diesen ist zu berücksichtigen, daß es keine einheitliche Definition von Intelligenz gibt. Deshalb muß bei jedem Verfahren das Intelligenzkonzept des Testautors bekannt sein; z. B. wird im progressiven *Matrizen-Test* nach Raven Intelligenz vor allem über den Weg des logisch-formalen und räumlich-visuellen Denkens erfaßt. Im *Hamburg-Wechsler-Intelligenztest* für Erwachsene hingegen setzt sich der Intelligenzquotient aus einer Vielzahl einzelner Teilleistungen (z. B. Worte erklären, einfache Rechenaufgaben durchführen, Puzzles zusammensetzen etc.) zusammen. Im *adaptiven Intelligenzdiagnostikum* von Kubinger u. Wurst werden dem Patienten standardmäßig diejenigen Aufgaben vorgegeben, die dieser seinen Fähigkeiten entsprechend bewältigen kann und die damit für die Bestimmung seiner Leistungsfähigkeit am informativsten sind.
- **Konzentrations- und Aufmerksamkeitstests:** Bei diesen Verfahren muß meist eine sehr einfache Aufgabe über einen längeren Zeitraum möglichst schnell und genau durchgeführt werden (z. B. der *Konzentrations-Leistungs-Test* von Düker)
- **Tests zur Messung der kognitiven Leistungsgeschwindigkeit** (z. B. *Zahlen-Verbindungs-Test* von Wolf u. Mitarb.).

Spezielle Leistungstests zur Erfassung von Verhaltensanteilen, die nicht in jeder Leistung enthalten sind, sondern bei speziellen Anforderungen abgerufen werden. Beispiele sind Finger- und Handgeschick, mechanisch-technisches Verständnis oder organisatorische Fähigkeiten. Dazu zählen:

- **Entwicklungstests** (z. B. Kleinkindertest von Bühler u. Hetzer).
- **Pädagogische Tests** (z. B. Frankfurter Schulreifetest von Rot u. Mitarb.).
- **Tests zur Prüfung spezieller Funktionen** (z. B. Hand-Dominanz-Test von Steingrüber).

Neuropsychologische Verfahren: Sie dienen der standardisierten Erforschung höherer kortikaler Funktionen und ermöglichen die Entwicklung differenzierter therapeutischer Strategien für gezielte Behandlungs- und Rehabilitationsmaßnahmen (z. B. Tübinger – Luria-Christensen; Neuropsychologische Untersuchungsreihe von Hamster u. Mitarb.; Nürnberger Altersinventar von Oswald u. Fleischmann).

Persönlichkeitstests

Psychometrische Persönlichkeitstests: Bei diesen Tests handelt es sich um Fragebögen, die normalerweise die Testgütekriterien (also Objektivität, Validität, Reliabilität und Normierung) erfüllen. Im Sinne einer Selbstbeschreibung beantwortet der Patient klar vorformulierte Fragen, z. B.: „Ich gehe abends gerne aus" ja ☐ nein ☐.

Zu dieser Kategorie gehören folgende Verfahren:
- **Persönlichkeitsstrukturtests:** Mit diesen werden Eigenschaften, wie z.B. Extra- und Introversion, emotionale Labilität und Stabilität u.ä. erfaßt; Kategorien also, die im Bereich jeder „normalen" Persönlichkeit vorhanden und damit quantifizierbar sind (z.B. Eysenck-Persönlichkeits-Inventar von Eggert; Freiburger-Persönlichkeits-Inventar von Fahrenberg u. Mitarb.).
- **Einstellungs- u. Interessenstests:** Diese Tests erfassen Haltungen und Gesinnungen – so etwa soziale Einstellungen oder die Einstellung zur Sexualität (z.B. Fragebogen zur Messung von Einstellungen zu Schwangerschaft, Sexualität und Geburt von Lukesch u. Lukesch; Gruppentest für die soziale Einstellung von Joerger).
- **Klinische Tests:** Sie sollen Anhaltspunkte für eine klinische Diagnosestellung liefern, psychopathologische Bilder erfassen und Hilfen bei der differentialdiagnostischen Abklärung sein. So erfaßt z.B. das bekannte Minnesota-Multiphasic-Personality-Inventory von Hathaway u. McKinley Dimensionen wie „Hypochondrie, Depression, Hysterie, Psychopathie" etc.
- **Fragebögen zur Erfassung bestimmter Verhaltensweisen und Probleme:** Dazu zählen eine Vielzahl von besonders in den letzten Jahren neu publizierten Verfahren, die sich mit dem Verhalten in speziellen Situationen befassen. So erhebt z.B. der Streßverarbeitungs-Fragebogen von Janke u. Mitarb., wie eine Person individuell mit Streßsituationen umgeht. Ein weiteres Beispiel ist das Hamburger-Zwangs-Inventar von Zaworka u. Mitarb., das unterschiedliche Formen von Zwangssymptomen erfaßt und daher im besonderen für Zwangskranke sinnvoll ist. Der Münchner Alkoholismustest von Feuerlein u. Mitarb. wiederum beschäftigt sich mit Aspekten des Suchtverhaltens.
- **Symptomlisten:** Diese meist sehr kurzen Fragebögen erfassen die Intensität und/oder Qualität von speziellen emotionalen Zuständen wie Depression, Angst etc. (z.B. Befindlichkeitsskalen von v. Zerssen; Depressions-Inventar von Beck).

Projektive Verfahren: Eine 2. Gruppe von Persönlichkeitstests – Brickenkamp nennt sie Persönlichkeits-Entfaltungsverfahren – orientiert sich an dem tiefenpsychologischen Mechanismus der *Projektion*. Der/die Diagnostiker(in) zieht seine/ihre Schlüsse aus Deutungsprozessen.

Zu diesen Verfahren gehören:
- **Formdeuteverfahren:** Dem Probanden wird relativ unstrukturiertes, nicht eindeutig erkennbares Reizmaterial vorgelegt, das gedeutet werden soll (als Prototyp gilt das Formdeuteverfahren nach Rorschach).
- **Verbal-thematische Verfahren:** Assoziations-, Ergänzungs- und Erzählverfahren (thematischer Apperzeptionstest von Murray) konfrontieren den Probanden mit Wörtern, Sätzen oder Bildern, die ihn zu einer verbalen Auseinandersetzung anregen sollen.
- **Zeichnerische und Gestaltungsverfahren:** Ein typisches Beispiel dafür ist der „Baum-Test", bei dem ein Patient aufgefordert wird, einen Baum zu zeichnen.

Obwohl die obengenannte Gliederung in Leistungs- und Persönlichkeitstests gängig ist und zum allgemeinen Sprachgebrauch der Psychodiagnostiker gehört, gibt es in der modernen Testpsychologie auch Ansätze, die nicht mehr so scharf zwischen diesen 2 Anteilen einer Person trennen. Sie schließen von Leistungscharakteristika auch auf Persönlichkeitseigenschaften – ausgehend von der Annahme, daß die Art und Weise, wie ein Mensch mit Leistung umgeht, letztendlich auch Ausdruck seiner Persönlichkeit, beispielsweise seines Leistungsanspruchs oder seiner Motivation ist (z.B. objektive Testbatterie von Cattell). Darüber hinaus wird die Testpsychologie heute vermehrt mittels Computer durchgeführt – ein Umstand, der sowohl Vorgabe als auch Auswertung deutlich erleichtert. Trotzdem erfordert die Auswahl geeigneter Methoden für die verschiedenen praktisch-diagnostischen Aufgaben ein hohes Maß an Fachkenntnis, das nur die durch spezielle Ausbildung und Erfahrung qualifizierten Psychologen besitzen. Das gilt für die Interpretation der Ergebnisse ebenso wie für die Erstellung des Befundes. Für relevante klinisch-psychologische Aussagen ist die Zusammenstellung mehrerer Verfahren zur Erfassung einer Vielzahl von Kriterien unabdingbar.

Diagnostik ist daher ein *eklektisches Vorgehen* (d.h. eine Kombination verschiedenster diagnostischer Methoden) und muß *multimethodial* und *breit* angelegt sein (d.h. Kombination verschiedenster psychologischer Testverfahren). Als *Entscheidungsgrundlage* dürfen nicht einzelne Daten (z.B. das Ergebnis eines einzelnen Intelligenztests), sondern es müssen alle Daten in ihrer Kombination und Gewichtung herangezogen werden (Ein Intelligenzquotient kann beispielsweise deshalb schlecht ausfallen, weil der Patient über ein sehr hohes Angstniveau verfügt. In diesem Falle muß der Intelligenzquotient natürlich unter Berücksichtigung des Angstniveaus interpretiert werden). Bei der Planung der Testuntersuchung muß auch überlegt werden, ob eine *Statusdiagnostik* oder eine *Prozeßdiagnostik bzw. Therapiekontrolle* angestrebt wird. Bei einer Statusdiagnostik wird es vor allem darauf ankommen, eine Momentanerhebung des Zustandes zu gewährleisten. So könnte z.B. festgestellt werden, ob ein Patient mit Panikattacken sich auch in seinem sonstigen Angstniveau von gesunden Personen unterscheidet. Bei der Prozeßdiagnostik geht es dagegen vielmehr um intraindividuelle Vergleiche, wie etwa um die Fragestellung „wie verändert sich der Depressionswert einer Person aufgrund der medikamentösen und/oder psychotherapeutischen Interventionen?"

Abschließend muß betont werden, daß die testpsychologische Untersuchung eines Menschen, der eine psychiatrische Erkrankung aufweist und sich somit in einer speziellen Ausnahmesituation befindet und wenig belastbar ist, eine besonders hohe Sensibilität seitens des/der Untersuchers(in) verlangt und in einer möglichst geschützten und angstfreien Atmosphäre ablaufen muß.

2 Organische psychische Störungen

W. Wolfgang Fleischhacker, Hartmann Hinterhuber und Christian Haring

2.1 Einführung

Definition

Organische psychische Störungen sind psychopathologische Syndrome, die sich *nachweisbar* und *ausschließlich* bzw. *vorrangig* auf eine zerebrale Erkrankung, Hirnverletzung oder eine andere systemische Erkrankung, die eine Beeinträchtigung der Hirnfunktionen nach sich zieht, zurückführen lassen. Anamnese und Symptomatik müssen also eine *körperlich begründbare Störung* eindeutig erkennen lassen. Von den Symptomen alleine kann nicht auf eine spezifische Ätiologie geschlossen werden. Gestalt und Ausprägung der Symptomatik sind nicht nur durch das schädigende Agens, sondern auch durch den Manifestationszeitpunkt, die Geschwindigkeit des Auftretens, die Schwerpunktlokalisation sowie den Schweregrad der Schädigung definiert. Man unterscheidet zwischen primären und sekundären Hirnfunktionsstörungen.

Primäre Hirnfunktionsstörungen: Es liegen Erkrankungen, Verletzungen oder Störungen vor, die das Gehirn *direkt* betreffen.

Sekundäre Hirnfunktionsstörungen: Das Gehirn ist im Rahmen anderer Erkrankungen *mitbetroffen*.

Organisch drückt in diesem Fall aus, daß das betreffende Syndrom in der Folge einer *definierten* zerebralen oder systemischen Erkrankung aufgetreten ist. Der Begriff „organisch" darf jedoch nicht dazu verleiten anzunehmen, daß andere psychische Erkrankungen *nicht* auf einer zerebralen Funktionsstörung beruhen würden.

Zu den organischen psychischen Störungen zählen die im folgenden besprochenen Störungen sowie die gerontopsychiatrischen Erkrankungen mit den verschiedenen dementiellen Abbausyndromen, die jedoch aus didaktischen Gründen in einem eigenen Kapitel besprochen werden (S. 23 ff.).

Klassifikationsschemata

Das **ICD-10** gliedert die organischen (einschließlich der symptomatischen) psychischen Störungen

- in die verschiedenen Demenzen,
- in das amnestische Syndrom,
- in Delirien (soweit diese nicht durch Alkohol oder sonstige psychotrope Substanzen bedingt sind),
- in psychische Störungen aufgrund einer Schädigung oder Funktionsstörung des Gehirns oder einer körperlichen Krankheit sowie
- in Persönlichkeits- und Verhaltensstörungen infolge einer Krankheit, Schädigung oder Funktionsstörung des Gehirns.

Vorkommen

Organische psychische Störungen können alle Altersstufen betreffen, treten aber vorzugsweise im Erwachsenenalter oder im Senium auf. Die oben definierte Symptomatik findet sich – durch epidemiologische Untersuchungen nachgewiesen – bei mindestens 2-3 % der Bevölkerung jenseits des 15. Lebensjahres. Das frühkindliche Psychosyndrom wird im Kap. 9.2.2 mitabgehandelt.

Verlauf

Eine organische psychische Störung kann entweder progredient in eine irreversible Beeinträchtigung einmünden oder spontan bzw. unter entsprechender medikamentöser Behandlung zur Restitutio ad integrum führen.

2.2 Geschichtlicher Überblick und Synonyma

Karl Bonhoeffer beschrieb 1917 das Krankheitsbild des **akuten exogenen Reaktionstyps,** auf das Carl Mayer bereits 1909 hingewiesen hatte, und stellte dabei fest, daß einer Vielzahl von körperlichen Störungen mit psychischen Begleiterscheinungen nur eine kleine Zahl an Syndromen gegenübersteht (**Gesetz der Noxenunspezifität**). H. H. Wieck nannte diese Psychosen wegen der funktionellen Beeinträchtigung **Funktionspsychosen** und die Syndrome – sofern sie reversibel und nicht mit einer Bewußtseinstrübung vergesellschaftet sind – **Durchgangssyndrome.**

Kurt Schneider faßte unter seinen **„körperlich begründbaren Psychosen"** vor allem Syndrome mit Bewußtseinstrübung zusammen. Manfred Bleuler erweiterte die Lehre der organischen Psychosen, indem er den von Bonhoeffer beschriebenen akuten Formen zwei **chronische organische Psychosen** zur Seite stellte, das *hirnlokale* und das *hirndiffuse* organische Psychosyndrom.

Tabelle 2.1 Einteilung der organischen einschließlich der symptomatischen psychischen Störungen

- Psychische Störungen auf Grund einer Schädigung oder Funktionsstörung des Gehirns oder einer körperlichen Krankheit (Durchgangssyndrome):
  - hyperästhetisch-emotioneller Schwächezustand,
  - depressives, manisches, dysphorisches, paranoides Durchgangssyndrom
  - paranoid-halluzinatorisches Durchgangssyndrom, Halluzinosen.
- Organisches amnestisches Syndrom
- Delirante Störungen, die nicht durch Alkohol oder sonstige psychotrope Substanzen bedingt sind (akute exogene Reaktionstypen im engeren Sinne):
  - Delir,
  - Verwirrtheitszustände,
  - Dämmerzustände.
- Persönlichkeits- und Verhaltensstörungen auf Grund einer Krankheit, Schädigung oder Funktionsstörung des Gehirns (organische Persönlichkeitsstörung)
- Psychopathologische Syndrome bei Epilepsie:
  - epileptische Wesensänderung,
  - epileptische Demenz,
  - epileptische Psychosen,
  - postiktaler Dämmerzustand,
  - schizophrenieforme Psychosen.
- Demenzen (s. Kapitel „Gerontopsychiatrie")
- Generationspsychosen

2.3 Einteilung

Die Psychopathologie der organischen psychischen Störungen ist sehr vielfältig. Die wichtigsten Formen organisch bedingter psychopathologischer Syndrome sind in Tab. 2.1 zusammengefaßt.

Im folgenden sind die häufigsten Ursachen und die Grundzüge der Therapie organisch bedingter psychopathologischer Syndrome (im Anschluß an die Darstellung der einzelnen Syndrome) dargestellt. Nur wenn bei einem Syndrom eine spezifische Ätiologie bzw. eine therapeutische Beeinflussung bekannt ist, wird diese direkt bei dem jeweiligen Syndrom aufgeführt.

2.4 Die organischen einschließlich der symptomatischen psychischen Störungen im einzelnen

2.4.1 Allgemeines zu Ursachen und Symptomatik

Allgemeine somatische Erkrankungen sowie Krankheiten, Schädigungen und Funktionsstörungen des Gehirnes können zur Entwicklung einer organischen psychischen Störung führen. Die damit verbundenen **kognitiven Defizite** sind Ursache für eine der Realität und der eigenen Person gegenüber *reduzierte Kritikfähigkeit*. Ebenso kann daraus eine *Veränderung der Persönlichkeit* resultieren. Die *Affizierbarkeit* ist *reduziert,* ferner besteht eine *Affektlabilität,* gekennzeichnet durch vermehrte Reizbarkeit, Zornausbrüche oder Depressivität. Die *Trieb- und Impulskontrolle* ist beeinträchtigt, der Antrieb verändert, die Interessen vermindert, ehemalige Wertnormen gehen verloren.

Die Grundlagen dieser Störungen bestehen in einer **Hirnleistungsschwäche.** Diese ist gekennzeichnet durch Intelligenzstörung, Auffassungsstörung, geringes Assoziations- und Abstraktionsvermögen, Umständlichkeit und Perseverationsneigung. Die organischen bzw. symptomatischen psychischen Störungen beruhen nicht nur auf *zerebralen Abbauprozessen,* sie können vielmehr auch durch *andere Faktoren,* wie Blutdruckschwankungen, verschiedene Medikamente sowie unspezifische Noxen (z.B. Stoffwechselentgleisungen) und somatische Krankheiten, letztlich aber auch durch psychosoziale Faktoren verursacht bzw. verstärkt werden.

Wenn keine anderen psychischen Störungen oder Verhaltensauffälligkeiten vorliegen, spricht das **ICD-10** von einer *„leichten kognitiven Störung"*. Besteht – bei erhaltenem Bewußtsein – die unterschiedlichste psychopathologische Symptomatik, wird traditionellerweise von einem *Durchgangssyndrom* gesprochen. Die Durchgangssyndrome imponieren als hyperästhetisch-emotionelle Schwächezustände, als manische, depressive oder paranoid-halluzinatorische Störungen sowie als Halluzinosen.

2.4.2 Psychische Störungen auf Grund einer Schädigung oder Funktionsstörung des Gehirns oder einer körperlichen Erkrankung (Durchgangssyndrome)

Hirnverletzungen, zerebrale Erkrankungen und andere auf das zentrale Nervensystem einwirkende Störungen schränken in unterschiedlichem Ausmaß die kognitiven Leistungen des Kranken ein. Der Betroffene reagiert auf die Beeinträchtigung der Hirnleistung mit definierten Verhaltensmustern, die nach Wieck als Durchgangssyndrome bezeichnet werden.

Im **Initialstadium** oder bei leichter Ausprägung der Schädigung versagt der Betroffene bei beruflichen Alltagsproblemen, er vernachlässigt die Körperpflege und bedient sich einer schlichteren sprachlichen Ausdrucksweise. Bei **fortschreitender Beeinträchtigung** der Hirnleistung etabliert sich eine allgemeine Dysphorie mit gesteigerter psychischer Erregbarkeit. Der Patient ist gegenüber Sinneseindrücken überempfindlich, er ermüdet rasch und ist vegetativ labilisiert. Bei anhaltender Einwirkung der Noxen empfindet der stets bewußtseinsklare Patient die Umgebung zunehmend als bedrohlich. Akuität und Schwere der Hirnleistungsstörung bewirken die weiter unten dargestellten Durchgangssyndrome, *die in der aufgelisteten Reihenfolge auftreten,* reversibel sind oder chronisch werden können. Nimmt die Schwere der Schädigung zu, trübt sich das Bewußtsein ein, der Patient kann in einen komatösen Zustand einmünden.

Bei reversiblen Fällen erfolgt die Rückbildung in umgekehrter Reihenfolge: Der Patient erreicht die vollen kognitiven Funktionen, nachdem er beispielsweise das paranoid-halluzinatorische, das depressive und das hyperästhetisch-emotionale Durchgangssyndrom durchlaufen hat. Bei rasch eintretender Bewußtlosigkeit, beispielsweise nach einem schweren Schädel-Hirn-Trauma, können die genannten Syndrome nach dem Wiedererlangen des Bewußtseins auch in der genannten umgekehrten Reihenfolge auftreten.

Hyperästhetisch emotioneller Schwächezustand

Synonyme bzw. Klassifikation nach ICD-10: Organisch-emotional labile (asthenische) Störung, pseudoneurasthenisches Syndrom.

Vorkommen

Der hyperästhetisch-emotionelle Schwächezustand kann das Vorstadium einer schwereren organischen Störung darstellen: So findet er sich z. B. häufig als Prädelir am Beginn eines Delirium tremens. Er kann einerseits (z. B. im Rahmen eines fieberhaften Infektes) als isoliertes Phänomen bestehen, andererseits auch im Zuge der Rückbildung der Symptomatik einer schwereren organischen Psychose vor der vollständigen Wiederherstellung der Gesundheit auftreten (z. B. bei Schädel-Hirn-Traumata).

Symptome

Der hyperästhetisch-emotionelle Schwächezustand ist gekennzeichnet durch eine Hypersensibilität für Außenreize und durch eine oft unmotivierte Erregung auf banale Stimuli. Diese Symptome sind mit vegetativer Labilität kombiniert. Häufig bestehen Schweißausbrüche, Kollapszustände und Tremor. Die Patienten sind reiz- und schmerzüberempfindlich, zucken bei den geringsten Geräuschen zusammen, wirken emotional labil und irritabel und sind leicht erregbar. Die Stimmung ist meist dysphorisch.

Depressives, manisches, dysphorisches und paranoides Durchgangssyndrom

Synonyme bzw. Klassifikation nach ICD-10: organische Halluzinose, organische katatone, wahnhafte, affektive (manische, bipolare, depressive) und dissoziative Störungen.

Depressives Durchgangssyndrom

Eine Senkung der Hirnleistung im Rahmen eines organischen Psychosyndroms kann die Grundlage für eine depressive Verstimmtheit sein. Häufig sind depressive Verstimmungen bei kardialer Dekompensation, bei Infektionserkrankungen, nach operativen Eingriffen und nach Schädel-Hirn-Traumata. Die Alkoholmelancholie, die bei chronisch Alkoholkranken zu akuten Suizidhandlungen Anlaß geben kann, ist ebenfalls als depressives Durchgangssyndrom zu interpretieren.

Diese Syndrome finden sich auch im Initialstadium bei Patienten mit Epilepsie, Morbus Parkinson und Chorea Huntington. Dialysepatienten leiden ebenfalls häufig unter affektiven organischen Störungen.

Manisches Durchgangssyndrom

Seltener als depressive Durchgangssyndrome sind *manische Epiphänomene* im Zusammenhang mit körperlichen Erkrankungen. Die manische Symptomatik ist durch Antriebssteigerung, angehobene Stimmungslage sowie Kritiklosigkeit gegenüber der eigenen Person und den eigenen Leistungen gekennzeichnet. Infolge des pathologisch erhöhten Selbstvertrauens können die Patienten und deren Angehörige schwere finanzielle und soziale Beeinträchtigungen erleiden.

Dysphorisches Durchgangssyndrom

Die Stimmungslage ist durch Mißlaune geprägt, der Patient ist gereizt und verarbeitet Alltagsvorfälle depressiv. Die Umgebung empfindet ihn als leicht irritabel und verärgert. Häufig besteht eine simultan kontradiktorische Aktivierung: Es finden sich gleichzeitig manische und depressive Antriebs- und Stimmungskomponenten.

Paranoides Durchgangssyndrom

Eine paranoide Störung kann sich aus dem depressiven Durchgangssyndrom entwickeln: Auf Grund des Rationalisierungsbedürfnisses projizieren die Patienten die Ursachen ihrer Störung nach außen. Oft sind es die sich besonders um die Patienten bemühenden Angehörigen, die massiven Anschuldigungen ausgesetzt werden. Für diese Phänomene wird im **ICD-10** der Begriff organische Wahnsyndrome bzw. Wahnstörung benützt.

Paranoid-halluzinatorisches Durchgangssyndrom

Klassifikation und Synonyme

Das paranoid-halluzinatorische Durchgangssyndrom wird nach **ICD-10** als *organisches Halluzinosesyndrom* bzw. als *organische Halluzinose* bezeichnet. Im ICD-10 werden diese wahnhaften Störungen auch als „schizophreniforme" bezeichnet; dieser Begriff ist im **DSM-IV** eindeutig schizophrenen Erkrankungen, die weniger als 6 Monate bestehen, zugeordnet. Um nomenklatorischen Mißverständnissen vorzubeugen, verwenden wir für organisch bedingte Störungen den Terminus *„paranoid-halluzinatorisches Durchgangssyndrom"*.

Symptome

Mit zunehmender Einschränkung der Hirnleistung kann auch eine Störung der Kontrolle über Wahrnehmungen und Assoziationen auftreten: Bei schwerer zerebraler Desintegration kommt es zu illusionären Verkennungen, Pseudohalluzinationen oder echten Halluzinationen. Die Halluzinationen können entweder elementar (optisch als Lichtblitze, akustisch als Geräusche) oder – bei stärkerer Desintegration – auch szenisch-komplex sein. Im Rahmen der schweren kognitiven Beeinträchtigung sind selbst olfaktorische und gustatorische Halluzinationen bekannt sowie auch das gleichzeitige Wahrnehmen von Halluzinationen auf mehreren Sinnesgebieten (Synästhesien). Bezieht der Patient die Sinnestäuschungen auf sich, liegt ein paranoid-halluzinatorisches Syndrom vor. Diesem geht somit immer eine Halluzinose voraus: Die paranoide Ausdeutung ist die Reaktion auf das Erleben der Sinnestäuschung.

Ätiologie

Unterschiedliche Noxen bedingen die genannten Zustandsbilder: Temporallappenepilepsien, Enzephalitiden, degenerative Hirnerkrankungen sowie Intoxikationen und Schädel-Hirn-Traumata. LSD-Konsum, Amphetamingebrauch und prolongierter Alkoholmißbrauch wie auch eine L-Dopa-Medikation können in ein paranoid-halluzinatorisches Durchgangssyndrom einmünden.

Organische Halluzinose

Kennzeichnend für diese Störung sind anhaltende oder immer wiederkehrende akustische oder optische Halluzinationen. Erkennt der Patient den Trugcharakter dieser Wahrnehmung, sprechen wir von Pseudohalluzinationen. Eine Bewußtseinstrübung fehlt genauso wie der Nachweis eines dementiellen Abbauprozesses. Manifestieren sich die Halluzinationen besonders im taktilen Bereich, wird ein Dermatozoenwahn diagnostiziert.

Organische katatone Störung

Besonders in Verbindung mit einer Enzephalitis oder einer Kohlenmonoxydvergiftung kann es zu einem katatonen Zustandsbild kommen, das rasch zwischen den beiden Extremen der psychomotorischen Störung wechselt: Der Patient kann zwischen starker Erregung und einem stuporösen Befinden schwanken. Es erscheint jedoch zweifelhaft, daß das organische katatone Zustandsbild ohne Bewußtseinstrübung auftreten kann, häufiger scheint es sich im Rahmen eines Delirs mit nachfolgender partieller oder vollständiger Amnesie zu manifestieren.

Organische Angststörung

Bei einer zerebralen Funktionsbeeinträchtigung, besonders im Rahmen einer Temporallappenepilepsie, einer Thyreotoxikose oder eines Phäochromozytoms, können sich die Symptome einer generalisierten Angststörung und/oder einer Panikstörung entwickeln: Die Patienten leiden unter extremer Angst bis hin zu Vernichtungsgefühlen und zeigen dabei eine ausgeprägte vegetative Begleitsymptomatik.

Organische dissoziative Störung

Auch im Rahmen von zerebralen Funktionsstörungen können sehr rasch wechselnde Konversionssymptome auftreten, die Kontrolle der Körperbewegungen kann mißglücken und das Identitätsbewußtsein eingeschränkt erscheinen. Mit Besserung der Hirnfunktion bildet sich auch die organische dissoziative Störung zurück.

Differentialdiagnose

Die differentialdiagnostische Abgrenzung von psychischen Störungen anderer Genese gelingt unter Berücksichtigung der folgenden Kriterien zumeist ohne Schwierigkeiten:

1. Zeitlicher Zusammenhang mit einer somatischen Erkrankung,
2. Symptome der Hirnleistungsschwäche.

Der zeitliche Zusammenhang mit einer somatischen Erkrankung oder zerebralen Beeinträchtigung weist auf die organische Genese der Symptome hin. Obligatorisch sind zudem die Zeichen einer Hirnleistungsschwäche. Die Inhalte des *organischen* paranoid-halluzinatorischen Syndroms sind lebensnah, bei der paranoid-halluzinatorischen *Schizophrenie* herrschen magisch-mystische Inhalte vor.

Das Vorliegen der beschriebenen Störungen fordert eine organische Abklärung mit Labordiagnostik, EEG und bildgebenden Verfahren sowie testpsychologischer Beurteilung.

2.4.3 Organisches amnestisches Syndrom

Synonyme: amnestisches oder dysmnestisches Zustandsbild, Korsakow-Syndrom bzw. Korsakow-Psychose.

Ätiopathogenese

Verantwortlich für das amnestische Syndrom sind pathologische Prozesse mit bilateral-dienzephalen und mediotemporalen Defekten, besonders in den Corpora mamillaria, im Fornix und Hippocampus. Als Ursachen kommen Alkoholabusus (s. auch alkoholbedingtes amnestisches Syndrom, S. 194), Thiaminmangel, Hypoxie, Traumen, Infarkte etc. in Frage.

Symptome

Das amnestische Syndrom ist charakterisiert durch Störungen des Kurzzeit- und Langzeitgedächtnisses. Es besteht somit die Unfähigkeit, neue Informationen aufzunehmen und/oder früher aufgenommene zu reproduzieren. Das Bewußtsein ist nicht wie beim Delir oder bei Intoxikationen getrübt, die intellektuellen Fähigkeiten sind im Unterschied zur Demenz erhalten. Typisch ist für das genannte Syndrom die antero- und retrograde Amnesie. Eine organische Beeinträchtigung des ZNS ist entweder aus der Anamnese oder durch die körperliche Untersuchung bzw. durch Laborbefunde nachzuweisen.

Klinisch äußert sich das Krankheitsbild durch Desorientiertheit, Konfabulationstendenz und schablonenhafte Gedächtnisbrücken sowie durch Apathie, durch einen Mangel an Initiative und eine emotionale Verflachung. Oberflächlich sind die Patienten oft heiter und zugänglich, insgesamt jedoch affektflach. Im allgemeinen sind die freundlich zugewandten Patienten krankheitsuneinsichtig.

Verlauf

Wenn sich die zugrundeliegende Läsion oder der Krankheitsprozeß zurückbildet, ist eine völlige Wiederherstellung möglich. Oft ist der Verlauf aber chronisch und kann zu schwerer Behinderung führen.

2.4.4 Delirante Störungen, die nicht durch Alkohol oder sonstige psychotrope Substanzen bedingt sind

Synonyme: akute exogene Reaktionstypen im engeren Sinn, akuter organischer Reaktionstyp, akutes psychoorganisches Syndrom.

Symptome

Die ätiologisch unspezifischen Syndrome sind im Unterschied zu den Durchgangssyndromen durch eine **Bewußtseinsstörung** gekennzeichnet: Die Abnahme der Hirnleistung ist stärker ausgeprägt.

Das Bewußtsein kann *quantitativ* und *qualitativ* gestört sein. Graduell (also quantitativ) unterscheiden wir die **Somnolenz,** die durch Schläfrigkeit, eingeschränkte Vigilität und erschwerte Weckbarkeit charakterisiert wird, und den **Sopor,** bei dem nur noch Schmerzreize beantwortet werden. Sind alle psychischen Funktionen erloschen, spricht man von **Bewußtlosigkeit.** Geht diese mit neurologischen Symptomen einher, liegt ein **Koma** vor.

Der bewußtseinsgetrübte Patient zeigt zudem formale Denkstörungen. Die zeitliche, räumliche und situative Orientiertheit ist gestört, Merkfähigkeit, Gedächtnis und Antrieb sind deutlich eingeschränkt. Das Ausmaß der quantitativen Bewußtseinstrübung läßt jedoch keinen Rückschluß auf die Ausprägung der qualitativen Bewußtseinstrübung zu. Zu den qualitativen Bewußtseinsstörungen gehören die Dämmerzustände und das Delir.

Delir

Ätiologie

Infektionen, Fieber, Anticholinergika, Stoffwechselstörungen (z. B. Hyperthyreose, Hypoglykämie), Hypoxien sowie Hyperkapnie, Leber- und Nierenkrankheiten, hypertone Enzephalopathie, Schädel-Hirn-Traumata, Krampfanfälle und Intoxikationen können Ursache einer deliranten Verwirrtheit sein. Ein **anticholinerges Delir** liegt bei Überdosierung von anticholinergen Pharmaka vor. Durch das Wegfallen von Außenreizen kann es bei zerebral vorgeschädigten Patienten durch die Reizdeprivation zu einer funktionellen Desintegration höherer Hirnleistungen und in weiterer Folge zu einem sog. **Dunkelzimmerdelir** kommen. Das Alkoholentzugsdelir wird als **Delirium tremens** bezeichnet, da die Patienten einen ausgeprägten Tremor besonders der oberen Extremität sowie eine motorische Unruhe im Zungen- und Lippenbereich aufweisen (S. 204).

Diagnose, Symptome und Verlauf

Im Delir ist das Bewußtsein getrübt, das Denken unzusammenhängend. Weitere Merkmale sind Angst, Desorientiertheit und optische Halluzinationen sowie psychomotorische Unruhe, gestörter Schlaf-

Wach-Rhythmus, gesteigerte Suggestibilität und vegetative Syndrome mit adrenerg-sympathikotoner Überregulation (Tachykardie, Hyperhidrosis und Tremor). Ein Temperaturanstieg wird selten beobachtet. Das für den Betroffenen und seine Umgebung oft bedrohliche **Beschäftigungsdelir** liegt dann vor, wenn ein deliranter Patient halluzinierend versucht, seiner ihm vertrauten Tätigkeit nachzukommen.

Delirien sind akute psychiatrische Erkrankungen, die einer intensiven *stationären Betreuung* bedürfen. Aufgrund der starken vegetativen Erregung ist das Delir besonders bei somatisch vorgeschädigten Patienten ein *lebensbedrohliches Geschehen*. Unter entsprechender Therapie klingen delirante Zustandsbilder üblicherweise nach einigen Tagen ab.

Differentialdiagnose

Das durch Alkohol oder andere psychotrope Substanzen bedingte Delir wird im Kapitel „Abhängigkeitserkrankungen" erörtert. Differentialdiagnostisch muß jedes Delir gegenüber anderen organischen Syndromen, besonders gegenüber dementiellen Prozessen, abgegrenzt werden. Bei nur gering ausgeprägten Bewußtseinsstörungen ist auch an akute schizophrene Zustandsbilder zu denken. Diagnostische Probleme können auch dann bestehen, wenn affektive Störungen in Verbindung mit Verwirrtheit auftreten.

Therapeutische Ansätze

Die Behandlung erfolgt je nach Ursache, eine **internistische Basistherapie** ist Voraussetzung (Elektrolyt- und Flüssigkeitsersatz, Kontrolle der Vitalparameter, Vitamine etc.). **Psychopharmakologisches Therapieziel** ist eine Sedierung der Patienten, um somatische Folgeschäden der Übererregung zu vermeiden. Dazu werden heute parenteral applizierte Benzodiazepine mit geringer Halbwertszeit oder bei speziellen Indikationen hochpotente Antipsychotika verwendet (Details zur Behandlung des Delirium tremens, s.S. 204).

Verwirrtheitszustände

Synonyme und Klassifikation: amentielles Syndrom. Das **ICD-10** subsumiert den nicht alkoholbedingten Verwirrtheitszustand unter dem Begriff „Delir".

Ätiologie

Viele Erkrankungen, aber auch dämpfende Medikamente führen zu Verwirrtheitszuständen. Besonders zu beachten sind in diesem Zusammenhang Schädel-Hirn-Traumata, zerebrale Durchblutungsstörungen, Blutdruckschwankungen oder hirnleistungssenkende Pharmaka. Bei alten Menschen kann nachts durch die hypotone Blutdrucksituation eine Verschlechterung der Orientierungsfähigkeit eintreten.

Diagnose, Symptome und Verlauf

Die Verwirrtheit kennzeichnet eine akute organische Störung, die sich vom Delir durch das *Fehlen von Halluzinationen und Wahnphänomenen* unterscheidet. Charakteristisch sind schwankendes, leicht getrübtes Bewußtsein sowie gestörtes formales Denken mit einer Tendenz zum Haften. Die Einschätzung und Bewertung der Umgebung ist erschwert, die Kritikfähigkeit weitgehend reduziert. Die *Orientierung* ist in den Dimensionen Raum und Zeit *gestört*, die autopsychische Orientierung bleibt am längsten aufrecht, kann aber bei schweren Störungen auch verloren gehen. Als Folge der Verwirrtheit treten Ratlosigkeit, Angst und Aggression auf. Manche Patienten sind mißmutig, fühlen sich bedroht und entwickeln wahnhafte Symptome (z.B. wähnt ein Patient, man habe ihm den Gegenstand, den er einfach nicht mehr finden kann, gestohlen). Andere wiederum sind unkritisch und euphorisch. Oft besteht eine akute hochgradige Erregung und ein Bewegungsdrang mit *motorischer Unruhe*. Für die Dauer des Verwirrtheitszustandes besteht im allgemeinen eine Amnesie.

Man unterscheidet vom Verlauf her zwischen *akuten* und *chronischen* Verwirrtheitszuständen. Letztere treten bei schweren zerebralen Schädigungen, z.B. im Rahmen von Demenzen, auf. Der quantitativ unterschiedliche *Orientierungsverlust* kann Minuten bis Tage anhalten, er kann auch irreversibel sein.

Therapeutische Ansätze

Die therapeutischen Bemühungen sind primär auf die Grunderkrankung ausgerichtet. Tritt die Verwirrtheit während einer psychopharmakologischen Therapie auf, ist es notwendig, alle psychotropen Substanzen abzusetzen, um deren Einfluß auf die kognitiven Leistungseinbußen abzuschätzen. Nootropika sind bei chronischen Verwirrtheitszuständen wenig hilfreich; gelegentlich ist eine Angst- und Spannungsreduktion mit Antipsychotika oder unspezifischen Sedativa notwendig.

Dämmerzustände

Klassifikation: Das **ICD-10** rechnet den Dämmerzustand zu den organischen wahnhaften Störungen.

Ätiologie

Organisch bedingte Dämmerzustände kommen bei *Epilepsie,* insbesondere bei Temporallappenepilepsie, sowie beim *pathologischen Alkohol- und Drogenrausch* vor. Als postiktale Phänomene sind sie im Gefolge eines Grand-mal-Anfalls zu beobachten. Differentialdiagnostisch sind sie von psychogenen Dämmerzuständen („psychogene Reaktionen") abzugrenzen.

Diagnose, Symptome und Verlauf

Dämmerzustände sind transiente psychopathologische Phänomene, bei denen das Bewußtsein nicht getrübt, jedoch auf wenige erlebbare Bewußtseinsinhalte beschränkt und eingeengt ist. Außenreize werden vielfach nicht wahrgenommen, die Aufmerksamkeit ist nach innen gerichtet. Die Kranken wirken traumverloren oder berauscht, der Umwelt kaum zugänglich. Der Betroffene ist nicht schläfrig oder benommen, es fehlt ihm aber die *volle Bewußtseinsklarheit*, die Selbstvergegenwärtigung, der Selbstbezug und die Kommunikationsfähigkeit. Er verkennt Realität, Ort und Zeit sowie die Personen seiner Umgebung. Patienten gehen traumwandlerisch umher und können sinnlose, persönlichkeitsfremde, manchmal auch kriminelle Handlungen begehen. Zusätzlich können Halluzinationen und als Folge davon Erregungszustände vorkommen. Sog. geordnete Dämmerzustände erlauben scheinbar sinnvolle Handlungen, die von der Umwelt oft nicht als krankhaft erkannt werden. Bei verworrenen Dämmerzuständen ist die Bewußtseinsqualität bereits in solchem Maße beeinträchtigt, daß oft nur mehr eine ungerichtete motorische und verbale Reaktivität vorliegt: Diese Patienten neigen besonders zu Aggressionshandlungen.

Der Dämmerzustand dauert Stunden bis Tage. Oft endet er in einem Terminalschlaf. Für die Dauer des Dämmerzustandes besteht eine teilweise oder vollkommene Amnesie.

Therapeutische Ansätze

Die Therapie der Dämmerzustände richtet sich nach der Grunderkrankung, fordert aber eine rigorose Überwachung des Patienten.

kann sich in mannigfaltigen Veränderungen vor allem im emotionalen Bereich, in einer Affektlabilität, in vermehrter Reizbarkeit und in Zornausbrüchen sowie in Depressivität äußern. Die Trieb- und Impulskontrolle ist beeinträchtigt, der Antrieb verändert, die Interessen vermindert, ehemalige Wertnormen gehen verloren. Insgesamt beherrscht eine Verschärfung oder Vergröberung primärer Charakterzüge das Krankheitsbild.

Analog zu neurologischen Bemühungen wurde auch in der Psychiatrie versucht, von verschiedenen psychopathologischen Prägnanztypen auf die **Lokalisation der Schädigung** zu schließen.

Zwei Formen sollen erwähnt werden, besonders, da sie im neurologischen Bereich noch häufig diagnostiziert werden:

1. Das *frontobasale Psychosyndrom:* Die Persönlichkeit der Patienten ist vergröbert, sie sind enthemmt und taktlos, distanzlos und geschwätzig. Darüber hinaus besteht die Neigung zu Kontrollverlusten und zur Witzelsucht.
2. Das *frontokonvexe Psychosyndrom:* Beim Konvexitätssyndrom sind besonders Antrieb und Intelligenzleistungen vermindert. Es besteht eine Beeinträchtigung des Denkens im Sinne eines Assoziationsverlustes sowie eine Minderung der Interessen, die sich auch in einer allgemeinen Vernachlässigung der Körperpflege äußert.

Der **neurologische Befund** ist durch Primitivschablonen wie z.B. Greifautomatismen gekennzeichnet. Zusätzlich können noch Dysarthrie, Aphasie, Apraxie und Ataxie sowie Echolalie und Echopraxie auftreten.

2.4.5 Organische Persönlichkeitsstörung

Synonym: Die ältere psychiatrische Terminologie verwendete zur Charakterisierung dieser Störung den Begriff „Pseudopsychopathie".

Ätiologie

Ursächlich sind meist strukturelle Hirnläsionen, pathologische Konsumverhaltensmuster, atrophisierende Prozesse, Hirnblutungen, Tumore, Schädel-Hirn-Traumata, Multiple Sklerose, Chorea Huntington, seltener auch endokrine Störungen.

Symptome und neurologischer Befund

Die organische Persönlichkeitsstörung ist gekennzeichnet durch eine weitreichende Veränderung des Verhaltens und der Wertnormen eines Menschen infolge von Hirnfunktionsstörungen. Die Symptomatik ist durch die *Interaktion von hirnorganischen und persönlichkeitstypischen Merkmalen* geprägt. Sie

2.4.6 Psychopathologische Syndrome bei Epilepsie

Klassifikation: Das **ICD-10** erwähnt diese Störungen nicht.

Ätiologie

Epileptiker leiden häufig unter psychiatrischen Symptomen: Patienten mit Temporallappenepilepsie weisen das höchste Risiko für psychopathologische Auffälligkeiten auf. Als Ursachen für die psychischen Störungen sind folgende **Faktoren** festzuhalten:

– die der Epilepsie zugrundeliegende Hirnerkrankung,
– sekundäre Schäden durch Schädel-Hirn-Traumata oder Anoxie infolge von epileptischen Anfällen,
– die Dauermedikation mit dämpfenden Substanzen,
– die psychosozialen Aspekte des Anfallsleidens.

Die am häufigsten gemeinsam mit einer Epilepsie auftretenden psychiatrischen Erkrankungen sind epileptische Wesensänderungen, Demenzen und Psychosen.

Epileptische Wesensänderung

Epileptische Wesensänderungen finden sich gehäuft bei Patienten mit **Temporallappenepilepsie,** besonders bei jenen mit einem linksseitigen, mediobasalen EEG-Herdbefund.

Klinisch zählen die *Zähflüssigkeit des Denkens,* die *Umständlichkeit* und die *Perseverationsbereitschaft* zu den für die epileptische Wesensänderung charakteristischen Merkmalen. Die Perseveration (also das Haften am Kleindetail) betrifft nicht nur das Denken, sondern auch die Affektivität (Affektperseveration). Das Ausmaß und die Dauer der Emotionen nehmen pathologische Formen an. Gefühle von Zuneigung und Dankbarkeit werden überschwenglich geäußert *(enechetische Wesensveränderung),* während banale Anlässe zu blinder Wut führen können (s. organische Persönlichkeitsstörung). Diese Anfallskranken zeigen häufig zusätzlich psychopathologische Symptome, wie z. B. Dämmerzustände oder organische Halluzinosen. Epileptiker weisen in psychodiagnostischen Testverfahren besonders hohe Werte für Stimmungsschwankungen, Schuldgefühle, paranoide Reaktionsbereitschaft, Aggressionsdurchbrüche und gestörte Emotionalität auf.

Epileptische Demenz

Die kognitiven Funktionen epileptischer Patienten zeigen mit zunehmender Erkrankungsdauer Beeinträchtigungen, die bis zur Demenz fortschreiten können. Die **Ursachen** dafür sind vielfältig; im Einzelfall sind verschiedene Faktoren unterschiedlich stark beteiligt. Das wesentliche Moment für die Entwicklung der Hirnleistungsschwäche ist die der Epilepsie zugrundeliegende Hirnschädigung.

Der Anfallstyp determiniert die Art und das Ausmaß der kognitiven Leistungseinbuße: Patienten mit generalisierten Anfällen zeigen deutlichere Einschränkungen als solche mit fokalen. Die **Symptomatik** der an Temporallappenepilepsie Erkrankten variiert je nach rechtsseitigem oder linksseitigem Fokus: erstere haben eher Gedächtnisstörungen für nonverbale Inhalte, letztere für verbale zur Folge. Zusätzliche, die kognitiven Funktionen beeinträchtigende Faktoren sind früher Erkrankungsbeginn und hohe Anfallshäufigkeit sowie medikamentöse Seiteneffekte und psychosoziale Momente.

Postiktaler Dämmerzustand

Ein postiktaler Dämmerzustand (s. auch S. 114) folgt einem epileptischen Anfall: Die Patienten sind im Dämmerzustand leicht erregbar und können auch zu Gewalttätigkeiten neigen. Die Zurechnungsfähigkeit eines Patienten ist zu diesem Zeitpunkt aufgehoben.

Dämmerzustände sind gegenüber Dämmerattakken abzugrenzen; bei letzteren handelt es sich um psychomotorische Anfälle.

Schizophreniforme Psychosen

Patienten mit epileptischen Störungen, besonders mit Temporallappenanfällen, können auch schizophrenieähnliche Psychosen entwickeln: es handelt sich dabei vorwiegend um paranoid-halluzinatorische Syndrome, während derer es zu einer Besserung der EEG-Veränderungen kommt. In den psychotischen Phasen treten keine epileptischen Anfälle auf (Alternativpsychosen). Antipsychotisch wirksame Pharmaka senken die Krampfschwelle, durch das Auslösen epileptischer Anfälle kann jedoch eine Reduktion der psychotischen Symptomatik erreicht werden. Diese Beobachtung ließ in der Vergangenheit einen Antagonismus zwischen Psychose und Krampfgeschehen vermuten und regte zur Entwicklung der Elektrokonvulsionstherapie an.

2.4.7 Generationspsychosen

Unter diesem Terminus (den das ICD-10 vernachlässigt) subsumieren wir psychotische Zustandsbilder während Schwangerschaft, Wochenbett und Stillzeit. Diese Psychosen werden deshalb zu den organischen bzw. symptomatischen psychischen Störungen gezählt, da ihr Auftreten in eine Zeit hormoneller Umstellung fällt. Bei den meisten Fällen handelt es sich jedoch um Patientinnen, die unter einer affektiven oder schizophrenen Psychose leiden: Schwangerschaft, Geburt und Puerperium stellen für diese Patientinnen ein erhöhtes Risiko für eine Erkrankungsmanifestation dar. Die Wochenbettpsychose ist oft die Erstmanifestation einer Schizophrenie, seltener einer manisch-depressiven Erkrankung.

Die **Symptomatik** beginnt akut mit Erregung, Angst und Verkennung der Realität. Im *Initialstadium* finden sich auch häufig Insuffizienzgefühle: Die Patientinnen glauben, den kommenden Aufgaben als Mutter nicht gewachsen zu sein. Rasch bildet sich dann das Vollbild entweder einer depressiven oder einer schizophrenieartigen Psychose aus, es bestehen Wahnphänomene und akustische Halluzinationen.

Der *weitere Verlauf* entspricht dem jeweiligen Psychosetyp. Exazerbationen bzw. Phasen sind nicht mehr ausschließlich an Schwangerschaften gebunden. Es sind jedoch auch isolierte Episoden bekannt.

Schwangerschaftspsychosen sind **differentialdiagnostisch** von eklamptischen Erkrankungen abzugrenzen.

2.5 Ursachen organischer psychischer Störungen

Die folgenden Punkte erheben keinerlei Anspruch auf Vollständigkeit, es werden exemplarisch *einige der häufigsten Ursachen* für organische psychische Störungen aufgezählt. Stets ist jedoch das **Gesetz der Noxenunspezifität** zu bedenken: Die *unterschiedlichsten*, auf das Gehirn einwirkenden Störfaktoren führen zu weitgehend *identischen* psychopathologischen Phänomenen.

2.5.1 Entzündliche Erkrankungen des Zentralnervensystems

Psychopathologische Auffälligkeiten stellen gelegentlich die ersten Symptome einer entzündlichen Erkrankung des ZNS dar: Die Patienten weisen eine Hirnleistungsschwäche auf, sie sind im Wesen verändert und entwickeln eine organische psychische Störung. Dies ist besonders bei Meningoenzephalitiden, Neuroborreliose, Syphilis, AIDS u.a. zu bedenken. Genaue somatische Abklärungen decken die entzündliche Genese des psychopathologischen Zustandsbildes auf.

2.5.2 Hirntumoren

Die Raumforderung und der steigende Hirndruck bewirken ein organisches Psychosyndrom. Auch die Kraniotomie kann durch rasche Druckentlastung zu psychotischen Zustandsbildern führen. Zu bedenken sind auch extrakranielle Neoplasmen mit Fernwirkung auf das ZNS, besonders die Pankreaskarzinome.

2.5.3 Schädel-Hirn-Traumata

Eine Contusio cerebri kann zu einem Hirnödem und zum Koma führen. Das Abklingen des Ödems bewirkt eine Rückbildung der neurologischen Symptome: Der Patient erwacht aus der Bewußtlosigkeit, eine Bewußtseinstrübung kann jedoch zurückbleiben. Nach Wiedererlangen der Bewußtseinsklarheit durchläuft der Schädelhirnverletzte die verschiedenen Durchgangssyndrome in umgekehrter Reihenfolge, bis hin zum hyperästhetisch-emotionellen Schwächezustand, um zur Restitutio ad integrum zu gelangen. Bleibt ein Residualzustand zurück, der einem hyperästhetisch emotionellen Schwächezustand ähnelt, liegt eine organische Persönlichkeitsstörung beziehungsweise ein pseudoneurasthenisches Zustandsbild vor. Je nach Schädigungsform und Größe des Substanzdefektes unterliegen sowohl das psychopathologische Zustandsbild als auch der Verlauf starken Variationen.

2.5.4 Intoxikationen

Intoxikationen sind die Folge einer biologischen Interaktion zwischen einer chemischen Substanz und dem Körper. In Form von Rauschzuständen sind sie die häufigsten Ursachen von akuten organischen psychischen Störungen. Eine negative Flüssigkeitsbilanz, bedingt durch zu geringe Flüssigkeitsaufnahme, infolge von Durchfällen oder schwerem Erbrechen, kann durch Erhöhung des Plasmaspiegels eines Medikamentes mit geringer therapeutischer Breite (Herzglykoside, Lithium) zu einer schweren Intoxikation führen. Auch nach Verabreichung von Kortikoiden, Tuberkulostatika und Appetitzüglern sind akute organische psychische Störungen (schizophrenieartige Psychosen) zu beobachten.

Im Rahmen der Rückbildung einer Äthylalkoholintoxikation (s. S. 204ff.) durchlaufen die Betroffenen verschiedene Durchgangssyndrome.

2.5.5 Fieberhafte Erkrankungen

Kinder und ältere Menschen reagieren auf hohes Fieber – unabhängig von der Ursache – häufig mit psychotischen Zuständen, die mit Halluzinationen einhergehen und in ein delirantes Zustandsbild übergehen können (Fieberdelir). Die Symptomatik bessert sich nach der symptomatischen Behandlung des Fiebers.

2.5.6 Kardiopulmonale Erkrankungen

Eine reduzierte Transportleistung des Herzens und eine mangelnde Oxigenierung des Blutes im pulmonalen Kreislauf führen sekundär zu einer Hypoxidose des Gehirns und einer daraus resultierenden organischen psychischen Beeinträchtigung. Durch eine Optimierung der Herzauswurfleistung und somit der Oxigenierung des Blutes kann es zu einer deutlichen Besserung der Symptomatik kommen.

2.5.7 Lebererkrankungen

Infolge einer reduzierten Leberfunktion (z.B. im Rahmen einer Cirrhosis hepatis) gelangen toxische Substanzen in das ZNS, woraus eine Nervenzellschädigung resultiert. In der Folge von Lebererkrankungen entwickeln sich chronische organische Psychosyndrome bzw. dementielle Prozesse.

2.5.8 Operationen

Durch die Ausschwemmung toxischer Substanzen, durch Blutdruckabfall, durch die Einwirkung von Narkotika und nicht zuletzt durch die Primärerkrankung kommt es nach Operationen oft zu akuten postoperativen Verwirrtheitszuständen (unter Umständen auch mit paranoid-halluzinatorischem Überbau) und zu längerdauernden organischen psychischen Störungen.

2.6 Therapeutisches Vorgehen bei organischen psychischen Störungen

2.6.1 Somatische Basistherapie

Bei der Therapie organischer psychischer Störungen steht die somatische Basisbehandlung im Vordergrund. Ihr Ziel ist es, günstige Voraussetzungen für die Wiederherstellung der psychischen und physischen Leistungsfähigkeit zu schaffen: Erst dann ist eine psychopharmakologische Therapie sinnvoll. Als Richtlinie einer somatischen Basistherapie gelten folgende Bestrebungen:

Behebung von Störungen des Herz-Kreislauf-Systems: Hier empfielt sich in erster Linie die Verabreichung von Herzglykosiden. Vorhandene Arrhythmien sind zu behandeln; auch der Regulierung des Blutdruckes kommt große Bedeutung zu. Stark erhöhte Blutdruckwerte dürfen nur allmählich gesenkt werden. Es ist auch zu beachten, daß bei atherosklerotischen Patienten der systolische Blutdruck nicht zu stark gesenkt wird.

Behebung von Störungen des Wasser- und Elektrolythaushaltes: Delirante Patienten, aber auch solche mit Eßstörungen leiden des öfteren unter ausgeprägten Elektrolytentgleisungen, die häufige Kontrollen und entsprechende Substitutionen notwendig machen.

Behandlung von Infektionskrankheiten, Fiebersenkung: Da Kinder und alte Menschen häufig auf fieberhafte Zustände mit der Ausbildung psychotischer Symptome reagieren, ist neben der antibiotischen Behandlung auch eine symptomatische Therapie der hohen Körpertemperaturen von großer Bedeutung.

Absetzen von psychotropen Pharmaka: Viele Pharmaka können Ursache für die obengenannten Zustandsbilder sein, z.B. Medikamente mit anticholinergem Wirkprofil (z.B. Antiparkinsonmittel, trizyklische Antidepressiva), aber auch dopaminerge Präparate wie etwa L-Dopa oder Bromocriptin. Benzodiazepine führen v.a. bei Kindern und älteren Patienten zu paradoxen Reaktionen.

2.6.2 Psychopharmakatherapie bei organischen psychischen Störungen

Ist die Verabreichung von sedierenden Psychopharmaka notwendig, so ist zu berücksichtigen, daß alle gebräuchlichen Substanzen die kognitiven Fähigkeiten einschränken. Dies kann eine schon durch die Grunderkrankung reduzierte Hirnleistung verschlechtern. Die Indikation zur Sedierung sollte nur dann erfolgen, wenn die Agitation des Patienten ein für ihn oder seine Umgebung gefährliches Maß annimmt bzw. wenn dessen Leidensdruck so groß ist, daß eine Dämpfung unumgänglich ist. Die unkritische Gabe von sedierenden Substanzen in hoher Dosierung oder eine falsche Medikamentenwahl können zu einer Intensivierung der organischen psychischen Störung und zu vermehrter Unruhe führen. Gerade bei alten Menschen und bei Patienten mit Schädigungen des ZNS kann sich dadurch das psychopathologische Zustandsbild noch weiter verschlechtern. Im folgenden soll ein Überblick über Substanzen gegeben werden, die sich bei der Behandlung von organischen psychischen Störungen besonders in Akutsituationen bewährt haben.

Antipsychotika kommen in erster Linie bei Krankheitsbildern mit produktiv psychotischer Symptomatik und in zweiter Linie bei der Behandlung organischer psychischer Störungen mit Verwirrtheit und psychomotorischen Unruhezuständen zur Anwendung. Dabei bewähren sich besonders hochpotente Antipsychotika aller Substanzklassen in niedriger bis mittlerer Dosierung wie z.B. Haloperidol, das in Tropfenform (0,5–3 mg) oder parenteral (5–10 mg) verwendet werden kann. Bei agitierten Patienten bewährt sich die Verabreichung von Melperon in oralen oder intramuskulären Einzeldosen von 25–100 mg. Prothipendyl (Dominal), ein niederpotentes Antipsychotikum aus der Gruppe der Phenothiazine, wird in der Geriatrie häufig mit Erfolg als Hypnotikum eingesetzt. Bei der Gabe von Antipsychotika ist deren *Nebenwirkungsspektrum* besonders in bezug auf die jeweilige körperliche Grunderkrankung zu beachten.

Folgende *Medikamenteninteraktionen* sind bei der Gabe von Antipsychotika zu berücksichtigen:

- gesteigerte Resorption von Digoxin,
- verringerter Effekt von Insulin und oralen Antidiabetika,
- Wirkungsverminderung oraler Antikoagulantien sowie
- Blockade der antihypertensiven Wirkungen von Guanethidin.

Da die vegetativen Nebenwirkungen *niederpotenter Antipsychotika* wie Levomepromazin und Chlorprothixen stark ausgeprägt sind, sollte von der Gabe dieser Substanzen bei Patienten mit vegetativer Irritabilität abgeraten werden.

Bei ängstlich gefärbten Zustandsbildern können **Benzodiazepine** indiziert sein. Allerdings können Benzodiazepine zur Herabsetzung des Muskeltonus und damit zu Gangstörungen, Fallneigungen und zu sekundären Verletzungen führen. Auch Vigilanzstörungen, Verwirrtheit sowie paradoxe Erregungs- und Angstzustände können auftreten, besonders bei Patienten mit organischen Hirnschädigungen, so daß Therapieversuche mit Medikamenten aus dieser Gruppe nur mit größter Vorsicht und möglichst nur bei hospitalisierten Patienten durchgeführt werden sollten.

Depressive Syndrome können mit **Antidepressiva** der neueren Generation behandelt werden, die ein gegenüber den klassischen Antidepressiva günstigeres Nebenwirkungsprofil aufweisen.

Generell muß zur Psychopharmakatherapie von Patienten mit organischen Psychosyndromen angemerkt werden, daß **Kombinationen verschiedener Psychopharmaka** wegen der unübersichtlichen Interferenzen vermieden werden sollen. Besonders hingewiesen sei auf

- die wechselseitige Verstärkung sedierender Substanzen,
- die delirogene Wirkung der Kombination verschiedener anticholinerger Präparate, die zu massiven vegetativen Störungen, verstärkter Obstipation bis zum paralytischen Ileus führen können, sowie
- auf die wechselseitige Verstärkung somatischer Nebeneffekte auf das Herz-Kreislauf-System, die nicht selten zu ausgeprägten orthostatischen Hypotonien und zu Rhythmusstörungen führt.

Vor der Behandlung, vor allem älterer Patienten, muß deshalb großer Wert auf eine ausführliche Medikamentenanamnese gelegt werden.

Fallbeispiel 1

Eine 19jährige untergewichtige Patientin wird mit der Diagnose „psychogener Ausnahmezustand" vom Hausarzt an die Ambulanz der psychiatrischen Klinik überwiesen. Bei der Untersuchung ist sie wach, die Orientierung ist nicht prüfbar, ebensowenig die Hirnleistung; die Patientin ist ängstlich-erregt, affektiv eingeengt, antriebsgesteigert und perseveriert. Sie mußte im Rettungswagen an die Liege fixiert werden, weil sie sich dort, wie auch im Rahmen der Untersuchung, immer wieder aufbäumt und mit überaus ängstlicher Stimme „laßt mich in Ruhe!" schreit. Ein geordnetes Gespräch ist nicht möglich.

Im Rahmen einer notfallmäßigen Laboruntersuchung wird eine Hypoglykämie (Glucose 50 mg%) sowie eine Hypokaliämie (2,0 mmol/l) festgestellt. Glucose und Kalium werden substituiert. Das akute psychopathologische Zustandsbild klingt innerhalb weniger Stunden ab, ein hyperästhetisch-emotioneller Schwächezustand besteht noch für mehrere Tage. Anamnestisch wird erhoben, daß die Patientin an einer Anorexia nervosa leidet und einen Diuretikamißbrauch betreibt. Die Patientin kann motiviert werden, die weitere Behandlung an der psychosomatischen Abteilung der Klinik aufzunehmen.

Diagnose: akuter Verwirrtheitszustand im Rahmen einer kombinierten Hypokaliämie und Hypoglykämie bei Anorexia nervosa und Diuretikamißbrauch.

Fallbeispiel 2

Bei einer 18jährigen Patientin war vor 3 Jahren ein chronischer Lupus erythematodes diagnostiziert worden. Damals gab es keinen Hinweis für eine Systembeteiligung, es wurde nur eine Lokaltherapie durchgeführt. Kurze Zeit vor der Aufnahme wurde die Patientin akut depressiv und entwickelte Suizidgedanken. Innerhalb weniger Tage verschlechterte sich das Zustandsbild rapid, das Mädchen wurde delirant-verwirrt.

Bei der Aufnahme war die Patientin im Präkoma, zeigte ein Schmetterlingserythem; im Labor konnten antinukleäre Antikörper (Titer 1:640) und eine Proteinurie nachgewiesen werden. Zu diesem Zeitpunkt wurde die Diagnose systemischer Lupus erythematodes gestellt. Ein EEG zeigte keine Auffälligkeit, in der Liquoruntersuchung fand sich außer einer leichten Erhöhung der Proteine kein pathologischer Befund. Es wurde sofort eine Therapie mit Methylprednisolon begonnen. Nach 7 Tagen war das Schmetterlingserythem verschwunden, die Proteinurie nicht mehr nachweisbar. Trotzdem zeigte die Patientin einen Verwirrtheitszustand, der sich auch durch verschiedene psychopharmakologische Interventionen innerhalb der nächsten 3 Wochen nicht beeinflussen ließ, sondern sich im Gegenteil noch deutlich akzentuierte. Es wurde daher eine Plasmapharese eingeleitet. Insgesamt mußten im Rahmen von 5 Behandlungen 7500 ml Plasma ausgetauscht werden. Zusätzlich wurde die Patientin mit Azathioprin behandelt. Daraufhin fielen die zirkulären Immunkomplexe sowie der ANA-Titer deutlich ab. Gleichzeitig veränderte sich das psychopathologische Zustandsbild der Patientin insofern, als sie jetzt im raschen Wechsel halluzinatorische Phänomene und eine organische affektive Störung zeigte. Davon erholte sie sich innerhalb von 5 Tagen. Die weitere Besserung schritt rasch voran, nach weiteren 14 Tagen konnte die Patientin im wesentlichen psychopathologisch unauffällig entlassen werden. Eine zu diesem Zeitpunkt durchgeführte testpsychologische Untersuchung ergab normale Befunde in allen Leistungsbereichen.

Diagnose: Delir und organisch wahnhafte bzw. affektive Störung bei systemischem Lupus erythematodes mit zerebraler Beteiligung.

Fallbeispiel 3

Ein 23jähriger Student erleidet im Zusammenhang mit einem schweren Autounfall ein ausgeprägtes Schädel-Hirn-Trauma.

Der Neurologe diagnostiziert ein Mittelhirnsyndrom ersten Grades. Nach einer mehrtägigen Bewußtlosigkeit erwacht der Patient. Ein psychiatrisches Konsilium ergibt folgenden **Befund:**

Der Patient ist wach, zeitlich und örtlich nicht orientiert, zur eigenen Person jedoch teilorientiert. Es besteht eine retro- und anterograde Amnesie. Auffassung, Konzentration und Kurzzeitgedächtnis sind deutlich beeinträchtigt. Die Stimmung ist angehoben, die affektive Auslenkbarkeit erhöht. Der Antrieb ist deutlich gesteigert. Es bestehen keine Hinweise auf inhaltliche Denkstörungen oder Wahrnehmungsstörungen.

Der Patient wird zur Rehabilitation an die psychiatrische Klinik transferiert. Aufgrund der ausgeprägten Merkfähigkeitsstörung und Kritiklosigkeit gestaltet sich die **Behandlung** des Patienten anfangs schwierig, da er weder Anordnungen des ärztlichen noch des Pflegepersonals befolgt bzw. befolgen kann. Im Laufe des stationären Aufenthaltes bessert sich die Hirnleistung relativ schnell, zurück bleibt jedoch eine ausgeprägte Kritiklosigkeit, so daß der Patient sofort nach der Entlassung, trotz des Rates, ein Semester zu pausieren, das Studium wieder aufnimmt. Im Zuge der weiteren Behandlung läßt sich feststellen, daß der Patient die Hirnleistungsstörung realistischer einschätzt: Es fällt ihm beispielsweise auf, daß er rasch ermüdet und banale Probleme überbewertet. Darüber hinaus beobachtet er, daß er schon nach dem Genuß geringer Mengen Alkohol deutlich berauscht ist und dabei zu unkontrollierten Affektausbrüchen neigt. Besonders auf ersteres reagiert der Patient depressiv und zieht sich vorübergehend stark zurück. Diese Phase dauert ungefähr 6 Wochen, danach kommt es zu einer Besserung der depressiven Symptomatik. Es besteht allerdings weiterhin eine vegetative Übererregbarkeit (leichter Tremor, Neigung zu Hyperhidrosis und Tachykardie, Schreckhaftigkeit), auch diese Symptome bilden sich ca. 10 Monate nach dem Unfall zurück. Erst mehr als 1 Jahr nach seinem schweren Schädel-Hirn-Trauma ist eine Restitutio ad integrum erreicht.

Diagnose: organisches amnestisches Syndrom in Folge eines schweren Schädel-Hirn-Traumas mit traumatischem Mittelhirnsyndrom ersten Grades.

3 Gerontopsychiatrie

Hartmann Hinterhuber und Christian Haring

3.1 Einführung

Definition

Die Gerontopsychiatrie beschäftigt sich als Teilgebiet der Gerontologie und der Psychiatrie mit Nosologie, Diagnostik, Therapie und Prävention von psychischen Erkrankungen, die das Alter begleiten oder durch Altersvorgänge ausgelöst werden.

Sie berücksichtigt die somatischen, psychischen und sozialen Bedingungen sowie die Entwicklungsfaktoren und Auswirkungen der Alterserkrankungen.

Das Alter selbst ist keine Krankheit, auch haben nicht alle im Alter auftretenden Veränderungen Krankheitswert: Die physiologischen Alterungsvorgänge sind nicht Thema der Psychiatrie des Alterns, sie bleiben jedoch in ihrem Blickfeld, da mit zunehmendem Alter gesetzmäßig auftretende organische und psychische Wandlungen mit krankhaften Phänomenen zusammentreffen.

Nicht alle psychischen Störungen im höheren Lebensalter sind altersspezifisch: Oft handelt es sich um psychische Krankheiten, die auch bei jüngeren Menschen vorkommen, nun aber in Verbindung mit den biographischen Abläufen und biologischen Alterungsprozessen eine für diesen Lebensabschnitt typische Ausprägung erfahren. Psychische Krankheiten zeigen im Alter nicht selten einen *Symptom- bzw. Verlaufswandel:* Die Krankheitsaktivität kann einerseits mit fortschreitendem Alter geringer werden (z. B. bei neurotischen, Belastungs- und somatoformen Störungen, Persönlichkeitsstörungen und Schizophrenien), andererseits besteht auch die Tendenz zu ungünstiger werdenden Verläufen (z. B. bei einem Teil der affektiven Störungen).

Es ist nicht primäre Aufgabe der modernen Medizin, das Leben der alten Menschen unter allen Umständen zu verlängern, sondern vielmehr, deren Lebensqualität zu verbessern.

Epidemiologie

Der Anteil über 65 Jahre alter Menschen ist heute in den Industrienationen dreimal größer als vor 100 Jahren. Die mittlere Lebenserwartung hat in diesem Zeitraum erheblich zugenommen: Bei Männern stieg sie in Mitteleuropa von 40 auf 71 Jahre, bei Frauen von 44 auf 77 Jahre. Es ist zu erwarten, daß der Anteil der alten Menschen im Jahr 2000 in den westlichen Industrieländern über 20 % der Gesamtbevölkerung ausmachen wird.

Feldstudien zeigen, daß von den über 65jährigen Menschen ungefähr ein Viertel, von den über 70jährigen ungefähr ein Drittel an psychischen Störungen leiden, davon entfällt wiederum ein Drittel auf ausgeprägte organische psychische Störungen, die aber nur zum Teil den Grad einer Demenz erreichen. Hinzu kommen leichtere organische Psychosyndrome ohne wesentlichen Krankheitswert. 1/7 leidet an affektiven Störungen oder Schizophrenie, die sich in der Regel bereits in früheren Lebensphasen manifestiert haben. Häufig finden sich psychoreaktive Störungen, insbesondere Belastungs- und Anpassungsstörungen sowie Trauerreaktionen.

Epidemiologische Untersuchungen ergaben ferner, daß körperliche Krankheiten, die zum Teil unerkannt und unzureichend behandelt bleiben, öfter als bisher vermutet vorkommen: Sie korrelieren mit unzureichenden Wohn- und Ernährungsbedingungen. Ältere Menschen sind weit häufiger alleinstehend als jüngere, Frauen dreimal öfter als Männer.

In psychiatrischen Krankenhäusern ist der Anteil der Alterskranken in den letzten Jahrzehnten erheblich angestiegen, sie stellen heute mit 20 bis 30 % eine der größten Aufnahmegruppen dar.

3.2 Normales Altern

Altern ist als biologisch determinierter Prozeß auf das Ende des Lebens orientiert: Er wird von **individuellen, genetischen** und **umweltbedingten Faktoren** beeinflußt. Der Alterungsprozeß kann bis zu einer gewissen Grenze durch:

- Umweltbedingungen,
- Ernährung,
- Lebensstil,
- Training,
- psycho- und soziotherapeutische Maßnahmen sowie
- neuentwickelte Neuropsychopharmaka

günstig beeinflußt werden. Psychische Gesundheit jenseits des 65. Lebensjahrs ist nicht nur abhängig von der Verfassung des Gehirns oder genetischen und konstitutionellen Faktoren, die gerontologische Forschung der letzten Jahrzehnte stellte darüber hinaus noch eine ganze Reihe **weiterer Einflußgrößen** fest:

- die Intaktheit der sozialen Beziehungen,
- Ausmaß und Inhalt von Beschäftigung und Freizeitgestaltung,
- das Arrangement des Zusammenlebens und Wohnens,
- die Struktur familiärer Beziehungen,
- die wirtschaftliche Sicherheit,
- das psychosoziale Hilfsangebot der Gesellschaft
- und vieles andere mehr.

Entscheidend für den alternden Menschen sind aber die ihm zur Verfügung stehenden **Verarbeitungsmechanismen.** Oft entwickelt der alternde Mensch eine *zunehmende Ichbezogenheit,* das Denken und die Interessen engen sich auf den eigenen Körper und dessen Funktionen ein. Verlusterlebnisse und das Bewußtsein der Insuffizienz bedingen eine hypochondrische Verstimmung, aus der heraus jedes Körpersymptom als gravierend wahrgenommen wird. Alte Menschen versuchen andererseits aber auch, *Erkrankungen zu verleugnen* und zu *verdrängen.* Eine weitere charakteristische Form der Auseinandersetzung ist das *regressive Verhalten,* das durch die Aufgabe der Eigeninitiative und – damit verbunden – durch einen Appell an die Hilfe anderer gekennzeichnet ist. Dieses Verhalten, das in eine *erlernte Hilflosigkeit* einmünden kann, wird durch überprotektive, entmündigende Mechanismen der Umgebung, der Angehörigen wie der Institutionen (Altersheime, Pflegeheime) gefördert.

Diese Verarbeitungsmuster müssen frühzeitig erkannt werden, damit die daraus resultierenden Fehlhaltungen durch psychoedukative und psychotherapeutische Maßnahmen verhindert werden können.

Bei Menschen in höherem Lebensalter ist eine generelle Verlangsamung aller Hirnfunktionen, insbesondere der kognitiven, die Norm. Zu einer signifikanten kognitiven Leistungseinbuße kommt es jedoch erst dann, wenn – wie im Rahmen der Alzheimer Demenz – die Leistungsreservekapazität des Gehirns überschritten wird: Hier kommt es zu massiven Veränderungen der Nervenzellen im Bereich der Großhirnrinde.

3.3 Ältere Menschen in der Gesellschaft

Menschen leben heute im Durchschnitt nicht nur länger als früher, sondern sind auch im Alter körperlich und psychisch gesünder und leistungsfähiger. Das einstige – einengende – **Defizitmodell** des Alterns wird heute durch die Faktoren der Entwicklungsmöglichkeiten, der Kompensation und der autoprotektiven Kräfte erweitert. Es wurde durch das **Ressourcenmodell** abgelöst: der Schwerpunkt der Behandlungsweise wird nicht mehr auf die Ausfälle und Mängel, sondern auf die Anpassungs- und Bewältigungsmöglichkeiten des alten Menschen gesetzt.

Das Defizitmodell macht deutlich, daß die Einstellung zu alternden Menschen abhängig ist von den von Land zu Land wechselnden Traditionen: Neben Kulturen, in denen die Wertminderung des alten Menschen seine soziale Position bestimmt, finden sich solche, in denen das Alter eine besondere Würde genießt und dem Greis als Träger von Erfahrung, von Wissen und Tradition hohe Achtung entgegengebracht wird.

Die soziale Situation vieler alter Menschen und die zunehmenden Gesundheitsstörungen beeinflussen sich gegenseitig ungünstig. Unter dem sozialen Druck negativer Fremdbilder nehmen defensive Persönlichkeitszüge zu. Die Veränderungen der Persönlichkeit im Alter sind aber meist als Fortsetzung bzw. Verschärfung der vorbestehenden Persönlichkeitszüge zu interpretieren. Als krankhaft sind besonders jene Veränderungen anzusehen, die zum Wesen und der Persönlichkeit des Betroffenen im Widerspruch stehen.

3.4 Biochemische und morphologische Veränderungen des alternden Gehirns

Alterungsvorgänge des menschlichen Gehirns gliedern sich in **physiologische** und **pathologische Veränderungen,** die qualitativ gleichwertig sind, aber quantitative und topische Unterschiede zeigen.

3.4.1 Morphologische Veränderungen des Gehirns

Neben einer **Dichtereduktion des Parenchyms** und **Veränderungen an den Nervenzellen,** den Fortsätzen, Synapsen und Neurofibrillen treten im Alter auch **Veränderungen an der Neuroglia** und **an der Blut-Hirn-Schranke** auf. Durch **Abnahme der Hirnmasse** kommt es nach dem 40. Lebensjahr zu einem Gewichtsverlust des Gehirns von ca. 10–15 %. Eine Verschmälerung der Gyri, eine Verbreiterung und Vertiefung der Sulci und eine Hirnventrikelerweiterung (Hydrocephalus internus und externus) sind festzustellen. Im Rahmen des normalen Alterns ist vorwiegend die weiße Substanz betroffen, weniger die Hirnrinde.

Beim gesunden Erwachsenen sterben von insgesamt vielen Milliarden Nervenzellen täglich etwa 1000 ab. Im Olivenkern, der entwicklungsphysiologisch mit der Hirnrinde vergleichbar ist, kann beim normal alternden Gehirn bis zum 80. Lebensjahr eine 20%ige Verminderung der Nervenzellenzahl beobachtet werden.

Im Rahmen des normalen Alterungsvorganges kommt es zu **degenerativen Veränderungen des Gehirns**, zu Lipofuszineinlagerungen, Neurofibrillendegenerationen und *senilen Plaques*. Senile Plaques entstehen außerhalb der Nervenzellen. Sie bestehen aus einem nicht abbaubaren Eiweiß, dem βA4-Amyloid, welches sich im Neuropil ablagert, das Netzwerk der Nervenzellfortsätze schädigt und somit die Verbindung der Neuronen untereinander unterbricht. Erst jenseits des 85. Lebensjahres kann in einzelnen Hirnrindenschichten eine *signifikante Reduzierung der Nervenzellgröße* beobachtet werden: Diese tritt 10–15 Jahre nach vorausgehenden Stoffwechsel- und Neurotransmitterveränderungen auf.

Die morphologischen Veränderungen des Gehirns korrelieren nicht obligatorisch mit klinischen Symptomen: Je langsamer der Alterungsprozeß des Gehirns vor sich geht, je weniger bestimmte Parameter, beispielsweise die Durchblutung des Gehirns, beeinträchtigt sind, desto besser paßt sich der Mensch an seine neuen Lebensbedingungen an.

Mit zunehmendem Alter steigt allerdings die Gefahr, daß durch zusätzliche Störmomente wie Hypoxie, Intoxikationen, Traumen etc. die genannte Reservekapazität überschritten wird, wodurch das Risiko der Entwicklung eines dementiellen Zustandsbildes erhöht wird.

3.4.2 Biologische und biochemische Veränderungen

Da das Gehirn seine Energie im wesentlichen aus der Verbrennung von Glukose bezieht, sind die *glykolytischen Umsatzraten* ein Parameter für die Beurteilung der Leistungsminderung des Gehirns im Alter: Jenseits des 71. Lebensjahres kommt es zu einer signifikanten **Reduktion der Schlüsselenzyme der Glykolyse,** wie zum Beispiel der Phosphofruktokinase oder -aldolase. Die Glykolyseabnahme bedingt eine verminderte Kapazität der Bildung energiereicher Phosphate wie Adenosyltriphosphat (ATP) und Creatinphosphat (CP). Insgesamt ist der Alterungsprozeß des Gehirns somit aus neurochemischer Sicht gekennzeichnet durch eine **Verminderung des glykolytischen Umsatzes.** Dadurch kommt es zu einer Verminderung der Azetylcoenzym-A-Bildung und letztlich zu einer Reduzierung der Azetylierung von Cholin zu Azetylcholin mittels der Cholin-Azetyltransferase. Die Folge ist eine **verminderte cholinerge Aktivität.** Beim normalen Gehirn liegt diese jedoch im Bereich der Anpassungsfähigkeit bzw. der funktionellen Reservekapazität des Gehirns. Bei der Demenz des Alzheimer-Typs sind die Veränderungen ausgeprägt. Die Hirnleistungsschwäche ist – vereinfacht ausgedrückt – aus neurochemischer Sicht eine cholinerge Defizitkrankheit (Abb. 3.**1**).

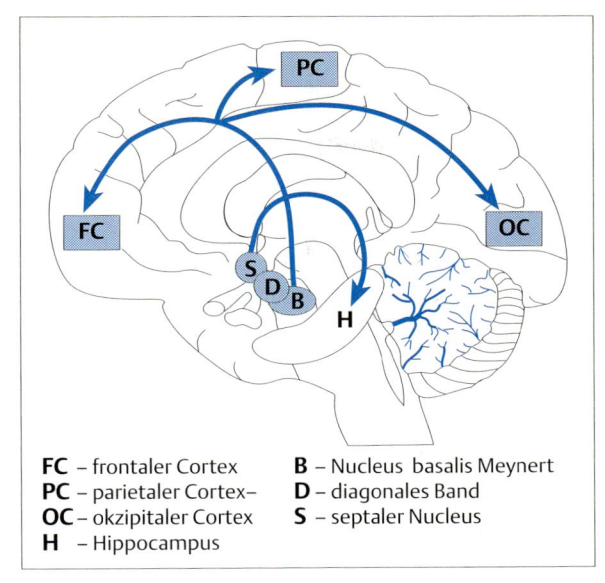

FC – frontaler Cortex
PC – parietaler Cortex
OC – okzipitaler Cortex
H – Hippocampus
B – Nucleus basalis Meynert
D – diagonales Band
S – septaler Nucleus

Abb. 3.**1** Großhirnhemisphäre im Längsschnitt mit cholinergen Kernen und ihren Projektionen. Der frontoparietale Cortex, der Hippocampus und der Nucleus basalis Meynert sind reich an cholinergen Fasern und häufige Läsionsorte beim Morbus Alzheimer.

3.5 Demenzen

Definition

Demenzen sind organische psychische Störungen, die mit dem Verlust intellektueller Fähigkeiten von solchem Ausmaß einhergehen, daß soziale und berufliche Funktionen deutlich beeinträchtigt sind. Das Defizit betrifft Gedächtnis, Orientierung, Urteilsfähigkeit, abstraktes Denken und eine Zahl höherer kortikaler Funktionen. Insgesamt kommt es zu einem kognitiven Leistungsdefizit. Dazu gesellen sich auch affektive und produktive Symptome.

Die Demenz kann als Ausdruck einer pathologisch beschleunigten funktionellen Abnahme von Transmittersystemen beschrieben werden.

Das **ICD-10** erlaubt eine Kodierung zusätzlich bestehender wahnhafter, halluzinatorischer oder depressiver Symptome an der 5. Stelle. Diese letztgenannten Störungen können in deutlicher Ausprägung bei dementiellen Prozessen wie bei allen organischen psychischen Syndromen auftreten.

Das **DSM-IV** definiert operationale Kriterien:
Beeinträchtigung des Gedächtnisses (Kurz- *und* Langzeitgedächtnis) *und* mindestens *einer* der folgenden Punkte:

a Beeinträchtigung des abstrakten Denkens,
b Verminderung des Urteilsvermögens,
c andere Störungen höherer kortikaler Funktionen:
  – Aphasie, Apraxie, Agnosie;
  – Persönlichkeitsveränderungen („Wesensänderungen" wie beispielsweise Affektlabilität, Änderung oder Akzentuierung prämorbider Persönlichkeitsmerkmale).

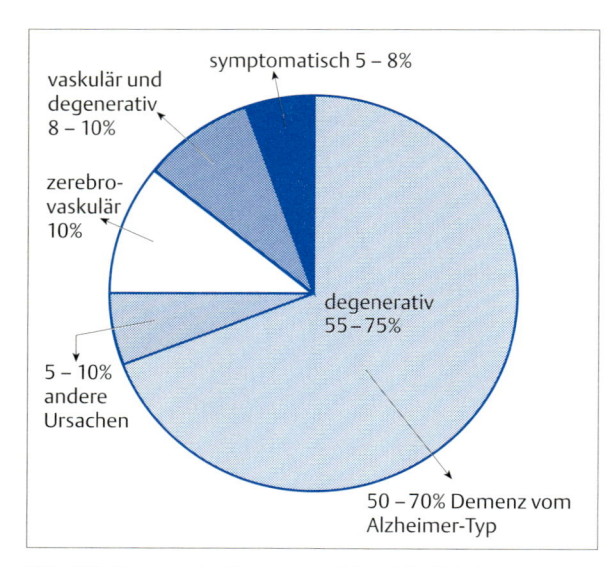

Abb. 3.2 Formen der Demenz und ihre Häufigkeit.

Epidemiologie

In den westlichen Industrienationen ist die Alzheimer Demenz die häufigste Form der intellektuellen Leistungsminderung. Die **Prävalenz** dementieller Syndrome jenseits des 65. Lebensjahres wird mit 4,5 % beziffert, die *Demenz des Alzheimer-Typs* ist die häufigste Form (Abb. 3.**2**).

Die Häufigkeit von *vaskulären Demenzen* nimmt mit fortschreitendem Alter zu, so daß in einigen Ländern diese Formen bereits häufiger anzutreffen sind als die primär degenerativen.

Unter Einbindung von neuroradiologischen Untersuchungen finden sich dementielle Syndrome bei ca. 30 % der 85jährigen Menschen.

Erkrankungsalter

Demenzen sind vorwiegend Erkrankungen des älteren Menschen: Die obengenannten Faktoren können aber in jedem Alter zu intellektuellen Abbausyndromen führen. Demenzen, die vor dem 65. Lebensjahr auftreten, werden als *präsenil* bezeichnet.

Ätiologie

Dementielle Abbausyndrome können neben *primärdegenerativen* und *vaskulären Ursachen* noch folgende Ätiologie aufweisen:

- chronischer Alkohol- und Drogenabusus;
- Infektionen des zentralen Nervensystems: Meningoenzephalitis, TBC des Gehirns, Aids, Neurolues, Trypanosomiasis;
- Schädel-Hirn-Traumen, chronisches subdurales Hämatom, Enzephalopathia pugilistica;
- Mangelkrankheiten: perniziöse Anämie, Vitamin-B$_{12}$-Mangel, Folsäuremangel, Niazinmangel (Pellagra);
- Stoffwechselerkrankungen und Endokrinopathien: Morbus Cushing, Diabetes mellitus, Hypo- und Hyperparathyreoidismus, Hypothyreose, Hypoglykämie, Hyperkalzämie (Morbus Fahr);
- Intoxikationen, Kohlenmonoxidvergiftungen;
- Autoimmunkrankheiten, Lupus erythematodes, multiple Sklerose;
- Hirntumore;
- Normaldruckhydrozephalus (s. Abb. 3.**3**), kommunizierender Hydrozephalus;
- Systemerkrankungen: Morbus Pick, Chorea Huntington, Parkinson-Krankheit, Guam-Parkinson-Demenz, zerebrale Lipidose, hepatolentikuläre Degeneration (Morbus Wilson), Lewy-Körperchen-Demenz, Creutzfeldt-Jacob-Erkrankung;
- Epilepsie.

Symptomatik

Die **Gedächtnisschwäche** ist das auffälligste Symptom der Demenz. Bei leichter Demenz imponiert sie als eine *Vergeßlichkeit*. Der Betroffene sieht sich gezwungen, Formulierungen zu wiederholen, um sich leichter erinnern zu können. Im weiteren Verlauf sind viele Funktionen des täglichen Lebens betroffen.

Bei der Untersuchung fällt in den Initialstadien ein leichtes Zögern in den Antworten auf. Bei stärkerer Beeinträchtigung des Gedächtnisses vergißt der Betroffene Namen, Tagesereignisse, Anweisungen, Gespräche und Telefonnummern. Aufgaben bleiben unerledigt, da der Kranke nach einer Unterbrechung vergißt, weiterzuarbeiten. Bei fortgeschrittenen Demenzformen können Gedächtnisstörungen so schwer sein, daß der Erkrankte die Namen naher Verwandter, den eigenen Beruf, seine Schulbildung, den Geburtstag oder sogar den eigenen Namen nicht mehr wiedergeben kann.

Während das Kurzzeitgedächtnis und die Merkfähigkeit frühzeitig gestört sind, bleibt das Langzeit- bzw. Altgedächtnis oft lange erhalten.

Die **Orientierung** ist in den zeitlichen, räumlichen und später auch autopsychischen Dimensionen gestört: Gegenwärtiges kann mit früher Erlebtem nicht mehr verglichen werden.

Die **Beeinträchtigung des abstrakten Denkens** nimmt viele Formen an: Der Betroffene hat Schwierigkeiten, besonders unter Zeitdruck, neue Aufgaben zu bewältigen. Die Urteilsfähigkeit und die Impulskontrolle sind beeinträchtigt; daraus leitet sich die Kritik- und Distanzlosigkeit ab.

Weitere Störungen sind:

- eine vergröberte Sprache,
- unangepaßte, persönlichkeitsfremde Äußerungen,
- eine allgemeine Vernachlässigung und Verwahrlosung,
- eine generelle Mißachtung der konventionellen Regeln sozialen Verhaltens.

Auswirkungen der beeinträchtigten höheren kortikalen Funktionen sind *Aphasie, Apraxie, Agnosie* und

Akalkulie sowie *Prosopagnosie* (ein Gesicht wird als solches erkannt, jedoch nicht als das einer bestimmten Person).

Neurologische Ausfälle und das **Wiederauftreten von Primitivreflexen,** vorwiegend von frontalen Schablonen, sind typisch besonders für vaskuläre Demenzen. Ehemals aktive Personen werden apathisch und zurückgezogen, die soziale Anteilnahme engt sich ein, die Persönlichkeit verliert ihre Individualität.

Persönlichkeitsveränderungen führen darüber hinaus zu einer Verstärkung oder Verschärfung prämorbider Persönlichkeitszüge: Bereits vorher bestehende zwanghafte, histrionische, impulsive oder paranoide Wesenszüge akzentuieren sich.

Die **Veränderung der psychischen und physischen Aktivitäten** mündet häufig in *Reizbarkeit, Dysphorie* und *Depression,* in Angst und Streitsucht. Die *Antriebslosigkeit* kann über mangelnde Eigeninitiative in allgemeine *Lethargie* übergehen. Versuche, die subjektiv bemerkte Gedächtnisschwäche auszugleichen und zu verbergen, führen zu schablonenhaften Überbrückungen von Gedächtnislücken, zu *Perseverationen* und zur Verwendung von *Floskeln.* Häufig reden die Patienten am Thema vorbei, berichten aber in allen Einzelheiten über wenig bedeutende Ereignisse der Vergangenheit. **Paranoide Phänomene** kommen bei etwa 20 % der Fälle vor.

Körperliche und psychosoziale Belastungen, wie Pensionierung oder Krankheit und Tod eines Angehörigen, können die Hirnleistungsdefizite noch verstärken.

Diagnostik

Ca. 20 % der demenziellen Abbausyndrome sind vollkommen reversibel: Das Vorliegen einer Demenz zwingt zu einer sehr gewissenhaften Abklärung. Diesbezüglich werden folgende **Untersuchungswege** empfohlen:

1. Erhebung der Anamnese unter Einbeziehung von Angehörigen,
2. psychopathologische Befunderhebung,
3. testpsychologische Untersuchung,
4. somatische und körperliche Untersuchung,
5. EEG,
6. Laboruntersuchungen: BB, Leberfunktionsproben, Cholesterin, Triglyceride, Elektrolyte, Nierenfunktionsproben, Schilddrüsenfunktionsproben, Vitamin B_{12}, Folsäure, TPHA- sowie HIV-Bestimmung,
7. CT, MRT (Abb. 3.3).

Entscheidend für die Diagnose „Demenz" ist das Vorliegen von **Störungen in mehreren Bereichen der Kognition** sowie das **Fehlen der Bewußtseins-**

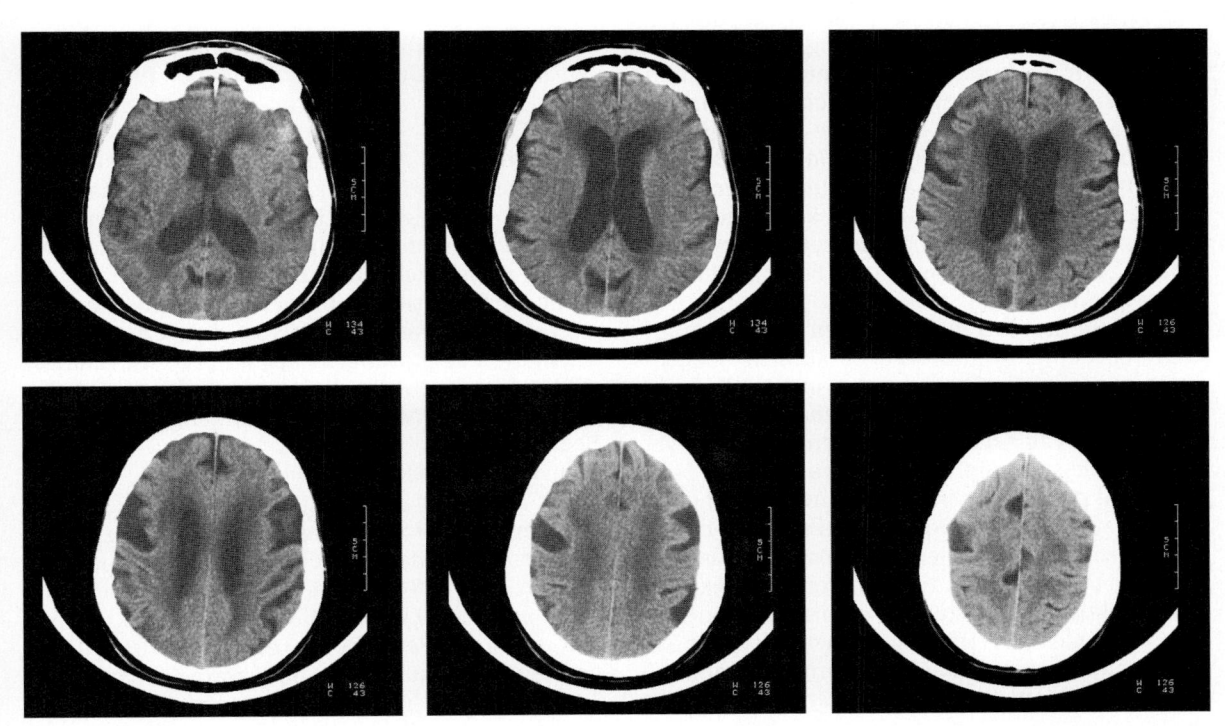

Abb. 3.3 77jährige Patientin mit deutlichem dementiellen Syndrom.
Befund:
- Höhergradige Erweiterung des Ventrikelsystems und der Subarachnoidalräume.
- Dichteminderung der periventrikulär gelegenen weißen Substanz.
- Tiefe kortikal Lakunen beidseits frontoparietal.

Diagnose: Normaldruckhydrozephalus.
(Institut für Computertomographie, Innsbruck; Vorstand: Primarius Dr. A. Pallus)

trübung. Mit der Diagnose „Demenz" darf kein therapeutischer Nihilismus verknüpft werden.

Differentialdiagnose

Normales Altern: Eine Verlangsamung fast aller Funktionen ist charakteristisch für das Älterwerden: Das typische Merkmal des fortschreitenden chronologischen Alterns ist die Abnahme der Geschwindigkeit mentaler und körperlicher Leistungen. Die moderne Neuropsychologie unterscheidet zwischen „speed-" und „power-abhängigen" kognitiven Funktionen: *Speedabhängige Funktionen* zeigen im Laufe des Alterungsprozesses einen deutlichen Abfall, *powerabhängige Leistungen* wie logische und sprachliche Fähigkeiten können bis in das Senium erhalten bleiben.

Lern- und Gedächtnisleistungen sind testpsychologisch besonders durch ergopsychometrische Verfahren unter Belastungsbedingungen zu erfassen. Die Diagnose „Demenz" ist nur dann zu stellen, wenn die intellektuelle Beeinträchtigung so schwer ist, daß die sozialen und beruflichen Leistungen gestört sind.

Delir: Das Delir geht mit Bewußtseinstrübungen und vegetativen Begleitsymptomen einher und ist im Gegensatz zur Demenz *fluktuierend,* die kognitive Leistungsfähigkeit ist raschen Schwankungen unterworfen. Eine exakte Anamneseerhebung mit dem Nachweis eines pathologischen Konsumverhaltens oder eines fieberhaften Infekts löst rasch das Problem der diagnostischen Zuordnung.

Schizophrene Residual Syndrome: Schizophrene Residualzustände können sich wie eine Demenz darstellen, entscheidend ist jedoch die bestehende *dynamische Entleerung* und *Affektverflachung.* Bei Schizophrenen finden sich im allgemeinen keine Orientierungsstörungen, auch läßt sich kein eindeutiges hirnorganisches Korrelat nachweisen. Entscheidend für die Differentialdiagnose ist die Berücksichtigung der *biographischen Anamnese.*

Pseudodemenzen bei affektiven Störungen: Bei schweren depressiven Störungen können Gedächtnisschwäche sowie Denk- und Konzentrationsstörungen zum Bild einer *Pseudodemenz* führen, die intellektuellen Fähigkeiten erscheinen insgesamt vermindert. Meistens stehen die Störungen der Stimmung und des Affekts im Vordergrund. Psychologische Tests können eine Demenz von einer Pseudodemenz nur schwer trennen. Die *Anamnese* und der *phasische Verlauf* führen zur Sicherung der Diagnose einer affektiven Erkrankung. Pseudodemenzen sprechen wie andere Ausprägungsformen affektiver Störungen auf antidepressive Maßnahmen gut an.

Oligophrenien: Die Diagnose kann unter Einbeziehung *biographischer Daten* leicht gestellt werden: Ausschlaggebend ist das in der Vergangenheit erreichte intellektuelle Niveau. Diagnostische Probleme können dann bestehen, wenn ein Grenz- oder Minderbegabter im Alter zusätzlich eine zerebrale Abbausymptomatik aufweist.

Verlauf und Prognose

Der Verlauf ist von der Ätiopathogenese abhängig: Die These der absoluten Irreversibilität der Demenz wird heute negiert. Demenzen können je nach Ursache **progredient, stationär** oder **remittierend** verlaufen. Die Reversibilität hängt von der Ursachenkonstellation, aber auch von frühzeitig eingeleiteten therapeutischen Interventionen und von sozialen Faktoren ab. Demenzen können in Abhängigkeit von der zugrundeliegenden Erkrankung plötzlich beginnen und persistieren oder einen schleichenden Verlauf nehmen.

Die **primär degenerative Demenz des Alzheimer-Typs** beginnt schleichend, ist aber im allgemeinen unaufhaltsam. Die klinische Besserung ist um so schwerer zu erreichen, je ausgedehnter die strukturellen Defekte des Gehirns sind. Der Beginn der **vaskulären** Formen ist abrupt, sie verlaufen schubhaft.

Daneben sind auch **akut einsetzende Erkrankungen** (Schädel-Hirn-Traumata oder schwere Infektionskrankheiten des zentralen Nervensystems) bekannt, bei denen das klinische Vollbild einer Demenz innerhalb kurzer Zeit erreicht wird.

3.5.1 Demenz bei Alzheimer-Erkrankung

Synonyme: Senile Demenz, präsenile Demenz, Morbus Alzheimer, Demenz des Alzheimer-Typs (DAT).

Definition

Die Demenz bei Alzheimer-Erkrankung ist eine primär degenerative Erkrankung des Gehirns mit unbekannter Ätiologie und charakteristischen neuropathologischen und neurochemischen Merkmalen. Der Beginn ist schleichend, der Verlauf langsam progredient. Beginnt sie im mittleren Erwachsenenalter oder früher, sprechen wir von der Alzheimer-Erkrankung mit präsenilem Beginn (Typ II). Häufiger sind jedoch jene Fälle, die nach dem 65sten Lebensjahr beginnen (Alzheimer-Erkrankung mit senilem Beginn [Typ I]).

Epidemiologie

Die Demenz bei der Alzheimer-Erkrankung ist die häufigste Form der intellektuellen Abbausyndrome. Man schätzt, daß über 2 % der Bevölkerung über 65 Jahre von der DAT betroffen sind. Die Erkrankung tritt auf Grund der höheren Lebenserwartung häufiger bei Frauen auf. Die **Inzidenzrate** wird auf etwa 1 % pro Jahr geschätzt, sie ist in den meisten Ländern im Steigen begriffen. Die Wahrscheinlichkeit, daß ein Mensch bis zum Alter von 80 Jahren schwer dement ist, muß mit circa 20 % angegeben werden.

Die zunehmende Überalterung der westlichen Industrienationen führt zu einem rasch ansteigenden Anteil von alten Menschen: Immer mehr Mitbürger erreichen das Manifestationsalter der Demenz (S. 26), deren **Prävalenz** somit weiter ansteigen wird. In Deutschland wird die Zahl der unter der Alzheimer-Erkrankung leidenden Menschen auf rund 800 000, in Österreich auf 70 000, in der Schweiz auf 60 000 geschätzt. 3/4 der Betroffenen werden von ihren Angehörigen betreut.

Ätiologie

Die Ursachen der Demenz bei Alzheimer-Erkrankung sind noch unbekannt. Heute werden vor allem genetische, infektiöse und toxische Ursachen diskutiert.

Für eine **genetische Ätiologie** sprechen Zwillingsstudien, die Prädisponierung beim sog. Down-Syndrom und das 4mal höhere Erkrankungsrisiko bei Verwandten 1. Grades von Alzheimer-Patienten. Familien- und Stammbaumstudien legen einen autosomal-dominanten Erbgang nahe.

Molekularbiologische Untersuchungen konnten genetische Beziehungen zu mehreren Chromosomen und genetischen Markern aufdecken: Bei einem kleineren Teil der Patienten, die unter einer familiär vererbten Form des dementiellen Abbaues mit frühem Beginn leiden, wird die Erkrankung durch eine Mutation innerhalb des Gens für das Amyloid-Vorläuferprotein auf dem Chromosom 21 hervorgerufen; eine größere Zahl zeigt eine genetische Kopplung an Marker auf dem Chromosom 14. Eine Koppelung auf dem Chromosom 19 zeigen jene Patienten, die jenseits des 60. Lebensjahres erkranken: Auf diesem Chromosom befindet sich auch das Gen für Apolipoprotein E; der Anteil an dem Allel E4 des ApoE ist wesentlich höher als in der gesunden gleichaltrigen Bevölkerung. Es gibt jedoch auch gesunde Anlageträger, wie umgekehrt auch Alzheimer-Patienten E4-negativ sein können (Tab. 3.**1**).

Eine **virale Genese** wird durch die Ähnlichkeit mit der Demenz bei der Creutzfeldt-Jakob-Erkrankung nahegelegt. Spekulationen bezüglich einer möglichen **toxischen Ätiologie** (Aluminium-Hypothese) können als widerlegt gelten.

Als **Risikofaktoren** für das Auftreten einer DAT gelten heute

- höheres Lebensalter,
- Nachweis von Sekundärerkrankungen in der Familie,
- Allel E4 des Apolipoproteins,
- in der Vergangenheit erlittene Schädel-Hirn-Traumata,
- Schilddrüsenerkrankungen sowie
- Depressionen.

Genetische, biographische und Umweltfaktoren scheinen in noch nicht bekannter Wechselwirkung das Auftreten der senilen Demenz des Alzheimer-Typs zu verursachen.

Symptomatik

Hirnleistungsdefizite gehören zum Hauptmerkmal der DAT. Es besteht eine signifikante **Gedächtnisschwäche:** Zu Beginn der Erkrankung sind besonders die *Merkfähigkeit* und das *Kurzzeitgedächtnis* betroffen, das *Langzeitgedächtnis* bleibt noch längere Zeit erhalten. Oft eilen **Persönlichkeitsveränderungen** der Symptomatik voraus: der Kranke ist *dysphorisch, ängstlich, depressiv* und *apathisch.* Bemerkenswert ist darüber hinaus ein *Mangel an Spontaneität* und ein *stiller Rückzug aus den sozialen Aktivitäten.* Die Betroffenen zeigen meist noch lange ein gepflegtes Erscheinungsbild, sie sind kooperativ und verhalten sich sozial angepaßt, wenngleich öfter eine gereizte oder eine flach euphorische Verstimmung auffällt. Gelegentlich kommen Triebdurchbrüche mit *Eßattacken* und *sexuellen Verhaltensstörungen* vor.

Im weiteren Verlauf sind **Sprachstörungen** bis zum totalen Sprachzerfall häufig, darüber hinaus treten **Apraxien** und **Agnosien** auf. Daneben können noch *szenische Halluzinationen, Verwirrtheitszustände, Delirien, Wahnsymptome* und andere **psychotische Phänomene** auftreten.

Im Endstadium entwickelt sich eine **apathische Demenz** mit *Bettlägrigkeit* und *Inkontinenz:* Die Patienten sind nun unansprechbar und stumm. Die

Tabelle 3.**1** Genetische Faktoren der Demenz bei Alzheimer-Erkrankung

4 Genloci können mit dem Auftreten der Alzheimer-Erkrankung in Verbindung gebracht werden; betroffene Chromosomen sind: 1, 14, 19, 21:	
• Apolipoprotein-E-Gen (Chr.19): ApoE4: ein Risikofaktor	Es gibt 3 Allele: E2, E3, E4. Das ApoE4-Allel komm bei Patienten mit Alzheimer-Demenz signifikant häufiger vor als in der Normalbevölkerung. Vorliegen eines E4-Allels (Heterozygote) bedeutet ein erhöhtes Risiko für eine späte Beginnform einer Alzheimer-Demenz. Bei ApoE4-Homozygoten steigt das Risiko weiter: Bei ihnen besteht z.B. für 75jährige ein 8fach erhöhtes Risiko.
• β-Amyloid-Vorläufer-Protein-(APP)-Gen (Chr. 21): Autosomal dominant	Mutationen bewirken die seltene autosomale Form von Alzheimer-Krankheit, die meist Mitte 50 auftritt; APP-Mutationen sind für 50 % der Fälle in dieser Altersgruppe verantwortlich.
• Presenilin-1-Gen (Chr. 14): Autosomal dominant	Mutationen sind wichtigste Ursache für die sehr frühe, familiäre Form von Morbus Alzheimer (35.–50. Lebensjahr).
• Presenilin-2-Gen (Chr. 1): Autosomal dominant	Erst kürzlich entdeckt, mit sehr früher Beginnform von Morbus Alzheimer assoziiert.

30 3 Gerontopsychiatrie

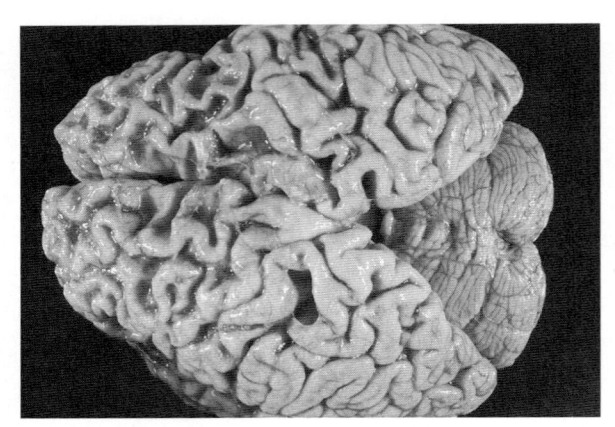

Abb. 3.4 Gehirn eines an Morbus Alzheimer Erkrankten: Deutlich Atrophie der Großhirnrinde mit schmalen Gyri und verbreiterten Sulci.

Krankheit mündet schließlich in einen raschen terminalen Verfall mit letalem Ausgang.

Beginn und Verlauf

Die Verlaufsgestalt der primär degenerativen Demenz ist meist *schleichend, einförmig* und *deutlich progredient.* Die Krankheit beginnt nach dem 65. Lebensjahr *(Typ I);* bei früherer Manifestation spricht man von einer Alzheimer-Erkrankung mit frühem Beginn *(Typ II)* oder präseniler Demenz, dem Morbus Alzheimer im engeren Sinn: Diese relativ seltene, progrediente Demenz des mittleren Lebensalters unterscheidet sich weder morphologisch noch klinisch von der weitaus häufigeren senilen Verlaufsform. Aus diesen Gründen werden heute beide Erkrankungen als Demenzen des Alzheimer-Typs oder als Alzheimer-Erkrankung im weiteren Sinn zusammengefaßt.

Die Dauer der Krankheit, die jeweils mit dem Tod endet, schwankt zwischen 5 und 20 Jahren.

Neuropathologische Veränderungen

Im Krankheitsverlauf kommt es zu einer **Hirnatrophie** mit erweiterten kortikalen Sulci und schmalen Gyri sowie zu einer Ventrikelerweiterung (Abb. 3.**4**). Die Atrophie betrifft vorwiegend frontale, parietale und temporale Regionen (Abb. 3.**5**). Es gibt jedoch Überschneidungen mit einer altersbedingten Größenabnahme des Gehirns.

Mikroskopisch ist die DAT durch den **Untergang von Neuronen** charakterisiert, der in bestimmten Hirnarealen bis zu 60 % betragen kann; es treten die außerhalb der Nervenzellen gelegenen senilen amyloidhaltigen Plaques sowie im Zellinneren neurofibrilläre Verklumpungen (sog. Alzheimer-Fibrillen) und granulovakuoläre Neuronendegenerationen auf. Neurofibrilläre Bündel – „Tangles" – entstehen innerhalb von Neuronen der Hirnrinde und zeigen den Untergang der betroffenen Zelle an. Sie sind ein wesentliches diagnostisches Merkmal für die Autopsiediagnose der Alzheimer-Krankheit. Sie bestehen aus einem abnormen Zytoskelettbestandteil, dem Tau-Protein, welches im Liquor cerebrospinalis von Patienten mit Alzheimer-Demenz erhöht ist und mittels eines ELISA gemessen werden kann. Auf dem Nachweis des erhöhten Tau-Proteins im Liquor basiert der bislang verläßlichste Labortest für die Alzheimer-Krankheit. Darüber hinaus findet man eine Rarefikation des Dendritenbaumes sowie der Dendritendorne bei einer weitgehend fehlenden reaktiven Synapsenbildung zwischen den Neuronen. Die

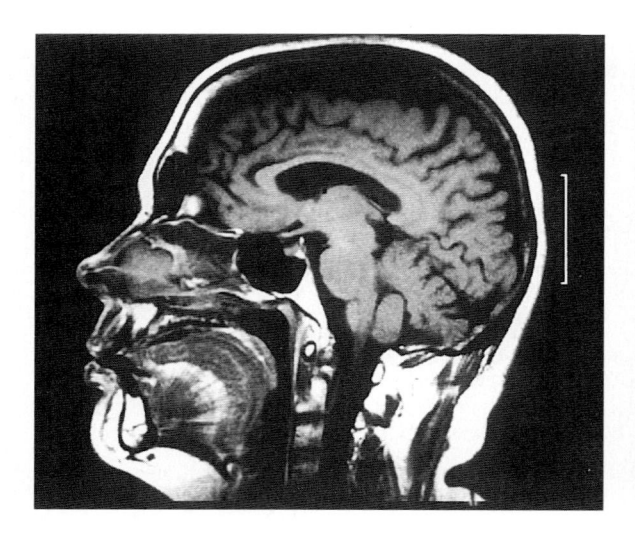

Abb. 3.5 68jährige Patientin mit schweren intellektuellen Ausfällen.
a Das sagittale T_1-gewichtete Bild stellt eine deutliche Großhirnatrophie im Bereich des frontalen und parietalen Cortex sowie eine Erweiterung des Ventrikelsystems dar.

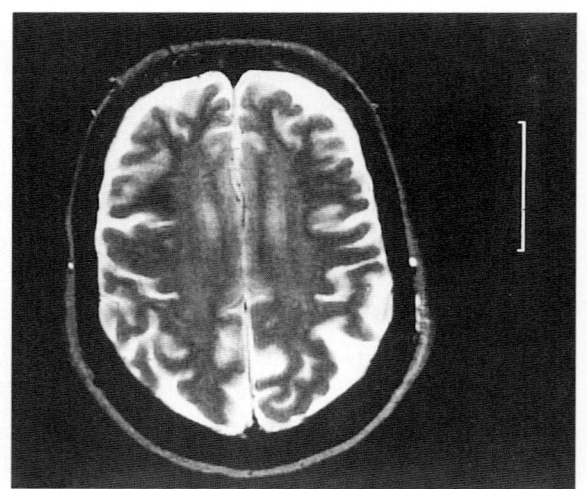

b Das axiale T_2-gewichtete Bild zeigt eine diffuse Volumenminderung des Gehirns mit deutlich akzentuierten subrachnoidalen Räumen. Dieser Befund entspricht bildgebend einer vorwiegend kortikalen Atrophie im Sinne einer *Alzheimer-Erkrankung.* (Institut für Magnetresonanztomographie und Spektroskopie, Innsbruck, Vorstand: Prof. Dr. Franz Aichner).

Hirnrinde ist spongiös umgebaut, die typische Schichtstruktur aufgelöst. Diese Veränderungen kommen mit geringerer Häufigkeit auch bei gesunden älteren Menschen vor: Entscheidend ist jedoch die Quantität der degenerativen Veränderungen, wobei hier eine deutliche Korrelation zum Schweregrad der Demenz besteht.

Biochemische Veränderungen

Verantwortlich für demenzielle Abbausyndrome sind vor allem Störungen im Bereich der cholinerg übertragenden Nervenzellen im frontalen und temporalen Kortex, im Nucleus amygdalae und im Hippocampus. Die **Abnahme der cholinergen Aktivität** äußert sich in einer Verminderung der Enzyme Cholinacetyltransferase und Acetylcholinesterase (Abb. 3.**6**). Die Werte sind gegenüber gleichaltrigen, nicht leistungsgestörten Menschen um mehr als die Hälfte abgesunken. Die Abnahme der cholinergen Aktivität ist in medial gelegenen Temporalregionen am ausgeprägtesten. Zwischen dem cholinergen Defizit, der Häufigkeit von Plaques und der klinischen Symptomatik besteht ein quantitativer Zusammenhang. Die Biochemie der Ablagerungen ist weitgehend bekannt: Es handelt sich um ein Protein, das β-Amyloid, das entsteht, wenn in der Vorläufersubstanz, dem Protein APP (Amyloid-Precursor-Protein), ein Defekt vorliegt. Das APP wird vorwiegend von Nervenzellen gebildet und hält deren Funktion aufrecht. Lagert sich Amyloid ab, kann das APP dem „Reparaturauftrag" nicht mehr nachkommen. Der Vorgang der Amyloidablagerung kann sich über 30 Jahre hinziehen, ehe sich psychopathologische oder neurologische Symptome einstellen: Ein Großteil der Nervenzellen ist zu diesem Zeitpunkt bereits unwiederbringlich zerstört. Welche Mechanismen in der Lage sind, den Metabolismus von APP zu verändern, ist derzeit Gegenstand intensiver Forschung. Auch das **noradrenerge Transmittersystem** ist bei der Alzheimer-Krankheit in geringerem Umfang in Mitleidenschaft gezogen; wahrscheinlich ist auch die **dopaminerge Übertragung** gestört. **Serotonin** und seine Abbauprodukte sind im Gehirn von Alzheimer-Kranken ebenfalls vermindert. Von den zahlreichen **Neuropeptiden**, die im Gehirn möglicherweise eine Transmitterfunktion ausüben, sind bei der Alzheimer-Krankheit lediglich das **Somatostatin** und der **Corticotropin-releasing-Faktor** eindeutig herabgesetzt.

Die Applikation eines Mydriatikums führt bei Patienten mit Morbus Alzheimer auch in sehr verdünnter Form zu einer deutlich stärkeren Pupillenerweiterung als bei Gesunden: Menschen, die unter Alzheimer-Erkrankung leiden, scheinen empfindlicher auf Acetylcholin-Hemmer zu reagieren. Von verschiedenen Forschern wird diese Reaktion als diagnostisches Testverfahren propagiert.

Die Diagnose Alzheimer-Krankheit kann mit Sicherheit aber erst *post mortem* festgestellt werden.

Differentialdiagnose

Wichtig ist vor allem die differentialdiagnostische Abgrenzung gegenüber den **vaskulär bedingten Störungen:** Diese verlaufen vorwiegend *schubhaft*, im Längsschnitt ist die Krankheit *wechselhafter* und zeigt regelmäßig *neurologische* Symptome. Anamne-

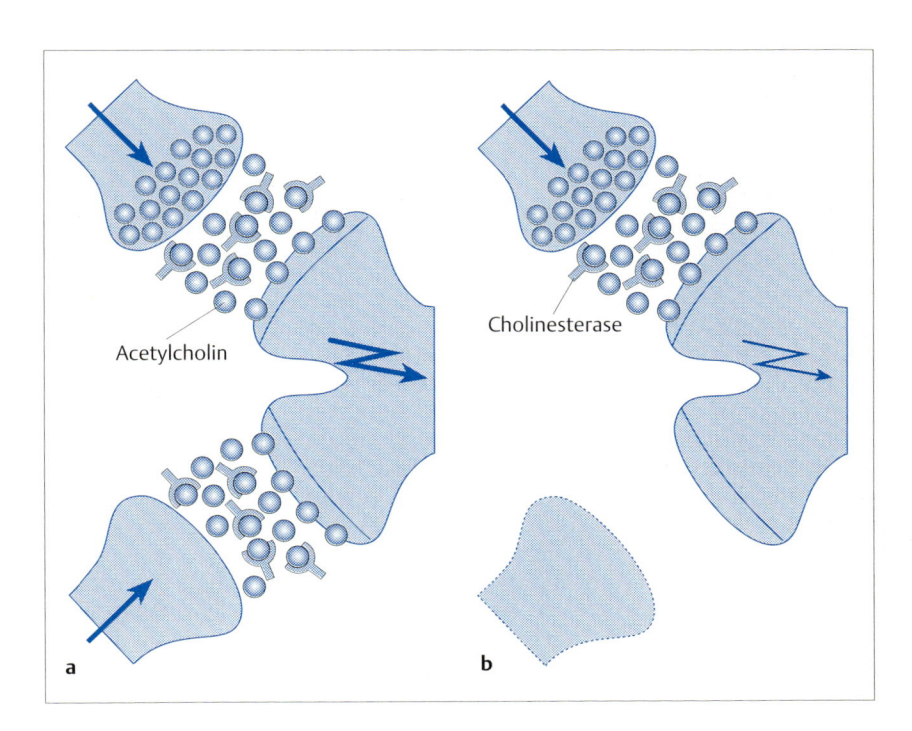

Abb. 3.**6** Reizübertragung bei einer gesunden Nervenzelle (**a**) und bei einer Alzheimer-Nervenzelle (**b**).

stisch finden sich meist Gefäßleiden, eine koronare Herzkrankheit, Diabetes mellitus, Hyper- oder Hypotonie und ein Nikotinabusus. Bei der vaskulären Demenz treten Verwirrtheitszustände vorwiegend nachts auf, Wahnbildungen sind seltener. Im CT finden sich häufiger fokale Atrophien sowie Herde im Marklager und in den Stammganglien. Das EEG ist bei den vaskulären Demenzen weniger auffällig als bei der Demenz vom Alzheimer-Typ. Die medikamentöse Therapie mit vasoaktiven Substanzen ist bei der Demenz vom Alzheimer-Typ kaum erfolgreich.

Die gemischte Demenz: Viele Patienten mit einer senilen Demenz des Alzheimer-Types weisen im Rahmen von neuroradiologischen Untersuchungen ebenfalls Infarkte, Lakunen oder Störungen im Bereich der Basalganglien auf: Dies führte zur Prägung des Begriffs *gemischte Demenz*. Da der Anteil vaskulärer Mechanismen am dementiellen Syndrom schwer zu beurteilen ist, wurde der Terminus *Alzheimer-Demenz mit zerebrovaskulärer Erkrankung* vorgeschlagen.

Pathomorphologische Veränderungen: Im CT zeigen sich multiple, umschriebene, zum Teil ausgedehnte Erweichungsherde sowie fokale Atrophien und Herde im Marklager und in den Stammganglien (Status lacunaris). Bestehen zusätzlich auch ähnliche Veränderungen, wie sie bei der Demenz des Alzheimer-Types auftreten, wird von einer Mischform der Demenz gesprochen.

Risikofaktoren: In der Anamnese finden sich Risikofaktoren wie vaskuläre Krankheiten, Hypo- und Hypertonie, koronare Herzkrankheit, Herzfehler, Hyperlipidämie, Nikotinabusus, Alkoholismus, Adipositas, Diabetes mellitus etc. Bei internistischen Untersuchungen sowie bei radiologischen und angiographischen Abklärungen werden häufig arteriosklerotische Veränderungen auch in anderen Bereichen festgestellt.

Therapie

Therapeutisch eröffnen sich folgende Möglichkeiten:

Eine kompetitive Cholinesterasehemmung: Durch die Einführung des Tacrin haben sich Wege einer symptomatischen Behandlung der Demenz des Alzheimer-Types erschlossen. Die Entwicklung eines kompetitiven Cholinesterasehemmers mit muskarinartigem Wirkungsprofil sollte nebenwirkungsärmer sein. Als Cholinesteraseblocker wird auch die Substanz Galanthamin eingesetzt: Rund ein Drittel der Patienten spricht auf die Behandlung an.

Die Beeinflussung des Glutamatstoffwechsels: Durch Memantine kann das Leistungsprofil sowohl bei Patienten mit DAT als auch mit vaskulären Störungen verbessert werden; besonders deutlich ist die Beeinflussung der Antriebsarmut.

Die Calcium-Kanal-Blocker: Hauptindikation für den Einsatz dieser Medikamente (beispielsweise Nimodipin) sind sowohl die Demenzen des Alzheimer-Types wie auch vaskulär bedingte Erkrankungen.

Propentofyllin: Der Einsatz dieses Xanthin-Derivates scheint relevante Behandlungseffekte zu ermöglichen.

Nootropika: Besonders bei leichten und mittelschweren Krankheitsfällen haben Nootropika, besonders das Piracetam, einen Stellenwert im therapeutischen Repertoire: Für das Piracetam konnte – wie auch für Nimodipin oder Memantine – ein gewisser Wirksamkeitsnachweis erbracht werden.

3.5.2 Vaskuläre Demenz

Synonym: arteriosklerotische Demenz.

Definition

Bei den vaskulären Demenzen handelt es sich um Hirnleistungsstörungen infolge einer Gefäßerkrankung oder einer Mangeldurchblutung.

Symptomatik

Hauptmerkmal ist eine **schrittweise,** eher **unregelmäßige Verschlechterung der intellektuellen Fähigkeiten,** wobei im frühen Stadium bestimmte kognitive Funktionen intakt bleiben, während andere schwer betroffen sind. Aus diesen Gründen wird von einer *inselförmigen* Verschlechterung gesprochen. Meist bestehen auch **neurologische Ausfälle** und Herdzeichen, z. B. Paresen, Reflexasymmetrien oder Pyramidenbahnzeichen. Im Initialstadium berichten Patienten vorwiegend von Schwindel, von einer Gangunsicherheit oder von dysarthrischen Störungen: Es bestehen somit frühzeitig Hinweise, die auf eine vaskuläre Erkrankung schließen lassen.

Die **Psychopathologie** ist typischerweise durch *Störungen des Gedächtnisses,* der *Orientierung,* des *abstrakten Denkens,* des *Urteilsvermögens,* der *Impulskontrolle* sowie der *Persönlichkeitsmerkmale* gekennzeichnet. Das Langzeitgedächtnis kann länger erhalten bleiben, so daß die Betroffenen vergangenheitsorientiert leben. Zusätzlich besteht häufig eine *Affektlabilität*, die sich zur Affektinkontinenz verdichten kann. Die Stimmungslage ist vorwiegend depressiv.

Im Rahmen von **transistorisch ischämischen Attacken (TIA)** kann es zu phasischen Verwirrtheitszuständen und neurologischen Ausfällen kommen, die definitionsgemäß nicht länger als 24 Stunden anhalten. Wiederholte TIA's können in eine **Multiinfarktdemenz** münden.

Somatische Krankheiten, Blutdruckschwankungen, Narkosen und Operationen bergen die Gefahr in sich, eine zerebrale Dekompensation zu beschleunigen. Bei Risikopatienten ist die Indikation zu chirurgischen Eingriffen in Vollnarkose sehr restriktiv zu stellen. Typisch für die vaskuläre Demenz sind **nächtliche delirante Verwirrtheitszustände,** die durch Schlafumkehr, verminderten zerebralen Blutfluß (Schlafvagotonus), blutdrucksenkende Schlafmittel sowie durch allgemein leistungssenkende Pharmaka verursacht werden können. Die Reizminderung während der Dunkelheit kann ferner zu angstgetönten illusionären Verkennungen führen.

Beginn und Verlauf

Die vaskulär bedingten dementiellen Abbausyndrome beginnen *früher* als die primär degenerativen Demenzen: Der Beginn ist meist *abrupt,* der Verlauf *schrittweise* bis *schubhaft,* am Ende steht eine lakunäre Demenz.

Veränderte Lebensumstände, wie Übersiedlungen und Todesfälle nahestehender Personen, die zu Neuanpassung und Neuorientierung Anlaß geben, lassen häufig eine Minderung der intellektuellen Funktionen manifest werden.

Formen der vaskulären Demenz

Die **ICD-10** beschreibt die „vaskuläre Demenz" als Hauptkategorie neben der Demenz bei Alzheimer-Erkrankung: Der Begriff „Multiinfarktdemenz" erscheint hier als eine Subkategorie mit vorwiegend kortikaler Pathogenese. Das **DSM-IV** verwendet als Sammelbegriff für die vaskuläre Demenz den Terminus „Multiinfarktdemenz".

Die Klassifikation der vaskulären Demenz hat pathogenetische Aspekte zu berücksichtigen und umfaßt sowohl Demenzen bei Mikro- und Makroangiopathien als auch intellektuelle Abbausyndrome infolge zerebraler Hypoperfusion, Blutungen oder noch ungeklärter Ätiologie (Abb. 3.7). Infolgedessen unterscheiden wir bei den vaskulären Demenzen:

– die subkortikale vaskuläre Demenz (Binswanger-Enzephalopathie),
– die Multiinfarktdemenz,
– den Status lacunaris,
– die Demenz bei zerebraler Amyloidangiopathie und bei Vaskulitis sowie
– die gemischte Demenz.

Subkortikale vaskuläre Demenz

Synonym: Binswanger-Enzephalopathie

Das Hauptsyndrom der Demenz vom Binswanger-Typ ist die Kombination einer progredienten Demenz mit fokalen neurologischen Ausfällen (Blasen- sowie Gangstörungen). Die Binswanger-Demenz beginnt am *Ende der 6. Lebensdekade,* die mittlere Erkrankungsdauer wird mit 5 Jahren angegeben. In den allermeisten Fällen entwickelt sie sich *im Rahmen einer arteriellen Hypertonie.* Es sind jedoch auch familiär gehäufte Fälle beschrieben worden, die einen *autosomal-dominanten Erbgang* nahelegen. Die Krankheit beginnt in der Regel *schleichend,* ein Drittel der Betroffenen erleidet initial aber einen apoplektischen Insult. Der weitere Verlauf wird bei der Hälfte der Patienten durch Hirninfarkte kompliziert. Die Gedächtnisleistungen sind im Vergleich zur DAT über längere Zeit geringer ausgeprägt. Neben der zunehmenden intellektuellen Abbausymptomatik und den Schwankungen der Stimmungslage treten aufgrund von lakunären Infarkten auch pyramidale und extrapyramidale Störungen auf. Die psychopathologisch als *Frontalhirnsyndrom* charakterisierbare Verhaltensstörung findet pathologisch-anatomisch eine Korrelation: Es können nicht nur

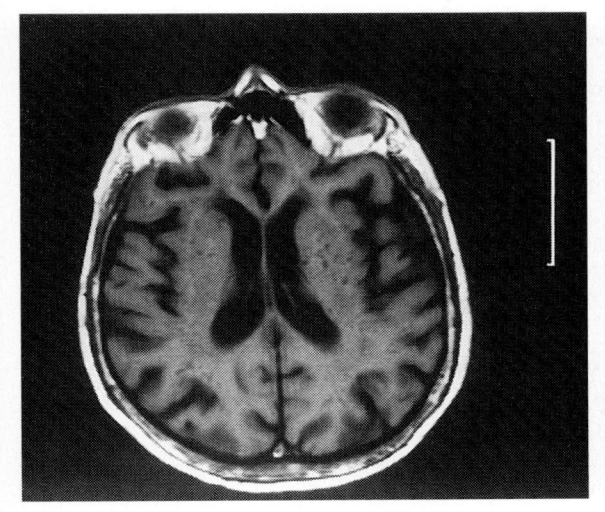

Abb. 3.7 63jährige Patientin mit mehrjähriger unbehandelter Hypertonie.
a Das axiale T$_1$-gewichtete Bild zeigt eine Erweiterung des Ventrikelssystems und der Subarachnoidalräume über der Konvexität der Hemisphären. In den Basalgangliengebieten beidseits kleine Signalhypointensitäten im Sinne eines Status lacunaris.

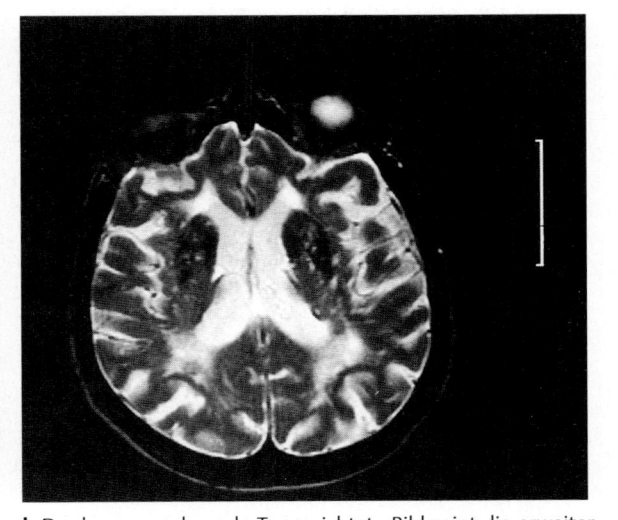

b Das korrespondierende T$_2$-gewichtete Bild zeigt die erweiterten Ventrikel mit deutlichen kappenförmigen periventrikulären Signalhyperintensitäten sowie kleine umschriebene hyperintense Foci im Bereich der Basalgangliengebiete beidseits.
Die T$_1$- und T$_2$-gewichteten axialen Bilder entsprechen einer *vaskulären Demenz* (Institut für Magnetresonanztomographie und Spektroskopie, Innsbruck, Vorstand: Prof. Dr. Franz Aichner).

arteriosklerotische Veränderungen der langen Markarterien beobachtet werden, sondern auch – besonders ausgeprägt – Demyelinisierungen und Axonenuntergänge im frontalen Marklager.

Multiinfarktdemenz

Das Konzept der Multiinfarktdemenz beruht auf der Vorstellung, daß multiple kleine oder große Hirninfarkte zu einer dementiellen Abbausymptomatik führen. Im **DSM-IV** wird der Terminus „Multiinfarktdemenz" gleichbedeutend mit „vaskulärer Demenz" verwendet, obwohl weder die Lokalisation noch die Größe des Gesamtvolumens an infarzierter Hirnsubstanz und die Ätiopathogenese der Hirninfarkte berücksichtigt wurden.

Status lacunaris

Synonym: Dementia lacunaris.

Neben den Zeichen eines intellektuellen Abbausyndroms finden sich im Status lacunaris neurologische Ausfälle (kleinschrittiger Gang, Miktionsstörungen, zentrale Paresen, Pyramidenbahnzeichen sowie Dysarthrien), besonders aber auch eine Affektlabilität, die sich in einem affektinadäquaten Weinen oder Lachen äußert. Der Sinngehalt einer eigenständigen Identität des Status lacunaris wird kontrovers diskutiert.

Demenz bei zerebraler Amyloidangiopathie

Synonym: kongophile Angiopathie.

Die zerebrale Amyloidangiopathie kann als eine auf das Gehirn beschränkte Form einer primären Amyloidose bezeichnet werden. Hier lagern sich kongophile Proteine an den Wänden von Hirnarterien ab. Die Patienten erkranken jenseits des 60. Lebensjahres. Längere Zeit hindurch klagen sie über Kopfschmerzen, Synkopen, Schwindel und Konzentrationsstörungen. Anschließend treten TIAs als Ausdruck fokal-ischämischer Defizite auf. Intrazerebrale Hämorrhagien können sich auch bereits vor dem Auftreten der dementiellen Abbausymptomatik manifestieren. Die Diagnose wird nur neuropathologisch gestellt.

Demenz bei Vaskulitis

Die **Panarteriitis nodosa** kann intra- und extrakraniale Gefäße betreffen und neben fokalen neurologischen Ausfällen Verwirrtheitszustände und Demenzen hervorrufen. Die **Autoimmunvaskulitiden** treten bevorzugt im Jugendalter bzw. mittleren Erwachsenenalter auf und betreffen Frauen häufiger als Männer. In der zweiten Lebenshälfte dominiert hingegen die **isolierte Vaskulitis des Zentralnervensystems.** Neben kleinen Ischämien finden sich ferner ausgedehnte einzelne oder multiple zerebrale Territorialinfarkte.

Auch wenn zerebrale Vaskulitiden relativ selten sind, stellen sie eine differentialdiagnostische Herausforderung dar, da sie auf eine immunsuppressive Therapie ansprechen.

Die **Arteriitis temporalis** kann ebenfalls in einen dementiellen Prozeß einmünden.

3.5.3 Andere Demenzformen

Morbus Pick

Definition

Bei der Pick-Erkrankung handelt es sich um eine heredodegenerative Erkrankung mit zunehmender Hirnatrophie, die zunächst den Frontal- und Temporallappen, später aber die ganze Hirnoberfläche betrifft.

Epidemiologie

Der Morbus Pick beginnt meist zwischen dem 50. und 60. Lebensjahr; ein Beginn um das 30. Lebensjahr ist jedoch möglich. Frauen sind zweimal häufiger betroffen als Männer. Aufgrund der dominanten Vererbung weist die Erkrankung eine familiäre Häufung auf.

Symptomatik

Die Krankheit beginnt häufig mit einer Wesensveränderung sowie einer Vergröberung der Persönlichkeit und mündet schließlich in eine schwere Demenz. Die Stimmung ist flacheuphorisch. Motorische Sprachfunktion, Gedächtnis und Orientierung bleiben relativ lange erhalten. Wahn, Halluzinationen und Konfabulationen fehlen im allgemeinen. Im Endstadium entwickelt sich ein schwerste Demenz mit Echolalie, Mutismus etc.

Diagnostik

Im CT und MRT finden sich Erweiterungen *aller* Hirnventrikel sowie fokale, besonders den Stirn- und Schläfenlappen betreffende Atrophien; in späteren Stadien werden diffuse Atrophien nachgewiesen. Histologisch besteht ein Neuronenschwund mit subkortikaler Gliose. Der Stellenwert des erhöhten Zinkwertes wird noch kontrovers diskutiert.

Demenz bei HIV-Erkrankung

Neben dem bekannten Lymphotropismus hat das HI-Virus eine unabhängige neurotrope Wirkung: Das Retrovirus HIV befällt das ZNS und führt zu hirnorganischen Veränderungen.

Epidemiologie

Neuropsychiatrische Auffälligkeiten finden sich bei 40–70 % der durch das HI-Virus Betroffenen; neuropathologische Befunde wurden bei Obduktionen bei mehr als 80 % der Patienten nachgewiesen.

3.5 Demenzen

Neuropathologie

Die Viren werden durch Makrophagen in das Nervensystem eingeschleust. Mikrogliazellen treten in Wechselwirkung mit dem HIV und bilden vielkernige Riesenzellen, die im Sinne eines Reservoirs die Persistenz im Nervensystem verursachen. Virale Proteine scheinen die Rezeptormoleküle besetzen zu können und so eine kompetitive Hemmung endogener Neuropeptide zu bewirken. Darin wird heute die Hauptursache der HIV-Demenz gesehen. Die kognitiven Beeinträchtigungen können anderen Symptomen der AIDS-Erkrankung vorausgehen.

Mt absteigender Häufigkeit werden nachfolgende Veränderungen beschrieben:

- Gliose des Kortex und der subkortikalen Kerne,
- fokale Nekrosen der grauen und weißen Substanz,
- Mikrogliaknötchen,
- atypische Oligodendrozyten,
- perivaskuläre entzündliche Infiltrate,
- Entmarkungsherde sowie
- vielkernige Makrophagen.

Erfolgt die HIV-Infektion im Kindesalter, findet sich eine deutliche Retardierung mit Mikrozephalie und Verkalkung der Basalganglien.

Symptomatik

Die neuroanatomischen Veränderungen korrelieren nicht immer mit dem Grad der klinischen Symptomatik. An HIV-Demenz Erkrankte klagen über Vergeßlichkeit, herabgesetzte Konzentrationsfähigkeit und eine allgemeine Verlangsamung sowie über einen Spontanitätsverlust, sozialen Rückzug und allgemeine Apathie.

Neben den **kognitiven Beeinträchtigungen** weisen AIDS-Kranke noch vielfältige **psychiatrische Probleme** auf:

- abnorme Erlebnisreaktionen und Persönlichkeitsstörungen,
- affektive Störungen,
- delirante Syndrome.

Die **organischen psychischen Störungen** (besonders die Verwirrtheitszustände und die dementiellen Syndrome) können im Zusammenwirken HIV-bedingter zentralnervöser Störungen mit einer Reihe von anderen Faktoren (metabolische Störungen, Sepsis, sekundäre Infekte oder Nebenwirkungen von Medikamenten) hervorgerufen werden (Abb. 3.**8**).

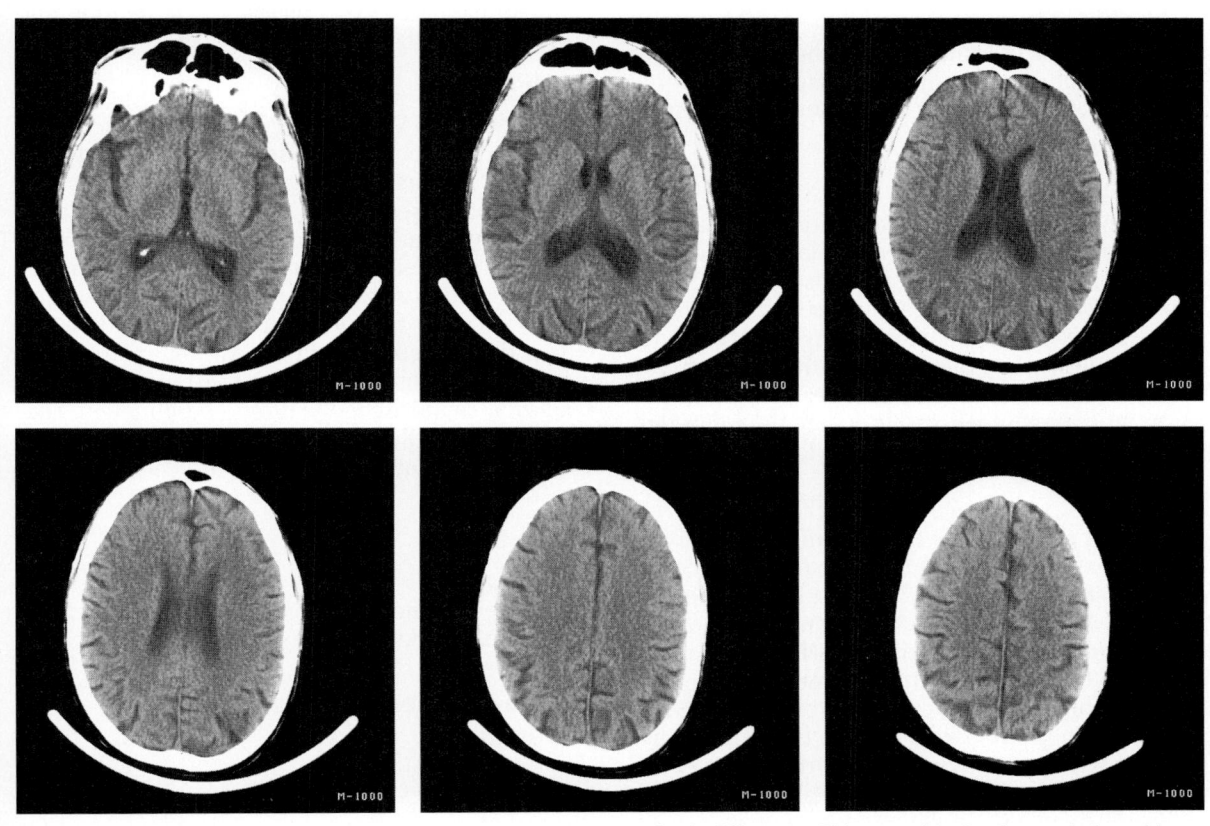

Abb. 3.**8** 39jähriger Patient: Zustand nach Polytoxikomanie: schwerer Intelligenzabbau mit deutlicher Wesensveränderung. *Befund:* diffuse Großhirnatrophie, Leukenzephalopathie. *Diagnose:* AIDS-Demenz. (Institut für Computertomographie, Innsbruck; Vorstand: Primarius Dr. A. Pallua).

Neurologische Befunde

Im Rahmen der neurologischen Untersuchung finden sich

- Hypodiadochokinese,
- Tremor,
- Steigerung des Tonus,
- allgemeine Hyperreflexie,
- Ataxie,
- frontale Schablonen und
- sakkadische Augenbewegungen.

Therapie

Die **medikamentöse Therapie** richtet sich nach dem psychopathologischen Befinden der Patienten: Bei Konzentrations- und Merkfähigkeitsstörungen, Antriebsverminderung und leichter depressiver Verstimmung kann eine Therapie mit *Nootropika* in Verbindung mit *Antidepressiva* wirksam sein. Herrschen Verwirrtheitszustände, Halluzinationen, Wahnideen oder psychomotorische Erregungszustände vor, können *Antipsychotika* indiziert sein. Stets ist jedoch eine begleitende **psychotherapeutische Betreuung** angezeigt.

Demenz bei der Huntington-Krankheit

Synonym: Chorea-Huntington-Demenz.

Definition

Die progredient verlaufende Krankheit wird autosomal-dominant vererbt und führt nach ca. 10 Jahren zum Tode. Die Erkrankung manifestiert sich zumeist im 3. und 4. Dezennium.

Ätiopathogenese

Verantwortlich für die Chorea Huntington sind Nervenzelldegenerationen im Bereich des frontalen und okzipitalen Kortex, des Hirnstammes und des Corpus striatum. Die Veränderungen im Bereich des Corpus striatum führen zu choreatischen Bewegungsmustern. In diesen Regionen wurden im Rahmen von Post-mortem-Studien verschiedene Neurotransmitter erniedrigt gefunden, insbesondere der inhibitorische Transmitter GABA und dessen Rezeptoren.

Symptomatik

Typisch für diese primär mit **neurologischen Symptomen** behaftete Erkrankung ist eine deutliche Reduktion aller kognitiven Leistungen sowie eine ausgeprägte Apathie bei gleichzeitigem Fehlen aphatischer Störungen. **Depressive Verstimmungen** und **paranoid-halluzinatorische Psychosen** können oft lange vor dem Auftreten der neurologischen Symptomatik beobachtet werden, diese ist durch ein hyperkinetisch-hypertones Syndrom mit extremer Bewegungsunruhe der gesamten Willkürmuskulatur gekennzeichnet. Mit zunehmender Dauer der Erkrankung wird die Abnahme der Konzentrationsfähigkeit immer ausgeprägter.

Diagnostik

Der Genort dieser Erkrankung wurde dem kurzen Arm von Chromosom 4 zugeordnet. So können durch die Gendiagnose der Chorea Huntington bei Verwandten von Patienten Anlageträger erkannt werden, noch bevor eine entsprechende Symptomatik aufgetreten ist. Die präsymptomatische Diagnostik muß jedoch mit aller Zurückhaltung in Betracht gezogen werden und wirft eine Reihe von ethischen Fragen auf, die zur Zeit noch kontrovers diskutiert werden.

Therapie

Neben der Gabe von *Nootropika* und der Einleitung von kognitiven Trainingsmethoden sowie einer begleitenden Psychotherapie folgt die Behandlung der Chorea Huntington den neurologischen Richtlinien.

Demenz bei Parkinson-Erkrankung

Synonym: Demenz bei Paralysis agitans.

Ätiopathogenese

Der Morbus Parkinson entsteht durch eine Degeneration dopaminerger Neuronen in der Substantia nigra und im Globus pallidum. Die Krankheit, die häufig mit depressiven Symptomen beginnt, führt zu typischen neurologischen Erscheinungen wie Tremor, Rigor, Hypokinese, Akinese, kleinschrittigem Gang, Zahnradphänomen, Salbengesicht, Speichelfluß und Sprachstörungen.

Symptomatik

Die psychischen Veränderungen der Parkinsonkranken sind durch eine **depressive Stimmungslage** sowie durch **Antriebsstörungen** gekennzeichnet.

Die Bradyphrenie des Parkinsonkranken sowie die Verlangsamung in Mimik und in Gestik sind jedoch nicht mit einer Reduktion intellektueller Leistungen gleichzusetzen. In etwa 10 % der Fälle kann es im fortgeschrittenen Stadium der Erkrankung zu einem dementiellen Zustandsbild kommen, häufig werden auch akute Verwirrtheitszustände und paranoid-halluzinatorische Syndrome beschrieben. Diese lassen sich differentialdiagnostisch nur schwer von durch L-Dopa induzierten Psychosen unterscheiden.

Therapie

Die Therapie des Morbus Parkinson und ihre Komplikationen werden ausführlich in den Lehrbüchern der Neurologie dargestellt.

Demenz bei der Creutzfeldt-Jakob-Erkrankung

Symptomatik

Die im mittleren Lebensalter auftretende Creutzfeldt-Jakob-Erkrankung ist von anderen präsenilen Hirnerkrankungen schwer zu unterscheiden. Neben der sich rasch entwickelnden Demenz stehen neurologische Symptome im Vordergrund, insbesondere motorische Ausfälle, Muskelatrophien, Rigor und Pyramidenzeichen. Häufig werden im EEG bilateral synchrone periodische sharp waves, oft triphasoid geformt, beobachtet. Abhängig von der Krankheitsphase können auch slow waves – lateralisiert oder generalisiert gruppiert – auftreten.

Ein Zusammenhang zwischen der Creutzfeldt-Jakob-Erkrankung und der durch Prionen ausgelösten bovinen spongiösen Enzephalopathie, dem „Rinderwahnsinn", wird diskutiert.

Therapie

Eine kausale Therapie ist unbekannt. Die einzigen möglichen Therapieansätze liegen im begleitenden psychotherapeutischen, pflegerischen und internistischen Bereich.

Verlauf

Sie verläuft progredient und führt in durchschnittlich 2 Jahren zum Tod.

3.5.4 Therapieansätze bei dementiellen Syndromen

Medikamentöse Therapie

Die medikamentöse Behandlung dementieller Syndrome verfolgt als Ziele die **Beeinflussung pathogenetischer Mechanismen** sowie eine **unspezifische Symptomsuppression.**

Demenzen, vor allem bei somatischen Krankheiten, Stoffwechselstörungen und Intoxikationen, sind nach Beseitigung der ursächlichen Faktoren reversibel. Das therapeutische Hauptaugenmerk liegt hier in einer optimalen **Behandlung der Grunderkrankung.**

Nootropika, Substanzen, die im Gehirn den zellulären Sauerstoff- und Glucosestoffwechsel aktivieren, scheinen bei leichten Formen von Hirnleistungsschwäche einen günstigen Effekt zu besitzen, nicht aber bei manifester Demenz.

Der Nachweis des cholinergen Defizits bei der Alzheimer-Erkrankung führte zu **Substitutionsversuchen** mit den Acetylcholinvorstufen *Cholin* und *Lezithin,* die sich aber als wirkungslos erwiesen haben. Mit *Anticholinesterasen* – allein oder in Verbindung mit *Acetylcholinvorstufen* – wurden Besserungen erzielt. Das heute besonders in den USA eingesetzte Medikament *Tacrin* bessert wohl die kognitiven Störungen von Alzheimer-Kranken, ist jedoch mit ungünstigen Nebenwirkungen (Hepatotoxizität) behaftet. Ähnliches gilt für Versuche der **direkten Stimulation der postsynaptischen cholinergen Rezeptoren.**

Insgesamt sind die Forschungsergebnisse noch zu uneinheitlich, um ihre Bedeutung für die klinische Routinetherapie dementieller Syndrome beurteilen zu können.

Die **kognitiven Leistungsminderungen** von dementiellen Patienten können auch durch die Erhöhung der zerebralen Stoffwechselaktivität beeinflußt werden.

Bewährt haben sich *Mutterkornalkaloide* wie der Ergotaminabkömmling *Dihydroergotoxin,* das blutdruckstabilisierend und vasoaktiv wirkt und die Glucose- und die O_2-Verwertung zu steigern scheint, außerdem ist eine serotoninerge Komponente bekannt.

Klinisch erwiesen sich mitunter *Piracetam, Pyritinol* und *Cinnarizin* als wirksam.

Reine *Vasodilatantien* haben ein eingeengtes Indikationsspektrum.

Plasmaexpander wie niedermolekulare Dextrane, Mannit und Sorbit senken die Blutviskosität und fördern somit die zerebrale Durchblutung.

Thromobozytenaggregationshemmer wie Acetylsalicylsäure verbessern die Blutfließeigenschaften. Sie werden häufig in Kombination mit gefäßerweiternden Mitteln verwendet.

Der zerebrale Blutfluß wird auch durch *Herzglykoside* positiv beeinflußt. *Theophyllinderivate* bewirken eine verbesserte O_2-Utilisation.

Sowohl bei der DAT als auch bei der vaskulären Demenz konnte ein verstärkter Calciumeinstrom in die Zellen beobachtet werden: Durch die Gabe von *Nimodipin,* das auf die Calciumkanäle wirkt, kann eine Verbesserung der kognitiven Leistungseinbußen beobachtet werden.

Eine günstige **Beeinflussung der Aufmerksamkeitsstörungen** sowie der **Gedächtniseinbußen** wird auch durch das glutamaterg wirkende *Memantine* erzielt.

Präparate wie *Ergotaminabkömmlinge* mit cholinergen, dopaminergen und serotonergen Eigenschaften sind ebenso wie *reversible MAO-Hemmer* in Erprobung.

Insgesamt sind allerdings alle Versuche, kognitive Defizite pharmakologisch zu beeinflussen, besonders in schwereren Fällen, wenig befriedigend.

Sekundäre Krankheitssymptome wie Unruhe, Schlafstörungen, wahnhaftes Erleben, Sinnestäuschungen, Angst und Depression sowie die begleitenden paranoiden Phänomene und Verwirrtheitszustände sprechen gut auf *Antidepressiva* und *Antipsychotika* an. Bei den häufig vorkommenden depressiven Syndromen empfehlen sich nebenwirkungsarme Antidepressiva wie Mianserin, Dibenzepin oder Moclobemid sowie die neuen Serotonin-Wiederaufnahmehemmer.

Bei der Gabe von Antipsychotika und Antidepressiva sind aber stets anticholinerge Nebenwirkungen zu beachten. Bei **Schlafstörungen** haben sich Dixyrazin, Melperon und Thioridazin sowie schlafinduzierende Antidepressiva wie Maprotilin oder Mianserin bewährt.

Benzodiazepinhypnotika können bei Patienten mit **organischen Hirnschädigungen** paradoxe Reaktionen hervorrufen und sind daher nicht als Mittel der ersten Wahl einzusetzen.

Diese Medikamente sind bei Demenzkranken *niedrig* zu dosieren, eine Erhöhung der Dosis ist eventuell schrittweise durchzuführen.

Die das Schlafverhalten bestimmenden psychologischen Faktoren rechtfertigen aber auch den Einsatz von Placebo oder natürlichen Hausmitteln (Baldrian, Kamille, Hopfen).

Psychotherapeutische Möglichkeiten

Neben internistisch und psychopharmakologisch ausgerichteten therapeutischen Maßnahmen haben sich **verhaltenstherapeutische** und **kognitive Trainingsprogramme** inklusive **computerunterstützter Verfahren** zur Verbesserung der Gedächtnisleistung und der Orientierungsfähigkeit bewährt. Auch bei alten Patienten sind supportive Psychotherapieformen, Gesprächs- und Gruppentherapien einzusetzen. Darüber hinaus sind **ergo-, physiko-** und **soziotherapeutische Verfahren** von großer Wichtigkeit. Alle therapeutischen Maßnahmen müssen einem **Gesamtkonzept** untergeordnet werden.

Wie sich eine Demenz sowohl auf den Patienten wie auch auf dessen Umwelt auswirkt, hängt wahrscheinlich weniger von biologischen als vielmehr von psychosozialen Faktoren ab: Je besser die äußeren Lebensumstände an die Erfordernisse der Krankheit angepaßt sind und es den versorgenden Personen gelingt, sich auf die Beeinträchtigungen, aber auch auf die noch vorhandenen Ressourcen und Fähigkeiten des Kranken einzustellen, um so größer wird sein Wohlbefinden sein. Bei der Behandlung eines Demenzkranken ist daher die **Beratung der Familie** unerläßlich: Es ist Aufgabe des behandelnden Arztes, Wissen über die Krankheit zu vermitteln, das Verständnis für den Kranken zu fördern und eine Aussprache über emotionale Probleme herbeizuführen. Eine so konzipierte Beratung trägt wesentlich dazu bei, daß die Familie – das für Demenzkranke wichtigste stützende soziale System – ihre Aufgabe möglichst auf Dauer erfüllen kann.

Hypochondrie definieren wir in diesem Zusammenhang nicht als Krankheit, sondern als eine *Reaktionsform*.

Die hypochondrische Fehlhaltung ist gekennzeichnet durch eine extrem besorgte Einstellung des Menschen auf seinen Leib, durch ängstliche Selbstbeobachtung und durch Krankheitsfurcht, die mit qualvollen Phantasien ausgestattet ist.

Die hypochondrischen Befürchtungen beziehen sich vor allem auf Herz, Magen-Darm-Trakt, Harn- und Geschlechtsorgane sowie Gehirn und Rückenmark. Autonome Funktionen werden mit Sorge und Angst beobachtet. Durch die Konzentration der Aufmerksamkeit und die ängstliche Einstellung können vegetativ innervierte Organsysteme in ihren Funktionen beeinträchtigt werden: Die dadurch entstandenen harmlosen vegetativen Funktionsstörungen verstärken ihrerseits die hypochondrischen Befürchtungen im Sinne eines Circulus vitiosus. Hypochondrische Syndrome können sich bis zum hypochondrischen Wahn steigern und den Grad subjektiver Gewißheit erreichen.

Milde Formen des hypochondrischen Syndroms sind relativ häufig. Die genannten Störungen finden sich auch als Begleitsymptome bei vielen psychischen Erkrankungen.

Therapie

Eine zu intensive, übermäßige Diagnostik führt zur Symptomverstärkung. **Supportive Therapieformen** besonders unter Einbeziehung der Familie oder der näheren Umgebung des Patienten sind hilfreich, da dem Betroffenen vermehrt Verständnis entgegengebracht werden kann.

Psychoanalytische Verfahren sind kontraindiziert, Entspannungsübungen wie das autogene Training können zu einer weiteren Somatisierung führen. **Niedrigdosierte Antipsychotika** oder **Tranquilizer** sind oft symptomlindernd. Bei hypochondrischen Störungen im Rahmen anderer psychischer Erkrankungen ist die Grundkrankheit zu behandeln.

3.6 Altersspezifische Besonderheiten verschiedener psychischer Störungen

3.6.1 Hypochondrische Störungen

Definition, Symptomatik und Verlauf

Alte Menschen, die vermehrt an somatischen Beschwerden leiden und durch soziale Isolierung wenig Ablenkung erfahren, beschäftigen sich intensiv mit dem eigenen Körper. Bereits minimale körperliche Symptome werden überbewertet und als schwere Krankheiten gedeutet.

3.6.2 Angststörungen

Angstsyndrome sind im Alter sehr häufig. Alte Menschen neigen aufgrund von Verunsicherung, Krankheit und Behinderung, von sozialer Isolierung und Vereinsamung sowie auf Grund des nahenden Lebensendes in vermehrtem Maße dazu, Angst zu empfinden.

Angst ist als Affektzustand immer körperliches und seelisches Phänomen zugleich. Die körperlichen Erscheinungen wie Herzklopfen, Globusgefühl, motorische Unruhe, Zittern, Schweißausbrüche, Harndrang und Durchfall sind nicht Folge der Angst, sondern unmittelbares somatisches Korrelat.

Therapie

Bei alten Patienten mit eingeschränkter Hirnfunktion bewähren sich nach Vertrauensbildung supportive Therapieformen (**Zuwendung, Gespräche**).

Pharmakotherapeutisch bieten sich **sedierende Antipsychotika,** zum Beispiel Thioridazin, Melperon, Dixyrazin oder Haloperidol in niedriger Dosierung an, daneben auch Benzodiazepine in ebenfalls niedriger Dosierung oder dämpfende **Antidepressiva** wie z.B. Maprotilin oder Mianserin.

Bei Angstzuständen im Rahmen von affektiven Psychosen oder organischen psychischen Störungen muß zunächst versucht werden, die **Grundkrankheit zu behandeln.**

3.6.3 Depression im Alter

Epidemiologie

Depressive Syndrome jedweder Genese und Erscheinungsform treten im höheren Alter gehäuft auf. Die *Prävalenz* wird in Mitteleuropa mit 10 % aller über 65jährigen Menschen beziffert.

Ätiologie

Es bestehen pathophysiologische Zusammenhänge zwischen der erhöhten Erkrankungsbereitschaft und den Hirnalterungsprozessen. Wie eng Hirnfunktionsstörungen und depressive Symptome verflochten sind, zeigen die Formen der *präapoplektischen Depression* sowie der *depressiven Störungen im Rahmen der Entwicklung zerebrovaskulärer Prozesse* und bei beginnender *Parkinson-Krankheit.*

Hirnfunktionsstörungen werden im Initialstadium oft als „Depressionen" diagnostiziert, da sie eine entsprechende Symptomatologie zeigen. Eine beginnende Demenz kann gelegentlich durch eine hinzutretende Depression maskiert werden. Bilder, bei denen die depressive Antriebsverarmung eine Einschränkung der intellektuellen Leistungsfähigkeit vermuten läßt, werden als *depressive Pseudodemenzen* bezeichnet.

Die Klassifikation und differentialdiagnostische Zuordnung der Altersdepression ist schwierig, weil sich erlebnisreaktive, neurotische, somatische und gegebenenfalls „endogene" Bedingungsfaktoren eng verschränken. **Psychosoziale Komponenten** spielen – wie erwähnt – eine sehr große Rolle.

Auch **körperliche Krankheiten** können zu schweren depressiven Verstimmungen führen, besonders dann, wenn es sich um chronische und schmerzhafte Erkrankungen handelt. Depressive Störungen im Rahmen maligner Neoplasien, Herz-Kreislauf-Krankheiten sowie bei Blutdruckschwankungen und Eisenmangel sind bekannt. Über 80 % der über 65jährigen in den Industrienationen leiden unter einer oder mehreren chronischen Krankheiten, die eine Depression mitbegründen können. Eine somatische Abklärung ist in jedem Fall dringend angezeigt.

Zusammenfassend halten wir fest, daß Altersdepressionen immer eine **multifaktorielle Genese** aufweisen. Psychoreaktive Faktoren, besonders das Erleben der Hilflosigkeit und des Ausgeliefertseins sowie das Bewußtsein, wichtige Entscheidungen nicht mehr selbst treffen zu können, sind von großer Bedeutung; dazu kommen noch Verlusterlebnisse, Kränkungen durch andere Menschen sowie das Unverständnis, das in unserer Gesellschaft vielfach alten Menschen entgegengebracht wird.

Symptomatik und Verlauf

Diffuse Klagen über Kopfschmerzen, Herzsensationen, Schlafstörungen, körperliche Abgeschlagenheit oder Inappetenz sind im Alter sehr häufig. Bei der Multimorbidität des Alters ist die Unterscheidung zwischen *depressiver Somatisierung* und einer *echten somatischen Krankheit* oft aber sehr schwer. Depressionen im Alter sind fast regelhaft **ängstlich-agitiert** oder **hypochondrisch-paranoid** getönt. Neben einer erhöhten Klagsamkeit sind eine oft sehr einschneidende **Antriebslosigkeit** sowie ein Versündigungs-, Verarmungs- oder Schuldwahn oder ein nihilistischer **Wahn** kennzeichnend. Depressionen im Alter sind durch eine **erhöhte Suizidalität** belastet. Der Verlauf der Erkrankung ist schleppend und neigt zur Chronifizierung; die Dauer einer Phase ist länger als in mittleren Lebensabschnitten.

Therapieansätze

Die Behandlung der Altersdepression muß aufgrund der multifaktoriellen Genese immer mehrdimensionale Aspekte berücksichtigen (allgemeinmedizinische, psychosoziale und pharmakotherapeutische). Therapierefraktäre Bilder sind auch aufgrund der Problematik pharmakotherapeutischer Maßnahmen im Alter häufig. Alte Menschen benötigen meist **niedrige Dosen von Antidepressiva;** verträgliche Antidepressiva mit geringer delirogener und anticholinerger Potenz sind Maprotilin, Mianserin und Opipramol. Häufig verwendet werden auch Tradozon, Dibenzepin, Moclobemid und die neueren Serotonin-Wiederaufnahmehemmer. Der Einsatz von Amitriptylin bei ängstlich erregten Depressionen ist wegen der stark anticholinergen und delirogenen Potenz öfters mit schweren Nebenwirkungen verbunden. Besonders ist auch auf Herzrhythmusstörungen und Blutdruckschwankungen zu achten.

Die Verwendung von **niedrigdosierten Antipsychotika** und **Tranquilizern** bei depressiven Zuständen im Alter wurde bereits an anderer Stelle besprochen (S. 20). Bei sehr schweren Formen von therapieresistenter Depression kann auch im Alter der Einsatz der **Elektrokonvulsionstherapie** indiziert sein, vorausgesetzt, daß keine internistischen und neurologischen Kontraindikationen bestehen. Die **Schlafentzugstherapie** ist im Alter nur begrenzt einsetzbar.

3.6.4 Schlafstörungen im Alter

Epidemiologie

Die Häufigkeit von Schlafstörungen (vgl. auch Kapitel 10.3) nimmt mit dem Alter zu: 60 % der über 65jährigen berichten von Einschlafstörungen, 95 % von zu frühem Erwachen.

Ätiopathogenese

Die Schlafdauer alter Menschen ist insgesamt verkürzt. Es kann zu einer Verminderung der REM-Phasen, der Non-REM-Phasen, insbesondere der Phase 4, und zu unregelmäßigen Schlafzyklen kommen, die durch Wachperioden unterbrochen werden. Das Schlafmuster ist im Alter sowohl quantitativ wie qualitativ verändert. Eine Rolle spielt hierbei auch der im Alter auftretende Mangel an schlafinduzierendem Serotonin.

Wichtige Ursachen der Schlafstörungen bzw. der pathologischen Schlafmuster sind:

- kardiale und respiratorische Insuffizienz;
- zerebrovaskuläre Insuffizienz;
- somatische Krankheiten, die mit starken Schmerzen verbunden sind;
- Biorhythmusstörungen im Alter mit z.T. gänzlicher Umkehr des Schlaf-Wach-Rhythmus: Die Patienten sind morgens müde, dösen tagsüber, so daß nachts der Schlaf unregelmäßig und häufig unterbrochen ist. Manchmal sind die Patienten während der Nachtstunden hellwach, ängstlich erregt und aufgrund der Reizdeprivation desorientiert;
- psychische Störungen, vor allem Angst und Depression: Schlafstörungen, insbesondere Durchschlafstörungen mit frühmorgendlichem Erwachen, sind bekanntlich oft das erste Symptom einer schweren depressiven Störung;
- Nykturie: Im Rahmen einer latenten Herzinsuffizienz, bei Männern auch infolge einer Prostatahypertrophie, kann ein Harndrang auftreten, der zu Schlafunterbrechungen führt.

Therapieansätze

1. Änderung der Schlafgewohnheit: Mobilen Patienten sollte ausreichende Bewegung ermöglicht werden. Auf das geringere Schlafbedürfnis sollte hingewiesen werden.
2. Einsatz von herzstärkenden Mitteln und Xantien-Derivaten (Theophyllin und Coffein). Manche Schlafstörungen, besonders bei Menschen mit hypotoner Blutdrucklage, können mit Tee oder Kaffee behoben werden.
3. Nootropika (S. 37).
4. Hausmittel und Placebo.
5. Schlafinduzierende Psychopharmaka: Da Psychopharmaka oft blutdrucksenkend sind und somit den Erfordernishochdruck herabsetzen, ist eine behutsame Anwendung angezeigt. Nebenwirkungsarme Neuroleptika wie Dixyrazin oder Melperon und Benzodiazepinhypnotika (cave paradoxe Reaktionen und Dauerverschreibung) haben sich bewährt.

3.6.5 Häufige Wahnthemen im Alter

Wahnentwicklungen und paranoide Phänomene sind bei alten Menschen häufig. Kennzeichnend sind Verfolgungs- und Beeinträchtigungsideen ohne Halluzinationen sowie Schuld-, Versündigungs- und Verarmungsgedanken. Von schizophrenen Wahnbildern unterscheiden sie sich durch die Realitätsnähe und die Konkretheit der Wahninhalte.

Der Verarmungs-, Versündigungs- und Weltuntergangswahn tritt vorwiegend bei affektiven Störungen auf, häufig sind auch Eifersuchtswahn, Beeinträchtigungswahn, Verfolgungswahn und Vergiftungswahn. Beim hypochondrischen Wahn hat der Betroffene Gewißheit, an einer bestimmten Krankheit zu leiden.

3.6.6 Schizophrene und affektive Störungen

Schizophrene und affektive Störungen zeigen in den einzelnen Lebensphasen eine unterschiedliche Ausprägung: **Psychosen, die in früheren Lebensjahren begannen,** erfahren im Alter nicht selten einen *Symptom-* bzw. *Verlaufswandel.* Die Krankheitsaktivität kann einerseits mit fortschreitendem Alter abnehmen (bei Schizophrenien), andererseits besteht bei einem Teil der Depressionen die Tendenz zu sich verschlechternden Verläufen.

Die Symptomatik wird darüber hinaus im höheren Lebensalter geprägt durch die geänderte soziale Situation, die häufig bestehende Multimorbidität und durch mögliche hirnorganische Veränderungen.

Psychosen, die im späteren Lebensalter erstmalig auftreten, entsprechen in der Kernsymptomatik im wesentlichen den betreffenden Erscheinungsbildern im jüngeren Lebensalter. Die Symptomatik ist jedoch eher farblos und monoton, nicht selten wird sie von hirnorganischen Faktoren mitgestaltet.

3.6.7 Das Alter schizophrener Patienten

Schizophrenien manifestieren sich bevorzugt im **jüngeren Erwachsenenalter.** Ein erster Schub nach dem 45. Lebensjahr ist selten. Die **Ätiologie** der Spätschizophrenien wird kontrovers diskutiert: Manche Patienten erlitten bereits in frühen Jahren unerkannte Krankheitsphasen, andere sind gegen organische psychische Störungen bzw. andere wahnhafte und affektive Störungen schwer abgrenzbar (vgl. Kapitel „Schizophrenien").

Die schizophrenen **Verläufe** erfahren im Senium häufig einen Wandel: Akute Syndrome werden seltener, paranoid-halluzinatorische Phänomene nehmen zu.

Verlaufsuntersuchungen zeigen, daß das Alter gerade bei den Schizophrenien eine lindernde und stabilisierende Wirkung ausübt.

Typisch für das Alter sind *Residualzustände*, die durch die kognitiven Basisstörungen und die dynamische Entleerung, eine allgemeine Antriebsschwäche und Affektverflachung gekennzeichnet sind. Diese Symptome sind jedoch nicht nur Folge des Krankheitsprozesses, sondern auch mangelhafter psychosozialer Betreuung. Spontane oder therapeutisch induzierte Besserungen und soziale Remissionen sind selbst nach jahre- oder jahrzehntelangen ungünstigen Verläufen nicht selten. Andererseits begegnen uns aber auch chronisch-produktive Schizophrenien, die gegenüber therapeutischen Maßnahmen sehr hartnäckig bleiben.

Die **Therapie der Schizophrenien des höheren Alters** unterscheidet sich nicht von der in jüngeren Lebensabschnitten. Bei der Therapie mit Antipsychotika genügen meistens jedoch niedrigere Dosierungen. Beim Vorherrschen von Affektstörungen sind zudem Antidepressiva indiziert.

3.6.8 Das Alter bipolar affektiv kranker Patienten

Affektive Störungen treten **in jedem Lebensalter** auf. Bei mehrphasischem Verlauf werden mit dem Alter die Phasen häufiger und z. T. auch länger. Die gesunden Intervalle werden dementsprechend kürzer, sofern nicht der Verlauf durch eine Lithium- oder Carbamazepinprophylaxe günstig gestaltet werden kann.

Manische Episoden im Alter sind seltener, Fehldiagnosen somit häufiger, da der Arzt aufgrund der oft uncharakteristischen **Symptomatik** in diesem Lebensalter nicht an eine Manie denkt. Die Episoden verlaufen meist milder, dauern aber länger als in jüngeren Lebensjahren. Die Dynamik früherer manischer Zustände geht verloren. Häufig erschweren holothyme Wahnphänomene und psychoorganische Störungen das Zustandsbild.

Die **Behandlungsmöglichkeiten** entsprechen denen der Manien in jüngerem Lebensalter, es empfehlen sich jedoch Antipsychotika mit geringer anticholinerger Wirkung. Eine prinzipiell auch im Alter erfolgreiche Lithiumprophylaxe ist bei einigen multimorbiden Patienten leider kontraindiziert.

Differentialdiagnostisch sind manische Zustandsbilder von organischen psychischen Störungen abzugrenzen.

3.6.9 Neurotische Störungen und Belastungsstörungen im Alter

Auch im Alter machen Konfliktreaktionen und neurotische Störungen einen großen Teil der psychischen Leidenszustände aus. Die Symptomatik verliert jedoch im Laufe des Alterns bei vielen Kranken an Schärfe.

Erstmanifestationen von neurotischen Störungen kommen in der zweiten Lebenshälfte nach übereinstimmender Lehrmeinung nicht mehr vor, wohl aber **aktuelle Belastungs- und Konfliktreaktionen.**

Bei schweren neurotischen Störungen ist auch das Bestehen von **neurotischen Residualsyndromen** möglich. Durch die Einengung der Vitalität und Erlebnisbreite kann ein Zurücktreten der belastenden neurotischen Störungen begünstigt werden. Diese Möglichkeit ist bei der relativ positiven Entwicklung der Neurosen im Alter zu bedenken. Es sind aber auch chronische Störungen bekannt, deren Symptomatik sich im Alter nur wenig verändert.

Die im Alter häufigen Konfliktreaktionen sind zum Teil Folge der veränderten Lebensbedingungen, da Verlusterlebnisse, Versagenszustände und Trauerreaktionen das Leben des alten Menschen kennzeichnen. Neben depressiven und ängstlichen Verstimmungen sind hypochondrische Befürchtungen und funktionelle körperliche Störungen bevorzugt anzutreffen.

3.6.10 Persönlichkeitsstörungen im Alter

Es gibt Lebensläufe von abnormen Persönlichkeiten, die durch Konflikte mit der Umwelt bis ins hohe Alter hinein charakterisiert sind. In der Regel aber werden Persönlichkeitsstörungen, die in jüngerem Lebensalter dominierend waren, in der 2. Lebenshälfte seltener oder verschwinden ganz. Manche Patienten finden im Rahmen ihrer Möglichkeiten mit zunehmendem Alter zu einer sinnvollen, befriedigenden oder wenigstens erträglichen Daseinsform, andere leben bis in das hohe Alter im Konflikt mit der Umwelt. Die Persönlichkeitsmerkmale bleiben im Laufe des Lebens qualitativ weitgehend unverändert, der Ausprägungsgrad ist aber in Abhängigkeit von Lebensumständen und Vitalitätseinbußen unterschiedlich. Originäre Persönlichkeitsstörungen können sich mit alterstypischen Veränderungen wie Vergröberung und Verschärfung der Charaktermerkmale und hirnorganischen Faktoren mischen. Bei schweren Persönlichkeitsstörungen kann ein defektähnliches Syndrom auftreten, das durch Vitalitätsverlust, Einengung der Umweltbeziehungen und allgemeine Resignation charakterisiert wird.

3.6.11 Somatoforme Störungen im Alter

Somatoforme bzw. psychosomatische Erkrankungen beginnen in früheren Lebensabschnitten und zeigen im Alter ihre zum Teil irreversiblen Auswirkungen. Bei der Multimorbidität des alten Patienten ist die Sozio- und Psychodynamik meist nur im Rahmen einer genauen Anamneseerhebung durch einen psychosomatisch orientierten Arzt nachweisbar. Aus einer reversiblen Organfunktionsstörung, beispielsweise einer Magen-Darm-Hypermotilität, kann eine Gastritis als reversible Substratschädigung und schließlich als schwere irreversible Organkrankheit ein Ulkus mit Narbenbildung entstehen. Andere in der Geriatrie häufig vorkommende und psychosomatisch mitbedingte Krankheiten sind die Hypertonie und verschiedenste gastrointestinale Beschwerden. Oft entwickeln diese Erkrankungen im Senium eine rein somatische Eigendynamik.

4 Affektive Störungen

W. Wolfgang Fleischhacker und Hartmann Hinterhuber

4.1 Einführung

Synonyme: Zyklothymie, manisch-depressives Krankheitsgeschehen (MDK), affektive Psychosen; im angloamerikanischen Sprachraum meist unter dem Sammelbegriff affektive Erkrankungen (DSM-IV) subsumiert; (engl.: manic-depressive psychosis, affective disorders, mood disorders).

Definition

Unter affektiven Störungen versteht man Erkrankungen, bei denen manische und depressive Phasen auftreten können. Die Stimmungslage ist also entweder gedrückt (in der depressiven Phase) oder angehoben (in der manischen Phase). Vor und nach den einzelnen Phasen, die im Laufe des Lebens normalerweise mehrfach auftreten, ist die Stimmungslage normal.

Geschichte: Beschreibungen manisch-depressiver Stimmungsschwankungen finden sich sowohl in der medizinisch-wissenschaftlichen als auch in der schöngeistigen Literatur der letzten 2 Jahrtausende. **Aretaios** von Kappadokien (81–138 n.Chr.) nahm erstmals an, daß es sich bei diesen gegensätzlichen pathologischen Auslenkungen aus der normalen Stimmungslage um ein homogenes Krankheitsbild handeln könnte. Das geflügelte Wort "himmelhoch jauchzend, zu Tode betrübt" deutet ebenfalls diesen Zusammenhang an. 1854 prägte der französische Psychiater Falret den Begriff "Folie circulaire", der deutsche Psychiater **Karl Ludwig Kahlbaum** (1828–1899) wies mit der Bezeichnung „Zyklothymie" ebenfalls auf die alternierende Verlaufsform dieser Erkrankung hin. Emil **Kraepelin** (1856–1936), der Vater der psychiatrischen Systematik, nannte diese Störungen „manisch-depressives Irresein" und grenzte sie in Symptomatik, Verlauf und Prognose deutlich von der Dementia praecox, den schizophrenen Erkrankungen, ab. Der Nomenklatur Emil Kraepelins liegt auch der heute noch häufig verwendete Begriff „*Manisch-Depressives Krankheisgeschehen*" (MDK) zugrunde.

Klassifikationssysteme

Während die **traditionelle deutschsprachige Klassifikation** affektiver Störungen bislang durch *Krankheitshypothesen* beeinflußt war, sind die **neueren Klassifikationsschemata** psychischer Erkrankungen mehr *phänomenologisch orientiert*. Das bedeutet, daß es hier keine Unterscheidung zwischen „endogenen" und „neurotischen" Depressionen mehr gibt. Klassifiziert wird sowohl im **ICD-10** (s. Tab. 4.8) als auch im **DSM-IV** nur noch nach dem Erscheinungsbild der Erkrankung, unabhängig von Hypothesen über mögliche zugrundeliegende Ursachen. Von diesem Prinzip sind organisch bedingte depressive Störungen (im Sinne körperlich begründbarer Psychosen) und depressive Syndrome im Rahmen von schweren Belastungsstörungen ausgenommen.

Im **angloamerikanischen Sprachraum,** in dem sich in den 30er und 40er Jahren unseres Jahrhunderts zunehmend eigene psychiatrische Schulen entwickelten, werden diese Erkrankungen zumeist unter die weiter gefaßten Begriffe „affektive Erkrankungen" oder „affektive Störungen" subsumiert. Der letztgenannte Terminus wird auch im ICD-10 und im DSM-IV verwendet.

Da im praktisch-klinischen Bereich die traditionelle Terminologie doch vielfach noch Verwendung findet und sich die Klassifikationssysteme der WHO (ICD-10) und der American Psychiatric Association (DSM-IV) noch nicht überall durchgesetzt haben, werden in den folgenden Kapiteln auch noch die klassischen Begriffe des manisch-depressiven Krankheitsgeschehens erwähnt und erläutert. Querverweise, vor allem auf ICD-10, sind eingefügt. Eine Übersichtstabelle über häufig verwendete Begriffe für bestimmte Diagnosen findet sich am Ende des Kapitels (s. Tab. 4.8).

Epidemiologie und Verlauf

Das **Erkrankungsrisiko** für affektive Störungen wird in der internationalen Literatur zwischen 5 und 17 % angegeben. Diese Zahlen sind deutlich höher als jene, die in älteren Arbeiten für klassische Verlaufsformen des manisch-depressiven Krankheitsgeschehens mit 0,4–1,7 % beziffert worden waren. Frauen sind mehr als doppelt so häufig betroffen wie Männer. Bei den *bipolaren Verlaufsformen* ist die Geschlechtsverteilung gleich. Obwohl ein erhöhtes Erkrankungsrisiko für Angehörige höherer sozialer Schichten beschrieben wird, gilt als wahrscheinlich, daß sich affektive Störungen auf alle Gesellschaftsschichten gleichmäßig verteilen.

Das **Erkrankungsalter** liegt in einem breiten Streubereich zwischen Jugend und hohem Lebensalter, wobei ein Akzent auf den 3., 4. und 5. Lebensjahrzehnten liegt.

Affektive Störungen weisen eine hohe **Rezidivrate** auf: Nur etwa 15 % der Patienten erleben singuläre Episoden.

Vom **Verlauf** her unterscheidet man folgende Formen:

- unipolare Depression (mit 66 % aller Erkrankungsfälle die häufigste Verlaufsform),
- unipolare Manie (mit 6 % aller Erkrankungsfälle die seltenste Verlaufsform),
- bipolare affektive Störungen (28 % aller Erkrankungsfälle).

Das **ICD-10** klassifiziert *unipolare Depressionen* entweder als depressive Episoden (wenn sie nur einmal auftreten) oder als rezidivierende depressive Störungen. *Unipolare Manien* sind entweder manische Episoden (bei einmaligem Auftreten) oder den bipolaren affektiven Störungen zugeordnet (bei wiederholtem Auftreten).

In der angloamerikanischen Literatur **(DSM-IV)** wird zwischen *bipolar I* (manische und depressive Phasen) und *bipolar II* (manische Phasen mit subdepressiven Nachschwankungen) getrennt.

Dauer und Häufigkeit der Phasen sind starken inter- und intraindividuellen Schwankungen unterworfen. Patienten mit unipolaren Erkrankungen erleben durchschnittlich 4 Phasen innerhalb von 20 Jahren, während Patienten mit bipolaren Erkrankungen im selben Zeitraum 9mal erkranken. Die durchschnittliche Phasendauer beträgt – ohne therapeutische Maßnahmen – 1/2 Jahr bis 1 Jahr; bei Patienten mit bipolaren Erkrankungen sind die Phasen etwas kürzer. In Extremfällen kann sich die Phasendauer bei den sogenannten *„rapid cyclers"*, jenen Patienten, bei denen sich manische und depressive Phasen in sehr kurzen Zeitabständen ohne freies Intervall abwechseln, auf wenige Stunden verkürzen. Andererseits sind aber auch mehrere Jahre anhaltende depressive Verstimmungszustände möglich.

Zwischen den einzelnen Episoden gibt es *freie Intervalle*, in denen keine psychopathologischen Auffälligkeiten auftreten. Patienten, die kein freies Intervall haben (rapid cyclers) oder ein neurasthenisch geprägtes Syndrom im Intervall aufweisen, sind selten. Ebenso selten gibt es Patienten, bei denen zwischen den Phasen ein beschwerdefreier Zeitraum von 20 Jahren liegt. Generell ist die *Intervalldauer* bei den bipolaren Verlaufsformen kürzer als bei den unipolaren. Die freien Intervalle scheinen sich mit zunehmendem Lebensalter zu verkürzen.

Die **Prognose quod vitam** ist beim manisch-depressiven Krankheitsgeschehen fast ausschließlich von der *Suizidalität* bestimmt. Die *Suizidrate* wird für die unipolar depressiven Verläufe mit 10–15 % angegeben. Patienten, die an bipolaren Erkrankungen leiden, haben ein etwas geringeres Suizidrisiko.

4.2 Depression

Definition

Der Begriff „Depression" bezeichnet eine gedrückte (von lat. deprimere) Stimmung, die in der Regel mit Interessensverlust, Freudlosigkeit und einer Verminderung des Antriebs einhergeht. Die Patienten berichten, nicht im Sinne des normalen Sprachgebrauchs „traurig" sein zu können („Traurigkeit" wird meist als Reaktion auf einen Außenreiz, z. B. ein Verlusterlebnis hervorgerufen), sondern sie sind in allen ihren Lebensfunktionen „gedrückt". Diese Energieverminderung führt zur Reduktion aller Aktivitäten des Lebens sowie zu gesteigerter Ermüdbarkeit. Für die Diagnose depressive Störung gilt außerdem, daß relevante Symptome mindestens 2 Wochen bestehen müssen.

Klassifikation

Wie schon erwähnt, wird im **ICD-10** zwischen dem einmaligen Auftreten einer Depression (*depressive Episode*) und wiederholten Krankheitsphasen *(rezidivierende depressive Störung)* unterschieden. Beide Verlaufstypen werden außerdem nach ihrem Schweregrad in *leichte, mittelgradige oder schwere Episoden* unterteilt. Differentialdiagnostisch lassen sich auch noch depressive Syndrome mit oder ohne *somatisches Syndrom* voneinander abgrenzen. Depressive Episoden oder Störungen mit somatischem Syndrom entsprechen weitestgehend dem alten Begriff *endogene Depression*. Auch Depressionen mit *psychotischen Symptomen* stellen eine diagnostische Untergruppe affektiver Störungen dar. Bei allen obengenannten Subtypen geht man davon aus, daß sich gesunde und kranke Phasen deutlich voneinander unterscheiden lassen. Im wesentlichen ist also ein Wechsel zwischen gesund und krank typisch für die rezidivierenden affektiven Störungen. Dem gegenüber stehen Erkrankungsmuster, bei denen jahrelang anhaltende Symptome zu verzeichnen sind. Dazu zählen *Zyklothymie* – hier kommt es zu einer andauernden Instabilität der Stimmung mit Perioden leicht depressiver Verstimmung, die mit solcher leicht angehobener Stimmung abwechseln – und *Dysthymia*, eine chronisch depressive Verstimmung, die sehr der früher gebräuchlichen Kategorie *neurotische Depression* gleicht.

Depressive Verstimmungen, die als Folge einer körperlichen Erkrankung auftreten, werden natürlich als *organisch depressive* oder *organisch bipolare Störung* klassifiziert, wobei zu beachten ist, daß damit nicht eine emotionale Reaktion des Patienten auf die Information über eine bestehende Erkrankung oder auf deren Symptome verstanden wird.

4.2.1 Psychopathologie depressiver Episoden bzw. Störungen

Zur Charakterisierung depressiver Syndrome hat sich der Begriff des **„endogenen oder endogenomorphen Achsensyndroms"** sehr bewährt (Tab. 4.1). Wir verstehen darunter ein Syndrom, bei dem die Bereiche *Stimmung, Antrieb* und *Biorhythmus pathologisch verändert* sind. Ausgeprägte Störungen finden sich typischerweise in allen diesen drei Bereichen, obwohl in der Diagnostik depressiver Erkrankungen immer wieder beobachtet wird, daß die pathologischen Veränderungen unterschiedlich gewichtet sind; z.B können Störungen des Biorhythmus zugunsten einer Stimmungs- und Antriebsstörung völlig in den Hintergrund treten, oder eine ausgeprägte Antriebsstörung läßt Befindlichkeitsveränderungen nicht deutlich zum Vorschein kommen.

Erwähnenswert ist hier auch das sog. **Morgenpessimum,** wenn es auch aufgrund verschiedener kritischer wissenschaftlicher Publikationen nicht mehr jene Bedeutung besitzt, die ihm noch vor 10 oder 15 Jahren beigemessen wurde. Es zeigen aber viele schwer depressive Patienten einen deutlichen Morgenakzent ihrer Symptomatik.

Im Zuge der **Stimmungsstörung** kommt es zu einer deutlich **herabgesetzten Affizierbarkeit.** Die Stimmungslage des Patienten ist durch Außenreize kaum zu beeinflussen. Dadurch gelingt es auch kaum, depressiven Patienten durch tröstende Worte eine längerfristige Erleichterung ihrer Beschwerden zu vermitteln. Ebensowenig sind die Patienten fähig, sich selbst Mut zu machen. Gut gemeinte Ratschläge von Angehörigen, Freunden oder schlecht informierten Therapeuten führen zu einer zunehmenden Frustration des Patienten, der sich seiner Insuffizienz immer mehr bewußt wird. Dies stellt im Hinblick auf die Suizidgefährdung dieser Patientengruppe eine nicht zu unterschätzende Belastung dar. Patienten erleben die Affektstörung oft auch als Unfähigkeit, wirklich trauern zu können. Auf den Problemkreis Lebensüberdruß, Todeswunsch und Suizidhandlung wird ausführlich im Kapitel Suizidales Verhalten (S. 228ff.) eingegangen. Aus der **Befindlichkeitsstörung** sind auch die *„Losigkeitssymptome"* abzuleiten und zu verstehen. Der Begriff deutet auf die Endsilbe -los hin, die in den Eigenschaftswörtern freudlos, lustlos, appetitlos, gefühllos, antriebslos usw. vorkommt. Depressive Patienten haben häufig das Interesse für ihren Beruf sowie für Hobbies oder Freizeitbeschäftigungen verloren. Infolge einer *ausgeprägten Inappetenz* nehmen sie kaum mehr Nahrung zu sich und verlieren deshalb deutlich an Gewicht.

Letztgenannte Symptome leiten von der Befindlichkeitsstörung zur **Antriebsstörung** über, die von den Patienten häufig als *quälender Verlust von Energie und Tatkraft* erlebt wird. Normale Tagesverrichtungen werden zu unüberwindlichen Problemen. Depressive sind manchmal kaum mehr in der Lage, sich anzuziehen oder einfachen hygienischen Bedürfnissen nachzukommen. Die Extremform dieser Antriebsstörung stellt der *depressive Stupor* dar, bei dem die Patienten, obwohl wach, auf keine Umweltreize reagieren.

Charakteristischerweise sind bei depressiven Syndromen auch die **Biorhythmen** verändert. Ein fast ubiquitäres Syndrom ist die *Schlafstörung*, bei der es in vielen Fällen nach einer relativ kurzen Einschlafphase schon bald zu einem Wiedererwachen kommt. Je nach Ausprägung des Symptoms schlafen die Patienten entweder wieder ein, um im Laufe der Nacht immer wieder aufzuwachen und schließlich lange vor ihrer üblichen Aufwachzeit hellwach im Bett zu liegen, oder sie können nach einer kurzen Einschlafphase überhaupt keinen Schlaf mehr finden. Man spricht von *Durchschlafstörungen, zerhacktem Schlaf* und *frühmorgendlichem Erwachen*. Bei schweren depressiven Erkrankungen ist auch die *Einschlafphase* erheblich beeinträchtigt.

Für die Schlafstörung gibt es eine elektrophysiologische Erklärung: Es kommt zu einer verkürzten REM-Latenz, d.h., die Zeit bis zum Auftreten der ersten REM-Schlafphase ist bei bestimmten depressiven Patienten wesentlich kürzer als bei Gesunden. Diese verkürzte REM-Latenz gilt heute als wichtiger biologischer Marker für depressive Erkrankungen (Kap. Schlafstörungen, S. 222). Bei vielen Frauen liegt auch eine *Menstruationsstörung* im Sinne einer Hpyo- oder Amenorrhoe vor.

Neben diesen Hauptsymptomen gibt es eine Reihe von **Begleitsymptomen.** Dazu gehören:

- Vegetative Beschwerden, wie
  - Obstipation;
  - Mundtrockenheit;
  - Versiegen der Tränensekretion („ich möchte weinen, es kommen aber keine Tränen").

Diese Beschwerden werden von den Erkrankten spontan geschildert und sind bei medikamentös behandelten Patienten schwer von den Nebenwirkungen der Antidepressiva zu unterscheiden.

Tabelle 4.1 Trias des endomorph-depressiven Achsensyndroms

1. Befindlichkeits- und Affektstörungen
   - depressive Verstimmung
   - eingeengte Affizierbarkeit (Extremform: depressiver Stupor)
2. Antriebsstörung im Sinne einer Antriebshemmung
   - quälender Verlust von Energie und Tatkraft
   - daraus resultierend: Verminderung des Antriebs, leichte Ermüdbarkeit, Aktivitätseinschränkung
3. Biorhythmusstörungen
   - Schlafstörung
   - Menstruationsstörung

- Somatische Mißempfindungen, wie
  - Druckgefühl auf der Brust;
  - diffuse Oberbauchbeschwerden;
  - Schwindel und innere Unruhe.

Diese somatischen Beschwerden führen nicht selten zu langwierigen und frustranen Abklärungs- und Therapieversuchen. Sie lassen sich auch als Störungen der Vitalgefühle, die den körperlichen Ausdruck der Stimmungslage markieren, bezeichnen.

Neben diesen mehr oder weniger regelhaft, vor allem bei affektiven Störungen mit somatischem Syndrom vorkommenden Beschwerden treten häufig **unspezifische, superponierte psychiatrische Syndrome** auf. Hier muß vor allem die Abgrenzung von „Organischen Störungen" und solchen aus dem Bereich „Neurotische Belastungs- und somatoforme Störungen" beachtet werden.

Dazu gehören:

- ängstliche und phobische Zustandsbilder:
  - die frei flottierende Angst, wobei sich diese nicht auf ein bestimmtes Objekt bezieht („ich habe Angst, weiß aber nicht wovor und habe eigentlich gar keinen Grund dazu"),
  - die Furcht, z.B. an einer unheilbaren Erkrankung zu leiden;
- eine Beeinträchtigung des Konzentrationsvermögens.

Ängstlich-depressive Patienten schildern nicht selten eine ausgeprägte innere Unruhe, die es ihnen völlig unmöglich macht, längerdauernden zielführenden Aktivitäten nachzugehen. Während sie eine Arbeit beginnen, erinnern sie sich qualvoll daran, eine andere noch nicht fertiggebracht zu haben, und eilen so von Tätigkeit zu Tätigkeit, ohne irgendeine zu Ende bringen zu können. Diese Unruhe findet ihren Niederschlag z.B. darin, daß versierte Hausfrauen plötzlich nicht mehr kochen können, daß Techniker kaum in der Lage sind, eine Sicherung auszuwechseln oder daß literarisch interessierte Patienten kaum eine halbe Seite eines Buches zu lesen vermögen.

4.2.2 Subtypen depressiver Episoden bzw. Störungen

Im **ICD-10** folgt die Subtypisierung vorwiegend dem *Schweregrad* (leicht, mittelgradig oder schwer) und dem *Verlauf* der Erkrankung. Spezielle psychopathologische Phänomene werden hier nur in den Subkategorien „*Störung mit psychotischen Symptomen*" und „*Störung mit somatischem Syndrom*" berücksichtigt.

Depressive Episode (Störung) mit psychotischen Symptomen

Hierbei handelt es sich um schwere depressive Störungen, die mit **Wahnideen, Halluzinationen** oder **depressivem Stupor** einhergehen. Bevorzugte Wahnthemen sind *Schuld- und Versündigungsideen* oder *nihilistische Einengung*. Wahnsyndrome jeglicher Art erschweren die Therapie von depressiven Patienten, da die Patienten dadurch ihre Krankheitseinsicht verlieren können: „Ich bin nur deshalb so verzweifelt, weil jetzt meine gesamte Familie wegen meiner Schulden eingesperrt wird". Einer medizinischen Intervention wird keinerlei Aussicht eingeräumt: „An dieser Situation können Sie auch nichts ändern, Herr Doktor, Sie können ja schließlich meine Schulden nicht bezahlen". Folgerichtig sehen diese Kranken in psychiatrischen therapeutischen Bemühungen nur eine unnötige Verlängerung ihres qualvollen Leidens. In seltenen Fällen kommt es bei schweren depressiven Verstimmungen zu Halluzinationen, bei denen die Patienten z.B. anklagende Stimmen hören oder ihren eigenen Fäulnisgeruch wahrzunehmen vermeinen. Wahnideen oder Halluzinationen können katathym oder holothym sein.

Depressive Episode (Störung) mit somatischem Syndrom

Charakteristische Symptome für Depressionen mit somatischem Syndrom sind in der Tab. 4.2 aufgeführt.

Für diese Diagnose werden mindestens 4 der aufgelisteten Symptome gefordert. Bei schweren Erkrankungsformen liegt dieses Syndrom fast ausnahmslos vor. Früher wurde dieser Subtyp auch als endogene Depression diagnostiziert. Auch der alte Begriff Melancholie findet heute noch im **DSM-IV** Verwendung, um besonders schwere Formen depressiver Störungen zu klassifizieren. Der Begriff „endogene Depression" wurde in modernen psychiatrischen Klassifikationsschemata v.a. deshalb verlassen, weil er erstens eine – wenn auch völlig unklare – ätiologische Zuordnung und zweitens die genaue Abgrenzung von der „neurotischen Depression" implizierte. Beides ist in mehreren Jahrzehnten intensiver Forschung nicht gelungen, so daß heute einer Einteilung ohne ätiologischen Bezug, in

Tabelle 4.2 Symptome für Depressionen mit somatischem Syndrom

1. Interessensverlust oder Verlust der Freude an normalerweise angenehmen Aktivitäten;
2. Mangelnde Fähigkeit, auf eine freundliche Umgebung oder freudige Ereignisse emotional zu reagieren;
3. Frühmorgendliches Erwachen; zwei oder mehr Stunden vor der gewohnten Zeit;
4. Morgentief;
5. Der objektive Befund einer psychomotorischen Hemmung oder Agitiertheit;
6. Deutlicher Appetitverlust;
7. Gewichtsverlust, häufig mehr als 5 % des Körpergewichts im vergangenen Monat;
8. Deutlicher Libidoverlust.

der depressive Syndrome anhand eines Kontinuums des Schweregrades klassifiziert werden, der Vorzug gegeben wird.

Früher gebräuchliche Subtypisierung „endogener Depressionen"

Da sowohl **ICD-10** als auch **DSM-IV** neue Klassifikationen darstellen, werden früher sehr gebräuchliche Begriffe wohl noch einige Zeit parallel verwendet. So wurden „endogene Depressionen" entsprechend ihrer psychopathologischen Ausgestaltung in verschiedene Untergruppen unterteilt, zwischen denen es allerdings immer fließende Übergänge gab. Obwohl sich alle diese Subtypen unter die jeweiligen modernen ICD-10-Kategorien subsummieren lassen, sind die wichtigsten, da noch häufig verwendet, im folgenden kurz dargestellt (Tab 4.3)

Tabelle 4.3 Früher gebräuchliche Subtypisierung „endogener Depressionen"

- Gehemmte Depression
- Agitierte Depression
- Larvierte Depression
- Anankastische Depression
- Paranoide Depression
- Melancholia cum delirio
- Involutionsdepression
  (= Depression im höheren Alter)
- Wochenbettdepression

Gehemmte Depression

Diese *häufigste* Form der Depression zeichnet sich durch eine *ausgeprägte Antriebsstörung* aus, bei der die Unfähigkeit der Patienten, ihre früheren Tätigkeiten auszuführen, im Vordergrund steht. Die Kranken klagen häufig darüber, daß sie ab 4 Uhr früh wach im Bett liegen und auch nicht in der Lage sind, aufzustehen, obwohl sie immer wieder an die vielen Dinge denken müssen, die sie zu erledigen hätten. Einmal aufgestanden, verläßt sie schon nach kurzer Beschäftigung die Tatkraft, sie beschreiben sich wie gelähmt, zu keiner wie immer gearteten Arbeit fähig. Verschiedenartige Motivierungsversuche, meistens von seiten ihrer Angehörigen, oder Ratschläge, etwas zu unternehmen oder sich zusammenzunehmen, empfinden sie als besonders quälend.

Eine extreme Antriebsstörung liegt beim **depressiven Stupor** vor, der den Untersucher vor erhebliche differentialdiagnostische Probleme stellen kann, besonders dann, wenn aus der Anamnese kein Hinweis auf eine depressive Erkrankung vorliegt.

❗ *Fallbeispiel:*

Vorgeschichte: Die Patientin kam in Begleitung ihres Ehemanns in die Ambulanz, die die stationäre Aufnahme empfehlen mußte. Bei der Patientin handelt es sich um eine 36jährige Hausfrau, die in der Landwirtschaft des Mannes mithilft. Sie ist das 4. von 6 Kindern und bei ihren Eltern im ländlichen Milieu aufgewachsen. Geburt und frühe Kindheitsentwicklung waren unauffällig, die Pflichtschule absolvierte sie bei mittelmäßigen Schulleistungen ohne größere Probleme. Mit 19 Jahren heiratete die Patientin einen Bauern aus dem benachbarten Dorf. Der Verbindung entstammen 3 Kinder, 16, 14 und 8 Jahre alt. Die Ehe wird von beiden Partnern als glücklich und harmonisch bezeichnet. In der Familie der Patientin gibt es keine Angehörigen mit psychischen Auffälligkeiten.

Die Patientin berichtet, sie habe in den letzten 3 Wochen zunehmend an Energie verloren. Sie spricht dabei langsam, leise, häufig kommt es zu längeren Pausen. Als erstes sei ihr aufgefallen, daß die tägliche Hausarbeit, die sie früher leicht geschafft habe, ihr nur noch schwer von der Hand gehe und ihre ganze Konzentration in Anspruch nehme. Am Anfang habe sie sich nicht viel dabei gedacht, später aber immer häufiger darüber grübeln müssen, was an ihrem Zustand schuld sei. Sie habe auch nicht mehr gut schlafen können. Häufig sei sie in der Nacht aufgewacht und habe darüber nachdenken müssen, ob sie irgendwelche Fehler gemacht habe. Besonders in den Morgenstunden sei sie oft stundenlang wachgelegen und von quälenden Gedanken geplagt worden. Mit Schaudern habe sie an den vor ihr liegenden Tag denken müssen. Trotzdem habe sie sich im Bett noch am wohlsten und sichersten gefühlt. Das morgendliche Aufstehen sei ihr wie eine unüberwindbare Anstrengung vorgekommen. Sie habe an nichts mehr Freude gehabt, die Farben seien ihr verblaßt vorgekommen, das Essen habe nach nichts mehr geschmeckt. Sie habe auch keinen Appetit mehr gehabt und in den letzten Wochen 6,5 kg abgenommen. Sie verspüre ein andauerndes Völlegefühl und leide unter Verstopfung und Mundtrockenheit. Daneben verspüre sie eine große innere Unruhe und Angst. Lediglich am Abend bessere sich ihr Zustand etwas.

Der **Ehemann der Patientin gibt an**, seine Frau habe in der letzten Zeit die Hausarbeit nicht mehr geschafft. Sie sei morgens länger als üblich im Bett geblieben. Am späten Vormittag sei sie dann zumeist ratlos („wie eine Statue") in der Küche herumgestanden und habe keine Hausarbeit mehr verrichten können. Sie habe sich auch untertags häufig im Bett verkrochen und kaum mehr mit ihm gesprochen. Auch auf Fragen habe sie zumeist nicht geantwortet. Lediglich am Abend, wenn er von der Arbeit nach Hause gekommen sei, habe sie ihm hin und wieder erzählt, daß sie sich schrecklich elend fühle und am liebsten nicht mehr leben würde. Der Zustand sei immer schlimmer geworden, und er habe große Angst, daß seine Frau sich etwas antun könne. Deshalb habe er mit ihr die Klinik aufgesucht.

Untersuchungsbefunde: Alle untersuchten Routinelaborparameter der Patientin sind im Normalbereich. Im EKG zeigt sich eine etwas erhöhte Pulsfrequenz, das EEG ist in den Grenzen der Norm.

Therapie: Bei der Patientin wird eine Behandlung mit dem Antidepressivum Imipramin (Tofranil) eingeleitet. Sie erhält 50 mg morgens und 50 mg mittags. Nach

4 Tagen wird auf 2 × 75 mg gesteigert. Daneben erhält die Patientin zum Schlafen Nitrazepam 5 mg. Schon nach 1 Woche zeigt die eingeleitete Therapie erste Erfolge: Die Patientin, die die ersten Tage ihres Klinikaufenthalts zumeist in ihrem Zimmer verbrachte, kann sich dazu aufraffen, am Nachmittag mit Mitpatienten kleine Spaziergänge auf dem Klinikgelände zu machen und abends fernzusehen. Nach einer weiteren Woche nimmt die Patientin regelmäßig an der Beschäftigungstherapie teil. Sie nimmt auch an Gewicht zu. Nach 3wöchigem Klinikaufenthalt wird die Patientin mit 2 × 75 mg Tofranil in häusliche Pflege entlassen. Die Schlafmedikation wurde bereits während des stationären Aufenthaltes ausgeschlichen. Weitere regelmäßige ambulante Kontrollen werden mit ihr vereinbart.

Agitierte Depression

Agitiert depressive Patienten imponieren primär antriebsgesteigert und von einem planlosen Beschäftigungsdrang erfüllt. Sie schildern immer wieder monoton und beharrend ihre Beschwerden. Dies steht vor allem bei der klagsam-jammrigen Depression im Vordergrund. Die Patienten leiden darüber hinaus unter ausgeprägter Angst. Bei dieser Depressionsform besteht eine **besondere Suizidgefahr.**

❗ Fallbeispiel

Vorgeschichte: Herr F. wird vom Notarzt mit polizeiärztlicher Einweisung in die Klinik gebracht. Die Frau des Patienten gibt an, sie habe die Polizei verständigt, weil ihr Mann einen Schlauch gekauft habe, um die Auspuffgase des Autos in das Wageninnere zu leiten und sich so das Leben zu nehmen. Der Patient ist 27 Jahre alt, Werbegrafiker, seit 2 Jahren verheiratet. Vor einem halben Jahr hat er sich selbständig gemacht. Es bestehen erhebliche finanzielle Belastungen; das Unternehmen des Patienten geht jedoch gut, erst vor wenigen Wochen wurde wiederum ein größerer Vertrag abgeschlossen.

Beim **Aufnahmegespräch** gibt der Patient an, er habe sich umbringen wollen, weil sein Leben verpfuscht sei. Er habe durch die waghalsige Firmengründung alles verloren, sein Unternehmen stehe vor dem Ruin. Er habe im Selbstmord den einzigen Ausweg gesehen, seine Frau vor dem Hungertod zu bewahren. Er habe sich zutiefst schuldig gemacht, weil er während seiner Verlobungszeit mit der Frau, etwa 2 Monate vor der Hochzeit, eine Prostituierte aufgesucht habe. Sein Leben und insbesondere seine Ehe stünden deshalb unter einem schlechten Stern. Der Selbstmord sei die einzige Möglichkeit, seine Verfehlungen zu sühnen. Während seiner Ausführungen steht der Patient immer wieder vom Sessel auf und geht im Zimmer auf und ab. Häufig fährt er sich durch die Haare und seufzt. Auf Befragen gibt der Patient an, das Ausmaß seiner Verfehlungen sei ihm erst in den letzten 2–3 Tagen klar geworden. Wegen der schweren Schuld, die auf ihm laste, habe er auch in der Nacht nicht mehr schlafen können. Die meiste Zeit habe er sich nur unruhig im Bett hin und her gewälzt. Auf die Frage nach Appetitstörungen, Obstipation oder Mundtrockenheit antwortet der Patient, es sei eine Frechheit, ihn angesichts seiner schrecklichen Verfehlungen nach solchen Banalitäten zu fragen. Auf die Frage nach früheren Erkrankungen antwortet der Patient, er sei nie krank gewesen, aber auch das sei eine Strafe, denn für ihn wäre es besser gewesen, wenn er schon vor Jahren an einer schweren Krankheit verstorben wäre.

Therapie: Bei dem Patienten wird eine Behandlung mit Amitriptylin 50 mg morgens und mittags sowie 100 mg abends und Haloperidol 3 × 2 mg eingeleitet. Abends erhält der Patient zusätzlich 20 mg Diazepam. Unter dieser Medikation ist der Patient deutlich sediert, trotzdem verbringt er den größten Teil des Tages damit, auf dem Gang auf und ab zu gehen. Erst nach 10tägiger Behandlung wird der Patient allmählich ruhiger, er distanziert sich langsam von seinen Schuldideen. Nach einer weiteren Behandlungswoche meint der Patient, seine Schuldideen seien ihm von dem durch den Arbeitsstress überreizten Nervensystem vorgespielt worden. Er sei wesentlich ruhiger, fühle sich jedoch innerlich hohl und kraftlos. Nur in den Nachmittags- und Abendstunden spüre er wieder Ansätze seiner alten Kreativität. In dieser Phase werden Haloperidol und Diazepam reduziert und schließlich abgesetzt. Eine weitere Woche später ist der Patient wieder voller Tatendrang. Er möchte möglichst bald nach Hause gehen und die Arbeit in seiner Firma wieder aufnehmen. Er wird mit einer Rezeptur von Amitriptylin (50 mg morgens und 75 mg abends) in häusliche Pflege entlassen.

Larvierte Depression

Die sog. larvierte Depression – früher auch als *depressio sine depressione, maskierte, somatisierte* oder *vegetative Depression* beschrieben – ist ein depressives Zustandsbild, bei dem die typische depressive Verstimmung in den Hintergrund gedrängt erscheint. Die larvierte Depression stellt einen didaktisch-deskriptiven Begriff, aber keine nosologische Einheit dar.

Achtung: *Manchmal stehen bei einer Depression somatische Beschwerden so sehr im Vordergrund, daß die Depression selbst nicht erkannt wird.*

Im Vordergrund stehen zum einen **somatische Symptome** wie Kopfdruck, diffuse Oberbauchbeschwerden, Würge- und Globusgefühle und Schwindel; zum anderen aber auch Klagen, die seltener mit psychiatrischen Erkrankungen in Zusammenhang gebracht werden, wie z.B. Kreislaufstörungen oder Zahnschmerzen. Nach häufig aufwendigen Untersuchungen, während derer die Patienten viele Ärzte konsultieren, die alle keine organische Ursache für ihre Beschwerden finden können, werden die Störungen zu „psychogenen" oder „funktionellen" Symptomen erklärt. Die vielen körperlichen Beschwerden haben deshalb zum häufig gebrauchten Synonym „*somatisierte Depression*" geführt.

Bei subtilerer Diagnostik findet sich jedoch ein **depressives Achsensyndrom.** Eine Behandlung mit Antidepressiva bringt in der Folge alle organischen Beschwerden zum Verschwinden. Gewarnt werden muß jedoch vor einer unzulässigen Ausweitung des Begriffs „larvierte Depression", der heute allzu oft als Sammelbecken für verschiedenste dissoziative oder somatoforme Störungen (S. 48) mißbraucht wird.

Weitere Subtypen

Bei der **anankastischen Depression** stehen ausgeprägte Zwangsphänomene im Vordergrund der Erkrankung; Patienten mit wahnhaften Überbauphänomenen bezeichnete man als **paranoid Depressive.** Der Begriff **Melancholia cum delirio** wurde verwendet, wenn Halluzinationen im Verlauf des Krankheitsgeschehens auftraten. Diese beiden Erscheinungsformen werden heute als *depressive Störung mit psychotischen Symptomen* klassifiziert.

Neben diesen rein aus der Psychopathologie her definierten Subtypen ist für die **saisonale Depression** auch der zeitliche Verlauf der Erkrankung ein Charakteristikum. Im Gegensatz zu den oben beschriebenen Depressionstypen stellt diese Form der Erkrankung einen modernen Begriff dar, der allerdings noch nicht in die ICD-Klassifikation aufgenommen wurde, obwohl es im DSM-IV schon die Möglichkeit gibt, saisonale Muster bei Stimmungsstörungen als Spezifikum anzuführen. Es handelt sich hierbei um depressive Erkrankungen, die vorwiegend zu bestimmten Jahreszeiten (z.B. Herbst und Winter) auftreten und zusätzlich durch Hypersomnie und Hyperphagie gekennzeichnet sind. Depressionen, die erstmals im höheren Alter auftreten, wurden früher als Involutionsdepressionen klassifiziert.

4.3 Manie und bipolare affektive Störung

Definition

Manien sind charakterisiert durch gehobene Stimmung sowie eine Steigerung der körperlichen und psychischen Aktivität in Ausmaß und Geschwindigkeit. Diese Symptome führen zu einer deutlichen Beeinträchtigung von Berufstätigkeit und sozialer Aktivität und dauern mindestens einige Tage (Hypomanie S. 51) oder eine Woche (Manie S. 51).

Entsprechend den depressiven Störungen werden manische Syndrome als Folge einer körperlichen Erkrankung als *organisch manische* bzw. *organisch bipolare Störung* klassifiziert.

Klassifikation

Wie bei der Depression unterscheidet das **ICD-10** zwischen einmaligen *manischen Episoden* und Mehrfachmanifestationen *(bipolare affektive Störung).* Manische Episoden werden zusätzlich in *Hypomanie* und *Manie ohne und mit psychotischen Symptomen* unterteilt. Bipolare Störungen inkludieren neben der klassischen Verlaufsform, die von einem Wechsel zwischen manischen und depressiven Störungen geprägt ist, auch rezidivierende unipolar manische Verlaufstypen, bei denen ausschließlich manische Bilder beobachtet werden. Dies steht im Gegensatz zur ursprünglichen Definition des *manisch-depressiven Krankheitsgeschehens,* in die auch unipolar depressive Syndrome eingeschlossen waren, die jetzt als rezidivierende depressive Störung bezeichnet werden. *Bipolare affektive Störungen* werden zudem entsprechend dem derzeitigen psychopathologischen Zustandsbild in *gegenwärtig hypomanisch, gegenwärtig manisch, gegenwärtig depressiv oder gegenwärtig gemischte Episode* eingeteilt. Ergänzend wird festgehalten, ob es sich um Zustandsbilder *mit* oder *ohne psychotische Symptome* bzw. bei depressiven Syndromen um *leichte, mittelgradige* oder *schwere* Ausprägungsformen *mit* oder *ohne somatisches Syndrom* handelt. Ein Überblick über die diagnostischen Möglichkeiten bipolarer affektiver Störungen findet sich im Anhang. Krankheitsbilder mit einer Mischung oder einem raschen Wechsel von manischen und depressiven Symptomen werden als *bipolare affektive Störung, gegenwärtig gemischte Episode* klassifiziert. Ähnlich der Dysthymie gibt es für bipolare Störungen die Kategorie der *Zyklothymie,* bei der es sich um eine andauernde Instabilität der Stimmung mit zahlreichen Perioden leichter Depression und leicht gehobener Stimmung handelt.

Symptomatik

Simplifizierend wird die Manie häufig als Gegenteil der Depression beschrieben. Bei entsprechend subtiler psychopathologischer Befunderhebung läßt sich für die Manie ein **Achsensyndrom** wie für die Depression beschreiben (S. 45); auch hier finden sich Störungen der Befindlichkeit und der Affektivität, des Antriebs und des Biorhythmus.

Ebenso zeigt sich eine Akzentuierung der Symptomatik in den frühen Morgenstunden; ein **Morgenpessimum,** das aus der Sicht des Patienten allerdings eher ein Morgenoptimum darstellt. Das Morgenpessimum ist bei der Manie jedoch selten so ausgeprägt wie bei der Depression.

Der **Antrieb** ist **zumeist erheblich gesteigert,** die **Stimmung euphorisch** angehoben mit Neigung zu flachen Witzen und Späßen bis hin zur vollkommenen Kritiklosigkeit. Die Kombination von Stimmungs- und Antriebsstörung äußert sich in einer *geschäftigen Betriebsamkeit;* der *Gedankengang* ist *deutlich beschleunigt,* woraus ein *ausgeprägter Wortfluß (Logorrhoe)* resultieren kann. In schweren Fällen bestimmen scheinbar zusammenhanglose Wort- oder Sinnassoziationen das Gedankenbild („Ideenflucht"). Der *Einfallsreichtum* von manischen Patienten ist manchmal überwältigend; es gelingt ihnen allerdings nur in den seltensten Fällen, ihre Einfälle auch produktiv zu nutzen. Zumeist erschöpfen sie sich in *unsinnigen und nicht zielführenden Handlungen*. Maniker sind in ihrer Affektivität insgesamt weniger beeinträchtigt als Depressive: Durch Außenreize – besonders vor größerem Publikum – verstärkt sich die Manie häufig.

Störungen des Biorhythmus und der Befindlichkeit wie ausgeprägte *Schlaf- und Appetitstörungen* werden – im Gegensatz zur Depression – von den manischen Patienten nicht als unangenehm und belastend erlebt. Sie betonen vielmehr die Zunahme der Produktivität, da sie weniger Zeit für Essen und Schlafen verwenden müßten. *Libido* und *Potenz* sind häufig *gesteigert*. Die Patienten fühlen sich am Zenith ihrer seelischen und körperlichen Leistungsfähigkeit.

Während depressive Patienten zumeist zwar ein *Krankheitsgefühl* haben, eine *Krankheitseinsicht* aber vermissen lassen, verhält es sich bei Manikern besonders dann, wenn sie schon mehrfach an manischen Phasen erkrankt waren, gerade umgekehrt. Sie fühlen sich subjektiv in keiner Weise krank, zeigen jedoch eine gewisse Krankheitseinsicht. Deshalb gelingt es auch immer wieder relativ leicht, sie von der Notwendigkeit einer Krankenhausbehandlung zu überzeugen. Diese scheinbar paradoxe Tatsache ist außer durch die vorhandene Krankheitseinsicht auch durch eine affektive Einengung zu erklären: Die Patienten werden durch den Krankenhausaufenthalt in keiner Weise in ihrer heiteren Stimmung tangiert, ihr subjektives Wohlbefinden leidet nicht darunter.

Schwer manische Patienten können auch Wahngedanken (synthym oder parathym) und Halluzinationen entwickeln (Subtyp Manie oder bipolare Störung mit psychotischen Symptomen S. 57), allerdings sind diese Phänomene, im Gegensatz zu ähnlichen Symptomen bei schizophrenen Patienten, sehr von Außenreizen abhängig und starken Schwankungen unterworfen. Wahninhalte können rasch wechseln und haben selten die systematische Prägung, wie sie bei schizophrenen, wahnhaften oder organischen Störungen zu beobachten ist. Die Wahnbilder manischer Patienten sind vielmehr oberflächlich und von kritikloser Euphorie gefärbt. Starke Erregung führt manchmal auch zu Aggression oder Gewalttätigkeit. Diese Patienten wurden früher als „*zornmanisch*" subklassifiziert, die begleitende starke Reizbarkeit als *Dysphorie* bezeichnet. Sie stellen eine akute Bedrohung für die Umgebung dar, da banale Vorfälle zu schwersten Aggressionshandlungen führen können. Auch der Begriff der „*verworrenen Manie*" findet sich in den aktuellen Klassifikationsschemata nicht wieder. Damit wurden Patienten charakterisiert, bei denen die oben beschriebenen Wort- und Sinnassoziationen derart unnachvollziehbar für den Untersucher werden, daß sie von einer echten Inkohärenz, wie sie bei schizophrenen Patienten auftritt, nicht mehr zu unterscheiden sind. Bei diesen Patienten ist in einer reinen Querschnittsuntersuchung die Differentialdiagnose zur schizophrenen Störung oft nicht möglich.

❗ *Fallbeispiel: Manie*

Vorgeschichte: Fr. O. wird von ihren Eltern in die Klinik gebracht. Sie ist 19 Jahre alt und besucht die 8. Klasse Gymnasium. Die 6. Klasse habe sie wegen ungenügender Leistungen in Latein wiederholen müssen. Anlaß für die Einlieferung sei ein wesensfremdes Verhalten gewesen: Nach einem Schreiduell habe sie dem Deutschlehrer eine Ohrfeige versetzt.

Normalerweise sei Fr. O. eher still und zurückgezogen. Bei Ihrer Erziehung habe es nie größere Schwierigkeiten gegeben. Sie sei folgsam, ernst und strebsam. Auch in der Schule sei es nie zu disziplinären Maßnahmen gekommen. Seit nunmehr 2 Wochen habe sich das Bild jedoch völlig gewandelt. Fr. O. habe die Schule kaum mehr besucht, sei von Diskothek zu Diskothek gerannt und habe anschließend regelmäßig junge Männer mit nach Hause gebracht. Nach Vorhaltungen von seiten der Eltern sei es zu Zornausbrüchen der Tochter gekommen, worauf sie die folgende Nacht überhaupt nicht mehr nach Hause gekommen sei. Auch habe das sonst so sparsame Mädchen in der letzten Zeit Unsummen für Kosmetika und „verrückte", modische Kleidung ausgegeben. Bei der Erhebung der **Familienanamnese** ergibt sich, daß eine Tante mütterlicherseits an Depressionen gelitten habe und mehrmals in einer Nervenklinik in Graz aufgenommen war.

Die **Unterredung mit der Patientin** selbst gestaltet sich schwierig, weil sie darauf besteht, im Garten spazierenzugehen, um frische Luft zu atmen, und sie sich außerdem weigert, den Kopfhörer ihres Walkman abzunehmen. Die Patientin trägt Sonnenbrillen und ist stark geschminkt. Auf die Frage, was in der Schule los gewesen sei, antwortet die Patientin, es sei gar nichts los gewesen. Wenn man dumme Fragen stelle, bekomme man eine dumme Antwort, auch wenn man, wie der Deutschlehrer, keinen Bart habe. Eine Ohrfeige sei schließlich auch eine Form einer dummen Antwort. Außerdem sei es notwendig, Farbe in das Leben zu bringen, nach einer Ohrfeige verfärbe sich die Wange rot. Dem Vorschlag, in der Klinik zu bleiben, stimmt die Patientin sofort zu, weil hier viele kranke Menschen seien, die sie durch ihre Lebenskraft heilen könne.

Therapie: Die Patientin wird mit 3 × 50 mg Clopenthixol und Lithiumcarbonat behandelt. Häufig ergeben sich Schwierigkeiten dadurch, daß die Patientin die Medikamente nicht einnehmen will. Nach 5wöchiger Behandlung kommt es allmählich zum Abklingen der manischen Symptomatik, und die Antipsychotikadosis kann schrittweise reduziert werden. Die Lithiummedikation wird vorerst noch beibehalten. Nach 7wöchigem Klinikaufenthalt kann die Patientin nach Hause entlassen werden.

4.3.1 Subtypen

Hypomanie

Die Hypomanie ist eine Manie leichterer Ausprägung. Auffallend sind eine *leicht gehobene Stimmung,* die *mindestens über mehrere Tage* anhält, sowie eine *Antriebssteigerung,* die auch eine Aktivitätszunahme bedingt. Letztere führt zumindest anfangs nicht selten auch zu einer gesteigerten Produktivität, sowohl im körperlichen als auch im psychischen Bereich. Eine Zunahme sozialer Aktivitäten und ein Libidoanstieg sind häufig. Vor allem bei Kritik an der regelhaften Selbstüberschätzung hypomanischer Patienten kann es zu verstärkter Reizbarkeit kommen. Die Patienten berichten, auch mit weniger Schlaf und Nahrung auszukommen.

Manie mit oder ohne psychotische Symptome

Die Übergänge zwischen Manie und Hypomanie sind oft fließend. Während die Hypomanie noch mit Berufstätigkeit oder sozialer Aktivität vereinbar ist, sind diese Funktionen bei der Manie schwer oder vollständig gestört.

Bei der Manie ist zudem die *gehobene Stimmung* deutlich und auch für den Laien leicht erkennbar *situationsinadäquat.* Antriebssteigerung und Überaktivität führen nicht mehr zu einer echten Produktivitätssteigerung, sondern erschöpfen sich in häufig *sinnloser Geschäftigkeit.* Manische Patienten können schon über kürzeste Zeitspannen ihre Aufmerksamkeit nicht mehr aufrechterhalten.

Bei der *Manie mit psychotischen Symptomen* werden Größenideen und religiöse Wahnvorstellungen beobachtet. Diese können – analog zur depressiven Störung – als synthym oder parathym codiert werden.

Bipolare affektive Störung, gegenwärtig gemischte Episode

Dieser Subtyp ist gekennzeichnet durch eine *Mischung* oder einen raschen *Wechsel* von *manischen, hypomanischen* und *depressiven Symptomen.* Vor allem die Mischung manischer und depressiver Symptome kann zu einem Zustand der Gereiztheit führen, der früher als „Dysphorie" bezeichnet wurde. Dieses Zustandsbild stellt auch erfahrene Kliniker vor differentialdiagnostische Probleme und wird häufig mit Persönlichkeitsstörungen verwechselt.

Auch der *manische Stupor* und die *gehemmte Manie* können unter die Mischzustände subsumiert werden: Hier mischen sich Antriebsreduktion aus dem depressiven und angehobene Stimmung aus dem manischen Formenkreis.

4.4 Ätiologie der affektiven Störungen

Einleitung

Während Hippokrates (ca. 460–370 v.Chr.) als erster bereits eine somatische Ursache für die Melancholie postuliert hatte, überwogen im Mittelalter magisch animistische Erklärungsversuche (Hexerei, Teufelsbesessenheit etc). Erst im Rahmen der Aufklärung wurden diese Modelle erneut zugunsten *somatischer Entstehungshypothesen* verlassen.

Mit der Entwicklung der Psychoanalyse gewannen zur Jahrhundertwende *psychologische Erklärungsversuche* zunehmend an Bedeutung, die im wesentlichen auf der Hypothese des frühkindlichen Objektverlustes mit daraus resultierender, nach innen gerichteter Aggression beruhen. Mit Beginn der Ära der psychopharmakologischen Therapie gegen Ende der 50er Jahre werden dann zunehmend *biologische Faktoren* für die Entstehung affektiver Störungen verantwortlich gemacht.

Die Biologische Psychiatrie, die sich in den letzten drei Jahrzehnten mit somatischen ätiopathogenetischen Konzepten in der Psychiatrie beschäftigt hat, weist vornehmlich auf *Störungen auf den Ebenen Neurotransmission und Neuroendokrinologie* hin. Auch aus der *Schlafforschung* kommen Hinweise für biologische Veränderungen bei depressiven Patienten.

Schon lange werden darüber hinaus *genetische Modelle* der Verursachung dieser Erkrankungen diskutiert.

Ursachenforschung heute

Genetische Modelle: Die Tatsache, daß eineiige Zwillinge eine Konkordanzrate (d.h. beide Zwillinge erkranken) von ungefähr 67 % zeigen, wogegen bei zweieiigen Zwillingen die Konkordanzrate mit etwa 15 % kaum höher liegt als für Nicht-Zwillingsgeschwister, wird als deutlicher Hinweis für die Bedeutung einer **erblichen Belastung** gedeutet. Kinder von depressiven Müttern oder Vätern erkranken in über 10 % der Fälle. Kinder, bei denen beide Eltern an affektiven Störungen leiden, haben ein wesentlich höheres Erkrankungsrisiko (bis zu 50 %). Einen bestimmten Genort für die Ätiologie depressiver Erkrankungen zu lokalisieren, ist allerdings bis heute nicht gelungen.

Biologische Modelle: Viele biologische Modelle, v.a. der Depression, beruhen auf der Annahme von **Störungen der Funktion der Neurotransmitter** bzw. der dazugehörigen Rezeptoren. Dabei wurden in den letzten Jahren hauptsächlich Noradrenalin, Serotonin und Acetylcholin erforscht. Diese neuronalen Übertragersubstanzen bilden noch immer den Ausgangspunkt verschiedener **Mangelhypothesen,** wie z.B. der Serotoninmangelhypothese. Zwar gibt es zu diesen Transmittersystemen widersprüchliche Befunde – eine Unterfunktion des noradrenergen und/oder des serotonergen Systems einerseits und eine Imbalance zwischen noradrenerger und cholinerger Aktivität andererseits ist aber gut dokumentiert. Noch nicht bewiesen ist jedoch, ob es sich bei diesen Störungen im Transmitterhaushalt nicht nur um Folgeerscheinungen der Erkrankung handelt.

Neuere Befunde belegen auch den **Einfluß neuronaler Calciumkanäle,** besonders bei manischen Zustandsbildern. Darüber hinaus gibt es Hinweise dafür, daß die Störungen im Neurotransmitterbereich weniger auf Beeinträchtigungen von deren Synthese und/oder Abbau zurückzuführen sind, sondern daß eine **Änderung der Rezeptorempfindlichkeit** vorliegt.

Im Rahmen neuroendokrinologischer Untersuchungen sei der *Dexamethasonsuppressionstest* erwähnt, der in den letzten 20 Jahren in der wissenschaftlichen Literatur zunehmend Beachtung gefunden hat. Es gibt depressive Patienten, bei denen es nach der Verabreichung von Dexamethason nicht zu einer Suppression der Cortisolausschüttung kommt, wie dies bei intakter Funktion der Hypothalamus-Hypophysen-Nebennieren-Achse zu erwarten wäre. Was diese Nonsuppression für Differentialdiagnostik und Therapie depressiver Erkrankungen bedeutet, ist zur Zeit noch unklar. Fest steht allerdings, daß die Funktionen der Hypothalamus-Hypophysen-Achse auch ganz maßgeblich von den oben erwähnten Transmittern beeinflußt wird, so daß sich Befunde aus dem neuroendokrinologischen Bereich und dem Neurotransmitterbereich durchaus zur Deckung bringen lassen.

Die Spiegel von Neurotransmittern bzw. die Funktion der Rezeptoren ließen sich bis dato nur entweder in Post-mortem-Studien oder auf indirektem Weg durch Untersuchung von Neurotransmittermetaboliten im Liquor cerebrospinalis oder Harn darstellen. Es ist allerdings zu hoffen, daß neuere Untersuchungsmethoden, wie z.B. die single photon emission computerized tomography (SPECT) und die Positronen-Emissionstomographie (PET), die Rezeptorstudien am lebenden Menschen ermöglichen, zusätzliche Aufschlüsse über die affektiven Erkrankungen geben werden.

Auch aus der Schlafforschung kommen Befunde zur Biologie depressiver Episoden (vgl. S. 222).

Psychologische Modelle: S. Freuds frühe Erklärungen zur Entstehung der Depression basierten vor allem auf der Annahme des negativen Einflusses früher Enttäuschungen oder *Verlusterlebnisse.* Verschiedenste Versuche, die Theorie zu bestätigen – auch mittels Versuchen an Primaten – haben bis heute zu keinem eindeutigen Ergebnis geführt. Andere Psychoanalytiker beschreiben Menschen mit einer Persönlichkeit, die sehr von ständiger Bestärkung, Liebe und Bewunderung abhängt, als besonders depressionsgefährdet. Auch die Frage nach einer prämorbiden Persönlichkeit kann immer noch nicht schlüssig beantwortet werden.

Aus der Lerntheorie wurden auch Modelle zur Depressionsentstehung entwickelt. So beschreiben z.B. die Begründer der **„Verstärkerverlusthypothese"** diese Störung als Verlust üblicher positiver Verstärker, der als Folge von plötzlichen Veränderungen in der psychosozialen Umgebung des Patienten (wiederum spielen Trennung oder Todesfälle eine wichtige Rolle) eintreten kann. Das Konzept der **„gelernten Hilflosigkeit"** wiederum beruht auf der Annahme, daß Patienten lernen, negative Faktoren, die ihnen entweder Leiden schaffen oder Lebensfreude entziehen, nicht beeinflussen zu können. Daraus entsteht der Rückzug in Resignation und Depression. Zu dieser Theorie gibt es auch tierexperimentelle Studien. Sie war Ausgangspunkt für neue psychotherapeutische Ansätze (Kap. Psychotherapeutische Verfahren S. 243 ff.).

Manische wie depressive Episoden folgen häufig einem äußeren Anlaß oder Auslöser, der sowohl organisch als auch psychisch sein kann. Diese belastenden Lebensereignisse (die durchaus auch positiver Natur sein können, wie z.B. eine bestandene Prüfung) werden in der angloamerikanischen Literatur als **„life events"** bezeichnet. Im Falle organischer Auslöser (verschiedenste körperliche Erkrankungen) ist es von entscheidender differentialdiagnostischer Bedeutung, ob diese Erkrankung wirklich nur Auslöser oder vielleicht doch Ursache der Depression (oder Manie) ist. In letzterem Fall müßte eine organisch affektive Störung diagnostiziert werden.

Zusammenfassung: Nach kritischer Durchsicht der bisher vorliegenden wissenschaftlichen Erkenntnisse ist eine monokausale Verursachung depressiver bzw. manischer Episoden unwahrscheinlich: Vielmehr scheint es sich bei diesen Zustandsbildern um eine letzte gemeinsame Endstrecke ätiopathogenetisch unterschiedlicher Erkrankungen zu handeln, die sich alle in affektiven Symptomen äußern, vergleichbar mit der Diagnose „Lungenentzündung", die das klinisch faßbare Zustandsbild diverser viraler, bakterieller oder anders gearteter Erkrankungen sein kann.

4.5 Therapie und Prophylaxe affektiver Störungen

4.5.1 Therapie depressiver Episoden

Die Trennung in Psychopharmakotherapie, Psychotherapie und Soziotherapie psychiatrischer Krankheitsbilder gehorcht nur der Not des didaktischen Vorteils: In allen Fällen psychiatrischer Therapieführung hat eine kombinierte Betrachtungsweise zu erfolgen.

Vorausgesetzt wird auch, daß bei depressiven Episoden jeglicher Therapie eine sorgfältige Abklärung (inklusive des Ausschlusses einer somatischen Grunderkrankung) vorauszugehen hat. Eine Übersicht über Therapieverfahren bei der Depression findet sich in Tab. 4.**6**.

Tabelle 4.4 Antidepressiva

Medikament	übliche Dosierung	Nebenwirkungen			Zusatzindikationen; Bemerkungen
Trizyklika		anticholinerg	sedierend	vegetativ	
Amitriptylin*	100–300	+++	+++	++	chronische Schmerzen
Clomipramin*	100–300	++	++	++	Zwangs- und Angststörungen
Desipramin	100–300	++	+	++	
Dibenzepin*	480–720	+	+	++	
Doxepin	100–300	++	+++	++	Angststörungen
Imipramin	100–300	++	++	+++	Panikstörungen, chronische Schmerzen
Nortriptylin*	50–200	++	++	0/+	
Trimipramin*	100–300	++	++	+++	
Heterozyklika					
Maprotilin*	75–150	++	++	+	
Mianserin	60–90	+	+	++	
Tradozon*	200–600	0/+	++	++	
Venlafaxin	75–375	+	+	+	
Mono-amino-oxidase A-(MAO–A) Hemmer					
Moclobemid	300–600	0	0	+	einzelne Berichte von hypertensiven Krisen
Spezifische Serotoninwiederaufnahmehemmer					
Fluoxetin	20–60	0/+	0/+	0/+	Bulimia nervosa, Zwangsstörungen
Fluvoxamin	100–300	0/+	0/+	0/+	
Citalopram*	20–60	0	0/+	0/+	chronische Schmerzen
Paroxetin	20–50	+	0/+	0/+	Phasenprophylaxe, Zwangs- und Panikstörungen
Sertralin	50–200	0/+	0/+	0/+	**Alle SSRIs** gastrointestinale Nebenwirkungen, akathisieähnliche Unruhezustände

* Die so gekennzeichneten Substanzen sind auch in parenteraler Anwendungsform erhältlich.
0: keine, 0/+: fraglich, +: leicht, ++: mittel, +++: stark

Psychopharmakotherapie

Die Ära der antidepressiven psychopharmakologischen Therapie wurde 1957 von Roland Kuhn mit der Beschreibung der klinischen Wirksamkeit des Antidepressivums *Imipramin* eingeleitet. Imipramin und chemisch ähnlich strukturierte Substanzen werden unter dem Oberbegriff **trizyklische Antidepressiva** zusammengefaßt. Sie stellen trotz der Entwicklung verschiedenster neuartiger Antidepressiva immer noch die Eckpfeiler der medikamentösen antidepressiven Therapie dar. Vom klinischen Wirkprofil her lassen sie sich in mehr oder in weniger dämpfende (sedierende) Substanzen differenzieren (Tab. 4.4).

Zur 1. Gruppe gehören z. B. Clomipramin, Desipramin und auch die Ausgangssubstanz Imipramin, zur dämpfenden Gruppe zählen Amitriptylin und Maprotilin (das manchmal auch als tetrazyklisches Antidepressivum bezeichnet wird).

Antidepressiva der neueren Generation, wie z. B. Citalopram, Fluoxetin, Fluvoxamin, Mianserin, Paroxetin, Sertralin und Tradozon haben v. a. im anticholinergen und kardiotoxischen Bereich deutlich weniger Nebenwirkungen (S. 54) als die Trizyklika. Da sich die allermeisten Vergleichsstudien zwischen Trizyklika und neueren Antidepressiva auf leicht bis mittelgradig depressive Patienten beziehen, bevorzugen viele Psychiater bei schwerkranken, hospitalisierungsbedürftigen Patienten noch trizyklische Medikamente. Eine Renaissance erleben auch die **Hemmer der Monoaminooxidase** (MAO), die lange Zeit ihrer Nebenwirkungen (S. 55) wegen als obsolet galten.

Wirkmechanismus der Antidepressiva

Als Wirkmechanismus für alle oben genannten Substanzen wird heute eine *Erhöhung des Neurotransmitterangebots im synaptischen Spalt bestimmter Bereiche des Zentralnervensystems* postuliert. Damit soll einem Defizit an Neurotransmittern entgegengewirkt werden (Abb. 4.1). Dieses Ziel des vermehrten Angebotes von Übertragersubstanzen (Noradrenalin, Serotonin, Dopamin) kann nun pharmakologisch auf verschiedenen Wegen erreicht werden. Sowohl Katecholamine als auch das Serotonin werden u.a. durch die Monoaminooxidase abgebaut und damit inaktiviert. Das bedeutet, daß eine Hemmung der MAO zu einer Abbauverminderung und damit zur erwünschten Erhöhung des Neurotransmitterangebotes führt. Auf der anderen Seite werden Neurotransmitter auch dadurch inaktiviert, daß sie durch einen aktiven Transportmechanismus aus dem synaptischen Spalt wieder in die Präsynapse aufgenommen werden: Dort werden sie entweder abgebaut oder neu gespeichert. Diesen Wiederauf-

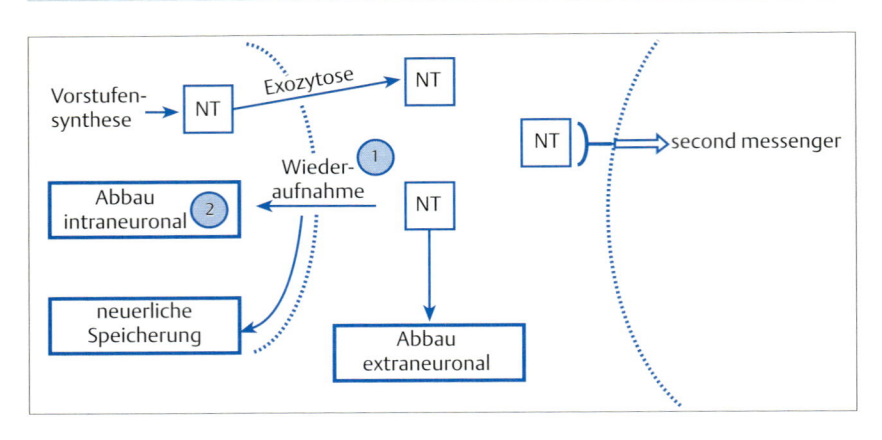

Abb. 4.1 Schmematisierte Darstellung der Eingriffsmöglichkeiten von Antidepressiva im Bereich der Synapse
① = Angriffspunkt trizyklischer und neuerer Antidepressiva mit Ausnahme von MAO-Hemmern
② = Angriffspunkt der MAO-Hemmer
NT = Neurotransmitter
)— = postsynaptischer Rezeptor

nahmeprozeß (Reuptake) nun hemmen sowohl die klassischen trizyklischen Antidepressiva als auch die spezifischen Serotoninwiederaufnahmehemmer (SSRIs), wobei es trizyklische Substanzen gibt, die vorwiegend die Serotonin-Wiederaufnahme hemmen (z.B. Clomipramin), während andere eher die Wiederaufnahme von Noradrenalin beeinflussen (z.B. Maprotilin).

Der therapeutische Nutzen einer präsynaptischen Synthesesteigerung von Neurotransmittern durch Zufuhr ihrer Aminosäurevorstufen wird derzeit noch kontrovers diskutiert.

Nebenwirkungen von Antidepressiva

Die **klassischen trizyklischen Antidepressiva** zeigen ein charakteristisches Nebenwirkungsprofil, das vor allem zu Beginn der Therapie äußerst störend zutage treten kann und mitunter auch zu erheblichen Complianceproblemen und Therapieabbrüchen führt.

Diese Nebenwirkungen werden nach den ersten Tagen der Therapieführung zumeist geringer, und/oder die Patienten erleben sie als weniger ausgeprägt. Zu den subjektiv unangenehmsten **Nebenwirkungen** zählen die vom **anticholinergen Typ**: *Mundtrockenheit, Obstipation, Miktionsstörungen, Schweißausbrüche* und *Akkomodationsstörungen*. Aufgrund dieser anticholinergen Nebenwirkungen sind die trizyklischen Antidepressiva auch beim Engwinkelglaukom und bei der ausgeprägten Prostatahypertrophie *kontraindiziert*.

Zudem kommt es im Rahmen einer medikamentösen antidepressiven Therapie immer wieder zu Hypotonieneigung und Orthostasesyndromen, auch Tachycardien können auftreten. Diese **Nebenwirkungen am Herzkreislaufsystem** gelten – ausgenommen die orthostatische Hypotonie – im allgemeinen bei herzgesunden Patienten als harmlos. Wegen der chinidinartigen und negativ bathmotropen Wirkung der klassischen Antidepressiva sollten sie jedoch bei Patienten mit Überleitungsstörungen nur nach Rücksprache mit dem Internisten eingesetzt werden. Manche Patienten klagen auch über *Schwindelgefühle*, wohl meist in Zusammenhang mit Orthostasebeschwerden. Zu beachten ist, daß blutdrucksenkende Effekte mit einer *erhöhten Fallneigung* einhergehen, die besonders bei älteren Patienten, die insgesamt empfindlicher auf Antidepressiva reagieren, auch zu Verletzungen führen kann. Antidepressiva *setzen die Krampfschwelle herab*: Diese Tatsache muß v.a. in der Therapie von zerebral vorgeschädigten Patienten und älteren Menschen, die Zeichen einer Arteriosclerosis cerebri zeigen, beachtet werden.

Es werden *transiente Erhöhungen der Leberfunktionswerte* beschrieben; diese bilden sich allerdings in der Regel nach Dosisreduktion oder auch bei gleichbleibender Dosis wieder zurück: Einmalig erhöhte Werte sollten nicht zum Absetzen der Therapie führen. Auch *Störungen des Blutbildes* (Eosinophilie, Leukopenie) kommen in sehr seltenen Fällen vor.

Die bereits oben erwähnten Patienten mit organischen Substratschädigungen stellen auch eine Risikogruppe in Hinblick auf die *delirogene Wirkung*, vor allem stark anticholinerg wirksamer Trizyklika (z.B. Amitriptylin) dar. Besonders bei älteren Patienten beobachtet man immer wieder bei zu hohen Dosen bzw. ungenügend langer Einschleichphase des Medikaments delirant-verwirrte Syndrome, die sich nach Absetzen des delirogenen Antidepressivums nach einigen Tagen von selbst zurückbilden.

Auch **neurologische Nebenwirkungen** wie *Tremor* der Extremitäten oder auch ein plötzlicher *Tonusverlust*, vor allem im Bereich der unteren Extremität, werden mitunter beobachtet. Die Verabreichung von **Antidepressiva in der Schwangerschaft** erfordert besondere Vorsichtsmaßnahmen. Trizyklische Antidepressiva scheinen das Mißbildungsrisiko geringgradig zu erhöhen, so daß eine medikamentöse Behandlung im 1. Drittel der Schwangerschaft nur bei strenger Indikationsstellung verantwortet werden kann. Über eine alternative Therapie (z.B. Elektrokonvulsionstherapie) sollte mit dem Frauenarzt Rücksprache gehalten werden.

Kontrovers diskutiert wird die Ursache der *Gewichtszunahme* unter antidepressiver Therapie sowie die der *Libido- und Potenzstörungen*. Beide stellen den Behandler neben ihrer medizinischen Relevanz auch vor erhebliche Complianceprobleme.

SSRIs weisen gegenüber trizyklischen Substanzen eine deutlich verbesserte Verträglichkeit auf, so sind sie z.B. frei von anticholinergen oder cardiotoxischen Wirkungen. Andererseits kommen bei dieser Gruppe von Medikamenten verstärkt *Übelkeit* und *akathisieähnliche Unruhezustände* zu Beginn der Behandlung zur Beobachtung.

Auf die **Nebenwirkungen von klassischen MAO-Hemmern** (z.B. Tranylcypromin) sei kurz hingewiesen. Auch bei diesen Substanzen stellen orthostatische Hypotonien die häufigsten unerwünschten Begleitwirkungen dar. In Verbindung mit stark tyraminhaltigen Lebensmitteln (z.B. gewisse Käsearten, Hering, Thunfisch, Salami, Bündner-Fleisch, Hühnerleber, Sauerkraut, Avocado, Himbeeren) und bestimmten alkoholischen Getränken (Chianti, Bier, Sherry) können MAO-Hemmer aufgrund der Tatsache, daß sie den peripheren Abbau von Katecholaminen hemmen, aber auch zu hypertonen Blutdruckkrisen führen, die im angloamerikanischen Sprachraum mit dem Ausdruck „cheese reaction" belegt wurden. Hier sei angemerkt, daß eventuelle *Blutdruckkrisen* am besten durch intravenöse Applikation von Phentolamin behoben werden können. Im deutschsprachigen Raum ist neben dem klassischen (irreversiblen) MAO-Hemmer Tranylcypromin auch der reversible MAO-Hemmer Moclobemid, der vor allem im Nebenwirkungsbereich deutliche Vorteile aufweist – so ist auch eine tyraminarme Diät nicht erforderlich – im Handel.

Insgesamt können die vegetativ betonten Nebenwirkungen den somatischen Begleiterscheinungen von depressiven Zustandsbildern sehr ähnlich sein und unter Umständen eine vegetativ betonte Depression vortäuschen, besonders dann, wenn Patienten nach ungenauer Exploration vorschnell mit Antidepressiva behandelt werden.

Eine Übersicht über die Nebenwirkungen von Antidepressiva gibt Tab. 4.5.

Therapieführung mit Antidepressiva

Antidepressiva sind Substanzen, die eine geringere therapeutische Breite haben als andere Psychopharmaka, wie z.B. Benzodiazepine oder Antipsychotika. Dies gilt allerdings nicht für SSRIs und reversible MAO-Hemmer. Bei trizyklischen Antidepressiva sieht sich der Behandler allerdings mit der Problematik konfrontiert, Patienten mit einem hohen Suizidrisiko Substanzen mit einem hohen Intoxikationsrisiko verordnen zu müssen. Durch Rezeptur von kleinen Packungsgrößen kann die **Intoxikationsgefahr** im Rahmen von Suizidhandlungen verringert werden. Retard-Präparate bergen weitere Risiken in sich, da sie eine erhebliche Verlängerung der lebensgefährlichen Vergiftungserscheinungen bewirken können. Intoxikationen mit Antidepressiva gehören in jedem Fall in die Hand eines kundigen Internisten. Die Therapie besteht neben einer allgemeinen *Überwachung* und *Stützung der vitalen Funktionen* in schweren Fällen auch in der parenteralen Verabreichung des *Cholinesterasehemmers Physostigmin*, besonders wenn das anticholinerge Syndrom (gerötete trockene Haut, Arrhythmien, delirante Verwirrtheit, epileptische Manifestationen, Harnretention, Koma) im Vordergrund steht. Für ausführlichere Therapierichtlinien sei auf Lehrbücher der Inneren Medizin bzw. der Toxikologie verwiesen.

Besonders bei ambulanten und älteren Patienten empfiehlt es sich, die antidepressive Therapie *einschleichend, niedrig dosiert* zu beginnen. Damit kann das Nebenwirkungsrisiko deutlich reduziert werden. Dosierungsrichtlinien für die verschiedenen Substanzen sind in Tab. 4.**4** aufgeführt. Bei somatisch gesunden, hospitalisierten Patienten ist es angezeigt, bereits initial die volle Dosis zu verabreichen. Zu berücksichtigen ist jedoch die Tatsache, daß die *Wirkung auf das Antriebssystem zumeist früher einsetzt als auf die Stimmung*. Das kann bedeuten, daß ein Patient mit einer gehemmten Depression zu Beginn der Therapie vorwiegend von der antriebsstei-

Tabelle 4.**5** Nebenwirkungen von Antidepressiva

Häufige Nebenwirkungen	Seltene Nebenwirkungen
Hypotonie (meist orthostatisch)	Überleitungsstörungen (PQ- und QRS-Verlängerung)
Tachykardie	Hypertonie (bei irreversiblen MAO-Hemmern *nicht* selten)
Hyposekretion (Mund, Nase, Vagina, Tränendrüse)	Ödeme (Gesicht, Augenlider, Fußknöchel)
Hyperhidrosis	Pruritus
Obstipation	Photodermatosen
Miktionsbeschwerden	Hypothyreose
Libido- und Potenzreduktion	Blutbildveränderungen (Eosinophilie, Leukopenie)
Gewichtszunahme	Leberfunktionsproben
Akkomodationsstörung	Delirante Verwirrtheit, epileptische Manifestationen
Schwindel	Tonusverlust der Skelettmuskulatur
Tremor	Übelkeit, Erbrechen (häufig bei SSRIs)
Müdigkeit	
Unruhe	

gernden Wirkung des Antidepressivums profitiert, während er noch depressiv verstimmt bleibt. Dies kann vor allem bei gehemmten Depressiven ein **höheres Suizidrisiko** implizieren. Die Hemmung, die den Patienten vor dem Suizid schützte, wird reduziert, die Stimmung bleibt jedoch schlecht, so daß die Selbsttötungsgefährdung ansteigt. Im ambulanten Bereich, der immer mehr an Bedeutung gewinnt, ist diesem Aspekt besondere Beachtung zu widmen. Alle Antidepressiva zeigen eine **Latenz des Wirkungseintritts,** die eine starke interindividuelle Streubreite aufweist und üblicherweise 1–3 Wochen dauert. Dies gilt sowohl für den antriebssteigernden als auch für den etwas später einsetzenden antidepressiven Effekt. Es ist dringend angezeigt, Patienten auf den verzögerten Wirkungseintritt und auf die Möglichkeit unangenehmer Nebenwirkungen aufmerksam zu machen. Letztere stellen sich oft schon nach der ersten Dosis ein, so daß es Patienten zu Beginn einer antidepressiven Behandlung kurzfristig schlechter gehen kann als vor der Therapie. Viele Patienten setzen, wenn sie unzureichend informiert wurden, unrealistische Erwartungen in die Psychopharmakotherapie und beenden daher die Medikation oft schon nach wenigen Tagen mit der Begründung, diese hätte nicht nur nichts genützt, sondern das Befinden sogar noch verschlechtert.

Eine weitere kritische Phase stellt darüber hinaus die **Anfangszeit der klinischen Besserung** dar. Hier kommt es nicht selten – auch unter Beibehaltung der Dosis – zu kurzfristigen Stimmungsschwankungen, die von den Patienten als neuerlicher Rückfall in die Krankheit erlebt werden können und dadurch zu einer Erhöhung des Suizidrisikos führen.

Depressive **Rezidive** treten während der Behandlung auch häufig durch vorschnelle Reduktion des Antidepressivums durch Arzt oder Patient auf. Entscheidend ist, daß auch nach kompletter **Remission** des depressiven Zustandsbildes die Dosis, die zur Symptomremission notwendig war, noch etwa *6 Monate als Erhaltungsdosis* weiterzugeben ist. *Eine Dosisreduktion sollte also erst nach mehrmonatiger stabiler Remission der Symptome in sehr kleinen Schritten (z.B. im 25-mg-Bereich bei den herkömmlichen trizyklischen Antidepressiva) erfolgen.* Das **Ausschleichen der Medikation** erfordert genaue klinische Kontrollen: Bei diskreten Anzeichen eines Rezidivs muß die ursprüngliche optimale Wirkdosis wieder eingesetzt werden. Auch beim Ausbleiben solcher Rezidive erscheint es empfehlenswert, eine niedere Antidepressivadosis noch mehrere Monate lang beizubehalten, besonders dann, wenn der Patient unter keiner prophylaktischen Medikation steht.

Grundsätzlich sollte vermieden werden, trizyklische Antidepressiva abrupt abzusetzen, es sei denn, akute Nebenwirkungen zwingen dazu. Selten kann ein Absetzen auch als Therapieversuch eingesetzt werden.

Therapieresistente Patienten sind Depressive, die nach einer *adäquat langen* (jeweils 3–4wöchigen) Verabreichung von mindestens zwei verschiedenen Antidepressiva unterschiedlichen Wirkprofils in ausreichender Dosierung keine Wirkung zeigen.

Verschiedene Antidepressiva (Amitriptylin, Clomipramin, Citalopram) stehen auch in parenteraler Darreichungsform zur Verfügung. Diese fanden früher vor allem bei Patienten mit therapieresistenten Depressionen Verwendung. Wissenschaftlich läßt sich diese Anwendung, nachdem in mehreren kontrollierten Studien kein Unterschied zwischen oraler und parenteraler Verabreichung gezeigt werden konnte, nur bei Patienten mit Resorptionsproblemen, bei denen nur durch parenterale Gabe ausreichende Plasmaspiegel erreicht werden können, rechtfertigen.

Korrelationen zwischen klinischer Wirksamkeit und Plasmaspiegel von Antidepressiva sind jedoch noch nicht befriedigend dokumentiert.

Bei Depressionen mit psychotischen Symptomen ist die Kombination von Antidepressiva und Antipsychotika sowie die Elektrokonvulsionstherapie einer antidepressiven Monotherapie deutlich überlegen.

Auf alle oben angeführten Antidepressiva und auf deren verschiedene Anwendungsarten sprechen etwa 75 % der depressiven Patienten an. Antidepressiva sind einer Placebotherapie deutlich überlegen: Die Erfolgsquote von Placebo bei depressiven Störungen wird mit 30–40 % beschrieben.

Abschließend sei noch einmal darauf hingewiesen, daß die erwähnten Aspekte der Therapieführung vor und auch noch während der Behandlung mit den Patienten und vorzugsweise auch mit deren Angehörigen besprochen werden müssen, um eine optimale Therapieführung zu gewährleisten.

Elektrokonvulsionstherapie

1938 erstmals von Cerletti und Bini beschrieben, stellt die Elektrokonvulsionstherapie (EKT) in der heute üblichen, modernen Form eine wieder häufiger geübte Behandlung von therapieresistenten Depressionen dar. Auch bei bestehender Kontraindikation gegen trizyklische Antidepressiva (z.B. bei herzkranken älteren Patienten oder in der Schwangerschaft) hat die EKT größte Bedeutung. Geringe Nebenwirkungen und rascher Behandlungserfolg weisen die EKT als sehr sichere Form der Therapie aus.

Vorwiegend im angloamerikanischen und skandinavischen, aber auch im deutschsprachigen Raum hat sich die **unilaterale EKT** durchgesetzt, deren therapeutische Wirksamkeit praktisch der bilateralen Behandlungsform entspricht, die aber weitaus geringere und rascher abklingende Hirnleistungsstörungen (S. 57) verursacht.

Vor der EKT erhalten die Patienten zur Narkosevorbereitung 0,8–1 mg Atropin, dann werden sie mittels eines Kurz-Narkotikums (z.B. 1–1,5 mg/kg Methohexital-Natrium) anästhesiert, anschließend wird ein Muskelrelaxans (z.B. 30–50 mg Suxamethoniumchlorid) verabreicht. Sobald die Patienten ausreichend relaxiert sind, werden bei der unilateralen Methode die 2 Elektroden über der nicht dominanten Hemisphäre temporal und parietal angelegt. In der Folge wird 2–4 Sekunden lang mit einem bipolaren Rechteckimpulsstrom (etwa 0.9 A) behandelt. Dabei kommt es zu einem generalisierten Krampfanfall, der jedoch durch das Kurznarkotikum und das Muskelrelaxans mitigiert ist. Die Patienten stehen während der gesamten Behandlung unter der Kontrolle eines Anästhesisten und werden beatmet, bis die Spontanatmung wieder einsetzt. Üblicherweise wird 3× in der Woche behandelt, 6–12 Behandlungen führen zumeist zu einer deutlichen Besserung des depressiven Zustandsbildes.

Ein mildes – reversibles – organisches Psychosyndrom, das sich hauptsächlich in *Konzentrations-* und *Merkfähigkeitsstörungen* manifestiert, stellt die einzige nennenswerte **Nebenwirkung** der EKT dar. Wie bei jeder Anästhesie sind – wenngleich sehr selten – Narkosezwischenfälle möglich: Aus diesem Grund darf die EKT nur in Zusammenarbeit mit einem Anästhesisten durchgeführt werden. Selbstredend muß eine medizinische Notfallausrüstung – Möglichkeiten zur Intubation und Beatmung – griffbereit sein. Da die **Rezidivhäufigkeit** nach einer erfolgreich durchgeführten EKT größer ist als im Rahmen einer medikamentösen antidepressiven Behandlung, werden im Anschluß an die EKT Antidepressiva bzw. phasenprophylaktische Medikamente verabreicht.

Die Durchführung einer Elektrokonvulsionstherapie birgt in der oben beschriebenen Weise kaum Risiken: Einwände gegen diese Behandlungsform kommen kaum aus den Bereichen der wissenschaftlichen Medizin, sondern vielmehr aus antipsychiatrischen und systemkritischen Kreisen.

Das **Wirkprinzip** der EKT ist bisher nicht völlig geklärt: Im Vordergrund stehen Veränderungen der Rezeptorsensibilität verschiedener Neurotransmittersysteme; es werden aber auch andere Bereiche des zentralen Nervensystems, so z.B. die Permeabilität der Bluthirnschranke und neuroendokrinologische Parameter, durch die EKT beeinflußt.

Absetzversuch, Wachtherapie (Schlafentzug)

Absetzversuche führen vor allem im Rahmen von langdauernder Behandlung mit trizyklischen Antidepressiva bei chronisch depressiven Patienten immer wieder zu überraschenden Erfolgen. Dabei wird, entgegen den Regeln der medikamentösen antidepressiven Behandlung, das Antidepressivum abrupt abgesetzt. Eine therapeutische Wirksamkeit stellt sich eventuell schon innerhalb der ersten 48 Stunden ein. Diese ist jedoch leider oft nur von kurzer Dauer. Ein cholinerges **Reboundphänomen**, ausgelöst durch das abrupte Sistieren der anticholinergen Wirkkomponente der trizyklischen Antidepressiva, wird von einigen Autoren als Wirkprinzip dieses Therapieversuchs angesehen.

Bei **Schlafentzugsbehandlungen** dürfen die Patienten entweder eine ganze Nacht und den darauffolgenden Tag nicht schlafen, oder sie werden im Sinne eines fraktionierten Schlafentzuges schon nach kurzer Schlafdauer (3–4 Stunden) wieder geweckt und bleiben dann die 2. Hälfte der Nacht und den folgenden Tag wach. Den hypothetischen Hintergrund dieser Behandlung liefern Veränderungen in der Schlafstruktur. Es sollen vor allem das Auftreten von REM-Phasen und das cholinerge System beeinflußt werden.

Beide Therapieverfahren stellen Methoden zweiter Wahl dar und werden daher auch primär bei therapieresistenten Patienten eingesetzt.

Lichttherapie

Vor allem zur Behandlung **saisonaler Depressionen** wird biologisch aktives Licht mit Erfolg eingesetzt. Es handelt sich dabei um 2.500 Lux helles Vollspektrumfluoreszenzlicht, das üblicherweise 2 Stunden am Morgen und 2 Stunden abends zur Anwendung kommt. Der Patient sitzt dabei entweder in einem Zimmer, das mit dieser Beleuchtungsstärke erhellt ist, oder vor einer ebenso starken fluoreszierenden Lichtquelle, die sich höchstens 90 cm von seinen Augen entfernt befindet. Diese „Lichtboxen" können auch zu Hause benützt werden. Relevante Nebenwirkungen sind bis heute nicht beschrieben. Etwas Vorsicht scheint allerdings bei bipolaren Patienten geboten, hier gibt es Hinweise auf die Gefahr eines „Kippens" in die Manie.

Psychotherapie

Jede Depressionsbehandlung muß von einer **supportiven Psychotherapie** begleitet sein. Die Patienten müssen über ihre Erkrankung aufgeklärt werden, Arzt und Pflegepersonal haben darüber hinaus die Pflicht, die Kranken auf ihrem Weg durch die depressive Phase zu begleiten. Obwohl diese Begleitung zu den Grundvoraussetzungen therapeutischen Handelns gehört, soll sie hier noch einmal betont werden, nicht zuletzt deshalb, weil sie die Basis einer therapeutischen Allianz darstellt, ohne die eine zielführende Behandlung kaum möglich ist.

Es darf auch nicht von der falschen Erwartung ausgegangen werden, daß ein Patient nach mehreren depressiven Phasen seine Erkrankung und deren Therapie und Prognose schon in ausreichendem Maße kennen würde und weniger darunter zu leiden hätte. Schicksalhaftigkeit und Leidensdruck der Erkrankung sind in jeder Phase gleich und erfordern jeweils auch denselben therapeutischen Einsatz.

Die Wirksamkeit **kognitiver Therapien** bei leichten und mittelgradigen depressiven Erkrankungen ist durch viele Studien gut belegt. Optimal sowohl für die Behandlung der akuten Phase als auch für die Rezidivprophylaxe scheint die Kombination von medikamentös-antidepressiven und kognitiven Therapieverfahren zu sein. Auch für die **Interpersonale Therapie** gibt es Wirksamkeitsnachweise. Die *akute endogene Depression* stellt keine Indikation für die klassische Psychoanalyse dar. In der akuten Phase weisen schwer depressive Patienten eine zu stark eingeschränkte Affizierbarkeit auf. Da die Erkrankung ja zyklisch verläuft und lange Phasen symptomfreier Remissionen aufweist, werden von verhaltenstherapeutischen Konzepten abgeleitete Therapien von den Betroffenen meist besser akzeptiert.

Soziotherapie

Begleitende soziotherapeutische Maßnahmen (siehe auch Kapitel Sozialpsychiatrie), wie Sicherung des Arbeitsplatzes oder Aufklärung der Familie über die Erkrankung des Patienten sowie die Aufdeckung und – falls möglich – Beseitigung eventueller soziopathogenetischer Variablen (z.B. chronische Belastungen am Arbeitsplatz), müssen in allen Fällen Pharmakotherapie und Psychotherapie unterstützen. Ob „life events" (d.h. relevante Lebensereignisse im Vorfeld der Erkrankung) kausale oder nur auslösende Momente depressiver Erkrankungen darstellen, ist noch immer Gegenstand wissenschaftlicher Betrachtungen. Es steht jedoch fest, daß bei einem Gutteil der Patienten solche „life events" einer depressiven Störung vorausgehen. Hierin liegt auch ein weiterer wichtiger Ansatzpunkt einer möglichen Rezidivprophylaxe.

Eine Synopsis der Therapiemöglichkeiten depressiver Zustandsbilder bietet die Tab. 4.**6**.

Tabelle 4.**6** Therapie der Depression

- Antidepressiva (Trizyklika, SSRIs, MAO-Hemmer; evtl. auch in Kombination mit anderen Psychopharmaka bei speziellen Depressionsformen);
- Elektrokonvulsionstherapie;
- Psychotherapie;
- Wachtherapie (Schlafentzug), Absetzversuch;
- Soziotherapie (nicht als alleinige Maßnahme);
- Lichttherapie.

Eine Kombination verschiedener Therapiestrategien kann notwendig sein.

4.5.2 Behandlung der Manie

Antipsychotika

In der akuten manischen Phase ist es besonders bei schweren Ausprägungsformen der Erkrankung unerläßlich, die Patienten mit **Antipsychotika** zu behandeln, da die antimanische Wirkung von Lithiumsalzen erst mit einer gewissen Verzögerung eintritt und eine Dämpfung der Übererregung vordringlich ist. Mittel der Wahl sind hier niederpotente Antipsychotika, die eine stärker dämpfende Wirkung entfalten (Psychopharmakotherapie der Schizophrenie S. 83), es werden aber auch höhere Dosen hochpotenter Antipsychotika zur Behandlung der Manie verwendet.

Eine **Kombination von Antipsychotika und Lithium** ist möglich, es kann dadurch aber das Risiko **neurotoxischer Nebenwirkungen** der beiden Substanzen erhöht werden. Zur Früherkennung solcher neurotoxischer Nebenwirkungen eignen sich regelmäßige EEG-Ableitungen: Eventuell auftretende pathologische EEGs sollten entweder zur Dosisreduktion oder zum Absetzen eines der beiden Medikamente führen. Als **Dosierungsrichtlinien** empfehlen sich z.B. 40–100 mg Zuclopenthixol oder 10–20 mg Haloperidol pro Tag. Akuität und Schweregrad der Erkrankung bestimmen die Dosishöhe.

Lithium

Die ersten Therapieversuche mit Lithium gehen auf die Antike zurück: Schon Kaiser Nero wurde mit dem Extrakt von lithiumhaltigen Pflanzen behandelt. Der antimanische Effekt von Lithium wurde erstmals von dem australischen Wissenschaftler J. Cade 1949 beschrieben.

Über den **Wirkungsmechanismus** von Lithium ist relativ wenig bekannt, man nimmt jedoch an, daß es auf der Membranebene – wahrscheinlich über eine Hemmung der Inositolphosphatase, die im „second messenger" System einiger Neutrotransmittersysteme eine wichtige Rolle spielt – im Sinne einer Stabilisierung wirkt.

Lithium wird in Form von Salzen, z.B. als Lithiumcarbonat oder als Lithiummaleat, oral verabreicht. Eine Behandlung setzt regelmäßige Kontrollen des Lithium-Plasmaspiegels voraus, die anfangs in 10–14tägigen Abständen, später in 2–3 Monats-Rhythmen durchgeführt werden sollten.

Bei akuten manischen Erkrankungen können Spiegel bis zu 1 mval/l nötig werden.

Die therapeutische Breite der Substanzen ist äußerst gering, **Lithiumnebenwirkungen** sind häufig. Wegen einer möglichen **Nephrotoxizität** sollten zumindest 2× im Jahr die Nierenfunktionsproben – insbesondere das Serumkreatinin – kontrolliert werden. Bei Veränderungen dieser Laborparameter sind weiterführende diagnostische Maßnahmen indiziert. *Polyurie* und *Polydipsie* sind zumeist harmlos, aber häufig für die Patienten sehr belastend. Hier kann unter Umständen eine Dosisanpassung nach unten angezeigt sein. Selten entwickelt sich unter Lithiumtherapie ein Diabetes insipidus, der zum Absetzen zwingt.

Im Rahmen einer Lithiumbehandlung kann es zu einer *Strumaentwicklung* kommen, die in vielen Fällen euthyreot bleibt. Hier sind zur Nutzen-Risikoabwägung Konsilien mit Fachkollegen angezeigt. *Magenschmerzen* sowie ein *feinschlägiger Tremor* sind unter Umständen nicht vom Blutspiegel der Substanz, sondern von der Zubereitung abhängig und können dann durch das Umsteigen auf eine andere pharmazeutische Spezialität beseitigt werden. Dem *Lithium-Tremor* kann durch die Verabreichung von β-Blockern wirksam begegnet werden. Andere häufige Nebenwirkungen sind Gewichtszunahme und *dermatologische Probleme,* wie z.B. die „Lithiumakne". Hier ist neben der medizinischen Relevanz dieser Beschwerden auch die negative Beeinflussung der Compliance problematisch. Es gibt auch Patienten, die Konzentrations- und Gedächtnisstörungen beschreiben.

Eine **Lithiumintoxikation** kann häufig schon bei Spiegeln von 1,2 mval/l beginnen; erste Symptome sind *deutlicher Tremor, zunehmende Unruhe* und *Schwindel.* In der Folge können *epileptische Anfälle* auftreten; das *Koma* ist der letzte Ausdruck der Neurotoxizität von Lithium. Beim geringsten Verdacht einer Lithiumüberdosierung muß sofort das Lithiumpräparat abgesetzt und der Lithiumspiegel kontrolliert werden. Im Falle schwerer Vergiftungen ist neben den üblichen lebensrettenden Maßnahmen auch eine Hämodialyse angezeigt. Lithiumspiegel können auch bei gleichbleibender Dosierung schwanken. So ist es möglich, daß Patienten, die stark schwitzen oder wenig Flüssigkeit zu sich nehmen, aufgrund der niedrigeren Eliminationsrate durch die Nieren subtoxische Lithiumspiegel aufweisen. Dies tritt z.B. im Rahmen von fieberhaften Erkrankungen auf. Üblicherweise erhöhen sich die Lithiumspiegel auch im Zuge der Remission der manischen Episode. Dosen, die sich in der Behandlung der manischen Phase durchaus im therapeutischen Bereich bewegten, können nach Abklingen der akuten Erkrankung plötzlich einen Lithiumspiegel im subtoxischen oder toxischen Bereich zur Folge haben. In all diesen Fällen sind häufigere Kontrollen der Spiegel angezeigt.

Lithium und **Natrium** hemmen sich kompetitiv bezüglich der Ausscheidung über die Nieren. Daher führen auch Diuretika, die einen Natriumverlust bedingen, zu einer Lithiumretention. Letzteres bewirkt wiederum eine Erhöhung des Plasmaspiegels. Bei der gleichzeitigen Verabreichung von **Lithiumsalzen** und **Diuretika** ist daher unbedingt darauf zu achten, daß letztere dem natriumsparenden Typ angehören. Da Lithiumsalze vor allem im ersten Trimenon der **Schwangerschaft** aufgrund ihrer Teratogenität – es wird eine Erhöhung des *Risikos von kardiovaskulären Mißbildungen* gefunden – absolut kontraindiziert sind, ist bei Frauen im gebährfähigen Alter ein verläßlicher antikonzeptioneller Schutz geboten.

Ähnlich wie bei der Phasenprophylaxe (S. 60) gibt es die Möglichkeit, bei Lithiumunverträglichkeit oder -unwirksamkeit Antiepileptika wie Carbamazepin oder Valproinsäure einzusetzen.

4.5.3 Therapie der gemischten Episoden

Gemischte Episoden werden oft mit einer „**Zwei-Zügel-Therapie**", einer Kombination von Antidepressiva und Antipsychotika, behandelt. Sie erfordern eine sehr differenzierte Therapieführung. Dabei kann ein rascher Wechsel von antidepressiver zu antipsychotischer Medikation oder umgekehrt erforderlich sein, um der jeweilig vorherrschenden Symptomatik wirksam zu begegnen. In der Behandlung ist es wichtig, das Auftreten sogenannter „*Kipp-Phänomene*" zu erkennen. Dabei handelt es sich um den raschen Wechsel einer Depression in ein hypomanisches oder manisches Syndrom oder um das abrupte Auftreten depressiver Bilder nach erfolgreich behandelten Manien. Auch in diesem Falle ist eine rasche psychopharmakologische Intervention angezeigt, um die jeweils neuen Symptome früh zu unterdrücken.

4.5.4 Prophylaxe bei affektiven Störungen

Lithiumprophylaxe

Der dänische Psychiater Mogens Schou gilt als Begründer der Lithiumprophylaxe affektiver Störungen. Es ist heute unumstritten, daß etwa 70 % der manisch-depressiven Patienten von einer regelmäßigen Lithiumeinnahme profitieren. Die Lithiumprophylaxe kann entweder Rezidive verhindern oder die Intervalldauer (die krankheitsfreie Dauer zwischen den einzelnen Phasen) verlängern, sie kann aber auch die Phasendauer verkürzen und die Phasenintensität reduzieren.

Mit einer Lithiumprophylaxe sollte bei bipolaren affektiven Störungen bereits nach der 2. Phase eingesetzt werden, bei unipolaren Verläufen empfiehlt es sich, die vorbeugende Behandlung nach der 3. Phase zu beginnen. Bei der Einleitung einer Lithiumprophylaxe ist zu beachten, daß der vorbeugende Effekt wirklich schlüssig erst nach einer Latenzzeit beurteilt werden kann, nämlich dann, wenn im Spontanverlauf der Erkrankung die nächste Episode auftritt bzw. zu erwarten gewesen wäre. Die Behandlung muß über Jahre beibehalten werden; bei anhaltender psychischer Stabilität kann allenfalls die Dosis langsam reduziert und Lithium dann ausgeschlichen werden. In keinem Fall soll Lithium abrupt abgesetzt werden, außer beim Vorliegen einer vitalen Indikation (z.B. akute Nebenwirkungen oder Intoxikationen). Die erwähnten Nebenwirkungen machen klar, daß eine genaue Aufklärung des Patienten und seiner Angehörigen ein Angelpunkt einer erfolgreichen Lithiumtherapie ist. Der Patient sollte genauestens über die Notwendigkeit der Einhaltung eines bestimmten Plasmaspiegels informiert sein.

Therapeutische Spiegel zur **Prophylaxe** des manisch-depressiven Krankheitsgeschehens liegen im Bereich zwischen 0,6 und 0,8 mval/l. Diese Spiegel werden üblicherweise mit Dosen von 500–900 mg Lithiumcarbonat erreicht.

Ebenso sollten Patienten über eventuelle Nebenwirkungen bzw. Frühanzeichen einer beginnenden Lithiumintoxikation Bescheid wissen. Auch das Tragen eines „Lithiumpasses" erscheint – wie bei antikoagulierten und antipsychotisch behandelten Patienten – angezeigt.

Antidepressiva

Bei **unipolar depressiven Patienten** zeigt auch die Dauergabe von Antidepressiva einen prophylaktischen Erfolg. Dieser wird in einigen Studien dem des Lithium gleichgestellt und ist aus diesen Gründen bei dieser Gruppe von Patienten Therapie erster Wahl. Sollten Patienten auf diese Therapie nicht ansprechen oder Antidepressiva aus verschiedenen anderen Gründen nicht einnehmen können oder wollen, sollte eine Einstellung auf Lithium durchgeführt werden.

Antiepileptika

Im Falle einer Unwirksamkeit bzw. Unverträglichkeit der obengenannten Behandlungsmethoden stehen **Antikonvulsiva** als Medikamente zweiter Wahl zur Verfügung.

Untersuchungen zur prophylaktischen Wirksamkeit von *Carbamazepin* und *Valproinsäure* sind sehr vielversprechend. Allerdings gilt es auch hier, mögliche **neurotoxische Nebenwirkungen** zu beachten:

Tabelle 4.7 Prophylaxe affektiver Störungen

| Lithiumsalze |
| Antidepressiva |
| Antiepileptika |
| Psycho- und Soziotherapie |

Häufig klagen die Patienten über *Schwindel, Übelkeit, Tremor* oder *Erbrechen*. Diese Nebenwirkungen treten vor allem zu Beginn der Behandlung auf. Eine langsam einschleichende Behandlung reduziert das Nebenwirkungsrisiko beträchtlich. Auch bei der Gabe von Carbamazepin sind regelmäßige Plasmaspiegelkontrollen durchzuführen. Therapeutische Plasmaspiegel scheinen in einem ähnlichen Bereich wie in der Therapie der Epilepsien zu liegen (5–12 µg/ml). Als **therapeutisches Prinzip** wird eine Blockade zentraler Calziumkanäle diskutiert. Bei Unwirksamkeit prophylaktischer Maßnahmen kann ein Therapieversuch mit der Kombination von Lithium und Carbamazepin durchgeführt werden.

Psycho- und Soziotherapie

Eine Reduktion von „life events", besonders bei Patienten, deren Phasen durch solche ausgelöst werden, ist für die Prophylaxe wichtig. Dazu tragen vor allem stabilisierende Maßnahmen in der Familie und am Arbeitsplatz bei. Auch auf die mögliche prophylaktische Wirksamkeit von kognitiv orientierten verhaltenstherapeutischen Verfahren wurde schon bei der Akutbehandlung verwiesen (siehe auch Kapitel Psychotherapie).

Tabelle 4.8 Häufig verwendete Begriffe für bestimmte Diagnosen

Traditionelle Bezeichnung	ICD-10
endogene depressive Phase	
endogene Depression monopolar	– depressive Episode oder rezidivierende depressive Episode mit somatischem Syndrom
endogene Depression bipolar	– bipolare affektive Störung, gegenwärtig depressive Episode mit somatischem Syndrom
paranoide Depression unipolar	– depressive Episode oder rezidivierende depressive Episode mit psychotischen Symptomen
paranoide Depression bipolar	– bipolare affektive Störung, gegenwärtig depressive Episode mit psychotischen Symptomen
Mischzustand, Mischbild	– bipolare affektive Störung, gegenwärtig gemischte Episode
wahnhafte Manie monopolar	– Manie mit psychotischen Symptomen (synthym oder parathym)
wahnhafte Manie bipolar	– bipolare affektive Störung, gegenwärtig manische Episode mit psychotischen Symptomen
rapid cycler	– sonstige bipolare affektive Störung
neurotische Depression (Dauer länger als 2 Jahre und erfüllt nicht die Kriterien rezidivierender depressiver Störungen)	– Dysthymia
zykloide Persönlichkeitsstörung	– Zyklothymia

Insgesamt bedürfen Patienten, die an affektiven Störungen leiden, auch während gesunder Intervalle regelmäßiger psychiatrischer Kontaktgespräche, da beginnende depressive oder manische Phasen häufig von den Patienten nicht als solche erkannt werden können. Für die Therapieführung bedeutet es aber einen großen Vorteil, wenn vor dem Auftreten des Vollbildes der Erkrankung die Behandlung aufgenommen werden kann. Diese Gespräche sollen auch dazu dienen, die Compliance für die Rezidivprophylaxe aufrechtzuerhalten. Die verschiedenen Möglichkeiten der Prophylaxe affektiver Störungen sind in Tab. 4.7 zusammengefaßt.

5 Schizophrenie, schizotype und wahnhafte Störungen

Hartmann Hinterhuber und W. Wolfgang Fleischhacker

5.1 Schizophrenie

5.1.1 Einführung

Definition

Eine Schizophrenie liegt vor, wenn ein Mensch
- ohne erkennbare Hirnkrankheit,
- ohne Trübung des Bewußtseins und
- ohne Einwirkung psychotroper Substanzen

Störungen der Persönlichkeit (des Ichs und des Selbsterlebens), des Denkens, der Realitätsauffassung, der Wahrnehmung und der Affektivität aufweist.

Ätiopathogenese

Schizophrene Psychosen sind neurobiologische Reaktionsformen, die auf unterschiedlichen Ursachen beruhen. Eine genetisch mitdeterminierte *Vulnerabilität* scheint diesen Erkrankungen zugrunde zu liegen. Neben den genetischen Dispositionen, den diskreten hirnorganischen Störungen (Minimal-brain-dysfunction etc.) und emotionaler Überforderung sind ätiopathogenetisch *neurophysiologische Funktionsstörungen* (Reizfilterstörungen) sowie *biochemische Imbalancen* (absolutes oder relatives Überwiegen der dopaminergen Funktionen) wichtige Faktoren einer Kausalkette. Schizophrene Psychosen sind somit Ausdruck einer *gemeinsamen Endstrecke* verschiedener interagierender *biologischer, sozialer* und *psychologischer Störfaktoren*.

Klinische Manifestation

Bei Schizophrenen handelt es sich weniger um Menschen mit einer fortschreitenden Erkrankung als um Personen, die durch eine besondere Verletzbarkeit geprägt sind: Diese *Vulnerabilität* wird durch verschiedene Belastungen hervorgerufen. Vulnerabilität meint eine Überempfindlichkeit gegen Umwelterfahrungen: Die Umgebung – und ganz besonders zwischenmenschliche Beziehungen – werden als Gefährdung erlebt, die als allzugroßer Stressor zum Zusammenbruch der Persönlichkeit führt.

Vulnerabilität kann einerseits genetisch bedingt, andererseits die Folge einer zerebralen Reifungsstörung sein. Stressoren können einzeln oder in wechselseitiger Beeinflussung bei bestimmten lebensgeschichtlichen Entwicklungen eine psychotische Manifestation bewirken.

Der schizophren Erkrankte kann außerordentliche, ja oft sogar normale Belastungssituationen schwer bewältigen, er hat die Fähigkeit verloren, auf wesentliche Reize adäquat zu reagieren sowie Informationen zu verarbeiten.

Historische und transkulturelle Aspekte

Geschichte: Großer Pessimismus stand am Beginn der Erforschung jener Erkrankungen, die wir heute im schizophrenen Formenkreis zusammenfassen. Mit „Vesania" wurde in der französischen Literatur des **späten 18. Jahrhunderts** jenes Zustandsbild des „völligen Wahnsinns" bezeichnet, das ohne Fieber einhergeht. Jean-Etienne-Dominique Esquirol (1772–1840) teilte die „Idiotie" in angeborene und erworbene oder symptomatische Formen ein. In der **Mitte des 19. Jahrhunderts** prägte Benedict Augustin Morel (1809–1873) den Begriff „Démence précoce", um degenerative Zustandsbilder zu beschreiben. Auf das Werk von Karl Ludwig Kahlbaum (1828–1899) und Ewald Hecker (1843–1909) bezog sich **Emil Kraepelin** (1856–1936) mit seiner klassischen Beschreibung der Symptome, des Verlaufes und der Prognose der „Dementia praecox". Der Begriff der Demenz wurde als unausweichlicher Endzustand zum Bindeglied aller Manifestationsformen. Kraepelin faßte als erster jene Reihe von psychotischen Syndromen als eine Krankheitseinheit zusammen, die wir heute *schizophren* nennen. Eine entscheidende Wende im psychiatrischen Denken stellte seine Abgrenzung zwischen der *Dementia praecox* und dem *manisch-depressiven Kranksein* durch ein prognostisches Merkmal als Klassifikationskriterium dar: in einem Fall das Einmünden in die von ihm als „Verblödung" bezeichnete Residualsymptomatik, im anderen Fall die Ausheilung ohne Defekt. Trotzdem bejahte Kraepelin die Möglichkeit einer Heilung, besonders bei akut einsetzenden Verwirrtheitszuständen. 1911 schuf **Eugen Bleuler** (1857–1939), der durch die psychodynamischen Erkenntnisse von S. Freud beeinflußt war, mit der Einführung seiner *Grundsymptome* und einer *Symptomhierarchie* ein neues Gesamtkonzept für die nunmehr die „*Gruppe der Schizophrenien*" genannten Psychosen.

Kurt Schneider (1887–1967) verdanken wir die Beschreibung der *Symptome ersten und zweiten Ranges,* die für die Schizophreniediagnostik noch heute die größte Aktualität besitzen (S. 65).

Transkulturelle Aspekte: Die transkulturell-historischen Vergleichsuntersuchungen können weitgehend identische schizophrene Grundstörungen durch die Jahrtausende dokumentieren. Die vermutlich älteste Beschreibung dessen, was wir heute in den Formenkreis der schizophrenen Psychosen einreihen, lesen wir in den um 1000 vor Christus in Indien geschriebenen „Ayurveden": Bereits dort finden wir Hinweise auf Denk-, Affekt- und Sprachstörungen sowie Veränderungen der Icherlebensweisen und Erwähnungen von akustischen Halluzinationen. Als Therapie wurden pflanzliche Heilmittel empfohlen, deren antipsychotische Wirkungen auf Rauwolfiaalkaloide zurückgeführt werden können, die auch in der modernen Psychopharmakologie ihren Stellenwert hatten.

Die Weltgesundheitsorganisation konnte nachweisen, daß schizophrene Störungen in annähernd gleicher Verteilung in allen Kulturen, in allen Ländern und bei allen Rassen zu beobachten sind: Psychosen, selbst die verschiedenen Unterformen, sind allgemein vorkommende menschliche Reaktionsweisen, die alle räumlichen und historischen Begrenzungen überschreiten. Hinter all den unterschiedlichen Ausprägungen menschlichen Leides verbergen sich gleichartige Grundstörungen. Die Einförmigkeit der Symptome in der Vielfalt der Kulturen legt eine naturwissenschaftliche Interpretation der Schizophrenie nahe. Die Ausgestaltung der Psychosen ist abhängig von Überzeugungen, Traditionen, Mythologien und religiösen Inhalten. Der Wahn wird vom Lebensalter, der Schulbildung, von tradiertem magisch-mystischen Denken und der kulturell begründeten Notwendigkeit einer rationalistischen Erklärung des Erlebens geprägt.

Klassifikationssysteme und diagnostische Kriterien

Das **ICD 10** fordert, daß die Diagnose „Schizophrenie" nur gestellt werden soll, wenn charakteristische Störungen des Denkens, der Wahrnehmung und der Psychomotorik vorliegen und Wahnideen, Halluzinationen und Zerfahrenheit vorhanden sind oder während eines Krankheitsverlaufs vorhanden waren.

Im Gegensatz zum DSM IV (s.u.) glaubt das ICD 10 nicht auf die Klassifikation der Schizophrenia simplex verzichten zu können und erwähnt als weiteren Typus die „postschizophrene Depression".

Das ICD-10 berücksichtigt im Schizophrenieabschnitt noch die *schizotypen* und *anhaltenden wahnhaften Störungen* sowie auch jene vorübergehenden *akuten psychotischen Erkrankungen,* die mit oder ohne Symptome einer Schizophrenie einhergehen können. Auch die *schizoaffektiven Psychosen* und die *induzierten wahnhaften Störungen* werden hier klassifiziert.

Das ICD-10 faßt aus praktischen Überlegungen bestimmte *Symptomgruppen* zusammen, die eine besondere Bedeutung für die Diagnostik aufweisen, wohl wissend, daß keine eindeutig pathognomonischen Symptome für eine Schizophrenie festgelegt werden können:

1. Gedankenlautwerden, Gedankeneingebung oder Gedankenentzug, Gedankenausbreitung;
2. Kontroll- und Beeinflussungswahn, das Gefühl des Gemachten, Wahnwahrnehmungen;
3. kommentierende oder dialogische Stimmen;
4. anhaltender, kulturell unangemessener und völlig unrealistischer Wahn;
5. anhaltende Halluzinationen jeder Sinnesmodalität;
6. Gedankenabreißen oder Einschiebungen in den Gedankenfluß;
7. katatone Symptome;
8. negative Symptome (Apathie, Sprachverarmung, verflachte oder inadäquate Affekte).

Für die Diagnose „Schizophrenie" ist nach ICD 10 mindestens ein eindeutiges Symptom der Gruppen 1–4 erforderlich oder mindestens 2 Symptome der Gruppen 5–8. Die Symptome müssen *länger als einen Monat* andauern; währen sie nur kürzere Zeit, ist eine „schizophreniforme psychotische Symptomatik" zu diagnostizieren.

Das **DSM IV** bietet insgesamt ein praktisches, aber sehr stark schematisierend-vereinfachendes Instrumentarium zur Diagnostik schizophrener Störungen. Da auch Verlaufsaspekte eingebunden sind, gilt erst ein *kontinuierlicher Erkrankungszeitraum von mehr als halbjähriger Dauer* als schizophrene Störung, bei kürzerwährender Symptomatik spricht man von einer schizophreniformen Erkrankung.

Diagnostische Kriterien der Schizophrenie sind nach DSM-IV:

- das Vorliegen psychotischer Symptome mindestens über den Zeitraum von einer Woche, und zwar *entweder*:
  - zwei der folgenden Symptome: Wahnideen, deutliche Halluzinationen, Inkohärenz, katatones Verhalten oder Affektstörungen

  oder
  - bizarre Wahninhalte

  oder
  - deutliche akustische Halluzinationen ohne depressive oder maniforme Tönung oder das Hören von kommentierenden dialogisierenden Stimmen.
- In den Bereichen Arbeit, soziale Beziehungen und Selbständigkeit ist die Leistungsfähigkeit unter das höchste Niveau, das vor der Erkrankung erreicht wurde, gesunken.
- Falls während einer akuten Erkrankungsphase eine Depression oder eine Manie bestand, war deren Dauer kurz: Dadurch werden schizoaffektive Störungen und psychotische Depressionen ausgeschlossen.

Erkrankungen ohne klare psychotische Symptomatik, wie die *Schizophrenia simplex* oder die *Borderline-Psychosen,* werden von DSM-IV nicht zu den Schizophrenien, sondern zu den Persönlichkeitsstörungen gerechnet.

Epidemiologie und Verlauf

Die **absolute Häufigkeit (Prävalenz)** schizophrener Psychosen schwankt zwischen 0,4 und 1,5 %. Die breite Schwankung in den Häufigkeitsangaben ist bedingt durch

- divergierende nosologische Kriterien,
- uneinheitliche Prinzipien in der Klassifikation sowie
- methodologische Vielfalt.

Die Anzahl der **Neuerkrankungen (Inzidenz)** pro Jahr, berechnet auf 100 000 Einwohner, beträgt zwischen 30 und 80. Die Wahrscheinlichkeit, im Verlauf eines Lebens an Schizophrenie zu erkranken (**Morbiditätsrisiko, Life-Time-Risk**), liegt zwischen 1 % und 1,5 %.

Das Erkrankungsrisiko für schizophrene Psychosen scheint während der letzten Jahrzehnte weitgehend unverändert geblieben zu sein. Obwohl sich die Erstaufnahmeraten im Laufe von über 100 Jahren weltweit annähernd verdoppelt haben, läßt sich bei Berücksichtigung der Altersvariablen und bei Berechnung der Raten auf der Grundlage der 20–29jährigen kein Anstieg des Erkrankungsrisikos nachweisen.

Schizophrene werden in der nördlichen Hemisphäre signifikant häufiger im *ersten Jahresviertel* (Januar–März) geboren; eine sinnvolle Erklärung dieses Befundes steht noch aus. Verschiedene Autoren berichten ferner, daß *Einzelkinder, Erst- oder Letztgeborene* häufiger an Schizophrenie erkranken würden.

Der **Erkrankungsgipfel** liegt bei Männern zwischen 15 und 35 Jahren, bei Frauen zwischen 25 und 36: Männer werden 5–10 Jahre früher wegen einer schizophrenen Symptomatik in ein psychiatrisches Krankenhaus aufgenommen. Aufgrund des früheren Erkrankungsbeginnes sind männliche Schizophrene seltener verheiratet. Schizophrene Psychosen sind unter ledigen Männern viermal häufiger als bei verheirateten; Frauen weisen diesbezüglich keine Unterschiede auf. Schizophrene haben somit öfter eine erkrankte Mutter als einen erkrankten Vater. Der frühe Erkrankungsbeginn bei schizophrenen Männern erklärt auch deren häufige Kinderlosigkeit.

Schizophrene Erkrankungen, die *in sehr frühen Lebensjahren* auftreten, scheinen einen ungünstigen Verlauf zu nehmen. (Die kindlichen bzw. juvenilen Psychosen werden auf S. 174ff. erörtert.) Psychosen mit einer Erstmanifestation nach dem vierzigsten Lebensjahr *(Spätschizophrenien)* erfordern eine besonders subtile differentialdiagnostische Beurteilung (S. 40).

5.1.2 Psychopathologie schizophrener Psychosen

Schizophrene Störungen betreffen den zentralen Bereich des Ich und führen somit zu einer Veränderung der Persönlichkeit, des Denkens und des Sprechens, der Wahrnehmung und der Realitätserfassung sowie des Erlebens, des Handelns und der Affekte. Keines dieser psychopathologischen Symptome ist für sich allein schizophrenietypisch; die erwähnten psychopathologischen Phänomene sind wechselhaft und fluktuierend, von der Umgebung und den zwischenmenschlichen Beziehungen abhängig oder können von diesen konditioniert werden. Die Psychopathologie ist immer von zwischenmenschlichen Beziehungsmustern beeinflußt.

Psychopathologische Symptome besitzen für die Schizophreniediagnosstik immer noch die größte Wertigkeit. Wesentlich für die Diagnose ist nicht nur die Beurteilung der augenblicklich vorherrschenden Symptomatik (**Querschnittsdiagnose**), sondern die Erfassung des Menschen in seiner historischen Dimension, in seiner biographischen Einmaligkeit, in seiner psychomotorischen und personellen Entwicklung sowie in der Berücksichtigung des Krankheitsverlaufes (**Längsschnittdiagnose**).

Die von **Eugen Bleuler** genannten **Grundsymptome der Schizophrenien,** die bei längerer Krankheitsdauer stets zu beobachten sind, sind:

- typische Veränderungen des Gedankenganges, der Affektivität und des subjektiven Erlebens der eigenen Persönlichkeit,
- Ambivalenz und
- Autismus.

Während Orientierung und Gedächtnis weitgehend erhalten sind, gestalten **akzessorische Symptome** in wechselhafter Ausprägung das Krankheitsbild durch:

- Wahnideen,
- Sinnestäuschungen,
- katatone Symptome und
- Sprachauffälligkeiten.

Bewußtseinsstörungen sowie psychoorganische Symptome fehlen. **Kurt Schneider** teilte die Symptome nach deren Gewichtigkeit in **Symptome 1. und 2. Ranges** ein. Diese einfache und eingängige Symptomaufzählung (Tab. 5.1) prägte Generationen von Psychiatern und ist auch heute noch von hoher Relevanz.

Halluzinationen, Wahn, Negativismus und *Stupor* zählen nicht zu den Symptomen, aus denen primär eine Schizophrenie erschlossen werden kann.

Störungen der Persönlichkeit

Der schizophrene Patient verliert die Gewißheit der eigenen Identität und der Einheitlichkeit der eigenen Person, er fühlt sich unwirklich, verändert und fremd. Er ist überzeugt, sein Denken, Fühlen und Wahrnehmen nicht mehr selbst leiten zu können, und empfindet sich als von außen gesteuert, von fremden Mächten gelenkt. Er kann sich gegenüber der Umgebung nicht mehr abgrenzen. Fremde Menschen leiten – seiner Überzeugung nach – seine Ge-

Tabelle 5.1. Symptome 1. und 2. Ranges nach Kurt Schneider

Art der Störung	Symptome 1. Ranges	Symptome 2. Ranges
Akustische Halluzinationen	– dialogische und/oder kommentierende Stimmen – Gedankenlautwerden	– sonstige akustische Halluzinationen
Leibhalluzinationen	– leibliche Beeinflussungserlebnisse	– Coenästhesie im engen Sinne
Halluzinationen auf anderen Sinnesgebieten		– optische, – olfaktorische und/oder – gustatorische Halluzinationen
Schizophrene Ichstörungen	– Gedankeneingebung – Gedankenentzug – Gedankenausbreitung – Willensbeeinflussung	
Wahn	– Wahnwahrnehmung	– einfache Eigenbeziehung – Wahneinfall

danken und hindern ihn am Denken (**Gedankenentzug**) oder kennen selbst seine geheimsten Gedanken (**Gedankenlesen**).

Bei einer weitreichenden Störung geht die Desintegration des Patienten so weit, daß er sich als eine andere, oft als eine herausragende historische Persönlichkeit erlebt, während er zur gleichen Zeit sein ganz normales Alltagsleben lebt (**Phänomen der „doppelten Buchführung"**, Wahn und Realität bestehen nebeneinander).

Störungen der Realitätserfassung

Die den Patienten umgebende Welt erscheint verändert und gewinnt eine geheimnisvolle, tiefere Bedeutung (**Derealisation, Wahnstimmung**).

Zuerst verliert sich der Betroffene in mißtrauischen Vermutungen, bis er schließlich wahnhaft von der neuen Realität überzeugt ist. Unabhängig von früheren Erfahrungen und den Erlebnisweisen seiner Umgebung beurteilt der Schizophrene nun aufgrund der unterschiedlichsten Wahnerlebnisse die ihn umgebende Wirklichkeit. Alles wird in Beziehung zur eigenen Person und zum eigenen Leben gesetzt, woraus schließlich ein **Verfolgungswahn**, ein **Beeinflussungs-** und ein Beeinträchtigungswahn resultiert. Sinneswahrnehmungen gewinnen eine besondere, abnorme Bedeutung (**Wahnwahrnehmung**): Dem Kranken gelingt es zunehmend schlechter, sich an seine Umgebung anzupassen, er zieht sich aus allen Bezügen in seine eigene Welt zurück (**Autismus**).

Störungen des Denkens und Sprechens

Die Denkstörungen spiegeln die private Wirklichkeit wider, in der der Kranke lebt. Sein Denken wird verschwommen, unklar, es wirkt verschroben und verworren. Vertraute Begriffsinhalte werden umgedeutet (**Substitution**). Der schizophrene Einzelgedanke schließt oft Fragmente anderer Gedanken in sich ein, verschiedene Vorstellungen sind in übergeordneten Bedeutungen verschmolzen (**Overinclusion**). Symbole gewinnen magisch-mystisches Leben (**Symbolismus**), heterogene Begriffe verschmelzen (**Kontamination**). Dadurch wird die Kommunikation des Betroffenen mit seinen Mitmenschen mühsam, oft sogar unmöglich. Diese Verständigungsschwierigkeiten werden durch Gedankensprünge (**dissoziiertes Denken**), durch Zerfahrenheit (**Inkohärenz**) und durch persönliche Logik (**Paralogik**) noch erschwert. Der Patient redet an seinem Partner vorbei; er erfindet, um aus seiner imaginären Welt berichten zu können, neue Worte (**Neologismen**) oder wiederholt stereotyp Worte oder Sätze (**Verbigerationen**).

Eine andere Form der Störung äußert sich als **Gedankenabreißen** oder **Sperrung**. Viele Kranke gebrauchen das Bild des „gerissenen Films". Immer wieder erlebt sich der Patient blockiert: Er kann Geplantes nicht umsetzen oder in Worte fassen, zeitweise ist es ihm unmöglich, zu reagieren. Gut verbalisierungsfähige Patienten berichten von absencenähnlichen Erlebnissen. Unwichtige Einfälle lenken den Patienten immer wieder ab (**kognitives Gleiten**), er erlebt große Lücken im Gedächtnis. Zufällige Eindrücke, ungeordnete Einfälle und unbewußte Schaltungen können aufgrund der fehlenden assoziativen Spannung zu einer Fülle von Assoziationen führen, die den begonnenen Gedanken verwirren. Der Denkablauf verliert sich in Klangassoziationen und kann in einen **Wortsalat** münden. Die Sprache ist sowohl expressiv wie rezeptiv gestört, Worte kommen dem Patienten nicht schnell genug in den Sinn, oft liest er Wort für Wort, ohne den Zusammenhang zu verstehen. Die Ausdrucksweise ist häufig bizarr oder maniertiert-gekünstelt. Ohne das Widersprüchliche und die gestörten hierarchischen Ordnungen zu erfassen, bestehen auseinanderstrebende Intentionen, Absichten und Denkvollzüge.

Die Denkstörungen sind jedoch nicht konstant, oft stehen geordnetes und gestörtes Denken nebeneinander oder wechseln in rascher Folge. Bei *fortgeschrittener Erkrankung* kommt es zum **Faseln**, der Zusammenhang der Gedanken ist völlig unterbrochen. In der *akuten Phase* der Erkrankung signalisiert das Erleben der *Angst*, daß ein Rest-Ich die Katastrophe der Spaltung wahrnimmt.

Störung der Wahrnehmung

Schizophrene werden häufig von dem neuen, oft aufdringlichen Charakter ihrer Wahrnehmungen überwältigt; die Struktur, das Gefüge und die Beschaffenheit von Gegenständen werden nicht oder nur mangelhaft erfaßt, oft sehen sie nur Bruchstücke eines Ganzen. Häufig lebt der Kranke in der Unsicherheit, ob er Situationen tatsächlich wahrgenommen und erlebt hat oder sich diese nur vorgestellt hat (**Diskriminationsschwäche**). Auch Gefühle können nicht mehr auseinandergehalten werden, so daß sie als widersprüchlich empfunden werden. Wahrgenommene Nebengeräusche stören sehr (**Störung der selektiven Aufmerksamkeit**), der Patient wird leicht ablenkbar (kognitives Gleiten).

Besonders häufig sind Wahrnehmungsstörungen im Sinne von **akustischen Halluzinationen** (**dialogische** bzw. **kommentierende Stimmen**). Die Patienten klagen häufig, daß Stimmen ihr Tun begleiten oder über sie sprechen (**Handlungsbegleitreden**). Andere Schizophrene wiederum beschreiben ihre Stimmen als das Hören ihrer augenblicklichen Gedanken.

Optische, olfaktorische und **gustatorische Sinnestäuschungen** sind selten. *Optische Halluzinationen* kommen besonders bei sehr akutem Beginn der Erkrankung vor. Bei der katatonen Form besitzen sie häufig visionären Charakter (z. B. als geschauter Weltuntergang). Im Rahmen eines Verfolgungswahnes sind *Geruchs- und Geschmackshalluzinationen* bekannt, der Betroffene glaubt in seinen Speisen eigenartige Geschmacksqualitäten wahrzunehmen oder giftige Gase zu riechen. Eine andere Form von Halluzination sind Störungen der Leibfühlsphäre (**coenästhetische Halluzinationen = Leibhalluziantionen**): Sie sind oft mit der Wahrnehmung von Schmerzen und Körperveränderungen verbunden und betreffen besonders den Genitalbereich. Schizophrene erleben sich häufig durch elektromagnetische Beeinflussung oder andere physikalische Vorgänge beeinträchtigt. Beherrschen Leibhalluzinationen die Symptomatik, kann von einer *coenästhetischen Schizophrenie* gesprochen werden.

Bei Schizophrenen sind Halluzinationen und Wahninhalte bizarr, abstrakt oder metaphysisch, während bei den körperlich begründbaren Psychosen Wahninhalte und Halluzinationen vorwiegend der realen Welt entnommen werden.

Störungen der Affektivität

Schizophrene erleben sich in ihrer Affektivität uneinheitlich, uneinheitlich sind auch die Gefühle und die Stimmungen der Betroffenen. Wenn die Aufmerksamkeit abnorm fluktuiert, die Reizkonfigurationen sich damit ständig ändern und fälschlicherweise Neuheitscharakter erlangen, entstehen Ratlosigkeit, Verwirrung, Depressivität und Angst. Angst erweckt jede Situation, die auch nur einen geringen Neuheitsgrad (**Novophobie**) für den Patienten besitzt: Angst vor Menschen, Angst vor Gegenständen, Angst vor Gesprächen. Wahrgenommene alltägliche Gegenstände flößen plötzlich Furcht ein, da ihnen eine besondere Bedeutung beigemessen wird. Anforderungen werden nicht mehr bewältigt und erwecken Angst, weil das dazu notwendige geordnete Denken mißlingt und Automatismen verlorengegangen sind. Manche Patienten scheinen in Angst und Ratlosigkeit zu erstarren, andere wiederum unternehmen panische Fluchtversuche oder geraten in schwere aggressive Erregung.

Ein weiteres Grundsymptom der Affektstörung ist die **Parathymie** (Gefühlsverkehrung): Der Affektausdruck in Mimik, Gestik und Sprache steht im Gegensatz zu den Erlebnisweisen und Äußerungen des Patienten.

Besonders nach langem Krankheitsverlauf wirken Patienten oft gleichgültig und apathisch. Durch das Fehlen der natürlichen Äußerungsmöglichkeit scheinen sie affektiv erstarrt (**Affektsteife, Affektstarre**) oder leer (**Affektleere**). Das Fehlen des affektiven Kontaktes wurde mit verschiedenen Bezeichnungen umschrieben, beispielsweise von Bleuler als „affektive Versandung" oder als Gemütsverödung. Eine Haltung, die dem Patienten seine Angst zu nehmen versucht, ihm Festigkeit und Vertrauen vermittelt, kann ihn trotz vermeintlicher Affektverödung oder Affektlosigkeit berühren und den geschilderten Zustand durchbrechen.

Bei der **Ambivalenz** sind die Patienten stark widersprüchlichen Gefühlen ausgesetzt und zwischen Haß und Liebe, Angst und Glück, Ohmacht und Omnipotenz, Zuwendung und Gewalttätigkeit hin- und hergerissen. Diese Gegensätze werden nicht bewußt erlebt und treten gleichzeitig auf. Verzweiflung und kindliches Überspielen der Beeinträchtigung wechseln rasch und erschweren die Kommunikationsaufnahme. Dem Gesunden erscheinen die Affekte uneinfühlbar, schwer nachvollziehbar und paradox.

Das eigenartig-befremdliche Erleben bei der Begegnung mit einem Kranken kann differentialdiagnostische Relevanz besitzen. Rümke (1958) nannte dies das „**Präcox-Gefühl**". Dieses zwingt zu einer exakten Exploration und zu einer genaueren Verlaufsbeobachtung. Die theatralisch-manierierte Affektivität kann als „Hysterie" verkannt werden und gezielte therapeutische Maßnahmen über lange Zeit verhindern. Andere Patienten wiederum erscheinen weit entrückt, abgekapselt und unerreichbar: Viele

Verhaltensweisen, die in überfüllten Krankenanstalten zu beobachten waren, sind jedoch psychosoziale Artefakte des Institutionalismus.

Störungen des Antriebs

Am Beginn der Erkrankung ist häufig eine Antriebssteigerung mit einer Beschleunigung des Gedankenganges zu beobachten, die zu innerer Unruhe bis hin zu Erregungszuständen und Schlaflosigkeit bzw. Schlafumkehr führen kann. Dynamische Veränderungen kennzeichnen weite Strecken des Krankheitsverlaufes: Viele Kranke wechseln rasch zwischen **Verminderung des Antriebes** (energetischer Potentialverlust) und Größenideen mit **Aktivitätssteigerung** (dynamische Expansion). Die Übertretungen von Gesetzesbestimmungen schizophren Erkrankter resultieren oft aus dieser Instabilität: tritt eine Überschreitung von Rechtsnormen als erstes Symptom einer beginnenden schizophrenen Erkrankung auf, sprechen wir von einem *Initialdelikt*. Die Erlahmung des Antriebs, verbunden mit dem Verlust von Spontaneität und Initiative, führt in frühen Stadien zu einer Umstrukturierung des Lebensentwurfes und somit zu einer veränderten Lebensplanung *(Knick in der Lebenslinie)*.

In späteren Krankheitsstadien ist die Antriebsstörung gemeinsam mit den Störungen des Denkens und der Affektivität charakteristisch für das *Residualsyndrom*, in dem sich diese bis zu hypokinetisch-substuporösen Zustandsbildern verdichten können. Antriebsstörungen sind besonders am Beginn der Erkrankung oft nur schwer als Symptom einer schizophrenen Psychose zu erkennen: annähernd identische Bilder sind im Rahmen metabolischer oder enzephalitischer Prozesse sowie nach Schädel-Hirn-Traumata zu beobachten. Darüber hinaus ist differentialdiagnostisch an das Vorliegen einer chronifizierten Depression bzw. einer neurotischen Antriebsschwäche zu denken.

Störungen der Psychomotorik

Motorische Ausdrucksbewegungen, die psychische Vorgänge, insbesondere Affektivität und Antrieb, begleiten, erscheinen frühzeitig gestört. **Mimische** und **gestische Besonderheiten, Auffälligkeiten in Gang** und **Motorik,** Veränderungen von **Stimmlage** und **Sprechweise** sind häufig zu beobachtende Phänomene. Der Patient ist sich nicht sicher, ob seine Bewegungsabläufe richtig koordiniert werden, er kontrolliert sie viel bewußter als früher. Häufig berichten Kranke, ihre Gliedmaßen würden sich spontan bewegen, so als ob sie nicht zu ihnen gehörten. Alltägliche Arbeiten und Verrichtungen, ja jeder einzelne Schritt und jede Geste müssen neu intendiert und überlegt werden (**Automatismenverlust**). Dies führt in den Bewegungsabläufen, in Mimik und Gestik zu einem Verlust an Harmonie: Schizophrene muten in ihrer Psychomotorik steif, gespreizt, fahrig oder eckig an; sie wirken in ihren Bewegungen wie Automaten. Die **Katatonie** wird im Rahmen der schizophrenen Psychosen durch Störungen der Psychomotorik charakterisiert. Diese sind jedoch unspezifisch, da sie auch bei anderen Erkrankungen vorkommen, wie z.B. bei akuten exogenen Reaktionstypen, bei Dämmerzuständen oder bei enzephalitischen Prozessen.

Aufgrund der modernen Therapieverfahren werden **katatone Symptome** (Tab. 5.2) heute nur im Rahmen kurzer Episoden beobachtet: Der Patient erstarrt, wird steif, verharrt bewegungslos *(Stupor)* ohne zu sprechen *(Mutismus)*, oft in sehr unangenehm erscheinenden Stellungen *(Katalepsie, psychisches Kopfkissen)*. Werden seine Körperteile passiv bewegt, wird eine wächserne Biegsamkeit *(Flexibilitas cerea)* beobachtet. Der Patient nimmt an seiner Umgebung nicht mehr teil, kann diese aber intensiv wahrnehmen. Die erwähnten **katatonen „Hypophänomene"** können abrupt in einen Erregungszustand einmünden, in dem der hochgradig unruhige Patient eine hohe Selbst- und Fremdgefährdung aufweist. Im Rahmen der **katatonen Erregungszustände** scheint eine passagere Bewußtseinstrübung vorzuliegen; hier kommt es zu **katatonen Hyperkinesien** mit rhythmisch sich wiederholenden, stereotypen Bewegungsabläufen *(Bewegungsstereotypien, motorische Schablonen, Automatismen, Grimassen, Manierismen)*. Häufig sind auch Sprachstereotypien im Sinne von Wortwiederholungen zu beobachten *(Verbigerationen)*. In seiner extremen Verunsiche-

Tabelle 5.2 Katatone Hypo- und Hyperphänomene

Hypophänomene	Hyperphänomene

• Stupor (bewegungsloses Verharren)
• Katalepsie (Verharren in unbequemer Körperhaltung)
• Flexibilitas cerea (wächserne Biegsamkeit der Körperteile bei deren passiver Bewegung)
• Mutismus (Schweigen)
• Echolalie (Nachsprechen)
• Echopraxie (Nachahmen von Bewegungen der umgebenden Personen)
• Negativismus (Patient tut das Gegenteil von dem, was von ihm verlangt/erwartet wird)
	• psychomotorische Erregung
	• Wechsel zwischen „Flucht" und „Angriff"
	• Bewegungsstereotypien
	  – motorische Schablonen
	  – Automatismen
	  – Grimassen
	  – Manierismen (gezierter, gekünsteltes Verhalten)
	• Sprachstereotypien, z. B. Verbigerationen (Wortwiederholungen)
	• Befehlsautomatismen (der Patient führt kritik- und willenlos aus, was ihm aufgetragen wird)

rung bemüht sich der Patient, seine menschliche Identität zu wahren, indem er alle Worte der umgebenden Personen nachspricht *(Echolalie)* oder alle ihre Bewegungen imitiert *(Echopraxie)*. Ähnlich läßt sich auch der *Befehlsautomatismus* erklären, in dem der Patient anscheinend kritik- und willenlos alles ausführt, was ihm aufgetragen wird. Dieser Zustand kann wechselweise mit dem *Negativismus* auftreten, während dessen der Patient nichts oder das Gegenteil dessen tut, was von ihm erwartet oder verlangt wurde.

Im Gegensatz zur **Parathymie**, einer Störung der Affektivität, bedeutet die *Paramimie*, daß Affekte oft schlecht geäußert werden können, wenngleich der Affekt selbst adäquat erlebt wird. Der Kranke freut sich in einer angenehmen Situation, seine Mimik jedoch drückt Trauer und Sorge aus. Bei katatonen und paranoiden Formen der Erkrankung kann jedoch die innere Spannung oder das starke Mißtrauen des Patienten aus dem Gesichtsausdruck abgelesen werden.

5.1.3 Ich-Psychopathologie

Nach Christian Scharfetter strukturiert sich das **„Ich-Bewußtsein"** aus 5 Dimensionen. Im Ich liegt die Gewißheit der Selbsterfahrung des Menschen:

1. Ich bin lebendig.
2. Ich bin eigenständig und bestimme mein Verhalten und Denken.
3. Ich bin in der geistigen und körperlichen Beschaffenheit einheitlich.
4. Ich bin von allen anderen Wesen und Dingen abgegrenzt und unterscheidbar.
5. Ich bin derselbe im Verlauf des Lebens und in den verschiedenen Lebenslagen.

Ein Mensch, der in den genannten „5 basalen Bereichen" seine Sicherheit verloren hat, weist eine *Ich-Schwäche* auf.

Ist die **Ich-Vitalität** gestört und somit das Gefühl des eigenen Lebendigseins bis hin zur Existenzbedrohung verändert, erstarrt der Betroffene in Ratlosigkeit und Schreck. Klinisch kann sich dies als *katatoner Stupor* oder *katatone Erregung* manifestieren (S. 72). Er muß sich immer wieder vergewissern, noch lebendig zu sein, indem er hyperventiliert, sich selbst beschädigt oder sich Schmerzen zufügt. Die Störung der Ich-Vitalität kann wahnhaft als Leiberkrankung oder Weltbedrohung interpretiert werden und zu **hypochondrischem** oder **nihilistischem Wahn** bzw. zu **Weltuntergangsstimmung** führen. In Überkompensation erlebt sich der Betroffene in einem Omnipotenz- und Heilswahn als Weltverbesserer. Störungen der Ich-Vitalität werden von Patienten folgendermaßen umschrieben: „Ich fühle mich nicht mehr als lebendiger Mensch", „Ich muß mein Blut sehen, damit ich weiß, daß ich noch lebe", „Durch das schnelle Atmen weiß ich, daß ich noch am Leben bin".

Die Störung der **Ich-Aktivität** führt zu einer Alteration des Denkens und Sprechens sowie der Motorik. Der Schizophrene glaubt die Eigenständigkeit im Denken und Handeln verloren zu haben; er vergewissert sich durch eine Fülle von Sterotypien, daß ihm noch Bewegungsmöglichkeiten offenstehen, oder er erstarrt wiederum in Angst und Panik *(katatoner Stupor, katatone Erregung)*. In wahnhafter Interpretation entwickelt er Fremdbeeinflussungsideen oder einen *Verfolgungswahn*. Störungen der Ich-Aktivität werden vom Patienten beschrieben als „Ich bin ferngesteuert." „Man nimmt mir meine Gedanken und macht meine Bewegungen." „Ich bin besessen, ich kann nichts mehr selbst bestimmen".

Bei Störung der **Ich-Konsistenz** fühlt sich der Schizophrene zerrissen, zersplittert, gespalten. Ist das Gefühl, ein zusammenhängendes Ganzes zu sein, gestört, kommt es zu einer Dissoziation von Afekt, Stimmung, Gefühl und Gedanken *(Parathymie, Paramimie)*. Die Selbstwahrnehmung der Zersplitterung führt nicht nur zu *Depersonalisationserscheinungen,* sondern auch zu *coenästhetischen Halluzinationen*. Trugwahrnehmungen lassen sich auf Grundlage der Ich-Zersplitterung besser erklären: Durch die Störung des Erfahrungsbewußtseins erscheinen Gedanken nicht mehr als die eigenen. Patienten beschreiben die Ich-Konsistenzstörung wie folgt: „Ich bin zerrissen". „Wenn ich mich bewege, zersplittert die Welt". „Mein Körper läuft aus".

Durch die Störung der **Ich-Demarkation** ist der Betroffene jedem Außeneinfluß offen, die Unterscheidung von innen und außen gelingt nicht mehr, er fühlt sich verloren und entheimatet. Klinisch kann sich dies als *Derealisation, Depersonalisation, Autismus* oder *Transitivismus* äußern. In dieser Ich-Grenzstörung kann der Schizophrene wahnhaft neue Gemeinschaften erleben *(Liebeswahn, mystischer Heilswahn, Abstammungswahn)*. Eine Störung der Ich-Demarkation wird vom Kranken definiert als: „Es gelingt mir nicht, mich abzugrenzen", „Alles dringt in mich ein", „Die Gedanken der anderen übertragen sich auf mich".

Durch die Störung der **Ich-Identität** verliert der Betroffene die Sicherheit seiner historischen und physiognomischen Einmaligkeit sowie seiner beruflichen und sexuellen Rolle. Im Spiegel kontrolliert er seine Gesichtszüge, er erlebt eine Veränderung seines Körpers, wähnt sich anderer Abstammung *(genealogischer Wahn)* und berichtet von einer Duplizität oder Pluralität des Ich. Patienten erleben die Ich-Identitätsstörung wie folgt: „Ich weiß nicht mehr, wer ich bin", „Ich muß mich im Spiegel kontrollieren, um zu wissen, daß ich noch ich bin", „Ich habe einen anderen Körper".

Wie bei allen erwähnten Störungen ist eine Erstarrung in Ratlosigkeit und Panik bzw. ein Bewegungssturm möglich. Auch Selbstverletzungen zum Zwecke der Selbstwahrnehmung dienen der Vergegenwärtigung des Ichs.

Tabelle 5.3 Reaktionen eines Schizophrenen auf eine Ich-Bedrohung (nach Scharfetter)

Motorische Ebene	Kognitive Ebene	Kognitiv-affektive Ebene	Interaktionsebene
– Stupor/Mutismus – Erregung, Flucht – Selbstverletzung – katatone Schablonen	– Argwohn, Vermutungen – Wahnstimmung – Wahnüberzeugung	maniforme, megalomane Überhöhung	– Rückzug – Nonkommunikation – Autismus

Die **Reaktionen** des Schizophrenen **auf die Ich-Bedrohung** sind in Tab. 5.3 aufgeführt.

5.1.4 Schizophrene Basisstörungen

Definition: Mit Basissymptomen werden die von Schizophrenen *subjektiv* erlebten *Primärerfahrungen* bezeichnet, die die Grundlage der komplexen psychotischen Symptomatik darstellen, sich aber schon *vor* der positiven Symptomatik und der psychotischen Erstmanifestation entwickeln: Es sind Symptome, die phänomenologisch weitgehend übereinstimmend von den Betroffenen selbst als Defizienzen, als Einbußen oder Störungen wahrgenommen und geschildert werden. Dabei handelt es sich um *Störungen auf der Ebene der Informationsverarbeitung* (S. 80), die so unterschiedliche Funktionen wie Aufmerksamkeit, Wahrnehmung, Denken, Psychomotorik, Urteil, Gedächtnis und Emotionalität gleichermaßen umfassen.

Das gemeinsame **Merkmal der Basissymptome** ist, daß sie überwiegend nicht durch Verhaltensbeobachtung erfaßt werden können, sondern erst durch die psychopathologische Exploration unter Nutzung der erhaltenen Fähigkeit zur Selbstwahrnehmung aufgedeckt werden müssen. Was sich im Verhalten eines schizophrenen Patienten äußert, ist oft schon ein Bewältigungsversuch und nicht die primäre Beeinträchtigung selbst.

Als **Basisstörungen** werden vom Betroffenen empfunden:

– mangelnde Auswahlfähigkeit *(Diskriminationsschwäche)*,
– Reizüberflutung,
– kognitives Gleiten,
– verminderte Leitbarkeit der eigenen Denkvorgänge und Gedankeninterferenz,
– Störungen der rezeptiven und expressiven Sprache,
– Impuls- und Gemütsverarmung,
– ständiges Eindringen von Nebenassoziationen,
– Unfähigkeit, die Aufmerksamkeit zu fokussieren,
– plötzliches Aussetzen des Denkens und des Reaktionsvermögens,
– Unvermögen, beim Lesen und Hören Worte oder längere Sprachsequenzen zu verstehen.

Reaktionsinterferenzen können auch auf *motorischer* Ebene auftreten: es sind dies Behinderungen von Bewegungsabläufen durch plötzliche *Sperrungen* oder durch nicht intendierte Bewegungen und Handlungen. Patienten müssen mitten in der Bewegung innehalten und überlegen, was weiter zu tun ist, wie es weitergehen soll; sie berichten, ihre Mimik gerate ganz anders, als sie es möchten.

Eine Auswahl der **für Diagnostik und Therapie besonders relevanten Basisstörungen** gibt folgende Aufstellung wieder:

1. **Novophobie:** Jede Situation, die auch nur eine geringe Neuheit für den Patienten hat, erweckt Angst, Angst vor Menschen, vor Gesprächen, weil der Sinn nicht mehr erfaßt werden kann und allem eine besondere Bedeutung beigemessen wird.
2. **Insuffizienz der selektiven Aufmerksamkeit** wird als quälende Überwachheit und Ablenkbarkeit erlebt.
3. **Diskriminationsschwäche** von Wahrnehmungen und Vorstellungen bedingt, daß Gefühlszustände nicht mehr eindeutig erlebt werden.
4. **Denkblockierungen,** als kurze Absencen oder als kurzes Gedankenabreißen erlebt, bewirken, daß die Patienten momentan nicht reagieren können und sich leer und starr fühlen.
5. **Kognitives Gleiten:** Die Patienten merken, daß sie nicht mehr bestimmen können, was sie denken. Ständig interferieren sinnlose Einfälle mit dem Gedachten und lenken somit ab.
6. **Beeinträchtigung der rezeptiven und expressiven Sprache:** Beim Lesen und Hören werden Worte in ihrer Bedeutung nicht immer richtig erkannt. Die Patienten haben dadurch die Fähigkeit verloren, flüssig zu sprechen.
7. **Automatismenverlust** führt dazu, daß auch einfachste, unreflektiert durchgeführte Handlungsabläufe neu überlegt und geplant werden müssen.

Coping-Strategien führen zu einer Vermeidung von Anspannungen und Situationen, die ein Zuviel an Stimulation enthalten und die Gefühle erregen können. Die Folge ist ein Rückzug aus der Umwelt.

Die experimentalpsychologisch nachgewiesenen Basissymptome werden als „*substratnahe*" bezeichnet, weil sie der zentralnervösen Schädigung näher stehen, als die für die Schizophreniediagnostik relevanten klassischen psychopathologischen Phänomene. Die „Substratnähe" wurde aus der phänomenologischen Verwandtschaft einiger schizophrener Beeinträchtigungen zu bestimmten Symptomen und Syndromen bei definierbaren, bekannten Hirnkrankheiten erschlossen.

Das **Basisstörungskonzept** besagt also, daß Psychosen letzlich auf neurobiochemischen Funktionsstörungen beruhen, die über eine Störung der Informationsverarbeitung zu substratnahen Basissymptomen und über vielfältige psychodynamische Abläufe der Verarbeitung sowie der Interaktion mit Umwelteinflüssen zur manifesten Psychose führen.

Basissymptome werden auch präpsychotisch *(Vorpostensyndrome)* sowie postpsychotisch *(Residualsyndrome)* beobachtet. Dem Basisstörungskonzept liegt somit eine Störung der Informationsverarbeitung zugrunde: Die an das limbische Integrationssystem gebundenen Funktionen scheinen gestört, so daß Gewohnheitshierarchien verlorengehen und Erfahrungen nicht mehr selektiv genützt werden können.

Die Berücksichtigung der Basissymptome mit ihren unterschiedlichen Ausprägungsschwerpunkten führt zu *psychotherapeutischen Behandlungsverfahren,* die gezielt auf die Kompensation bestimmter Defizite und auf das Wiedererlernen verlorener Fertigkeiten gerichtet sind: Die Basisstörungen und die daraus folgenden sozialen Behinderungen können durch Verhaltenstraining positiv beeinflußt werden.

5.1.5 Typologie schizophrener Psychosen

Einführung

Die den Syndrombeschreibungen folgende **klassische Einteilung** schizophrener Psychosen in eine

- katatone,
- hebephrene und
- paranoide Form sowie in die
- Schizophrenia simplex

erscheint ergänzungsbedürftig. Wenigstens zeitweise besteht bei allen Formen schizophrener Erkrankungen eine Wahnproduktion, die Mehrheit der Patienten zeigen in ihrem Krankheitsverlauf katatone Episoden, bei vielen sind hebephrene und coenästhetisch-leibhypochondrische Stadien und Exazerbationen festzustellen. Mehr als die Hälfte aller Schizophrenen weisen außerdem das jahrelange – wenn auch diskrete – Fortbestehen der paranoid-halluzinatorischen Initialsymptomatik auf. Die schizophrenen Untergruppen sind typologische Beschreibungen von fließenden, mannigfaltigen Verlaufsgestaltungen, die sich stets vermischen und überschneiden: paranoide, katatone, hebephrene, dysästhetische und bland anerge Stadien finden sich in jedem Verlauf.

Wird die im ersten Jahr des Verlaufes im Vordergrund stehende Symptomatik bzw. das *Bild des ersten Schubes* beurteilt, ergibt sich folgende Verteilung: Ca. 3/4 zeigen einen wahnhaft halluzinatorischen Verlauf, der Rest beginnt mit einer katatonen Symptomatik oder mit Wesensveränderungen.

Bestimmte psychotische Muster werden bei Rezidiven beibehalten, darüber hinaus scheint eine Konstanz von Erscheinungsbildern bei kranken Angehörigen derselben Familie zu bestehen.

Typologie schizophrener Psychosen nach ICD-10

Nach ICD-10 ergeben sich aus der Kombination der bereits erwähnten charakteristischen Symptome folgende Typen der Schizophrenien:

Paranoide Schizophrenie: Im Vordergrund der Symptomatik stehen Wahnsysteme oder akustische Halluzinationen, die sich auf einzelne Themen beziehen.

Hebephrene Schizophrenie: Hier herrschen Zerfahrenheit und flacher bzw. inadäquater Affekt vor. Im DSM IV wird diese Störung als „desorganisierter Typus" diagnostiziert.

Katatone Schizophrenie: Das Hauptmerkmal ist das Vorliegen einer psychomotorischen Störung (Stupor, Negativismus, Bewegungsstereotypien oder Erregungszustände).

Undifferenzierte Schizophrenie: Es bestehen Halluzinationen, ausgeprägte Wahnphänomene, Zerfahrenheit oder ein deutliches desorganisiertes Verhalten. Die Kriterien der anderen genannten Typen werden jedoch nicht erfüllt.

Postschizophrene Depression: Im Anschluß an eine schizophrene Symptomatik entwickelt sich eine depressive Episode.

Schizophrenes Residuum: Auch wenn im Augenblick eine psychotische Symptomatik fehlt, bestand in der Vergangenheit mindestens eine schizophrene Episode. Das Residualsyndrom ist gekennzeichnet durch soziale Isolierung, Affektverflachung, verarmte Sprache, Initiativenverlust oder Energielosigkeit.

Schizophrenia simplex: Bei blandem Verlauf finden sich Verhaltensauffälligkeiten, soziale Desintegration und zunehmende Negativsymptome.

Typ-I und Typ-II-Form der Schizophrenie

Heute unterscheidet man auch zwischen paranoiden und nichtparanoiden Formen bzw. zwischen Schizophrenien mit *positiver* oder *Plussymptomatik* und solchen mit *negativer* oder *Minussymptomatik* (Tab. 5.**4**).

Für die erste Hauptform der *„produktiven"* oder *„floriden Psychose"* wurde von Crow die Bezeichnung **„Typ-I-Schizophrenie"** geprägt: Der Patient leidet an Denkstörungen und Trugwahrnehmungen, er

Tabelle 5.4 Typ-I- und Typ-II-Form der Schizophrenie

Untergruppen	Paranoide Form: positive oder Plussymptome, sog. Typ-I-Form	Nichtparanoide Form: negative oder Minussymptome, Typ-II-Form
Symptome	– produktiv-psychotisch – Halluzinationen – Wahn – formale Denkstörungen – bizarres Verhalten – motorische Symptome	– apathisch-adynamisch – Denkstörungen (Denkverarmung) – Affekt- und Antriebsstörungen – Rückzug, Isolation
Prämorbide Persönlichkeit	gut angepaßt	schlecht angepaßt
Erkrankungsalter	mittleres Lebensalter	früheres Lebensalter (vor dem 25. Lebensjahr)
Erblichkeit	höhere hereditäre Belastung	geringere hereditäre Belastung
Hirnorganische Beeinträchtigung	fehlt	geringe neurologische Störungen
Neurophysiologie	erhöhtes Arousal	herabgesetztes Arousal
Intelligenz	unabhängig von der Intelligenz	geringere Intelligenz
Therapeutisches Ansprechen auf Antipsychotika	gut	schlecht
Ansprechen auf Amphetamin	Symptomprovokation	kein Ansprechen auf Amphetamin
Prognose	besser	schlechter
Verlauf	akute Episoden remittierend – phasenhaft – rezidivierend	– chronisch einförmig – Tendenz zu zunehmender Verschlechterung

nimmt Stimmen wahr, die sein Tun und Lassen kommentieren, er fühlt seinen Körper verändert und entwickelt Wahngedanken. Diese dramatischen, den Betroffenen erschütternden Störungen (Symptome 1. Ranges) beherrschen besonders die Anfangsstadien der Erkrankung. Die positiven Symptome halten den Beginn der Erkrankung fest, auch wenn verschiedene gestörte Teilbereiche schon viel früher bestanden haben und noch über längere Zeiträume nachweisbar sind. Wahnvorstellungen und Trugwahrnehmungen ändern sich im Zeitverlauf auch in sehr kurzen Intervallen: Viele Betroffene stehen völlig in deren Bann und werden in ihrem Verhalten durch diese beeinflußt, andere wiederum können sich mit diesen Störungen arrangieren, sie bestimmen selbst, wie sie damit umgehen, wieweit sie sie unterdrücken können bzw. von diesen unterdrückt und überwältigt werden.

Die zweite Hauptform wird als *Defekt-* oder als *Residualsyndrom* beschrieben. Während die produktive Psychose als „positiv" bezeichnet wird, gilt die **„Typ-II-Schizophrenie"** als „negativ". Hier stehen Verlangsamung, Gemütsverarmung, verminderte Aktivität, Sprecharmut sowie die Unfähigkeit, sich adäquat mitzuteilen, im Vordergrund. Folgen dieser Störung sind Isolation und sozialer Rückzug.

Eine akute produktive Psychose kann in ein Residualsyndrom einmünden, beide können aber auch entweder allein oder zusammen auftreten; beim **gleichzeitigen Vorliegen der beiden Formen** im Sinne einer **Defektazerbation** kann der Ausprägungsgrad der entsprechenden Störungen stark variieren.

Der *Beginn der produktiven Symptomatik* ist immer ein schwerwiegendes, dramatisches Ereignis; demgegenüber fällt es oft schwer, das Auftreten und Abklingen der negativen Symptome zeitlich festzuhalten.

Der alleinige Nachweis von negativen Symptomen rechtfertigt die Diagnose „schizophrene Psychose" nur dann, wenn dargestellt werden kann, daß in der Vergangenheit auch Denkstörungen, Wahnvorstellungen und Trugwahrnehmungen bestanden haben. Die negativen Symptome gehen sehr häufig der akuten Krise voraus und bleiben nach deren Abklingen weiter bestehen. Das negative Symptom ist somit gekennzeichnet durch einen schleichenden Beginn und einen chronischen Verlauf. Die Möglichkeit einer anhaltenden sozialen Beeinträchtigung ist in diesem Fall sehr groß.

Das Ausmaß des „schizophrenen Defektes" ist jedoch auch abhängig von der Qualität der derzeitigen oder vergangenen zwischenmenschlichen Beziehungen des Kranken. Eine wenig anregende Umgebung, fehlende Bezugspersonen und mangelnde soziale Kontakte scheinen eine Entwicklung zu fördern, die über eine zunehmende Gemütsverflachung, Aktivitätsverminderung, Sprecharmut und Langsamkeit zu einem ausgeprägten sozialen Rückzug und zu einem schweren Residualsyndrom oder zu Hospitalismusstörungen führt. Eine aktive, anregende Umgebung kann die erwähnte Entwicklung günstig beeinflussen.

Solchermaßen definierte negative Syndrome können im Leben vieler Menschen auch außerhalb von schizophrenen Psychosen auftreten, besonders bei schweren körperlichen Behinderungen, im Rahmen von organisch begründbaren Psychosen sowie als Folge des frühkindlichen Autismus, einer chronischen Depression oder eines beginnenden demenziellen Abbaues. *Differentialdiagnostisch* müssen auch die Folgen einer nicht optimal verabreichten antipsychotischen Therapie bedacht werden.

Untergruppen der Schizophrenien (ICD-10)

Paranoide Schizophrenie

Bei der paranoiden Form liegen besonders *Störungen der Ich-Demarkation* und *Ich-Identität* vor. Diese Ich-Störungen äußern sich in Verfolgungs- und Beeinflussungsideen sowie in Fremdsteuerungsgefühlen usw. Der Patient wähnt sich bedrohlichen Einflüssen ausgesetzt oder glaubt sich technischen Einwirkungen wie elektromagnetischen Strahlungen oder Radiowellen etc. preisgegeben. Seine Gedanken werden zerstört, durch andere „gemacht", durch verschiedene Einflüsse „weggenommen". Der Betroffene meint, die Bedrohung zu „erkennen".

Die Initialsymptomatik ist viel ausgeprägter und tritt akuter als bei *„Prozeßpsychosen"* (Hebephrenie und Schizophrenia simplex) auf. Am Beginn stehen häufig massive Schlafstörungen, dann treten Anmutungserlebnisse auf, später Gedankenstörungen, Halluzinationen und Wahnideen.

In der Regel klingt die paranoide Schizophrenie weitgehend ab, bei ca. der Hälfte der Kranken kommt es zu einer völligen Remission. Bei einigen Patienten verbleiben fragmentarische Wahnideen und Halluzinationen, bei anderen wiederum mündet die Erkrankung in einen Residualzustand. Die Erkrankung verläuft in Schüben.

Die genannte Ich-Bedrohung kann aber auch durch *Überkompensation* zu Selbstüberhöhung führen, die Betroffenen erleben sich als Heiler, Propheten, Welterneuerer und Weltverbesserer. Im Wahn, besonders im Liebes- oder Heiratswahn, gelingt es, die ärmliche Realität zu überwinden und – autistisch – eine paradiesische Privatwirklichkeit zu bewohnen.

Als Untergruppe der paranoiden Form gilt die **coenästhetische Schizophrenie.** Die Störung der Ich-Konsistenz führt zu der sicheren Annahme, daß sich die Beschaffenheit des Körpers ändert; die Patienten berichten über schwer nachvollziehbare Körperempfindungen oder über somatische Veränderungen und über multiple, bizarre Krankheitsbefürchtungen. Die coenästhetische Schizophrenie korreliert häufig mit einer *subkortikalen Atrophie*. Ähnliche Phänomene können bei Thalamusprozessen beobachtet werden. Das ICD-10 reiht die coenästhetische Schizophrenie in die Rubrik „andere Schizophrenie" ein.

Coenästhetische Symptome sind von *taktilen Halluzinationen,* besonders aber von Beeinträchtigungserlebnissen im Rahmen des Dermatozoenwahns zu *differenzieren.*

Hebephrene Schizophrenie

Während in der katatonen Form die Abwehrmöglichkeiten aufgrund der akuten Symptomatik gering sind, führt die in der Hebephrenie dominierende *Störung der Ich-Konsistenz* zur Wahrnehmung der inneren Zerrissenheit, der Auflösung und der Zersplitterung. Der *jugendliche* Patient leidet unter *kognitiv-affektiven Störungen:* Erlebnisse und Affekte driften auseinander *(Parathymie* und *Paramimik),* die Kontinuität des Denkens zerfällt, Konzentrationsstörungen führen über Gedankenabreißen zu *Gedankenstop* und *Gedankenleere.*

Die Ich-Bedrohung wird häufig überspielt: Dem jugendlichen Alter entsprechend herrscht eine oft theatralische Attitüde vor, die in alten Lehrbüchern fälschlicherweise mit der abwertenden Bezeichnung „läppisch" versehen wurde. Es gelingt dem Betroffenen kaum, soziale Beziehungen zu knüpfen. Der Verlauf ist schleichend, die therapeutische Beeinflußbarkeit gering.

Katatone Schizophrenie

Bei sehr akutem Krankheitsbeginn kann die Ich-Bedrohung als Grund für das Dominieren der katatonen Symptomatik angesehen werden. Der Schizophrene wird von der neuen Realität überwältigt und erstarrt in Angst und Ratlosigkeit. In verschiedenen stereotypen Bewegungsabläufen oder durch Selbstverletzungen versucht der Betroffene, sich seiner selbst zu vergewissern, sich selbst wahrzunehmen und somit die Ich-Bedrohung zu überwinden. Bei der katatonen Schizophrenie stehen die psychomotorischen Störungen, die zwischen Stupor und Erregungsdurchbrüchen wechseln können, im Vordergrund.

Die oft dramatische katatone Symptomatik bildet sich zwar rasch zurück, ohne ein Residuum zu hinterlassen, es besteht jedoch eine erhöhte Rückfallgefährdung. Die früher häufig zu beobachtenden chronischen katatonen Zustandsbilder treten heute kaum noch auf.

Die **perniziöse Katatonie** ist eine seltene Erkrankung, die unbehandelt zum Tode führt. Nach einer Phase der Erregung oder des gespannten Stupors entwickelt sich eine Bewußtseinstrübung; nach hohem Fieberanstieg, Exsikkose und Hämorrhagien stirbt der Patient durch Sekundärkomplikationen.

Die Behandlung erfordert intensivmedizinische Maßnahmen, hohe Antipsychotikadosen sowie Wasser- und Elektrolytsubstitution. Die perniziöse Katatonie stellt eine Indikation für die Elektrokonvulsionstherapie dar: diese wirkt oft lebensrettend, aber auch die Gabe von i.v. Benzodiazepinen hat sich als hilfreich erwiesen.

Differentialdiagnostisch sind die organischen katatonen Syndrome bei Meningoenzephalitiden und das seltene maligne neuroleptische Syndrom abzugrenzen.

Undifferenzierte Schizophrenie

Das ICD-10 führt die Kategorie „undifferenzierte Schizophrenie" für jene atypischen Fälle ein, die die diagnostischen Kriterien einer schizophrenen Störung erfüllen, aber nicht der paranoiden, hebephrenen oder katatonen Unterform zugeordnet werden können und die Merkmale für ein schizophrenes Residuum oder eine postschizophrene Depression vermissen lassen. Die Diagnose „undifferenzierte Schizophrenie" ist – wenn überhaupt – nur bei akuten psychotischen Zustandsbildern zulässig.

Postschizophrene Depression

Nach Abklingen einer schizophrenen Episode kann eine lange Zeit anhaltende depressive Symptomatik auftreten. Fragmentarische Halluzinationen und Wahnvorstellungen bestehen im Rahmen der postschizophrenen Depression fort, besonders häufig findet sich ein schizophrenes Residuum.

Ätiopathogenetisch sind krankheitsinhärente Faktoren, Einwirkungen depressiogener Antipsychotika und psychologische Folgen im Sinne einer belastenden Auseinandersetzung mit der Erkrankung anzuführen.

Differentialdiagnostisch ist die Abgrenzung gegenüber einem depressiv gefärbten Residuum und einer medikamentös ausgelösten Hypokinesie oft schwierig.

Das ICD-10 fordert eine mindestens zweiwöchige depressive Episode deutlicher Ausprägung. Im Rahmen der postschizophrenen Depression besteht ein erhöhtes Suizidrisiko.

Schizophrenes Residuum (Defektsyndrom)

Das im Verlauf der schizophrenen Störung häufige Residuum ist durch das *Vorherrschen der Grundsymptome* gekennzeichnet, eine Überbausymptomatik (Wahn, Halluzinationen) ist kaum noch nachweisbar. Es handelt sich um eine Störung des Denkens, ein Erlahmen des Antriebes, ein Verarmen der Affektivität und ein oft bizarr-verschrobenes Verhalten. Die aus dem Fortschreiten der Störung resultierenden Behinderungen des schizophren Erkrankten sind einerseits krankheitsimmanent, andererseits durch äußere soziale Bedingungen und durch die Nebenwirkungen nicht optimaler Therapieführung beeinflußt: Aus diesen Faktoren leiten sich weitere sekundäre Störungen ab. Der *Autismus* führt zu einem Verlust der Umweltkontakte. Dadurch kann auch eine Entlastung von Auseinandersetzungen mit schizophrenen Erlebnisveränderungen, besonders mit quälendem und angsterfülltem Wahnerleben, erreicht werden. Die Inaktivität des Kranken und der Verlust seiner mitmenschlichen Beziehungen beeinflussen jedoch wiederum die Fähigkeit des Betroffenen, die Realität zu gestalten und zu bewältigen. Die affektive Ansprechbarkeit ist reduziert, die Objektzuwendung weitgehend aufgehoben.

Die *Rückzugstendenzen* aus dem aktiven Leben können als Coping-Strategien interpretiert werden: Situationen, die ein Zuviel an Stimulation enthalten und Gefühle erregen können, werden zunehmend gemieden.

Obgleich die Grundsymptome vorherrschen, können fragmentarische Halluzinationen und diskrete katatone Symptome sowie ein Restwahn fortbestehen. Das schizophrene Residuum ist prinzipiell *reversibel*. Selbst gut konzipierte Therapieprogramme können aber das Zustandsbild nur schwer unterbrechen, ein „positiver Knick" ist jedoch möglich: Auch nach 10- bis 15jährigem Bestehen sind noch Besserungen zu beobachten. Die Bezeichnung „Endzustand" lehnen wir ab, da das Residuum keine statische Entität ist; selbst nach vieljährigem Bestehen kann es oft auch therapieunabhängig zu einer Teilremission mit weitreichender sozialer Integrationsfähigkeit kommen. Beim schizophrenen Residuum ist die Gabe von Antipsychotika unerläßlich, um den jeweiligen klinischen Status aufrechtzuerhalten.

Schizophrenia simplex

Auch bei der Schizophrenia simplex stehen die *Grundsymptome* im Vordergrund, Überbauphänomene (Wahn und Halluzinationen) fehlen weitgehend. *Affektstörungen* und *Denkstörungen* dominieren. Die Erkrankung verläuft langsam progredient und mündet in ein ausgeprägtes Residualsyndrom.

Die tiefgreifende *Störung der Ich-Identität* führt, schleichend fortschreitend, zu hypochondrisch-nihilistischen Befürchtungen, zu schrullenhaften Verhaltensweisen und zur Gewißheit, die eigene physiognomische Identität zu verlieren.

Die Kontinuität des Daseins, die Lebenslinie scheint unterbrochen, geknickt: Nach Einbruch der Ich-Bedrohung zieht sich der Betroffene passiv zurück, es fällt ein Mangel an Vitalität und Dynamik, an Interesse und Initiative auf. Der Kranke flieht aus der Realität, ist unfähig, sich irgendwelchen Zielen zu widmen und zwischenmenschliche Kontakte zu pflegen. Der Tagesablauf wird sehr stereotyp und zunehmend zwanghaft strukturiert, berufliche Leistungen können nicht mehr erbracht werden, der Patient wirkt autistisch, häufig mit leicht katatonen Symptomen wie Grimassieren und Bewegungsstereotypien.

Die Möglichkeit der therapeutischen Beeinflussung ist begrenzt. Die Schizophrenia simplex und die hebephrene Form werden auch als *schizophrene Prozeßpsychosen* bezeichnet.

5.1.6 Verlauf und Prognose schizophrener Psychosen

Die Weltgesundheitsorganisation beschreibt folgende **6 Verlaufsbilder**:

- kontinuierlich,
- episodisch mit zunehmendem Residuum,
- episodisch mit stabilem Residuum,
- episodisch remittierend,
- unvollständige Remission,
- vollständige Remission.

Ein **episodisch-schubhafter Verlauf** mit unterschiedlicher Krankheitsdauer, die von wenigen Stunden bis viele Monate reichen kann, ist typisch für die paranoide Form. Wiederholte Schübe können ein Residuum unterschiedlicher Ausprägung bedingen. Ein **phasenhafter, wellenförmiger Verlauf**, den wir besonders bei katatonen Formen beobachten, führt prinzipiell zur Remission. Die **prozeßhaft verlaufenden Formen** (Schizophrenia simplex und Hebephrenie) münden nach einfach progredientem Verlauf kontinuierlich in ein stärkeres Residualsyndrom.

Prognose: Zwischen 20 und 30 % der Patienten erreichen eine völlige Heilung, ca. 40 % einen stabilen Residualzustand, der es den Betroffenen ermöglicht, ein in die Gesellschaft integriertes Leben zu führen, Verantwortung für die Gemeinschaft zu übernehmen und beruflich tätig zu sein. Ein knappes Drittel zeigt behindernde Symptome eines Residuums. Diese Ergebnisse eigener Untersuchungen decken sich mit denen von Manfred Bleuler, Huber sowie Ciompi und Müller. Nach einer durchschnittlichen Verlaufsdauer von über 20 Jahren sind ca. zwei Drittel der Kranken entweder vollständig geheilt oder nicht mehr manifest psychotisch.

Akuter Krankheitsbeginn, syntone prämorbide Persönlichkeitsstruktur und berufliche Integration sind Indikatoren für einen günstigen Verlauf. Die Prognose verbessert sich, wenn zum Zeitpunkt der Erkrankung starke psychische Belastungen nachweisbar waren. Eine frühzeitig eingeleitete antipsychotische Therapie führt in Verbindung mit soziopsychotherapeutischen Maßnahmen zu deutlicher Verkürzung der Schübe, besserer sozialer Bindungsfähigkeit und weniger Rückfällen: Das rasche Einsetzen und die Qualität der Therapie ist für den Verlauf der Psychose entscheidend (Tab. 5.**5**).

Mehr als genetische Faktoren erklären die verschiedenen Kombinationen von situativen und sozialen Einflüssen die Vielfalt und die Wechselhaftigkeit der Langzeitverläufe:

- soziale Stimulation,
- familiäre Atmosphäre sowie
- sozio-ökonomische und kulturelle Gegebenheiten

determinieren gemeinsam mit anlagebedingten Faktoren einen günstigen oder ungünstigen Ausgang.

Eine *psychosoziale Überstimulation* scheint für akute Phänomene, eine *Unterstimulation* für das Residuum mitverantwortlich zu sein. Wesentlich für die Rezidivprophylaxe ist eine konsequente Langzeittherapie mit Antipsychotika (s. S. 86). Der große Teil der Schizophrenen benötigt aufgrund der Verlaufskurve bzw. der prozeßhaften Erkrankung eine gutstrukturierte lebensbegleitende Therapie.

Die **Langzeitprognose** der Schizophrenien konnte durch die Optimierung psychopharmakologischer Therapien und die Einbindung von soziotherapeutischen Programmen deutlich verbessert werden. Schizophrene Katastrophenverläufe, katatone Dauerstörungen und typischen Defektpsychosen sind heute sehr selten.

Tabelle 5.**5** Indikatoren, die für eine günstige bzw. ungünstige Prognose bei Schizophrenie sprechen

Günstige Prognose	Ungünstige Prognose
- akuter Krankheitsbeginn	- schleichender Krankheitsbeginn
- unauffällige prämorbide Persönlichkeit	- Persönlichkeitsstörungen
- berufliche und soziale Integration	- berufliche und soziale Desintegration
- psychische Belastung bei Erkrankungsbeginn (life events)	- Fehlen von life events
- frühzeitig eingeleitete antipsychotische Therapie	- mangelhafte antipsychotische Therapie
- affektive Begleitstörungen	- fehlende affektive Störungen
- Fähigkeit zu entsprechender Krankheitsverarbeitung	- ungünstige Krankheits- und Konfliktbewältigungsstrategien
- tragfähige Familienstruktur	- Hostilität in der Familie
- natürlicher Umgang innerhalb des Bezugssystems	- überprotektive Bezugspersonen
- weibliches Geschlecht	- männliches Geschlecht

5.1.7 Ätiologie und Pathophysiologie schizophrener Psychosen

In den letzten Jahrzehnten haben unsere Kenntnisse und unser gesichertes Wissen im Bereich der Schizophrenien stark zugenommen. Die Frage der Ätiopathogenese ist jedoch noch nicht schlüssig zu beantworten. Die heute vorliegenden Forschungsergebnisse sprechen für die Annahme einer *komplexen multifaktoriellen Genese,* in der psychologische, biologische und soziale Einflüsse die Verschiedenartigkeit der Krankheitsbilder und -verläufe gestalten.

Als Eugen Bleuler 1911 das Kraepelinsche Konzept der Dementia praecox verließ und den heute gültigen Begriff prägte, sprach er bereits von der „Gruppe der Schizophrenien" (S. 62): Der zunehmende Wissensstand wird in der Zukunft einzelne Formen nicht nur in psychopathologischer, sondern auch in pathogenetischer Hinsicht als eigenständige Erkrankungen anerkennen.

Es werden

- polygene Erbanlagen;
- perinatale Schädigung, Reifungshemmung;
- hirnstrukturelle Anomalien;
- Störungen der Informationsverarbeitung;
- psychodynamische Faktoren

für die Entstehung schizophrener Psychosen verantwortlich gemacht. Sie werden als Ausdruck einer gemeinsamen Endstrecke verschiedener interagierender biologischer, sozialer und psychologischer Störfaktoren angesehen.

Auch wenn sich die Erkrankung gleichförmig äußert, können ihr unterschiedliche Störeinflüsse zugrunde liegen. Die Interaktion von Umwelt und Disposition bestimmt in einem besonderen Maße Gesundheit und Krankheit eines Menschen. Zwischen psychischer Gesundheit und schizophrenen Psychosen scheint es Zwischenstufen gleichartiger Ätiologie zu geben: Schizoide und schizotype Persönlichkeitsstörungen und schizophrenieähnliche Zustände leiten zu den klassischen Ausprägungen schizophrener Erkrankungen über, die den Kriterien der Symptome ersten Ranges entsprechen; in diesem Kontinuitätsmodell schließen sich am positiven Ende noch leichtere Störungsmuster an, die fließend in psychische Gesundheit übergehen.

Genetische Befunde

Wir können heute annehmen, daß sehr viel mehr Personen als die, die manifest an Schizophrenie erkranken, Träger eines oder mehrerer Gene sind, die zur Schizophrenie disponieren. Diese Menschen leiden in hohem Maß an psychischen Erkrankungen, die jedoch nur zum Teil schizophrenieähnlich sind.

Nahezu alle psychiatrischen Krankheiten weisen eine **familiäre Häufung** auf. Die beobachteten Häufigkeitsmuster sind jedoch nicht homotypisch: So kommen auch affektive Störungen in Familien von Schizophrenen gehäuft vor. Es besteht eine ausgeprägte *intrafamiliäre Überlappung affektiver, schizoaffektiver und schizophrener Erkrankungen.* Diese Beobachtungen scheinen wiederum eine dimensionale Betrachtungsweise nahezulegen, wonach es ein Kontinuum von Psychosen geben könnte, das sich von den monopolaren affektiven Störungen über die bipolaren zu den schizoaffektiven und schließlich zu den Schizophrenien erstreckt. Die Frage, ob es in Familien, in denen affektive und schizophrene Erkrankungen auftreten, gemeinsame psychopathologische Störungen gibt, ist noch ungeklärt.

Das Erkrankungsrisiko für Schizophrenie liegt in der Durchschnittsbevölkerung um 1 %. Die Krankheitserwartung steigt bei Kindern zweier schizophrener Elternteile auf über 40 % an. Verwandte ersten Grades von an Schizophrenie leidenden Menschen weisen ein 10 %iges Morbiditätsrisiko für diese Psychose auf.

Für eine genetische Übertragung schizophrener Psychosen spricht somit die Häufigkeit dieser Erkrankung unter biologischen Verwandten schizophrener Patienten (Tab. 5.**6**). Unter Blutsverwandten schizophrener Patienten ist die Morbidität erhöht.

Die Bedeutung einer *genetisch übertragenen Vulnerabilität* für schizophrene Psychosen wurde besonders durch die erhöhten Schizophrenieraten von *Kindern schizophrener Mütter* unterstrichen, die in Heimen oder von gesunden Adoptiveltern erzogen wurden (Heimkinderstudien, Adoptivstudien). Die Inzidenz und Prävalenz für schizophrene Erkrankungen entspricht – wie Adoptivstudien zeigen konnten – bei Adoptivkindern den Werten der Familien der biologischen Eltern, nicht jenen der Adoptivmütter und -väter. *Zwillingsstudien* besitzen für die Einschätzung der unterschiedlichen Erb- und Umwelteinflüsse eine besondere Wertigkeit. Da monozygote Zwillinge als genetisch identisch gelten, spricht eine hohe Konkordanz der Erkrankung (psychotische Störung bei beiden Zwillingen) für eine hereditäre Übertragung.

Je nach diagnostischen Kriterien, Katamnesedauer und Auswahl der Probanden schwanken die Prozentangaben schizophreniekonkordanter eineiiger Zwillinge sehr: Es kann heute aber als gesichert gelten, daß 61 % der monozygoten Zwillinge (und 12 % der dizygoten Zwillingspaare) konkordant an schizophrenen Psychosen erkranken (Tab. 5.**6**). Auch getrennt aufgewachsene eineiige Zwillinge weisen dieselbe Konkordanz auf. Die Tatsache, daß die Krankheit nicht zwangsläufig auftritt, beweist einerseits genetische Polymorphismen, betont andererseits aber auch die Bedeutung der **Umwelteinflüsse** als manifestationsfördernde Faktoren. Die Schizophreniekonkordanz ist bei weiblichen eineiigen Zwillin-

Tabelle 5.6 Erkrankungswahrscheinlichkeit bei Verwandten Schizophrener (nach Christian Scharfetter)

Verwandtschaftsgrad der Verwandten Schizophrener	Erkrankungswahrscheinlichkeit in Prozent
Eltern eines Schizophrenen	4–5 (d. h. die Eltern eines an Schizophrenie Erkrankten sind mit einer Wahrscheinlichkeit von 4–5 % selbst schizophren bzw. können noch an Schizophrenie erkranken)
Kinder, bei denen ein Elternteil schizophren ist	12–14
Kinder, bei denen beide Eltern schizophren sind	36–46
Geschwister eines Schizophrenen, bei denen die Eltern beide nicht erkrankt sind	8–10
Geschwister eines Schizophrenen, bei denen ein Elternteil ebenfalls erkrankt ist	12–17
Geschwister eines Schizophrenen, bei denen beide Eltern erkrankt sind	35–45
Halbgeschwister eines Schizophrenen, bei denen die Eltern nicht erkrankt sind	3,5
Großeltern eines Schizophrenen	1,6
Enkel eines Schizophrenen	3,5

gen höher als bei männlichen. Bei diskordanten monozygoten Zwillingen erkranken jene an einer schizophrenen Störung, die das niedrigere Geburtsgewicht und mehr neonatale Komplikationen aufwiesen, bei der Geburt zyanotisch waren und diskrete neurologische Ausfälle hatten. Die Kinder manifest schizophrener und nicht schizophrener eineiiger Zwillingsmütter (monozygote diskordante Zwillingsfrauen) weisen dieselbe Erkrankungshäufigkeit auf.

Koppelungsanalysen in jüngster Zeit beschreiben Zusammenhänge zwischen schizophrenen Störungen und Genorten der Chromosomen 6, 8, und 22. Die genetische Disposition wird mit großer Wahrscheinlichkeit in einem *polygenen Vererbungsmodus* gesehen.

Immungenetische Marker, besonders die Histokompatibilitätsantigene (HLA), können aufgrund einer möglichen Assoziierung zu bestimmten Subtypen der Schizophrenie künftig größere Bedeutung bekommen.

Neuropathologische Befunde

Die neuropathologische Forschung liefert Hinweise, daß eine während der Ontogenese gestörte Hirnentwicklung einen für die Entstehung schizophrener Störungen entscheidenden Faktor darstellt. Neuropathologische Befunde sind sowohl durch *genetische Einflüsse*, durch *prä- bzw. perinatale Traumata* als auch durch eine im entsprechenden Alter akquirierte *Virusinfektion* erklärbar.

Einer der am besten belegten biologischen Befunde ist die bei Schizophrenen nachgewiesene **Erweiterung der Hirnventrikel:** Neben einer *Vergrößerung der Seitenventrikel*, dargestellt in Prozent der Gesamthirnfläche, finden sich auch eine *diskrete kortikale Atrophie* sowie eine *Erweiterung des dritten Ventrikels*.

Bei schizophren Erkrankten konnten **Substanzdefizite** im Bereich der großen limbischen Strukturen des Temporallappens (Hippocampus und Amygdala), der damit verbundenen dienzephalen periventrikulären Gebiete des Pallidum internum und des Balkens nachgewiesen werden (Bogerts). Patienten mit paranoid-halluzinatorischer Symptomatik scheinen einen Volumenmangel besonders im medialen Temporallappen, jene mit katatonen Störungen einen solchen im Pallidum aufzuweisen. Postmortem-Studien erbrachten histopathologische Veränderungen (Parenchymverluste) wiederum in den zentralen limbischen Strukturen des Temporallappens: Die Anzahl der Nervenzellen war herabgesetzt, deren Anordnung verändert. Die bisher genannten Befunde wurden vorwiegend bei jenen Patienten erhoben, die einen chronischen Verlauf aufwiesen.

Über die Beobachtung der **Neuroglia** sind beschränkte Aussagen über die Ätiologie möglich: *Nach der Kindheit* aufgetretene Hirnstörungen (Infektionen, Schädelhirntraumata, zu Atrophie führende Prozesse) bedingen eine absolute oder relative Gliose; demgegenüber bewirken *peri- oder pränatal eingetretene Störungen* nur eine passagere, im Erwachsenenalter nicht mehr objektivierbare gliöse Reaktion. Die Störungen im Bereich der großen limbischen Strukturen des Temporallappens scheinen somit prä- oder perinataler Genese zu sein. Auch die *gestörte Zytoarchitektonik* in der dem Hippocampus vorgeschalteten Regio entorhinalis untermauert die Hypothese einer *dysontogenetischen Störung* im limbischen Temporallappen bei schizophren Erkrankten (Jakob u. Beckmann). Die Zellmigration in die Area entorhinalis scheint in frühen Embryonalmonaten gestört worden zu sein.

Strukturdefizite ohne Neurogliaveränderungen sind aber auch im Rahmen einer genetischen Störung zu beobachten. 20 % der später an Schizophrenie Erkrankten weisen geburtstraumatische Komplikationen auf. Die für Hypoxie anfälligsten Gebiete sind der Hippocampus und das Pallidum, Gebiete, in denen bei Schizophrenen Substanzdefizite bestehen.

Darüber hinaus ist aufgrund der morphologischen Plastizität auch ein Mangel an sensorischen Stimuli für ein Strukturdefizit in zu wenig stimulierten Hirnbereichen möglich.

Durch strukturelle **bildgebende Verfahren**, wie die kraniale Computertomographie (CCT), die Kernspintomographie (MRI), die Single-Photon-Emission-CT (SPECT) und die Positronen-Emissionstomographie (PET), wurden der neuroanatomischen Forschung wesentliche Impulse vermittelt. Sowohl bei akuten als auch bei *chronisch schizophren Erkrankten* konnten morphologische sowie pathophysiologische Veränderungen nachgewiesen werden.

Neuronale Aktivität, regionaler Hirnstoffwechsel und regionale Hirndurchblutung (rCBF) sind eng korreliert, so daß Rückschlüsse von der rCBF auf die neuronale Aktivität möglich sind. rCBF- und Positronen-Emission-Tomographie(PET)-Studien bei Schizophrenen weisen auf eine Minderung des Frontalblutflusses und des Stoffwechsels im Sinne einer „*Hypofrontalität*" im dorsolateralen Präfrontalkortex hin. Dieser Befund steht allerdings in Abhängigkeit zur aktuellen Psychopathologie der untersuchten Patienten.

Die Bedeutung möglicher Störfaktoren bei all diesen Untersuchungsergebnissen (Antipsychotikagaben, Elektrokonvulsionstherapie, Ernährungsgewohnheiten, langfristige Hospitalisierungsdauer) wird kontrovers diskutiert: Eine regionale Vergrößerung des unteren Temporalhorns der Seitenventrikel wurde jedoch durch radiologische Untersuchungen (Pneumenzephalographie) lange Zeit vor der Einführung der Psychopharmaka und der ECT beschrieben.

Elektrophysiologische Befunde

Bei schizophrenen Patienten fanden sich im EEG erhöhte frontale τ-δ-Aktivitäten; häufig werden eine geringe Quantität an α-Wellen und niedrigere α-Amplituden in den mittleren Frequenzen gefunden: Dies scheint ein Zeichen für Hyperarousal zu sein. Bei Schizophrenen mit produktiven Symptomen ist das EEG gegenüber dem Remissionszustand durch reduzierte bis fehlende stimulusreaktive Veränderungen von Leistungsspektren gekennzeichnet. Es gibt einige Hinweise auf linkshemisphärisch akzentuierte Abweichungen. Die elektrophysiologisch meßbaren Veränderungen sind jedoch zustandsabhängig und nicht schizophreniespezifisch. Sie können als Zeichen einer Hirnaktivitätsregulationsstörung interpretiert werden.

Flachere P-300-Wellen stellen im Rahmen der Messung von evozierten Potentialen ebenfalls Indikatoren für eine beeinträchtigte Aufmerksamkeitsleistung und für gestörte Informationsverarbeitungsprozesse dar.

Auffälligkeiten finden sich auch in der elektrodermalen Aktivität: Die herabgesetzte Responsibilität auf Stimuli weist auf eine gestörte autonome Orientierungsreaktion hin.

Biochemische Befunde

Die psychiatrische Grundlagenforschung hat unseren Wissensstand über neurobiologische Dysfunktionen bei Schizophrenien entschieden verändert. Komplexe Regelkreise bestimmen die Interaktionen von Neurotransmittern (Dopamin, Noradrenalin, GABA, Serotonin, Acetylcholin) und Neuromodulatoren (Hormone, Neuropeptide). Zum Teil konnten Neurotransmitter und Neuromodulatoren in den gleichen Nervenzellen nachgewiesen werden.

Funktionsstörungen im Bereich der Neurotansmitter und **Veränderungen von Regelmechanismen im zentralen Nervensystem** scheinen pathophysiologisch bei Schizophrenien von großer Bedeutung zu sein. Gesicherte Erkenntnisse liegen besonders auf dem Gebiet der *Rezeptorforschung des Dopamins* vor.

Dopaminhypothese

Alle derzeit verfügbaren Antipsychotika beeinflussen dopaminerge Rezeptorsysteme (Abb. 5.**1** u. 5.**2**). Rezeptoren sind hochspezialisierte Membranproteinstrukturen, die Neurotransmitter und Pharmaka binden können, die somit in Konkurrenz um freie Bindungsstellen treten. Während der Agonist einen Reiz setzt, der eine physiologische Antwort auslöst, blockiert der Antagonist den Rezeptor und macht eine physiologische Beeinflussung der postsynaptischen Membran unmöglich. Definierte chemische Gruppen in entsprechender räumlicher Position sind für die Bindung eines Wirkstoffes an einen Rezeptor Voraussetzung. Das Ausmaß der Wirkungen und Nebenwirkungen sowie die Potenz eines Medikamentes hängen von diesen chemischen Eigenschaften ab.

Die überwältigenden Erfolge der Pharmakotherapie schizophren Erkrankter mit Hilfe der dopaminantagonistisch wirkenden Antipsychotika und die Beobachtung der Verschlechterung der psychotischen Symptomatik bei Verabreichung von Dopaminagonisten (Apomorphin, Amphetamin) führten zu neuen Modellvorstellungen im Bereich der Ätiopathogenese schizophrener Störungen: Psy-

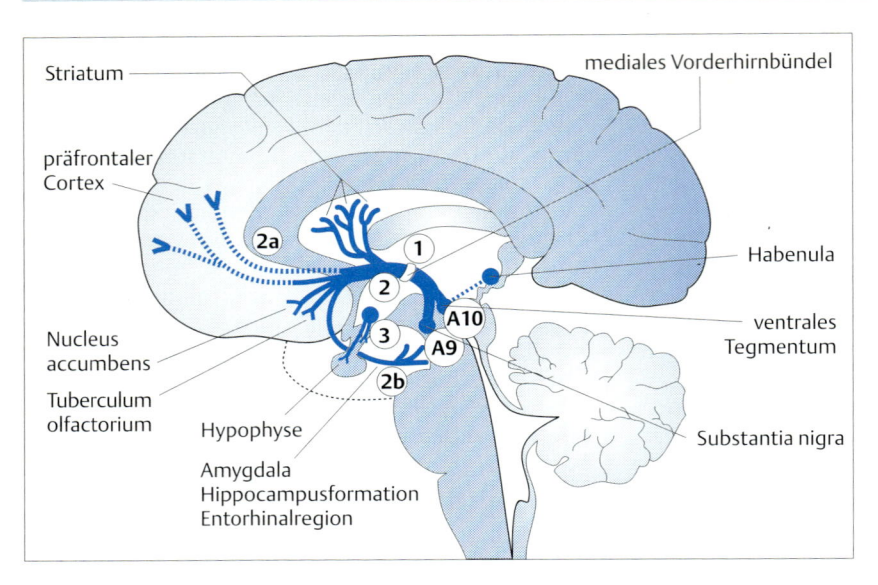

Abb. 5.1 Wichtige dopaminerge Bahnsysteme (nach Nieuwenhuys 1986) A9, A10 = dopaminerge Ursprungskernareale in der Nomenklatur von Dahlström und Fuxe.
Die tuberoinfundibulären Bahnen (3) ziehen vom Nucleus arcuatus hypothalami zur Eminentia medialis; von dort gelangt Dopamin über die Portalvenen zur Hypophyse, wo es über D_2-Rezeptoren die Prolaktinsekretion hemmt. Die 3 anderen Bahnen nehmen ihren Ursprung im Mesencephalon. Der nigrostriatale Trakt (1) zieht von der Zona compacta der Substantia nigra (Area A9 nach Dahlström und Fuxe) zum Striatum, der mesolimbische Trakt (2b) von Kernen des ventralen mesenzephalen Tegmentums (A10) zum limbischen System wie Nucleus accumbens, Tuberculum olfactorium, laterales Septum und Nucleus amygdale, der mesokortikale Trakt (2a) von der Regio A10 zum anteromedialen Frontalcortex, Gyrus cinguli, Nucleus piriformis und Regio entorhinalis (aus: J. Fritze. in: Riederer, P.; Laux, G u. Pöldinger, W.: Neuro-Psychopharmaka, Bd. 4. Springer, Wien 1992).

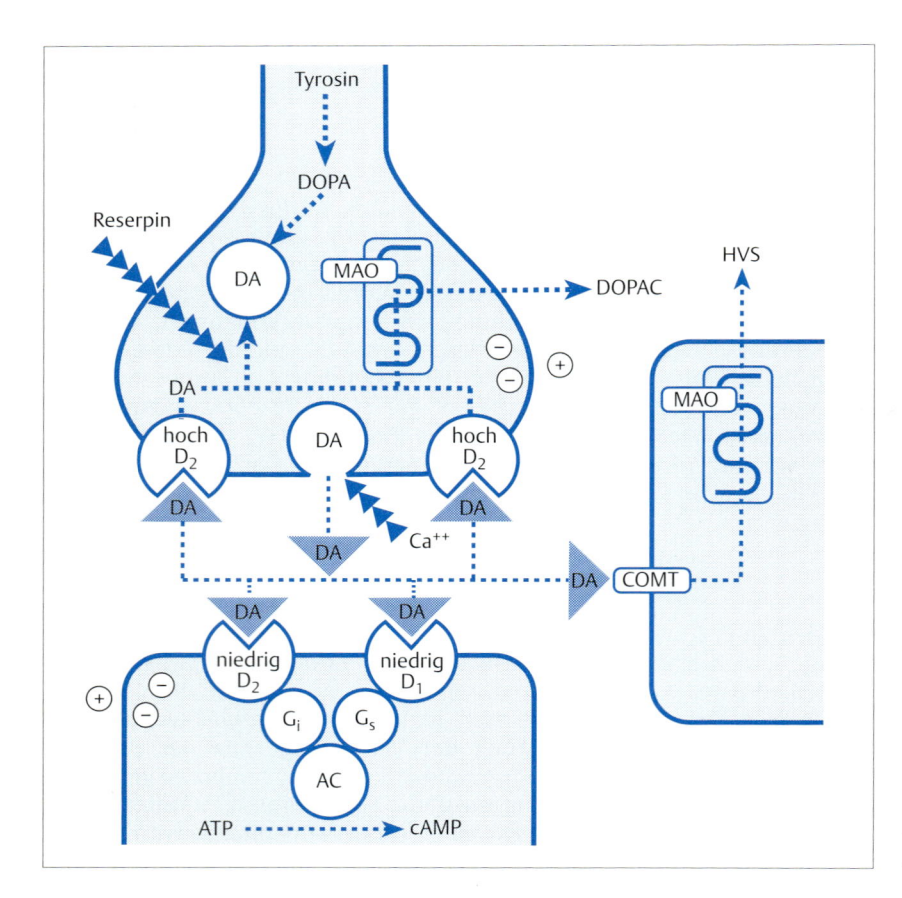

Abb. 5.2 Modell einer dopaminergen Synapse mit benachbarter Gliazelle und den Angriffspunkten einiger Pharmaka.
DA = Dopamin, Tyr= Tyrosin, DOPA = 3,4-Dihydroxyphenylalanin, DOPAC = 3,4-Dihydroxyphenylessigsäure, HVS = Homovanillinsäure, COMT = Catechol-O-Methyltransferase, MAO = Monoaminoxidase, AC = Adenylatzyklase, Gi/Gs = inhibitorisches bzw. stimulierendes G-Protein (Guanosin-Triphosphat-bindendes Protein), D_1/D_2 = Dopaminrezeptoren mit hoher („hoch") oder niedriger Affinität für Dopaminantagonisten, ATP = Adenosin-Triphosphat, cAMP = zyklisches Adenosin-Monophosphat (aus: J. Fritze. in: Riederer, P., Laux, G. u. Pöldinger, W.: Neuro- Psychaphormaka, Bd. 4. Springer, Wien 1992).

chotische Krankheitsbilder scheinen mit einer vermehrten Freisetzung der Transmittersubstanz Dopamin in den zentralen Synapsen und/oder mit einer Überstimulation postsynaptischer Dopaminrezeptoren in Zusammenhang zu stehen.

Die nach wie vor aktuelle **Dopaminhypothese** beruht auf wichtigen neurochemischen Veränderungen nach Gabe von Antipsychotika im Bereich des Dopaminstoffwechsels, auf der Blockade gewisser Dopamin-Rezeptoren und der Stimulierung des Turnovers von Dopamin mit Anstieg der Homovanillinsäure.

Für die Ätiopathogenese der schizophrenen Psychosen werden 3 **Dopaminhypothesen** diskutiert:
1. Die Dopaminkonzentration in den Synapsen der dopaminergen Neuronen ist erhöht.
2. Die Sensitivität der postsynaptischen Dopaminrezeptoren (D_2) ist erhöht.
3. Die Interaktionen zwischen Acetylcholin, GABA und Dopamin sind gestört.

Folge dieser Störungen ist ein Ungleichgewicht zwischen der erregenden Wirkung des Acetylcholins und der inhibierenden des Dopamin und der γ-Aminobuttersäure.

Die *antipsychotische Wirkung* der genannten Pharmaka erklärt sich vorwiegend durch die Dopaminrezeptorenblockade, besonders der D_2-Rezeptoren: Die Effektivität des Dopamin als Transmittersubstanz wird dadurch reduziert. *Klassische Antipsychotika* binden besonders an D_2-Rezeptoren, neuere, manchmal auch als „atypisch" bezeichnete *Antipsychotika* haben eine stärkere Affinität zu den Serotonin$_2$ ($5HT_2$)- als zu den D_2-Rezeptoren. Auch anderen Dopaminrezeptorsubtypen, wie z.B. D_3 und D_4, wird heute vermehrt Aufmerksamkeit gewidmet. Wenn auch die Befunde verschiedenster Untersucher mit den unterschiedlichsten Methoden auf eine Störung dopaminerger Funktionen bei der Schizophrenie hinweisen, so ist doch bis heute nicht geklärt, ob diese Dysfunktion *Ursache oder vielleicht nur Folge* eines unbekannten ätiologischen Prinzips ist. Interaktive Prozesse zwischen vor- und nachgeschalteten Transmittersystemen (Serotonin, GABA, Glutamat etc.) bzw. molekulare lokalisatorische Unterschiede innerhalb des dopaminergen Systems sind ebenfalls im Hinblick auf ihre Bedeutung für die Ätiopathogenese schizophrener Psychosen zur Zeit Gegenstand intensiver Forschungstätigkeit.

Serotoninhypothese

Neuere Theorien zur Ätiologie und Pathophysiologie der Schizophrenien implizieren auch eine Beeinträchtigung des serotonergen Systems. Das ventrale Tegmentum, das Striatum und der Cortex sind mit zahlreichen Serotoninrezeptoren ausgestattet: Diese können das dopaminerge System beeinflussen. Die Ätiopathogenese der Modellpsychosen unterstützt diese Hypothese: Einige psychotomimetische Substanzen wie z.B. LSD weisen eine sehr hohe Affinität zu Serotoninrezeptoren auf. Clozapin ist im Gegensatz zu klassischen Antipsychotika stärker $5HT_2$- als D_2-antagonistisch. Auch neuere Antipsychotika wie Risperidon, Olanzapin und Sertindol sind potente $5HT_2$- und relativ schwache D_2-Antagonisten.

Membranhypothese

Die Membranhypothese geht von der Beobachtung aus, daß bei Schizophrenen die Phospholipidstruktur der Membran von Nervenzellen im Vergleich zu Gesunden verändert ist: Die Zellaktivität hängt ganz entscheidend von der Intaktheit ihrer Plasmamembrane ab. Die Phospholipid-Cholesterin-Schicht reguliert die Impulsübertragung sowie die prä- und postsynaptische Freisetzung und Aufnahme von Neurotransmittern. Strukturelle und metabolische Veränderungen in der Zellmembran beeinflussen die Funktionsfähigkeit der assoziierten Rezeptoren, der Ionenkanäle, der Enzyme und der Second-messenger-Systeme. Das Verhalten dieser Proteine wird besonders durch die Art der Fettsäuren, in die sie eingebettet sind, beeinflußt. Essentielle Fettsäuren scheinen im Liquor von schizophrenen Patienten erniedrigt zu sein. Die Membranhypothese ist auch deshalb von Interesse, da eine Störung der Zellstruktur zu neuroanatomischen, morphologischen, biochemischen und funktionellen Veränderungen führen kann und andererseits der Aufbau der intakten Zellmembrane von genetischen Determinanten abhängig ist. Darüber hinaus können auch exogene Einflüsse (virale Infektionen, immunologische Reaktionen oder Fehlannäherung) bereits pränatal zur Zeit der Gehirndifferenzierung diesen Entwicklungsprozeß stören.

Störungen der Informationsverarbeitung

Die Schizophrenieforschung berücksichtigt heute zwar in Theorie und Praxis integrierende Modellvorstellungen, die intermediären Zusammenhänge zwischen neurochemischen Funktionsstörungen und Verhaltensauffälligkeiten werden jedoch kaum dargestellt. Zu diesen intermediären Funktionen gehören Prozesse der Aufmerksamkeit und Wahrnehmung sowie der Erkennung, Integration und Weiterbearbeitung externer und interner Informationen.

Definition: Informationsverarbeitung ist – zusammenfassend – die Summe der Prozesse des Erkennens, des Zuordnens und des Verknüpfens sowie der Bewertung von Informationen, die Erleben und Verhalten des Menschen bestimmen.

Derzeit werden verschiedene Modelle der Informationsverarbeitung – zum Teil kontrovers – diskutiert, die den Informationsfluß von der Reizaufnahme über die Reizverarbeitung bis zur Umsetzung in ein wahrnehmbares Verhalten verfolgen. Der Mensch wird als ein *offenes kybernetisches System* interpretiert. Abb. 5.**3** gibt die Prozesse der Verarbeitung von Informationen wieder.

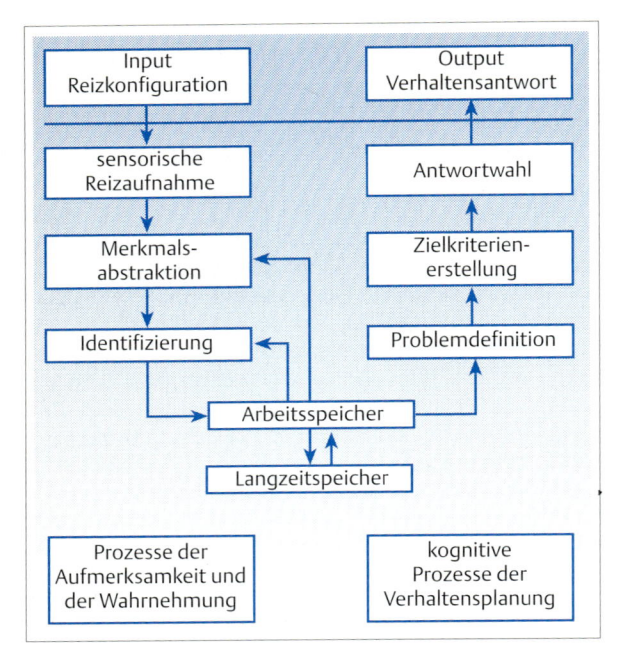

5 Schizophrenie, schizotype und wahnhafte Störungen

Abb. 5.3 Schema der Informationsverarbeitung (nach Brenner u. Mitarb.)

Die Auseinandersetzung des Menschen mit seiner sich ständig verändernden Umwelt erfolgt gleichzeitig über mehrere Sinnesorgane. Besonders durch die *visuelle* und *akustische* Wahrnehmung schafft sich der Mensch sein Bild von der Welt, in der er lebt. Die anderen Sinnesorgane ermöglichen demgegenüber nur die Erfassung eines sehr kleinen Ausschnittes der Wirklichkeit. Die Sinnesorgane des Menschen leiten dem Gehirn mit den ca. 100 Milliarden Nervenzellen andauernd etwa 100 Milliarden Bit/s zu: Jedoch nur ein verschwindend kleiner Teil davon wird bewußt wahrgenommen, so daß ein relativ niedriger Informationsfluß besteht.

Die **Gesamtspeicherkapazität des menschlichen Gehirns** wird auf ca. 1000 Milliarden Bit (10^{12}) geschätzt: Sie übertrifft um ein Vielfaches die größten derzeit zur Verfügung stehenden technischen Speicher.

Für die Auseinandersetzung mit der Umwelt scheinen die Leistungen des Auges denen des Hörorgans 100fach überlegen zu sein: Die *visuelle Informationskapazität* von 3×10^6 Bit/s steht der *auditiven* von $3,5 \times 10^4$ Bit/s gegenüber. Trotzdem ist das auditive System als stets waches Alarmorgan für die Kontrolle aller wichtigen Vorgänge von besonderer Bedeutung. Der *sprachliche Informationsfluß* beträgt aufgrund der sehr großen Leistungsfähigkeit des Sprechapparates (10–15 Buchstaben/s) ca. 20 Bit/s.

Oberhalb der Reflexebenen scheint es 2 getrennte anatomische **Wege der zerebralen Informationsverarbeitung** zu geben:

1. über das *limbische System* (primärer sensorischer Kortex – Assoziationskortex – paralimbischer Kortex – limbisches System – vegetativ retikulärer Hirnstamm – zentraler und medialer Thalamus – präfrontaler Kortex);
2. über das *extrapyramidalmotorische System* (primärer sensorischer Kortex – Assoziationskortex – Striatum – Pallidum – ventrolateraler Thalamus – prämotorisch/motorischer Kortex).

Es gibt Hinweise, daß der limbische Weg zuständig für die Reizfilterung und für emotional-relevante Informationen ist, während der extrapyramidale Weg der automatischen Informationsverarbeitung dient.

Bei Schizophrenen finden sich als **psychophysiologische Befunde** eine überstarke nervöse Erregbarkeit, eine verstärkte Reizempfindlichkeit und eine Hypersensitivität. Dadurch wird die Aufnahmefähigkeit für Informationen aller Art verringert und die Vulnerabilität und Streßempfindlichkeit vergrößert.

Schizophrene Patienten zeigen **perzeptiv-kognitive Dysfunktionen,** die auf einer gestörten Selektion der eingehenden Informationen oder auch auf einer gestörten assoziativen Funktion in Verbindung mit limbischen Strukturen beruhen. Die **kognitiven Störungen** bestehen in der Schwierigkeit, einen Aufmerksamkeitsfokus beizubehalten, adäquate Kategorien und logische Sequenzen zu bilden sowie Unterschiede in der Hierarchie logischer Klassen zu erkennen. Die Folge ist eine Überschwemmung und Überforderung des mangelhaften informationsverarbeitenden Systems durch zu viele und zu komplexe Informationen, durch zu hohe Anforderungen und zu mächtige psychosoziale Stimuli.

Diese Störungen entsprechen in vielen Aspekten den Behinderungen teilleistungsgestörter Kinder (S. 167).

Die Überschwemmung eines informationsverarbeitenden Systems mit gegebener Kapazität führt schließlich zu **Überforderungsreaktionen,** die in Unsicherheit und Angst, in Irritation und Spannung sowie in Verwirrung bis hin zu Depersonalisations- und Derealisationserscheinungen bestehen.

Sowohl *Reizüberflutung* als auch *Reizverarmung* können zu psychotischen Manifestationen führen. Die Schwellenwerte sind aber individuell sehr unterschiedlich. Ein psychotischer Zusammenbruch ist bei Disponierten bevorzugt mit *emotionell belastenden Situationen* verbunden, die im Leben eines jeden Menschen von Bedeutung sind: Liebe, Verheiratung, Berufswahl, Schwangerschaft, Geburt, Umzug und Verlusterlebnisse. Gemeinsam ist diesen Situationen, daß der Betroffene gezwungen ist, sich neuen Gegebenheiten anzupassen.

Unklar strukturierte verinnerlichte Schemata und Bezugssysteme erschweren die Informationsverarbeitung. Nach Ansicht von Piaget sind dafür neuronal-reflektorische Strukturen verantwortlich, die sich im Laufe der kindlichen Entwicklung aufgrund der Erfahrung in verschiedenen Austauschprozessen mit der Umwelt nach dem Modell eines sich selbst entwickelnden Computers weiter differenzieren. Wo aber die gemachten Erfahrungen zweideutig und verworren sind, sind die entsprechenden innerpsychischen Repräsentanzen auch in gleicher Weise gestört.

Positive Symptome (Angst, Spannung, Verwirrung, Aufregung, Depersonalisations- und Derealisationsphänomene, Denkstörungen, Wahn, Halluzinationen etc.) können als Schwierigkeiten der Verarbeitung komplexer Informationen interpretiert werden.

Bei **chronisch negativen Syndromen** führt die Informationsverarbeitungsstörung zu Abwehr- und Vermeidungsstrategien (Affektverflachung, Gleichgültigkeit, Rückzug in ökologische Nischen, Einengung, Plan- und Hoffnungslosigkeit etc.).

Für die Informationsverarbeitung sind genetische Einflüsse sowie biochemische Faktoren, besonders die Neurotransmittersysteme im limbischen System und in der Formatio reticularis von Bedeutung. Die Dopaminhypothese (S. 79) steht im Einklang damit. Der hirnmorphologische Befund von gestörten wichtigen paralimbischen und limbischen Hirnarealen stützt gemeinsam mit elektrophysiologischen Untersuchungen die Hypothese der mißglückten Informationsverarbeitung schizophrener Menschen.

Psychodynamische Modellvorstellungen

Sigmund Freud hielt die Schizophrenie für den Ausdruck einer Regression auf die narzißtische Ebene der Libidoentwicklung, ein Entwicklungsstadium also, in dem das Ich noch nicht ausreichend differenziert ist: Der Betroffene zieht sich aus seinen Objektbeziehungen zurück. Obwohl Freud bei schizophrenen Psychosen die psychoanalytische Therapie nicht für angezeigt hielt, eröffnete er den Weg zu deren psychologischer Erforschung. Die Schizophrenie wird heute im Rahmen der genannten Theorien auf **Störungen der frühkindlichen Beziehung zur Mutter** zurückgeführt. Der Schizophrene scheint mit der Bewältigung einer übermächtigen Angst und mit der Befriedigung fundamentaler Bedürfnisse zu kämpfen; es bestehen also Auseinandersetzungen, die in der Krankheitsgegenwart wohl symbolisch sind, in der frühen Kindheit jedoch real – ohne Erfolg – geführt worden sind.

Psychoanalytische Überlegungen zur Schizophreniegenese wurden sehr früh, vor allem in der Schweiz, in das psychiatrische Denken einbezogen (E. Bleuler, C.G. Jung). In der Bundesrepublik Deutschland und in Österreich blieb die Wertigkeit der tiefenpsychologisch orientierten Psychosenpsychotherapie weitgehend umstritten, da besonders bei beginnenden schizophrenen Prozessen durch aufdeckende Verfahren die geistige Verwirrung gesteigert werden kann.

Familieninteraktion und Schizophrenie

Belastende familiäre Situationen lassen sich nur dann mit dem Auftreten einer schizophrenen Störung in Verbindung bringen, wenn sie in engem zeitlichen Zusammenhang zur Manifestation der Erkrankung stehen.

In den familiendynamischen Überlegungen zur Genese schizophrener Störungen nahm lange Zeit hindurch die **„Double-bind-Hypothese"** eine besondere Stellung ein: Sie beschreibt eine widersprüchliche Kommunikationsweise, bei der z. B. der mimische und gestische Ausdruck der verbalen Botschaft grob widerspricht. Das Kind kann auf das verwirrende Beziehungsmuster nicht reagieren, ohne familiäre Spielregeln zu verletzen und somit bestraft zu werden. In der aktuellen Literatur über Angehörigenverhalten wird die Double-bind-Hypothese nicht mehr als schizophrenietypisch dargestellt, sondern als ein ubiquitär vorkommendes kommunikatives Phänomen. Eine schlichte kausalätiologische Beziehung der Familiendynamik zur Entstehung der Schizophrenie ist nach heute vorliegenden Befunden auszuschließen. Vieles spricht aber für Wechselwirkungen zwischen Krankheitsverläufen und emotionalen Belastungen in den familiären Interaktionen, die wiederum auf eine Erhöhung der möglichen Vulnerabilität des prädisponierten Familienmitglieds zurückwirken können.

Dem überholten Konzept der „schizophrenogenen Mutter" mit deren Double-bind-Kommunikation wurde das **emotionale Überengagement („High-expressed-emotion")** der Familie gegenübergestellt.

Dabei sind nicht Ausprägung und Ausmaß der familiären Kommunikationsstörung relevant, sondern vielmehr die typische Eigenart der affektiven Kommunikation.

Bei *Angehörigen* schizophrener Patienten finden sich im Vorfeld psychotischer Manifestationen häufig bestimmte Verhaltensmuster:

- Kritikhäufigkeit bis Feindseligkeit,
- Schuldzuschreibung,
- Einmischungen sowie
- Überfürsorge.

Diese Kommunikationseigenarten sind nicht familientypisch, sondern an Einzelpersonen gebunden. Vielen krankheitsbedingten Verhaltensstörungen von schizophrenen Patienten stehen die Angehörigen verständnislos gegenüber. Häufig schwanken Eltern und Familienangehörige zwischen emotionalem Überengagement und feindseliger Ablehnung des Kranken. Gerade dieses Verhalten der Angehörigen, ihre emotionale Überforderung des Patienten oder ihre durch ständige kritische Bemerkungen geäußerte Ablehnung, wurde von einigen Forschern als Ursache eines ungünstigen Krankheitsverlaufes interpretiert: Die Krankheit beeinträchtigt und überfordert die gesamte Umgebung des Patienten, besonders wenn die Angehörigen hohe Erwartungen in den Kranken gesetzt haben, über Symptomatik und Verlauf der Erkrankung nicht informiert wurden und keine entsprechenden Unterstützungsmaßnahmen oder psychotherapeutischen Hilfen erfuhren.

Unabhängig von der Diagnose belasten lebenszielverändernde psychische Erkrankungen Eltern und Angehörige; diese sind von Zukunftssorgen und Schuldzuschreibungen, von Ängsten und Selbstvorwürfen geplagt und erschüttert. Daraus erwachsen zwangsläufig wieder emotionale Spannungen, die das Befinden des Patienten negativ beeinflussen.

Derartige Kommunikationsstile kommen nicht nur bei Schizophrenien sondern auch bei narzißtischen Persönlichkeitsstörungen vor, bei tiefgreifenden Defekten des Identitäts- und Selbstwertgefühles und bei der mißglückten affektiven Abgrenzung zu Angehörigen, wie sie auch in Familien mit körperlich kranken Kindern zu beobachten ist.

Durch die Einführung der Antipsychotika konnte die Aufenthaltsdauer schizophrener Patienten in Kliniken drastisch vermindert werden. Es ist deshalb heute der großen Mehrheit der chronisch Schizophrenen möglich, außerhalb klinischer Einrichtungen zu leben, wodurch aber für Familienmitglieder therapeutische und pflegerische Aufgaben entstehen, denen sie oft kaum gewachsen sind. Dadurch wird das emotionale Überengagement noch gesteigert. Angehörige benötigen somit dringend Beratung und begleitende Fürsorge.

Soziologische Modellvorstellungen

Die Antipsychiatrie schrieb den peristatischen Faktoren, besonders dem niederen sozialen Milieu, der Frustration des mißglückten sozialen Aufstiegs und – ganz allgemein – dem herrschenden Gesellschaftssystem pathogenetisch wirksame Streßfunktionen zu. Kontrollierte Studien konnten diese Thesen weitgehend entkräften.

Der Sozialstand schizophrener Patienten entspricht zum Zeitpunkt der Erstmanifestation der Erkrankung dem ihrer Väter und spiegelt den Aufbau der lokalen Gesellschaft wider. Nach mehrjährigem Krankheitsverlauf sinken die Patienten bezüglich ihrer persönlichen Stellung, ihres Ansehens und ihres kulturellen Bildungsniveaus ab. Die Ausbildung ist bei der Mehrzahl der Patienten deutlich qualifizierter, als sie der späteren Berufsausübung entspricht.

Beeinträchtigende Denkprozesse und Störungen in der mitmenschlichen Kommunikation bestehen oft schon viele Jahre vor der akuten schizophrenen Krise. Dies erklärt eine soziale Benachteiligung der Betroffenen, lange bevor sie akut an einer schizophrenen Psychose erkranken. Aus diesen Gründen müssen sich Betroffene häufig mit weniger qualifizierten Arbeiten begnügen, haben oft weniger Freunde und Kollegen und können keine tragfähige Partnerschaft eingehen. Sie tendieren aufgrund ihrer gestörten Bindungsfähigkeit zu einem unsteten Leben und wählen intellektuell wie gesellschaftlich weniger belastende Berufe.

Die soziale Beeinträchtigung ist bei Frauen geringer: Der spätere Erkrankungsbeginn bedingt eine bessere soziale Eingliederung, oft besteht bereits eine tragfähige Ehe und eine abgeschlossene Berufsausbildung.

Aufgrund der geringen sozialen Integration ist bei Männern in vielen Fällen der Krankheitsverlauf dramatischer. Die Tatsache, daß im großstädtischen Milieu 45 % aller Schizophrenen den unteren sozialen Klassen angehören, wird durch Selektionsmechanismen (social shift) erklärt.

Eine lange anhaltende Erkrankung bewirkt einen beruflichen wie sozialen Abstieg. Der Rückzug aus der mitmenschlichen Beziehung muß oft auch als natürliche Form des Selbstschutzes gewertet werden, da viele Betroffene aufgrund der Denkstörungen, der Sprecharmut und der Langsamkeit die sozialen Kontakte als zu belastend und als überfordernd empfinden.

In den Großkrankenhäusern entwickelten früher viele Patienten im Laufe der Zeit eine große Passivität, sie lebten in weitgehender Übereinstimmung mit den Gewohnheiten und den Werten der Anstalt, so daß der Wunsch schwand, das Krankenhaus zu verlassen und außerhalb ein anderes Leben zu führen. Folgen des Hospitalismus sind aber auch außerhalb von Krankenhäusern zu beobachten.

Infolge der entsprechenden Vulnerabilität von zu Schizophrenie Disponierten können schwere Lebensereignisse (life events), aber auch solche Situationen, die von den meisten Menschen mühelos ertragen werden, zu einer psychotischen Dekompensation führen, da die dazu notwendigen Anpassungsleistungen nicht gelingen.

Zusammenfassend kann gesagt werden, daß soziale Faktoren in Form von provokationsfördernden Reizkonfigurationen oder von protektiven Konstellationen den Verlauf der Erkrankung bstimmen. Die aus diesen Modellen ableitbaren Behandlungsstrategien zielen besonders auf eine Stabilisierung der „vulnerablen Persönlichkeit" mit Hilfe pharmako- und psychotherapeutischer Maßnahmen.

5.1.8 Therapie der Schizophrenie

Jedes therapeutische Vorgehen ist eng an die Entstehungstheorie der Erkrankung gebunden. Wenn wir von einem „Vulnerabilitätsmodell der Schizophrenien" ausgehen und darunter eine Verminderung der Fähigkeit des Betroffenen verstehen, wesentliche Stimuli entsprechend zu verarbeiten, dann resultieren daraus verschiedene therapeutische Notwendigkeiten:

Reizabschirmende Medikamente: Antipsychotika reduzieren die Gefahr äußerer Reizüberflutung und erleichtern die Informationsverarbeitung.

Psychosoziale Maßnahmen: Die psychosoziale Stützung erfolgt durch spezifische Trainingsprogramme unter Einbeziehung komplementärer therapeutischer Strukturen und Einbindung entsprechend geschulter Angehöriger.

Psychotherapeutische Verfahren: psychotherapeutische Methoden zielen primär auf die Verbesserung der kognitiven Defizite und auf eine Beeinflussung der Familiendynamik sowie auf eine Stärkung und Stabilisierung der Ich-Funktionen.

Da die Behinderungen des schizophren Erkrankten einerseits krankheitsimmanent sind, andererseits durch äußere soziale Bedingungen beeinflußt werden und sich aus beiden Faktoren *sekundäre Störungen* ableiten, ergibt sich zwangsweise die Folgerung, daß die angewandten Therapieformen, die Psychopharmakotherapie, die soziotherapeutischen Maßnahmen und die psychologischen Behandlungsverfahren *integrierende und sich wechselseitig beeinflussende,* nicht jedoch alternative Maßnahmen darstellen. In der Therapie schizophrener Psychosen ist ein einfaches medizinisches Modell allein nicht zielführend: Eine konsequent durchgeführte psychopharmakologische Medikation ist jedoch die Voraussetzung aller Therapiebemühungen, sowohl der Sozio- wie auch der Psychotherapie.

Eine Trennung zwischen biologischen, soziologischen und psychologischen Therapieansätzen – und folglich auch der Therapeuten – ist zu vermeiden: Sie birgt die Gefahr in sich, daß einzelne Sichtweisen und Therapieverfahren den Anspruch auf Allgemeingültigkeit erheben, die dem Patienten nicht gerecht werden können.

Die therapeutischen Interventionen richten sich einerseits nach den *psychopathologischen Prägnanztypen;* andererseits nach dem *sozialen Kontext* sowie der *prämorbiden Persönlichkeitsstruktur* und dem *Anpassungsvermögen des Betroffenen.*

Therapie mit Antipsychotika

Mit der Synthese des **Chlorpromazin** 1950 und der darauffolgenden Entdeckung seiner antipsychotischen Wirksamkeit durch die französischen Psychiater Jean Delay und Pierre Deniker wurde der entscheidende Schritt zur Entwicklung und Anwendung jener Medikamente getan, die wir heute – in Analogie zu den „Antidepressiva" – als „Antipsychotika" bezeichnen, da die bisher übliche Benennung „Neuroleptika" einige terminologische Unschärfen in sich birgt. Es folgte 1958 durch Paul Janssen die Entdeckung des **Haloperidol,** des ersten Antipsychotikums aus der Gruppe der Butyrophenone, und schließlich die Entwicklung strukturchemisch und pharmakologisch neuerer antipsychotischer Substanzen, wie **Clozapin, Sulpirid** und **Risperidon.**

Biochemische und pharmakologische Eigenschaften von Antipsychotika

Die heute gebräuchlichen Antipsychotika lassen sich in 3 große Gruppen unterteilen:

1. trizyklische Verbindungen,
2. Butyrophenon- und Diphenylbutylbiperidenderivate,
3. Benzamidderivate und andere Substanzen

Die Hauptwirkung der Antipsychotika beruht auf ihrer Fähigkeit zur **Blockade der postsynaptischen Dopaminrezeptoren im mesolimbischen System.** Die dämpfende und reizabschirmende Wirkung basiert wahrscheinlich vor allem auf antinoradrenergen Mechanismen im Bereich der Formatio reticularis. Die **antidopaminerge Wirkung im nigrostriären System** führt zu extrapyramidalmotorischen Nebenwirkungen (S. 86). Die **Blockade der Dopaminrezeptoren im tuberoinfundibulären System** bedingt einen deutlichen Anstieg des Prolaktinspiegels und kann zu Galaktorrhoe und Gynäkomastie Anlaß geben, die **Blockade der Chemorezeptorentriggerzone der Area postrema** und peripher an den Dopaminrezeptoren des Magens ist für die antiemetische Wirkung der Antipsychotika verantwortlich.

Die meisten Antipsychotika besitzen auch noch

- anticholinerge
- antialphaadrenerge,
- antiserotonerge
- und antihistaminerge

Eigenschaften in unterschiedlicher Ausprägung. Antipsychotika mit *starker anticholinerger* Wirkung führen zu Obstipation und Mundtrockenheit, Akkomodationsstörungen, Harnverhalten sowie auch zu Gedächtnisstörungen und Verwirrtheit.

Die verschiedenen Antipsychotika besitzen eine **unterschiedliche Affinität zu den D_1- und D_2-Rezeptoren:** Psychopharmaka mit hoher antipsychotischer Wirksamkeit zeichnen sich zumeist durch eine ausgeprägte D_2-Rezeptorenblockade aus (Fluphenazin, Haloperidol, Pimozid). Die feste Bindung an D_2-Rezeptoren im nigrostriären Bereich ist auch für die Auslösung extrapyramidalmotorischer Nebenwirkungen verantwortlich.

Eine möglichst **selektive Dopaminrezeptorblockade** durch Antipsychotika ist deshalb wünschenswert, da eine mehrfache Blockade von Neurotransmitter-Rezeptoren störende Nebenwirkungen bedingt. Eine **Blockade der Serotoninrezeptoren** (S_2) im mesokortikal-mesolimbischen System bei schizophrenen Psychosen soll allerdings auch therapeutische Relevanz besitzen: Selektive S_2-Antagonisten wirken anxiolytisch und stimmungsaufhellend und scheinen sich bei schizophrener Minussymptomatik zu bewähren. Kombinierte D_2-S_2-Antagonisten zeigen auch eine geringere Inzidenz extrapyramidalmotorischer Nebenwirkungen.

Die α_1-**Noradrenalin-Rezeptorblockade** wird verantwortlich gemacht für kardiovaskuläre Seiteneffekte (orthostatische Hypotension, Tachykardie) sowie für Nebenwirkungen wie Schwindel, Müdigkeit und Libidoverlust.

Die **Blockade von Histaminrezeptoren** kann zu Somnolenz und Hypotension führen.

Klassische und „atypische" Antipsychotika

Die klassische Einteilung der Antipsychotika in **hochpotente** und **niederpotente** (vgl. auch S. 86) beruht auf deren antipsychotischer Potenz: Darunter versteht man die Dosis des jeweiligen Medikamentes in mg, die zur ausreichenden Blockade von Dopamin$_2$-Rezeptoren nötig ist. Um ihre antipsychotische Wirkung zu entfalten, benötigen niederpotente Pharmaka eine höhere Dosierung. Unterschiede zwischen den einzelnen Antipsychotika ergeben sich auch hinsichtlich des Nebenwirkungsprofils. Da es sich bei der Therapie mit Antipsychotika um ein mehrjähriges Behandlungssetting handelt, muß der Verträglichkeit eine besondere Bedeutung beigemessen werden. Sowohl für die Akut- wie auch für die Langzeitbehandlung stehen parenteral applizierbare Psychotika zur Verfügung (Tab. 5.**8**). Die Vorteile der länger wirksamen, injizierbaren Antipsychotika, der **Depotantipsychotika** (Tab. 5.**9**), liegen für die Langzeitbehandlung in einer deutlichen Reduzierung der verabreichten Gesamtmenge an antipsychotischer Wirksubstanz aufgrund der Umgehung des First-pass-Effektes, im Wegfall der täglichen Medikamenteneinnahme und in einer Verbesserung der Compliance.

Durch die Entwicklung des Clozapin wurde in der Antipsychotikatherapie der Begriff der **„atypischen"** im Gegensatz zu den klassischen Antipsychotika eingeführt. Im Vergleich zu den klassischen zeichnen sich die „atypischen" Antipsychotika durch eine sehr gute antipsychotische Wirkung bei geringeren oder fehlenden extrapyramidalmotorischen Nebenwirkungen (S. 87) und geringerer Prolactinausschüttung aus. Auf der Transmitterebene wird ein hoher 5HT$_2$-D$_2$-Blockade-Quotient als Unterscheidungsmerkmal angegeben. Die „atypischen" Antipsychotika weisen darüber hinaus eine bevorzugte Blockade mesolimbischer und eine geringere Blockade nigrostriärer D$_2$-Rezeptoren und eine verstärkte D$_1$-Rezeptor-Blockade auf. Da es fließende Übergänge zwischen klassischen und „atypischen" Substanzen gibt, bevorzugen wir den Begriff neuere Antipsychotika.

Clozapin kann auch bei therapieresistenten schizophrenen Patienten noch eine deutliche Besserung bewirken. Es ist jedoch aufgrund des hohen Agranulozytose-Risikos nicht als Medikament der ersten Wahl einzusetzen. Zu den neueren Antipsychotika rechnet man unter anderem (s. auch Tab. 5.**7**–5.**8**):

Tabelle 5.7 Peroral zu verabreichende Antipsychotika

Substanzklasse	Generic name	Handelsname (Auswahl)	Therapeutischer Dosisbereich in mg/d (Erwachsene)	
			stationär	ambulant
Phenothiazine	Fluphenazin	Dapotum, Lyogen	bis 20 mg	0,5–6 mg
	Levomepromazin	Nozinan, Neurocil	bis 600 mg	15–150 mg
	Perphenazin	Decentan	bis 64 mg	4–32 mg
	Thioridazin	Melleril	bis 600 mg	75–200 mg
	Promazin	Protactyl	bis 1200 mg	50–400 mg
	Perazin	Taxilan	bis 600 mg	75–300 mg
Thioxanthene	Chlorprothixen	Truxal, Taractan	bis 600 mg	5–150 mg
	Flupentixol	Fluanxol	bis 30 mg	1–15 mg
	Zuclopenthixol	Cisordinol, Ciatyl	bis 150 mg	2–75 mg
Azaphenothiazine	Prothipendyl	Dominal	bis 1000 mg	40–480 mg
Butyrophenone	Haloperidol	Haldol	bis 20 mg	0,5–6 mg
	Melperon	Buronil	bis 300 mg	50–200 mg
	Bromperidol	Impromen	bis 20 mg	5–10 mg
	Benperidol	Glianimon	bis 6 mg	0,25–1,5 mg
	Pipamperon	Dipiperon	bis 360 mg	60–120 mg
Diphenylbutyl-piperidine	Pimozid	Orap	bis 6 mg	2–8 mg
Benzamide	Sulpirid	Dogmatil	bis 1600 mg	300–800 mg
Dibenzodiazepine	Clozapin	Leponex	bis 600 mg	50–450 mg
	Olanzapin	Zyprexa	10–20 mg	
Phenolindole	Sertindol	Serdolect	12–24 mg	
Dibenzothiepine	Zotepin	Nipolept	bis 450 mg	75–150 mg
Benzisoxazol	Risperidon	Risperdal	bis 16 mg	6 mg ± 2 mg

Tabelle 5.8 Antipsychotika zur parenteralen Anwendung

Substanzklasse	Generic name	Handelsname (Auswahl)	Therapeutischer Dosisbereich (Tagesdosis in mg zur Behandlung psychischer Störungen)
Phenothiazine	Chlorpromazin Dixyrazin Fluphenazin Levomepromazin Triflupromazin	Largactil Esucos Dapotum acutum Nozinan Psyquil	25–50–200 (800) 20–40 20–40 75–250 60–150
Thioxanthene	Chlorprothixen Zuclopenthixol	Truxal Cisordinol	50–300 bis zu 40
andere trizyklische Antipsychotika	Prothipendyl	Dominal	40–80
Butyrophenone	Haloperidol Melperon	Haldol Buronil Neuril	5–20 50–200 50–200
Dibenzodiazepine	Clozapin	Leponex	200–450

Tabelle 5.9 Depotantipsychotika (intramuskulär)

Substanzklasse	Generic name	Handelsname (Auswahl)	Therapeutischer Dosisbereich in mg mittlere Injektionsintervalle
Thioxanthene	Flupentixol-Decanoat Zuclopenthixol-Decanoat	Fluanxol Depot Cisordinol	ambulant 20–40 (2–4 Wochen) 100–750 (2 Wochen)
Thioxanthene	Zuclopenthixol Azetat	Cisordinol Acutard	50–150 (2–3 Tage)
Phenothiazine	Fluphenazin-Decanoat	Dapotum Depot	25–100 (2 Wochen)
Butyrophenone	Haloperidol-Decanoat	Haldol Decanoat	50–150 (4 Wochen)
Piperidine	Fluspirilen	Imap	stationär bis 12/Woche ambulant 2–6/Woche

- Clozapin,
- Olanzapin,
- Risperidon,
- Sertindol und
- Zotepin.

Therapieführung

Patienten mit schizophrenen Störungen bedürfen einer pharmakologischen Behandlung: Antipsychotika sind dabei die Medikamente der ersten Wahl. Sie verkürzen die akute schizophrene Episode und verringern drastisch das Risiko von Rezidiven.

Die Prognose schizophrener Störungen ist im wesentlichen von der Beeinflussung der Akutmanifestation und der Anzahl der Schübe abhängig. Mit zunehmender Erkrankungshäufigkeit wird die Therapieführung schwieriger und langwieriger. Eine konsequente antipsychotische Prophylaxe senkt die 1-Jahres-Rezidivrate von 75 % auf 20 %. Da über 50 % aller Patienten Compliance-Probleme entwickeln, sind therapiefördernde Maßnahmen integrierende Bestandteile jeder ärztlichen Bemühung.

Die Zielsymptome für antipsychotische Therapien sind breit gefächert, die spezifische Zuordnung eines bestimmten Medikamentes zu einer umschriebenen Symptomatik ist nicht möglich. Die Auswahl des Pharmakons erfolgt individuell unter Berücksichtigung der Nebenwirkungen.

Antipsychotika mit vorwiegend dämpfender (sedierender) und schlafanstoßender Wirkung eignen sich besonders für die Behandlung von psychomotorischen Erregungszuständen (z.B. Chlorprothixen 3 × 50–100 mg).

Antipsychotika mit hoher antipsychotischer Potenz und geringen dämpfenden Wirkungen bewähren sich bei akuten psychotischen Zustandsbildern (z.B. Haloperidol 3 × 2 bis 3 × 5 mg), in der Langzeitbehandlung chronisch-schizophrener Psychosen sowie in der Rückfallsprophylaxe bei remittierten Schizophrenen (z.B. Pimozid 2 × 4 mg).

Bei den Antipsychotika unterscheiden wir also eine *sedierende* und eine *antipsychotische Wirkung* im engeren Sinn. Unter antipsychotischer Wirkung verstehen wir die Beeinflussung von innerer Spannung, von Überaktivität und Aggressivität, von Feindseligkeit, von Halluzinationen und Wahnsymptomen sowie von Rückzug und Autismus. Die beiden Wirkungen dienen zur **klinischen Einteilung der Antipsychotika** in

- „hochpotente", d.h. in niedriger Dosis stark antipsychotisch wirksame Antipsychotika:
    - Haloperidol,
    - Fluphenazin,
    - Flupentixol; und in
- „niederpotente", d.h. stark sedierend wirkende Antipsychotika, bei denen für eine ausreichende antipsychotische Wirkung höhere Dosen benötigt werden:
    - Levomepromazin
    - Chlorprothixen.

Diesem Wirkprofil entsprechend, unterscheiden wir folgende **Hauptindikationen** der Antipsychotika:
- Behandlung akuter psychotischer Störungen,
- Behandlung chronisch schizophrener Psychosen,
- Erhaltungstherapie bei remittierten schizophrenen Patienten im Rahmen der Rezidivprophylaxe,
- symptomatische Behandlung pathologischer Erregungszustände jedweder Genese.

Depotpräparate (z.B. Fluphenazin 25 mg alle 2–4 Wochen i.m.) sichern eine einfache, schonende und effiziente Therapieführung besonders im Bereich der *Rezidivprophylaxe* (Tab. 5.9).

Da Antipsychotika in vielen Fällen über Jahre verabreicht werden müssen, sind die in Tab. 5.**10** aufgeführten Richtlinien für begleitende Routineuntersuchungen zu beachten.

Nebenwirkungen von Antipsychotika

Vor Einleitung einer Antipsychotikatherapie ist es selbstverständlich ärztliche Pflicht, die Patienten über mögliche Nebenwirkungen aufzuklären: Besonders die extrapyramidalmotorischen Seiteneffekte können bei unvorbereiteten Patienten Beunruhigung hervorrufen, wodurch das Vertrauensverhältnis zum behandelnden Arzt stark belastet wird.

Hochpotente und niederpotente Antipsychotika weisen im Nebenwirkungsprofil deutliche Unterschiede auf: Hochpotente Substanzen lassen relativ gesehen mehr *extrapyramidalmotorische Nebenwirkungen* erwarten, niederpotente eher *vegetative Störungen*. Den niederpotenten Substanzen wird auch eine stärkere Sedierung zugewiesen. Die Entscheidung, einen Patienten auf ein bestimmtes Präparat einzustellen, muß seine individuelle Empfindlichkeit gegenüber unerwünschten Wirkungen und das Nebenwirkungsprofil des Medikamentes berücksichtigen.

Im einzelnen wurden bei der Einnahme von Antipsychotika folgende Nebenwirkungen beobachtet:

- **Störungen des Erlebens und Verhaltens:** dysphorische Reaktionen, Sedierung, Hirnleistungsschwäche, „pharmakogene Depressionen", Delirien.
- **Neurologische Nebenwirkungen:** akute Dyskinesien und Dystonien, Parkinsonoid, Akathisie, Spätdyskinesien, malignes Neuroleptika-Syndrom, Störungen der Thermoregulation, zerebrale Krampfanfälle.
- **Störungen des autonomen Nervensystems und kardiovaskuläre Störungen:** arterielle Hypotonie und Orthostasesyndrom, EKG-Veränderungen, Herzrhythmusstörungen, Mundtrockenheit, Ob-

Tabelle 5.**10** Richtlinien für Routineuntersuchungen bei der Therapie mit Antipsychotika

	Vor Therapiebeginn	Monate						Halbjährlich
		I	II	III	IV	V	VI	
Blutbild (bei Einnahme trizyklischer Neuroleptika)	X	XXXX	XXXX	XXX	XX	X	X	X
Blutbild*) (bei Einnahme anderer Neuroleptika)	X	X	X	X	X	X	X	X
RR/Puls	X	XX	XX	XX	X	X	X	X
Harnstoff, Kreatinin	X			X			X	X
Leberfunktionsproben	X	X	X	X			X	X
EKG	Xa			Xa			Xa	Xa
EEG	X			Xb			Xb	Xb

X = Anzahl der Kontrollen pro Monat
Xa = Bei Patienten über 50 Jahre, bei kardiovaskularen Störungen und bei Verordnung trizyklischer Antipsychotika.
Xb = Bei Patienten mit hirnorganischen Störungen und bei Kombinationstherapien.
*) = Ausnahme: Clozapin erfordert in den ersten 20 Behandlungswochen wöchentliche Blutbildkontrollen, anschließend in einmonatigen Abständen.

stipation, Ileus, Harnretention, Akkomodationsstörungen.
- **Leberfunktionsstörungen:** (passagere) Erhöhungen der Transaminasen, cholestatischer Ikterus, toxische Hepatose.
- **Blutbildveränderungen:** passagere Leukozytose, Eosinophilie, Lymphozytose, Leukopenie, Agranulozytose.
- **Stoffwechselstörungen:** Störungen des Glucosestoffwechsels, Appetitsteigerung.
- **Endokrine und sexuelle Störungen:** Galaktorrhoe, Gynäkomastie, Menstruationsstörungen, Störungen des Sexualverhaltens.
- **Hautstörungen:** Hautallergien, Fotosensibilisierung.
- **Augenstörungen:** Linsentrübungen, Hornhauttrübungen, Pigmentablagerungen in der Retina.
- **Entzugserscheinungen.**
- **Mutagene bzw. teratogene Wirkungen.**
- **Plötzliche Todesfälle.**

Die beim Gebrauch von Antipsychotika auftretenden Nebenwirkungen werden im Sinne der Nutzen-Risiko-Relation in relativ häufige und seltene eingeteilt (Tab 5.**11**).

Häufige Nebenwirkungen
Hierzu zählen – besonders zu Behandlungsbeginn – **Erscheinungen** wie *Müdigkeit* und *herabgesetzte Konzentrationsfähigkeit*. Beides bessert sich normalerweise im Verlauf der Therapie; nur selten wird eine Dosisreduktion oder das Umsteigen auf ein anderes Antipsychotikum notwendig.

Die *akuten Wirkungen auf das extrapyramidalmotorische System* sind für den Patienten unangenehm. Dazu gehören die *Frühdyskinesien* und das *Parkinsonoid*. Ob auch die antipsychotikainduzierte *Akathisie* diesem Symptomenkomplex zugeordnet werden kann, wird derzeit noch diskutiert. Die Akathisie ist geprägt von einer charakteristischen motorischen sowie auch inneren Unruhe; erstere findet sich vorwiegend in den unteren Extremitäten und manifestiert sich unter anderem – im Stehen – als Gewichtsverlagerung von einem Bein auf das andere („auf der Stelle treten") sowie beim sitzenden Patienten in rhythmischen, klopfenden Bewegungsmustern der Füße. Diese Nebenwirkung findet sich bei ca. 25 % der akut oder chronisch mit Antipsychotika behandelten Patienten und gefährdet häufig deren Compliance. Therapeutisch ist neben einer Dosisanpassung des Neuroleptikums die Gabe von zentral wirksamen β-Blockern am besten belegt.

Unter dem Namen **Frühdyskinesien** faßt man dystone Bewegungsstörungen wie Hyperkinesen der mimischen Muskulatur, Blickkrämpfe, Trismus, Opisthotonus, Zungen- und Schlundkrämpfe sowie choreatisch-athetoide Bewegungsstörungen im Bereich des Halses und der oberen Extremitäten zusammen. Diese auch dramatisch erlebten Zustände lassen sich durch *Gabe von Anticholinergika* gut beseitigen. Frühdyskinesien treten im allgemeinen nach den ersten Behandlungstagen oder nach Dosiserhöhung auf; sie können sich in Einzelfällen aber auch schon nach einmaliger Gabe eines Antipsychotikums manifestieren.

Das **Parkinsonoid** ist durch Rigor, Verlust der spontanen Motorik, Hypo- oder Amimie, Tremor und Akinese gekennzeichnet. Es tritt erst nach ein- bis zweiwöchiger Behandlung auf und läßt sich ebenso wie die Frühdyskinesien durch die Gabe von anticholinergen Antiparkinsonmitteln gut behandeln.

Akute extrapyramidalmotorische Nebenwirkungen manifestieren sich vor allem beim Einsatz hochpotenter Antipsychotika, die individuelle Empfindlichkeit der Patienten ist jedoch sehr unterschiedlich. Dadurch ergibt sich bei Langzeittherapien die Notwendigkeit, für jeden Patienten das optimale Präparat individuell festzulegen. Im Gegensatz zu den akuten extrapyramidalmotorischen Nebenwirkungen treten die **Spätdyskinesien** erst nach (zumindest monate-) langer Behandlung mit Antipsychotika auf. Unter späten oder tardiven Dyskinesien versteht man *diskrete bis intensive choreoathetotische Bewegungen, vorwiegend im Gesichtsbereich,* die sich als Kau- oder Schmatzbewegungen manifestieren. Gefährdet sind vor allem Patienten im höheren Lebensalter und solche mit zerebrovaskulären oder traumatischen Vorschädigungen. Eine medikamentöse Beeinflussung dieser Störungen ist schwierig und wird in der wissenschaftlichen Literatur kontrovers diskutiert. Anticholinergika verschlechtern im allgemeinen das klinische Bild. Wichtig sind hier vor allem *Prophylaxe und Früherkennung*. Niedrigstmögliche Dosen von Antipsychotika und das regelmäßige Überprüfen ihrer Indikation können die Inzidenz der Spätdyskinesien reduzieren. Bei manifester Erkrankung kann die Umstellung auf atypische Antipsychotika (z.B. Clozapin) von Nutzen sein. Therapieversuche mit verschiedensten Medikamenten (z.B. Verapamil, Clonidin, Reserpin, Baclofen, Vitamin E, Lithium etc.) haben zu unterschiedlichen Ergebnissen geführt, so daß heute noch keine befriedigende Therapie dieser Nebenwirkungen zur Verfügung steht.

Tabelle 5.**11** Relativ häufige und seltene Nebenwirkungen von Antipsychotika

Relativ häufig	selten
– Müdigkeit	– Blutbildveränderungen
– reduzierte Konzentrationsfähigkeit	– malignes neuroleptisches Syndrom
– extrapyramidalmotorische Nebenwirkungen (EPMS)	– epileptische Anfälle
– benigne Blutbildveränderungen	– Augenveränderungen
– transiente Leberstörungen	
– endokrine Störungen	
– vegetative Symptome	

Neben den extrapyramidalmotorischen Nebenwirkungen klagen Patienten vor allem über **vegetative Symptome**. Häufig sind *Hypotonie* und *Orthostaseneigung* vorwiegend bei Verwendung von niederpotenten Antipsychotika. Aber auch *Mundtrockenheit, Tachykardie, Akkomodation- und Miktionsstörungen* sowie eine *Erhöhung des Augeninnendrucks* sind als Folge der anticholinergen Wirkung vieler Antipsychotika zu beobachten.

Nach Einleitung einer antipsychotischen Therapie kommt es in den ersten Wochen öfter zu einem **transienten Anstieg der Transaminasen.** Die Ursache dafür ist eine allergisch bedingte Verquellung der Gallengangsepithelien mit einer folgenden intrahepathischen Cholestase. Die Befunde normalisieren sich jedoch zumeist innerhalb von 2–4 Wochen auch bei Weiterführung der Therapie.

Bei *langwährenden* Antipsychotikatherapien sind verschiedene **endokrinologische Störungen** möglich. Am häufigsten sind *Gewichtszunahme, Störungen des Menstruationszyklus* und *Herabsetzung der Libido;* seltener sind – aufgrund einer Erhöhung des Prolaktinspiegels – *Galaktorrhoen* und *Gynäkomastien.*

Seltene Nebenwirkungen
Im Rahmen der Therapieführung kann es als *Nebenwirkung* auch zu **Blutbildveränderungen** in Form von *passageren Leukopenien, Eosinophilien* oder *relativen Lymphozytosen* kommen. Diese Störeffekte sind genau zu überwachen, stellen jedoch zumeist keinen Grund für einen Therapieabbruch dar. Sie werden unter den seltenen Nebenwirkungen aufgeführt, weil sie selten klinische Relevanz haben. Beim sehr seltenen Auftreten einer *Agranulozytose* jedoch muß das Präparat sofort abgesetzt werden. Nach Clozapin-Gabe sind tödlich verlaufende Fälle von Agranulozytosen beschrieben worden: Bei Verwendung dieses – häufig unentbehrlichen – Präparates sind engmaschige Blutbildkontrollen vorgeschrieben.

Zu den *sehr seltenen Nebenwirkungen* zählen **Störungen des Glucosestoffwechsels, Störungen der Temperaturregulation,** verschiedene **dermatologische** und **ophthalmologische Störungen** sowie **anticholinerge Delirien.**

Das **maligne neuroleptische Syndrom (MNS)** ist eine *extrem seltene* schwerwiegende Komplikation einer psychopharmakologischen Therapie. Leitsymptome des MNS sind Hyperthermie, ein gesteigerter Tonus der Skelettmuskulatur, der häufig zu einer Flexibilitas cerea führt, und eine stark ondulierende Bewußtseinslage. Schwierig ist die *Abgrenzung zur perniziösen Katatonie:* Beim MNS fehlen extrem erregte Vorstadien, oft ergeben sich gar keine Hinweise auf eine psychotische Erkrankung vor der Entwicklung des genannten Syndroms. Der dramatische, in 20 % tödliche Verlauf zwingt zu intensivmedizinischer Behandlung, diese ist vorwiegend auf eine unspezifische Aufrechterhaltung der Vitalfunktionen zentriert. Das verantwortliche Psychopharmakon ist sofort abzusetzen, zusätzlich haben sich der Dopaminagonist Bromocriptin und das Muskelrelaxans Dantrolen therapeutisch als günstig erwiesen.

Einzelne Kasuistiken berichten von **plötzlichen Todesfällen** nach Einnahme eines Antipsychotikums: Die Frage nach einem kausalen Zusammenhang wird kontrovers beantwortet. Eine Erklärung könnte eine durch Antipsychotika akzentuierte Apnoesymptomatik sein. Zu den in der Literatur sehr selten beschriebenen Komplikationen, die unter der Behandlung mit Antipsychotika auftreten können, gehören auch medikamentös bedingte Verschlechterungen des psychopathologischen Bildes, die als toxische Verwirrtheitszustände oder Delirien bezeichnet werden. Diese kommen besonders bei niedrigpotenten Antipsychotika mit stärkerer anticholinerger Wirkung vor. Antipsychotika setzen die Krampfschwelle herab, zerebral vorgeschädigte Patienten können somit **epileptische Anfälle** erleiden.

Antipsychotika werden häufig auch als Ursache für **„pharmakogene Depressionen"** angesehen. Depressiv anmutende Symptome finden sich bei schizophrenen Psychosen

– im Rahmen der Prodromalstadien,
– in der postremissiven Phase,
– im Rahmen des Rezidivs bzw. der Exazerbation sowie
– bei Residualzuständen.

Depressive Symptome nehmen im Rahmen der antipsychotischen Behandlung allerdings insgesamt eher ab. Depressivität im Rahmen schizophrener Erkrankungen ist ein multikausales Geschehen, in das reaktive, krankheitsimmanente und psychosoziale sowie pharmakologische Faktoren einfließen. Depressive Symptome sind bei Fortsetzung einer niedrigdosierten antipsychotischen Basistherapie durch zusätzliche Gaben von Antidepressiva in Verbindung mit sozio- und psychotherapeutischen Maßnahmen beeinflußbar.

Mögliche Nebenwirkungen in Schwangerschaft und Stillzeit
Obwohl Antipsychotika wahrscheinlich nicht als teratogen zu bezeichnen sind, empfiehlt es sich, sie besonders in der *frühen Schwangerschaft* nur bei strenger Indikationsstellung anzuwenden. Teratogene Effekte scheinen beim Haloperidol zu fehlen; selbst bei älteren Phenothiazinen konnten sie nicht beweiskräftig nachgewiesen werden, wenngleich bei jenen mit einer 3-Carbon-aliphatischen Seitenkette vereinzelt über Herzmißbildungen berichtet wurde.

Butyrophenone erscheinen zu 65 % der Serumkonzentration des mütterlichen Organismus in der Muttermilch: Während der *Stillperiode* sind sie somit zurückhaltend zu verordnen. Phenothiazine treten nur in geringen Mengen in die Muttermilch über.

Hier sind somit Auswirkungen beim gestillten Neugeborenen im Sinne von Trinkstörungen und Lethargie nicht zu erwarten.

Psychotherapie

Moderne psychotherapeutische Ansätze bei schizophrenen Psychosen verfolgen primär folgende **Ziele:**

- Die Verbesserung kognitiver Defizite
- Die Verbesserung der sozialen Fertigkeiten
- Die Beeinflussung der Dynamik des familiären Systems
- Förderung der Realitätsanpassung
- Reduktion der Vulnerabilität
- Identifikation von Streßfaktoren
- Stärkung der Ich-Funktionen
- Beeinflussung der Identitätsdiffusion
- Stabilisierung der Persönlichkeit

Für die Erreichung der ersten beiden Ziele hat sich unter den verschiedenen psychotherapeutischen Richtungen das **kognitive Trainingsprogramm** am besten bewährt: Es besteht aus speziellen Programmen mit sowohl *kognitiver* als auch *sozialpädagogischer Gewichtung*. In den ersten Schritten werden einzelne kognitive Störungen bearbeitet: Das Therapiematerial wird zunehmend komplexer und der spezifischen Situation des Patienten angepaßter. Gleichzeitig werden auch die erforderlichen gruppenbezogenen Interaktionen in quantitativer und qualitativer Hinsicht anspruchsvoller. Erst später erfolgt das Einüben sozialer Strategien, die vor allem eine Problembewältigung auf einem niedrigen emotionalen Erregungsniveau ermöglichen.

Dieses Programm basiert auf lerntheoretischen Prinzipien (strenges Lernvorgehen in kleinen Lernschritten, Anwendung von Bekräftigungen, Einsatz der Rückmeldung, Angehen des Motivationsproblems u.a.). Die lerntheoretische Grundorientierung dient auch zur Schaffung einer der soziokulturellen Umwelt des Patienten entsprechenden Wertorientierung: Die Entwicklung einer ungünstigen, entweder übermäßig gewährenden oder subjektiv als besonders autoritär erlebten Atmosphäre wird verhindert, so daß sich positive Veränderungen im Sozialverhalten einstellen. Konnten diese Trainingsprogramme auch kognitive Störungen und die dadurch bewirkten instrumentellen und sozialen Behinderungen zurückdrängen, so sind anhaltende Besserungen von den globalen Rehabilitationsbedingungen abhängig: Das Programm fordert die Einbindung der aktuellen Umweltbezüge sowie die Berücksichtigung der Selbstschutzstrategien und der Selbstheilungstendenzen chronisch Schizophrener. Der Erfolg der Trainingsprogramme scheint eher in der Entwicklung neuer als in der Verbesserung alter kognitiver Strategien begründet zu sein.

Familientherapeutische Ansätze weisen in der Beeinflussung der Familiendynamik schizophren Erkrankter die besten Erfolge auf. Psychotherapeutische Familienprogramme gliedern sich in *4 Phasen:*

Phase 1: Kontaktaufnahme und Motivation der Familie, Strategien zu erlernen, um sich und dem Patienten zu helfen.

Phase 2: Information der Familie: diese erhält genaue Informationen über die Erkrankung und über Techniken, besser mit dem Patienten umzugehen (Vermeidung von Überstimulation usw.).

Phase 3: Bearbeitung von gestörten Interaktionsmustern zwischen einzelnen Familienmitgliedern (Gefahr der Über- bzw. Unterversorgung usw.).

Phase 4: Schrittweise Reduktion der Sitzungen (langsames Sichzurücknehmen des Therapeuten). Eventuell periodische, stützende Kontakte.

Durch kombinierte Behandlungsverfahren (Antipsychotika, Familientherapie und Kompetenztraining) lassen sich – durch Vergleichsstudien erhärtet – Rückfälle weitgehend verhindern.

Psychodynamische Verfahren sind im Hinblick auf die erwähnten Erkenntnisse der Basisdefizienzen und der Vulnerabilität sowie der Risiken durch Überstimulation nur bedingt einzusetzen: Alle Verfahren, die durch intensive Gefühlskontakte, Übertragungsprozesse oder Gruppenspannungen stärkere Affekte erzeugen, erhöhen das Rezidiv- und Suizidrisiko. Psychoanalytische Modellvorstellungen haben aber insgesamt den Weg zur psychologischen Erforschung schizophrener Psychosen eröffnet und einen Verständniszuwachs vermittelt.

Eine weitere Zielsetzung der Psychotherapie Schizophrener liegt in der *Nachreifung* und *Stärkung von gesunden Persönlichkeitsanteilen*. Damit verknüpft ist die Erwartung, daß die individuelle Anfälligkeit für erneute psychotische Episoden auf Dauer abnimmt.

Soziotherapie

Wir verstehen Soziotherapie als die allgemein systematische, individuell ausgerichtete Lebenshilfe, als Versuch der Veränderung bestimmter Faktoren, die in bestimmten Situationen mit bestimmter Zielrichtung zu Therapiezwecken eingesetzt werden können. Die Soziotherapie setzt somit ein Netzwerk sozialpsychiatrischer Rehabilitationseinrichtungen (Tageszentren, Beratungsstellen, Berufs- und Arbeitstrainingszentren, Tages- und Nachtkliniken, Rehabilitationszentren, geschützte Wohnheime und Wohngemeinschaften) voraus: Die psychosoziale Stützung des Betroffenen erfordert in besonderem Ausmaß die Einbeziehung der Umwelt und die Einleitung von *milieu-, beschäftigungs-* und *arbeitstherapeutischen Maßnahmen*.

Die therapeutischen Konsequenzen der Coping-Strategien (das sind Verfahren, die den Umgang des Kranken mit seinen Defizienzen und Krankheitsfolgen verbessern) führten zu einer Annäherung des sozio- und des psychotherapeutischen Ansatzes: Entsprechend der Coping-Strategie soll Stimulation so weit reduziert werden, daß der Patient noch angeregt, nicht aber überfordert wird. Er gewinnt seine gesunde Identität um so rascher wieder, je weniger er sich in seiner Umwelt als krank erfährt.

Zusammenfassend lassen sich folgende **soziotherapeutische Richtlinien** darstellen:

1. Die therapeutische Situation soll auf Informationsvereinfachung hinzielen, worunter ein transparenter, reizarmer Lebensrahmen mit konstanten Bezugspersonen verstanden wird.
2. Alle Betroffenen sollten einheitlich über die Art der Erkrankung, Therapie und Prognose informiert werden.
3. Der Kommunikationsstil muß klar und eindeutig sein, wobei vor allem komplizierte, widersprüchliche und affektive Umgangsformen vermieden werden sollen.
4. In der personellen Betreuung und bezüglich des Behandlungskonzepts muß eine Kontinuität vorhanden sein.
5. Es sind klare Behandlungsziele mit realistischer Zukunftserwartung zu erstellen.
6. Über- wie auch Unterstimulation ist zu vermeiden.
7. Behandlungsstrategien zum Training funktionaler Fertigkeiten, die für eine soziale, berufliche und familiäre Alltagsbewältigung wichtig sind, müssen individuell festgelegt werden. Dazu eignet sich das Training von sozialen Fähigkeiten, das Training interpersonaler Problemlösungsfertigkeiten sowie die Verhaltensbeeinflussung der Familien.

Soziotherapeutische Maßnahmen müssen im Rahmen eines individuellen Rehabilitationsprogrammes besonders der präpsychotischen Leistungsfähigkeit, der sozialen Anpassungsbreite, der Ausbildung und der Bindungsfähigkeit des Patienten Rechnung tragen. Die Bedeutung soziotherapeutischer Maßnahmen wird durch eine Senkung der Rückfallquoten dokumentiert, wenn neben einer antipsychotischen Basistherapie sozialpädagogische Programme eingesetzt werden.

Angehörigenarbeit

Ein Wiederaufflackern schizophrener Symptome kann oft erfolgreich vermieden werden, wenn die Patienten einen strukturierten Behandlungsrahmen und eine stabile familiäre Umgebung vorfinden. Allzu gefühlsintensive Gruppenprozesse oder affektproduzierende Situationen bergen ein erhöhtes Rückfallrisiko in sich: Dies gilt besonders für den Umgang mit Angehörigen.

Das Ziel der professionell geleiteten Angehörigengruppen liegt in der Bemühung, die **Rückfallprävention** zu optimieren. Gleichzeitig wird den Angehörigen die Möglichkeit gegeben, ihre Erfahrungen im Umgang mit dem psychisch erkrankten Familienmitglied und mit den Reaktionen aus der Umwelt zu reflektieren und in bewußte Leitlinien des Handelns umzusetzen.

Die meisten Therapieprogramme, die Familienangehörige mit einbeziehen, enthalten folgende **4 Elemente**:

1. Exploration und Analyse psychotischer Erfahrungen mit dem Ziel einer Erweiterung des Wissens im Umgang mit akuten Krankheitsphasen.
2. Identifikation bedeutsamer Streßfaktoren und kritischer Lebensereignisse als Suche nach aufschlußreichen Wechselwirkungen zum Krankheitsverlauf.
3. Streßvermeidung und Krisenmanagement mit dem Ziel der Prävention weiterer Rückfälle.
4. Zusammenfassung der Therapieerfahrungen in konkreten Handlungsanleitungen für die Zukunft.

❗ *Fallbeispiel 1: Akute schizophrene Psychose*

Die 28jährige Patientin wuchs bei Pflegeeltern auf, da die Mutter nicht in der Lage gewesen war, die Pflege und Erziehung des Kindes zu übernehmen. Zum Vater bestanden keine Kontakte. Die frühkindliche Entwicklung verlief regelrecht, die schulischen Leistungen waren durchschnittlich. Mit großem Einsatz und gutem Erfolg ließ sie sich zur technischen Zeichnerin ausbilden.

Wenige Monate nach Übernahme einer Anstellung in einem großen Architekturbüro fiel sie durch unkonzentriertes Verhalten auf. Auf die Kollegen wirkte sie abwesend, die Kommunikation war zunehmend erschwert. Dem Betriebsarzt versuchte sie ihre Konzentrationsstörungen zu erklären: Sie berichtete, stets eine „Linksdenkerin" gewesen zu sein; was andere Menschen links hätten, habe sie rechts. Darunter habe sie immer schon gelitten, besonders aber unter dem Verhalten der Menschen, die „Linksdenker" nicht ausstehen könnten. Das „Linksdenken" sei auch der Grund, warum sie nun auch schielen müsse. Deshalb habe der (ihr unbekannte) leibliche Vater auch versucht, sie zu beeinflussen. Seit Monaten habe er ihr regelmäßig kleine Mengen Gift in das Essen gegeben. Dadurch habe er die Herrschaft über ihre Gedanken erlangen und sie nach seinem Willen beeinflussen können. In den letzten Wochen sei sie um 20 Jahre gealtert, ihr Aussehen habe sich stark verändert. Immer wieder höre sie handlungsbegleitende und dialogisierende Stimmen, meistens würden sie diese aber beschimpfen. Aus diesen Gründen sei sie, so oft sich eine Möglichkeit geboten habe, in die Berge geflohen: Trotzdem habe sie auch dort immer wieder diese Stimmen gehört. Ihr unbekannte Menschen hätten sich in ihrem Gehirn festgesetzt. Deutlich spüre sie auch, wie ihre Gedanken entzogen würden. Im Gehirn würden ihr immer wieder Stiche zugefügt werden, seltener aber auch im Herz und in den Nieren. Gelegentlich würden auch fremde Menschen in ihrem Körper Bewegungen durchführen. Dann würden auch ihre Haare davonfliegen.

Therapie: Nach Einleitung einer antipsychotischen Therapie besserte sich das Befinden der Patientin, 4 Wochen nach der Krankenhausaufnahme konnte sie wiederum in das Architekturbüro zurückkehren: Dort ist sie nun seit 6 Jahren eine beliebte und geachtete Mitarbeiterin. Unter einer sehr gering dosierten antipsychotischen Medikation (z. B. 2 mg Pimozid) bietet sie ein psychopathologisch vollkommen unauffälliges Bild: Der Versuch eines Absetzens der Antipsychotika wurde stets mit erhöhtem Mißtrauen und Feindseligkeit beantwortet.

Fallbeispiel 2: Schizophrenes Residuum

Der nun 40jährige Patient steht seit vielen Jahren in Betreuung des regionalen Sozialpsychiatrischen Dienstes. Die **erste Aufnahme** an der Univ.-Klinik für Psychiatrie erfolgte kurz nach seinem mit Auszeichnung bestandenen Schulabschluß. In dieser Zeit begann er, Rundfunk- und Fernsehsendungen auf sich zu beziehen, fühlte sich verfolgt und preisgegeben, so daß er glaubte, nur durch eine Flucht in ein anderes Land seinen Peinigern entgehen zu können. Da er sich dort in einem Hotelzimmer verbarrikadierte, wurde er des Landes verwiesen und kam erstmals an unsere Klinik. Er berichtete, Frauen- und Männerstimmen sprächen auf ihn ein, die Stimmen drohten, ihn in einen Behälter zu sperren, wo er ertrinken müsse, sie kommentierten seine Gedanken und gäben ihm Befehle.

Seine Gedanken würden – besonders in bestimmten Situationen – wie mit einem Staubsauger abgezogen, häufig seien sie wiederum von außen gemacht. Der Patient glaubte, daß die Stimmen auch seine Gedanken beeinflußten. Oft hatte er den Eindruck, daß er sich nicht selbst bewege, sondern daß alle seine Bewegungen gelenkt würden; sich dagegen zu wehren sei unmöglich. Durch den Einfluß dieser Stimmen könne er auch nicht seine Gedanken festhalten. Da er wisse, keine einheitliche Person mehr zu sein, entstünden zeitweise große Angstgefühle. Wenn er davon berichte, müsse er zwangsläufig lachen, obwohl ihm überhaupt nicht danach zumute sei. Auch dieses Lachen werde ihm von diesen Stimmen aufgezwungen, es komme nicht von ihm selbst.

Unter einer **Therapie mit hochpotenten Antipsychotika** kam es sehr bald zu einer vollkommenen Remission; der Patient trat in den elterlichen Betrieb ein und sollte nach einer Einarbeitungsphase die eigenverantwortliche Führung einer Abteilung übernehmen. Während der Schulungsphase stabilisierte sich sein Befinden zunehmend. Er nahm die seit langem abgebrochenen Kontakte zu seinen Schul- und Sportkameraden wieder auf und war ein gern gesehener Gast bei den gesellschaftlichen Ereignissen seiner Stadt. Bei einem Empfang lernte er ein gleichaltriges Mädchen kennen, das ihm große Zuneigung entgegenbrachte. Als das Mädchen nach einjähriger Freundschaft zur Hochzeit drängte und das Familienunternehmen dem Patienten weitere Verantwortung übertrug, stellten sich wieder Stimmen ein, die neuerlich kommentierenden und imperativen Charakter aufweisen. Viele Stunden lang verharrte er in Regungslosigkeit, da er überzeugt war, auch nur die geringste Bewegung müsse eine Katastrophe auslösen.

In diesem Zustand erfolgte die **zweite Aufnahme**. Wiederum klang unter Antipsychotikagaben die psychotische Symptomatik rasch ab. Unter dem Einfluß seiner Mutter konnte sich der Patient nicht zu einer Langzeitmedikation entschließen: Obwohl die Mutter selbst unter dem Eindruck der psychotischen Symptomatik zur Wiederaufnahme der stationären Betreuung geraten hatte, war es ihr nicht möglich, die krankhafte Natur des Verhaltens ihres Sohnes zu akzeptieren. Da ihr Vater sich nach einem ersten schizophrenen Schub suizidierte, wollte sie psychiatrische Symptome bei Angehörigen nicht wahrnehmen. Dem behandelnden Arzt gelang es auch nicht, die kurze Zeit nach der Entlassung geplante Beförderung zu verschieben.

Nach Übernahme der Direktorenstelle kam es zu einer neuerlichen psychotischen Manifestation mit den bekannten Symptomen. Der Patient klagte darüber hinaus, daß sich seine Mutter in alles einmische, ihn andauernd gängle und ihn in seiner Selbstentfaltung hindere. Gleichzeitig klammerte er sich aber wie ein Kleinkind an ihr fest.

Der Patient distanzierte sich während des Krankenhausaufenthaltes nur langsam und mangelhaft von seinen Wahnvorstellungen, immer wieder lachte er unmotiviert auf und berichtete, wichtige Missionen erfüllen zu müssen. Unter einer höherdosierten Antipsychotikagabe kam es langsam zu einer geringen Besserung, wenngleich der Patient interesse- und antriebslos verblieb, affektiv kaum modulierbar war und auch für kleine Verrichtungen eine Fremdmotivation benötigte.

Es gelang, durch neuerliche **eingehende Informationsarbeit** die Erwartungshaltung der Familie zu verändern und deren Gegnerschaft medikamentösen Therapien gegenüber zu durchbrechen.

Seit Jahren ist der Patient nun unter dem Schutz eines **monatlich zu verabreichenden Depotpräparates** in der Lage, eine wenig belastende Tätigkeit in der Poststelle des Unternehmens auszuüben. Er klagt über rasche Ermüdbarkeit und erscheint vermehrt reizbar, besonders wenn sich mehrere Menschen in seinem Büro aufhalten. Trotz seiner guten intellektuellen Leistungen meidet er Entscheidungssituationen, sein Verhalten wirkt oft bizarr, sonderlingshaft und maniertiert. Seine affektiven Ausdrucksmöglichkeiten sind sehr knapp, seine verbale Kommunikationsfähigkeit ist eingeengt, hin und wieder wirkt der Patient zerfahren. Spontan meidet er jegliche ihn überfordernde Hektik und beschäftigt sich in seiner Freizeit fast ausschließlich mit der Ordnung seiner Briefmarkensammlung. Seine zwischenmenschlichen Kontakte hat er weitgehend abgebrochen. Eine akute schizophrene Symptomatik war seit Jahren nicht mehr zu beobachten.

5.2 Schizoaffektive Störungen (Mischpsychosen)

Einführung und nosologische Zuordnung

Die nosologische Zuordnung der schizoaffektiven Psychosen (Synonyma: Mischpsychosen, Legierungspsychosen, Zwischenpsychosen, intermediäre Psychosen, atypische endogene Psychosen, Emotionspsychosen, zyklische Psychosen) erscheint uneinheitlich, da psychiatrisch-epidemiologische Felduntersuchungen und genetische Studien eine dimensionale Betrachtungsweise nahelegen, nach der es ein *Kontinuum von Psychosen* geben könnte, das sich von den monopolaren über die bipolaren affektiven Störungen zu den schizoaffektiven Störungen und schließlich zu den schizophrenen Störungen erstreckt. Kraepelin hat in den späten Auflagen seines Lehrbuches seine strikte Dichotomie in schizophrene und affektpsychotische Erkrankungen relativiert.

Im **ICD-10** wird die schizoaffektive Störung als *Sondergruppe der Schizophrenien* aufgelistet, das **DSM IV** führt sie unter der Kategorie „*psychotische Störung, die nicht andernorts klassifiziert ist*". Die Diagnose „schizoaffektive Störung" kann nur dann gestellt werden, wenn die Kriterien für ein depressives oder manisches Syndrom erfüllt sind sowie im Krankheitsverlauf auch Wahnideen oder Halluzinationen ohne deutliche affektive Symptomatik bestanden haben oder noch fortbestehen. Eine organische Basis ist auszuschließen.

Die nosologische Abgrenzung der schizoaffektiven Störung wird in der Literatur kontrovers diskutiert, so daß über Vererbung, Verlaufsgestalt und Therapieaussichten unterschiedliche Lehrmeinungen vorherrschen.

Eine Überschneidung der zwei Erbkreise für Schizophrenie und affektive Psychosen wird angenommen, da sich in der Verwandtschaft schizoaffektiv Erkrankter eine besonders hohe Zahl von affektiv Kranken und Schizophrenen, aber keine Häufung von Mischpsychosen findet.

Bezüglich der nosologischen Zuordnung sind im wesentlichen **5 Anschauungen** zu diskutieren. Schizoaffektive Störungen sind:

1. Varianten schizophrener Erkrankungen,
2. Varianten der affektiven Störungen,
3. ein heterogenes Gemisch verschiedener Erkrankungen,
4. ein Punkt auf einem Kontinuum zwischen Schizophrenie und affektiven Störungen und
5. eine selbständige Erkrankung.

Symptomatik

Das Wesen der schizoaffektiven Störung ist die im Quer- und/oder Längsschnitt zu beobachtende **Verbindung eines schizophrenen und affektiven Syndroms.**

Am Beginn der schizoaffektiven Erkrankung steht häufig ein schizophrenes Syndrom, dem depressive, manische bzw. bipolare Affektsyndrome folgen. Ein Beginn mit einer affektiven Erkrankung, der ein schizophrenes Syndrom folgt, ist seltener zu beobachten. Im Querschnitt ist die Kombination eines schizophrenen Syndroms mit allen Spielarten der affektiven Erkrankungen möglich. Krankheitsbilder mit vorherrschender schizomanischer Symptomatik werden eher den bipolaren affektiven Störungen zugerechnet. Sehr häufig ist erst durch die Verlaufsbeobachtung eine eindeutige Diagnose möglich.

Therapie

Therapeutisch hat sich besonders beim **schizomanischen Typ** die Gabe von *Lithium* bewährt. **Schizodepressive Patienten** sprechen auf eine *Kombination von trizyklischen Antidepressiva mit Antipsychotika* gut an; bei Therapieresistenz ist durch *Elektrokonvulsionsbehandlung* rasche Besserung zu erreichen. Auch **neuere Behandlungsmethoden** finden einen fixen Platz im Therapierepertoire schizoaffektiver Erkrankungen: *Carbamazepin* wurde – teilweise in Kombination mit anderen Substanzen – erfolgreich eingesetzt. Als **generelle Strategie** erscheint es sinnvoll, den therapeutischen Ansatz anhand der „Polarität" zu wählen. Dieser kann dann, abhängig von der aktuellen Symptomatik, in der Gabe von Lithium, eines Antidepressivums, eines Antipsychotikums oder in der Anwendung verschiedener Kombinationsbehandlungen bestehen. Aufgrund der uneinheitlichen Diagnosekriterien steht die psychopharmakologische Behandlung der schizoaffektiven Psychosen noch auf rein empirischer Basis.

Verlauf

Die Symptomatik entwickelt sich typischerweise *akut*; ein Beginn mit katatonen Symptomen tritt ebenso häufig auf wie in der Gruppe der Schizophrenien. Indikatoren für eine **gute Verlaufsprognose** sind:

– Fehlen von schizoiden Persönlichkeitszügen,
– gute prämorbide Anpassung,
– sehr akuter Krankheitsbeginn sowie
– Vorherrschen von affektiven Symptomen in der Akutphase.

Verlauf und Ausgang der schizoaffektiven Erkrankungen scheinen gegenüber der Kernschizophrenie deutlich besser zu sein; sie sind jedoch durch ein **hohes Suizidrisiko** belastet, das nicht nur das der Schizophrenien, sondern auch das der affektiven Psychosen übertrifft.

5.3 Wahnhafte Störungen

5.3.1 Anhaltende wahnhafte Störungen

Synonyme: Paraphrenie, Paranoia; paranoische Entwicklung, paranoides Zustandsbild, sensitiver Beziehungswahn.

Definition

Unter der Rubrik „anhaltende wahnhafte Störungen" subsumiert **ICD-10** eine Gruppe von Störungen, bei denen ein langanhaltender Wahn das einzige oder das auffälligste klinische Charakeristikum ist, der aber nicht als organisch, schizophren oder affektiv erklärt werden kann. Diese wahnhaften Störungen stellen mit großer Wahrscheinlichkeit keine nosologische Einheit dar und stehen nicht in Zusammenhang mit den Schizophrenien.

Symptomatik

In der traditionellen psychiatrischen Klassifikation wurde zwischen Paranoia und Paraphrenie unterschieden.

Bei der **Paranoia** handelt es sich um eine *systematische Wahnentwicklung* auf dem Boden einer eingehenden, *überwertigen Idee.* Diese Einengung bedeutet aber gleichzeitig, daß der Kranke mit allen ihm zur Verfügung stehenden Möglichkeiten der logischen Argumentation das vermeintlich Wahre seines Wahnes zu begründen sucht. Die einzelnen logischen Schritte in dieser Entwicklung lassen noch nicht unbedingt auf das Krankhafte des Zustandes schließen.

Demgegenüber zeigt das **paraphrene Syndrom** allerdings *Wahnphänomene und Erlebnisvollzugsstörungen schizophrener Art* bei intakter Persönlichkeit in auffallendem, oft weitgehend beziehungslosem Nebeneinander. Die *Wahninhalte* befassen sich häufig mit *erotisch-partnerschaftlichen Beziehungen:* Diese Inhalte erklären sich durch das höhere Lebensalter. Die Paraphrenie ist jedoch wesentlich durch die sog. intakte Außenpersönlichkeit des Betroffenen von der Schizophrenie zu unterscheiden, denn selbst bei einer mild verlaufenden schizophrenen Psychose liegen schizophrene Ichstörungen vor.

Der Schizophrene ist infolge seiner *Gesamtstörung* von den konkreten Formen des psychotischen Krankseins überwältigt, ohne die Möglichkeit einer kritischen Distanz zu besitzen. Der Paraphrene hingegen ist *im Kern seiner Persönlichkeit gesund,* die schizophrene Symptomatik umfaßt nur die Peripherie der Persönlichkeit. Dies bedeutet, daß sich der Paraphrene von den gefährdeten Randpositionen seines Daseins auf den Kern seiner gesunden Restpersönlichkeit zurückziehen kann und meist auch eine recht stabile Barriere gegen die massiven Wahninhalte aufzubauen vermag. Dieser Prozeß beinhaltet jedoch auch für den Paraphrenen eine Einengung seiner Entfaltungsmöglichkeiten; er hat aber, auch wenn diese Einengung störende Maße annimmt, immer noch die Möglichkeit, in den Bereich eigener Ordnungen, Geborgenheiten und Sicherheiten zurückzukehren. Die Bewältigungsmöglichkeit des Paraphrenen ist das passive Vermeidensverhalten, er wird somit nur selten in seiner Umwelt auffällig.

Therapie

Die intakte Außenpersönlichkeit des Patienten rechtfertigt über eine **Antipsychotikagabe** hinaus in besonderer Weise den **Einsatz psychotherapeutischer Maßnahmen:** Die schwerste Gefährdung liegt in einem passiven Vermeidensverhalten. Da der Paraphrene, dem Phobiker ähnlich, dazu neigt, seine Daseinsgrenzen zunehmend einzuengen, ist nach den Methoden der Verhaltenstherapie zu versuchen, diese im möglichen und zumutbaren Bereich zwischen Psychose und gesunder Persönlichkeit zu halten, um so das bestmögliche Maß einer Persönlichkeitsentfaltung unter Vermeidung sekundärer Einengungen zu erreichen.

5.3.2 Induzierte wahnhafte Störung

Synonyme: symbiontische Psychose, Folie à deux.

Von einer induzierten wahnhaften Störung, einer Folie à deux, sprechen wir, wenn zwei oder mehr Menschen, die in enger Beziehung zueinander leben, denselben Wahn oder dasselbe Wahnsystem teilen. Ein unter einer echten psychotischen Störung leidender Mensch induziert einen anderen, der meistens in einer abhängigen Position zum ersten steht. Die Wahninhalte sind, sowohl beim dominierenden Partner als auch beim induzierten, chronisch anhaltend. Meistens leidet der Induktor an einer Schizophrenie, es können jedoch auch andere Wahnerkrankungen zugrunde liegen. Bei den induzierten Partnern konnte des öfteren eine familiäre Häufung schizophrener oder anderer Wahnerkrankungen nachgewiesen werden.

Therapeutisch empfiehlt sich beim Induktor die Einleitung einer antipsychotischen Medikation, die in der akuten Situation auch beim Induzierten notwendig erscheinen kann. Sehr häufig erfolgt bei der abhängigen Person eine Distanzierung von den Wahnvorstellungen allein schon durch eine – vorübergehende – räumliche Trennung.

5.4 Akute vorübergehende psychotische Störungen

Synonyme: akute Schizophrenie, zykloide Psychose, Oneirophrenie, paranoide Reaktion, schizophrene Reaktion, reaktive Psychose.

Akute vorübergehende psychotische Störungen sind gekennzeichnet durch einen rasch einsetzenden Beginn, das Vorhandensein einer typischen schizophrenen Symptomatik und die Verbindung mit akuter Belastung. Das ICD 10 zählt dazu auch die **„akute schizophreniforme psychotische Störung"**.

Der Betroffene wechselt in einem Zeitraum zwischen wenigen Stunden und maximal 2 Wochen von einem ungestörten Befinden in einen eindeutig abnormen psychotischen Zustand. Die schizophrene Symptomatik kann sich sehr rasch ändern und wird infolgedessen als „polymorph" gekennzeichnet. Typischerweise gehen der Erkrankung akute Belastungsmomente wie Verlusterlebnisse oder psychische Traumen durch Kriegshandlungen u.ä. voraus.

Wenn die Symptomatik länger als einen Monat währt, ist die Diagnose in Schizophrenie zu ändern. Die Verordnung von Antipsychotika ist angezeigt.

5.5 Schizotype Störungen

Synonyme: latente Schizophrenie, Borderline-Schizophrenie, pseudoneurotische Schizophrenie, schizotype Persönlichkeitsstörung.

Symptomatik

Unter den „schizotypen Störungen" wird ein exzentrisches Verhalten, verbunden mit Denk- und Affektstörungen, verstanden, das sich schwer von einer Schizophrenia simplex oder einer schizoiden bzw. paranoiden Persönlichkeitsstörung abgrenzen läßt. Das **ICD-10** fordert für diese Diagnose das Vorhandensein von 3 oder 4 der folgenden Merkmale:

- kalter und unnahbarer Affekt,
- seltsames, exzentrisches und eigentümliches Verhalten,
- Tendenz zu sozialem Rückzug,
- paranoide Ideen oder phantastische Überzeugungen,
- zwanghaftes Grübeln ohne inneren Widerstand,
- Körpergefühlsstörungen und Depersonalisations- oder Derealisationserleben,
- vages Denken und umständliche, metaphorische Sprache,
- gelegentliche, vorübergehende psychosenahe Episoden mit illusionären Verkennungen, Halluzinationen und wahnähnlichen Ideen.

Verlauf

Die schizotype Störung nimmt in der Regel einen chronischen Verlauf, gelegentlich entwickelt sich eine typische Schizophrenie. Der Beginn ist schleichend.

Therapie

Die Symptomatik spricht gut auf Antipsychotika an, die Betroffenen zeigen generell jedoch eine schlechte Compliance.

6 Neurosen und psychosomatische Erkrankungen

Wilfried Biebl und Hartmann Hinterhuber

6.1 Einführung und Definition neurotischer Störungen

Neurosen sind entwicklungsbedingte Erkrankungen, die zu Störungen im psychischen, körperlichen und/oder charakterlichen Bereich führen. *Tiefenpsychologische Schulen* betonen die Bedeutung von Beziehungserfahrungen und Selbstkonzepten mit der Folge von unbewußten intrapsychischen Konflikten und daraus resultierenden „blinden Flecken", die zur Folge haben, daß sich bestimmte konflikthafte Erfahrungen immer wiederholen. Die *Lerntheorie* beschreibt die Bedeutung von unbewußt gewordenen Lernvorgängen, die dazu führen, daß die innere und äußere Wirklichkeit nach bisherigen Erfahrungen (bedingte Reflexe oder Attributionen) gestaltet wird.

Eine *einheitliche Neurosentheorie,* wie sie von der Tiefenpsychologie bereitgestellt wird, wird zur Zeit weder im ICD-10 noch im DSM-IV vertreten. Diese beiden wesentlichen Klassifikationssysteme verzichten auf eine gemeinsame Theorie psychisch bedingter Störungen. Derzeit steht die *Beschreibung von Syndromen und Krankheitsbildern* ohne ein theoriegeleitetes Konzept im Vordergrund. Im ICD-10 scheint das Kapitel „neurotische, Belastungs- und somatoforme Störungen" auf, das DSM-IV erwähnt den Begriff Neurose nicht mehr: Letzteres begnügt sich mit einer Aneinanderreihung psychogener Erkrankungsgruppen.

Der didaktischen Klarheit wegen benutzt das Kapitel „Neurosen und psychosomatische Erkrankungen" die Entwicklungspsychologie und die traditionelle psychiatrische Krankheitslehre als Leitfaden.

Merkmale

Neurosen manifestieren sich

- als Störungen des Erlebens *(Psychoneurosen),*
- als Störungen körperlicher Funktionen *(Konversionssyndrome)* sowie
- als Störungen des Verhaltens.

Nach der **psychoanalytischen Theorie** ist die Neurose Ausdruck unbewußter infantiler Konflikte oder Traumata, die zu einer eingeschränkten Realitätswahrnehmung und -verarbeitung führen. Daraus resultieren (der jeweiligen Reifungsstörung entsprechend) charakteristische Sichtweisen, Verhaltensmodi und Symptome.

Aus der Sicht der **Lerntheorie** entstehen Neurosen durch verfehlte, unangemessene Lernvorgänge, etwa im Sinne der klassischen Konditionierung.

Bei *neurotischen Störungen* leichterer Ausprägung bleibt die soziale Integration in der Regel erhalten, der Verlauf weist keine den Psychosen vergleichbaren Einschränkungen auf. Der Krankheitswert einer *schweren Neurose* kann jedoch ebenso groß wie der einer Psychose sein.

Auch für die schwere Neurose treffen noch **3 Grundmerkmale** zu:

1. Die Kohärenz im Ich und im Gedankenablauf bleibt erhalten.
2. Der Kontakt zur äußeren Wirklichkeit wird als erleichternd erlebt und somit auch gesucht.
3. Die Selbstverantwortlichkeit bleibt bestehen.

Aktuelle Klassifikationsschemata

In den letzten 20 Jahren wurden weltweit Anstrengungen unternommen, die neurotischen Krankheitsbilder neu zu ordnen: Diese Versuche sind pragmatisch darauf ausgerichtet, verschiedene Krankheitssyndrome zu beschreiben und ihre Zweckmäßigkeit zu überprüfen, um zu einer Ordnung zu gelangen, die sich von den bisherigen, vor allem tiefenpsychologisch bestimmten Theorien unabhängig macht.

Das **DSM-IV** ist auf Syndrome ausgerichtet, es verzichtet auf eine einheitliche Theorie und versucht, genetische, organische und psychosoziale Faktoren zu berücksichtigen. Eine diagnostische Kategorie für „Neurosen" taucht nicht auf, da alle Störungen ohne bekannte Ätiologie oder klare pathophysiologische Erklärung aufgrund gemeinsamer klinischer Merkmale zusammengefaßt werden.

Unter **Angststörungen** (oder Angst- und phobische Neurosen) werden

- Panikstörungen mit und ohne Agoraphobie,
- Agoraphobie ohne Panikstörungen,
- soziale und einfache Phobie,
- Zwangsstörungen,
- posttraumatische Belastungsstörungen,
- generalisierte Angststörungen

verstanden.

Unter **somatoformen Störungen** werden die Erkrankungen subsumiert, die am klarsten mittels psychologischer Konstrukte faßbar sind. Dazu werden gezählt:

- die körperdysmorphe Störung,
- die Konversionsstörung,
- die Hypochondrie,
- die Somatisierungsstörung und
- die somatoforme Schmerzstörung.

Die **dissoziativen Störungen** (hysterische Neurosen, dissoziativer Typus) vereinen die Gruppe von Störungen, die durch die Änderung der integrativen Funktionen der Identität, des Gedächtnisses oder des Bewußtseins charakterisiert sind. Dazu werden gerechnet:

- die multiple Persönlichkeitsstörung,
- die psychogene Fugue,
- die psychogene Amnesie sowie
- die Depersonalisationsstörung (Depersonalisationsneurose).

Die neurotische Depression bzw. die depressive Neurose wurden als gering ausgeprägte depressive Störung dem manisch-depressiven Formenkreis zugeordnet.

Das **ICD-10** basiert noch auf einer *einheitlichen Theorie der Neurosen,* auch wenn die traditionelle Unterscheidung zwischen Neurose und Psychose nicht mehr beibehalten wird. Mit Ausnahme der neurotischen Depression, die in Analogie zur Klassifikation des DSM-IV als Dysthymia den affektiven Störungen zugerechnet wird, werden alle klassischen Neurosen im Kapitel **neurotische, Belastungs- und somatoforme Störungen** aufgelistet. Dazu gehören folgende Zustandsbilder:

- phobische Störung,
- andere Angststörungen,
- Zwangsstörung,
- Reaktion auf schwere Belastungen und Anpassungsstörungen,
- dissoziative Störungen (Konversionsstörungen),
- andere neurotische Störungen.

Die somatoformen Störungen beinhalten neben der Hypochondrie jene Erkrankungen, die die klassische Psychiatrie als „psychosomatisch" bezeichnet. Die Eßstörungen finden sich unter Verhaltensauffälligkeiten mit körperlichen Funktionsstörungen oder Faktoren. Andere in der klassischen Literatur noch als psychosomatische Krankheiten (Asthma, Dermatitis, Magenulkus, Colitis ulcerosa, Colitis mucosa und Urticaria) definierte Störungen werden unter F 54 aufgelistet (Psychische Faktoren oder Verhaltenseinflüsse bei andernorts klassifizierten Erkrankungen).

Aus didaktischen Gründen folgt unsere Darstellung den Prinzipien der klassischen Neurosenlehre der deutschen und österreichischen Psychiatrie.

Epidemiologie

Die Grenzen zwischen neurotisch und gesund sind unscharf. Neurotische Merkmale können in schwächerer Ausprägung auch beim Gesunden vorkommen: Für jedes neurotische Symptom kann eine breite Skala von fließenden Übergängen von leichter bis schwerer Ausprägung nachgewiesen werden.

Neurosen sind häufig auftretende Krankheitsformen: In Anbetracht der Schwierigkeiten der Definition und der Fluktuation der Symptomatik ist es nicht leicht, epidemiologische Meßzahlen zu erheben. Aufwendige Langzeitstudien (Schepank) erbrachten eine **Prävalenz**rate von 7 %. Berücksichtigt man den Krankheitswert und zählt nur jene neurotischen Störungen, die länger anhalten und die soziale Anpassung, die Leistungs- und Genußfähigkeit schwer beeinträchtigen sowie durch die mögliche Suizidalität eine weitere Gefährdung des Betroffenen darstellen, beträgt die Prävalenz in den westlichen Industrienationen zwischen 3,3 und 10 % (Hinterhuber). Bei *Frauen* ist die Prävalenz etwa doppelt so hoch wie bei Männern.

Für die häufig postulierte Zunahme neurotischer Erkrankungen in den letzten Jahrzehnten gibt es keine gesicherten Untersuchungen. Die **häufigsten neurotischen Störungen** sind heute die depressive Neurose und die Angstneurose, während um die Jahrhundertwende die konversionsneurotischen Störungen und die „hysterischen" Anfälle im Vordergrund standen. Dies zeigt, daß die Symptomatologie stets im Kontext der sozialen Bindungen und des jeweiligen Zeitgeistes zu sehen ist.

Genetik

Mit hoher Wahrscheinlichkeit ist für das Auftreten bestimmter Neuroseformen eine konstitutionelle Komponente (z. B. Introversion) hereditär angelegt.

Zwillingsuntersuchungen bei neurotischen Erkrankungen ergaben bei eineiigen Zwillingen eine Konkordanz für neurotische Symptome von 32,8–59 %, bei zweieiigen Zwillingen von 16,7–28 %. Daraus kann gefolgert werden, daß eine auf erblicher Anlage beruhende Disposition zu neurotischen Störbildern besteht. Es ist naheliegend und mit tiefenpsychologischen Konzepten vereinbar, daß sich im Ablauf der psychischen Entwicklung auch genetisch erworbene Tendenzen zur späteren Bevorzugung von Abwehrmechanismen auf bestimmte Reifungskonflikte auswirken.

Mit zunehmendem Alter verlieren genetische Faktoren für die Neurosedynamik gegenüber der lebensgeschichtlichen Bedingtheit an Bedeutung: Ältere Zwillinge weisen eine niedrigere Konkordanz auf als jüngere.

Ätiologie

Die Ätiopathogenese neurotischer Störungen wird kontrovers diskutiert, eine multikausale Ätiologie wird angenommen. Dabei verdienen **4 Modelle** besondere Beachtung:

1. Das Modell des *reaktualisierten Entwicklungskonfliktes:* In einer Belastungssituation wird auf

ontogenetisch frühere Bewältigungsstile zurückgegriffen;
2. Das Modell der *Reifungshemmung:* In Belastungssituationen kann nur das der jeweiligen Entwicklung entsprechende Bewältigungsverhalten organisiert werden;
3. Das Modell der *verfehlten Lernvorgänge:* Durch starr gewordene Lernvorgänge – Konditionierungen – kann auch in neuen Situationen nur mit alten Verhaltensweisen reagiert werden.
4. Das *genetisch-konstitutionelle Modell:* Entwicklung und Reifung im bio-psycho-sozialen Feld ist nur im Rahmen der angeborenen oder früh erworbenen Neigungen und Bereitschaften des Erkennens und Reagierens möglich.

Die erwähnten Konzepte schließen sich nicht gegenseitig aus, sie ergänzen einander vielmehr.

Organische Grundlagen

Einen wichtigen Einfluß auf das menschliche Verhalten haben im Laufe des Lebens *erworbene Hirnschädigungen:* Darunter werden sowohl toxische Schädigungen wie auch Läsionen der Hirnsubstanz nach physischen Traumata verstanden. Die daraus entstehenden pathologischen Verhaltensweisen und Charaktereigenschaften des Menschen werden *organische Persönlichkeitsstörungen* genannt. Die Ich-Stärke, der Umgang mit Affekten, der Einsatz von Bewältigungsstrategien sowie der Gebrauch von Abwehrmechanismen sind stets in Abhängigkeit vom hirnorganischen Substrat zu sehen.

Verlauf

Der Verlauf der Neurosen wird in den jeweiligen Kapiteln dargestellt. Insgesamt kann folgendes festgehalten werden: Die Prognose von unbehandelten neurotischen Störungen ist schlechter bei

- instabiler prämorbider Persönlichkeitsstruktur,
- niedriger und starrer Intelligenz,
- vorhandenem Perinatalschaden,
- schleichendem Beginn.

Neurotische Störungen neigen zur Chronizität. Personen mit neurotischen Störungen sind darüber hinaus besonders anfällig für episodischen Alkohol- und Tranquilizermißbrauch. Häufig kommt bei Nichterfüllung der sozialen und beruflichen Rollenerwartung komplizierend eine depressive Symptomatik hinzu. Der Verlauf der Störungen ist durch Suizidhandlungen und Selbstbeschädigungen belastet. Bei Angststörungen und der Bulimia nervosa z.B. sind bei über 10 % der Betroffenen Suizidhandlungen nachweisbar. Zwangsneurosen gelten unter den gesamten neurotischen Störungen als besonders therapieresistent.

6.2 Darstellung eines theoretischen Bezugsrahmens

Neben den Fertigkeiten des Denkens, des Wahrnehmens und Fühlens zeichnet den Menschen die Fähigkeit aus, Gedachtes, Wahrgenommenes und Gefühltes auch zu bewerten. Jeder Mensch hat eine individuelle Art des Erkennens, die seine Identität ausmacht. Diese wiederum bestimmt die Art und Weise, in der er eine bestimmte Situation erkennt, einordnet und bewertet. Den folgenden Überlegungen liegt das Modell S. Freuds zugrunde, das hier beispielhaft für viele andere, psychologische Theorien dienen soll.

Ich – Es – Über-Ich

Die Identität des Menschen ist nicht starr und rigide festgelegt, sondern flexibel und selbst dem Wachstum und der Veränderung unterworfen. Das Ich, die Repräsentanz unserer Identität, wird im allgemeinen als stabiles Zentrum erlebt. Auf dieser Ebene der Reflexion und der Bewußtmachung kann der Mensch seine Wünsche und seine Neigungen erleben, aber auch Leid, Trauer, Schmerz und Angst empfinden. Im *Ich-Erleben* ist der Mensch handlungsbereit. Hier besteht das Empfinden der Willensfreiheit. Vorbereitendes Denken, das Planen und das Durchdenken von möglichen Konsequenzen beabsichtigten Tuns sind die Aufgaben des Ich. Es begleitet auch kontrollierend das tatsächliche Handeln.

Auf der Ebene des Ich erfährt der Mensch jedoch auch den Konflikt, den Zwiespalt zwischen Tendenzen seines Wollens und den realisierbaren Möglichkeiten. Neben diesen Realkonflikten erlebt das Individuum auch die Stimme des „Gewissens" im Ich. Die Gewissensbildung, die Entwicklung des *Über-Ich*, ist ein wichtiges Entwicklungsprinzip interner Steuerung menschlichen Handelns (und seiner Störungen).

Das Über-Ich ist die belohnende und bestrafende Instanz. Der Umgang mit unseren Wünschen und Triebansprüchen in der Konfrontation mit der Realität unserer Umgebung wird sowohl durch das Über-Ich als auch durch das Ich kontrolliert. Das Über-Ich bildet sich kontinuierlich von den Anfängen des Lebens: Schon der Säugling hat das Bestreben nach einer eigenen Regulation gegenüber inneren und äußeren Bedingungen.

Neben der Ebene des Ich und der Ebene des Über-Ich gibt es den weiten Bereich des triebhaften Wollens, der noch nicht der „Realität" angepaßten Bedürfnisse. Diese Ebene nannte Freud das *Es*.

In diesem Instanzen-Modell von Über-Ich, Ich und Es wird bereits deutlich, daß das psychoanalytische Theorem menschlicher Entwicklung und seiner Störungen ein konfliktorientiertes Modell ist.

Das Erleben von einander widerstrebenden Tendenzen auf den verschiedenen Ebenen der Reflexion ist eine Belastung für das Ich. Diese Belastungen machen bereits eine gewisse *Ich-Stärke* erforderlich. Darunter wird die Fähigkeit des Ich verstanden: intrapsychische Konflikte zu erleben und bestimmte Bedürfnisbefriedigungen aufzuschieben oder ganz auf sie zu verzichten. Dafür hat sich der Begriff der *Frustrationstoleranz* eingebürgert.

Von einem Erwachsenen wird üblicherweise ein sehr viel höheres Ausmaß an Frustrationstoleranz erwartet als von einem Kleinkind. Dies zu Recht, da es sich dabei um einen entwicklungsabhängigen Prozeß handelt. Babys und Kleinkinder werden jedoch ständig mit Versagungen konfrontiert. Alfred Adler betonte, daß eine verzärtelnde Erziehung ebenso ungünstig für den Aufbau eines gesunden Ich sei, wie es eine zu versagende Erziehungsform ist: Schon in der Kleinkindperiode muß sich das Individuum mit den Belastungen seines Ich auseinandersetzen und bewähren.

Dies setzt jedoch voraus, daß bereits das Kleinkind Möglichkeiten der *Ich-Entlastung* einsetzen kann. Dafür gibt es mit hoher Wahrscheinlichkeit bereits genetisch vorgegebene Programme, nämlich die Abwehrmechanismen.

Abwehrmechanismen

Eine Übersicht der Abwehrmechanismen findet sich in Tab. 6.1 sowie im Glossar. Diese können das Ich dadurch entlasten, daß der überfordernde Konflikt dem Bewußtsein entzogen wird. Zum Verständnis der Abwehrmechanismen ist die Feststellung notwendig, daß sie nichts Schlechtes oder gar Pathogenes bedeuten; krankmachend werden sie nur durch ein Erstarren der jeweiligen Abwehrformation. Dies führt zu einseitiger charakterlicher Ausprägung in spezifischen Belastungssituationen: Eine bewußte Problemlösung ist dann nicht mehr möglich.

Die Abwehr bewirkt, daß Konflikte oder Teile von Handlungsentwürfen nicht mehr dem Bewußtsein zugänglich sind. Das bewußte Erleben kann nicht auf Abgewehrtes zurückgreifen. Der entwicklungspsychologische Sinn liegt hier im Schutz des Ich vor Reizüberflutung und Überforderung infolge konflikthafter Handlungsentwürfe. Durch unterschiedliche Abwehrmechanismen wird dies in der jeweiligen Situation erreicht.

Tabelle **6.1** Übersicht der wichtigsten Abwehrmechanismen

Abwertung	Reaktionsbildung
Ausagieren	Regression
Autistisches Fanatisieren	Repression
Dissoziation	Somatisierung
Idealisierung	Spaltung
Identifikation	Ungeschehen machen
Intellektualisierung	Unterdrückung
Isolierung	Verleugnung
Passive Aggression	Verschiebung
Projektion	Verdrängung
Rationalisierung	Wendung gegen die eigene Person

! *Fallbeispiel*

Ein Junge empfindet nach der Geburt seines Bruders Eifersucht. Er zeigt eine Reihe von Verhaltensweisen, ihn loszuwerden. Als ein Onkel kommt, führt er ihn zum Baby und fragt ihn, ob er es nicht besonders lieb fände. Als der Onkel dies bestätigt, sagt der kleine Mann: „Ich schenke dir das Baby." Ein anderes Mal wirft er die Katze dem Baby in das Gesicht. Diese kratzt es in Schreckreaktion. Das Baby blutet leicht aus der Kratzwunde im Gesicht. Der Junge beginnt zu weinen. Ihm wird übel, er legt sich nieder und schläft ein. Am nächsten Tag weiß er nicht mehr, was vorgefallen war. Dafür entwickelt er sich längere Zeit hindurch zu einem überängstlichen Beschützer des Babys.

Die in diesem Beispiel wirksamen Abwehrmechanismen sind als Folge der plötzlichen Konfrontation des kindlichen Ich mit dem Wahrnehmen und Erleben, der Aggression und des daraus entstehenden Konfliktes zu sehen. Neben der intrapsychischen Funktion der Entlastung des kindlichen Ich ist auch die objektgerichtete Funktion der Abwehr, die die Beziehung zum Baby entlastet, gleichfalls sichtbar.

Folgende 3 Abwehrmechanismen wurden eingesetzt:

1. Verleugnung des Geschehens,
2. Verkehrung des Affektes der Aggression in ihr Gegenteil, in ängstliche Liebe (Reaktionsbildung)
3. Projektion der Aggression nach außen.

So kann die vermeintliche Gefahr vom Baby abgewehrt werden. Zugleich wird der intra- und der interpsychische Konflikt gelöst, nicht durch reife Bewältigung, sondern dadurch, daß dieser nicht mehr im Bewußtsein ist. Dies ist an der ausschließlichen Beschützerrolle erkennbar, die der Junge jetzt dem Baby gegenüber einnimmt.

Zur tiefenpsychologischen Betrachtungsweise des Menschen gehört wesentlich auch die Kenntnis des *Unbewußten*. Neben den vielen genetisch vorgegebenen Handlungsentwürfen, die dem Reifungsalter entsprechend erst später aktualisiert werden, bestehen bereits im Kindesalter viele reale Konflikte, die nicht bewußt gelöst und somit auch nicht im Bewußtsein gehalten werden können. Freud wies darauf hin, daß sowohl Inhalte und Themen des Über-Ich wie auch des Ich und des Es ins Unbewußte verlagert werden können. Ziel und Zweck der jeweiligen Abwehr ist stets der Schutz des Ich vor Überflutung mit unerträglichen Gefühlen, Gedanken und Trieben, aber auch vor erlebten Überforderungen, besonders dann, wenn Inhalte in der Realität des Individuums oder in seiner intrapsychischen Ausrichtung (Über-Ich) nicht verwirklichbar sind.

Widerstand

Der Einsatz von Abwehr ist für eine relativ ungestörte Entwicklung des Menschen nötig, um das Ich vor Überforderung zu behüten. Diese Schutzfunktion durch geeignete Abwehr wird durch den *„Widerstand"* deutlich, der sich gegen das „Aufheben" des abgewehrten Materials einstellt. So ist ein Widerstand in der tiefenpsychologischen Psychotherapie ein wichtiger Hinweis für das Vorliegen einer intakten Abwehr. Dieser Widerstand macht sich durch die Neigung zu affektiver Unlustreaktion wie Angst, Ärger oder Depression bemerkbar. Das Wiederauftreten von abgewehrten Inhalten in das Bewußtsein geht stets mit aversiven (d. h. unerträglichen) Gefühlen einher.

Jedes neugeborene Kind erlebt die Welt seiner Bezugspersonen als die für es gültige Welt. Daraus entwickelt sich nach Thure v. Uexküll eine spezifische „individuelle Wirklichkeit". Innerhalb dieser Wirklichkeit entfaltet sich dann der Reifungsprozeß. Die jeweiligen Beziehungserfahrungen und die sozialen Bedingungen bestimmen neben angeborenen und erworbenen Persönlichkeitsmerkmalen die Ausformung der spezifischen Identität. Diese führt bereits im Vorschulalter zu einer relativ stabilen Charakterentwicklung, die zwar im späteren Reifungsgeschehen modifiziert wird, jedoch in den Grundzügen erhalten bleibt. Es gibt keinen seelischen Bereich, in welchem nur Konstitution oder nur psychosozialer Einfluß seine Wirksamkeit hat: Vermutlich sind alle Programme des Verhaltens die Resultante der im „bio-psycho-sozialen Feld" wirksamen Faktoren.

Der einzelne Mensch hat einerseits seine ihm eigenen, seinem Bewußtsein zugänglichen Verhaltensmöglichkeiten: Dies ist sein *aktives Bewältigungsverhalten* oder *coping behavior*, andererseits hat er eine Reihe von *unbewußten Verhaltensmöglichkeiten*, eben seine *Abwehrmechanismen*. Diese leisten einen wichtigen Beitrag zur jeweiligen Charakterformation. Es darf nicht vergessen werden, daß Abwehrmechanismen nicht nur ihren Beitrag zur intrapsychischen Konfliktbewältigung leisten, sondern stets auch der interpsychischen Konfliktentlastung dienen.

Das Postulat der Tiefenpsychologie (welches heute auch von der Lerntheorie ähnlich formuliert wird) besagt, daß der Mensch bei geglückter Entwicklung im Erwachsenenalter zu Arbeitsfähigkeit, Liebesfähigkeit und Freundschaftsfähigkeit findet. Um dieses Ziel zu erreichen, ist neben geeigneten angeborenen Voraussetzungen und günstigen somatischen Bedingungen ein psychosozialer Raum nötig, der die biologischen Voraussetzungen zur Entfaltung bringen kann. Als besonders eindrückliches Beispiel kann die Möglichkeit des Menschen zum Spracherwerb dienen, da die Sprache nur in einem psychosozialen System, im Wechselspiel mit Bezugspersonen, entwickelt wird.

Common sense

Im allgemeinen Verständnis wird zu Recht davon ausgegangen, daß sich trotz der individuellen Entwicklung des einzelnen, d.h. trotz des Aufbaues von individuellen Wirklichkeiten, eine allgemeine Weltsicht, ein common sense, herausformt: eine Kommunikation wäre sonst, selbst bei gleicher Sprache, kaum möglich. Dies gilt auch für den standardisierten Alltag mit seinen oft gar nicht bewußt erlebten „Rollen" im Dienste des erwarteten Verhaltens, etwa bei den Beziehungen Kind-Erwachsener, Mann-Frau oder Arzt-Patient. Deutlich bewußt werden solche Rollen nur bei der Begegnung mit einer anderen Kultur. Im Bereich der persönlichen Beziehungen wird jedoch häufig schmerzlich deutlich, wie auch die *individuellen Wirklichkeiten* von Menschen gleicher Kultur und gleicher Sozialisation unterschiedlich empfunden werden und es auch tatsächlich sind.

Freundschaft und Liebe ermöglichen das Vertrautwerden mit der individuellen Wirklichkeit des anderen. Viel häufiger werden jedoch Abwehrmechanismen wie Identifikation, Projektion, Verleugnung und Verdrängung eingesetzt, um den sogenannten common sense zu erreichen. Daher werden wir diese Formen menschlicher Nähe in allen Gruppenprozessen finden. Das Kennenlernen von Rollen-Erwartungen in Institutionen ist ein wesentlich schnellerer Weg, den common sense zu finden, als es das persönliche Vertrautwerden mit dem Menschen sein kann. Beide Formen der menschlichen Beziehung sind wertvoll. Wichtig ist, daß der Mitmensch die jeweiligen Erwartungen versteht, um darauf adäquat reagieren zu können.

Übertragung – Gegenübertragung

Sigmund Freud beschrieb als erster eine Untersuchungstechnik, um die individuelle Wirklichkeit des anderen zu erfahren. In der von ihm entwickelten „psychoanalytischen Kur" erklärt sich der Patient bereit, ohne bewußte Zensur des „reflektierenden Ich" frei zu assoziieren. Im Rahmen dieser tiefenpsychologischen Technik wird also bewußt auf die sonst üblichen Formen der Kommunikation verzichtet. Der Vorteil dieser „Nichtkommunikation" besteht unter anderem im Erscheinen von Denk- und Gefühlsinhalten, die sonst zurückgedrängt werden. So entstehen Beziehungsangebote und Verhaltensweisen des Patienten, die der Selbstregulation der auftretenden Bedürfnisse entsprechen. Diese nun entstehende Beziehung wird *Übertragung* genannt. Dies deshalb, weil der Analytiker von sich aus nicht aktiv zur Beziehungsgestaltung beiträgt. Die entstehenden Gefühle und Assoziationen, die im Analytiker hervorgerufen werden, heißen *Gegenübertragung*. Daraus werden dann Arbeitshypothesen entwickelt, die für die Persönlichkeit des Patienten und seine Bewältigungsweisen Gültigkeit haben könnten. Die Grundlagen für diese Hypothesenbildungen beruhen auf der psychoanalytischen Entwicklungstheorie.

6.2.1 Der Begriff Krankheit und Gesundheit in der Entwicklungspsychologie

Der Begriff der **psychischen Gesundheit** kann nur in idealtypischer Weise gefaßt werden. Sigmund Freud formulierte als Kriterien für eine intakte Psyche die

Arbeitsfähigkeit, die Genußfähigkeit und die Fähigkeit, Freundschaften einzugehen. Alfred Adler fügte die *Gemeinschaftsfähigkeit*, die sich auf die soziale Mitverantwortung des Menschen bezieht, als biologisch angelegtes Reifungsziel hinzu. Erik H. Erikson zeigte, wie wesentlich für die psychische Gesundheit die Fähigkeit des Ich zur Identitätserweiterung sei. Der Lebensbogen, von der Geburt bis hin zum Greisenalter, erfordert eine Vielzahl von Modifikationen sowohl des Selbstverständnisses wie auch des Repertoires von Verhaltensweisen. Ohne ausreichende Plastizität psychischer Strukturen kann diese Fülle von Bewältigungsleistungen nicht erbracht werden.

Neben der dafür erforderlichen Basis intakter somatischer Voraussetzungen, etwa der kognitiven Leistungen, sind vor allem 2 psychosoziale Bedingungen notwendig:

1. das Vorhandensein geeigneter sozialer Unterstützung und die Fähigkeit, diese annehmen zu können;
2. die Fähigkeit zur Trauer.

Die **Trauer** ist eine reife und daher komplexe seelische Leistung. Alexander Mitscherlich betonte, daß die Trauer kein passiv zu erleidendes Geschehen sei, sondern eine aktive seelische Adaptation nach einem Verlust. Die *Trauerarbeit* ist somit ein Prozeß, sie erfordert eine bereits erreichte innere Eigenständigkeit des Trauernden, die nicht vor der Adoleszenz entwickelt werden kann. Durch die Trauer wird nicht nur die Wiederherstellung des seelischen Wohlbefindens erreicht, es kommt auch zu einem innerseelischen Zuwachs an Identität, der durch die Verinnerlichung der Beziehungserfahrung zum verlorenen Objekt möglich wird. Das Objekt im Sinne der Tiefenpsychologie ist eine intrapsychisch relevante, in der Außenwelt vorhandene Bezugsperson, aber auch eine Idee, eine Kultur, ein Besitz oder eine Tätigkeit: All das kann für den betreffenden Menschen eine die Identität charakterisierende Bedeutung besitzen. Der Verlust eines solchen Objektes macht eine Neuorientierung erforderlich.

Seelische Gesundheit ist keine für sich stehende Qualität des Lebens. Sie ist stets das Ergebnis des Zusammenspieles verschiedener Faktoren. Dazu gehören:

1. das Lebensalter;
2. die Summe der genetisch angelegten und der im späteren Leben erworbenen Verhaltensmöglichkeiten;
3. die psychische Reife, die sich in Abhängigkeit von 1 und 2 definieren läßt und sich durch die Lebenserfahrungen ergibt;
4. die für die jeweilige Anpassungsleistung erforderliche soziale Unterstützung;
5. die notwendige Plastizität des Ich, also die Ich-Stärke und Flexibilität des Identitätsgefühls;
6. die jeweilige situative Belastung.

Es zeigt sich deutlich, daß die psychische Belastbarkeit eines Individuums nicht losgelöst von den jeweiligen Bedingungen seiner Umgebung und den bisherigen Lebenserfahrungen beurteilt werden kann. Freud sah in der Fähigkeit, in Belastungssituationen im Dienste des Ich regredieren zu können, ein wichtiges Merkmal der Flexibilität des Ich. Unter **Regression** wird das Wiederauftreten erworbener Verhaltens- und Erlebnismuster verstanden, die sich in einer früheren Belastungssituation bewährt und sich somit als entlastend für das Ich erwiesen haben, wenngleich sie für die momentane Belastungssituation jedoch nicht problemlösend und daher nicht adaptiv sind.

Nach H.E. Richter ist in akuten Belastungssituationen ein rigides Festhalten am Ideal der psychischen Gesundheit (etwa ein scheinbares Nichtberührtsein in extremen Situationen) Ausdruck einer Verhaltensstarre, die durch neurotische Abwehr bedingt ist: Sie ist kein Hinweis für eine reife Persönlichkeit und deren angemessenes selbständiges Handeln. Bei verschiedenen Krankheiten geht diese Haltung mit einer ungünstigen Prognose einher, da die Patienten zu keiner Veränderung ihres Verhaltens imstande sind.

Der diagnostisch-therapeutische Zirkel

Um – trotz der Vielzahl von Variablen – zu einer Persönlichkeitsdiagnose zu gelangen, muß sich der Untersucher eines Ordnungsschemas bedienen.

Ein Mensch in einem bestimmten Alter mit einer charakteristischen Konstitution und Disposition hat – aufgrund seiner individuellen Vorerfahrungen – eine beschreibbare Charakterstruktur sowie eine bestimmte Ich-Stärke und Frustrationstoleranz. Diese Person befindet sich in einer definierten Lebenssituation und hat dabei entweder ausreichende oder fehlende soziale Unterstützung.

Im Rahmen des Explorationsprozesses werden Fragenketten zirkulär gestellt: Durch die Antworten ergibt sich ein Informationszuwachs, der die weitere Fragestellung bestimmt. Thure von Uexküll und Wolfgang Wesiack nennen dieses Vorgehen den diagnostisch-therapeutischen Zirkel.

Bei diesem Vorgehen werden verschiedene therapeutische Elemente verwendet wie das empathische Verstehen, das gemeinsame Wiedererinnern sowie das gemeinsame Durchdenken von Alternativen und von Probedeutungen. Dieser diagnostische Weg eröffnet eine Erweiterung der Sichtweise und ermöglicht somit auch Veränderungen.

Der psychotherapeutische Weg der Diagnostik und Therapie muß nach dem hier vorgestellten Untersuchungsgang die somatischen Bedingungen – die genetisch festgelegten oder die erworbenen – berücksichtigen. Dabei gilt dasselbe Prinzip wie in der psychopathologischen Diagnostik: Der somatischen Veränderung ist stets die erste Bedeutung einzuräumen. Die *Schichtenregel*, die Jaspers für die Psychopathologie erstellte, hat auch für die Persönlichkeitsdiagnose ihre Gültigkeit (S. ■).

6.2.2 Einführung in verschiedene Modellvorstellungen

Die Arbeitsgruppe um Sigmund Freud entwickelte die Schule der **Tiefenpsychologie**. Mit ihren Begründern eng verbunden, entstanden 3 Schulen:

1. die Psychoanalyse (Freud),
2. die Individualpsychologie (Adler),
3. die analytische Psychologie (Jung).

Diese Schulen sind alle der tiefenpsychologischen Theorie verpflichtet: Es ist dies die Theorie vom Unbewußten, von den Abwehrmechanismen, vom Widerstand gegenüber dem Aufdecken des abgewehrten Erlebnisinhaltes und von der Übertragung und Gegenübertragung im analytischen Prozeß.

Die tiefenpsychologischen Theorien haben wesentlichen Anteil daran, daß eine *allgemeine Entwicklungspsychologie* des Menschen entstehen konnte. Die Erkenntnis, daß die Charakterbildung neben konstitutionellen Faktoren durch den „psychosozialen Raum" der ersten Lebensjahre bestimmt wird, war der Grund, weshalb Adler in seiner Arbeit der *psychosozialen Vorsorge* einen so wichtigen Stellenwert gab.

Ein weiteres Postulat der Tiefenpsychologie ist die *Einheitlichkeit von intrapsychischer Entwicklung und dem Erleben relevanter Beziehungen*. Durch empirisch überprüfte Modelle wird die Wertigkeit der Beziehungserfahrungen in den ersten Lebensjahren belegt.

Als generelle Ursache für das Auftreten psychogener Störungen wird in der tiefenpsychologischen Theorie der intrapsychische Konflikt angesehen. Dieser kann ganz oder teilweise dem bewußten Erleben unzugänglich, also abgewehrt sein.

Aus der Erkenntnis, daß der Mensch weniger autonom ist, als es der Ideologie der Selbstbestimmtheit und Willensfreiheit entspricht, entstand das Interesse für die **systemische Betrachtungsweise**. Diese gilt nicht nur für Kinder, sondern genauso für Partnerschaften und Gruppen.

Eine 3. Betrachtungsweise geht auf die **Lerntheorien** zurück. Neurosen werden als Verhaltensstörungen bezeichnet, wofür unerwünschte oder fehlende Lernprozesse verantwortlich gemacht werden. Dabei kommt der Angst als gelernter emotionaler Reaktion eine besondere Bedeutung zu.

Durch die zunehmende Beschäftigung mit kognitiven Theorien, etwa der Bedeutung von stabilen Bewertungsmustern und Einstellungen, den *Attributionen*, die zum Teil nicht dem Bewußtsein zugänglich sind, gibt es heute zwischen der Lerntheorie und der Tiefenpsychologie, vor allem aber der Systemtheorie eine ganze Reihe von gemeinsamen Auffassungen. Die 4. dargestellte Theorie beinhaltet die **psychophysiologischen Modellvorstellungen:** Im Tierexperiment wurden besonders durch die Möglichkeit, feinste Elektroden oder Mikrokanülen (durch die Neurotransmitter oder Psychopharmaka instilliert werden) in umschriebene Hirnbahnen bzw. in Kerngebiete, ja in einzelne Neuronen zu implantieren, viele neue Erkenntnisse gewonnen. So wurden z.B. im Bereich des Hypothalamus und des limbischen Systems die Lust-Unlust-Systeme gefunden (Olds).

6.2.3 Tiefenpsychologische Modellvorstellungen

Da die psychoanalytische Theorie die am weitesten verbreitete unter den tiefenpsychologischen Schulen ist, wird schwerpunktmäßig diese Theorie in ihren Grundzügen dargestellt.

Theorie: Entwicklungsphasen des Menschen

Die Psychoanalyse befaßt sich nicht nur mit seelischen Erkrankungen, sie versteht sich auch als Entwicklungslehre. In der Entwicklungspsychologie erfolgt der **Aufbau der Charakterabwehr** in den im folgenden dargestellten Stufen.

Kindliche Entwicklungsphasen

Der Neugeborene hat anfänglich alle Libido – die auf äußere Objekte gerichtete Kraft – auf sich gerichtet: Im Stadium des *primären Narzißmus* ist Umwelt nur Lust oder Unlust auslösendes Umfeld. Bereits nach wenigen Lebenswochen beginnt das Kind jedoch auf angenehme Außeneinflüsse mit einem Lächeln zu reagieren. Es sucht Vorgänge zu bewirken, indem es z.B. die eigene Hand ins Gesichtsfeld bringt. Diese Aktionen werden lustvoll erlebt und sind bereits erste „Inseln des Ich". In dieser frühen Phase der Entwicklung ist der Mund das Organ, welches am meisten besetzt ist. (*Besetzung* ist der Terminus für die Ausrichtung der Libido.)

Orale Phase

Die Phase des Kontaktes, der libidinösen Zuwendung zur Welt und seinen Objekten wird orale Phase genannt. Objekte sind alle äußeren Dinge, auf die die libidinöse Kraft gerichtet wird. Aus der Form der Mutterbrust, dem Geruch der Mutter, ihrem Gesicht und ihrer Stimme erkennt das Kind im Laufe des 1. Lebensjahres seine Mutter als seine signifikante Bezugsperson. Ein Baby lernt zuerst vertraut und nicht vertraut zu unterscheiden, dann Ich und Nicht-Ich. Das Vertraute dient dem primären Narzißmus, dem Erhalt von Lust und damit dem Wohlbefinden.

Etwa um den 8. Monat herum hat das Baby die Mutter als Objekt zu identifizieren gelernt, sie ist ihm vertraut. Jeder andere Mensch wird nun als nicht vertraut erlebt: Das Baby reagiert darauf mit Angst. Diese Acht-Monats-Angst ist ein Reifungszeichen dafür, daß die Mutter als vertraute Person wahrgenommen wird, die Wohlbefinden bedeutet. Nun kann sich die Entwicklung mit der konsequenten Abgrenzung des Ich vom Nicht-Ich in einer personalen Auseinandersetzung fortsetzen. Die Mutter wird als wesentlicher – nicht fremder – Teil der Welt erlebt. Diese Phase der **Dual-Union,** auch **Symbiose** genannt, sieht in der Bezugsperson alles Gewährende und Lebensspendende. Da die „frühe Mutter" jedoch alle Macht hat und allein schon durch ihre Wichtigkeit im Falle ihrer Abwesenheit oder ihres Unmutes für das intrapsychische Gleichgewicht des Kindes gefährlich ist, bekommt sie notgedrungen auch bedrohliche Aspekte. Sie ist ein *omnipotentes* Objekt, dem sich das Kind hilflos ausgeliefert fühlt (und in der Realität auch ist). Ein sehr **früher Abwehrmechanismus** dieser Ich-Belastung ist das *Splitting:* Darunter wird die Aufspaltung der omnipotenten Mutter in eine gute und in eine böse Mutter verstanden. Dieser Abwehrmechanismus hat den Vorteil der Harmonie, da alle bedrohlichen Aspekte abgewehrt sind. Der Nachteil dieses unreifen Abwehrmechanismus ist die Entweder-oder-Mentalität: Diese bewirkt eine Fixierung der Ich-Entwicklung, der Identitätsbildung und der Gewissensausformung. Es entsteht ein starres, strenges Über-Ich, welches Wachstum und Modifikation praktisch nicht erlaubt. Bei der Fixierung der Entwicklung auf die Ebene der Dual-Union wird von einer frühen Störung gesprochen: O. Kernberg beschrieb bei der Borderline-Struktur diesen Abwehrmechanismus und seine Bedeutung für den Betroffenen und dessen Umwelt.

Andere, zur Zeit der Dual-Union einsetzende Abwehrmechanismen sind für die weitere Entwicklung günstiger. Es sind dies

- Verleugnung,
- Identifikation und
- Projektion.

Mit Hilfe der letztgenannten Abwehrmechanismen wird zwar ebenfalls eine weitgehende Angleichung an das omnipotente Objekt erreicht, diese Mechanismen können jedoch modifiziert werden. Sie ermöglichen vor allem eine Reifung des Ich, welche dann zur späteren *Entidealisierung der Bezugspersonen* führt: Dieser Prozeß erlaubt erst die reifen personalen Begegnungen.

Anale Phase
Das kleine Kind, welches sich in der Dual-Union sicher fühlt, kann nun in die nächste Entwicklungsphase, in die anale Phase, eintreten: Die Libido richtet sich zunehmend auf die körperliche Eigenständigkeit und auf das Finden der Ich-Grenzen im Vergleich zum Nicht-Ich aus. Stand in der oralen Phase die Bildung einer Dual-Union oder Symbiose im Mittelpunkt, so geht es in der analen Phase um das Erleben des Ich in der Abgrenzung zum Nicht-Ich, also um das Wahrnehmen der Grenzen innerhalb der Dual-Union und in der folgenden Überwindung derselben. In dieser Phase kommt es zur Beherrschung der körperlichen Funktionen wie der willkürlichen Blasenentleerung und des kontrollierten Stuhlgangs. Das Erfahren des Gehenkönnens mit der Konsequenz des eigenständigen Erforschens der Umgebung und das damit verbundene Geben und Nehmen bewirkt eine zusätzliche, wichtige Erweiterung des Ich. All dies hat Auswirkungen auf den Beziehungsaspekt: Die Aggression als Mittel der Behauptung, der Abgrenzung und des Überwindens von Distanz führt zum Erproben und zum lustvollen Erleben von Kontrolle über Gegenstände und Personen, besonders der Mutter. Freud nannte diese Koppelung den *anal-sadistischen* Beziehungsmodus, da im Erleben von Nähe und Distanz Macht lustbetont wahrgenommen werden kann. Das Beziehungsspiel zum omnipotenten Objekt erhält durch das Erleben von Aggression und Erleiden von Ohnmacht eine lustvolle Komponente: Michael Balint nannte dies die *Angstlust.* Wird dieser Beziehungsmodus mit sexuellen Strebungen gekoppelt, resultieren im Sexualverhalten *sadomasochistische* Komponenten.

Diese beiden genannten Entwicklungsstufen bezeichnete Erikson als die **Phase des Urvertrauens** und die **Phase des Autonomiestrebens**. In ersterer wird der Grund zur Fähigkeit gelegt, später Geborgenheit und Nähe erleben und geben zu können; in der 2. Phase verbindet sich die Bemühung um Abgrenzung vom anderen mit dem Streben nach eigener Kontrolle und Kompetenz. Damit wird die Bedeutung der Phasen für die Identitätsentwicklung betont und eine zu einseitige Ausrichtung auf die Triebdynamik verhindert. Wird diese im weiteren Sinne als eine auf ein Objekt gerichtete Kraft verstanden, dann ist das passiv vertrauende Element in der oralen Phase (die Phase der *primären Liebe* nach Balint) und das selbstgestaltende Element der freiwilligen Annäherung und Distanzierung in der analen Phase enthalten.

Zu den bevorzugten Abwehrmechanismen in dieser Phase gehören die *Isolierung,* die *Trennung des Affektes vom Erlebten,* die *Reaktionsbildung,* das *Ersetzen eines* Affektes *durch sein Gegenteil* und die *Abtretung von Triebbedürfnissen* an andere: Kleine Kinder können so ihre neue Autonomie üben, ohne von Trennungs- und Vernichtungsängsten überfordert zu sein. Der Einsatz von Abwehrmechanismen erweist sich als sinnvoll, da Entwicklungsschritte dosiert geübt und somit erworben werden können.

Phallisch-narzißtische Phase
Die phallisch-narzißtische Phase folgt um das 3. Lebensjahr: Das Kind beginnt, sich mit anderen zu vergleichen, sich zu messen und Wertgefühle zu entwickeln. Sind die beiden ersten Phasen ohne größere *Libidofixierungen* durchschritten worden, ist das Interesse des Kleinkindes nun durch die Zuwendung zu Mehrpersonen-Beziehungen auf die **Überwindung der Dual-Union** gerichtet.

Das Reifungsthema liegt nun im beginnenden Vertrautwerden mit dem eigenen Geschlecht: Diese

Auseinandersetzung wird wesentlich durch die vorgelebten sozialen Rollen des Frau- und Mannseins in der unmittelbaren Umgebung des Kindes bestimmt. Die eigentliche biologisch-sexuelle Bedeutung des Geschlechts ist noch im Hintergrund. Die Sexualorgane werden lustvoll entdeckt, haben jedoch noch keine sexuell-interaktionelle Bedeutung. In dieser Phase ist die Tendenz wesentlich, sich zu behaupten und den 1. Platz in der sozialen Rangleiter einzunehmen. Dies führt zu ausgeprägter Verletzlichkeit. Übermut kann schlagartig in gegenteilige Befindlichkeit abgleiten, Spiele werden nur bei guten Gewinnaussichten akzeptiert, anderenfalls aber fallengelassen. Das hohe Gerechtigkeitsgefühl wird beim Vorliegen eigener Vorteile aufgegeben. In dieser angespannten, auf den Vergleich mit anderen ausgerichteten Zeit kommt es zu starken Idealisierungen von Bezugspersonen, sowohl im positiven wie im negativen Bereich: Beziehungen werden verherrlicht oder verworfen. Bei durchschnittlichen Umgebungsbedingungen kann eine positive Beziehung zum eigenen Geschlecht erreicht werden. Das Kind beginnt nun libidinös rivalisierend mit dem gleichgeschlechtlichen um den gegengeschlechtlichen Elternteil zu werben. Die Mehrpersonen-Beziehung wird akzeptiert, wenn auch unter dem Aspekt der Rivalität.

Zur gleichen Zeit kommt es zu einer **Verfestigung der eigenen Identität,** es etabliert sich das Gefühl der Einmaligkeit der eigenen Existenz. Fragen nach der Endlichkeit und dem Weiterleben nach dem Tode, Berufsvorstellungen sowie Gedanken über den Besitz materieller Güter gewinnen zunehmend an Bedeutung. Auch die Zuverlässigkeit von Beziehungen gehört zu den Themen der Auseinandersetzung mit dem Selbstwertgefühl. Angst und Aggressivität sowie Gefühle des Versagens und der Depressivität machen einen vermehrten Einsatz von Abwehrmechanismen verständlich; diese sind besonders die *Verleugnung* und die *Verschiebung:* Der abgewehrte Denk- oder Gefühlsinhalt wird auf ein Objekt verschoben, welches die unmittelbare Beziehung nicht bedroht. Ein Symptom dafür sind die Phobien. Die *Kastrationsangst* kann hier für die Ängste dieses Reifungsabschnittes genannt werden: Dem Inhalt nach wird sie biologisch als Kastration verstanden, sie betrifft jedoch die Angst vor Entwertung und Entmachtung durch das feindselig erlebte, nicht immer gleichgeschlechtliche Objekt.

Ödipale Phase

Der 4. Entwicklungsabschnitt, die ödipale Phase, setzt um das 4. Lebensjahr ein. Die Reifungsthemen dieser Periode sind bestimmt durch die *psychosexuelle Identitätsbildung* und den allmählichen Übergang vom magischen Denken der Kleinkindperiode zu der mehr der Realität zugewandten *Denkform des Sekundärprozesses.* Die Psychoanalyse versteht darunter ein Denken, das auf Trennung zwischen Wunschwelt und Wirklichkeit Rücksicht nehmen kann. Intrapsychisch ist das Kind in der Lage, die Instanzen von Über-Ich, Ich und Es auseinanderzuhalten. Die Folge davon ist die zunehmende Fähigkeit zum *Triebaufschub,* zum *Humor* und zum *Rollenspiel.* Die Kinder wechseln zwischen Phantasie und Realität und wissen dies auch. Es wird nun auch möglich, die Konsequenzen geplanten Handelns zu durchdenken. Dies steht im Gegensatz zum Handeln im **Primärprozeß,** der in der unmittelbaren Abfuhr von Trieb- und Affekthandlungen besteht und keinen Unterschied zwischen Phantasie und Realität zuläßt.

Der **Sekundärprozeß** ermöglicht die zunehmende Erweiterung des Ich mit der Folge einer erhöhten Frustrationstoleranz und einer vermehrten Ich-Stärke. Das kindliche Ich hat nun so viel Stärke erreicht, daß die Geduld zum Lernen gegeben ist, ein Mißerfolg nicht mit eigener Wertlosigkeit gleichgesetzt wird, in der Geborgenheit der Familie eine Mehrpersonen-Beziehung gelingt und Eigenständigkeit erlebt und auch verteidigt werden kann.

Der wesentliche Abwehrmechanismus der ödipalen Phase ist die *Verdrängung:* Der verpönte Denk- oder Gefühlsinhalt, der die Beziehung oder die Stabilität der Identität und somit des Ich gefährden könnte, wird aus dem Bewußtsein entfernt.

Der Entwicklungsprozeß schreitet nicht kontinuierlich innerhalb dieser wenigen Jahre fort: Reifungshemmungen können noch Jahrzehnte später überwunden werden, obgleich mit der Schulfähigkeit eine gewisse Konsolidierung des Sekundärprozesses erreicht ist.

Die wichtigsten Vermittler der jeweiligen Kultur sind die primären Bezugspersonen. Jeder kann nur das vermitteln, was er selber lebt, wobei die emotionalen Tendenzen entscheidender sind als das bewußt gesprochene Wort. Im Laufe der libidinösen Entwicklung kommt es notwendigerweise zu einem Auftauchen sexueller Regungen gegenüber den schon bisher geliebten Bezugspersonen. Ebenso erleben die Erwachsenen den Charme und die libidinöse Ausstrahlung des Kindes und des Jugendlichen. Der Erwachsene verspürt die Rivalität und das Werben des Kindes, die mitunter selbstverständliche Inbesitznahme des gegengeschlechtlichen Elternteils und reagiert darauf in unterschiedlicher Weise. So ist es verständlich, daß die Entwicklung des Kindes auch in Abhängigkeit zur Beziehungsqualität der elterlichen Partnerschaft stattfindet. Anhand der ödipalen Thematik wird einsichtig, daß sich die psychische Entwicklung eines Menschen als Niederschlag seiner erlebten Beziehungserfahrungen vollzieht. Falls die Entwicklung ungestört verläuft, findet das Kind zu einer positiven Beziehung zum Elternteil des gleichen Geschlechts. Die libidinös-sexuellen Strebungen werden durch Identifikation abgewehrt und verinnerlicht. Dieser homophile Anteil wird auch *negativer Ödipuskomplex* genannt. Daraus kann dann der positive Anteil des Ödipuskomplexes entstehen, der die nun deutlich erlebten sexuell libidinösen Regungen dem anderen Geschlecht zuwendet. Auch in dieser Entwicklungsphase werden Abwehrmechanismen wie Verdrängung, Verschiebung und Identifikation einen wesentlichen Anteil an der schrittweise geübten Auseinandersetzung mit den Reifungsthemen haben.

Latenzperiode
Durch den Einsatz von Abwehrmechanismen und durch den erreichten Identitätszuwachs entsteht eine relative Ich-Stärke, die nun eine ausreichende psychische Stabilität ermöglicht. Diese Phase, die bis zur Pubertät andauert, wird die Latenzperiode genannt. In dieser Zeit verfestigt sich das Denken im Sekundärprozeß, die abstrakte Denk- und Lernfähigkeit wächst, die Rollenerfahrung zwischen den Geschlechtern nimmt zu. Vieles wird durch Imitation in der *Gleichaltrigengruppe* geübt: die Peer-Group bildet ein starkes Gegengewicht zur bisherigen Dominanz der primären Bezugspersonen.

Adoleszenz
Mit dem 12. bzw. 13. Lebensjahr beginnt die psychische Phase der Pubertät, die Adoleszenz. Die körperliche Reife kann entweder vorher, zur gleichen Zeit oder auch später einsetzen. Die Adoleszenz ist ein Entwicklungsabschnitt von mehrjähriger Dauer, sie endet etwa zwischen dem 18. und dem 25. Lebensjahr und ist nach Erikson das Moratorium der psychischen Entwicklung.

Da es wichtig und richtig ist, der Jugend eigene Regeln zu gestatten, stellt die Adoleszenz auch eine Zeit oft großer psychischer Belastung für die Eltern dar. Viele tradierte Wertvorstellungen werden in Frage gestellt, ja entwertet. Die Abwehrmechanismen des Jugendalters, die *Intellektualisierung,* die *Neigung zu Askese* und die *Rationalisierung,* sind als Triebabtretungen zu interpretieren.

Das Jugendalter und die weiteren lebensgeschichtlichen Phasen

Die *Reifungsaufgaben* der Jugendzeit sind vielfältig: einerseits die psychische Integration des heranwachsenden Körpers, andererseits die hervordrängende sexuelle Triebdynamik, die sowohl für die persönliche psychosexuelle Identität als auch für die Beziehungen zum eigenen und anderen Geschlecht von Bedeutung ist. Dazu kommen die neuen psychosozialen Anforderungen der Gesellschaft, die berufsbezogene Ausbildung, die sozial-gesellschaftlichen Unterschiede, der Beruf mit unterschiedlicher Qualifikation, Bezahlung und Prestige oder die Erfahrung, nicht gebraucht zu werden, sowie die Erkenntnis, daß größere Rechte auch mehr Verpflichtungen bedeuten. Für das jugendliche Ich sind dies wesentliche Herausforderungen und auch Belastungen.

Auch die erotisch-sexuelle Annäherung der Erwachsenen an den Jugendlichen führt zu gänzlich anderen Rollenerwartungen, als sie noch vor kurzer Zeit Gültigkeit besaßen. Die bisher festen Regeln, die aus der Beziehung zu den primären Bezugspersonen stammen und ihren Niederschlag in der Herausbildung des Über-Ich und des Charakters fanden, haben kaum mehr Gültigkeit, sind vielleicht sogar hinderlich für den Erwerb des nun erforderlichen Verhaltens. Es werden intrapsychische Konflikte aktualisiert, reale Beziehungskonflikte gewinnen an Bedeutung. Loyalitätsfragen können bis zu unlösbarer Problematik verdichtet werden. *Trennungsängste* werden von Eltern und Jugendlichen verspürt und ausgelebt. Aus der vorübergehenden Abwendung von den Eltern resultiert wiederum das Gefühl der Einsamkeit und des Verlassenseins. Depressives Erleben wechselt mit Frohsinn und Selbstüberschätzung.

Psychische Abwehrmechanismen wie die Intellektualisierung, die Neigung zur Askese und die Rationalisierung werden nun zur Bewältigung der Aufgaben eingesetzt. Diese Abwehrmechanismen sind für die Entwicklung keinesfalls störend, schädlich ist hingegen die Herausbildung einer **negativen Identität:** Dabei wird die eigene Identität nur in der Abgrenzung von den Bezugspersonen erlebt, deren Wertsysteme verneint werden. Dies bewirkt eine ausgeprägte Erstarrung der Identitätsbildung, der ein nichtreflektierendes Verhalten zugrunde liegt, wodurch das Einüben anderer Handlungsalternativen verhindert wird.

Die **Identifikation mit bestimmten Rollen** erlaubt, Denk- und Anpassungsmöglichkeiten zu erproben, die für die Belastbarkeit des Ich günstig sind. Dadurch werden intrapsychische Konflikte vermieden. Die Folge davon sind passagere Verluste von Über-Ich-Anteilen. Dies kann jedoch für den Jugendlichen entlastend sein, da es den Neuaufbau von Verhaltensstrategien ermöglicht.

Besonders ungünstig für die weitere Entfaltung des Jugendlichen ist der Rückzug der Libido auf die primären Bezugspersonen. Daraus entsteht ein Stillstand oder ein Verharren in regressiven Beziehungsstilen (z.B. eine Haltung, die sich in permanenten Vorwürfen gegenüber den Eltern äußert). Abwehrmechanismen treten im allgemeinen jedoch abwechselnd auf: Dazwischen liegen immer wieder Phasen der gesunden Ich-Entwicklung mit dem Aufbau eines neuen Bewältigungsverhaltens. Erfahrungen werden somit ermöglicht, Identität kann erlebt werden.

Die Jugendzeit ist die Zeit der **Identitätsbildung:** Sie dient der Ich-Findung, aber noch nicht der Du-Findung. Der Jugendliche ist so sehr mit dem Kennenlernen der eigenen Triebe beschäftigt, daß der Mitmensch eher die Projektionsfläche der eigenen Bedürfnisse als wirklich der Andere, das personale Du, ist. Dies ereignet sich vor allem dann, wenn sich der Jugendliche innerlich weit von den bisherigen Bezugspersonen entfernt hat. Die Regressionen auf die Ebene der Dual-Union können zur Ausbildung eines narzißtischen Beziehungsmodus führen. Der eigene Selbstwert wird mit der Anerkennung durch den geliebten Partner gleichgesetzt. Erst nach der Verfestigung der so entstandenen Identitätserweiterung tritt wieder ein Stabilitätszuwachs ein: Es wird nun eine personale Begegnung mit dem Du möglich, die die Andersartigkeit des geliebten Menschen akzeptiert und – durch Kennenlernen der eigenen Wünsche wie auch der des Partners – zu einer Vertrauensbildung führt. Faszination und Idealisierung sind Abwehrmechanismen (psychische Prozesse der Ich-Entlastung), die dem Herstellen von Nähe dienen, ein wahres Kennenlernen jedoch verhindern.

Der *Lebensbogen* birgt für den Erwachsenen und den alten Menschen stets neue Fragen und Anforderungen in sich. In der **Midlife-Crisis** erlebt sich der Erwachsene festgelegt, er sieht seinen Lebensweg und seine Möglichkeiten reduziert und erfährt die Endlichkeit seiner Existenz.

Das beginnende Alter

Die **Involution** ist eine weitere wichtige Reifungszeit. Die heranwachsenden Kinder leben die Freiheit der ungezählten Chancen vor. In dieser Zeit werden bezüglich der Lebensaufgaben oft neue Akzentsetzungen erforderlich. Die Partnerschaft wird einer Überprüfung und Neuorientierung unterzogen. Der Mensch erlebt in diesem Alter eine ganze Reihe von Objektverlusten. Die Beziehungen zu den Eltern, zu Freunden oder dem Partner sind durch Tod oder Trennung beendet worden; eigene Krankheiten sind oft große Belastungen und mit Einschränkungen der Gestaltungsmöglichkeiten verbunden. Für die Bewältigung all dieser Aufgaben ist eine Flexibilität von Identität und Bewältigungsstilen erforderlich.

Eine Untersuchung von **gesunden älteren Personen** zeigte den überdurchschnittlich häufigen Gebrauch von **reifen Abwehrmechanismen** und Bewältigungsverhalten:

- *Humor* – seine Bedeutung hat bereits Freud beschrieben;
- ein entsprechendes Maß an *Altruismus* – das Glück der Mitmenschen sowie deren Rechte können bejaht werden;
- die Fähigkeit zum *Triebaufschub* – auf aktuelle Bedürfnisbefriedigung kann verzichtet werden, ohne daß weitere Abwehrmechanismen eingesetzt werden;
- das *Durchdenken von Konsequenzen und Alternativen geplanten Handelns* führt zur Freiheit, auch hochgeschätzte Hypothesen aufzugeben, wenn sie als unrichtig erkannt werden.

Bei **kranken** und **sozial schlecht integrierten älteren Menschen** überwiegen **unreife Abwehrmechanismen** wie *Splitting, Projektion, Verleugnung* und die Neigung zum *Acting-out*, dem Ausagieren von triebhaften Wünschen im Primärprozeß.

Die Ausbildung reifer Abwehrmechanismen korreliert nicht mit einer günstigen oder ungünstigen psychosozialen Entwicklung innerhalb der ersten Lebensjahre: Im Laufe der Entwicklung, gerade auch in Krisenzeiten mit der dabei auftretenden Labilisierung der psychischen Abwehr können sich Möglichkeiten der Nachreifung ergeben: Frühere Reifungsdefizite oder Libidofixierungen sind modifizierbar. Psychotherapie ist somit ein sinnvolles Instrument für Veränderungen von Verhaltensweisen und von neurotischen Einstellungen.

Therapie

Die Tiefenpsychologie hat das **Prinzip von Übertragung und Gegenübertragung** als einen Grundpfeiler der Therapie definiert. Alles, was ein Patient in seinen Handlungen, in seiner Phantasie, in seinen Träumen oder in seinen Fehlleistungen vermittelt, entspricht nicht zufälligem Tun: Es sind vielmehr Stellungnahmen seines Ich in der jeweiligen Situation. Diese ist aus bewußten und unbewußten Anteilen zusammengesetzt. Ist nun der tiefenpsychologisch orientierte Therapeut imstande, seine eigenen Motive, Wünsche und Triebe wahrzunehmen, dann wird er in die **therapeutische Grundhaltung** nur wenig davon eingehen lassen. Der Analysierte kann so seine individuelle Wirklichkeit zuerst gestalten und dann reflektieren. Die daraus entstehende Kommunikation ist eine artifizielle: Denn der Therapeut versucht, die im Hier und Jetzt entstehende Beziehung und alle dabei entstehenden Gefühle und Phantasien mit der Biographie des Patienten, also mit bereits erlerntem Verhalten, in Verbindung zu bringen. Dieses Vorgehen im **klassischen psychoanalytischen Setting** erfordert vom Analysierenden eine gutentwickelte Reflexionsfähigkeit, denn er muß auch imstande sein, die Bewußtmachung seines Verhaltens im Hier und Jetzt zu begreifen, oder zumindest fähig sein, sein Verhalten zu überdenken. Er muß aber andererseits bereit sein, die Einfälle und Gefühle offen auszusprechen. Es gelingt im allgemeinen so lange, bis sich ein Widerstand dagegen bemerkbar macht. Der *Widerstand* bedeutet, daß Anteile des zu überprüfenden Verhaltens nicht bewußt sind: Die abgewehrten Anteile wurden in der Vorgeschichte aus dem Bewußtsein verdrängt, um eine Entlastung des Ich zu erreichen. Hier setzt die *Deutungsarbeit* des Analytikers ein, die gewissenhaft sein muß.

Folgendes **Vorgehen** ist empfehlenswert:

- den Widerstand erkennen bzw. sein Vorhandensein durch Wiederholung bestätigen;
- sich überlegen, was und warum gerade dies abgewehrt wird;
- im vom Widerstand nicht betroffenen Teil der therapeutischen Beziehung neue Bewältigungsmöglichkeiten für den abgewehrten Konflikt durchdenken und alternative Lösungsmöglichkeiten erarbeiten;

– die Deutung selbst: Sie ist nur dann wertvoll, wenn der Analysand sie auch verwerten kann; ist dies nicht der Fall, wird sie verworfen oder nur intellektuell rationalisierend bearbeitet.

Die klassische analytische Technik muß bei Kindern und Jugendlichen modifiziert werden; Abänderungen bedarf es besonders auch in der Therapie von Patienten mit affektiven und schizophrenen Störungen, psychosomatischen Erkrankungen und Persönlichkeitsstörungen.

Durch die Analyse kann der Patient flexibler und somit freier in seinen ihn bedrängenden Auseinandersetzungen werden. Glück, Authentizität und Erlebnisfähigkeit können jedoch nicht ausschließlich durch Vergangenheitsbewältigung garantiert werden, sondern sind von vielen Faktoren abhängig, die trotz bester Fertigkeiten der Bewältigung nicht zur Gänze unter der Kontrolle des einzelnen Menschen stehen.

6.2.4 Systemische Modellvorstellungen

Theorie

Die Wurzeln der systemischen Theorie stammen sowohl aus der Psychoanalyse als auch aus der Lerntheorie. Forschern beider Psychotherapierichtungen wurde zunehmend deutlich, daß die *reale Umgebung* großen Einfluß auf die Sichtweisen und Entwicklungsmöglichkeiten des einzelnen Menschen hat. Dies trifft nicht nur auf die frühe Entwicklungsphase der Kindheit zu, sondern ist auch in derselben Weise für den Erwachsenen gültig. Die Beziehungen der Menschen zueinander gestalten sich nicht nur durch das Wechselspiel bewußter Prozesse, sondern auch durch das Aufeinandertreffen unbewußter Tendenzen der Wunsch- und Trieberfüllung. Vor allem die Angst und die Tendenz der Wiederholung erlebter oder phantasierter Kränkungen und Zurückweisungen bestimmen häufig die Qualität von Beziehungen. Daraus entstehende Beziehungsstile entwickeln eine Eigendynamik, deren Folgen zwar den Partnern häufig bewußt sind, deren Auswirkungen sie aber alleine nicht mehr korrigieren können.

Das Aufeinanderwirken unbewußter Erwartungen und Einschätzungen, die für die Paar-Beziehung zur gestaltenden Kraft werden, wird mit dem Begriff **Kollusion** (J. Willi) bezeichnet.

Die systemische Betrachtungsweise erlaubt, Beziehungsstile zu beschreiben, die für die Beteiligten eine Entfaltung und Identitätserweiterung ermöglichen. Ebenso können Beziehungsmuster gefunden werden, die für den einzelnen pathogen sind. Das Neue an dieser Sichtweise ist die Feststellung, daß nicht nur das einzelne Individuum, sondern auch die Beziehung krank oder gestört sein kann. Es wird also der *Krankheitsbegriff erweitert:* Er dient der Beschreibung eines System-Zustandes. Es darf jedoch nicht vergessen werden, daß es sich dabei um eine Metapher handelt, will man nicht aus Interaktionssystemen tatsächliche Organismen machen.

Der einzelne, wie auch ein Beziehungsgefüge von Menschen – eine Familie, eine Gruppe, ein Paar –, findet zu neuen, oft nicht voraussagbaren Ordnungszuständen, wenn ein Anstoß auf die Strukturen von außen, etwa durch die Intervention eines Therapeuten, erfolgt.

Der Einfluß von Bezugspersonen auf die Gestaltung von Über-Ich und Ich-Ideal läßt sich sehr gut als systembildende Kraft beschreiben. Stierlin betont die Wichtigkeit der **Loyalität,** die bewußt erlebt wird, und der **Delegation,** welche unbewußt als Sendungsauftrag der Erfüllung von Bedürfnissen der Bezugspersonen wirksam ist. Er spricht darüber hinaus vom **Prinzip der Bindung,** worunter die oft unbewußte Einflußnahme auf das Individuum zu verstehen ist. Die Bindung kann sich durch Verwöhnung (die Es-Bindung), durch Loyalität (die Ich-Bindung) und durch Delegation (die Über-Ich-Bindung) manifestieren.

Ein weiterer wichtiger systemischer Abwehrmechanismus ist das **Triangulieren.** Über das Kind wird indirekt eine 3. Person, meistens der Partner, angesprochen. Daraus entstehen für das Kind völlig unklare Verhältnisse und Überforderungen, da es stellvertretend für die eigentlich gemeinte Person Anerkennung, aber auch Ablehnung und Strafe erhält. Die Bedürfnisse, Wünsche und Verhaltensweisen des Kindes werden jedoch nicht berücksichtigt. In Analogie zu den Erkenntnissen der Tiefenpsychologie stellt sich gegenüber dem Aufdecken solcher systemischen Kräfte ein Widerstand des Systems, das heißt der beteiligten Personen, ein. Daraus entstehen eine Reihe von Techniken des Umgangs mit solchen Phänomenen, die im folgenden Abschnitt behandelt werden.

Therapie

Unabhängig davon, ob der Systemtherapeut der Lerntheorie oder der Tiefenpsychologie verpflichtet ist, gilt für ihn das **Prinzip des Sich-nicht-Einlassens** in das jeweilige System. Die systemerhaltenden Kräfte setzen einen Widerstand gegen jede Labilisierung ein. Auf diese Weise werden alle von außen auf dieses System einwirkenden Kräfte abgewehrt. Dies geschieht mit Hilfe von Abwehrmechanismen, wie der *Verwerfung,* der *Einbeziehung* oder des *Rückzugs.* Damit sind Vorgänge gemeint, die das System als Ganzes, nicht als Abwehrmechanismus eines einzelnen Mitgliedes leistet. 2 Interventionstechniken erlauben es u. a., Anstöße zu geben, die den Widerstand nicht hervorrufen und die Abwehr unterlaufen:

1. die *paradoxe Verschreibung* des Symptoms,
2. die *Doppelbindung* durch die Inkompetenzerklärung des Therapeuten.

Beide Interventionstechniken geben dem Symptom eine große Bedeutung für das gesamte jeweilige System: Dadurch wird das System herausgefordert, sich Gedanken zu machen, ohne daß sich die Abwehrkräfte des Unbewußten aktivieren könnten. So können neue Verhaltensweisen gefunden werden, die den momentanen Bedürfnissen der Familienmitglieder besser entsprechen, da sie die Angst vor Trennung oder Kränkung reduzieren. Die **Störungen des Systems** können mit den nosologischen Begriffen der Neurosenlehre beschrieben werden, so daß von

- depressiver,
- angstneurotischer,
- zwangsneurotischer,
- phobischer,
- „hysterischer"

Familie gesprochen wird (H.E. Richter).

In diesem Therapieansatz wird, ähnlich wie in der analytischen Gruppentherapie, das Paar oder die Familie als ein *Organismus* aufgefaßt, der dem Therapeuten geschlossen gegenübersteht. Besondere Berücksichtigung muß die Entfaltungsmöglichkeit eines Systems erfahren: Die Rechte auf Selbstverwirklichung gelten für alle Mitglieder innerhalb eines Systems in gleicher Weise. Daher wird stets auch die Ich-Stärke jedes einzelnen dazu führen, die Rechte des anderen wahrzunehmen und auf sie einzugehen. Nur so kann auf den Einsatz von Machtmitteln, die die eigenen Vorteile erhalten wollen, verzichtet werden. Will sich das System nicht nur innerhalb festgelegter Rollenzuweisungen bewegen, werden aktive Ich-Leistungen wie *Triebaufschub, Verzicht* und *Kompromiß* erforderlich sein, um ein Wachstum aller zu ermöglichen. Die einseitige, narzißtische Ideologie der Selbstverwirklichung wird dadurch relativiert.

6.2.5 Lerntheoretische Modellvorstellungen

Theorie

Die Lehre von den **unbedingten** und den **bedingten Reflexen** stand am Anfang der Theorienbildung. Die Lernprogramme zum Erwerb von neuem Verhalten und dem Löschen von Erlernten konnten in gleicher Weise beim Tier wie beim Menschen reproduziert werden: Dies war nach den kaum überprüfbaren Ergebnissen der Tiefenpsychologie ein Schritt zur Entwicklung einer Wissenschaft des Verhaltens. Die strenge Beschränkung und Ausrichtung auf die Abfolge von *Stimulus* und *Reaktion* konnte durch die Ergebnisse der vergleichenden Verhaltensforschung bei Tieren erweitert werden. Die starre Folge von bedingten und unbedingten Reflexen wurde durch die Hinzunahme von *Gefühlen* modifiziert. Nach diesem Durchbruch wurde das Individuum mit all seinen Vorerfahrungen, Vorlieben und Abneigungen gesehen.

Die Modifikation oder der Neuaufbau von Verhaltensweisen führt dazu, Gefühle der Lust wie der Unlust in die Verhaltensprogramme einzubeziehen. Die Angst erwies sich als zustandsabhängig und umgebungsbedingt: Diese *state-dependency* erklärt, warum der Aufbau und das Löschen von Verhaltensketten so sehr von inneren Befindlichkeiten abhängig ist.

A. Beck erweiterte diese Vorstellungen um die **kognitive Theorie**: Die Bewertung einer Situation setzt sich aus *Attributionen* zusammen. Die Attributionen oder Zuschreibungen von Einflußgrößen bestimmen in einer definierten Situation, was gelernt wird. Ein Beispiel: Beim Krankheitsbild der Depression werden durch die Attribution, der Situation nicht gewachsen zu sein (dies ist die Folge der Beurteilung der Lebenssituation ausschließlich unter den Kriterien der „Hilflosigkeit und Hoffnungslosigkeit"), selbst richtige Lösungsmöglichkeiten als Zufall und nicht als Ausdruck der eigenen Kompetenz erlebt. Die Bedeutung solcher Attributionen haben die meisten Menschen in ihrem Lernverhalten schon erfahren: Die Attribution, für ein bestimmtes Wissensgebiet nicht begabt zu sein, führt im Sinne einer *self-fulfilling-prophecy* zum vorausgedachten negativen Ergebnis.

Tiefenpsychologische Erkenntnisse werden durch die Lerntheorie besser überprüfbar, so der Begriff der *tendenziösen Apperzeption* von Adler oder der *neurotischen Wiederholungstendenz* von Freud. Beide Begriffe meinen die vorgefaßte und daher nicht korrigierbare Bewertung von Situationen, die somit nicht realitätsgerecht gesehen und bewältigt werden können. Selbst der tiefenpsychologische Begriff der *Regression* kann durch das Konzept der Attributionen mit den nachfolgenden Verstärkerketten aus lerntheoretischer Sicht verstanden werden: Regression bedeutet das Wiederaufleben von Verhaltensweisen und Bewertungen, wie sie im Rahmen der Entwicklung zu einer bestimmten Zeit, etwa in der analen Phase, Gültigkeit besaßen. Regression ereignet sich unbewußt: Tritt in einer bestimmten Situation eine Überforderung des reifen Ichs ein, wird im Dienste der Ich-Entlastung früheres Verhalten eingesetzt. Die Lerntheorie geht davon aus, daß die basic assumptions, die Leitlinien der Überzeugung, dem bewußten Denken nicht ohne weiteres zugänglich sind.

Therapie

Vor Einleitung der Therapie muß im Rahmen einer Anamneseerhebung eine **Verhaltensanalyse** erstellt werden: Diese setzt sich aus vielen verschiedenen Ebenen zusammen. Psychische Abhängigkeiten oder Gewohnheiten wie auch vegetative Abläufe können als *Verstärker* eines bestimmten Verhaltens wirksam sein. Ein Verstärker ist eine motivierende Kraft, die das Auftreten eines bestimmten Verhaltens begünstigt. Dies können soziale, psychische und biologische Einflußgrößen sein.

Nicht nur *Triebbefriedigung* im engeren Sinn, sondern auch die *Erfüllung von Über-Ich-Anforderungen* oder das *Erreichen von Ideal-Ich-Erwartungen* sind mächtige Verstärker. Abgesehen von den positiven Verstärkern sind die bestrafenden, aversiven Anteile des Erlebens entscheidend für die Entwicklung eines bestimmten Verhaltens. Angst, Schmerz oder das Gefühl des Ekels sind Beispiele dafür.

Neben den emotionalen Verstärkern und den triebhaften Belohnungen, etwa durch Nahrung und Geld, muß das Erleben von Kompetenz als eine der wichtigsten Einflußgrößen auf das Verhalten angesehen werden. Unter *Kompetenz* wird die Einschätzung verstanden, einer definierten Belastung gewachsen zu sein. Das Erleben von Kompetenz führt zu Sicherheit und Geborgenheit. Die Individualpsychologie von Adler faßt dies als das Machtstreben auf und nennt es die wesentlichste Einflußgröße für die Ich-Entwicklung.

Das Erleben, einer Situation gewachsen zu sein, kann auf der Verhaltensebene zu völlig unterschiedlichen Aktionen führen. Dafür können aktive und passive Formen der Bewältigung oder der Einsatz von Abwehrmechanismen verantwortlich sein. Das Erfassen und Gewichten dieser Einflußgrößen bestimmt die für den jeweiligen Verhaltensablauf passende Therapieform. Die therapeutische Arbeit wird sich auch hier auf die Struktur des Patienten, auf seine Realität, auf die erreichbaren Möglichkeiten und auf die seelische Verarbeitung (Trauer und Internalisierung von Beziehungen) einstellen: Das Verhalten kann nicht losgelöst von der Identität des Betroffenen betrachtet werden.

Zusammenfassende Betrachtungen

Die Psychotherapieforschung wurde duch die Untersuchungsergebnisse von Klaus Grawe wesentlich bereichert. Unabhängig von der angewandten Methode wird jede therapeutische Schule, sei es die Lerntheorie, die Systemtheorie oder die Tiefenpsychologie, zumindest **4 Qualitätskriterien** aufweisen müssen, um eine erfolgversprechende Therapie leisten zu können:

1. *Ressourcenaktivierung:* Der Patient wird sich seiner geglückten Ich-Anteile wieder bewußt, gleichgültig, welche Störung bestanden hatte; Einengungen werden dadurch überwunden. Der Patient kann mit seinen positiven Ressourcen beginnen, Bewältigungs- und/oder Trauerarbeit zu leisten.
2. *Reaktualisierung:* In der therapeutischen Begegnung werden frühere Beziehungsmuster und Traumatisierungen bewußt wiedererlebt, um so einer reiferen Auseinandersetzung und Verarbeitung zugeführt werden zu können.
3. *Aktive Bewältigungshilfe:* Konkrete soziale Unterstützung ist erforderlich, um neue Bewältigungsmöglichkeiten zu erarbeiten. Daher gehört es auch zur therapeutischen Verantwortung, reale Lebensumstände einzubeziehen und – falls erforderlich – beim Erwerb geeigneter Verhaltensweisen Hilfestellung zu geben oder zu veranlassen.
4. *Klärungsperspektive:* Jede therapeutische Intervention muß den Patienten beim Durchdenken von Konsequenzen und Möglichkeiten Raum anbieten können. Das Durchdenken von Alternativen geplanten Tuns gehört zu den reifen Verhaltensweisen.

Bei der Evaluation von Therapieergebnissen, welche bei psychogenen Erkrankungen mit unterschiedlichen Therapiekonzepten und somit unterschiedlichen Therapieansätzen gewonnen wurden, fanden sich folgende **Variablen,** die – unabhängig von der angewandten therapeutischen Methode – Aussagekraft für ein **positives Therapieergebnis** haben:

- der Therapeut muß Menschen mögen;
- der Patient und der Therapeut müssen das Gefühl haben, miteinander etwas Sinnvolles – das heißt gegen die Krankheit Gerichtetes – zu tun;
- der Therapeut muß die Therapie in einer gewissen „Reinheit" der Methode der jeweiligen Schule durchführen.

Beim Patienten selbst ist der Wille zur Veränderung Voraussetzung. Es bedarf der Fähigkeiten des Denkens über sich und der emotionalen Bereitschaft zur Auseinandersetzung mit sich selbst. Wesentlich ist dabei jedoch die persönlich bejahte Beziehung zwischen Patient und Therapeut.

Das **Ziel** einer erfolgreichen Therapie ist stets die Reduktion der Belastung für das Ich. Diese Ich-Entlastung kann durch ein geeignetes Bewältigungsverhalten, aber auch durch den Einsatz unbewußter Abwehrmechanismen erzielt werden.

Diese Ausführungen mögen belegen, daß emotional geführten Auseinandersetzungen zwischen den unterschiedlichen Schulen psychotherapeutischen Denkens der Vergangenheit angehören. Heute liegt der wissenschaftliche Schwerpunkt in der Überprüfung der Bestandteile der einzelnen Theorien: Die Erkenntnisse der Neuropsychophysiologie haben dazu Wesentliches beigetragen.

6.2.6 Psychophysiologische Modellvorstellungen

Streß und Adaptation

Heute werden folgende **Streß-Definitionen** verwendet:

- Streß bezeichnet alle körperlichen und seelischen Reaktionen, die das Individuum aufwendet, um einer spezifischen Belastung gewachsen zu sein. Diese laufen auf funktioneller Ebene, etwa im Bereich der Impulsübertragung in der Nervenzelle, sowie auf der zellulären Ebene ab und bedingen z. B. Zellhypertrophie oder Zellvermehrung. Das psychische Korrelat des Stresses ist eine vermehrte Aktivierung, wodurch ganz unterschiedliche Emotionen freigesetzt werden, die ihrerseits über die Adaptation mitentscheiden.

- Unter der Streßreaktion wird die Summe der Veränderungen beschrieben, die das Individuum in einer spezifischen Belastungssituation aufwendet;
- Unter Stressor wird eine Belastung verstanden, die – sei sie psychisch, physisch oder funktionell – den Organismus bzw. das Individuum zu einer Streßreaktion veranlaßt;
- Das Ziel des Stresses oder der jeweiligen Streßreaktion ist die Adaptation, die psychophysische Anpassung, an eine spezifische Belastungssituation.

Der inflationär verwendete, umgangssprachliche Begriff Streß ist mißverständlich, er reflektiert aber gut das ständige Gefordertsein, den Zeitdruck und die Erschöpfung. In der Medizin werden diese Symptome als *chronische Belastungssituation* bezeichnet, die zu einer Summe von einzelnen Streßreaktionen Anlaß geben kann. Man unterscheidet zwischen:

- **Eustreß,** jene vorherrschenden Streßreaktionen, welche in eine Adaptation einmünden, und
- **Dysstreß,** eine Streßablaufreaktion, bei der sich das Individuum nicht an einen Stressor adaptieren kann.

Es ist – neben der Bewertung – stets die Qualität und die Quantität eines Reizes dafür entscheidend, ob ein Individuum sich an eine Belastung adaptieren kann oder nicht. Wesentlich ist dabei die innere Befindlichkeit des Individuums: die allgemeine Kondition, der Trainingszustand, die Vorerfahrungen und die soziale Unterstützung.

Dem Streß folgt die **allgemeine Streßreaktion:** Ausdrucksformen sind

- Anstieg des Cortisolspiegels,
- Erhöhung des Noradrenalin,
- Leukozytose,
- Eosinophilie.

Diese Allgemeinveränderungen sind Zeichen einer Erhöhung von Bereitstellungsfähigkeiten des Organismus, wenn er mit Neuem und/oder Bedrohlichem konfrontiert wird.

Hier liegen dieselben Befunde vor, wie sie beim Training und beim Lernen nachweisbar sind. Der Organismus beantwortet jegliche Herausforderung an seine Homöostase, sei sie physikalisch, psychisch oder durch Krankheit bedingt, mit einer *Bereitschaft zur Adaptation,* welche

- entweder glückt (die Streßreaktion läßt nach),
- oder mißglückt (es tritt eine Erschöpfung der Streßablaufreaktion ein).

Bei Streß und der nachfolgenden Adaptation handelt es sich somit um Reaktionen, welche die genetischen und durch Vorerfahrungen erworbenen Programme modifizieren. Durch diese Reaktionsmöglichkeit des Organismus bzw. des jeweiligen Individuums wird funktionelle Adaptation möglich: Als Beispiele mögen die gesteigerten Leistungen eines Sportlers oder die guten Prüfungserfolge eines Studenten dienen.

Wird das Individuum von einem starken Reiz getroffen, für den noch keine Adaptation besteht, setzt die **Notfallreaktion** ein. Diese unspezifische Reaktion besteht aus ausgeprägter Unruhe sowie einem hohen Angst- und Aggressionspegel. Auf der hormonellen Ebene werden die Energiewege aktiviert: Es kommt zu einer Erhöhung von Cortisol, von Adrenalin und Noradrenalin.

In der allgemeinen *Streßreaktion* sind praktisch alle Hormone und Neurotransmitter in charakteristischer Weise verändert. Gleichzeitig beginnt die spezifische – gegen den Stressor gerichtete – Streßreaktion, die zur erforderlichen Adaptation führt.

Eine **geglückte Adaptation** an eine Belastung bewirkt eine Normalisierung der Streß-Parameter:

- die stark erhöhten Cortisolwerte sinken wieder ab;
- beim Wiederauftreten desselben Reizes, der zuvor ein Stressor war, steigt das Cortisol nicht mehr an, dessen Basalwerte sind jedoch höher als bei einem Individuum, welches nicht adaptiert ist.

Diese Form von Adaptation an Belastungen ist *vorübergehend,* nach 3–4 Wochen sind diese funktionellen Adaptationen ohne neuerliche Reiz-Exposition wieder eingebüßt: Dies zeigt die Notwendigkeit auf, ein bestimmtes Trainingsprogramm aufrechtzuerhalten, wenn eine Adaptation an eine spezifische Leistungsfähigkeit bestehen bleiben soll.

Streß ist die Voraussetzung für den Erwerb adaptiver Fähigkeiten. Ist der Reiz jedoch bezüglich Stärke oder Dauer der Einwirkung zu intensiv, können Schädigungen auftreten.

Im Laufe der Evolution bildeten sich eine Reihe körpereigener Systeme aus, welche einen Schutz gegen Überaktivität (etwa durch zu hohe Katecholaminspiegel) darstellen. Diese **Schutzsysteme** gibt es auf allen Ebenen der menschlichen Organisation:

- auf der psychischen Ebene sind es z.B. die Abwehrmechanismen,
- auf der Ebene des ZNS die inhibitorischen Neurotransmittersysteme, wie das GABA-System,
- peripher haben die Prostaglandine einen protektiven Einfluß gegenüber Noradrenalin: Bei Bedarf

werden sie durch den Abbau von Triglyceriden freigesetzt,
- Im Bereich der Membran-Permeabilität gibt es Hinweise, daß Calcium-Antagonisten wirksame Anti-Streß-Substanzen sind.

Die Kenntnis der Anti-Streß-Mechanismen dient auch dem Verständnis verschiedener Erkrankungen: Genetisch bedingte Konstitution und erworbene Disposition können die Anti-Streß-Systeme abschwächen und somit zu Krankheiten führen; aber auch zu starke Reize können die Adaptation verhindern.

Grundzüge der Psychoneuroimmunologie

Während der letzten 15 Jahre hat sich die Psychoneuroimmunologie zunehmend zu einem Forschungsgebiet der Zukunft entwickelt, in dem vor allem interdisziplinäre Arbeitsansätze erfolgversprechend erscheinen. Verbindungen zwischen dem *Nervensystem*, dem *endokrinen System* und dem *Immunsystem*, die bis vor kurzem noch unbekannt waren, bilden mittlerweile die Basis für neue Erkenntnisse. Sie zeigen sowohl, daß ein Eingreifen in das neuroendokrine System Veränderungen der Immunantwort nach sich zieht, als auch umgekehrt, daß eine Aktivierung des Immunsystems neuroendokrine Mechanismen beeinflussen kann. Nahezu jede bekannte endokrine Substanz wirkt sowohl auf das Nervensystem als auch auf das Immunsystem; dies gilt ebenso für viele neuroaktive Polypeptide und Neurotransmitter.

Experimentelle Daten weisen darauf hin, daß die *Kommunikation zwischen dem Nervensystem und dem Immunsystem* von verschiedenen Faktoren und Bedingungen beeinflußt bzw. mitgestaltet werden kann. Die unterschiedlichsten Formen von Streß, wie physischer Streß (z. B. bei extremer körperlicher Belastung) oder psychosozialer Streß (z. B. Prüfungsexposition oder auch der Verlust von Bezugspersonen), können Auffälligkeiten in immunologischen Parametern auslösen, wie:

- Veränderung der Natural-killer (NK)-Zellaktivität,
- unterschiedliche Anzahl von zytotoxischen T-Lymphozyten,
- Verschiebungen in den T-Zell-Subsets,
- Reduktion in der Makrophagenfunktion bzw. in der Bildung von Immunglobulinen.

Die erhöhte Anfälligkeit gegenüber verschiedenen Erkrankungen, insbesondere von *Virusinfektionen unter Streßbedingungen*, ist ebenfalls Ziel zahlreicher Untersuchungen. Die Komplexität des Zusammenspiels zwischen Immunvorgängen und psychischen Belastungen wird auch durch die Erkenntnis deutlich, daß nicht nur die rein *quantitative Streßexposition* ausschlaggebend ist, sondern auch *qualitative Streßfaktoren* (wie das Vorliegen bzw. Fehlen individuell unterschiedlicher Coping-Mechanismen oder auch die theoretische Möglichkeit, die Streßquelle zu beeinflussen), einen wesentlichen Einfluß auf die immunologischen Veränderungen ausüben.

Ein **Beispiel** für Zusammenhänge zwischen der Psyche und dem Immunsystem stellt die **depressive Symptomatik** dar. Immunologische Veränderungen finden sich bei Autoimmunerkrankungen, die mit depressiven Zustandsbildern einhergehen, wie z. B. Multiple Sklerose (MS), systemischer Lupus erythematodes (SLE) oder auch im Rahmen einer fortgeschrittenen HIV-Infektion mit zerebraler Manifestation. Andererseits liegen einige Untersuchungen vor, die über immunologische Auffälligkeiten im Rahmen von klassischen depressiven Störungen berichten.

In experimentellen Untersuchungsanordnungen konnte auch wiederholt gezeigt werden, daß klassische Konditionierungsvorgänge im Zusammenspiel zwischen Psyche und Immunsystem möglich sind, wobei die der Konditionierung zugrunde liegenden Mechanismen noch nicht identifiziert sind.

Im Rahmen eines neuroanatomischen Forschungsansatzes wurde die *immunmodulatorische Kapazität von spezifischen Regionen im ZNS* untersucht. Diskrete Läsionen im Gehirn, insbesondere in speziellen Kerngebieten des Hypothalamus und des limbischen Systems, führten zu strukturellen und funktionellen Veränderungen des Immunsystems.

Zwei Kommunikationswege zwischen ZNS und peripherem Immunsystem erscheinen möglich:

1. neuroendokriner outflow über den Hypothalamus und die Achse Hypophyse-Peripherie,
2. autonomes Nervensystem über direkte nervale Verbindungen zu Zellen des Immunsystems.

Bewertung einer Situation und Verhalten

Es sind nicht die Dinge an sich,
die wir fürchten,
sondern die Vorstellungen,
die wir von den Dingen haben.
Seneca

Die subjektive Stellungnahme eines Individuums entscheidet darüber, was als neu und bedrohlich empfunden wird: Die **Bewertung** und nicht der Reiz an sich bestimmt die Streß-Ablaufreaktion. Die Abwehrmechanismen und die angeborenen und erworbenen Programme entscheiden darüber, welche Umweltreize oder intrapsychischen Konflikte als Stressoren wirken. Für die jeweilige Bewertung einer Situation besteht kein Unterschied zwischen Wirklichkeit und Phantasie. Dies gilt auch für den Verlauf bestimmter Erkrankungen.

Die psychische Realität der Bewertungen mit ihren Auswirkungen auf das Bewältigungsverhalten und den Einsatz von psychischen Abwehrmechanismen entscheidet darüber, wie eine Anforderung beantwortet wird, ob sie als Stressor oder als Alltagsereignis erlebt und verarbeitet wird.

Im Verhaltensrepertoire und im Lebensstil des einzelnen Menschen ist es gelegen, ob psychische Entlastung durch den Einsatz von Abwehrmechanismen gelingt und die adäquate Bewältigung einer Belastung möglich ist.

6.3 Spezielle Neurosenlehre

Die Beschreibung der einzelnen Krankheitsbilder erfolgt in Abhängigkeit von den verschiedenen Theorien. Aus diesem Grunde wurden die unterschiedlichen Lehrmeinungen über die menschliche Entwicklung und ihre Störungsmomente ausführlich dargestellt. Die Einteilung in

– neurotische Reaktionen: Reaktionen auf schwere Belastungen und Anpassungsstörungen,
– neurotische Entwicklungen: phobische Störungen, Angst- und Zwangsstörungen,
– Charakterstruktur,
– neurotische Defekte

wird von uns immer noch bevorzugt, da aus dieser Klassifikation die therapeutischen Maßnahmen am besten ableitbar sind.

Diese Einteilung geht auf Freud zurück, der feststellte, daß Neurosen unterschiedliche Ursachen, Formen und Spontanverläufe aufweisen.

6.3.1 Neurotische Reaktionen

Synonyme: abnorme Erlebnisreaktionen, die wiederum unterteilt werden in akute und chronische Belastungsreaktionen.

Das **ICD-10** spricht von **Reaktionen auf schwere Belastungen und Anpassungsstörungen** und gliedert diese in

– akute Belastungsreaktionen,
– posttraumatische Belastungsstörungen,
– Anpassungsstörungen.

Definition und Symptomatik

Neurotische Reaktionen bzw. Reaktionen auf schwere Belastungen oder Anpassungsstörungen werden durch psychosoziale Traumatisierungen oder durch gravierende Lebensereignisse unterschiedlicher Ätiologie ausgelöst. Durch das Fehlen erfolgreicher Bewältigungsmechanismen ist die soziale Leistungsfähigkeit gestört. Bei Entlastung und seelischer Verarbeitung mit geeigneter sozialer Unterstützung löst sich die Symptomatologie wieder auf. Der Schweregrad der jeweiligen Symptomatik im akuten Zustand ist für die Diagnose nicht das entscheidende Kriterium: Hierher gehören auch schwere akute Belastungsstörungen oder Selbstbeschädigungen durch Intoxikationen.

Bei den *akuten Belastungsreaktionen*, etwa bei Katastrophen, überwiegt der äußere Einfluß. Bei den *abnormen Erlebnisreaktionen* wird die Erschütterung der Identität und somit der Ich-Stabilität durch eine Störung der inneren Erlebnisverarbeitung ausgelöst.

Kann eine Situation, die allgemein eine Belastung für die Bewältigungskapazität und die psychische Abwehr darstellt, identifiziert werden, dann wird das entstehende Syndrom entsprechend benannt.

So werden folgende Syndrome definiert:

– Pubertätskrise,
– Katastrophenreaktion,
– abnorme Trauerreaktion,
– phantasierter oder realer Objektverlust.

Das **Gemeinsame** all dieser Reaktionen ist die akute seelische Überforderung, die zu einer *psychischen Notfallreaktion* führt. Alle diese Krisen gefährden die Identität, den bisherigen stabilisierenden Effekt von Beziehungen oder das intrapsychische Gleichgewicht.

Emotional reagieren Menschen auf akute Belastungen entweder mit *Kampf* oder *Flucht* (aktiv vermeidende Verhaltensweisen) oder mit dem Syndrom des *Rückzugs*, des Über-sich-ergehen-lassens (passives Vermeidungsverhalten).

Diese emotionalen Reaktionen sind einerseits abhängig von der jeweiligen Situation, in der die Gefährdung auftritt, andererseits werden sie durch die Charakterabwehr des Individuums bestimmt. Ein weiterer wichtiger Parameter für das Verhalten ist das Ausmaß an seelischer Unterstützung, das dem Betroffenen zur Verfügung steht.

In akuten Belastungsreaktionen können sich unterschiedliche Krankheitssyndrome entwickeln. Das Ziel der Symptombildung ist stets die momentane Ich-Entlastung.

Diagnose

Das wesentliche Diagnosekriterium besteht darin, daß das betroffene Individuum im Rahmen einer akuten Belastungssituation (etwa einer Pubertätskrise oder nach einem akuten Objektverlust), welche die Bewältigungsfähigkeiten des Ich überfordert, entweder in eine akute Streßreaktion gerät oder eine Entlastung durch das Auftreten von Abwehrmechanismen findet. Die Manifestation einer so gearteten Reaktion bedeutet prinzipiell nicht eine verminderte seelische Belastbarkeit oder eine Ich-Schwäche.

Das Auftreten dieser Störungen ist somit an *umschriebene Situationen gebunden*. Gemeinsam ist ihnen die akute Labilisierung der Identität. Dies führt dazu, daß die Ich-Funktionen nicht in gewohnter Weise zur Verfügung stehen. Das Krankheitssyndrom ist immer in Abhängigkeit von der Situation, in der dieses auftritt, zu betrachten. Als Beispiel kann ein Suizidversuch als abnorme Erlebnisreaktion bei phantasiertem Objektverlust oder ein paranoid-sensitives Syndrom als abnorme Trauerreaktion gelten.

Stets ist zu bedenken, daß bestehende hirnorganische Veränderungen die Ausbildung einer Belastungsreaktion wesentlich mitgestalten können. Wegen der Vielgestaltigkeit der möglichen Syndrome ist bei neurotischen Reaktionen auch an den Beginn psychotischer Erkrankungen zu denken.

Suizidversuch im Rahmen einer Krise

Eine parasuizidale Handlung zeigt alle Charakteristika einer Krise:

- *Anlaß:* Häufig liegt ein befürchtetes oder reales Erlebnis der Bedrohung oder des Verlusts vor;
- *Einengung:* Darunter wird die Verarmung der intrapsychischen Regulation verstanden. Eine Idee, ein Konzept wird überwertig, alles wird vom Gelingen dieses Planes abhängig gemacht. Das Selbstwertgefühl besteht nur noch in Relation zur überwertigen Idee.
- *Mangel an seelischer Unterstützung:* In Belastungssituationen ist es besonders wichtig, Ausgleich zu finden durch Kontakt und Gespräch mit anderen. Dadurch wird die Möglichkeit der Entlastung, des Durchdenkens von Alternativen und die Möglichkeit des Erlebens von Gemeinschaft gewährleistet.
- *Autoaggression:* Dieser Mechanismus beruht in Belastungssituationen häufig auf dem letzten Beziehungsaspekt, der Menschen noch verbleibt, nämlich der passiven Aggression. Diese Autoaggression beinhaltet Appell und Bestrafung in einem. Eigene Ich-Interessen werden zugunsten des Beziehungsaspektes aufgegeben.
- *Tendenzreaktion:* Wenn eine solche vorliegt, dann überwiegen Kampf- und Fluchtreaktionen. Der Patient nimmt die Katastrophe in Kauf, um zu neuen Verhaltensmöglichkeiten zu finden.

Eine *Krise* beinhaltet stets die Chance zu einem Neubeginn. In einer Situation der Geborgenheit und sozialen Unterstützung ist es dem Menschen wieder möglich, an der Bewältigung der jeweiligen Belastungssituation zu arbeiten.

Das Acting-out – der affektive Durchbruch

Im Acting-out steht das Verhalten nicht unter der Steuerung und der Kontrolle des Ich: Affektiv motivierte Handlungen können abrupt zur Ausführung gelangen. Als Beispiel dafür kann der *Jähzorn-Ausbruch* gelten.

Das Gefährliche am Acting-out ist die *Ich-gerechte Empfindung* während der Aktion: Sie wird im Moment der Tat nicht als unangemessen wahrgenommen, auch längere Zeit danach wird sie immer noch als Ich-gerecht erlebt. Häufig wird das Verhalten nachträglich gerechtfertigt. Für das Geschehene besteht keine Amnesie.

Therapeutische Empfehlung: Können im Verhalten eines Menschen Hinweise auf einen Kontrollverlust gefunden werden, dann helfen keine guten Ratschläge oder Besänftigungen. Es empfiehlt sich, nicht auf die vorliegende Symptomatik einzugehen, ja sogar den Betroffenen allein zu lassen und ein Gespräch auf später zu verschieben. Auch Vermittlungsversuche können in dieser Situation Gewalt provozieren.

Der sensitive Beziehungsmodus

Sensitivität bedeutet gerichtete Aufmerksamkeit und Wahrnehmung mit der daraus resultierenden Interpretation. Es besteht eine Ähnlichkeit zum Wahn, da zum Teil dieselben Aufbauelemente verwendet werden, wenngleich sich diese nicht zur Wahngewißheit verdichten. Der Sensitivität liegt die *Außenprojektion* eigener Ängste, Schuldgefühle und Aggressionen zugrunde. Häufig entsteht dieses Verhaltensmuster bei Aktualisierung von Kränkungen oder Trennungsängsten.

Ein Anlaß für das Auftreten von Beziehungsideen ist auch die Projektion von Anteilen des Über-Ich in den anderen. In der Pubertät z. B. entwickelt sich öfters ein *Onanie-Konflikt:* Jugendliche leben im Argwohn, die Umwelt würde aus ihrer unreinen Haut auf sexuelle Phantasien schließen. Daraus kann ein depressives Zustandsbild mit einer Erythrophobie – der Angst vor dem Erröten – entstehen. Der sensitive Beziehungsmodus wird aufgehoben, wenn es dem Betroffenen gelingt, seine abgewehrten psychischen Bedürfnisse in sein Ich zu integrieren.

Rückzug in das Größen-Selbst

In der neurotischen Reaktion des Rückzuges in das Größen-Ich zeigt sich der *Versuch der Selbstheilung* des Ich besonders deutlich: Dieser Abwehrmechanismus bewirkt, daß die Libido auf das Selbst zurückgezogen wird und die angstmachende Umwelt oder die innere Bedrohung an Bedeutung verliert.

❗ *Fallbeispiel*

Ein 35 Jahre alter, vollkommen informierter Patient wird wegen der Verdachtsdiagnose eines Malignoms stationär aufgenommen. Sein Verhalten auf der Station ist zunächst der Situation entsprechend. Plötzlich beginnt er mit den Schwestern in auffälliger Weise zu flirten, gibt sich so, als ob ihm die Ärzte zur Dankbarkeit verpflichtet wären, daß sie ihn untersuchen dürfen. Er wirkt arrogant und distanzlos. Dieses Verhalten entstand, als sich der Patient mit der Möglichkeit seines Sterbens auseinandergesetzt hatte. Es verschwand wieder, nachdem er seine Betroffenheit und Angst äußern konnte und eingestand, wie verloren und hilflos er sich fühlte.

Depersonalisations- und Derealisationssyndrom

Das **ICD-10** reiht Depersonalisations- und Derealisationssyndrome gemeinsam mit der *Neurasthenie* unter *andere neurotische Störungen*, das **DSM-IV** unter *dissoziative Störungen*.

Definition

Unter Depersonalisation und Derealisation wird ein Erleben verstanden, das sich plötzlich manifestiert und mit einer Veränderung der Selbstwahrnehmung und/oder der Fremdwahrnehmung verbunden ist. Das Gefühl der eigenen Realität geht abrupt verloren und wird durch eine Empfindung der Unwirklichkeit ersetzt.

Symptomatik und Verlauf

Die Symptomatik verschwindet nur allmählich, der Verlauf ist durch Exazerbationen und Remissionen gekennzeichnet. Als neurotische Reaktion tritt das Syndrom besonders häufig in folgenden Bedingungskonstellationen auf:

- in Situationen einer spezifischen Beziehungsbelastung, die eine veränderte Einstellung zu sich oder dem anderen verlangt;
- im Rahmen von depressiven sowie phobischen und anankastischen Störungen;
- in gesundem Zustand bei sensorischer Deprivation, bei starker Ermüdung;
- im Rahmen der hypnagogen Phase im Augenblick des ersten Einschlafens.

Ähnliche Erlebnisweisen finden sich auch als sog. todesnahe Erfahrungen in Momenten extremer Lebensgefahr.

Differentialdiagnose

Depersonalisationserscheinungen bei schizophrenen Psychosen und dissoziativen Zuständen sowie bei beginnenden Demenzen sind auszuschließen. Dieselbe Symptomatik kann als sekundäres Phänomen auch im Rahmen eines postiktalen Zustandes und einer Aura bei Temporallappen-Epilepsie bestehen.

Fallbeispiel

Ein junger Mann, der sehr an seine idealisierten Eltern gebunden ist, trennt in seinen Verhaltensweisen zwischen dem Zuhause und dem Leben mit Gleichaltrigen. Unvermutet trifft er seine Eltern im Theater und erlebt plötzlich eine Derealisation: Er nimmt wahr, daß seine Eltern im Vergleich zu anderen Menschen nicht größer sind, sie erscheinen ihm vollkommen fremd. Dieser Zustand macht ihm angst, so daß er sich von ihnen verabschiedet. Als er nach Hause kommt, ist dieses Empfinden wieder verschwunden.

In der psychotherapeutischen Durcharbeitung erlebt der junge Mann die Schwierigkeit, die auf sein Vermeidungsverhalten und seine Verleugnung zurückgeht, in der Beziehung zu seinen Eltern derjenige zu sein, der er ist. Angst vor Ablehnung, Trennung und Aggression sind daran beteiligt.

Neurasthenie

Synonym: Erschöpfungssyndrom.

Definition

Es lassen sich **2 Erscheinungsformen** neurasthenischer Störungen unterscheiden:

- eine rasche oder vermehrte Ermüdung nach geistigen Anstrengungen mit folgender deutlicher Beeinträchtigung der Arbeitsleistung;
- ein beherrschendes Gefühl körperlicher Schwäche bereits nach geringfügiger Belastung, verbunden mit diffusen, vorwiegend muskulären Schmerzen.

Der **Begriff Neurasthenie** weist starke kulturelle Unterschiede auf und hat in den letzten Jahrzehnten einen grundlegenden Bedeutungswandel erfahren. Verstand man darunter früher eine angeborene oder in der Kindheit erworbene vegetative Minderbelastbarkeit mit depressiver Verstimmung (heute dem Begriff der abhängigen, asthenischen Persönlichkeitsstörung zugeordnet), betonen die modernen Klassifikationssysteme die Neigung der Betroffenen zu psychophysischen Erschöpfungszuständen.

Symptomatik

Das Erscheinungsbild wird geprägt durch Müdigkeit, verminderte körperliche und seelische Belastbarkeit, Schwindelgefühle, diffuse Schmerzen (Kopfschmerzen, Muskelschmerzen) und Schlafstörungen (Insomnie oder Hypersomnie). Darüber hinaus besteht eine Bereitschaft zur psychischen Irritabilität sowie zu dysphorischen, depressiven oder ängstlichen Verhaltensweisen. Tritt das neurasthenische Syndrom im Anschluß an ein Schädel-Hirn-Trauma oder an eine körperliche Erkrankung auf, entspricht die Symptomatik weitgehend jener des hyperästhetisch-emotionellen Schwächezustandes. Stehen die Symptome der Schwäche und Ermattung im Vordergrund, wird – besonders in den USA – die Diagnose „chronic fatigue syndrome" gestellt. Übergänge zur Hypochondrie (S. 129) sind möglich.

„Psychogener" Dämmerzustand

Das **ICD-10** listet die verschiedenen Dämmerzustände unter **andere dissoziative Konversionsstörungen** auf.

Definition

Der „psychogene" Dämmerzustand äußert sich in einer veränderten, eingeengten Bewußtseinslage, die auf wenige erlebbare Inhalte beschränkt ist.

Symptomatik

Das Erkennen eines Dämmerzustands ist oft schwer, da der Betroffene in seinem Verhalten nicht ohne weiteres auffällig erscheint. Sobald ein unmittelbarer Gesprächskontakt gesucht wird, manifestiert sich jedoch die veränderte Bewußtseinslage. Der psychogene Dämmerzustand tritt im Anschluß an ein tiefgreifendes, belastendes Geschehen auf.
Differentialdiagnostisch muß der „psychogene" Dämmerzustand vor allem von einer organisch begründeten Störung (z. B. Epilepsie) abgegrenzt werden.

⚠ *Fallbeispiel*

Ein junges Mädchen wird nachts von einigen Jugendlichen in die Ambulanz der Klinik gebracht. Sie berichten, sie hätten das Mädchen in einem Lokal kennengelernt. Es sei zuerst nett und unauffällig gewesen, mit einem Male sei es ihnen jedoch verändert erschienen: Es sei plötzlich still geworden, habe nur mehr süßlich gelächelt und sei nicht mehr ansprechbar gewesen. Da dieser Zustand angehalten habe, fanden sie eine psychiatrische Hilfe dringend notwendig.

Auffällig für den Zeitpunkt des Auftretens dieser Wesensänderung war folgendes: Einer der Jungen habe aus einer Tageszeitung einen Artikel vorgelesen, in dem von einem Prozeß wegen sexuellen Mißbrauchs berichtet wurde. Ein Mann habe seine Stieftochter mehrere Jahre sexuell mißbraucht und sei nun zu einer mehrjährigen Haftstrafe auf Bewährung verurteilt worden. In diesem Artikel war gerade von jenem Mädchen die Rede, welches mit den jungen Männern beisammensaß.

Hier ist der Zusammenhang zwischen einer akuten Belastungssituation und der damit verbundenen Überforderung der Bewältigungskräfte des Ich deutlich. Durch das Einsetzen von Abwehrmechanismen kam es zu einem Zustand phantasierter Wunscherfüllung: Das Mädchen berichtete, sie habe in diesem Zustand erlebt, wie einer der Jungen ihr Freund sei und mit ihr lebe und sie sich bei ihm sicher und geborgen fühle.

Therapie neurotischer Reaktionen

Therapeutisch ist vor allem eine Entlastung sowie eine Aufarbeitung der zugrundeliegenden Störmomente anzustreben. Eine medikamentöse Unterstützung im Sinne einer Reizabschirmung ist angezeigt.

Je nach Zielsyndrom ist eine pharmakologische Unterstützung durch vorübergehende Anwendung von Benzodiazepinen, Antidepressiva, in seltenen Fällen auch dämpfender Antipsychotika indiziert.

6.3.2 Neurotische Entwicklungen

Synonym: Symptomneurosen.

Klassifikation

Das **ICD-10** gliedert die **neurotischen Störungen** in

- phobische Störungen,
- andere Angststörungen und
- Zwangsstörungen.

Die **phobischen Störungen** werden unterteilt in

- Agoraphobie mit und ohne Panikstörung,
- soziale Phobien und
- spezifische (isolierte) Phobien.

Zu den **anderen Angststörungen** werden gerechnet:

- Panikstörungen,
- generalisierte Angststörungen,
- Angst und depressive Störung, gemischt,
- sonstige gemischte Angststörung.

Die **Zwangsstörungen** werden gegliedert in

- vorwiegend Zwangsgedanken oder Grübelzwang,
- vorwiegend Zwangshandlungen (Zwangsrituale),
- Zwangsgedanken und -handlungen gemischt.

Die neurotische Depression wird als **Dysthymia** den affektiven Störungen zugeordnet. Die hysterischen Neurosen erscheinen als **dissoziative Störungen (Konversionsstörungen)**.

Das **DSM-IV** subsumiert unter *Angststörungen* (oder Angst- und phobische Neurosen):

- Panikstörungen mit und ohne Agoraphobie,
- Agoraphobie,
- soziale Phobie,
- einfache Phobie,
- Zwangsstörung,
- Angststörung.

Die *neurotische Depression* wird als schwach ausgeprägte depressive Erkrankung den affektiven Störungen zugeordnet.

Definition

Die neurotischen Entwicklungen sind durch das Auftreten einer psychischen oder körperlichen Symptomatik gekennzeichnet, welche als Ich-fremd erlebt wird. Sie werden dann manifest, wenn im Rahmen einer situativen Belastung die abgewehrten intrapsychischen oder inter-psychischen Konflikte die Ich-Stärke des Patienten überfordert haben.

Symptomatik

Kennzeichnendes Merkmal der Gruppe der neurotischen Entwicklungen sind **Angstsymptome** und **Vermeidungsverhalten.** Bei der *Angst* und der *Panikstörung* ist die Angst das dominierende Symptom, bei den *phobischen Störungen* ist dies das Vermeidungsverhalten. Bei letzteren tritt die Angst bei der

Konfrontation mit bestimmten Objekten oder in definierten Situationen auf. Bei der *Zwangsstörung* stellt sich starke Angst dann ein, wenn den Zwangsgedanken oder den Zwangshandlungen Widerstand geleistet wird.

Angst, Vermeidungsverhalten, Panik- und Zwangsphänomene kennzeichnen die individuelle Wirklichkeit des betreffenden Patienten: Diese wird von den Einschätzungen und Vorlieben, welche sich in der Selbstsicht, in der Art der bisherigen Beziehungen und im Umgang mit sexuellen Bedürfnissen zeigen, bestimmt.

Bereits vor dem Auftreten der aktuellen Störung hat eine definierte Libido-Fixierung bestanden: Diese triebdynamischen Fixierungen sind sowohl auf der Beziehungsebene als auch in der gewohnten Verhaltensstruktur (der intrapsychischen Regulation) nachweisbar.

In der Phase der Labilisierung der Charakterabwehr treten vorübergehend aversive Gefühle wie Angst, Ärger oder Depression auf. Erst wenn sich die jeweilige neurotische Störung manifestiert, wird durch die Symptombildung im Sinne eines Selbstheilungsversuchs eine Entlastung des Ich erreicht. Dies wird der **primäre Krankheitsgewinn** genannt. Das Krankheitsgefühl von Menschen mit neurotischen Störungen resultiert nicht aus der Ich-Belastung, denn diese wird durch die Symptombildung gebunden: Der Patient erlebt aber, daß sich etwas Fremdes ereignet hat und er in seinem Lebensablauf eingeschränkt ist.

Prämorbid ist das Verhalten des Betroffenen weitgehend unauffällig, der Ausbruch der Erkrankung ereignet sich innerhalb von Tagen. Vorher bestand nicht selten eine Zeit der krisenhaften Zuspitzung von Belastungen und ein Auftreten von allgemeinen Symptomen der Irritation wie Angst, Ärger und Depression sowie Schlafstörungen und andere funktionelle Beschwerden.

Angstneurose – Angststörungen

Symptomatik

Angstneurosen sind entweder durch eine sich zeitweilig verdichtende **chronische Angst** oder durch das rezidivierende, unvermittelte Auftreten von **Panikattacken** gekennzeichnet. Das Gefühl der Hilflosigkeit gegenüber der Angst bedingt häufig depressive Verstimmungszustände. Die alles beherrschende Angst, neuerlich eine *Panikattacke* zu erleiden (*Erwartungsangst*) führt zu einem *Vermeidungsverhalten* gegenüber möglichen Auslösesituationen. Die Folge dieses Vermeidungsverhaltens ist eine deutliche Einschränkung des Handlungsraumes und der Ich-Funktionen: Tätigkeiten werden nicht mehr ausgeübt oder bestimmte Gebäude nicht mehr betreten. Die Betroffenen fahren nicht mehr mit dem Auto und können nur noch mit Begleitpersonen ihr Haus verlassen. Der Großteil der Erkrankten klagt über Schlafstörungen.

Bei depressiven, zu ausgeprägtem Vermeidungsverhalten neigenden Angstkranken besteht eine starke Bindung an Bezugspersonen und Ärzte, da dadurch die Angst abgeschwächt werden kann: Die Patienten des **Typ-A** (H.E. Richter und D. Beckmann) machen ca. 80 % der Erkrankten aus, sie sind „offen abhängig". Im Unterschied dazu werden Patienten des **Typ-B** als „pseudo-unabhängig" beschrieben. Typ-B-Patienten besitzen eine kontraphobische und kontradepressive Abwehr, sie vermeiden mögliche Auslösesituationen kaum und zwingen sich zur Aufrechterhaltung ihrer gewohnten Aufgaben.

Der befürchtete Angstanfall geht mit funktionellen somatischen Beschwerden (Tachykardie, Schwindel, Schweißausbrüche, Schmerzen im Thoraxbereich, ausstrahlenden Dysästhesien in den linken Arm oder einer Hyperventilation) einher. Ist die Angstthematik auf das Herz ausgerichtet, wird von einer Herzneurose gesprochen. Die Folge dieser *Herzangst* ist ein durch Schonung bedingter gravierender Konditionsmangel, der die Erkrankung neuerlich verstärkt. Häufig ist auch die Angst, „verrückt" zu werden oder die Kontrolle über sich zu verlieren.

Ätiologie

Schon Freud stellte fest, daß sich die Angstneurose in einem wesentlichen Punkt von den übrigen neurotischen Störungen unterscheidet: Das Hauptsymptom – die Angst – bestimmt die Neurose. Dies steht im Gegensatz zu der sonst bestehenden Ich-Entlastung, die infolge der neurotischen Symptombildung zur Angstminderung führt.

Im Vordergrund ätiologischer Überlegungen steht die Beachtung der Trennungsängste. Eine Angstneurose kann, unabhängig von Triebdynamik oder von aktualisiertem Konflikt, bei befürchtetem Verlust des narzißtischen Gleichgewichts entstehen.

Wird beim „offen-abhängigen" Typ-A eher die Trennungsangst aktualisiert, so gerät der „pseudo-unabhängige" Typ-B häufig bei zu großer „Nähe" in eine Labilisierung, bei der seine Charakterabwehr, meist nach frühem Objektverlust, gegen die Wiederaufnahme enger Beziehungen ausgerichtet ist.

Beginn und Verlauf

Die erste Attacke tritt *abrupt* auf und erfolgt üblicherweise im Rahmen einer akuten Belastungssituation: Eine Angstneurose geht jedoch über eine akute Belastungsreaktion oder eine abnorme Erlebnisreaktion hinaus. Klingt das Zustandsbild nicht rasch ab, entsteht oft ein jahrelanges Leiden, welches die Familie des Erkrankten miteinbezieht.

Obwohl sich Angstkranke meist gut an die Auslösesituation erinnern können, setzen sie sich in der Regel nicht mit der eigentlichen Belastungssituation auseinander: Dies ist ein Hinweis für die Existenz einer intakten Abwehr. Wird im Rahmen der Therapie der auslösenden Belastungssituation nachgegangen, findet sich stets eine Aktualisierung eines intra- oder interpsychischen Konfliktes, der unlösbar oder für das Individuum nicht akzeptabel erschien. Dies entspricht einem für neurotische Störungen charakterischischen **primären Krankheitsgewinn.**

Daneben kommt es bei dieser Störung auch häufig zu einem **sekundären Krankheitsgewinn.** Es liegt im Wesen der Angstvermeidung, Sicherheit und Geborgenheit zu suchen. Daraus entsteht für die Angehörigen oft eine Gefängnis-Atmosphäre: Jede Aktion eines Familienmitgliedes, welche die Angstvermeidung gefährdet, wird mit einem Angstanfall „geahndet". Der sekundäre Krankheitsgewinn führt häufig zu einer Chronifizierung.

Therapie

Die Behandlung von Angstkranken beruht auf **3 Wirkprinzipien:**

1. die medikamentöse Therapie des Angstsyndroms mit Antidepressiva oder – für kurze Zeit – mit Anxiolytika;
2. das Durchdenken der aktuellen Belastungssituationen. Daraus strukturiert sich eine individuelle Psychotherapie;
3. das Überwinden des aufgetretenen Vermeidungsverhaltens.

Neurotische Depression, Dysthymia sowie Angst und depressive Störung, gemischt

Das **ICD-10** vermeidet den Begriff depressive Neurose: Leichte und nicht anhaltende ängstliche Depressionen werden als Angst und depressive Störung, gemischt, den neurotischen Störungen zugerechnet; chronische depressive Verstimmungen, die nach Schweregrad und Dauer der einzelnen Episoden nicht den rezidivierenden depressiven Störungen entsprechen, werden als Dysthymia den affektiven Erkrankungen zugeordnet.

Symptomatik

Im Vordergrund steht das Gefühl der Schwäche, der Krankheit und der fehlenden Belastbarkeit. Es dominiert das Empfinden, sein Leben nicht mehr aktiv und positiv gestalten zu können. Suizid-Phantasien sind häufig, Suizid-Versuche im Vergleich dazu selten. Die Verstimmung wird oft am Nachmittag und gegen Abend besonders intensiv erlebt, die Patienten klagen häufig über Einschlafstörungen.

Der ängstlich depressive Patient kann fröhlich sein, wenn er nicht zum Gesundsein gefordert wird und genügend Freiraum bekommt, ohne sich deshalb alleingelassen zu fühlen: Die Entlastung ist entscheidend für ihn. Es kommen aber auch intensive aggressive Durchbrüche vor.

Ein weiterer Diagnosehinweis ist aus dem Beziehungsaspekt abzuleiten: Der ängstlich-depressive Patient versucht, seine Umgebung zu beeinflussen, er zieht sie in sein Beziehungsspiel hinein und verstrickt sie in ein Netz von Zuwendung und Abhängigkeit.

Die Differentialdiagnose zu affektiven Störungen ist im allgemeinen wegen des Fehlens der Biorhythmusstörungen und der gleichfalls fehlenden abgegrenzten Phasen relativ einfach zu treffen.

Ätiologie

Aus der Darstellung des Krankheitsbildes wird ersichtlich, daß die intrapsychische Konfliktspannung (seinen Wünschen und Zielen nicht gerecht werden zu können) mit einem interpsychischen Beziehungskonflikt (dem Wunsch nach Hilfe bei gleichzeitiger Zurückweisung jedes Hilfeangebots) verbunden ist.

Die **Ambivalenz** gehört zum Störungsbild:

- das Streben nach Anerkennung kontrastiert mit dem Gefühl, alleingelassen und überfordert zu sein;
- dem Wunsch nach Autonomie steht die Sehnsucht nach Liebe und Geborgenheit gegenüber,
- dem Verlangen, erotisch und sexuell begehrenswert zu sein, die Angst, dadurch entwertet und mißbraucht zu werden.

Im Einzelfall wird je nach prämorbider Charakterstruktur die Akzentuierung unterschiedlich sein: Das Spannungsfeld zwischen Geborgenheit und Freude an der zunehmenden Eigenständigkeit ist immer das aktualisierte Thema dieser Störung. Die Betroffenen sind auf diesen Beziehungsmodus regrediert.

Von *lerntheoretischer* Seite wird diese Depression gesehen als:

- Folge von Verstärkerverlust,
- Folge von negativer Selbsteinschätzung und negativer Kognition,
- Folge spezifischer Defizite in der Selbst-Beobachtung, Selbst-Beurteilung und Selbst-Verstärkung.

Beginn und Verlauf

Der Beginn ist oft schleichend, da sich ein fast unmerklicher Übergang von aktueller Anspannung in die Störung vollzieht. Die Patienten nehmen jedoch den allmählich eintretenden Kontrollverlust wahr. Unbehandelt nimmt die Symptomatik sehr häufig einen chronischen Verlauf.

Therapie

Wegen der bestehenden Hilflosigkeit und der Beeinträchtigung des Lebensgefühls empfiehlt sich die Gabe von Antidepressiva. Wichtig ist es, die prämorbide Belastungssituation ernstzunehmen sowie immer wieder an die Leistungsfähigkeit des Patienten zu erinnern. Dies geschieht bereits bei der Erhebung der biographischen Anamnese, die die Voraussetzung dafür ist, daß der Patient aus dem Bereich der momentanen Klagen, Selbstbezichtigungen und Beschuldigungen herausfindet. Der Patient will erleben, daß er auch gut entwickelte Fertigkeiten besitzt. Ihn zu trösten oder ihm einzureden, welch ein tüchtiger Mensch er sei, führt nicht zur nötigen Stärkung des Ich. In der Auseinandersetzung mit dem Patienten dürfen und sollen auch Kritik und konträre Meinung einfließen. Ungünstig ist ein Gesprächsklima der permanenten Entlastung wie auch ein aggressiv getöntes Fordern. Die Gefahr für die Arzt-Patient-Beziehung liegt in der Ambivalenz zwischen der Angst, den Patienten zu überfordern, und der Angst, von ihm ausgenützt zu werden: Dies ist gerade der Konflikt, den der Betroffene selbst verspürt. Im Umgang mit diesen Patienten kann besonders leicht das Phänomen der Übertragung und Gegenübertragung erfahren werden.

Der Verhaltenstherapeut wird depressive Denkmuster und negative Schemata zu verändern suchen. Dabei kommen dem kognitiven Ansatz (A. Beck) und dem Selbstkontrollansatz eine besondere Bedeutung zu.

Zwangsneurose – Zwangsstörung

Definition
Denkinhalte oder Handlungen drängen sich immer wieder auf und können nicht unterdrückt oder verdrängt werden.

Ätiologie
Bei Zwangskranken besteht prämorbid eine Überanpassung an die Normen anderer. Die fehlende „normale" Verselbständigung in Geborgenheit (wie es zur Überwindung der analen Phase gehört) führt zu Beziehungen, in denen Überanpassung mit innerer Auflehnung häufig ist. Nicht selten kommt es zu sadomasochistischen Beziehungsstilen.

Die Verhaltenstherapie nimmt an, daß das Zwangsverhalten zur Vermeidung eines befürchteten, noch stärker aversiven Zustandes (z.B. Angst, jemanden umzubringen) in Kauf genommen wird. Zwänge sollen zur Reduktion dieses bedrohlichen Zustandes führen.

Neurobiologisch wird in letzter Zeit immer wieder auf die Nähe zu Basalganglienstörungen hingewiesen.

Symptomatik
Zwangsgedanken, Zwangsimpulse und Zwangshandlungen prägen die Erkrankung: Diese Symptome sind eingebettet in eine Stimmung der Unsicherheit, der Ängstlichkeit und der Depressivität. Der Patient ist von der Überzeugung bestimmt, ein Gedanke, ein Impuls, eine Handlung oder eine Unterlassung könne schreckliches Leid über sich oder andere bringen. Aus diesen Gründen muß ein *Ritual* der Abwehr, des Schutzes oder des Überprüfens durchgeführt werden, um den zu erwartenden Schaden abzuwehren. Die Gedanken und Handlungen können banal, aber auch magisch-mystisch begründet sein. Diese Rituale sind häufig sehr zeitaufwendig, da sie exakt ausgeführt werden müssen, um ein Sicherheitsgefühl erleben zu können. Da Patienten dazu viele Stunden benötigen, führen ausgeprägte Zwänge zu fast völliger Handlungsunfähigkeit, da alle Kraft und Zeit für die richtige Abwicklung der Rituale benötigt wird.

Wir unterscheiden 2 Varianten:

1. **Zwangsgedanken:** Bestimmte Ideen, Vorstellungen oder Impulse drängen sich zwanghaft auf. Diese sind oft aggressiver Natur oder obszön, oft aber auch nur einfach sinnlos. Die Betroffenen leiden sehr unter der Symptomatik und entwickeln nicht selten ein depressives Syndrom.
2. **Zwangshandlungen** (Zwangsrituale) sind ständig wiederholte Stereotypien, die von den Patienten zwanghaft durchgeführt werden müssen, oft um ein vermeintliches Unheil abzuwenden, obwohl sich die meisten Patienten der Sinnlosigkeit ihrer Zwangsrituale durchaus bewußt sind. Ordnung und Reinlichkeit sind häufig im Mittelpunkt von Zwangsstörungen. Wasch-, Zähl- und Ordnungszwänge sind typische Manifestationen.

Differentialdiagnose
Vorübergehende Zwangssymptome werden im Kleinkindalter und in der Adoleszenz relativ häufig beobachtet, dagegen sind Zwangskrankheiten im höheren Lebensalter eher selten. Hirnorganische Veränderungen, wie perinatale Schädigungen, müssen genauso wie psychotische Störungen ausgeschlossen werden, da sowohl Schizophrenien als auch affektive Erkrankungen eine Zwangssymptomatik aufweisen können.

Beginn und Verlauf
Häufig ist ein chronischer Verlauf, der sich kontinuierlich von der Adoleszenz an entwickelt. Zwangsstörungen gelten als besonders therapieresistent und zur Chronifizierung neigend. Dies vor allem dann, wenn dem Unterbrechen der Zwangsgedanken, Zwangsimpulse oder Zwangshandlungen zu wenig Aufmerksamkeit geschenkt wird.

Therapie
Gute Erfolge in der Behandlung von Zwangsphänomenen werden mit vorwiegend serotonergen Antidepressiva (Clomipramin oder SSRI's) erzielt: Die Gabe dieser Antidepressiva, welche zur gleichen Zeit angstmindernd wirken, hat sich als günstig erwiesen.

Von verhaltenstherapeutischer Seite kommt der symptombezogenen Exposition – in vivo – in Verbindung mit der Reaktionsverhinderung, häufig kombiniert mit anderen therapeutischen Schritten (z.B. soziales Kompetenztraining, kognitive Umstrukturierung), eine besondere Bedeutung zu. Der Erfolg der Therapie der Zwangsstörungen hängt stets von der Bereitschaft ab, die interpersonalen Probleme zu akzeptieren. Dazu gehört, den Patienten auch die notwendige Zeit zu lassen, um wieder Vertrauen zu sich selbst zu finden. Ungeduld, gutgemeinte Ratschläge oder ein intensives Bemühen, dem Patienten sein Unbewußtes verständlich machen zu wollen, führen in therapeutische Sackgassen.

Fallbeispiel

Eine ehrgeizige junge Frau, Schwester von älteren, von der Mutter mehr geschätzten Brüdern, beschließt, sich über ihre Angst vor dem Alleinleben hinwegzusetzen und aus der gemeinsamen Wohnung auszuziehen. Sie heiratet rasch und erlebt in ihrer Ehe einen impulsiv-aggressiven Mann. Dieser nimmt kaum Rücksicht auf ihre Wünsche nach Anerkennung ihrer Leistung und setzt sich über ihre sexuellen Bedürfnisse hinweg. Als sie versucht, sich ihm anzupassen, bricht eine Zwangsstörung aus: Sie wischt Blumenblätter so lange ab, bis sich einzelne auflösen. Darüber hinaus überprüft sie zwanghaft jede Naht an einem Kleidungsstück durch Zupfen. Stimmt eine Naht nicht optimal, muß sie diese auftrennen und neu vernähen. Diese Handlungen vermitteln ihr die Erkenntnis, etwas wert zu sein. Erst als es der Patientin gelingt, sich vom Nähen loszureißen, empfindet sie ihre Sehnsucht nach wahrer Anerkennung und Bestätigung. Solange das Zwangsritual durchgeführt wurde, bestand ein intrapsychischer Stillstand, der eine Problemlösung verhinderte.

Phobien – phobische Störung

Definition

Bei der Phobie handelt es sich um eine **gerichtete Angst,** eine Furcht, die sich stets auf eine spezielle Situation, einen Gegenstand, ein Lebewesen oder einen Mitmenschen bezieht. Dieser Furcht wird durch Vermeidung begegnet. Wie bei der Angststörung spielt auch bei der Phobie die Vermeidung der angstauslösenden Situation eine entscheidende Rolle. Kann die Bedingung, an die die Phobie geknüpft ist, vermieden werden, besteht kein Leidensdruck. Phobien sind vielfältig, da alles geeignet ist, Ziel einer Phobie zu werden.

Ätiologie

Viele Menschen, die später Phobien entwickelt haben, hatten als Kinder von Angst gekennzeichnete Beziehungen zur Primärgruppe: Entweder mußten sie sich tatsächlich vor der Impulsivität der Bezugspersonen fürchten, oder sie hatten stark idealisierte Beziehungen, denen sie jedoch nicht trauten. Kindliche Phobien treten im allgemeinen in der phallisch-narzißtischen Phase auf. Das kindliche Ich wird durch folgende Momente überfordert:

- durch das Erleben der eigenen Grandiosität oder ihres Gegenteils, der völligen Wertlosigkeit;
- durch den Wunsch, Stärke in sich zu haben, und die Angst, die Bezugsperson werde mit Aggression darauf reagieren;
- durch die eigene Aggression, welche Todes- und Trennungswünsche aktualisiert.

Viele Patienten können allerdings durchaus banale Schlüsselerlebnisse als Ausgangspunkt ihrer phobischen Störung erinnern: so etwa die bedrohliche Begegnung mit großen Hunden oder ein Steckenbleiben im Aufzug.

Symptomatik

Man unterscheidet z.B. die Angst vor:

- Spinnen, Hunden, Bakterien: *Zoophobie*,
- spitzen Gegenständen: *Akrophobie*,
- Krankheiten: *Nosophobie*,
- weiten Plätzen: *Agoraphobie*,
- engen Räumen: *Klaustrophobie*.

Das Krankheitsbild wird in seiner psychosozialen Dimension vom Vermeidungsverhalten bestimmt. Wenn ein Patient nicht mehr die Wohnung verlassen kann, da er die Straße fürchtet, oder wegen seiner Bakteriophobie in sein Haus mehrere Schleusen einbauen läßt, entstehen gravierende Sekundärprobleme, welche sich auch auf die gesamte Familie auswirken.

Der phobische Patient wendet sich in seiner Angst besonders dem Mitmenschen zu, dem gegenüber er in ambivalenter Konfliktspannung lebt. Die Phobie hält die problematische Beziehung aufrecht und entschärft sie zugleich, besonders dann, wenn der Beziehungskonflikt ausschließlich in der Phobie gebunden ist. Eifersucht und Rivalität sind bei Phobikern stets präsent.

Beginn und Verlauf

Vorübergehende Phobien sind während der Entwicklung häufig. Unbehandelt neigen phobische Syndrome zur Chronifizierung.

Therapie

Ziel der therapeutischen Bemühung ist es, den Patienten wieder für seine Bewältigungsaufgaben zu motivieren. Häufig ist es der Druck der Realität (drohender Verlust des Arbeitsplatzes, Gefährdung der Partnerschaft), der den Patienten zu einer Therapieaufnahme führt. Nach Überwindung der Vermeidungsangst beginnen die Betroffenen wieder, ihre Fähigkeiten einzusetzen: Dies ist ein Hinweis dafür, daß ihre Ich-Funktionen gut entwickelt sind.

Bei Phobien sind verhaltenstherapeutische Maßnahmen sehr erfolgreich: Die Vermeidungsangst kann durch Konfrontation überwunden werden, etwa im Sinne der systematischen Desensibilisierung.

Konversionsstörungen – dissoziative Störungen

Definition und Symptomatik

Diese Störungen sind eng mit der Konversion verbunden: **Konversion** ist die Umwandlung eines verdrängten seelischen Konfliktes in eine körperliche Symptomatik. Gefühle, die konflikthaft erlebt werden, wirken auf die willkürlich innervierte Muskulatur, auf das vegetative Nervensystem, auf die Verarbeitung von Sinnesreizen und somit schließlich auf die Erlebnisverarbeitung. Konversionsmechanismen können sich folglich in den unterschiedlichsten organischen und psychischen Funktionen manifestieren. Wie im ICD-10 aufgelistet, zählen dazu u. a. folgende Störungen:

- dissoziative (psychogene) Amnesie,
- dissoziative (psychogene) Fugue,
- dissoziativer (psychogener) Stupor,
- Trancezustände,
- dissoziative (psychogene) Bewegungsstörungen,
- dissoziative (psychogene) Krampfanfälle,
- dissoziative (psychogene) Sensibilitäts- und Empfindungsstörungen,
- Ganser-Syndrom,
- multiple Persönlichkeit.

Die **dissoziative Amnesie** besteht in einem Erinnerungsverlust für wichtige, vorwiegend traumatische Ereignisse. Das Ausmaß der Störung kann von Tag zu Tag stark variieren. Eine vollständige und generalisierte Amnesie ist selten.

Die **dissoziative Fugue** entspricht weitgehend der *Poriomanie*: Die Patienten verlassen in einem veränderten Bewußtseinszustand ihren Wohnort, verhalten sich jedoch im Rahmen ihrer zielgerichteten Ortsveränderung geordnet. Für außenstehende Beobachter ist das Verhalten der Betreffenden unauffällig, für die Zeit der Fugue besteht eine Amnesie. In seltenen Fällen wird im Rahmen der Fugue eine neue Identität angenommen.

Der **dissoziative Stupor** folgt auf eine traumatisierende Situation: Die Patienten verharren bewegungslos über längere Zeiträume, sprechen nicht und reagieren nicht auf äußere Reize.

In **Trancezuständen** liegt ein vorübergehender Verlust der persönlichen Identität vor: Die Betroffenen nehmen die Umgebung nicht wahr und verhalten sich wie manipuliert oder von magisch-mystischen Kräften beherrscht.

Die **dissoziativen Störungen der Bewegung und der Sinnesempfindung** sind durch einen Verlust bzw. eine Einschränkung von Bewegungsfunktionen oder Empfindungen gekennzeichnet: Die Betroffenen wirken körperlich krank, ohne daß organische Ursachen nachweisbar wären. Die Symptomatik entspricht dem Bild einer körperlichen Erkrankung, wie sich diese die Betroffenen vorstellen. Das Auftreten der Störung steht in enger Beziehung zu psychischem Streß.

Die dissoziativen Bewegungsstörungen sind im Erscheinungsbild sehr unterschiedlich: Es können Lähmungen oder Koordinationsstörungen (Asthasie, Abasie), Tremor oder choreatiforme Bewegungsmuster sowie Sprach- und Artikulationsbehinderungen (Aphonie, Dysphonie) vorliegen.

Die **dissoziativen Krampfanfälle** sind epileptischen Anfällen sehr ähnlich, es fehlen jedoch die für diese relevanten neurologischen Phänomene.

Die **dissoziativen Sensibilitäts- und Empfindungsstörungen** können in einem vollständigen Visusverlust, in Taubheit, Anosmie oder in Parästhesien neurologisch nicht erklärbarer Abgrenzung bestehen.

Das **Ganser-Syndrom** äußert sich in Form von Vorbeiantworten (z. B. 2+2=5): Die Betroffenen erwecken das Bild einer akuten Intelligenzeinbuße.

Die **multiple Persönlichkeitsstörung** besteht in der Entwicklung einer Duplizität bzw. Multiplizität der Persönlichkeit bei einem Individuum: Eine der Persönlichkeiten ist dominant, hat jedoch zu den Erinnerungen, der Biographie und dem Verhaltensrepertoire der anderen keinen Zugang. Diese – sehr seltene – Störung scheint in hohem Maße kulturspezifisch zu sein und wird insgesamt kontrovers diskutiert.

Ätiologie

Frühe Reifungsschritte sind meist ungestört bewältigt worden, Menschen mit Konversionsstörungen wurden jedoch häufig erotisierend erzogen. Vielfach (bis zu 20 %) sind sie auch sexuell mißbraucht worden.

Einander ebenbürtige Eltern, die zu ihrer eigenen Sexualität eine positive Einstellung haben und sie miteinander leben, erleichtern ihren Kindern den Weg zu einer positiven psychosexuellen Identifikation zum gleichgeschlechtlichen Elternteil und in der Folge die Zuwendung ihrer Erotik zum anderen Geschlecht.

Der wesentliche Abwehrmechanismus der Konversionsstörung ist die Verdrängung: Durch Verdrängung verschwinden konflikthafte Gefühle, Gedanken und Beziehungserfahrungen aus dem Bewußtsein. Zwischen dem „Nicht-wissen-wollen", dem „Nicht-erinnern" sowie der Verleugnung als Abwehrmechanismus und der Verdrängung bestehen fließende Übergänge.

Diagnose

Zur Diagnose einer Konversions- bzw. dissoziativen Störung gehört oft der Befund der *Verdrängung der Sexualität*.

Im Kontaktverhalten sind die Patienten bis auf die nichtintegrierte erotische Ausstrahlung unauffällig. Die Betroffenen vermeiden sexuelle Beziehungen, da dadurch Konflikte aktualisiert werden könnten. Ihre Partner sind im Verhalten weitgehend identisch, so daß der Begriff *hysterophil* geprägt wurde, um das Beziehungsverhalten zu beschreiben: Es sind Menschen, die mit großer Geduld zum Erkrankten stehen, sich selbst die Schuld an den Beziehungsproblemen zuschreiben, die eigene Sexualität konflikthaft empfinden und sie dementsprechend ambivalent leben. Sexuelle Probleme sind beim Partner häufig, während der Betroffene selbst mit seiner Störung besser zurechtkommt.

Beginn und Verlauf

Die Symptomatik, die entweder in einer Konversion auf der körperlichen Ebene oder im psychischen Bereich (Derealisations- und Depersonalisationssyndrom) besteht, tritt akut auf. Dissoziative Störungen waren besonders bei Frauen am Ende des 19. Jahrhunderts sehr häufig. Heute finden sie sich bei Frauen und Männern in vergleichbarer Häufigkeit. Ohne Therapie ist der Verlauf der Konversionsstörung oft chronisch.

Therapie

Die therapeutische Situation legt es nahe, Probleme anzusprechen, die mit Entwicklungsprozessen in Kindheit und Jugend zusammenhängen: Dem Patienten muß Gelegenheit gegeben werden, sich zu erinnern. Auch die sexuelle Entwicklung ist anzusprechen. Eine analytisch orientierte Psychotherapie wird von manchen Therapeuten empfohlen. Psychopharmaka eignen sich zur Spannungsreduktion. Die Konversionsstörungen korrelieren nicht selten mit ausgeprägten Stimmungsschwankungen, so daß in diesen Fällen die Gabe von Antidepressiva angezeigt ist.

Bei jenen Konversionssyndromen, die z.B bei dissoziativen Lähmungen zu Kontrakturen, zu schweren Durchblutungsstörungen, zu Osteoporose und zu Muskelatrophien geführt haben, muß ein medizinisch integrativer Standpunkt eingenommen werden. Aus der Konversion sind sekundäre somatische Erkrankungen entstanden, die einer interdisziplinären Therapie bedürfen: Nur durch ein solches Vorgehen kann den betroffenen Patienten geholfen werden.

6.3.3 Charakterstruktur

Definition

Das folgende Kapitel entspricht den tiefenpsychologisch orientierten Bemühungen, Faktoren einer gestörten Persönlichkeitsentwicklung aufzuzeigen. Als Erklärung der Charakterbildung haben diese Vorstellungen in moderne Klassifikationssysteme, die primär phänomenologisch ausgerichtet sind, keinen Eingang gefunden. Die aus bestimmten Charakterstrukturen entstehenden psychopathologischen Phänomene werden im Kapitel „Persönlichkeits- und Verhaltensstörungen" behandelt.

Unter Charakterstruktur wird eine Akzentuierung bzw. Fixierung der Charakterbildung im Rahmen der Entwicklung verstanden: Daher sind die Bezeichnungen der Charakterbildungen identisch mit der jeweiligen Reifungsproblematik, die mit der Ausformung bestimmter Verhaltens- und Sichtweisen verknüpft ist. Diese Zuordnungen sind Verallgemeinerungen. Für die Betroffenen ist damit nicht automatisch eine Erkrankung oder eine Einschränkung ihrer Lebensqualität verbunden. Das Auftreten der Dekompensation einer bestimmten Charakterstruktur steht in Abhängigkeit von Lebenssituationen und Ereignissen, die häufig nicht vom Betroffenen kontrolliert werden können. Die Kenntnis der Charakterstruktur ist auch für die Behandlung von Patienten mit psychosomatischen Störungen wichtig. Die Charakterbildung ist bereits im Alter von 6 Jahren weitgehend grundgelegt. Die weitere Entwicklung bedeutet vornehmlich die Erweiterung der Identität durch die Integration neuer Erfahrungen.

Sowohl die Plastizität unserer Abwehrmechanismen und unseres Bewältigungsverhaltens als auch die beharrenden Kräfte unserer Charakterbildung sind für das Ich-Erleben, für die Identität des Menschen entscheidend.

Symptomatik

Patienten mit einer fixierten Charakterstruktur

- leiden an Schuldgefühlen;
- stehen unter dem ständigen Druck strenger Über-Ich-Anforderungen;
- haben häufig eine narzißtische Fixierung erlitten: Dadurch ist ihre Beziehungsfähigkeit stark eingeschränkt;
- sehen sich entweder allein, jedoch im Größen-Selbst idealisiert als Bekenner, Büßer und Verfolgte oder sind abhängig von der Wertschätzung durch andere, da sie keine ausreichende innere Regulation ihres Selbstwertgefühles haben.

Die Folge davon ist eine ausgeprägte Anfälligkeit für Kränkungen und ein großes Mißtrauen. Daraus entstehen sozialer Rückzug und/oder aggressive Reaktionsbereitschaft mit Angst.

Diese Haltungen geben zu einer Fülle von sekundären sozialen Problemen Anlaß. Gelingt es einem Betroffenen, einen Menschen zu finden, der für seine Nöte Verständnis aufbringt, oder eine soziale Institution, die ihm beisteht, entsteht ein sekundärer Krankheitsgewinn. Dieser kann zu einer Kompensation des Leidensdruckes führen und die Therapiebereitschaft abschwächen.

Pseudounabhängige Charakterstruktur

In der Darstellung der Entwicklungspsychologie wurde bereits auf die Bedeutung der primären Bezugspersonen hingewiesen. Vor dem 15. Lebensjahr ist der Verlust einer Bezugsperson ein Ereignis, das noch nicht mit der reifen Trauer – mit Verinnerlichung der früheren Beziehungserfahrung und nachfolgender Identitätserweiterung – verarbeitet werden kann. Die beiden frühen Entwicklungsphasen wurden auch als die Phasen des Urvertrauens und der Autonomie beschrieben: Entscheidend ist die Präsenz von Bezugspersonen. In der Adoleszenz gelangt der Jugendliche zur Eigenständigkeit; erst nach einer langen Periode der Beziehungskonstanz ist der Mensch bereit, aus eigener intrapsychischer Regulation das Wechselspiel von Hingabe und Eigenständigkeit, von aktiver Bewältigung und Annehmenkönnen zu gestalten.

Personen mit einer pseudounabhängigen Charakterstruktur versuchen die *Fiktion der völligen Unabhängigkeit* zu realisieren. Durch die einseitige Überbetonung der Autonomie wird die Erfahrung des Urvertrauens vernachlässigt. Daraus entsteht eine bestimmte Charakterstruktur: die Neigung zur frühen und überfordernden Verantwortungsübernahme sowie die Überbewertung des eigenen Körpers bezüglich seiner Leistungsfähigkeit. Charakteristisch dafür ist die Vorliebe für Hochleistungssport und für extreme Anstrengungen, die Vernachlässigung körperlicher Zeichen von Erschöpfung und Erkrankung sowie die Schwierigkeit, sich in einer Liebesbeziehung anzuvertrauen und passive Wünsche nach Geborgenheit und Zärtlichkeit zuzulassen.

Fallbeispiel
Der Patient, ein weltweit geschätzter Geologe, der im 8. Lebensjahr seine Mutter verloren hatte, bereiste berufsbedingt die ganze Welt. Er war nach seinen Aussagen bestens für dieses unstete Leben geeignet.

Als er seine Jugendliebe wiederfand, entschloß er sich rasch zur Ehe und zur Beendigung seiner Auslandstätigkeit. Seine Frau war ein häuslicher, warmer und zärtlicher Mensch, der viel Geborgenheit geben, aber auch bekommen wollte. Der Patient versuchte diesem Wunsch zu entsprechen, geriet dabei jedoch in Unruhe und Ängstlichkeit. Er erlebte erstmals Potenzstörungen. Als ein Psychologe ihm die Zusammenhänge erklärte, entschloß er sich, wieder einen Auslandsauftrag anzunehmen. Kaum war er an seinem Arbeitsplatz, fühlte er sich wohl und empfand eine tiefe Zuneigung zu seiner Frau. Das Leitmotiv „in der Distanz gesund und liebend, in der Nähe kränkelnd und überfordert" blieb während der gesamten Berufstätigkeit bestehen. Nach der Pensionierung, als er nicht mehr verreisen „mußte", kam es zu einer langwierigen, funktionellen Erkrankung mit hyperästhetisch-emotionellen Schwächezuständen. Zu seinen eigenen Kindern hatte er ein sehr distanziertes Verhältnis, erst mit seinen Enkelkindern konnte er geduldig sein und lernte Zärtlichkeit zu schätzen.

Abhängige Charakterstruktur

Bei der abhängigen Charakterstruktur besteht ein *Reifungsdefizit an Autonomie* und ein *Mangel an erlebtem Urvertrauen*. Ursächlich scheint ein häufiger Wechsel von Bezugspersonen in der Kindheit; oft lebten die Betroffenen in einer Familie, die durch Unstetigkeit und Impulsivität gekennzeichnet war. Sie geraten häufig in durch Hörigkeit und sadomasochistische Tendenzen charakterisierte Beziehungen, da sie weder genügend Geborgenheit erlebten noch zu Eigenständigkeit fanden. Sie können sich nur anpassen und/oder rächen.

Vor allem in Belastungssituationen wird durch das Einsetzen von unreifen Abwehrmechanismen (*Identifikation, Splitting* und *Projektion*) die Identität des anderen als die eigene empfunden und gelebt. Sind solche Menschen vorübergehend zum Alleinsein gezwungen, dekompensieren sie und entwickeln quälende Gefühle der Leere und der Einsamkeit. In der Folge werden sie häufig somatisch krank.

Fallbeispiel
Als Kind wurde eine spätere RAF-Angehörige von wechselnden Erzieherinnen betreut, eine Terrorgruppe entführte sie als Jugendliche, um von ihrem Vater Lösegeld zu erpressen. Kurz darauf wurde sie bei einem Banküberfall verhaftet, den sie mit den Terroristen plante und ausführte. Wenig später heiratete sie ihren Leibwächter, den ihr der wiederversöhnte Vater zur Verfügung gestellt hatte. Dieser Bericht zeigt die Lebensgeschichte einer Frau mit einer abhängigen Charakterstruktur, welche zu keiner inneren Autonomie und Wahlmöglichkeit gefunden hat. Stets wurde sie durch die Erwartungen der jeweiligen real existenten Bezugsperson definiert.

Narzißtische Charakterstruktur

Menschen mit narzißtischer Charakterstruktur können nur idealisierte positive oder negative Beziehungen aufnehmen. Grandiosität und Entwertung charakterisieren hier die Fremd- und Selbsteinschätzung: Dieses *Entweder-oder* bedarf einer Reihe von Abwehrmechanismen. Viele der Patienten mit narzißtischen Störungen sind aufgrund ihrer geistigen Fähigkeiten, ihrer Abwehrmechanismen und ihres Sozialverhaltens dem Arbeitsleben gut gewachsen: Der Problembereich liegt aber vor allem in der Gestaltung von Freundschaft und Partnerschaft. Gemeinsam ist allen narzißtischen Charakteren die *fehlende Stabilisierung ihrer Ich-Entwicklung, ihrer Identität* und *des Selbstgefühles,* welches aus der Realitätserprobung in Mehrpersonenbeziehungen erwächst.

Sich und die anderen nur in idealisierter Sicht beurteilend, wechseln die Patienten somit zwischen Grandiosität und Entwertung. So entsteht eine magische Sichtweise von Beziehungen, eine personale entidealisierte Beziehung gibt es nicht. Auch das Über-Ich nimmt eine verzerrte idealisierte Position ein: Es ist einerseits streng archaisch und fordernd, andererseits elitär, verzeihend und gewährend. Der Sichtweise der Idealisierung entsprechend, verbietet es alles und gewährt alles, unabhängig von den tatsächlichen Auswirkungen auf menschliche Werte. Eine dem Sekundärprozeß entsprechende Sichtweise, daß in jedem Menschen Geglücktes und Nichtgeglücktes gleichzeitig vorhanden sein kann, erscheint einem Menschen mit narzißtischer Störung unerträglich.

Narzißtische Personen arbeiten häufig exzellent und verantwortungsvoll in ihren Berufen: Dort funktioniert die kritische Überlegung und das Durchdenken von Konsequenzen des geplanten Handelns. Im Privatleben aber beurteilen sie ihre Beziehungen magisch und oft völlig unrealistisch.

Die Störung in der Entwicklung zur personalen Begegnung (mit dem Erleben von Geborgenheit und dem Recht auf Differenzierung und Abgrenzung innerhalb einer Beziehung) führt zu einer magischen Sichtweise des eigenen Selbst, zum *Größen-Selbst*. In dieser Position besteht ein Maximum an Macht und Ohnmacht. Ohne Realitätsprüfung wird das eigene Erleben als Wirklichkeit empfunden; unreife Abwehrmechanismen wie das Splitting begünstigen dies.

Innerhalb des bio-psycho-sozialen Feldes gibt es mehrere Ursachen für derartige Entwicklungen: Es finden sich sowohl Hinweise für das Vorliegen genetischer, perinataler wie auch sozialer Einflußmöglichkeiten. Die real erlebten Beziehungserfahrungen scheinen dabei eine große Bedeutung zu besitzen.

In der **Therapie** wurde von H. Kohut empfohlen, die Idealisierungen vorerst zu akzeptieren, da andere Beziehungsformen nicht denkbar sind. Indem geübt wird, das Splitting aufzuheben, wird eine Mehrpersonen-Beziehung möglich. Übende Verfahren, das Schulen der Körperwahrnehmung sowie ein gezieltes Training, welches vornehmlich der Beziehungsgestaltung dient, sind geeignet, die Realitätswahrnehmung zu schärfen und so eine Identitätserweiterung zu ermöglichen.

Orale Charakterstruktur

Die Folge von Fixierungen in der oralen Phase, seien sie durch Verzärtelung oder durch Versagung bedingt, ist eine generell gesteigerte passive Erwartung von Verwöhnung, Dankbarkeit und Hilfe. Die Welt, personifiziert in der Bezugsperson, hat für die Erfüllung der Wünsche Sorge zu tragen.

❗ *Fallbeispiel*

Ein 30 Jahre alter Patient, der bei seiner Großmutter aufwuchs und erst, als Probleme in der Pubertät auftauchten, zu seiner Mutter kam, hatte ständig das Empfinden, er bereite der Umwelt einen Gefallen, wenn er einer Arbeit nachginge. Er suchte und fand mit erstaunlichem Geschick stets Menschen, die – beeindruckt von seinem Charme – bestimmte Angelegenheiten für ihn ordneten. Mit starker Eifersucht beobachtete er auf der Krankenstation die etwaigen Privilegien anderer, um energisch gegen Benachteiligungen seiner Person einschreiten zu können. Seine Anspruchshaltung empfand er als natürliche Vorsicht und Selbstbehauptung. Diese Einstellung zum Leben brachte ihm bereits große soziale Probleme. Er begann massiv zu trinken und fügte sich Selbstbeschädigungen zu. Die Verantwortung für seine Problematik gab er stets der Umwelt, die durch mehr „Gerechtigkeit" und „energischeres Eingreifen" das Unheil hätte vermeiden können.

Häufig haben die Betroffenen dieser *oralen Anspruchshaltung* gegenüber eine Abwehr aufgebaut, die sie in die Lage versetzt, in stabiler Beziehung zu leben und den Arbeitsplatz zu erhalten. Sie werden von ihren Partnern verwöhnt und nehmen dies auch als selbstverständlich hin. Ihren Kindern gegenüber sind sie auffallend „gerecht": Jeder bekommt das Gleiche, aber keiner das, was er gerade braucht. Menschen mit oraler Charakterstruktur sind anfällig für Trennungsängste und somit auch für psychosomatische Erkrankungen, nicht selten im Bereich des Magen-Darmtraktes oder des Stützapparates. Sie übernehmen allgemein rasch Verantwortung, die sie gewissenhaft, aber ohne Rücksicht auf begründete Interessen anderer wahrnehmen. Ein passiv-aggressives Verhalten ist häufig Ausdruck eines oralen Behauptungswillens. Darüber hinaus besteht eine starke Gefahr für Alkohol- und Tranquilizerabhängigkeit.

Anale Charakterstruktur

Menschen mit analer Charakterstruktur werden als *zwanghaft* beschrieben, sie sind in bestimmten Bereichen extrem ordentlich und auf ihre Rechte bedacht. Fühlen sie sich bedroht, entwickeln sie großen Kampfgeist. Ihre Energie richtet sich nicht auf Führungsaufgaben, sie üben aber gerne als „zweiter Mann" Macht aus. Sie neigen zu paranoidem Mißtrauen und verbringen viel Zeit mit dem Abwägen von Intrigen. Gefahren liegen in ihrer Streitsucht, die sie häufig durch schöngeistige Interessen verdecken. Ihre Sexualität ist prägenital, oft verspielt, manchmal auch grausam.

❗ *Fallbeispiel*

Ein 46 Jahre alter Mann wird wegen Enkopresis im Rahmen einer ängstlich-depressiven Verstimmung an der psychosomatischen Abteilung aufgenommen. Vaterlos aufgewachsen, erinnert er sich an ständige Streitigkeiten mit seiner Mutter. Er berichtet, daß er schon als Volksschüler eingekotet habe. Aufgrund von Erziehungsproblemen sei er in ein Fürsorgeheim gegeben worden. Da er stets mit großem Eifer gelernt habe, konnte er als Jüngster den Meistertitel erwerben: „200-prozentig" habe er seine Pflicht erfüllt.

Mit 25 Jahren fand er eine korrekte, fleißige Frau, die wie er sehr religiös eingestellt war. Der Patient selbst beschreibt sich als stolzen, zum Jähzorn neigenden Menschen, der gerade aus diesen Gründen öfter seinen Arbeitsplatz gewechselt habe. Er war stets an anderen Orten tätig und führte eine Wochenendehe, bis ihm eine religiöse Institution die Möglichkeit gab, ein Predigerstudium zu beginnen. Dies erfüllte ihn mit Dankbarkeit und großem Lerneifer. Er bestand alle Prüfungen mit gutem Erfolg. In dieser Zeit bemühte er sich besonders, seinen Hochmut und seinen Zorn zu beherrschen. Die Probleme begannen, als er nun die ganze Woche mit seiner Frau und den Kindern zusammenlebte. Nach einem Unfall glaubte er, seine „Stärke" verloren zu haben und wollte deswegen von seiner Frau verwöhnt werden. Regredierend verlangte er von ihr, ihn in Windeln zu legen. Als sie dies ablehnte, trat die Enkopresis auf.

Eine frühkindliche Fixierung der Autonomie-Thematik führte zu einem leistungsbezogenen Lebensstil. Die Wochenendbeziehung verhinderte Probleme mit Frau und Kindern: Deshalb blieb seine Charakterstruktur intakt. Die ständige Anwesenheit in der Familie, sein Unfall und der Versuch, aus religiösen Gründen Zorn und Hochmut abzubauen, führten zur Dekompensation mit nachfolgender Regression und dem Auftreten der neurotischen Störung.

Phallisch-narzißtische Charakterstruktur

Bei der phallisch-narzißtischen Charakterstruktur ist der Lebensvollzug auf die Absicherung der eigenen Fähigkeit und Leistung abgestimmt. Der *Machtaspekt* wird in den Vordergrund der menschlichen Beziehung gerückt. Angst entsteht durch das ständige Erleben der Rivalität, die eine Form der direkten Aggression darstellt, welche in die Umwelt projiziert wird. Eine Reihe von Abwehrmechanismen, wie Verleugnung, Identifikation mit dem Aggressor und Projektion der eigenen Aggression, erschwert die Beurteilung der realen Probleme.

Die Störung wird dann akut, wenn das sorgfältig bewahrte Gleichgewicht labil wird: Folgen sind Phobien und Angststörungen. Sind die phallisch-narzißtischen Konflikte sexuell motiviert, können entsprechende Verhaltensabweichungen resultieren (z.B. Transvestismus, Transsexualität).

Hysterische Charakterstruktur

Bei der hysterischen Charakterstruktur bestehen regelhaft *habituelle Stimmungsschwankungen* im Sinne einer Zykloidie, so daß auch der Terminus *zykloidhysterische Charakterstruktur* verwendet wird.

Die Neigung zu süchtigem Verhalten ist beträchtlich, die Beziehungsangewiesenheit der Menschen ein obligater Befund. Fröhlichkeit und depressiver Verstimmungszustand sind Mittel, um Aufmerksamkeit zu erlangen. Das Verhalten richtet sich mehr nach dem Umfeld als nach der eigenen Dynamik. In Form einer Reizsuche werden Umweltbedingungen und Mitmenschen danach beurteilt, wie sie den Zweck erfüllen können, die Angst vor der Leere und der narzißtischen Entwertung auszuschalten. In der Zweierbeziehung entsteht leicht Unzufriedenheit und Resignation. Die Angst, die Insuffizienzgefühle könnten der Realität entsprechen, führt zu Beschuldigungen, die den Partner unter Druck setzen sollen. Häufig gerät dieser in eine Betreuerrolle: Er tendiert dazu, den Patienten zu unterhalten und vor dem Erleben der Insuffizienz zu schützen.

Die Definition einer hysterischen Charakterstruktur ist stets in Relation zur Beziehung zu sehen. Partner werden dringend benötigt, auch um zu vermitteln, daß diese trotz aller Anstrengungen den erforderlichen Erwartungen nicht entsprechen können. In der ständigen Reizsuche liegt die Abwehr der Angst, nichts zu gelten oder übersehen zu werden.

Bei Menschen mit hysterischer Charakterstruktur besteht eine Sexualisierung des Beziehungsstiles: Die sexuellen Kontakte selbst führen in der Regel jedoch nicht zu einem befriedigenden Erleben. Sie sind primär ein Beweis des Gelingens oder Scheiterns des Selbstwertgefühls.

6.3.4 Neurotischer Defekt

Definition

Unter dem Begriff des neurotischen Defektes werden jene Zustandsbilder subsumiert, bei denen die neurotische Dynamik nicht mehr aktiv wirksam ist. Wird eine neurotische Konfliktlösung Ich-synton erlebt und in das Selbst integriert, dann wirkt sie wie eine „Plombe" auf das innerseelische Gleichgewicht. Dies kann bei Suchterkrankungen sowie bei chronischen Erkrankungen, die sekundär zu somatopsychischen Veränderungen geführt haben, aber auch beim Syndrom der Hilflosigkeit oder bei sexuellen Abweichungen der Fall sein. Unter einem neurotischen Defekt wird somit die *Aussöhnung mit der neurotischen Störung* verstanden. Die gesunden Ich-Anteile haben sich entweder mit der Pathologie arrangiert oder können infolge einer gleichzeitig bestehenden organischen Wesensänderung etwa durch Suchtverhalten nicht mehr die Auseinandersetzung mit psychischen Reifungsthemen aufnehmen.

Entwicklungseinschränkungen können zu einem neurotischen Defekt führen, da Ansätze der Bewältigung nicht mehr aktiviert werden können.

Therapie

Neurotische Defekte sind nicht unmittelbar einer Psychotherapie zugänglich. In der therapeutischen Situation muß zuerst der sekundäre Krankheitsgewinn bearbeitet werden.

Chronische Angst

Die Angst besitzt **Warn- und Signalfunktionen:** Bis die spezifische Bewältigungsreaktion einsetzt oder geeignete Abwehrmechanismen das Ich entlasten, bewirkt Angst im Rahmen des Streßkonzeptes eine unspezifische Aktivierung. Die Angst, die nicht gebunden werden kann und nicht zu gezielter Flucht oder zu einer Kampfreaktion führt, bewirkt eine ausgeprägte Beeinträchtigung der Gesamtbefindlichkeit. Die Aufmerksamkeits- und die Konzentrationsleistungen nehmen ab, die Gedächtnisleistung wird deutlich reduziert. Patienten mit chronischer Angst können daher viele ihrer Ich-Funktionen nicht mehr in gewohnter Weise einsetzen. Daraus resultiert eine Ich-Schwäche und eine deutliche Identitätsverunsicherung sowie eine eingeschränkte Denk- und Handlungsfähigkeit. Soziale Entlastungen sind nicht möglich. Trotz eines anklammernden Beziehungsverhaltens geraten die Patienten in eine ausgeprägte Isolation.

Eine Lösung der zahlreichen intrapsychischen und interpsychischen Probleme ist nicht mehr möglich. Die Patienten finden keine aktive Bewältigungslösung, sie sind stark suizid- und suchtgefährdet. Die chronische Angst führt schließlich zu einem *neurotischen Defekt,* der keine psychische Dynamik mehr zuläßt: Solche Patienten sind depressiv, suizidal eingeengt und verzweifelt-aggressiv.

Chronische Angstpatienten finden häufig zu straff geführten Gemeinschaften, in denen ihnen eine neue Daseinsmöglichkeit geboten wird, etwa zu Sekten oder zu Parteien mit starrer Ideologie.

Therapie

Antipsychotika können Spannungszustände lindern, Antidepressiva die depressive Verstimmung aufhellen. Geduldiger Einstieg in Entspannungsübungen, reale Hilfe bei anstehenden Problemen und physikalische Therapie können eine allmähliche Beruhigung bewirken.

Somatopsychische Abwandlung

Im Rahmen von strukturellen Läsionen des ZNS bei metabolischen Entgleisungen oder bei Suchterkrankungen entwickeln sich pathologische Verhaltensweisen und Identitätsstörungen. Die so entstandenen psychischen Beeinträchtigungen setzen den Sekundärprozeß außer Kraft. Der Patient reagiert aus somatopsychischen Gründen wieder im Primärprozeß von Lust und Unlust.

Therapie

Die Behandlungsstrategie muß stets die organische Ebene berücksichtigen, um die Voraussetzungen für psychotherapeutische Maßnahmen zu schaffen.

Syndrom der Hilflosigkeit und Hoffnungslosigkeit

Mit dem Auftreten der Hilf- und Hoffnungslosigkeit (Engel und Schmale) werden vegetative Veränderungen in Gang gesetzt, welche psychosomatische Erkrankungen auslösen und deren Prognose ungünstig beeinflussen können. Dieses Syndrom geht regelmäßig mit depressiven Verstimmungen einher.

Es äußert sich als Resignation mit hoher innerer Anspannung, ein aktives Bewältigungsverhalten ist unmöglich. Erst nach dem Überwinden des Hilflosigkeitssyndroms kann die intrapsychische Auseinandersetzung einsetzen.

Das Syndrom kann sowohl durch intensiven Streß, für den es keine Adaptation gibt, als auch durch die Erfahrung, keine Kontrolle über aversive Umweltbedingungen zu haben, hervorgerufen werden.

Es besteht ein verminderter noradrenerger und ein erhöhter cholinerger Tonus. Acetylcholin ist wesentlich an der Habituation, der Gewöhnung, beteiligt und kann in einer Situation der Ausweglosigkeit der Reizabschirmung dienen. Das Syndrom der erlernten Hilflosigkeit wurde auch in Tierversuchen bestätigt: Auf der Verhaltensebene führt es zu einem Totstellreflex.

Therapie

Dieses Syndrom ist durch Antidepressiva, schwerer jedoch durch verhaltenstherapeutische Maßnahmen beeinflußbar.

Syndrom der Resignation und Aufgabe

Das Syndrom der Resignation und Aufgabe erklärt sich durch das Empfinden der Ausweglosigkeit und der Ohnmacht, etwas am eigenen Leben verändern zu können. Interpersonal unlösbar erscheinende Konflikte sind dabei häufig. Oft wird dies mit besonderer Tapferkeit verwechselt oder durch altruistische und extrem gemeinschaftsdienliche Verhaltensweisen erklärt.

6.4 Psychosomatische Erkrankungen – somatoforme Störungen

Allgemeines

Definition

Psychosomatische Erkrankungen lassen sich definieren als eine Gruppe von somatischen Krankheiten unterschiedlicher Ätiologie, deren Entstehung oder Fortdauer durch psychische Faktoren mitbedingt ist. Die strenge Unterscheidung zwischen psychosomatischen und somatischen Erkrankungen ist heute weitgehend verlassen worden, da Krankheit als ein multifaktorielles Geschehen betrachtet wird, wobei psychische Faktoren stets von Bedeutung sind. Emotionale Einflüsse gehen häufig mit einer Exazerbation der Symptomatik, seltener auch mit einer Besserung einher.

Der Terminus **Psychosomatik** weist auf eine Betrachtungsweise hin, den Menschen in Gesundheit und Krankheit (Engel) in einem biopsychosozialen Kontext zu sehen. Der Körper wird stets durch Gefühle und Bewertungen beeinflußt. Hoffnung und Hoffnungslosigkeit, Mut und Resignation, Stolz und

Scham, Lust und Unlust sind Beispiele dafür, wie emotionale Einflüsse in Antrieb und Appetenzverhalten, in Körpertonus und Haltung einfließen: Schon im psychologischen Alltagswissen herrscht großes Verständnis für die wechselseitige Beeinflussung von Geist, Emotion und Körper. Die besondere Häufung von Erkrankungen in Zeiten, die dem einzelnen Individuum Umstellung, Identitätserweiterung und Trauer abverlangen, wird durch viele Untersuchungen bestätigt.

Akute oder chronische psychische Belastungen wirken sich sowohl auf die somatische Befindlichkeit am Beginn der Erkrankung als auch auf deren Verlauf aus. Die live-event-Forschung beleuchtet diese Zusammenhänge.

Statt von psychosomatischer Medizin wird heute häufig von **Ganzheitmedizin** gesprochen, um damit zu unterstreichen, daß psychische und soziale Faktoren in allen Bereichen der medizinischen Praxis sowohl in Diagnostik und Therapie wie auch im Krankheitsverlauf von Bedeutung sind.

Der Terminus psychosomatische Erkrankungen wird heute kontrovers diskutiert. Thure von Uexküll tendiert dazu, diesen Begriff aufzugeben, da dadurch seiner Meinung nach das „psychosomatische Splitting" verfestigt wird. Seelisches und Körperliches soll differenziert gesehen, das Individuum aber als Ganzes betrachtet werden. Psychosomatische Medizin bedeutet in diesem Sinn die dazu erforderliche *Integrationsarbeit,* die bei jeder Therapie eines kranken Menschen unter Einbeziehung seiner biologischen, psychischen und sozialen Bedingungen geleistet werden muß.

Klassifikation

Das **ICD-10** listet die multiplen, wiederholt auftretenden und häufig wechselnden körperlichen Symptome mit Chronifizierungstendenz, besonders des gastrointestinalen und dermatologischen Bereiches, bei den **somatoformen Störungen** auf. Es unterscheidet hier zwischen *Somatisierungstörungen* und *undifferenzierten Somatisierungsstörungen,* wobei für erstere ein Zeitraum von mindestens 2 Jahren gefordert wird. Die undifferenzierten Störungen zeigen nicht das vollständige klinische Bild.

In die Kategorie der somatoformen Störungen (S. 95) werden noch die *hypochondrischen Störungen* und die *somatoformen autonomen Funktionsstörungen* sowie die *anhaltenden somatoformen Schmerzstörungen* gerechnet.

Die *Eßstörungen* werden, gemeinsam mit den *Schlafstörungen* und den *sexuellen Funktionsstörungen,* den **Verhaltensauffälligkeiten mit körperlichen Funktionsstörungen oder Faktoren** zugerechnet.

Für die klinische Praxis ist eine Einteilung nach der Lokalisation der Erkrankung hilfreich. Eine funktionelle Störung kann jedes Organ betreffen, wobei der Verdauungstrakt und das Herz-Kreislauf-System besonders häufig involviert sind. Biologische, soziale und psychologische Wechselwirkungen sind u. a. bei folgenden Erkrankungen von Bedeutung, da sie die Manifestation bzw. den Verlauf der Erkrankung beeinflussen können:

Verdauungstrakt: Globusgefühl, Schluckstörungen, Ulcus pepticum, funktionelle Oberbauchsyndrome, funktionelle Unterbauchsyndrome, Colitis ulcerosa, Colon irritabile, Ileitis terminalis, Morbus Crohn, Obstipation, Diarrhoe.

Respirationstrakt: nervöses Atemsyndrom, Hyperventilationstetanie, grippale Infekte, Formen von Asthma bronchiale und Tuberkulose;

Herz-Kreislauf-System: Herzneurose, Herzrhythmusstörungen, Synkopen, Formen von koronarer Herzkrankheit und essentieller Hypertonie;

Dermatologische Erkrankungen: Urtikaria, Erythema fugax, Neurodermitis;

Bewegungsapparat: rheumatische Arthritis, Weichteilrheumatismus, Torticollis spasticus, Schreibkrampf, Tic;

Urogenitaltrakt: primäre und sekundäre Amenorrhoe, Dysmenorrhoe, Pseudogravidität, negierte Schwangerschaft, Vaginismus, psychogene Sterilität, Pelvikopathie, Ejakulationsstörungen, Impotenz;

Zentrales Nervensystem: Spannungskopfschmerz, Migräne, psychogene Dämmerzustände;

Störungen des Eßverhaltens: Anorexia nervosa, Bulimia nervosa, Adipositas.

Epidemiologie

In einer Untersuchung ärztlicher Praxen in einer Kleinstadt konnte Hans Strotzka bei 40 % der Klientel psychosomatische Störungen aufdecken.

Während die Krankheitshäufigkeit der klassischen psychosomatischen Störungen mit ca. 12 % der Gesamtbevölkerung stabil zu sein scheint, ist eine Morbiditätszunahme bei den Eßstörungen in hochentwickelten Ländern durch epidemiologische Studien zwischen 1950 und 1996 belegt.

Genetik

Bisher sind für die meisten Störungen *keine* genetisch bedingten psychosomatischen Erkrankungen nachgewiesen worden. Diese deutliche Aussage ist erforderlich, da viele Untersuchungen, etwa Familienuntersuchungen oder Zwillingsstudien, durchgeführt wurden, die sich auf Krankheitshäufungen beziehen, ohne dabei jedoch auf psychosoziale Daten einzugehen. Schepank und Vaillant fanden eine konstitutionelle Anlage für die Psychomotorik und für die Gestimmtheit des Menschen, nicht jedoch für die Bereitschaft zu bestimmten Konflikten. Erkrankungen wie die *Neurodermitis,* bei denen konstitutionelle Faktoren nachgewiesen sind, zeigen zwar eine deutliche psychogene Streßanfälligkeit für den Ausbruch und Verlauf der Krankheitsepisode, können jedoch durch psychogenen Streß bei nichtdisponierten Menschen nicht hervorgerufen werden.

Die konstitutionelle oder dispositionelle Bereitschaft zu einer somatoformen Erkrankung liegt daher stets in der biologischen, nicht aber in der psychischen Dimension.

Bei *Anorexiepatientinnen* wurden sowohl Familien- wie auch *Zwillingsuntersuchungen* durchgeführt. Bei 7 % der Geschwister, 14 % der Mütter und 9 % der Väter von eßgestörten Patientinnen konnte eine gleichartige Anamnese nachgewiesen werden. In großen Zwillingsstudien wurde gefunden, daß 66 % der eineiigen Zwillinge konkordant an einer Anorexia nervosa litten, bei den zweieiigen waren es 25 %.

Ätiologie

Auch hier gibt es verschiedenste ätiologische Betrachtungsweisen, auf die im folgenden nur ausschnittweise eingegangen wird. **Konversionssymptome** entwickeln sich erst ab einer bestimmten Phase der psychosexuellen Reifung, in der bereits eine Verbalisierung und Symbolisierung vorhanden und möglich ist, weshalb auch auf einer verbalen Ebene die neurotisch verdrängte Symptomatik tiefenpsychologisch aufgedeckt werden kann. Der Konflikt kann bewußt gemacht und somit bewältigt werden.

Anders bei **psychosomatischen Symptomen,** deren Ursprung entweder viel früher in einem präverbalen Bereich postuliert wird, in dem ein neurotischer Bewältigungsversuch noch nicht möglich ist, oder auch in einem späteren Lebensabschnitt, in dem dieser Bewältigungsversuch aus verschiedenen Gründen unterbleibt. Mit anderen Worten: Das **Konversionssymptom** steht symbolhaft für eine verdrängte Symptomatik, das **psychosomatische Symptom** ist direkter Ausdruck einer gestörten seelischen Funktion ohne den Umweg einer intrapsychischen Verarbeitung.

Neurophysiologische Befunde lassen erkennen, daß im Hirnstamm und im limbischen System Vernetzungen bestehen, die gleichzeitig somatische Reaktionen und emotionale Gestimmtheit auslösen, welche sich wechselseitig beeinflussen können. In Regelkreisen, die durch Neurotransmitter, Neuropeptide und Neuromodulatoren beeinflußt werden, werden hemmende und erregende Effekte summiert, so daß der entstandene Reiz weitergeleitet werden kann. Nach dem derzeitigen Wissensstand scheint auf der Ebene des Mittel- und Stammhirns die Trennung zwischen den einzelnen biopsychosozialen Einflußgrößen aufgehoben zu sein: Aus allen diesen Einflußbereichen entsteht ein Beitrag zur endgültigen Verhaltensantwort. Der gegenwärtige Wissensstand bei biopsychosozialen Untersuchungen wird durch den **Dualeffekt** von Grastián beschrieben: Auf der Ebene des limbischen Systems gibt es keine starre Kombination von Stimulus und Reaktion, wie dies noch für den Hirnstamm gültig ist. Stets spielen Konstitution, Disposition und die Bewertung der Situation eine gleichermaßen entscheidende Rolle.

Ein wichtiges Kriterium für Verhalten und emotionale Reaktion ist die Bereitstellung von Aktivierung oder Rückzug. Diese wird durch die Bewertung der jeweils inneren oder äußeren Gegebenheit getroffen. Für das Individuum und für sein emotional-physiologisches Reagieren ist es wesentlich, ob eine Situation einschätzbar, voraussagbar und kontrollierbar ist. In die Bewertungen fließen sowohl genetische Faktoren als auch früherworbene Dispositionen und Vorerfahrungen ein.

Für eine **psychosomatisch Betrachtungsweise** des Menschen ergeben sich daraus wichtige Hinweise:

- Bei jeglicher Anforderung, sei sie sozial, intrapsychisch oder biologisch, reagiert der Mensch aufgrund von Vorerfahrungen und bestehenden biologischen Adaptationen.
- Die Bewertungen von Situationen werden entscheidend durch die realen Umgebungsbedingungen beeinflußt. In akuten Belastungsmomenten zeigt sich die Bedeutung sozialer Unterstützung durch eine relevante Gruppe oder durch eine wichtige Beziehung. Solange die innere Kohärenz einer Gruppe besteht, sind Krankheit, Suchtverhalten und psychische Irritation bei den Gruppenmitgliedern selten. Je geringer die Gruppenkohärenz wird, desto höher wird die Erkrankungsrate der Gruppenmitglieder.
- Psychische Abwehrmechanismen gestalten die emotionale und somatische Belastbarkeit. Abwehrmechanismen schaffen daher häufig streßmindernde Bedingungen. Sie sind wegen ihres Ich-entlastenden Effektes auch unmittelbar somatisch streßmindernd, selbst wenn sie oft für die realitätsgerechte Bewertung einer Situation nicht adäquat sind.
- Für den somatisch kranken Menschen gelten diese Gesichtspunkte in gleicher Weise: Seine Bewertungen gestalten die psychovegetativen Bereitstellungen. Diese können für die jeweilige Erkrankung adaptiv oder maladaptiv sein und somit entweder die Genesung oder den Fortbestand der Erkrankung begünstigen.

Das Konzept der De- und Resomatisierung (Schur) und das Konzept der Alexithymie (Nemiah und Sifneos): Beide Theorien gehen davon aus, daß sich das Ich eines Menschen erst im Rahmen der Entwicklung aus der biologischen Matrix differenziert. Genetische und perinatale Einflüsse sind in gleicher Weise dafür verantwortlich wie psychosoziale Entwicklungsreize. Im Laufe der Entwicklung können sich Spannungen des Lust-Unlust-Prinzips zu Emotionen differenzieren: Das Ich kann sich durch den Erwerb von Fertigkeiten erweitern und festigen, so daß ein psychischer Raum geschaffen wird, in dem sowohl die Phantasie als auch die Fähigkeit des vorausschauenden Planens und des Durchdenkens der Folgen geplanten Handelns möglich werden.

Neurophysiologisch kann dies als Koordination limbischer Funktionen mit den kognitiven Fähigkeiten des Neokortex gesehen werden. Sind nun die limbischen und kortikalen Reifungsschritte blockiert, resultieren mangelnde Differenzierungen. Daraus folgt eine **fehlerhafte Desomatisierung** (Schur), die am Syndrom der **Alexithymie** (Nemiah und Sifneos) erkennbar ist.

Die Alexithymie wird durch folgende Faktoren charakterisiert:

- eingeschränkte Wahrnehmung körperlicher Überforderung,
- mangelnde Phantasietätigkeit,
- konkretistisches Denken (ein Patient erwähnt beispielsweise: „Wir haben geheiratet, weil ich nicht immer zu meiner Freundin fahren wollte.").

In akuten oder chronischen Überforderungssituationen kann selbst bei normaler Entwicklung die Kompensation der genetisch bedingten oder früh erworbenen Defizite verlorengehen und eine **Resomatisierung** auftreten. Dies führt dazu, daß sich bestimmte Affekte ohne psychische Repräsentanz (ohne diese also bewußt wahrzunehmen) nur vegetativ entladen. Die biologische Funktion wird somit überfordert. In Zuständen chronischer Angst entsteht häufig ein alexithymes Syndrom.

Diese Theorien bauen weitgehend auf die Nähe der Konzepte von Streß und Adaptation auf.

Das Konzept der individuellen Wirklichkeit (v. Uexküll und Wesiack): Konstitution, Disposition und Adaptation sind jeweils auf neurophysiologische Programme zurückzuführen, die gespeichert sind und bei Bedarf abgerufen werden können. Diese Programme können durch weitere Lernerfahrungen und Anpassungen modifiziert werden. Wechselseitige Verschränkungen von **Konstitution** (angeborene Programme), von **Disposition** (früherworbene Programme) und von **Adaptation** (neuerworbene Programme) sind die Folge. Diese Programme können durch bedingte Reflexe mit anderen kombiniert werden. So bestehen unsere Kognitionen, unsere vegetativen Funktionen und Affekte aus einer Vielzahl verschiedener Programme ganz unterschiedlicher Herkunft.

Beim Gesunden sind die kognitiven Leistungen, die Affektmodulation, die Frustrationstoleranz, der Triebaufschub und die Triebdifferenzierung sowie die vegetativen Reaktionen, die durch Gefühle und äußere Reize unterhalten werden, Ausdruck seines Charakters, seiner Vorerfahrungen, seines Über-Ichs und seiner Ich-Stärke, zu der auch die Abwehrmechanismen ihren Beitrag geben. In Situationen des Neuen und Bedrohlichen werden die bestehenden Programme durch Adaptation erweitert oder neu formiert. Je nach der individuellen Wirklichkeit eines Menschen entsprechen die bisherigen Programme nicht der bestehenden Situation, oder sie erweisen sich als nicht adäquat.

Schwierigkeiten bereitet eine Adaptation an eine definierte Situation dann, wenn Realität, Affekt und Über-Ich zueinander im Widerspruch stehen.

Als Beispiel kann Ärger gelten, der in einer bestimmten Situation aufgrund der Gefahr ungünstiger sozialer Konsequenzen nicht gezeigt werden kann. In solchen Fällen geraten nicht nur Gedanken, sondern auch Gefühle und vegetative Voraussetzungen in Widerspruch zueinander, es entstehen Unlust, Angst, Aggressivität oder depressiver Rückzug. Die handlungsbereite Person kann sich nicht adäquat auf die entsprechende Gegebenheit ausrichten. In der Streß-Situation kommt es nun zu Reaktionen des Vegetativums, zu Emotionen und zu kognitiven Einstellungen, die zueinander dysharmonisch sind. Psychische Abwehrmechanismen setzen automatisch ein und ermöglichen eine Ich-Entlastung auf Kosten einer realen Konflikt-Bewältigungsmöglichkeit. Die emotionale Voraussetzung ist häufig nicht adaptativ, die vegetativen Reaktionen können nicht abgeführt werden. So entstehen auf den verschiedenen Integrationsebenen *unterschiedliche Handlungsabläufe, die zueinander im Widerspruch stehen:* Aktivierung und Hemmung, Angst und Besonnenheit, Ärger und depressive Unterwerfung. Diese unterschiedlichen Programme der biopsychosozialen Integrationsebenen können schließlich zur Erschöpfung führen, indem sie sich ohne Entlastungsmöglichkeit aufschaukeln.

Nach dieser Modellvorstellung sind bei vielen Erkrankungen kognitive und psychische Einflußmöglichkeiten auf der psychosozialen Funktionsebene geeignet, auf den Organismus (die eigentliche Ebene des somatischen Krankseins) einzuwirken und zu einer Verbesserung der körperlichen Adaptation zu gelangen. Nach der Auffassung von Uexküll und Wesiack ist der kranke Mensch, der stets auch kognitive und emotionale Stellungnahmen zu seiner Lebenssituation und zu seiner Erkrankung trifft, immer auch auf der psychosozialen Ebene zu beachten, da dies für die Prognose der Erkrankung von großer Bedeutung ist.

Die psychosomatische Betrachtungsweise beschränkt sich daher nicht auf die sog. psychosomatischen Erkrankungen, sondern wendet sich dem Menschen in Gesundheit und Krankheit zu.

Krankheitsbilder

Die folgenden Ausführungen sind psychophysiologischen Überlegungen und dem Krankheitsmodell von Alexander verpflichtet und spiegeln mögliche ätiopathogenetische Aspekte wider: Die genannten Erkrankungen sind jedoch stets multikausal determiniert.

Ulcus duodeni

Ein Ulcus duodeni manifestiert sich dann, wenn der Gleichgewichtszustand zwischen defensiven und aggressiven Faktoren an der Schleimhaut des Magens bzw. des Duodenums verändert ist. Psychophysiologische Untersuchungen konnten den Nachweis erbringen, daß unterdrückte Angst und Aggressivität die gastrische Sekretion steigern, eine depressive Stimmungslage jedoch die Sekretionsaktivität vermindert. Gelingt es, Angst und Aggression zu äußern, normalisiert sich die Salzsäure- und Pepsinproduktion. Nach Alexander unterdrückt und verdrängt der Patient seine Wünsche nach Geborgenheit und Verwöhntwerden. Er kann Nähe nur dann ertragen, wenn er sie sich durch Leistung verdient hat. Gerät er in eine Belastungssituation, die ihm ein aktives Handeln nicht ermöglicht, fällt die Kompensation seiner psychischen Abwehr weg, worauf er ein Ulcus duodeni bzw. ein Rezidiv entwickelt („Abhängigkeits-Unabhängigkeits-Konflikt").

Therapie
Die Entwicklung der Gastroenterologie (Helicobacter-Forschung, Einführung der H_2-Blocker) hat neue Gesichtspunkte eröffnet. Trotz Identifikation eines infektiösen Agens und Möglichkeit einer antibiotischen Therapie sind bei vielen Patienten psychotherapeutische Bemühungen angezeigt. Der vorübergehende Einsatz von Anxiolytika zur Reizabschirmung ist in vielen Fällen hilfreich.

! *Fallbeispiel*
Nachdem der Patient im Alter von 11 Jahren seine Großmutter verloren hatte, kam er zu seiner Mutter, die mit wechselnden Partnern lebte. So konnte er weder zu seiner Mutter noch zu einem seiner Ziehväter eine vertrauensvolle Beziehung aufnehmen und gestalten. Der Patient war in seiner Jugend spannungsgeladen. Er trank viel und neigte zu aggressivem Acting-out: Er erhielt mehrere Vorstrafen wegen Körperverletzung, besonders wenn er sich in seiner Würde als Mann bedroht fühlte. Mit 23 Jahren lernte er eine zuverlässige, mütterliche Frau kennen, die sich um ihn kümmerte und ihn liebte. Er versuchte nun, all sein bisheriges Verhalten aufzugeben, sein Suchtverhalten, seinen Jähzorn und seine Freizeitgewohnheiten, um seiner Frau zu zeigen, daß er zu einem verantwortungsvollen Leben imstande sei. Nach dieser Entscheidung begann er an rezidivierenden Ulcera duodeni zu leiden, wurde depressiv und verursachte öfter Arbeitsunfälle.

Eine gewaltsam herbeigeführte Verhaltens- und Identitätsänderung findet sich häufig im Vorfeld von Erkrankungen. Das Ziel, sich einer liebevollen Frau ebenbürtig und liebenswert zu erweisen, motivierte den Patienten, sich von vielen seiner der Entspannung dienenden Verhaltensweisen zu trennen. Der Neuaufbau von emotional gesteuerten Verhaltensweisen bedarf jedoch einer Identitätserweiterung bzw. einer seelischen Entwicklung. Diese Reifung ist im psychosozialen Raum einer Eltern-Kind-Beziehung oder in einer Gruppe von Gleichaltrigen leichter zu leisten als in einer Paarbeziehung, in der die Bezugsperson überfordert ist, da mehrere Bedürfnisebenen anklingen. Die Ehefrau war für den Patienten gleichzeitig die Geliebte, die Mutter und die moralische Instanz, der er entsprechen wollte. Er setzte sich auf diese Weise ständig unter Druck, den er jedoch nicht auf seine alte Weise abreagieren wollte: Dies hätte sein Ich-Ideal und die Beziehung zu seiner Gattin gefährdet.

Der Patient möchte mit hohem Einsatz diese Beziehung aufrechterhalten. Daher wird die Prognose davon abhängen, ob der Patient wieder mehr Freiraum in seiner Beziehung erhält, ohne diese zu gefährden (z. B. Aufnahme einer Sportart, die ihm Stolz, Bewährung und narzißtische Absicherung seiner Männlichkeit ermöglicht).

Das tiefenpsychologische Therapieziel der Nachreifung (Aufnahme einer reifen Objektbeziehung) benötigt einen Zeitraum von mindestens 2 Jahren. Um diese Therapie durchführen zu können, muß eine Reihe von unterstützenden, Ich-stärkenden und zugleich entlastenden Maßnahmen ermöglicht werden.

Diagnose: Ulcus duodeni bei pseudounabhängiger oraler Charakterstruktur.

Colitis ulcerosa und Morbus Crohn

Bei der Colitis ulcerosa wird von psychodynamischer Seite „Aufgabe und Resignation bei einem phantasierten und/oder realen Objektverlust" angenommen: Anhand dieses Krankheitsbildes wurde das Syndrom der Hilflosigkeit und Hoffnungslosigkeit (Engel und Schmale) beschrieben. Bei der Colitis kann ein Shift-Syndrom beobachtet werden: Patienten wechseln von einer Colitis zu einer depressiven Störung. Bei einer Gruppe von Colitis-Patienten spricht dies für die Nähe zu affektiven Erkrankungen. Diese Subgruppen sind auch durch morphologische Unterschiede gekennzeichnet: Colitis-Ulcerosa-Patienten mit einem Befall des gesamten Colons neigen zu depressiven Episoden (und sind daher mit Antidepressiva wie Amitriptylin gut beeinflußbar), jene mit einer Proktosigmoiditis eher zu intrapsychischen Konflikten. Durch reale Gegebenheiten geraten letztere in eine Labilisierung ihrer Identität.

Therapie
Diesen Patienten sollte – die internistische Behandlung begleitend – eine konfliktbearbeitende Psychotherapie angeboten werden. Eine systemische Therapie ist dann angezeigt, wenn Partnerprobleme vorherrschen.

Essentielle Hypertonie

Die essentielle Hypertonie zählt in den westlichen Industrienationen zu den häufigsten Erkrankungen des Erwachsenenalters. Hypertoniker stehen auch ohne körperliche Arbeit zu leisten und selbst bei fehlender emotionaler Belastung in einer chronischen Streßsituation. Sie weisen einen Nähe-Distanz-Konflikt auf und empfinden häufig zwischenmenschliche Kontakte als belastend. Die Einsicht der Hochdruckkranken in ihre immer wiederkehrenden Beziehungskonflikte ist meistens gering.

Im Machtanspruch und im Ehrgeiz liegen nicht selten die Probleme der Patienten mit essentiellem Hochdruck: Sie fühlen sich zum Nachgeben gezwungen, um ihre Beziehungen aufrechtzuerhalten. Oft gefährden sie durch aggressives Acting-out ihre Partnerschaft und ihr soziales Umfeld.

Therapie
Als Ergänzung zur antihypertensiven Dauerbehandlung empfiehlt sich die Einbindung des Patienten in ein gruppenpsychotherapeutisches Setting und das Erlernen von Entspannungsübungen.

Asthma bronchiale
Asthmaanfälle werden durch psychische Belastungsmomente, allergische Faktoren und Infekte ausgelöst. Als besonders belastend erleben viele Asthmatiker die Angst vor einem Rezidiv. Aufgrund einer Nähe-Distanz-Problematik sind Patienten häufig nur schwer in ein strukturiertes Therapiesetting einzubinden. Die Angst, eine bestehende wichtige Beziehung zu gefährden, kann einen Anfall provozieren.

Therapie
Die pulmologische Behandlung sollte stets durch eine unterstützende psychotherapeutische Begleitung ergänzt werden. Bei den oft indizierten aufdeckenden bzw. konfliktbearbeitenden psychotherapeutischen Verfahren können initial auch schwere asthmatische Anfälle auftreten. Sehr bewährt haben sich auch psychoedukative Maßnahmen.

Weichteilrheumatismus – Fibromyalgie
Ohne sichtliche körperliche Belastungen tritt besonders an den Muskelansatzpunkten ein intensiver, andauernder Schmerz auf. Bevorzugte Lokalisation sind der Zervikal- und Lumbalbereich sowie Hüfte, Nacken und Schulterregion. Es besteht ein typischer Druckschmerz. Ursächlich für diese Symptomatik scheint ein gesteigerter Muskeltonus zu sein, der in der Muskulatur und im Bänderapparat zu strukturellen Veränderungen führt. Die Störung neigt zur Chronizität und zwingt 1/3 der Betroffenen zu einer Änderung ihrer beruflichen Tätigkeit. Ein nicht bewältigter Objektverlust korreliert sehr häufig mit dem Beginn der Schmerzsymptomatik. Patienten mit Fibromyalgie zeigen oft eine aggressive Hemmung, die auch in einen erhöhten Muskeltonus einmünden kann.

Patienten, die wegen eines rezidivierenden Ulcus duodeni vagotomiert wurden, zeigen öfter ein Syndrom-Shift zur Fibromyalgie.

Therapie
Zur Schmerzlinderung sollten neben allgemeinmedizinischen Maßnahmen verhaltenstherapeutische Methoden empfohlen werden. Zur Spannungsreduktion können sehr niedrige Dosen von Antidepressiva, Antipsychotika oder Anxiolytika hilfreich sein.

Neurodermitis
Die Neurodermitis ist gekennzeichnet durch eine chronische oberflächliche Entzündung der Haut, die sehr häufig bereits im Kleinkindesalter auftritt. Die Erkrankung remittiert entweder spontan oder tendiert zur Chronizität. Besonders betroffen sind Hals, Ellbogen, Handgelenke und Beine. Die Ursache der Erkrankung liegt in einer organischen Störung. Auslösung und Verlauf werden von psychosozialen Belastungen bestimmt (Trennungssituationen, Behauptungskrisen sowie die Angst, Eigenständigkeit zu verlieren). Das Erlernen von Entspannungstechniken sowie Selbstkompetenztraining können den Krankheitsverlauf günstig beeinflussen.

Neurodermitiskranke tendieren dazu, in der Betreuung von Angehöriger aufzugehen. Da der Wunsch nach Anerkennung und Zärtlichkeit besonders ausgeprägt ist, leiden sie sehr, wenn die bisherige Hauptperson unzuverlässig wird oder ihnen plötzlich ablehnend gegenübersteht. Günstig ist der Verlauf bei denjenigen, die ein ausreichendes Maß an Selbstanerkennung gefunden haben.

Koronare Herzkrankheit
Das Verhalten von Menschen, die ein hohes Risiko aufweisen, eine koronare Herzkrankheit zu entwickeln oder einen Herzinfarkt zu erleiden, ist oft durch ein erhöhtes Arbeitsethos und eine Aggressionsproblematik gekennzeichnet. Letztere beinhaltet das Erleben von Aggression, die von außen an den Betreffenden herangetragen wird, wie auch eine eigene chronische Aggressionsspannung, die nicht abreagiert werden kann. Darüber hinaus bestehen noch viele Faktoren, die ein hohes Risiko beinhalten und psychisch motiviert sein können, wie z.B. Adipositas, Nikotinmißbrauch, Hypertonie, Bewegungsarmut sowie eine streßbedingte oder alimentäre Hypercholesterinämie.

Therapie
Psychotherapeutische Begleitmaßnahmen unterstützen die cardiologische Grundbehandlung. Eine ärztlich geleitete Sportgruppe fördert sowohl die körperliche Betätigung als auch das durch den Infarkt beeinträchtigte Selbstwertgefühl.

6.4.1 Hypochondrische Störung

Definition
Das dominierende Symptom der Hypochondrie ist ständige Furcht, an einer bestimmten Erkrankung zu leiden. Die Beschäftigung mit der befürchteten Erkrankung wird häufig zu einem zentralen, den Patienten beherrschenden Inhalt. Das Selbstbild des Betroffenen ist schwerstens gestört. Häufig gelingt es ihm nicht, seinem Lebensentwurf zu entsprechen.

Verlauf

Hypochondrische Störungen beginnen in der Regel vor dem 50. Lebensjahr und weisen häufig einen wechselhaften, zur Chronifizierung tendierenden Verlauf auf.

Ätiopathogenese

Am Beginn einer hypochondrischen Störung steht oft eine schwere Erkrankung des Patienten selbst oder eines seiner Familienangehörigen. Ursächlich kann auch eine Mißinterpretation organischer Symptome oder körperlicher Funktionen sein. Die Hypochondrie wird häufig zu einer stereotypen Antwort auf belastende Lebensumstände.

Nach Vaillant und Perry liegt der Hypochondrie oft unterdrückter Ärger zugrunde. In den meisten Fällen ist der Ärger begründet, der Betroffene verfügt jedoch zu dessen Bewältigung nicht über ein angemessenes Verhaltensrepertoire: In seiner Ohnmacht zentriert er sich auf körperliche Symptome und Befürchtungen. An der Basis einer hypochondrischen Störung findet sich häufig eine Angst vor Trennungen, ein tatsächlich erlittener Verlust oder die beherrschende Sorge um die Gesundheit eines Angehörigen.

Symptomatik

Beim Bericht ihrer Krankengeschichte fallen hypochondrische Patienten durch eine besonders detailreiche Schilderung ihrer körperlichen Beschwerden auf. Da sie die Erklärungen und die Ratschläge des Arztes nicht akzeptieren können, wenden sie sich an immer neue medizinische Einrichtungen und wünschen durch weitere Untersuchungen eine endgültige Klärung ihrer Beschwerden („doctor shopping"). Hypochondrische Patienten haben versucht, sich an eine schwierige Beziehungssituation anzupassen, wobei sie ihren Ärger unterdrücken mußten. In der Beziehungsdynamik ist eine Nähe zur *passiven Aggression* (S. 143) zu erspüren. Nicht nur Angehörige, sondern auch Ärzte und Pflegepersonen reagieren auf die stereotypen Klagen häufig mit Verärgerung: Dies führt in Verbindung mit frustranen Überzeugungsversuchen beim Betroffenen zum Gefühl, nicht verstanden worden zu sein, worauf er von neuem glaubt, den Arzt wechseln zu müssen.

Patienten mit hypochondrischen Störungen beeinträchtigen häufig auch ihr soziales Umfeld, besonders ihre Familie, durch ihr dominierendes und manipulierendes Verhalten sehr stark. Da der Beschäftigung mit der vermeintlichen Erkrankung alles untergeordnet wird, führt die Hypochondrie in schweren Fällen zur Arbeitsunfähigkeit.

Therapie

In der Therapie der Patienten mit hypochondrischen Störungen ist es besonders wichtig, auf das Beziehungssystem des Patienten einzugehen. Nach Erreichen einer Vertrauensbasis empfiehlt sich die Einleitung einer aufdeckenden Psychotherapie. Da häufig gleichzeitig Angst und/oder Depression besteht, ist die vorübergehende Gabe von Antidepressiva oder Anxiolytika erfolgversprechend.

6.4.2 Funktionelle Störungen – somatoforme autonome Funktionsstörungen

Definition

Das Gemeinsame an diesen Erkrankungen sind *psychogen ausgelöste,* durch Angst oder Aggression, Depression oder Ohnmacht bedingte *funktionelle Störungen* eines Systems oder Organs, das weitgehend oder vollständig vegetativ innerviert oder kontrolliert wird.

Einteilung

Zu den funktionellen Störungen gehören folgende Erkrankungen:

- Herzneurose,
- Hyperventilationstetanie,
- Globusgefühl,
- funktionelles Oberbauchsyndrom,
- funktionelles Unterbauchsyndrom,
- Schmerz infolge von Muskelverspannungen,
- funktionelle sexuelle Störungen (s. S. 147 ff.).

Auch die *Eßstörungen* sind hier einzureihen.

Das **ICD-10** ordnet diese Störungen bis auf das Schmerzsyndrom, die sexuellen Verhaltensstörungen und die Eßstörungen der Kategorie *somatoformer autonomer Funktionsstörungen* zu.

Symptomatik

Die körperlichen Symptome bewirken ihrerseits weitreichende seelische und kognitive Reaktionen (Angst und Vermeidungsverhalten). Die Patienten leiden unter den körperlichen Symptomen, fühlen sich krank und verstehen nicht, wenn nach durchgeführten Untersuchungen kein pathologischer Befund erhoben werden konnte oder alle ihre Beschwerden auf „Nervosität" zurückgeführt werden. Als Folge entsteht Mißtrauen gegenüber den erhobenen Befunden und den sie untersuchenden Ärzten: Dies führt zu *Noncompliance* und häufigem *Arztwechsel.*

Patienten mit funktionellen Störungen stehen in einem ständigen *Zwiespalt* zwischen der Angst, die aus ihren körperlich wahrgenommen Beschwerden resultiert und der Einsicht, daß diese Beschwerden aus einer psychosozialen Belastungssituation hervorgegangen sind. Dadurch fehlt die Bereitschaft und die Konsequenz für eine geeignete Therapie der somatischen Störung und der Aufarbeitung der psychosozialen Probleme.

Verlauf

Funktionelle Störungen werden häufig chronisch und können jahrelang bestehen. Die **Begleit-** oder **Randsymptome** (v. Uexküll) sind Ausdruck der seelischen Belastungsreaktion und des damit einhergehenden hyperästhetisch-emotionellen Schwächezustandes. Dazu gehören Schlafstörungen, Störungen des Appetits und der Verdauung, Konzentrationsschwäche und depressive Gestimmtheit. Oft sind sie bereits im Vorfeld des spezifischen funktionellen Syndroms zu finden.

Krankheitsbilder

Herzneurose

Das Syndrom der Herzneurose – im **ICD-10** als **somatoforme autonome Funktionsstörung des kardiovaskulären Systems** bezeichnet – wird meist durch *supraventrikuläre Extrasystolen* oder durch eine *paroxysmale Tachykardie* charakterisiert. Extrasystolen können über eine Manipulation der Atmung ausgelöst werden. Präkordiale Schmerzzustände, sind oft durch Verspannungen der Interkostalmuskulatur bedingt. Bei beiden Manifestationen berichten die Patienten über Mißempfindungen im linken Arm. Die Beschreibung der Beschwerden hat große Ähnlichkeit mit echten Stenokardien bei koronarer Herzkrankheit. Die präkordialen Schmerzen sind jedoch stets auf die Zwischenrippenmuskulatur beschränkt und können durch eine geeignete Stellung des Thorax zum völligen Verschwinden gebracht werden. Auch Interkostalneuralgien oder Verspannungszustände infolge einer Blockierung der Kostovertebralgelenke stellen häufig die Ursache des Schmerzsyndroms dar, das nun fälschlicherweise auf das Herz bezogen wird. Gemeinsam ist dieser Symptomatik die große Angst vor einer ernsten Herzerkrankung, besonders vor einem drohenden Myokardinfarkt.

Besonders quälend erleben Patienten auch psychische Veränderungen wie Derealisations- und Depersonalisationserlebnisse sowie die Einschränkung ihrer Konzentrationsfähigkeit.

Erst nach exakter Untersuchung und entsprechender Information wird der Patient bereit sein, die Hypothese einer organischen Herzerkrankung zu verlassen und einer Beachtung der psychosozialen Zusammenhänge zuzustimmen.

Hyperventilationstetanie

Die physiologischen Effekte einer durch Hyperventilation bedingten vermehrten Abatmung von Kohlendioxyd sind die organischen Grundlagen der Hyperventilationstetanie. Die Hyperventilation hat im Blut eine pH-Verschiebung in den alkalischen Bereich und somit eine respiratorische Alkalose zur Folge, welche Parästhesien und eine Tonuserhöhung der Muskulatur bewirkt. Das Vollbild der Erkrankung führt bei beschleunigter Atmung zu einer Pfötchenstellung der Finger, zu vorgestreckten Lippen und zu Parästhesien, besonders aber zu großer Angst, da die Betroffenen die Zusammenhänge nicht erkennen können.

Entsprechende Information erlaubt dem Patienten, eine **Therapie** anzunehmen. Als Akutmaßnahme empfiehlt sich das Vorhalten einer Tüte vor Mund und Nase: Dadurch wird die eingeatmete Luft mit Kohlendioxyd angereichert, wodurch mehr Bicarbonationen gebildet werden, so daß die Übererregbarkeit der Muskulatur zurückgeht.

Globusgefühl

Atmet ein Patient über längere Zeit nur mit dem Thorax, nicht aber mit dem Zwerchfell, so glaubt er, zuwenig Luft zu bekommen. Eine betonte Thorax-Atmung führt zu einer Überbeanspruchung der Muskulatur des Kehlkopfes und des Platysma. Durch die rasche Atmung zur Überwindung des Luftmangels tritt häufig auch eine leichte Form einer Hyperventilationstetanie hinzu. Die Patienten haben den Eindruck, „ein Knödel sitze im Hals", gehen zu HNO-Ärzten und lassen die Schilddrüsenfunktionen untersuchen. Meistens sind beim Globusgefühl die **Randsymptome** (Mundtrockenheit, Angst und Nervosität sowie Schlafstörungen) faßbar. Das Vorliegen von Divertikeln und Ösophagusspasmen sowie einer Refluxösophagitis muß ausgeschlossen werden. Häufig besteht auch eine Aerophagie, welche die Thorax-Atmung ihrerseits wieder begünstigt. **Differentialdiagnostisch** muß auch an ein Globusgefühl im Rahmen einer affektiven Erkrankung gedacht werden.

Funktionelles Ober- und Unterbauchsyndrom – Ärophagie-Syndrom

Eine depressiv-gehemmte Kampf-Flucht-Bereitschaft begünstigt die Neigung zum Luftschlucken: Die Aerophagie wird häufig nicht als solche wahrgenommen. Daraus entwickelt sich ein vielfältiges Beschwerdebild mit unterschiedlicher Akzentuierung:

- Zwerchfellhochstand mit Neigung zu paroxysmalen Tachykardien sowie Schmerzen im Rücken und im Bereich der Schulterblätter;
- Druckgefühl im Oberbauch, der sich bei objektiver Untersuchung auch deutlich vorwölbt;
- Kolikartige Beschwerden in wechselnder Lokalisation im Abdomen (Patienten geben bevorzugt die rechte Bauchhälfte an).

Beim typischen funktionellen abdominellen Syndrom besteht eine vermehrte Peristaltik: Diarrhoe und Obstipation wechseln ab.

Schmerzsyndrome bei Verspannungszuständen der quergestreiften Muskulatur

Das **ICD-10** spricht von **anhaltenden somatoformen Schmerzstörungen**: Das vorherrschende Beschwerdebild ist ein andauernder, schwerer und quälender Schmerz, der durch einen pathophysiologischen Prozeß oder eine körperliche Erkrankung nicht vollständig erklärt werden kann. Die Symptomatik tritt in Verbindung mit emotionalen Konflikten oder psychosozialen Problemen auf.

Die Betroffenen haben Schwierigkeiten, sich in der Kommunikation mit anderen offen zu deklarieren. Diese Angst entsteht häufig aus interpersonellen Aggressionen, welche Trennungsangst hervorrufen und deshalb nicht angemessen erlebt und ausgedrückt werden können.

Oft kennzeichnet eine jahrelange Schmerzanamnese diese Patienten: Die Ursache für den Schmerz kann wechseln, das ständige Schmerzerleben bleibt. Menschen mit dieser Störung leben im allgemeinen in ausgeprägten Belastungssituationen, die sich vor allem interpersonell (Partnerschaftsprobleme), jedoch auch intrapsychisch (neurotische Störungen) verstehen lassen.

Therapieansätze bei funktionellen Störungen

Die Therapie der funktionellen Syndrome baut auf genaue Information des Patienten über dessen Symptomatik auf, mit dem Ziel, ein umfassendes Krankheitsverständnis zu entwickeln und die Auswirkungen des vegetativen Syndroms und dessen Beeinflussungsmöglichkeiten darzustellen. Am Behandlungsbeginn ist eine **medikamentöse Therapie** der seelischen Belastungsreaktion mit Antidepressiva und für kurze Zeit auch mit Anxiolytika günstig, die nach dem Erlernen von **Entspannungstechniken** (autogenes Training, Entspannungsübungen nach Jacobson) meistens wieder abgesetzt werden können. Dieser Therapieansatz ermöglicht es, die psychosoziale Belastungssituation zu durchdenken und Lösungsstrategien zu entwickeln.

Die psychosomatische Therapie ist daher *mehrschichtig* und überwindet das Splitting in Soma und Psyche. Der **psychotherapeutische Zugang** erfolgt über die Verringerung des Leidensdruckes, der aus den körperlichen Beschwerden und den sekundären Folgen (Angst und Vermeidungsverhalten) resultiert. Die Psychotherapie im engeren Sinne setzt somit das Erarbeiten der bio-psycho-sozialen Belastungssituation bei Beschwerdebeginn und die Erfassung der biographischen Anamnese voraus, um einen Zugang zu den Vorerfahrungen und den Bewältigungsstrategien des Patienten sowie dessen bevorzugten Abwehrmechanismen zu finden. Daraus ergibt sich auch die Beurteilung der Qualität der vorhandenen sozialen Unterstützung. Der **diagnostisch-therapeutische Zirkel** ermöglicht ein Durchdenken von Bewältigungsmöglichkeiten: Nur dadurch kann ein neurotischer Widerstand erfaßt werden, der nach Kenntnis der abgewehrten Erlebnis- oder Phantasieinhalte angesprochen wird. Nach geeigneten Vorbereitungen kann die Deutung der Konfliktthematik gegeben werden. Dadurch wird der diagnostisch-therapeutische Zirkel erweitert und die Belastungssituation neuerlich durchdacht.

Die medikamentöse Therapie sollte über die Besserung der Symptomatik hinaus fortgesetzt werden und mindestens 8–10 Wochen erfolgen, da die Gefahr des Wiederauftretens des funktionellen Syndroms besteht: Dies hängt mit der neurophysiologischen Bedingtheit der Vernetzung von Kognition, Emotion und des Vegetativums im limbischen System zusammen. Auf dieser Ebene gelten die Gesetze der Adaptation und De-Adaptation, welche mindestens 6 Wochen in Anspruch nehmen, um ein Verhalten zu löschen und neue Verhaltensweisen und Bewältigungsmechanismen aufzubauen.

6.4.3 Eßstörungen

Das **ICD-10** reiht die Eßstörungen unter die Rubrik **Verhaltensauffälligkeiten mit körperlichen Funktionsstörungen** oder Faktoren. Unter dem Oberbegriff Eßstörungen werden *Anorexia nervosa*, *Bulimia nervosa* und *Adipositas* subsumiert.

Adipositas
Übergewicht liegt dann vor, wenn das Körpergewicht eines Menschen 15–20 Prozent über dem Normalgewicht nach Broca liegt. Bei der Adipositas besteht ein Mißverhältnis zwischen verbrauchter Energie und zugeführter Nahrung: Es entsteht eine vermehrte Ablagerung von Fetten im Fettgewebe, darüber hinaus werden auch vermehrt Fettzellen gebildet. Dies führt dazu, daß sich die autonome Gewichtsregulation *(set point)* nach oben verschiebt. Der Steuerungsmechanismus zur Aufrechterhaltung eines bestimmten Körpergewichtes scheint eine Funktion des limbischen Systems zu sein, die im Bereich des Hypothalamus koordiniert wird.

Bei Säugetieren und Menschen gelten dieselben Grundprinzipien der Erhaltung und Veränderung des set point. Fasten, besonders aber ein Mangel an Kohlenhydraten, bewirkt eine Verstellung des set point nach oben. Diese Veränderungen treten bereits nach Fastenperioden von ca. 3 Wochen auf und bleiben über mindestens 6 Wochen bestehen. Sie sind jedoch reversibel, da sie Ausdruck von Adaptationsvorgängen sind.

Der Sinn der Evolution ist Anpassungsfähigkeit an veränderte Umgebungsbedingungen: Wird Nahrung knapper, entsteht im Organismus die Bereitschaft zu vermehrter Nahrungsaufnahme, zu gezielter Appetitveränderung in Richtung Kohlenhydrate und zu Speicherung in das Fettgewebe. Die Folge davon ist eine Verschiebung des set point um ca. 20 % nach oben. So erhält das Fasten die Bedeutung von Startbedingungen für Süßigkeitshunger und Gewichtszunahme: „Fasten macht dick". Die physiologischen Bedingungen der Adaptation an einen Fastenzustand bewirken eine adipositasbegünstigende Periode nach Beendigung der Hungerzeit. Daher muß die Ernährung nach einer kalorienarmen Diät besonders überprüft werden, da der Organismus Wochen benötigt, bis er sich neuerlich auf eine normale Stoffwechselfunktion eingependelt hat.

Ursächlich für vermehrte Nahrungsaufnahme, die zur Übergewichtigkeit führt, können emotional belastende Ereignisse oder schmerzliche Verluste sein. Sie tritt besonders dann auf, wenn die betroffenen Personen zur Gewichtszunahme disponiert sind.

Die **Prävalenz** der Übergewichtigkeit muß in den westlichen Industrienationen mit ca. 35 % beziffert werden: Nur eine kleine Zahl adipöser Patienten besitzt eine Krankheitseinsicht und die Bereitschaft zu einer Therapie. Auch bei therapiemotivierten Patienten ist die Prognose unbefriedigend, da im Zuge der Gewichtsabnahme die durch vermehrte Nahrungszufuhr abgewehrten Frustrationsgefühle und – damit verbunden – deutliche depressive Störungen auftreten. Erfolgversprechend scheint am ehesten eine in Fachkliniken durchgeführte stationäre Verhaltenstherapie zu sein. Auch die Angebote von Selbsthilfegruppen sind nützlich.

Das Ziel der Therapie soll stets eine dauerhafte Umstellung der Ernährungsgewohnheiten sein.

Anorexia nervosa

Kennzeichnend für eine Anorexie ist eine intendierte und somit selbst herbeigeführte Untergewichtigkeit. Das Normalgewicht wird um mehr als 15 Prozent unterschritten. Die Körperwahrnehmung ist verzerrt, die Angst, übergewichtig zu sein, vorherrschend. Die Gewichtsreduktion wird durch unterschiedliche Maßnahmen erreicht.

Das Krankheitsbild der Anorexia nervosa beeinflußt den Menschen in seiner Ganzheit. Der Beginn der Anorexia nervosa ist in eine seelische Belastungssituation eingebettet. Diese ist vorwiegend durch Reifungsprobleme der Adoleszenz bestimmt: Themen der Sozialisation mit Gleichaltrigen, die zunehmende psychosexuelle Identitätsbildung sowie die oft mühselige Verselbständigung von den Eltern stehen dabei im Mittelpunkt. Die Periode der Adoleszenz gewährt einen guten Einblick in die wechselseitige Bedingtheit von intrapsychischer Entwicklung und interpersonalen Erfahrungen. Die Adoleszenz dient primär der Ich-Findung; die vermehrte libidinöse Besetzung des Körpers, die Auseinandersetzung mit den Trieben und das Vertrautwerden mit den dazugehörenden Affekten sind notwendige Reifungsschritte. Dazu gehören auch die intensiven Auseinandersetzungen mit Idealvorstellungen, die die Gestaltung von Lebenszielen, das Aussehen des Körpers und die Anforderungen an sich selbst zum Inhalt haben. Eine narzißtische Überbetonung führt zur Absicherung des Selbstwertgefühls. Der modische Trend suggeriert den Frauen, daß ein überschlanker, sportlicher Körper der Garant für Wohlbefinden und soziale Akzeptanz sei. Neben dem sozialen Druck zur Gewichtsreduktion ist auch die Askeseneigung der Jugendlichen, ihr Triebverzicht und der Nachweis moralischer Stärke durch Willenskraft von großer Bedeutung. Zusätzlich ist die Tendenz, über Selbstschädigung Zuwendung und Recht zu bekommen, eine weitere Schiene, die zu schweren Eß-Störungen führen kann.

Symptomatik

Das hervorstechende Symptom einer Anorexie ist die gravierende Störung der eigenen Körperwahrnehmung: Die Körperformen werden falsch beziehungsweise verzerrt (besonders im Bereich von Hals, Bauch und Hüften) wahrgenommen.

Das Körpergewicht wird bewußt reduziert oder auf einem Minimum (mindestens 15 % unter dem zu erwartenden Körpergewicht) gehalten.

Die Gewichtsabnahme wird herbeigeführt durch

- das Vermeiden von hochkalorischen Nahrungsmitteln,
- übertriebene körperliche Aktivitäten,
- den Gebrauch von Abführmitteln, Diuretika und/ oder Appetitzüglern,
- ein häufiges selbstinduziertes Erbrechen.

Endokrine Störungen auf der Hypothalamus-Hypophysen-Achse führen zu Amenorrhoe.

Es besteht eine ausgeprägte Angst vor einer Gewichtszunahme beziehungsweise vor dem Dickwerden.

Verlauf: Im Anfangsstadium der Anorexia nervosa steht die gewollte Haltung zur Gewichtsreduktion im Vordergrund. Die Erfahrung, durch Fasten sein Gewicht den Vorstellungen entsprechend reduzieren zu können, fördert die Selbstachtung und vermehrt die soziale Anerkennung.

Die Gewichtsabnahme verläuft bei der fastenden Anorexia nervosa meist langsam: Der Mensch adaptiert sich an den andauernden Hunger. Sein gesamtes Tagesverhalten wird in den Dienst der Aufrechterhaltung des Fastenzustandes gestellt. Unmerklich beginnt nun eine psychosoziale Abwandlung. Die Patienten isolieren sich, sie werden zunehmend in ihrem Denken, Fühlen und Handeln eingeengt. Diese psychopathologische Abwandlung steht im Zusammenhang mit dem Verbrauch der Fettreserven aus dem Fettspeicher, der bei einem gesunden, schlanken Menschen 12–14 kg beträgt. Nach diesem Zeitpunkt fällt das Gewicht rascher ab, für die *meist weiblichen Patienten* jedoch fast unbemerkt. Dieser Gewichtsverlust ist durch den zunehmenden Eiweißabbau des Körpers bedingt (Katabolie). Die Kranken verspüren, daß sie durch die Angst, wieder zuzunehmen und das Eßverhalten nicht mehr steuern zu können, zum weiteren Fasten gezwungen werden. Diese deutlich in den Vordergrund rückende Angst vor Gewichtszunahme wird *Gewichtsphobie* genannt und ist einer der wesentlichen Steuerungsmechanismen zur Aufrechterhaltung der Erkrankung. Bei Weiterbestehen des Krankheitsbildes kommt es nun zu Kontrollverlusten: heimliches Essen, Eßattacken, Erbrechen, Mißbrauch von Abführmitteln, seltener von Diuretika oder Weckaminen. Angst- und Schuldgefühle nach Nahrungsaufnahme, Depression und Verzweiflung resultieren aus der Erkenntnis, das Nahrungsverhalten nicht mehr unter Kontrolle zu haben. Im Durchschnitt erreichen fastende Anorektikerinnen dieses Stadium nach ca. einem Jahr.

Bulimia nervosa

Symptomatik: Die Bulimie ist durch wiederholte Anfälle von *Heißhunger (Eßattacken)* und eine übermäßige Beschäftigung mit der Kontrolle des Körpergewichtes charakterisiert. Diese Störung kann auch nach einer Anorexia nervosa auftreten oder in ein anorektisches Verhalten einmünden.

Der dickmachende Effekt der zugeführten Speisen wird durch absichtliches Erbrechen, Entwässerung, Einnahme von Appetitzüglern und Schilddrüsenpräparaten sowie durch zeitweilige Hungerperioden aufgehoben. Bulimische Patienten können auch normalgewichtig sein.

Die Patientin mit Bulimia nervosa ist prämorbid impulsiver, sozial interessierter und zu sexuellen Kontakten stärker bereit als die Anorektikerin, welche eher introvertiert, zwanghaft und sozial-phobisch ist. Die Bulimikerin hat bereits sehr früh das Fasten verlassen, wobei die Gewichtsreduktion gleichfalls obsessiv angestrebt wird, die aufgenommene Nahrung daher rasch erbrochen wird. Es entsteht folglich ein regelmäßiger Ablauf von Essen oft auch größerer Mengen mit anschließendem Erbrechen. Dieser Vorgang kann sich mehrmals täglich wiederholen. Bei Patienten mit Bulimia nervosa – Männer sind hier etwas häufiger vertreten als bei der fastenden Anorexie – ist es oft schwer zu entscheiden, ob das Essen oder das anschließende Erbrechen den wesentlichen Verstärker darstellt: Das Erbrechen kann eine suchtartige Wirkung aufweisen. Obwohl sich die Betroffenen schuldig, enthemmt und widerwärtig finden, berichten sie, nach dem Erbrechen der Nahrung Entlastung und euphorische Gleichgültigkeit zu verspüren. Alkohol-, Nikotin-, Koffein-, und Amphetaminmißbrauch ist häufiger als bei den Anorektikerinnen.

Psychopathologisch bestehen bei Patienten mit Bulimia nervosa ausgeprägte Stimmungsschwankungen, die zu suizidaler Einengung führen können. Sie weisen in der Regel große psychosoziale Probleme auf, haben Schwierigkeiten mit ihren Partnern und mit ihren beruflichen sowie finanziellen Gegebenheiten. **Prämorbid** finden sich häufig schwere Belastungssituationen oder chronische Angst aufgrund depressiver oder aggressiver Bezugspersonen (sexueller Mißbrauch ist nicht selten). Die Eltern von Bulimikerinnen sind häufig alkohol- oder medikamentenabhängig.

Verlauf: Der Verlauf von Bulimie und Anorexie ist vor allem durch gravierende Komplikationen charakterisiert, die durch die Elektrolytverluste, durch den Phosphatmangel sowie durch die Ödembildung infolge der Hypalbuminämie bedingt sind. Auch Nierenschäden sind möglich. In schweren Verläufen kommt es zur Osteoporose und zu multiplen Spontanfrakturen. Zu beachten ist auch eine erhöhte Suizidgefahr. In der Literatur wird eine *Mortalität* von etwa 10 % angegeben.

Unbehandelt kann das Krankheitsbild jahrzehntelang andauern und in einen defektiös anmutenden Residualzustand einmünden. Im Spontanverlauf sind Entwicklungen zur Adipositas häufig, eine Suchtverschiebung kann in vielen Fällen beobachtet werden.

Therapie von Bulimie und Anorexie: Die eßgestörte Patientin versteht primär unter therapeutischer Hilfe die Möglichkeit, wieder die bewußte Kontrolle über ihren Körper, ihr Gewicht und ihre Nahrungsaufnahme zu erlangen. Sie akzeptiert die Notwendigkeit nicht, ein gesundes Körpergewicht zu tolerieren und das Eßverhalten so zu korrigieren, daß die durch das Fasten bedingten somato-psychischen Veränderungen beendet werden können. Die Diskrepanz zwischen der Behandlungserwartung der Patientin und dem notwendigen therapeutischen Eingreifen ist nur durch einen *gezielten langanhaltenden Informationsprozeß* zu überbrücken. Ein normales Eßverhalten kann erst nach der Stabilisierung der somatischen Befindlichkeit erreicht werden. Solange Eßgestörte nicht die Gewichtsphobie als wesentliches Symptom der Erkrankung begreifen können, wünschen sich die Patientinnen Unerfüllbares: Es erfordert folglich sehr viel Informationsarbeit und Unterstützung, um die Patientinnen trotz der Gewichtsphobie kooperationsfähig zu halten. Neben allgemeinmedizinischen Maßnahmen ist häufig der – zeitlich befristete – Einsatz von spannungsreduzierenden und stimmungsaufhellenden Medikamenten notwendig.

Die Therapie muß auf folgenden **3 Behandlungsprinzipien** basieren:

1. Die Therapie der somato-psychischen Abwandlung: Erst die erforderliche kontrollierte Nahrungsaufnahme bewirkt den Zugang zur einzelnen Patientin und zu ihrer persönlichen Problematik. Kohlenhydrate dienen nicht nur der Energiebereitstellung, sie bewirken auch, daß selektiv Tryptophan über die Blut-Hirn-Schranke in das Hirn aufgenommen und in der Nervenzelle zu Serotonin umgebaut werden kann. Serotonin ist jener Neurotransmitter, der Ruhe, Entspannung und Reizfilterung sowie das Schlafverhalten moduliert. Kohlenhydrate sind daher die am besten geeigneten Psychopharmaka bei Eßstörungen. Möglicherweise wirken Antidepressiva – für die bei der Bulimie gute Erfolge beschrieben werden – auch über diesen Weg.
2. Die Therapie der Beziehungsstörung: Durch die Erkrankung kommt es zu einer Reihe von typischen Veränderungen, zu zunehmender Isolierung und zum Mißbrauch der Bezugspersonen, um die Erkrankung aufrechtzuerhalten bzw. Vorteile nicht zu verlieren (sekundärer Krankheitsgewinn). Es entsteht einerseits ein ausgeprägter Hang zum Perfektionismus, andererseits auch zur Rivalität in der sozialen Gruppe.
3. Die Therapie der individuellen intrapsychischen Dynamik: Der Prozeß der Reifung wird durch die

Verschränkung mit Fasten und Gewichtsreduktion gehemmt. Dieser primäre Krankheitsgewinn macht sich als Widerstand bemerkbar, beim Versuch, gegen die Gewichtsphobie durch Aufgabe des Vermeidungsverhaltens vorzugehen. Die dabei entstehende Angst erleben die Patienten als Reifungsangst, als Angst, ohne Erkrankung nicht leben zu können. Sie empfinden ein Gefühl der Insuffizienz und der Leere, wenn sie aufgefordert sind, sich ihren Lebensaufgaben zu stellen und sich mit Gleichaltrigen oder der Sexualität auseinanderzusetzen.

7 Persönlichkeits- und Verhaltensstörungen

Karl Zangerl

7.1 Einführung

Geschichte und Synonyme

Aufgrund verschiedener Konzepte und der wechselvollen Entstehungsgeschichte wird der Begriff der *Persönlichkeitsstörungen* von einem Land zum anderen unterschiedlich verwendet. Laut einer Umfrage unter Psychiatern in Deutschland (R. Tölle 1986) sprechen z.B. 80 % von Persönlichkeitsstörungen, 70 % von *abnormen Persönlichkeiten* und 42 % von *psychopathischen Persönlichkeiten*. Diese Begriffe werden gleichbedeutend verwendet; der unterschiedliche Gebrauch hängt mehr von der Tradition, der sich der jeweilige Psychiater verpflichtet fühlt, und weniger vom Zustandsbild des zu Beschreibenden ab. Der rein deskriptive, von ätiopathogenetischen Hypothesen weitgehend freigehaltene **Oberbegriff „Persönlichkeitsstörung"**, der unter dem Einfluß angloamerikanischen Schrifttums an die Stelle der „abnormen Persönlichkeiten" tritt, scheint sich somit weitgehend durchzusetzen.

Philippe Pinels Arbeit aus dem Jahre 1809 steht am Beginn der wissenschaftlichen Beschäftigung mit abnormen Persönlichkeiten; sie kann als erstes Konzept einer nosologischen Einheit gesehen werden. Das entscheidendste Merkmal lag nach Pinel in einer *Beeinträchtigung der affektiven Funktionen bei ungestörten Verstandeskräften*. Davon ausgehend, verfaßte J.C. Prichard im Jahre 1835 seine einflußreiche Arbeit über *„moral insanity"*. Alle späteren angloamerikanischen Psychopathiekonzepte wurden durch seine Definition der „moral insanity" geprägt und waren die Ursache für die Kollision zwischen psychiatrischer Nosologie und rechtlichen Ordnungsvorstellungen. Im deutschen Sprachraum gewann die von I.L.A. Koch im Jahre 1891 verfaßte Monographie über „Psychopathische Minderwertigkeiten" für die Nosologie großen Einfluß; sie legte den Grundstein für die konstitutionelle Degenerationslehre, die vorwiegend organpathologisch, nicht aber soziologisch gemeint war. Gemeinsam mit Koch schaffte E. Kraepelin die Grundlage für die Typologie K. Schneiders und somit für die heute noch am weitesten verbreitete *Psychopathielehre*. Kurt Schneider versuchte die soziologischen Bildungen Kraepelins in charakterologische umzuformen, um das Abgleiten des Psychopathiebegriffs ins sozial Negative und Wertende aufzuhalten. In seiner klassischen Monographie „Die psychopathischen Persönlichkeiten" unterscheidet er 12 charakterologische Typen, die alle späteren deskriptiven Typologien maßgeblich geprägt haben. Er nimmt somit aus der großen Gruppe der abnormen Persönlichkeiten diejenigen heraus, die an ihrer Abnormität leiden oder unter deren Abnormität die Gesellschaft leidet. Heute ist es nach langen Jahren heftiger Kritik zu einer Renaissance der Anschauungen Schneiders gekommen, der seinen Psychopathenbegriff als Abweichen von der Durchschnittsnorm, nicht aber als Krankheitsdiagnose verstanden wissen wollte.

Klassifikation

ICD-10 und **DSM-IV** beziehen sich, was die Persönlichkeitsstörungen betrifft, auf die Typologie Kurt Schneiders, wobei im ICD-10 die schizoiden Formen aus der Charakterologie Ernst Kretschmers einfließen (Tab 7.**1**).

Im **ICD-10** werden 9 spezifische Persönlichkeitsstörungen, im **DSM-IV** 11 genannt. Die klinisch geläufige Tatsache der Überlappung der Persönlichkeitsstörungen, die in einer Reihe empirischer Studien nachgewiesen werden konnte, legt die Frage nahe, ob die derzeitigen Klassifikationen nicht zuviel Einzeltypen enthalten. Es entsteht dadurch der Eindruck abgesetzter Kategorien, während *Mischformen* und *Übergänge* die Regel sind. Schon Kurt Schneider war sich der Künstlichkeit seiner Typologie bewußt und wollte sie nicht als kategoriale Einheit verstanden wissen. Aktuelle Entwicklungen in der Persönlichkeitsforschung zeigen die Tendenz einer Synthese von Elementen der kategorialen, dimensionalen und typologischen Ansätze.

In der Psychiatrie hat der **typologische Ansatz** für die Erfassung von Persönlichkeitsstörungen nach wie vor die größte Bedeutung. Der typologische Ansatz läßt „Randunschärfe" zu, die den komplexen psychischen Phänomenen entgegenkommt, auch wenn in der klinischen Praxis häufig aus dem typologischen Ansatz unkorrekterweise kategoriale Persönlichkeitsdiagnosen entstehen.

Definition

Als Persönlichkeitsstörungen definieren wir anhaltende, stabile und tief verwurzelte Verhaltensmuster, die mit subjektivem Leiden und/oder deutlichen Einschränkungen der beruflichen und sozialen Leistungfähigkeit verbunden sind. Die Reaktion der Betroffenen in persönlichen und sozialen Situatio-

7.1 Einführung

Tabelle 7.1 Klassifikation von Persönlichkeitsstörungen im Vergleich

Psychopathien nach K. Schneider	Persönlichkeitsstörungen nach ICD-10		Persönlichkeitsstörungen nach DSM-IV	
			Gruppe A	
fanatische	F60.0	paranoide	301.00	paranoide
schizoide	F.60.1	schizoide	301.20	schizoide
			301.22	schizotypische
			Gruppe B	
geltungssüchtige	F60.4	histrionische	301.50	histrionische
stimmungslabile	F60.3	emotional-instabile		
	F60.30	impulsiver Typus	301.83	Borderline
	F60.31	Borderline-Typus		
gemütslose	F60.2	dissoziale	301.70	antisoziale
willenlose			301.81	narzißtische
explosible	F60.30	reizbare (erregbare)	312.34	intermittierende explosible Persönlichkeit[*]
			Gruppe C	
zwanghafte	F60.5	anankastische (zwanghafte)	301.40	zwanghafte
asthenische	F60.7	abhängige (asthenische)	301.60	dependente
ängstliche	F60.6	ängstliche (vermeidende)	301.83	passive-aggressive
selbstunsichere			301.82	selbstunsichere
hyperthymische	F34.0	Zyklothymie[*]	301.13	zyklothyme Störung
depressive				

Gruppe A → schizophrenes Kontinuum
Gruppe B → psychopathisches Kontinuum
Gruppe C → neurotisches Kontinuum

---

nen ist unpassend. Besonders in Affektivität, Antrieb und Impulskontrolle sowie im Wahrnehmen und Denken besteht eine deutliche Unausgeglichenheit.

Persönlichkeitsstörungen nehmen eine Mittelstellung zwischen psychiatrischer Erkrankung und Normalität ein: Es gibt keine psychopathischen Erscheinungsformen, die nicht als Verdünnung bzw. Verdichtung normaler menschlicher Eigenschaften vorkommen. Größere Probleme als die Abgrenzung zur Normalität bereitet am anderen Ende des Schweregradkontinuums die Abgrenzung von psychiatrischen Krankheiten. Neuere Forschungen sprechen mehr für Spektrumhypothesen als für klar gezogene Grenzen zwischen Persönlichkeitsstörungen und Psychosen.

Nach dem **ICD-10** umfassen diese Störungen „tief verwurzelte, anhaltende Verhaltensmuster, die sich in starren Reaktionen auf unterschiedliche persönliche und soziale Lebenslagen zeigen. Dabei findet man gegenüber der Mehrheit der betreffenden Bevölkerung deutliche Abweichungen im Wahrnehmen, Denken, Fühlen und in Beziehungen zu anderen. Solche Verhaltensmuster sind meistens stabil und beziehen sich auf vielfältige Bereiche von Verhalten und psychischen Funktionen. Häufig gehen sie mit persönlichem Leiden und gestörter sozialer Funktionsfähigkeit einher".

Die entsprechende Definition ist im **DSM-IV** sehr ähnlich: Von Persönlichkeitsstörungen wird dann gesprochen, wenn „Persönlichkeitszüge unflexibel und wenig angepaßt sind und die Leistungsfähigkeit wesentlich beeinträchtigen oder zu subjektiven Beschwerden führen". Organische Grunderkrankungen müssen ausgeschlossen werden.

Ätiologie

Obwohl die Ideengeschichte der Persönlichkeitsstörungen lang ist, weiß man wenig über die Ursachen der speziellen Formen. Alle ätiologischen Spekulationen spiegeln die wechselnden Typologien und das Fehlen klarer diagnostischer Kriterien wider; gleichzeitig sind sie aber auch ein Zeichen für das mangelnde Interesse der Wissenschaft auf diesem Gebiet. Es herrscht allgemeine Übereinstimmung, daß sich ursächlich genetische und konstitutionelle, soziale und kulturelle Faktoren wechselseitig beeinflussen.

In der **genetischen Forschung,** die sich hauptsächlich mit Zwillingsforschung und Adoptionsstudien befaßt, gibt es aussagekräftige Ergebnisse, die

---

[*] Die Diagnosen Zyklothymie und intermittierende explosible Persönlichkeit werden im ICD-10 bzw. DSM-IV nicht unter der Kategorie Persönlichkeitsstörungen geführt, sondern unter affektive Störungen bzw. Störungen der Impulskontrolle.

eine höhere Konkordanz für Persönlichkeitsstörungen bei eineiigen Zwillingen sowie häufige soziopathische Störungen unter biologischen Verwandten nachweisen. Häufig wurde jedoch bei diesen Studien nicht zwischen Persönlichkeitsstörungen und Neurosen differenziert, wodurch endgültige Aussagen erschwert werden. Der Nachweis einer genetischen Transmission für einzelne Störungen blieb erfolglos, so daß es sinnvoller erschiene, nach dem „Was" der Vererbung und weniger nach dem „Wie" zu fragen.

Insgesamt kann man sagen, daß *soziale Introversion* stärker als andere Persönlichkeitszüge vererbt wird. *Neurologische Beeinträchtigungen* bzw. neurologische „soft signs" erhöhen die Inzidenz und den Schweregrad der Persönlichkeitsstörungen. Auch konnte eine Disposition für das spätere Auftreten von Persönlichkeitsstörungen bei Kindern mit Hyperaktivität und Aufmerksamkeitsstörungen bewiesen werden.

Die pathologischen EEG-Veränderungen, die gehäuft bei der antisozialen Persönlichkeitsstörung auftreten, sind schwer zu interpretieren und nur für diese spezielle Gruppe typisch.

Es kann somit zusammenfassend gesagt werden, daß eine Subgruppe von Persönlichkeitsstörungen hirnorganische Schäden aufweist, die jedoch differentialdiagnostisch gegenüber den organischen Persönlichkeitsstörungen abzugrenzen ist. Die Bezeichnung „Pseudopsychopathie" für diese Störungen lehnen wir ab, da sie ein differentialdiagnostisches Problem und keine Persönlichkeitsstörung darstellt.

Darüber hinaus sind **Umwelteinflüsse** als Entstehungsbedingungen für Persönlichkeitsstörungen von besonderer Bedeutung:

- *Früher Elternverlust.*
- *Mangel an Zuwendung* durch die Eltern.
- *Inkonsequenz des Elternverhaltens.*
- *Gestörte frühe Kindheitsentwicklung* führt häufig zu antisozialem Verhalten. Andererseits vermitteln dissoziale Eltern wahrscheinlich ein massiv pathogenes und instabiles Milieu, das eine positive frühe Kindheitserfahrung in Frage stellt.
- *Mangelhafte Fürsorge und Zuwendung* der Mutter in der Vorschulzeit korreliert mit Delinquenz im Jugendalter.

Diese Aussagen bestätigen die Hypothese, daß gestörte frühkindliche Objektinternalisierung und mangelnde Objektkonstanz Defizite in der Persönlichkeitsentwicklung entstehen lassen, die durch mangelnde Ich-Entwicklung und das Wirken unreifer Abwehrmechanismen das Gelingen befriedigender zwischenmenschlicher Beziehungen im Erwachsenenalter beeinträchtigen.

Epidemiologie

Studien in der Bundesrepublik Deutschland (Dilling 1984, Schepank 1984) geben für Persönlichkeitsstörungen im ländlichen Bereich eine **Prävalenz** von 0,7 % (leichte und nicht behandlungsbedürftige Fälle wurden ausgeschlossen), in einer Großstadtbevölkerung von 5,5 % an. Hinterhuber fand in einer alpinen Region eine Prävalenzrate von 5,3 %. In einer schwedischen Studie (Essen-Möller und Hagnell 1975) werden Prävalenzzahlen für Frauen von 5 % und für Männer von 9 % angegeben. Die Midtown-Manhattan-Studie (T.S. Langer und S.T. Michael) zeigte eine Prävalenzrate von 10 % und ein dreimal höheres Auftreten in der sozial untersten Schicht, was einen sozialen Abwärtsdrift der Untersuchten widerspiegeln dürfte: Der sozio-ökonomische Standard der Betroffenen war relativ unabhängig von der sozialen Stufe der Eltern.

Nach Durchsicht der internationalen epidemiologischen Studien kann somit eine **durchschnittliche Prävalenz** von 5–10 % für Persönlichkeitsstörungen angenommen werden.

Verlauf und Prognose

Sowohl das ICD-10 als auch das DSM-IV definieren die Persönlichkeitsstörungen als über längere Zeit anhaltende Verhaltensmuster: Dies spiegelt den klinischen Eindruck der **Chronizität** von Persönlichkeitsstörungen wider. In Langzeitstudien konnte eine starke Stabilität der Störung nachgewiesen werden. Die geringste Veränderungskapazität scheinen histrionische, depressive und schizoide Persönlichkeitsstörungen zu haben. Insgesamt wird aber ein fortschreitendes Abnehmen pathologischer Abwehrmechanismen bei Persönlichkeitsstörungen mit zunehmendem Lebensalter beobachtet; neuere Untersuchungen konnten sogar eine Besserung und Stabilisierung bei antisozialen Persönlichkeitsstörungen aufzeigen.

7.2 Allgemeine Symptomatik der Persönlichkeitsstörungen

Es gibt **4 Charakteristika,** die allen Persönlichkeitsstörungen gemeinsam sind:

1. Persönlichkeitsgestörte sind durch eine *unflexible* und *schlecht angepaßte Streßreaktion* geprägt, das Verhaltensmuster wirkt trotz selbstschädigender Tendenz unheilvoll repetitiv.
2. Bei Persönlichkeitsstörungen kommt es stets zu *Problemen auf der Beziehungsebene* und *im Arbeitsbereich*. Ihr „Nichtlieben- und Nichtarbeitenkönnen" ist ausgeprägter als bei neurotischen Störungen. Hinter ihrem „Charakterpanzer" verbirgt sich oft Angst und Depression. Adjektive wie „abhängig", „oral", „narzißtisch", „pessimistisch", „selbstzweifelnd" und „passiv" treffen in unterschiedlicher Ausprägung praktisch auf alle Persönlichkeitsstörungen zu.

3. Persönlichkeitsstörungen treten immer in einem *interpersonellen Zusammenhang* bzw. in einem sozialen Kontext auf. Die Betroffen gehen zwischenmenschliche Beziehungen ein, die einem unheilvollen Pakt gleichen, in dem sie weder mit noch ohne den anderen leben können. Es fehlt ihnen das Vermögen, sich so zu sehen, wie sie von anderen wahrgenommen werden, weshalb sie ihre Umgebung kontinuierlich herausfordern und infolgedessen von dieser als schlecht und böse, nicht aber als krank und gestört eingestuft werden.
4. Persönlichkeitsgestörte *affizieren andere* in einer besonderen Art und Weise, die es schwierig erscheinen läßt, zu den Betroffenen eine neutrale Distanz zu bewahren: Dies erklärt auch die häufigen therapeutischen Schwierigkeiten.

7.3 Spezielle Formen der Persönlichkeitsstörungen

Die Persönlichkeitsstörungen lassen sich in **3 Hauptgruppen** bzw. Kontinua zusammenfassen, deren Erscheinungsbild durch das Verhalten beziehungsweise durch die zugrundeliegenden Abwehrmechanismen geprägt ist (Tab. 7.**2**).

7.3.1 Das „schizophrene Kontinuum" – die „Gruppe A"

Das erste Kontinuum faßt die *paranoiden, schizoiden* und *schizotypischen* Persönlichkeitsstörungen zusammen. Personen mit diesen Störungen wirken seltsam, exzentrisch, introvertiert, sozial isoliert und zurückgezogen. Beruflich sind sie in der Regel integriert, wenngleich Paranoide häufig Probleme mit Autoritäten entwickeln. Meist wählen sie Berufe, die soziale Rückzugstendenzen erleichtern. Paranoide Persönlichkeitsstörungen werden beim männlichen Geschlecht häufiger diagnostiziert, bei den anderen Störungen ist eine Geschlechtsdisposition nicht bekannt. Alle 3 werden dem schizophrenen Kontinuum zugerechnet, obwohl Übergänge in manifeste schizophrene Psychosen nicht gesichert sind. Die bei diesen Störungen postulierten Abwehrmechanismen sind Projektion und Flucht in die Phantasie.

Paranoide Persönlichkeitsstörung

Hauptmerkmale sind tiefgreifendes und ungerechtfertigtes Mißtrauen und Verdächtigungen gegenüber den Mitmenschen. Es besteht eine allgemeine Überempfindlichkeit und eine eingeschränkte Affektivität. Von der Umgebung werden sie häufig als stur, rigid, humorlos und feindselig wahrgenommen. Die Betroffenen sind typischerweise übervorsichtig und haben einen „sthenischen Stachel" (Kretschmer), der sich auch in Ehrgeiz, Gewissenhaftigkeit und Ordentlichkeit äußert. Bleiben Erfolg und Anerkennung aus, folgen tiefe Selbstwertkrisen. Die Partnerschaft entwickelt sich oft konfliktreich. Psychodynamisch ist die Selbstunsicherheit als Ausdruck eines strengen Über-Ichs in Konflikt mit einer ausgeprägten Triebdynamik zu interpretieren. Einzelkindsituationen, rudimentäre Familienstrukturen und Mutter-Sohn-Symbiosen sowie Gattensubstitutionen werden auffallend oft angetroffen.

Differentialdiagnostisch ist eine paranoid-halluzinatorische Schizophrenie auszuschließen. Pathologische Eifersuchtsideen und ein sensitiver Beziehungswahn (Kretschmer) können als Folgen der paranoiden Persönlichkeitsstörung auftreten.

Tabelle 7.**2** Die 3 Hauptgruppen der Persönlichkeitsstörungen: Erscheinungsbild und Abwehrmechanismen

Cluster	Kontinuum	Diagnose	Abwehrmechanismen
– seltsam – exzentrisch – introvertiert – sozial isoliert	Gruppe A: „schizophren"	– paranoid – schizoid – schizotypisch	– Projektion – Flucht in die Phantasie
– dramatisch – emotional – launenhaft – extrovertiert – manipulierend	Gruppe B: „psychopathisch"	– histrionisch – narzißtisch – dissozial – reizbar-erregbar – Borderline	– Dissoziation – Acting out – Splitting – neurotische Verleugnung
– ängstlich – furchtsam – introvertiert	Gruppe C: „neurotisch"	– Zyklothymie – ängstlich-vermeidend – anankastisch – abhängig-asthenisch – passiv-aggressiv	– Isolation – passive Aggression – hypochondrisches Verhalten

Schizoide Persönlichkeitsstörung

Die mangelnde Fähigkeit, soziale Beziehungen herzustellen und Wärme sowie Gefühle für andere zu entwickeln, steht im Vordergrund. Die wenigen sozialen und beruflichen Kontakte wirken distanziert, ambivalent und von Mißtrauen geprägt. Exzentrischer Lebensstil und scheues, kontaktarmes Verhalten sind häufig. Beruflich sind die Betroffenen oft erfolgreich. Aufgrund der zwischenmenschlichen und sexuellen Konflikte sind sie selten verheiratet. Von anderen werden sie als „mit sich selbst beschäftigt", als „abwesend" und „losgelöst" erlebt. Exzessive Tagträume kennzeichnen sie nicht selten.

Differentialdiagnostisch muß wiederum eine Schizophrenie ausgeschlossen werden.

Schizotypische Persönlichkeitsstörung

Diese im DSM-IV enthaltene Persönlichkeitsstörung kommt gehäuft bei Blutsverwandten von chronischen Schizophrenen vor.

Die Betroffenen zeichnet Eigentümlichkeit des Denkens, des Wahrnehmens, der Sprache und des Verhaltens aus, die nicht schwer genug ist, um den Kriterien der Schizophrenie zu genügen. Keines dieser Merkmale ist immer vorhanden. Das Denken kann magisch sein und Beziehungsideen sowie paranoide Vorstellungen mit einschließen; Emotionen werden kaum empfunden. Illusionäre Verkennungen, Depersonalisations- und Derealisationserscheinungen sind häufig. Soziale Isolierung ist die Regel: Leicht eingeschränkte bzw. inadäquate Affekte können die zwischenmenschlichen Interaktionen stören, so daß die Betroffenen sehr isoliert leben.

Eine *differentialdiagnostische* Abgrenzung einer chronischen Schizophrenie bzw. eines schizophrenen Residualsyndroms gelingt nicht immer. Neueren Studien zufolge treten diese Störungen bei ungefähr 3 % der Bevölkerung auf.

7.3.2 Das „psychopathische Kontinuum" – die „Gruppe B"

Die 2. Gruppe faßt die *histrionische, narzißtische, antisoziale* und *Borderline-Persönlichkeitsstörung* zusammen. Personen mit solchen Störungen erscheinen oft dramatisch, emotional und launenhaft. Sie wirken extrovertiert, manipulierend und affektiv labil. Ihre zwischenmenschlichen Beziehungen verlaufen meist stürmisch und bleiben unbefriedigend. Depressive Reaktionen und Substanzmißbrauch sind häufige Komplikationen. Die histrionische und die Borderline-Persönlichkeitsstörung werden häufiger bei Frauen, die antisoziale deutlich häufiger bei Männern diagnostiziert. Bei der narzißtischen Persönlichkeitsstörung kennt man keine Geschlechtsdisposition. Die postulierten Abwehrmechanismen sind Dissoziation und Splitting, wobei die Synthese ambivalenter Gefühle verhindert wird, sowie das Acting out, in dem eine Externalisierung unbewußter innerer Konflikte erfolgt.

Histrionische Persönlichkeitsstörung

Heute wird der Begriff histrionisch (histrio, lat.: der Schauspieler) bevorzugt, um den abwertenden Terminus hysterisch zu vermeiden. Hauptmerkmale sind dramatische und stark expressive Verhaltensweisen sowie charakteristische Beeinträchtigungen der zwischenmenschlichen Beziehungen. Die Betroffenen – mehrheitlich Frauen – versuchen, die Aufmerksamkeit auf sich zu ziehen, neigen zu Übertreibungen und spielen gern die Rolle des „Opfers" oder der „Prinzessin", ohne sich dessen bewußt zu werden. In ihren zwischenmenschlichen Beziehungen wirken sie oberflächlich oder unaufrichtig, aber auch charmant und verführerisch. Sie schließen schnell Freundschaften. Ist eine Beziehung aufgebaut, werden sie anspruchsvoll, exzentrisch und rücksichtslos. Aufgrund von Hilflosigkeits- und Abhängigkeitsgefühlen haben sie ein ständiges Bedürfnis nach Bestätigung. Flucht in romantische Phantasien, manipulative Suiziddrohungen, Suizidgesten und Suizidversuche sind häufig.

Komplikationen sind Substanzmißbrauch, depressive Reaktionen, Somatisierungstendenz und Konversionssyndrome.

Eine *familiäre Häufung* kommt vor, Verwandte 1. Grades leiden häufiger an dieser Persönlichkeitsstörung als die Gesamtbevölkerung. Stärker Betroffene kommen oft aus einem niedrigen Milieu und ähneln in vielen Zügen der antisozialen Persönlichkeitsstörung: Dies führte zu Spekulationen, sie als die weibliche Form der antisozialen Persönlichkeitsstörung aufzufassen. Mehr als die Hälfte erreicht eine ausreichende Anpassung, ausgesprochen günstige Entwicklungen mit weitgehender Lebensbewältigung sind jedoch selten.

Narzißtische Persönlichkeitsstörung

Das **ICD-10** reiht die narzißtischen Persönlichkeiten unter **andere spezifische Persönlichkeitsstörungen**. Als Hauptmerkmal einer narzißtischen Persönlichkeit kann ein übermäßiges Gefühl des Selbstwertes oder der Einzigartigkeit beschrieben werden. Die Betroffenen beschäftigen sich mit Phantasien von grenzenlosem Erfolg, Macht, Wohlstand, Glanz, Schönheit und uneingeschränkten Fähigkeiten. Gleichzeitig besteht ein exhibitionistisches Bedürfnis nach dauernder Aufmerksamkeit und Bewunderung. Auf Kritik, Niederlagen und Enttäuschung reagieren sie entweder mit kühler Gleichgültigkeit oder deutlichen Gefühlen von Zorn, Unterlegenheit, Scham, Demütigung oder Leere. Die zwischenmenschlichen Beziehungen sind immer gestört. Ein Mangel an Empathie und eine Tendenz zum Ausbeuten von Bezugspersonen sind üblich. Partner werden entweder idealisiert oder verdammt. Splitting ist der gängigste Abwehrmechanismus. Neidgefühle und depressive Verstimmungen kommen häufig als zusätzliche Belastungsfaktoren hinzu. Kurze reaktive Psychosen sind mögliche Komplikationen.

Dissoziale Persönlichkeitsstörung

Die Diagnose orientiert sich sowohl an Tatbeständen als auch an Charaktereigenschaften, weshalb sie nicht nur *psychologisch,* sondern auch *soziologisch* definiert ist. Bereits Kurt Schneider bemühte sich vergebens, die beiden Bereiche erfolgreich zu trennen. In neueren Studien wurde der Versuch unternommen, zwischen psychopathischer Charakterstruktur, Soziopathie und Dissozialität zu differenzieren, um Subgruppen der antisozialen Persönlichkeiten zu finden. Dieser Ansatz stellt einen begrüßenswerten Versuch dar, die problematische Verquickung der psychologischen und soziologischen Ebenen aufzulösen. Im allgemeinen klinischen Sprachgebrauch werden Begriffe wie „Psychopathie", „Soziopathie" bzw. „antisoziale Persönlichkeitsstörung" oft synonym verwendet.

Die Störung beginnt vor dem 15. Lebensjahr und persistiert bis ins Erwachsenenalter. Das Hauptmerkmal ist eine Vorgeschichte von beständigem asozialem Verhalten, wobei die Rechte anderer verletzt werden. Die Liste der Symptome liest sich wie ein Katalog menschlicher Schwächen und Fehler und wirkt wie ein Gegenbild zum „erwünschten Menschen". In der Adoleszenz kommt es zu Schuleschwänzen, Delinquenz, Lügen, Alkohol- und Drogenmißbrauch und Vandalismus. Beim Erwachsenen verschiebt sich die soziale Problematik; die Betroffenen erscheinen unfähig, ein ständiges Arbeitsverhältnis bzw. eine dauerhafte Beziehung aufrechterhalten zu können. Auch sind sie nicht imstande, Verantwortung als Elternteil zu übernehmen bzw. soziale Normen einzuhalten. Gleichzeitig klagen die Betroffenen häufig über Anspannung, innere Unruhe, Stimmungsschwankungen, Frustrations- und Spannungsintoleranz. Sie sind unfähig, Langeweile zu ertragen, und neigen zu dysphorischen Reaktionen. Zwischenmenschliche Schwierigkeiten und Konflikte, einschließlich Gewaltakten Partnern und Kindern gegenüber, gehören in der Regel zu dieser Störung. Von Bezugspersonen werden die Betroffenen einerseits als verführerisch, charmant und schillernd, andererseits als manipulierend, rücksichtslos und fordernd erlebt. Ursächlich handelt es sich um ein multifaktorielles Geschehen, wobei genetische, biologische und Umweltfaktoren in einer bislang ungeklärten Weise zusammenspielen. Psychodynamisch imponiert eine pathologische Über-Ich-Struktur, eine mangelnde Integration des Über-Ichs in die Gesamtpersönlichkeit beziehungsweise eine Dissoziation einzelner Über-Ich-Anteile. Es fehlen „höhere" bzw. reifere Abwehrmechanismen, weshalb primitive Strategien wie Spaltung, Verleugnung, Introjektion, Projektion bzw. projektive Identifikation, Idealisierung und Identifizierung mit dem Aggressor als Abwehrstrategien wirksam werden. Das Verhalten der Betroffenen erscheint durch die Spaltung von Selbst- und Objektrepräsentanzen in ganz gute und ganz böse Anteile unberechenbar und sprunghaft; es wird durch eine Externalisierung unbewußter Konflikte und deren Inszenierung in der Außenwelt geprägt. Die Augenblicksidentität ist auf einen Punkt zusammengeschmolzen und macht Lernen aus Erfahrung unmöglich. Vergangenheit, Gegenwart und Zukunft können nicht miteinander verknüpft und der Lebensweg nicht als Einheit wahrgenommen werden.

Die Störung muß definitionsgemäß in der Jugend beginnen und als Verhaltensmuster unverändert über mindestens 5 Jahre bestehen.

Differentialdiagnostisch sind eine geistige Retardierung, eine Schizophrenie oder eine manische Episode auszuschließen. Bei Patienten mit minimal brain damage und frühkindlicher bzw. sekundär traumatischer Hirnschädigung mit erhebbaren organpathologischen Befunden ist von einer **organischen Persönlichkeitsstörung** zu sprechen. Diese wird durch eine strukturelle Schädigung des Gehirns bedingt, am häufigsten durch Schädelhirntraumen, Neoplasmen und Gefäßerkrankungen. Auch eine Temporallappenepilepsie kann im symptomfreien Intervall eine antisoziale Persönlichkeitsstörung vortäuschen.

Emotional instabile (erregbare) Persönlichkeitsstörung

Das **ICD-10** gliedert diese Störungen in einen **impulsiven** und in einen **Borderline**-Typus, das **DSM-IV** reiht diese Persönlichkeitsvarianten außerhalb des Kapitels der Persönlichkeitsstörung als *intermittierende explosible Störungen* ein und ordnet sie den *Impulskontrollstörungen* zu.

Hauptmerkmale sind Jähzorn und Affektausbrüche ohne sinnvolles Verhältnis zum Anlaß. Affekte können nicht genügend kontrolliert bzw. verarbeitet weden, sie entladen sich heftig und kurzfristig im Sinne einer Kretschmerschen *Primitivreaktion*. In der Regel werden die Affektdurchbrüche nachher bedauert, zwischenzeitlich sind die Betroffenen weder besonders impulsiv noch auffällig aggressiv. Häufig werden diskrete somatische Auffälligkeiten, vor allem EEG-Anomalien, gefunden. Da sich hirnorganische Befunde nicht häufiger als bei anderen Persönlichkeitsstörungen nachweisen lassen, dürfte ein multifaktorielles Geschehen für die Entstehung verantwortlich sein. Beziehungen zwischen Impulsivität und Teilleistungsstörungen werden diskutiert.

Komplikationen sind Gewalttaten durch Affekthandlungen und Alkoholismus, was die Betroffenen in die Nähe der dissozialen Persönlichkeiten rückt. Eifersuchts- und Beeinträchtigungsideen sowie querulatorische Entwicklungen kommen vor. Auch im

Alter ist eine Beruhigung und Anpassung selten, weshalb die Prognose wenig günstig erscheint.

Borderline-Persönlichkeitsstörung

Das Borderline-Syndrom ist eine der umstrittensten psychiatrischen Diagnosen: 1980 wurde es erstmalig als eigenständige Erkrankung in das DSM-III aufgenommen. Es steht im Grenzbereich zwischen Neurose, schweren Charakterstörungen und Psychose. Bis in die jüngste Vergangenheit wurden Störungen aus dem Umfeld des Borderline-Syndroms mit folgenden Diagnosen belegt: Grenzpsychose, abortive Schizophrenie, latente Schizophrenie, schizophreniforme Psychosen, ambulante Schizophrenie, präpsychotischer Charakter, pseudoneurotische Schizophrenie, pseudopsychopathische Schizophrenie, Charakteropathie, narzißtische Charakterstruktur.

Der Mangel an empathischem Einfühlungsvermögen von Borderline-Patienten fällt bereits sehr früh auf, in der Adoleszenz führen die Reifungsanforderungen sehr häufig zur Dekompensation. Die Patienten erfassen die Realität ungenau, es besteht eine Ich-Schwäche sowie eine schlechte Kontrolle von Triebimpulsen und eine geringe Angsttoleranz. Typisch für eine Borderline-Störung ist der ständige Wechsel zwischen polymorphen neurotischen Symptomen, impulsivem Agieren und intensiven Emotionen.

Für die **Diagnose** eines Borderline-Syndroms ist wichtig:

- *Impulsivität* oder Unberechenbarkeit;
- *instabile*, aber intensive zwischenmenschliche *Beziehungen*;
- *unzureichende Affektkontrolle*;
- *affektive Instabilität*;
- ausgeprägte *Identitätsunsicherheit*.

Beim Borderline-Syndrom ist es dem Betroffenen nicht gelungen, sehr frühe psychische Kompetenzen zu erwerben: Die Verschmelzung von Gut und Böse findet in den Objektbeziehungen nicht statt, die fürsorgliche und ermahnende Mutter wird z.B. wie 2 getrennte Personen wahrgenommen. Die Realitätserfassung ist schwer gestört, zwischen Phantasie und Wirklichkeit kann nicht differenziert werden. Die Abgrenzung zwischen dem Ich und der Umgebung ist durch Unschärfe gekennzeichnet, eigene Vorstellungen und die anderer Menschen verschmelzen.

Das Syndrom wird somit von Instabilität in den verschiedenen Bereichen, einschließlich des zwischenmenschlichen Verhaltens, der Stimmung und des Selbstbildes geprägt. Typisch ist impulsives und unberechenbares Verhalten, das potentiell selbstschädigend ist. Es herrschen starke Stimmungsschwankungen von normaler zu dysphorischer Gestimmtheit mit inadäquatem, heftigem Zorn und mangelnder Kontrolle vor. Es kann dem Betroffenen schwerfallen, das Alleinsein zu ertragen, ein chronisches Gefühl von Leere und Langeweile stellt sich ein. Häufig besteht eine Identitätsunsicherheit im Selbstbild bzw. in der Geschlechtszugehörigkeit. Die Abwehrmechanismen des Borderline-Syndroms liegen in der Spaltung, der Verleugnung, der Externalisierung und der Idealisierung.

Psychodynamisch handelt es sich um eine spezifische Ich-Störung, in deren Zentrum die Unfähigkeit zur Verdrängung und – damit eng verknüpft – zum Aufbau reifer, ambivalent erlebbarer Objektbeziehungen steht. Die Störung wird häufiger bei Frauen diagnostiziert, die Grenzen zu den anderen Persönlichkeitsstörungen des Kontinuums sind fließend.

Komplikationen: Borderline-Syndrome können sich zu psychotischen Episoden mit schizophrener, selten manisch-depressiver Symptomatik verdichten. Im Vorfeld finden sich starke emotionale Spannungen sowie Alkohol- und Drogenkonsum.

7.3.3 Das „neurotische" Kontinuum – die „Gruppe C"

Die 3. Gruppe umfaßt die Vermeidungspersönlichkeiten sowie die dependenten, zwanghaften, zyklothymen, asthenischen und passiv-aggressiven Persönlichkeitsstörungen. Die Störungen werden dem neurotischen Kontinuum zugeordnet. Die Betroffenen erscheinen oft ängstlich, furchtsam und introvertiert. Die postulierten unbewußten Abwehrmechanismen sind Isolation, hypochondrisches und passiv-aggressives Verhalten.

Ängstliche-vermeidende Persönlichkeitsstörung

(Synonym: Sensitive Persönlichkeit.) Hauptmerkmal ist eine Überempfindlichkeit gegen mögliche Zurückweisung, Demütigung und Beschämung. Es fehlt die Bereitschaft, sich auf Beziehungen einzulassen, wenn nicht unmögliche Garanten für ein unkritisches Angenommenwerden vorliegen. Die Betroffenen leben, trotz ihres Wunsches nach Zuneigung und Anerkennung, sozial zurückgezogen: Dies unterscheidet sie von den Schizoiden. Häufige Komplikationen sind soziale Phobien und depressive Verstimmungen mit Selbstvorwürfen, ihre soziale Unfähigkeit betreffend. Eine Überschneidung mit anderen Persönlichkeitsstörungen, wie den passiv-aggressiven, den selbstschädigenden oder den Borderline-Störungen, ist häufig.

Abhängige (asthenische) Persönlichkeitsstörung

Die Betroffenen überlassen ihre wesentlichen Entscheidungen wegen Mangel an Selbstvertrauen anderen. Sie sind wie unselbständige Kinder von ihren

Eltern oder anderen Personen abhängig. Sie vermeiden Kritik und Forderungen aus Furcht, die Beziehung zu gefährden. Nach außen wirken sie oft freundlich, gefällig und bescheiden.

Die Patienten zeigen darüber hinaus eine geringe Spannkraft, Ausdauer und Leistungsfähigkeit. Sie wirken empfindlich, ängstlich und wehleidig. Vegetative Symptome und Schlafstörungen kommen häufig dazu. Eine depressive Verstimmung, Erschöpfungszustände, funktionelle Beschwerden mit hypochondrischer Verarbeitung prägen meist das klinische Bild. Viele abhängige Persönlichkeiten zeigen auch das Verhalten der gelernten Hilflosigkeit. Knapp die Hälfte der Betroffenen erreicht ein größtenteils gefestigtes und erfülltes Leben.

Differentialdiagnostisch ist diese Persönlichkeitsvariante oft schwer gegen eine Dysthymie oder eine depressive Störung abzugrenzen. Psychodynamische Theorien verweisen auf eine orale Charakterstruktur. Chronische körperliche Krankheiten können prädisponierend sein.

Zwanghafte Persönlichkeitsstörung

Die Begriffe **anankastisch, zwänglich** und **zwanghaft** werden synonym verwendet. Hauptmerkmal ist eine übermäßige Gewissenhaftigkeit und Starrheit sowie ein Hang zum Perfektionismus und zur Pedanterie. Darüber hinaus ist die Fähigkeit, Wärme zu vermitteln und Gefühle der Zärtlichkeit auszudrücken, eingeschränkt; gleichzeitig herrschen Unsicherheit, Selbstzweifel und das Gefühl der eigenen Unvollkommenheit vor. Die Betroffenen neigen zu überbesorgtem Verhalten und zu Kontrollzwängen, so daß es ihnen schwerfällt, das Leben zu bewältigen. Sie beschäftigen sich übermäßig mit kleinen Details und können keine Entscheidungen fällen.

Ätiologisch spielen psychodynamische und genetische Faktoren eine Rolle. Die Betroffenen sind durch eine Über-Ich-Strenge bei gegensätzlicher Charakter- und Triebstruktur geprägt. Die Störung wird bei Männern häufiger diagnostiziert und scheint sehr weit verbreitet zu sein.

Zykloide Persönlichkeitsstörung

Das **ICD-10** und das **DSM-IV** ordnen den Bereich der zyklothymen Persönlichkeitsstörung den affektiven Störungen zu und fassen sie als deren „Verdünnungsform" auf.

Diese Störung ist durch eine andauernde Instabilität der Stimmungslage und eine Folge von Perioden leichter Depression und hypomanischer Angehobenheit gekennzeichnet. Die Stimmungsschwankungen werden von den Betroffenen ohne Bezug zu äußeren Lebensereignissen erlebt.

Die Hauptmerkmale der **hyperthymen Persönlichkeitsstörung** sind stets fröhliche Grundstimmung, lebhaftes Temperament und ausgeprägte Aktivität. Die Umgebung nimmt die Betroffenen als leistungsfähig, tüchtig, nimmermüde, hilfsbereit bis betriebsam, unruhig und rücksichtslos wahr. Im höheren Alter tritt eine Beruhigung ein.

Menschen mit einer **depressiven Persönlichkeitsstörung** wirken meist bedrückt und gehemmt. Sie sind still und zurückhaltend, ihre Grundeinstellung ist skeptisch bis pessimistisch. Psychodynamisch spielen eine Geborgenheits- und Abhängigkeitsproblematik sowie ein possessiv-aggressives Konflikterleben eine Rolle.

Differentialdiagnostisch ist eine manische bzw. depressive Episode auszuschließen.

Komplikationen sind Delinquenz und Alkoholabusus, besonders im Sinne einer Dipsomanie.

Passiv-aggressive Persönlichkeitsstörung

Die Diagnose dieser Persönlichkeitsstörung ist in der amerikanischen Psychiatrie weit verbreitet, im europäischen Bereich wird sie jedoch wenig verwendet.

Hauptmerkmal ist ein unbewußter Widerstand gegen Anforderungen des beruflichen und sozialen Lebens. Latente Aggressivität wird mit indirekten bzw. passiven Mitteln, nicht aber in Form einer aktiven Auseinandersetzung zum Ausdruck gebracht. Typisch sind Unpünktlichkeit und Verspätung, Zaudern, Verbummeln und Vergessen. Diese Verhaltensweisen zeigen ein sich zwanghaft wiederholendes Muster.

Eine Beziehung zu masochistischer Entwicklung und zur Alexithymie psychosomatisch Kranker scheint zu bestehen. Passiv-aggressives Verhalten findet sich jedoch auch bei anderen Persönlichkeitsstörungen: Oppositionelle Verhaltensmuster sind auch bei depressiven, paranoiden, asthenischen und histrionischen Persönlichkeiten bekannt.

Als *Komplikationen* treten gehäuft depressive Störungen und Alkoholmißbrauch auf.

7.4 Therapie der Persönlichkeitsstörungen

Kein Gebiet in der Psychiatrie ist immer noch von so viel therapeutischem Nihilismus und Pessimismus geprägt wie der Bereich der Persönlichkeitsstörungen, obwohl eine Vielzahl von Versuchen unternommen wurde, Persönlichkeitsstörungen in unterschiedlichem Setting und mit verschiedenen Methoden zu behandeln. Teilweise sind die Ergebnisse recht ermutigend. Die Spannbreite reicht von rein psychopharmakologischen Therapien bis zu psychotherapeutischen Strategien im Strafvollzug. Verhaltenstherapie, analytisch orientierte Einzel- und Gruppentherapie, Psychodrama und Selbsthilfegruppen kommen – zum Teil mit beachtlichem Erfolg – zur Anwendung. Die Evaluierung der verschiedensten Verfahren gestaltet sich aber sehr schwierig.

Man kann allgemein festhalten, daß die medikamentöse Therapie kurzfristig symptomatische Erfolge aufweist, naturgemäß jedoch keine Persönlichkeitsänderung bewirken kann.

Bei Verabreichung von *Anxiolytika* besteht bei Langzeitanwendung bei diesen Patienten die Gefahr einer Abhängigkeitsentwicklung. Nieder- und hochpotente Antipsychotika ermöglichen eine Spannungsreduktion, eine langfristige Therapiebereitschaft kann aber nur selten erreicht werden. *Antidepressiva* können erfolgreich symptomatisch bei begleitenden Depressionen eingesetzt werden. Carbamazepin kann zu einer Stabilisierung der Stimmung führen. Als erfolgversprechend erweist sich Lithium bei explosiven, impulsiven und emotional instabilen Patienten. Der Lithiumspiegel sollte etwas höher sein als bei der Phasenprophylaxe affektiver Störungen. Durch die mangelhafte Compliance ist der therapeutische Effekt jedoch begrenzt.

Die Zielsetzung *psychotherapeutischer* Verfahren bei Persönlichkeitsstörungen ist pragmatisch und erhebt weniger den Anspruch auf Umstrukturierung der Persönlichkeit, sondern richtet sich häufig auf Konfliktthemen, aktuelle Fehlreaktionen, Symptombildungen sowie störende Verhaltensweisen. Die Psychotherapieindikation muß mehr patienten- und zielorientiert als theorie- und methodenbezogen sein.

Therapeuten müssen folgende **methodenüberschreitende Grundregeln** für den psychotherapeutischen Umgang mit persönlichkeitsgestörten Patienten beachten:

- Der Therapeut sollte sich auf das Verhalten des Patienten und nicht auf die Erklärung seines Verhaltens konzentrieren.
- Es soll eine Atmosphäre der Zusammenarbeit entstehen (weniger für den Patienten, mehr *mit* dem Patienten tätig sein).
- Der Therapeut darf nicht vergessen, daß das Verhalten der persönlichkeitsgestörten Patienten oft sinnlos, irrational und unveränderbar erscheint. Gute Ratschläge allein fruchten nicht. Unterstützende Hilfestellung erleichtert den Betroffenen oft die selbständige Bewältigung von Schwierigkeiten.
- Persönlichkeitsgestörte Patienten nehmen Ratschläge und Kritik von Mitbetroffenen oft leichter an als von Therapeuten.
- Der Therapeut muß dem Patienten klare Grenzen setzen und eine deutliche Struktur vorgeben.
- Der Therapeut sollte soziale Unterstützung durch Entwicklung einer Gruppenzugehörigkeit fördern.
- Den Betroffenen sollte ermöglicht werden, anderen helfen zu können, um dadurch das Selbstbewußtsein zu stärken.
- Der Therapeut hat sich Klarheit über das tatsächliche Verhalten des Betroffenen zu verschaffen, um die Konsequenzen der geplanten Handlungen besser durcharbeiten zu können.

Darüber hinaus ist folgendes zu berücksichtigen:

- Der Therapeut sollte zum Ausdruck bringen, daß es sinnlos ist, immer über dieselben stereotypen Beschwerden zu reden.
- Der Therapeut muß versuchen, das Gesicht zu wahren, auch wenn er vom Patienten betrogen wurde.
- Der Therapeut darf nicht auf einem Therapievertrag bestehen, denn das Nicht-Einhalten von Auflagen ist Teil der Verhaltensstörungen.
- Die Entwicklung einer Abhängigkeit vom Therapeuten ist zu vermeiden.
- Der Therapeut soll bei seinem persönlichkeitsgestörten Patienten das Bewußtsein der Eigenverantwortlichkeit schärfen.
- Der Therapeut sollte am Beginn der Therapie keine Interpretationen abgeben; sie werden als Beschuldigungen mißverstanden und behindern das Entstehen einer therapeutischen Allianz.
- Der Therapeut muß sich bemühen, in seinen Handlungen und seinem Ausdruck so natürlich wie möglich zu wirken, um Mißtrauen zu unterlaufen.
- Der Therapeut sollte nie widersprüchliche nonverbale Botschaften vermitteln. Der nonverbale Kommunikationsbereich ist gleich wichtig wie der verbale. Unwahre Äußerungen sind strikt zu vermeiden.
- Der Therapeut sollte bei spezifischen Indikationen entsprechende Psychopharmaka verordnen und auf eine Langzeittherapie hinarbeiten.
- Die therapeutischen Bemühungen sind zeitintensiv und in vielen Fällen lebensbegleitend.

❗ 1. Fallbeispiel

Der zum Zeitpunkt der Untersuchung 31jährige Patient kam als Sohn einer Lehrerin und eines Angestellten des Öffentlichen Dienstes auf die Welt. Seine Eltern lebten bei seiner Geburt schon getrennt. Er wurde daher in eine Pflegefamilie gegeben, wo er bis zum 5. Lebensjahr blieb. Seine leibliche Mutter hat er zweimal, seinen Vater einmal gesehen, inzwischen sind beide verstorben. Über den ersten Pflegeplatz ist wenig bekannt. Am zweiten Pflegeplatz verblieb er bis zum 23. Lebensjahr. Der Pflegevater war Alkoholiker, die Pflegemutter zeichnete sich durch ein äußerst ambivalentes Verhältnis zum Pflegekind aus. Häufig kam es zu Streit, der Patient wurde mit Schlägen und Essensentzug bestraft, weshalb er zeitweise unterernährt war. Er selbst fühlte sich nicht akzeptiert. Eine Enuresis bestand bis zum 7. Lebensjahr, gleichzeitig litt er unter Pavor nocturnus und Onychophagie. In alkoholisiertem Zustand drohte er wiederholt, die Pflegeeltern umzubringen. Zwischen dem 18. und dem 19. Lebensjahr unterhielt er zu seiner Pflegemutter eine sexuelle Beziehung.

Er besuchte die Volksschule und wiederholte dreimal die 4. Klasse. In der Hauptschule schied er nach der 2. Klasse aus. Danach begann er eine Mechanikerlehre, die er nach einem Jahr abbrach. Die daraufhin begonnene

Elektrikerlehre wurde vom Arbeitgeber nach 2 Jahren gekündigt. Während der Lehrzeit entwickelte sich ein zunehmender Alkoholmißbrauch, der Patient schloß sich kriminellen „Schlägertypen" an. Es kam zu ersten kriminellen Handlungen, vor allem zu Gewalt- und Eigentumsdelikten. Nach Ausscheiden aus der Lehre arbeitete er nur noch sporadisch. Der Militärdienst verlief bis auf Autoritätskonflikte, die Disziplinarmaßnahmen zur Folge hatten, ohne besondere Vorkommnisse.

Der Patient ist 18mal vorbestraft, meist aufgrund von Gewaltdelikten. Im Gefängnis unternahm er mehrfach Suizidversuche, um sich Hafterleichterung zu verschaffen. Zwischen den Gefängnisaufenthalten ging er nie einer geregelten Arbeit nach. Seine zwischenmenschlichen Beziehungen blieben flüchtig und ausbeuterisch, zu einer tragfähigen längeren Beziehung kam es nie. Subjektiv schildert sich der Patient als einsam und verlassen. Er fühlt sich von anderen betrogen und mißverstanden. Er beteuert immer wieder, ein Mann der Tat und nicht des Wortes zu sein. Oft verstehe er selbst nicht, warum ihm alles mißlinge, warum er immer wieder in Raufereien verwickelt werde. Er fühle sich heute im Gefängnis schon wohler als draußen, „da wisse er, wo er dran sei". Von Frauen werde er „hereingelegt und betrogen". Mit seiner Vergangenheit und seinen Pflegeeltern habe er Schluß gemacht, er wolle am liebsten alles vergessen. Er glaube nicht, krank zu sein, sondern einfach „Pech zu haben".

Objektiv ist der Patient bewußtsklar, allseits orientiert, unauffällig in den kognitiven Funktionen. Die Stimmungslage wirkt dysphorisch bis subdepressiv bei labilisierter Affektlage. Psychotische Symptome im Sinne von Denkstörungen und Halluzinationen sind nicht faßbar, ebenso keine Depersonalisations- und Derealisationserscheinungen. Auffallend ist die sachliche und emotionslose Schilderung seiner Gewaltdelikte und die mangelnde Selbstkritik.

Diagnose: Dissoziale Persönlichkeitsstörung, Alkohol- und Substanzmißbrauch. Zustand nach wiederholten Suizidversuchen.

7.5 Abnorme Gewohnheiten und Störungen der Impulskontrolle

In diese Kategorie fallen eine Reihe von schwer klassifizierbaren Störungen, die früher unter dem Sammelbegriff *Monomanien* beschrieben wurden. Ihnen allen ist eigen, daß die betroffenen Patienten bestimmte Impulse nicht kontrollieren können und sich damit entweder selbst oder anderen Schaden zufügen. Manche dieser Störungen zeigen die Charakteristika eines Abhängigkeitssyndroms, man sprach daher auch von *süchtigem Verhalten* ohne Einfluß psychotroper Substanzen. Nicht selten berichten die Patienten auch über sexuelle Erregung im Zusammenhang mit ihren Verhaltensstörungen.

Pathologisches Glücksspiel. Pathologisches Glücksspiel (Synonyma: *pathologisches Spielen, Spielsucht*) wird im ICD-10 wie folgt definiert: Als Hauptmerkmal dieser Störung gilt beharrliches, wiederholtes Glücksspiel, das anhält, und sich oft noch trotz negativer sozialer Konsequenzen wie Verarmung, gestörte Familienbeziehungen und Zerrüttung der persönlichen Verhältnisse steigert.

Ähnlich wie bei den Abhängigkeitssyndromen kann es auch episodenhaft verlaufen, immer jedoch beherrscht es die Lebensführung der Patienten und zieht massive negative psychosoziale Konsequenzen nach sich. Diese äußern sich üblicherweise in starker Verschuldung, manchmal kommt es auch zur Sekundärkriminalität, um sich neuerlich Geld für Glücksspiele zu verschaffen, da Kreditrückzahlungen nicht eingehalten werden können.

Pyromanie. Die Pyromanie oder *pathologische Brandstiftung* ist charakterisiert durch wiederholte Brandstiftung, ohne daß dafür erkennbare Motive vorliegen. Die Patienten berichten oft über sexuell gefärbte Erregungs- und Spannungsgefühle im Zusammenhang mit der Tat. Sie zeigen starkes Interesse auch an von ihnen nicht verursachten Bränden. Pyromanen werden oft als Erste am Brandort beobachtet und fallen durch großes Engagement bei der Brandbekämpfung auf.

Kleptomanie. Bei der Kleptomanie (*pathologisches Stehlen*) berichten die Patienten von unkontrollierbaren Impulsen, stehlen zu müssen. Üblicherweise werden Dinge von geringem finanziellen Wert und oft auch solche, die sie gar nicht brauchen können, entwendet. Der Vorgang des Stehlens selbst ist oft ungeschickt, die Patienten werden dementsprechend häufig überführt. Sie entwickeln dann Angst, depressive Syndrome und Schuldgefühle; dies hält sie aber nicht ab, bei nächster Gelegenheit neuerlich ähnliche Delikte zu setzen. Bei dieser Art der Impulskontrollstörung wird besonders häufig ein Zusammenhang mit sexueller Erregung beobachtet. In diesen Fällen wird bis zur Ausführung des Diebstahls eine zunehmende Spannung empfunden, der vollzogene Diebstahl führt zu starker Befriedigung.

Trichotillomanie. Die Trichotillomanie wird im Kapitel Kinder- und Jugendpsychiatrie abgehandelt.

Da viele der obengenannten Patienten aufgrund ihrer gestörten Impulskontrolle mit dem Gesetz in Konflikt kommen, aber aufgrund ihrer psychischen Störung entweder nicht oder nur eingeschränkt zurechnungsfähig sind, werden sie von Gesetzes wegen nicht bestraft, aber häufig forensisch-psychiatrischen Maßnahmen unterstellt. Die Behandlung erfolgt üblicherweise durch eine Kombination von pharmako- und psychotherapeutischen Methoden; das Rezidivrisiko ist hoch.

8 Sexualstörungen

Johannes Kinzl

8.1 Einführung

Die Sexualität spielt in viele Bereiche der menschlichen Existenz hinein und ist für die meisten Menschen ein wichtiger Teil ihrer Identität. Sexualität ist die treibende Kraft sowohl für das Eingehen als auch für die Aufrechterhaltung einer intimen Beziehung zwischen zwei Menschen. Im Gegensatz zur Sexualität anderer Gattungen ist die des Menschen stark durch psychosoziale Einflüsse geprägt und beeinflußt und von der Reproduktion weitgehend losgelöst.

Nicht nur zwischen den verschiedenen Individuen zeigen sich große Unterschiede im Sexualverhalten, auch die sexuellen Bedürfnisse des einzelnen sind starken Schwankungen unterworfen je nach Gesundheitszustand und Lebenssituation.

Die Einstellung zu Sexualität, Sexualverhalten und Intimität in einer Beziehung ist in starkem Ausmaß von frühen Beziehungserfahrungen, vor allem zu den Eltern und deren Einstellung zur Sexualität abhängig. Daraus, aber auch aus den weiteren positiven und negativen sexuellen Erfahrungen resultiert ein individuell unterschiedliches Sexualverhalten sowie eine individuelle Einschätzung dessen, was „normal" und was „abnormal" ist.

Diese Problematik spiegelt sich beispielsweise bei der Homosexualität wider. Dieses Kapitel wird hier nur kurz abgehandelt, da seit 1967 Homosexualität auch von der American Psychiatric Association nicht mehr zu den psychischen Störungen gerechnet wird.

Unter **Homosexualität** versteht man eine – sexuelle – Beziehung zwischen zwei geschlechtsreifen Personen des gleichen Geschlechts. Die *Ätiologie* ist nicht bekannt. Im allgemeinen wird eine multifaktorielle Genese angenommen, wobei genetische, hormonelle, psychologische, neurobiologische und familiäre Faktoren diskutiert werden. Im Gegensatz zu den sexuellen Devianzen beinhaltet die Homosexualität eine sexuelle Beziehung, die auf Gegenseitigkeit beruht. Die leicht gesteigerte Häufigkeit an psychischen Konflikten bei Homosexuellen könnte aus ihrer gesellschaftlichen Stigmatisierung, und aus der eingeschränkten Möglichkeit, eine Partnerschaft zu leben, resultieren. Die Art, wie Homosexuelle Beziehungen leben, unterscheidet sich nicht grundsätzlich von der Heterosexueller, d.h., einige leben in einer stabilen Paarbeziehung, andere haben sehr wechselhafte, oft problematische sexuelle Beziehungen oder leben allein.

Im Bereich der menschlichen Sexualität spielt grundsätzlich – ob es nun um „normales" oder „gestörtes" Sexualverhalten geht – die enge Vernetzung von biologischen, psychologischen und sozialen Teilaspekten eine Rolle. Wenn die verschiedenen Faktoren nicht berücksichtigt werden, besteht die Gefahr einseitiger oder verkürzter Aussagen.

8.2 Klassifikation

Nach dem **ICD-10** wird unterschieden zwischen
- **sexuellen Funktionsstörungen, nicht verursacht durch eine organische Störung oder Erkrankung,**
- **Störungen der Geschlechtsidentität** und
- **Störungen der Sexualpräferenz**.

Die **sexuellen Funktionsstörungen** werden zu den **„Verhaltensauffälligkeiten mit körperlichen Störungen und Faktoren"** gezählt. Sie lassen sich in Funktionsstörungen der Frau und Funktionsstörungen des Mannes unterteilen. Dazu gehören: *Mangel oder Verlust von sexuellem Verlangen, sexuelle Aversion, mangelnde sexuelle Befriedigung, Versagen genitaler Reaktionen, Orgasmusstörung, Ejaculatio praecox, nichtorganischer Vaginismus, nichtorganische Dyspareunie* und *gesteigertes sexuelles Verlangen*.

Die **Störungen der Geschlechtsidentität** *(Transsexualismus und Transvestismus)* und die **Störungen der Sexualpräferenz** *(Fetischismus, fetischistischer Transvestismus, Exhibitionismus, Voyeurismus, Pädophilie, Sadomasochismus)* werden zu den **Persönlichkeits- und Verhaltensstörungen** gerechnet.

Darüber hinaus werden im ICD-10 unter **psychische und Verhaltensprobleme in Verbindung mit der sexuellen Entwicklung und Orientierung sexuelle Beziehungsstörungen, ichdystone Sexualorientierung** und **sexuelle Reifungskrisen** eingeordnet.

8.3 Sexuelle Funktionsstörungen, nicht verursacht durch eine organische Störung oder Erkrankung

Unter sexuellen Funktionsstörungen verstehen wir die Unfähigkeit, aufgrund ausbleibender oder verminderter physiologischer und psychischer Reaktionen auf übliche sexuelle Reize zu einem Sexualleben zu gelangen, das für beide Partner als befriedigend erlebt wird. Die sexuellen Reaktionen des Menschen lassen sich in verschiedene Phasen (Lust-, Appetenz-, Erregungs-, Orgasmus-, Entspannungsphase) unterteilen. Diese Stadien sind physiologisch und psychologisch eng miteinander verbunden. Hemmungen des Reaktionszyklus können in einer oder mehreren dieser Phasen auftreten. Daraus resultiert eine Vielfalt von Störungsmustern. Eine Störung in einem Bereich hat häufig eine Beeinträchtigung eines anderen Bereiches des sexuellen Reaktionszyklus zur Folge.

8.3.1 Direkte Sexualstörungen

Allgemeines zu Symptomatik und Ätiopathogenese

Definition und Symptomatik

Direkte Sexualstörungen äußern sich als unmittelbare Symptomatik beim Geschlechtsakt. Die wichtigsten **formalen Ausprägungsmerkmale** sexueller Funktionsstörungen sind:

– *primäre* Störungen: von jeher vorhanden,
– *sekundäre* Störungen: zu einem bestimmten Zeitpunkt entstanden; die Sexualfunktionen waren bis dahin intakt,
– *fakultative* Störungen: treten nur gelegentlich auf,
– *relative* Störungen: zeigen sich nur bei bestimmten Praktiken (z.B. beim Geschlechtsverkehr, nicht aber bei der Masturbation) oder bei bestimmten Partnern (z.B. bei der Ehefrau, nicht aber bei einer anderen Frau).

Ätiologie und Pathogenese

Sexualstörungen sind stets **multifaktoriell** bedingt, wobei die einzelnen Faktoren (körperliche, psychische, partnerschaftliche) in einem engen Wechselverhältnis stehen. Häufig können konkrete organische oder psychogene ätiologische Faktoren identifiziert werden, wobei es selten möglich ist, die genaue Bedeutung der einzelnen Faktoren auf Grund ihres komplexen Wechselspiels einzuschätzen. Es gibt keine einzelne pathogene Erfahrung – und sei sie noch so traumatisch –, die *allein* eine funktionelle Sexualstörung auslösen könnte. Erst die Summierung ungünstiger Erfahrungen in verschiedenen Bereichen kann zu einer sexuellen Funktionsstörung führen. Für eine Vielzahl sekundärer Sexualstörungen kann man annehmen, daß sie im Rahmen einer kurzfristigen körperlichen Erkrankung aufgetreten sind, dann aber durch psychische Faktoren aufrechterhalten wurden. Unabhängig von der auslösenden Ursache kommt der *Erwartungsangst* und dem daraus resultierenden *Vermeidungsverhalten* bei der Aufrechterhaltung sexueller Dysfunktionen eine entscheidende Rolle zu.

Auch Defizite in der sozialen Kompetenz spielen für das Entstehen von Sexualstörungen eine Rolle. Einige Menschen leiden kaum unter ihrer sexuellen Dysfunktion, während andere in ihrem Selbstwertgefühl und in ihrer psychosexuellen Identität stark betroffen sind.

Die Zahlenangaben über die Häufigkeit organischer Ursachen bei sexuellen Dysfunktionen schwanken stark und sind von vielen Faktoren abhängig, von der Art der Störung, dem Alter der Patienten u.a.

Die häufigsten Ursachen sind im folgenden zusammengefaßt.

Organische Krankheiten
– Allgemeine Krankheiten können zu reaktiven Depressionen führen und dadurch einen Libidomangel bedingen;
– Entzündungen im Anogenitalbereich (z.B. Prostatitis, Adnexitis) sind häufig von Schmerzen begleitet;
– neurologische Erkrankungen und Läsionen führen zu Funktionseinschränkungen; neben den sexuellen Störungen bestehen somit auch neurologische Ausfälle;
– arterielle Gefäßerkrankungen (z.B. Sklerose der Becken- oder Penisgefäße);
– venöse Gefäßerkrankungen (z.B. Insuffizienz der Venenklappen der Corpora cavernosa);
– endokrinologische Erkrankungen (z.B. Diabetes mellitus);
– Fehlbildungen im Genitalbereich (z.B. Phimose, Hypospadie).

Medikamente: Es gibt eine Unzahl von Medikamenten, bei denen selten oder häufig als Begleiterscheinung sexuelle Funktionsstörungen auftreten können, wobei aber die Zusammenhänge sehr komplex sind. Viele Psychopharmaka haben eine hemmende Wirkung auf die Sexualfunktion. Die medikamentös bedingten Störungen sind meist dosisabhängig und reversibel, sie sind vielfach weniger von pharmakologischen Eigenschaften als vielmehr von der Persönlichkeitsstruktur und der Ausgangslage der Betroffenen abhängig.

Alkohol, Nikotin: Im Rahmen eines pathologischen Konsumverhaltens nimmt der Alkohol eine besondere Stellung ein: In kleineren Dosen wirkt er meist stimulierend oder enthemmend, in größeren stark beeinträchtigend. Bei einem Großteil der Männer mit Erektionsstörungen läßt sich ein Alkoholmißbrauch oder eine Alkoholabhängigkeit nachweisen, wobei die Ursachen für die Sexualstörungen meist komplexer Natur sind: Neben vaskulären (Angiopathie) und neuralen bzw. neurologischen Faktoren (Polyneuropathie, diffuse kortikale Dysfunktion) spielen psychosoziale und psychische Störmomente (Persönlichkeitsstörung, Partnerproblematik) eine wichtige Rolle.

Eine große praktische Bedeutung für Erektionsstörungen kommt dem Nikotinabusus zu; in einigen Fällen kann allein durch eine Nikotinabstinenz eine deutliche Besserung der Erektionsfähigkeit erreicht werden.

Psychische und psychosoziale Ursachen: Wir unterscheiden 3 Bereiche psychosozialer Ursachen sexueller Störungen (modifiziert nach Buddeberg 1987):

1. *Unmittelbare oberflächliche Gründe:*
   - Unwissenheit, Ungeschicklichkeit,
   - Fehlvorstellungen (z.B. Penisgröße, Häufigkeit oder Dauer eines Geschlechtsverkehrs, Gleichzeitigkeit des Orgasmus, Masturbation usw.),
   - Leistungs- und Versagensängste.
2. *Intrapsychische Ursachen:* Das Sexualverhalten oder die sexuelle Dysfunktion kann die Bedeutung der Abwehr unbewußter Ängste haben, die mit der Sexualität verknüpft sind:
   - Triebangst (Angst vor Kontrollverlust, Angst vor sexuellem Genuß),
   - Beziehungsangst (Versagensangst, Angst vor Ablehnung, unbewältigte Beziehungskonflikte der frühen Kindheit, inzestuöse Wünsche, ödipale Konflikte),
   - Ängste bezüglich der Geschlechtsidentität (z.B. Homosexualität),
   - Gewissensangst.
3. *Partnerschaftsbezogene Ursachen:* Partnerschaftliche Konflikte können sowohl Ursache als auch Folge sexueller Dysfunktionen sein. Sexuelle Störungen besitzen im Rahmen einer Zweierbeziehung vielfältige Funktionen:
   - Sexualangst als gemeinsamer Grundkonflikt: Beide Partner befürchten, daß eine störungsfreie Sexualität ihre Beziehung gefährden könnte. Der symptomfreie Partner kann die Störung des anderen verstärken, um seine eigenen Probleme an diesen zu delegieren.
   - Sexuelle Funktionsstörungen als Machtmittel: Die sexuelle Störung kann gegen den Partner gerichtet sein und Feindseligkeit oder ein Vorenthalten von Lust ausdrücken.
   - Sexuelle Funktionsstörung als Ausdruck einer Nähe-Distanz-Problematik: Da Angst vor Abhängigkeit und Autonomieverlust vorherrscht, hilft das sexuelle Symptom, Distanz und Unabhängigkeit zu sichern.

Bei fast allen Paaren mit sexuellen Dysfunktionen spielen *Kommunikationsprobleme* sowohl verbaler als auch nonverbaler Art eine bedeutende Rolle.

Sexualstörung und psychiatrische Erkrankungen: Wie bei anderen psychosomatischen und neurotischen Symptombildungen gibt es auch bei sexuellen Dysfunktionen keine Konfliktspezifität: Den Störungen können verschiedene Konflikte, unterschiedliche Persönlichkeitsstrukturen und psychopathologische Syndrome zugrunde liegen.

Bei *histrionischen Charakterstrukturen* lassen sich gehäuft Störungen des sexuellen Erlebens und Verhaltens (Alibidinämie bis Anorgasmie oder Nymphomanie) nachweisen. Bei *Depressionen* finden sich in vielen Fällen Libidoverlust und Potenzstörungen als Ausdruck der allgemeinen Antriebshemmung und Lustlosigkeit. Am Beginn einer Phase einer Depression kann der Patient auch eine vermehrte sexuelle Aktivität entfalten. Bei *manischen Syndromen* führen der erhöhte Antrieb und die Kritiklosigkeit häufig zu Libidosteigerung und vermehrten sexuellen Kontakten.

Schizophrene Psychosen gehen häufig mit sexuellen Funktionsstörungen unterschiedlicher Symptomatik einher, die oft auf Hemmung bzw. Enthemmung sexueller Triebimpulse zurückzuführen sind. Bei *Oligophrenien* lassen sich vermehrt sexuelle Devianzen (z.B. Exhibitionismus, Sodomie) nachweisen; grundsätzlich entsprechen die sexuellen Bedürfnisse der Betroffenen aber jenen der Durchschnittsbevölkerung.

Männliche sexuelle Dysfunktionen

Mangel oder Verlust von sexuellem Verlangen

Synonyme: verminderte sexuelle Appetenz, sexuelle Hypoaktivität.

Es besteht ein Mangel oder Verlust sexuellen Verlangens oder sexueller Phantasien. Diese Störung war bei Männern früher eher selten, in den letzten Jahren ist aber eine zunehmende Häufigkeit festzustellen. Das verminderte sexuelle Verlangen kann ein Begleitsymptom einer Depression sein.

Sexuelle Aversion

Die Vorstellung sexueller Kontakte ist mit so starker Abneigung verbunden, daß sexuelle Handlungen vermieden werden.

Versagen der genitalen Reaktion

Synonym: Erektionsstörung.

Unter einer Erektionsstörung versteht man die Unfähigkeit zum Geschlechtsverkehr aufgrund unzureichender Gliedsteife. Die Erektionsstörung beschränkt sich meistens auf den Koitusversuch, bei masturbatorischen Handlungen ist die Funktion jedoch intakt. Diese Störungen treten häufig vor der Ejakulation in Form eines vorzeitigen Nachlassens der Gliedsteife auf, wenn das Einführen des Penis angestrebt wird. Bei der Erektionsschwäche im Zusammenhang mit **Diabetes mellitus** oder **peripheren arteriellen Durchblutungsstörungen** geht die

Stärke der Gliedsteife nicht über ein bestimmtes Maß hinaus, bleibt jedoch in gleichem Umfang während des Geschlechtsverkehrs erhalten. Bei **Insuffizienz der Venenklappen der Corpora cavernosa** kommt es bei zunächst ausreichender Erektion zu einem raschen Nachlassen der Gliedsteife.

Eine seltene Form der Erektionsstörung ist der **Priapismus,** das fehlende bzw. extrem verzögerte Nachlassen der Erektion. Seit der Behandlung der erektilen Impotenz mittels intravenöser Injektion von vasoaktiven Substanzen (Papaverin, Phentolamin, Prostaglandin) ist vermehrt mit solchen Reaktionen zu rechnen. Der Priapismus bedarf einer urologischen bzw. chirurgischen Behandlung innerhalb von 12 Stunden, um irreparable Läsionen zu verhindern.

Bei vielen Männern tritt bei **Streß, Ermüdung** oder **vermehrtem Alkoholkonsum** gelegentlich eine Erektionsschwäche auf: Diese wird von einigen als gravierendes Ereignis erlebt und löst bei nächsten Versuchen wiederum eine verstärkte Erwartungsangst aus. Diese Angst, oft verbunden mit einem erhöhten Sympathikotonus – der die Erektion hemmt, die Ejakulation aber fördert – führt zu vermehrter Selbstbeobachtung, zu genitaler Fixierung und aktivem Wollen, wodurch der autonome reflektorische Ablauf des sexuellen Reaktionszyklus weiter gehemmt wird.

Die Erektionsstörung ist häufig mit einer erheblichen Beeinträchtigung des Selbstwertgefühls im Sinne einer narzißtischen Kränkung verbunden.

Für das Vorliegen einer vorwiegend **psychogenen Erektionsstörung** sprechen:

- nächtliche und morgendliche Spontanerektionen,
- Auftreten nur bei bestimmten Partnerinnen bzw. Praktiken,
- periodisches Auftreten,
- akuter Beginn der Störung.

Auf Grund immer subtilerer somatischer Untersuchungsmethoden (SKAT [Schwellkörper-Autoinjektions-Therapie]-Test, Kavernosometrie, Angiographie) konnten in den letzten Jahren viele, bisher nicht objektivierbare organische Ursachen aufgedeckt werden. Organische Beeinträchtigungen finden sich mit fortschreitendem Alter naturgemäß häufiger; die Gefahr einer Überbewertung eines minimalen körperlichen Befundes als alleinige Ursache der Störung und die Vernachlässigung psychosozialer Faktoren muß jedoch stets bedacht werden. Pathologische Organbefunde lassen sich auch bei einer großen Anzahl sogenannter „Potenzgesunder" nachweisen; der organische Befund ist eine notwendige, aber nicht hinreichende Erklärung für Erektionsstörungen.

Für das Vorliegen einer vorwiegend **organisch bedingten Erektionsstörung** sprechen:

- allmählicher Beginn,
- Ausbleiben der nächtlichen oder morgendlichen Spontanerektionen,
- Erektionsschwäche auch bei der Masturbation.

Störungen der Ejakulation

Ejaculatio praecox (vorzeitiger Samenerguß): Unter dem vorzeitigen Samenerguß versteht man die Unfähigkeit des Mannes, den Ejakulationsreflex über einen gewissen Spannungszustand hinaus kontrollieren zu können. Die Ejakulation erfolgt, bevor seine grundsätzlich erlebnisfähige Partnerin eine sexuelle Befriedigung erreicht. Der Samenerguß ereignet sich meist bereits unmittelbar vor bzw. kurz nach dem Eindringen des Penis in die Vagina; bei der Masturbation ist meist eine gute Kontrolle möglich.

Der *immer psychisch bedingte* vorzeitige Samenerguß ist die häufigste sexuelle Störung bei Männern; er kommt vor allem bei sexuell unerfahrenen, selbstunsicheren jungen Männern vor. Zur starken inneren Erregung addiert sich oft eine geringe Vertrautheit mit der Partnerin. Mit zunehmender sexueller Erfahrung sind die meisten Männer in der Lage, bessere Kontrolle über den Ejakulationsvorgang zu erlangen, da sie lernen, mit der sexuellen Spannung umzugehen.

Ejaculatio deficiens bzw. retardata: Bei dieser Störung kommt es trotz intensiver und lang anhaltender Reizung zu keinem oder zu einem zeitlich stark verzögerten Samenerguß. Die psychischen Ursachen sind vielfältig: Angst vor Schwängerung der Partnerin, Angst vor Verlust der Unabhängigkeit oder negative Lernerfahrungen durch Störungen bei früheren Koitusversuchen.

Ejaculatio retrograda: Trotz ungestörten Ablaufs des Orgasmus erfolgt der Samenerguß in die Harnblase. Diese Störung tritt häufig nach transurethralen urologischen Eingriffen auf.

Orgasmusstörungen

Synonyme: psychogene Anorgasmie, gehemmter Orgasmus.

Die Orgasmusstörung ist die Unfähigkeit, den Kulminations- und Lösungspunkt der sexuellen Erregung zu erleben. Das Ausbleiben des sexuellen Höhepunktes beschränkt sich gewöhnlich auf den Geschlechtsverkehr, während ein Orgasmus bei anderen Arten der Stimulation, etwa der Masturbation, möglich ist. Bei einer Ejakulation ohne Befriedigung verlaufen die sexuellen Reaktionen normal; dahinter steht in der Regel eine Abwehr intensiver emotionaler Reaktionen.

Nachorgastische Reaktionen

Synonym: Impotentia satisfactionis.

Nach dem mit Lust durchgeführten Geschlechtsverkehr können im Anschluß an die Ejakulation seelische Verstimmungen mit Gereiztheit und innerer Unruhe, aber auch körperliche Mißempfindungen oder Kopfschmerzen auftreten. Hinter dieser Symptomatik verbergen sich häufig latente Abneigungen gegenüber der Partnerin oder dem weiblichen Geschlecht allgemein. Sie kann auch eine homosexuelle Präferenz signalisieren. Eine depressive Verstimmung, die postkoital stärker hervortritt, kann eine Impotentia emotionis bedingen. Heftige Kopfschmerzen erfordern eine neurologische Abklärung.

Weibliche sexuelle Dysfunktionen

Mangel oder Verlust von sexuellem Verlangen

Synonyme: verminderte sexuelle Appetenz, Alibidinie.

Der Verlust des sexuellen Verlangens ist eine anhaltende oder wiederkehrende Unfähigkeit, auf sexuelle Stimulation mit genitaler Erregung zu reagieren, oder ein Mangel eines subjektiven Gefühls sexueller Erregung und Lust während sexueller Aktivität. Die Libido ist als angeborener Sexualtrieb sowohl inter- als auch intraindividuell starken Schwankungen unterworfen. Neben kultur- und erziehungsabhängigen Erfahrungen und Lernprozessen sind vor allem Partnerprobleme und psychische Beeinträchtigungen bedeutsam. Die Häufigkeit von Libidostörungen scheint sowohl bei Frauen als auch bei Männern zugenommen zu haben; die **Ursachen** sind vielfältig. Vorübergehende Gefühlsstörungen, nicht selten verbunden mit Schmerz und Abwehrspannungen, stehen häufig im Zusammenhang mit Konfliktsituationen. Oft willigen die betroffenen Frauen nur deshalb in einen Geschlechtsverkehr mit ihrem Partner ein, um diesen nicht zu verlieren oder um Streit und Mißstimmung zu vermeiden.

Sexuelle Aversion

Die Vorstellung einer sexuellen Beziehung ist so stark mit negativen Gefühlen und Angst verbunden, daß sexuelle Handlungen vermieden werden.

Störungen mit sexuell bedingten Schmerzenszuständen

Vaginismus (Scheidenkrampf): Eine reflektorische Verkrampfung der Scheiden- und Beckenbodenmuskulatur der Frau tritt im Sinne eines Abwehrreflexes auf, sobald versucht wird, in die Scheide einzudringen; ein Geschlechtsverkehr oder eine gynäkologische Untersuchung ist dadurch undurchführbar. Eine frauenärztliche Abklärung ist erforderlich. Neben *traumatischen Erfahrungen* (Vergewaltigung) oder *körperlichen Traumata* (Entzündungen im Unterleib, komplizierte Entbindungen) kann sich ein Vaginismus als *Folge eines schmerzhaften Koitus* manifestieren. Darüber hinaus stellen sich Frauen mit Vaginismus die vaginale Penetration als etwas Unangenehmes oder Gefährliches vor. Die Behandlung zielt auf eine Dekonditionierung des Reflexes; die Frau soll erleben, daß die Angst irrational ist und eine vaginale Penetration ohne Schmerzen möglich ist. Frauen mit primärem Vaginismus weisen hin und wieder keinen Leidensdruck auf, auch wenn sie verheiratet sind. Das Bedürfnis nach Behandlung tritt oft erst nach vielen Ehejahren auf, wenn ein Kinderwunsch besteht. Die betreffenden Frauen leben häufig in einer Partnerschaft mit sehr passiven Ehemännern, die unter latenten Sexualstörungen leiden.

Dyspareunie: Als Ursache der schmerzhaften Mißempfindungen beim oder nach dem Geschlechtsverkehr kommen sowohl *organische Erkrankungen* als auch *psychische Konflikte* oder ein *Zusammenspiel beider Faktoren* in Frage. Es können lokale externe (Bartholinitis, Zystitis, Zustand nach Episiotomie) oder interne Gründe (Zervizitis, Adnexitis, Retroflexio uteri) vorliegen; der häufigste Grund für den schmerzhaften Koitus ist jedoch die *mangelnde Lubrikation der Scheide*.

Auch in der Postmenopause kann es, durch einen Östrogenmangel bedingt, zur Atrophie der Vaginalschleimhaut mit Verlust der Elastizität und verzögerter Lubrikation kommen.

Bei der Dyspareunie spielen darüber hinaus *Partnerprobleme* nicht selten eine wichtige ursächliche Rolle. Immer sollte neben einer körperlichen Untersuchung die genaue Lokalisation der Beschwerden festgestellt werden, da dies die Diagnosestellung erleichtert.

Orgasmusstörung

Synonyme: gehemmter Orgasmus, psychogene Anorgasmie.

Kennzeichnend für eine Anorgasmie ist das Fehlen des sexuellen Höhepunktes, wobei jedoch während des Geschlechtsverkehrs intensive Lustgefühle und starke Erregung bestehen können, die Entspannung aber nicht eintritt. Der Orgasmus stellt eine sehr sensible, leicht störanfällige Phase dar und ist bei Frauen variabler als bei Männern. Die Ursachen für die Anorgasmie sind vielfältig, organische Ursachen spielen kaum eine Rolle. Situative Einflüsse wie ungünstige räumliche Verhältnisse, Zeitmangel, aber auch Angst vor möglicher Schwangerschaft und frühere sexuelle Mißbrauchserfahrungen sind wichtige auslösende Momente. Voraussetzungen für eine uneingeschränkte Hingabefähigkeit sind eine sichere psychosexuelle Identität sowie das Gefühl des Vertrautseins, der Sicherheit und der Geborgenheit.

8.3.2 Indirekte Sexualstörungen

Als indirekte Sexualstörung bezeichnen wir jene Syndrome, die sich hinter mannigfaltigen körperlichen Beschwerden (Somatisierungsstörung) verbergen.

Psychogene Unterleibsbeschwerden

Psychogene Unterleibsbeschwerden (Pelvipathien) sind Unterleibs- und/oder Kreuzschmerzen, die unabhängig vom Geschlechtsverkehr auftreten. Im Rahmen der gynäkologischen Untersuchung klagen viele Patienten über diffuse, selten genau lokalisierbare Druckschmerzen an den Organen und in den Beckenwänden. Dafür verantwortlich sind meist

Konfliktsituationen, die zu mangelnder sexueller Befriedigung und Erregungsabfuhr führen. Häufig lassen sich in der *Kindheit sexuelle Mißbrauchserfahrungen* nachweisen. Gelegentlich können sich sexuelle Konflikte auch beim Mann in Kreuzschmerzen manifestieren. Eine Kombination mit anderen psychosomatischen Beschwerden ist häufig.

Psychogene Menstruationsstörungen

Der Menstruationszyklus ist abhängig von einem ungestörten Zusammenspiel des Großhirns, des Hypothalamus, der Hypophyse und der Ovarien. *Psychische Einflüsse* können diese funktionelle Einheit stören. Beispiele sind das sekundäre Amenorrhoesyndrom, das prämenstruelle Syndrom, die Dysmenorrhoe und die primäre Amenorrhoe.

Psychogener Juckreiz im Genitalbereich

Der psychogene Juckreiz tritt anfallsartig auf, tendiert zu Chronifizierung und kann von solcher Heftigkeit sein, daß sich durch starkes Kratzen artifizielle Hautveränderungen manifestieren. Verantwortlich dafür kann eine *Sexualproblematik* sein, wobei die sexuelle Erregung nicht adäquat abgebaut wird. Ein einfühlsames Ansprechen der Sexualität führt häufig zu Entlastung. Stets müssen auch *organische Ursachen* ausgeschlossen werden: Neben lokalen Faktoren (Vulvitis, Hygienemangel) können auch allgemeine Erkrankungen (Diabetes mellitus, Leber- und Nierenerkrankungen, Östrogenmangel) zu hartnäckigem Pruritus Anlaß geben.

Psychogener Fluor genitalis

Dem psychogenen Scheidenfluß liegt eine Hypersekretion oder Transsudation der Scheidenwände und der Zervixdrüsen sowie der Bartholinischen Drüsen zugrunde. Bei *allgemeiner neurovegetativer Labilität* können unspezifische Streßsituationen (Partnerkonflikte, Arbeitsplatzprobleme) über eine Parasympathikusaktivierung zu zervikalem Fluor führen.

Funktionelle Störungen im Urogenitalbereich

Frauen im Klimakterium leiden aufgrund eines Östrogenmangels nicht selten an einer chronischen Reizblase. Ein organischer Anhaltspunkt für Dysurie oder Harninkontinenz findet sich häufig nicht, bei einem Großteil der Fälle sind *psychovegetative Ursachen* zu eruieren.

Chronische Schmerzzustände im Urogenitalbereich, vor allem diffuse Schmerzen im Dammbereich, häufiger Harndrang, aber auch hypochondrische Befürchtungen findet man meist im Zusammenhang mit lange anhaltenden, nicht „abreagierten" Erregungszuständen.

8.3.3 Therapie funktioneller Sexualstörungen

Die Behandlung funktioneller Sexualstörungen basiert auf einer breit gefächerten interdisziplinären Betrachtung der menschlichen Sexualität: Der **psychosomatische Ansatz,** die gleichwertige Berücksichtigung physiologischer, somatischer, psychischer und sozialer Faktoren und deren komplexes Wechselspiel ist eine Bedingung für das Verständnis und die Therapie der genannten Störungen. Im übrigen setzt die Behandlung eine genaue Analyse der zugrundeliegenden Probleme voraus.

Die **organische Abklärung** umfaßt neben der üblichen Erhebung des somatischen Status die Erstellung einer exakten Medikamenten-, Drogen- und Alkoholanamnese sowie eine urologische, andrologische bzw. gynäkologische Untersuchung mit hormonellem Status. Darüber hinaus müssen auch ergänzende angiologische und neurologische Befunderhebungen durchgeführt werden.

Grundlage jeder Therapie ist jedoch eine genaue Erhebung der **Sexualanamnese** (Klärung der konkreten Beschwerden, Art und Zeitpunkt der Sexualaufklärung, Sexualwissen, sexualitätsbezogene Einstellungen, Phantasien und Ängste). Von Bedeutung ist die Berücksichtigung biographischer Daten und die Analyse der Partner- bzw. Berufssituation, besonders aber auch der zugrundeliegenden Psychopathologie (Vorliegen von Depressionen oder Persönlichkeitsstörungen).

Voraussetzungen für ein *Gespräch über sexuelle Probleme* sind:

- der Patient muß mit seinem Arzt ungestört und allein sprechen können,
- der Patient muß merken, daß der Arzt ihn und sein Problem ernst nimmt,
- der Patient muß sich in seiner ihm eigenen Sprache äußern können,
- der Patient muß Gelegenheit zu mehreren Gesprächen erhalten: Meist hat er sich erst nach langem Zögern entschlossen, den Arzt zu befragen, oft kann er sein Problem jedoch nicht auf Anhieb formulieren.

Der genauen Anamneseserhebung kommt neben der diagnostischen Bedeutung bereits ein therapeutischer Aspekt zu. Während der Exploration sollen nicht nur die Störbereiche beleuchtet werden, sondern auch jene Bereiche der sexuellen Beziehungen und der Gestaltung des Zusammenlebens diskutiert werden, die sich als harmonisch und störungsfrei erweisen.

Eine **Sexualberatung** muß mit folgenden Zielsetzungen auch vom geschulten Hausarzt durchgeführt werden können:

- Vermittlung von Wissen über die sexuelle Entwicklung,

- Informationen zum Abbau bzw. zur Korrektur von Fehlvorstellungen und Hemmungen,
- Beseitigung ungünstiger äußerer Faktoren,
- Ermunterung zum Reden über Sexualität und zur Mitteilung sexueller Wünsche,
- Erteilung spezifischer Vorschläge: Techniken der Selbststimulation, Erprobung verschiedener Stellungen, Empfehlung eines vorübergehenden Koitusverbot mit gleichzeitiger Anweisung zu verstärktem nicht sexuellen Körperkontakt und Zärtlichkeitsaustausch mit dem Ziel, Erwartungsangst und genitale Fixierung abzubauen und prägenitales Verhalten zu stärken.

Sexualtherapien im engeren Sinne sind eigens geschulten Psychotherapeuten vorbehalten, da sich der Therapieprozeß komplex gestaltet und Widerstände zu erwarten sind. Die Zielsetzung ist auf die Verbesserung der sexuellen Funktionsfähigkeit, auf die Beseitigung der störenden Symptome und auf die Optimierung der verbalen und nonverbalen Kommunikation des Paares gerichtet. Die Therapie beinhaltet neben der Vermittlung von Information über Sexualität Anleitungen zu spezifischen sexuellen Erfahrungen und Therapieübungen, welche die Partner zu Hause durchführen. Eine zentrale Rolle kommt der Exploration und Bearbeitung intrapsychischer und interpersoneller Konflikte zu. Voraussetzung für die Durchführung einer Sexualtherapie ist aber stets die Bereitschaft des Paares zur Mitarbeit. Vorausgehen muß eine ausreichende körperliche Abklärung und der Ausschluß gravierender psychiatrischer Störungen.

Eine spezifische Sexualtherapie sollte dann erfolgen, wenn die Sexualproblematik unverändert über ein halbes Jahr besteht, ausgeprägte sexuelle Versagensangst oder ein Vermeidungsverhalten vorliegen, erhebliche Partnerprobleme seit längerer Zeit bestehen und intensive Sexualberatung keine Veränderung der Problematik erbracht hat.

> **Fallbeispiel**
> 29jährige, ledige Patientin. Einzelkind, sehr schwierige Ehe der Eltern (außereheliche Beziehungen beider Elternteile), mit 17 Jahren forcierte Loslösung von zu Hause, häufig wechselnde Männerbeziehung.
> Im Alter von 19 Jahren wurde die Patientin vergewaltigt und nach der Abtreibung vom Freund verlassen. Seit dieser Zeit leidet sie unter Unterleibsbeschwerden. In der Folgezeit vermied die Patientin jeglichen sexuellen Kontakt, bis sie vor 3 Jahren einen Arbeitskollegen kennenlernte: Beim Einführen des Penis machten aber starke Schmerzen und Verkrampfungen den Geschlechtsverkehr unmöglich. In der Folgezeit trat erneut sexuelles Vermeidungsverhalten auf. Bei einem weiteren Versuch eines Geschlechtsverkehrs mit einem anderen Arbeitskollegen ein Jahr später litt die Patientin unter Vaginismus. **Therapeutisch** standen neben der Sexualtherapie im engeren Sinne das Erlernen von Entspannungsmethoden, ein soziales Kompetenztraining und die Aufarbeitung der traumatischen Erfahrungen im Vordergrund.
> **Diagnose:** Vaginismus.

8.4 Störungen der Geschlechtsidentität (Transsexualität)

Definition

Geschlechtsidentität ist das Wissen der Zugehörigkeit zu einem definierten Geschlecht, sie ist die persönliche Erfahrung der Geschlechtsrolle. Das **Hauptmerkmal** einer Störung der Geschlechtsidentität ist die Inkongruenz zwischen anatomischem Geschlecht und der Geschlechtsrolle.

Ätiologie

Die Ätiologie ist bislang unbekannt, und die Hypothesen sind umstritten: Transsexualität wurde als **angeborene Neuroendokrinopathie** betrachtet, wobei eine Androgeninsuffizienz in der hypothalamischen Differenzierungsphase zum männlichen Transsexualismus, ein Androgenüberschuß zu weiblichem Transsexualismus disponieren würde. Andere Erklärungsmerkmale sehen in der Transsexualität eine Deviation aufgrund **familiensoziologischer** bzw. **soziobiologischer Fehlentwicklung** oder eine Extremausprägung einer Reihe, die von Homosexualität über Transvestitismus zum Transsexualismus reicht.

Bei der Untersuchung der **Familiendynamik** fällt häufig eine geringe Verfügbarkeit der Väter und eine symbiotische Beziehung zu den Müttern auf. Weiterhin lassen sich vermehrt Partnerkrisen der Eltern, neurotische Mechanismen und soziale Defizite bei Außenseitertum in der Kindheit nachweisen.

Zu den Leitsymptomen zählen:

- das Gefühl des Unbehagens und der Unangemessenheit bezüglich des eigenen anatomischen Geschlechts,
- das Fehlen von körperlichem Intersexualismus oder genetischer Anomalie,
- der alles beherrschende Wunsch nach hormoneller und chirurgischer Behandlung,
- die Ablehnung geschlechtsspezifischer Merkmale des eigenen Körpers (z. B. Penis, Brüste),
- das frühzeitige Auftreten von Verhaltensweisen und Empfindungen, die eher typisch für das andere Geschlecht sind; die Betroffenen zeigen oft in der Pubertät eine Tendenz zur Isolation bzw. Asexualität,
- das „cross-dressing", d. h. das Tragen von Kleidern des anderen Geschlechts; bei Transsexuellen ist dies nicht mit sexueller Erregung verbunden,

- die untergeordnete Rolle der bewußt erlebten Sexualität,
- die fehlenden Hinweise auf andere psychische Störungen (z. B. Schizophrenie),
- die häufigen Störungen der zwischenmenschlichen Beziehungen,
- die Ablehnung jeglicher Psychotherapie.

Diagnostik

Für die Diagnostik der Transsexualität sind folgende Untersuchungen notwendig:

- Erhebung einer biographischen Anamnese mit besonderer Berücksichtigung der Sexualanamnese und des Geschlechtsrollenverhaltens. Ergänzende Erhebung der Außenanamnese,
- psychiatrische bzw. tiefenpsychologische Untersuchung, evtl. psychologische Testverfahren zum Ausschluß psychiatrischer Erkrankungen wie Schizophrenie, Borderline-Persönlichkeitsstörung usw.,
- internistische Untersuchung unter besonderer Berücksichtigung der geschlechtsspezifischen Körpermerkmale,
- Sella-Röntgen (zum Ausschluß eines Hypophysen-Tumors),
- urologische Untersuchung,
- gynäkologische Untersuchung (bei biologisch weiblichen Patienten),
- endokrinologische Untersuchung zum Ausschluß von Störungen im Sinne der Intersexualität und eines Hypogonadismus, Überprüfung der Schilddrüsenstoffwechselparameter,
- genetische Untersuchung zur Bestimmung des Geschlechtschromatins bzw. Chromosomenanalyse,
- neurologische Untersuchung inklusive EEG (zum Ausschluß eines Anfallsleidens).

Beratung und Behandlung

Psychotherapeutische Behandlungsversuche erweisen sich, bedingt durch die fehlende Krankheitseinsicht und die totale Fixierung auf operative Geschlechtskorrektur, als selten erfolgreich. In vielen Ländern existieren interdisziplinäre Arbeitsgemeinschaften aus Gynäkologen, Urologen, plastischen Chirurgen, Psychiatern, Psychologen und Sozialarbeitern, die jeden Einzelfall begutachten und die weitere Betreuung übernehmen.

Voraussetzungen für eine kosmetische Anpassungsoperation sind nach Vorschlägen einer Kommission der deutschen Gesellschaft für Sexualforschung:

- abgeschlossene psychosexuelle Entwicklung (keine Operation unter 21 Jahren),
- gründliche diagnostische Abklärung,
- intensive 1–2jährige ärztliche, präoperative Beobachtung, während der der Wunsch nach Geschlechtsumwandlung in bezug auf Dauer und Stabilität geprüft wird; in dieser Zeit sollte auch eine begleitende psychotherapeutische Betreuung durchgeführt werden;
- Nachweis, mindestens ein Jahr in der angestrebten Geschlechtsrolle gelebt und gearbeitet zu haben („Alltagstest"); in dieser Zeit wird auch eine Behandlung mit gegengeschlechtlichen Hormonen durchgeführt,
- Indikationsstellung zur Operation von 2 unabhängigen Spezialisten,
- Aufklärung über Operationsrisiko und die Häufigkeit des Wunsches nach Rückoperation sowie über die unsichere rechtliche Situation,
- postoperativ ärztliche und soziale Betreuung.

Die operativen Resultate sind sowohl kosmetisch-ästhetisch als auch funktionell unbefriedigend, die Ergebnisse in bezug auf gesellschaftliche Anpassung und emotionale Stabilisierung etwas besser. Sehr häufig läßt sich eine völlig unrealistische Erwartungshaltung gegenüber den Operationsergebnissen eruieren: Dies ist auch ein Grund für schwerwiegende psychosoziale Probleme, die der Geschlechtsumwandlung häufig folgen.

8.5 Störungen der Sexualpräferenz (Paraphilien, Perversionen, sexuelle Deviationen)

Definition

Unter **Störungen der Sexualpräferenz** versteht man sexuelle Fehlverhaltensweisen, die gekennzeichnet sind durch das Auftreten von Erregung als Reaktion auf Objekte oder Situationen, die nicht üblichen Aktivierungsmustern sexueller Stimulation entsprechen und die im unterschiedlichem Ausmaß die Fähigkeit zur wechselseitigen, liebevollen sexuellen Begegnung beeinträchtigen. Von **Devianz** sprechen wir, wenn es um die äußere Beschreibung eines Verhaltens geht, von **Perversion,** wenn aus psychodynamischer Perspektive eine intrapsychische Symptombildung gekennzeichnet werden soll (Schorsch u. Mitarb. 1985).

Die Grenzen zwischen „Normalität" und „Abweichung" im sexuellen Verhalten sind fließend und zum Teil kulturabhängig. Es gibt große individuelle Variationen „abweichender" Menschen. Viele realisieren ihre perversen Phantasien nie oder nur selten und führen nach außen ein weitgehend unauffälliges Leben, bei anderen wiederum können sie einen drängenden und zwanghaften Charakter bekommen und für die Betroffenen und für den Partner/die Partnerin eine hohe Belastung darstellen.

Ätiologie

Es gibt keine allgemeingültigen, einfachen Erklärungsmodelle für Perversionen. Ein multifaktorielles

Modell, das genetische, biochemische, psychodynamische, lerntheoretische und soziale Faktoren inkludiert, ist wahrscheinlich.

Symptomatik

Ein **psychodynamisches Verständnis** der Symptomatik ist sowohl für die Diagnose als auch für die Therapie von Wichtigkeit. Das perverse Symptom hat für das seelische Gleichgewicht eine stabilisierende und angstreduzierende Wirkung. In der perversen Symptomatik können sich verschiedene Grundthemen und Ängste ausdrücken:

- das Gefühl einer momentanen Wiederherstellung einer beschädigten männlichen Identität,
- das Vermeiden von Genitalität und die Abwehr der Angst, von der Frau „entmachtet, verschlungen oder vernichtet" zu werden,
- das Ausleben von Wut, Haß und Aggression,
- das Erleben infantiler Allmacht und die Suche nach Bewunderung, Nähe und Geborgenheit.

Von **lerntheoretischer Seite** kommt neben den Modellen der klassischen und operanten Konditionierung dem Modell des sozialen Lernens eine besondere Bedeutung zu.

Das pathologische Verhalten ist gekennzeichnet durch:

- den zwanghaften, drängenden Charakter,
- das Fehlen anderer Möglichkeiten zur Befriedigung,
- Ausschließlichkeit und Fixierung: eine Störung der Sexualpräferenz soll nur dann diagnostiziert werden, wenn das entsprechende Verhalten die wichtigste Quelle sexueller Erregung darstellt oder Voraussetzung für die Befriedigung ist.

Die deviante Symptomatik kann eine **unterschiedliche Intensität** aufweisen; Schorsch unterscheidet 4 Stufen:

1. Ein devianter Impuls taucht einmalig oder sporadisch auf (in Zeiten stärkerer Belastung).
2. Eine deviante Reaktion wird zum immer wiederkehrenden Konfliktlösungsmuster, ohne die sexuelle Orientierung zu bestimmen.
3. Es entwickelt sich eine stabile deviante Orientierung, die Sexualität ist ohne Einbindung devianter Verhaltensmuster nicht oder nicht intensiv zu erleben.
4. Die stabile deviante Orientierung geht in eine progrediente Entwicklung und Verlaufsform über („sexuelle Süchtigkeit").

8.5.1 Störungen der Sexualpräferenz im einzelnen

Pädophilie

Bei pädophilem Verhalten ist die sexuelle Betätigung mit präpubertären Kindern die bevorzugte oder ausschließliche Methode zur Erlangung sexueller Erregung.

Die Pädophilie kommt in allen Altersgruppen, aber selten bei Frauen vor und kann gleich-, gegen- oder beidgeschlechtlich ausgerichtet sein. Beim pädophilen Erleben wird die Welt des Kindes als die einzig angemessene empfunden; nur hier fühlt sich der Betroffene gelöst, frei und nicht durch ängstigende Erwartungen bedrängt. Wie bei anderen Deviationen besitzt das Symptom den Charakter der Abwehr von Ängsten, die von der Sexualität der erwachsenen Frau ausgehen.

Die zugrundeliegende psychische Störung ist nicht einheitlich. Bei Pädophilen finden sich häufig emotionale Entwicklungsstörungen infolge negativer Umwelteinflüsse oder einer „broken-home"-Situation. Intellektuelle oder hirnorganische Defizite sind gehäuft nachweisbar. Pädophiles Verhalten beeinträchtigt die psychosexuelle Entwicklung der mißbrauchten Kinder und wird strafrechtlich verfolgt.

Fetischismus

Der Betroffene gebraucht wiederholt leblose Objekte als Stimuli für eine starke sexuelle Erregung und zur sexuellen Befriedigung. Als Fetischobjekte dienen vor allem Gegenstände wie Büstenhalter, Unterwäsche, Stiefel usw., wobei die bevorzugten Materialien Leder, Gummi und Plastik sind. Die sexuelle Betätigung kann sich auf den Fetisch allein beschränken (Masturbation mit dem Fetisch), der Fetisch kann jedoch auch in die heterosexuelle Aktivität einbezogen werden. Für die Entstehung des Fetischismus wird in einigen Fällen eine spezifische Konditionierung der sexuellen Reaktion auf spezifische Reize angenommen. Der Fetisch kann auch ein „Übergangsobjekt" sein, mit dem das Kind die schwierige Phase der Ablösung von der Mutter und die Entwicklung einer von der Mutter unabhängigen Identität überbrückt hat.

⚠ *Fallbeispiel*

35jähriger Architekt, Einzelkind, strenge Erziehung durch die dominante Mutter, verheiratet, 3 Kinder.

Mit 14 Jahren kam der Patient in ein Internat, wo er unter starkem Heimweh litt. Er berichtet, daß er damals „zufällig" einen Strumpf der Mutter im Koffer fand. Bei seinen regelmäßigen Masturbationen unter Zuhilfenahme des Strumpfes erregte ihn besonders die Vorstellung eines Geschlechtsverkehrs mit seiner Tante, der Schwester der Mutter. Trug später seine Frau beim Geschlechtsverkehr Strümpfe, war er sehr erregt: Ohne diesen Fetisch war er nur sehr schwer sexuell stimulierbar. Seine Frau fühlte sich durch seine Neigung in ihrer Weiblichkeit gekränkt und warf ihm vor, sie nicht als Person, sondern als Fetisch zu lieben.

Fetischistischer Transvestitismus

Wiederkehrende starke sexuelle Impulse und sexuell erregende Phantasien im Zusammenhang mit gegengeschlechtlicher Verkleidung kennzeichnen diese Paraphilie. Die Störung kommt *ausschließlich bei Männern* vor. Die Betroffenen benutzen die weibliche Verkleidung zur Steigerung der sexuellen Erregung immer wieder, wenn sie allein sind, und legen die Bekleidung nach dem Orgasmus und dem anschließenden Abklingen der Erregung wieder ab.

Exhibitionismus

Unter Exhibitionismus verstehen wir die Entblößung der Geschlechtsteile vor fremden Mädchen oder erwachsenen Frauen, um sexuelle Erregung zu erreichen. Oft wird dabei durch Masturbation eine Ejakulation und Befriedigung erreicht. Die Störung tritt fast ausschließlich bei Männern auf.

Dem Akt des Entblößens geht meist ein Zustand voraus, der einer Bewußtseinseinengung gleichgesetzt werden kann: Die Realität einer strafbaren Handlung wird ausgeblendet und die eigene sexuelle Gestimmtheit auf die fremde Person projiziert. Nach der sexuellen Entspannung erfolgt meist schlagartig eine Ernüchterung mit Scham- und Schuldgefühlen.

Die exhibitionistische Darbietung kann als verzweifelte Form einer symbolischen Darstellung der eigenen Überlegenheit durch den erigierten Penis gesehen werden: Sie ist eine Machtdemonstration des ohnmächtigen, meist schüchternen und ängstlichen, sich Frauen unterlegen fühlenden Mannes.

Alkohol spielt zum Tatzeitpunkt gelegentlich eine enthemmende Rolle. Exhibitionismus tritt vor allem bei Männern im jüngeren und mittleren Lebensalter auf.

❗ *Fallbeispiel*

30jähriger Mann, Vertreter, 2 Kinder, geschieden. Außerehelich geboren, Vater unbekannt. Durch häufigen Wohnungs- und Arbeitswechsel der Mutter kaum soziale Kontakte im Kindesalter. *Enuresis nocturna* bis zum 14. Lebensjahr.

Bei allen sexuellen Kontakten des Patienten bestand eine *Ejaculatio praecox*. Schon im ersten Ehejahr traten belastende Auseinandersetzungen infolge außerehelicher Beziehungen der Ehefrau auf, weiterhin bestanden schwerwiegende finanzielle Probleme. In dieser Zeit entwickelte der Patient eine zunehmende Eifersucht mit massiver innerer Unruhe. Die sexuelle Verweigerung der Ehefrau führte zu häufiger Selbstbefriedigung mit anschließend starker Spannungsreduktion. Während der ersten exhibitionistischen Handlungen erlebte der Patient die Ängste der Frauen: Dabei stabilisierte sich sein angeschlagenes Selbstwertgefühl wenigstens für kurze Zeit. Im Rahmen der **Therapie** wurde neben der genauen Analyse der Verhaltenskette und der Auslöser ein besonderes Augenmerk auf die Erarbeitung von alternativen Verhaltensweisen und auf die Stärkung der Selbstkontrolle in kritischen Situationen gerichtet, ebenso auf den Abbau sozialer Defizite und den Aufbau sozialer Kompetenz.

Voyeurismus

Die Schaulust bezeichnet ein Verhalten, bei dem wiederholt oder ständig eine sexuelle Erregung und Befriedigung (durch Masturbation) an die heimliche Beobachtung von Personen in unbekleidetem Zustand oder beim Geschlechtsverkehr gebunden ist.

Bei vielen Voyeuren ist eine Tendenz zur soziosexuellen Unterentwicklung vorhanden: Sie ziehen aus unterschiedlichen Gründen (Hemmungen, versteckte sadistische Neigungen) das anonyme Zuschauen der aktiven Gestaltung des Sexuallebens vor. Das voyeuristische Verhalten beginnt meist im frühen Erwachsenenalter und tritt überwiegend bei Männern auf.

Sadomasochismus

Unter **Sadismus** wird eine sexuelle Verirrung verstanden, bei der die sexuelle Befriedigung nur dann erreicht wird, wenn dem Partner Schmerzen zugefügt werden.

Als **Masochismus** definiert man ein abweichendes Verhalten, bei dem sexuelle Erregung nur unter der Bedingung erlebt wird, daß dem Betroffenen vom Sexualpartner körperliche Schmerzen zugefügt werden. Sadomasochistische Deviationen treten meist kombiniert auf, die Partner gehen entsprechende Arrangements ein. Ausgeprägte Formen von Masochismus sind selten, ein geringer Ausprägungsgrad kommt auch zur Steigerung einer sonst normalen Sexualität vor. Viele sadomasochistische Praktiken spielen sich nur in der Phantasie ab und werden nicht in die Realität umgesetzt.

Die Versuche, den Ursprung des Sadomasochismus zu klären, sind spekulativ. Das Bedürfnis der Dominanz, die psychologische Bedeutung der Passivität, die Sexualisierung von Ärger und der erregende Effekt von Schmerzen in bestimmten Situationen scheinen hier zusammenzuwirken. Die leichte Konditionierbarkeit sexueller Reaktionen mündet in eine ritualisierte Form sexueller Stimulation (Bancroft 1985).

Weitere Störungen der Sexualpräferenz

Es gibt zahlreiche andere ausgefallene sexuelle Präferenzen und Aktivitäten, die eher selten sind und häufig nicht die Einschlußkriterien einer Paraphilie (Ausschließlichkeit, Wiederholung) erfüllen.

Die wichtigsten sind:

Sodomie

Sexuelle Handlungen an Tieren (oder Vorstellung solcher Handlungen) sind die bevorzugte oder ausschließliche Methode zur Erlangung sexueller Erregung. Bei diesen Devianten handelt es sich meist um Oligophrene oder um schwer gehemmte oder gestörte junge Männer, die aus inneren Motiven oder äußeren Umständen unfähig sind, sexuelle Kontakte mit Frauen aufzunehmen. Häufig erfolgen die sexuellen Handlungen unter Alkoholeinfluß.

Nekrophilie

Sexuelle Handlungen an Leichen.

Frotteurismus

Wiederholte starke Erregung, die durch das Pressen und Reiben des eigenen Körpers an anderen Menschen, die mit der Handlung nicht einverstanden sind, hervorgerufen wird. Dazu zählt auch das Berühren vor allem der Brüste und Genitalien. Frotteure sind fast ausschließlich Männer, die ihre Opfer im Gedränge großer Menschenmassen suchen.

8.5.2 Therapie bei Störungen der Sexualpräferenz

Beratung

Nur bei einem kleinen Teil der sexuellen Devianzen besteht der Wunsch nach Beratung bzw. nach Behandlung. Erst Partnerkonflikte und Selbstwertkrisen, die sich sekundär aus der Devianz ergeben, oder die von einem Gericht veranlaßte Behandlung motivieren die Betroffenen zur Aufnahme einer Therapie.

Folgende **Voraussetzungen** sind **für eine Beratung** notwendig:

- Genaue Abklärung der Störung.
- Umfassende Abklärung der zugrundeliegenden Problematik.
- Objektivierung unrealistischer Erwartungshaltungen.
- Beurteilung der Motivation zur Veränderung.
- Wertfreie Aussprachemöglichkeit durch den Arzt oder Überweisung an einen Spezialisten.
- Erörterung der Möglichkeiten einer teilweisen Akzeptanz der Deviation durch die Betroffenen (z.B. können bei Fetischismus bestimmte Praktiken in das Sexualleben eingebaut werden, wenn mit dem Sexualpartner ein Kompromiß gefunden werden kann).

Psychotherapie

Psychotherapeutische Verfahren wie Einzel-, Paar- und Gruppentherapie können erhebliche Hilfe vermitteln. Psychodynamisch fundierte verhaltenstherapeutische Techniken zur Förderung der Selbstkontrolle haben in den letzten Jahren zunehmend an Bedeutung gewonnen.

Pharmakotherapie

Psychopharmaka, vor allem Antipsychotika und Anxiolytika, werden bei sexuellen Deviationen aufgrund ihrer dämpfenden Wirkung angewandt, der triebreduzierende Effekt ist jedoch häufig unzureichend. Den Antiandrogenen (Cyproteronacetat), die eine kompetitive Blockade endo- und exogener Androgene an allen androgensensiblen Rezeptoren bewirken, kommt zur reversiblen Dämpfung des Sexualtriebes bei bestimmten Indikationen eine größere Bedeutung zu. Diese Behandlungsverfahren werden üblicherweise langfristig eingesetzt und sind generell mit **sozio- und psychotherapeutischen Maßnahmen** zu kombinieren.

9 Kinder- und Jugendpsychiatrie

Brigitte Hackenberg und Hartmann Hinterhuber

9.1 Einführung und allgemeine Grundlagen

Das Fachgebiet der Kinder- und Jugendpsychiatrie hat seine Hauptwurzeln in den Bereichen der klinischen Psychiatrie, der Psychologie, der Neurologie, der Pädiatrie und der Pädagogik. Als integrative Disziplin beschäftigt sich die Kinder- und Jugendpsychiatrie mit der Pathologie der psychischen Entwicklung vom Säuglingsalter bis in die Adoleszenz: Sie stellt somit eine wichtige Grundlage für die Psychiatrie des Erwachsenenalters dar.

Der Krankheitsbegriff in der Kinder- und Jugendpsychiatrie

Ob das Verhalten eines Kindes als abnorm, krankhaft oder störend bezeichnet wird, hängt weitgehend von subjektiven Beurteilungen des Bezugssystems ab. Eltern, Lehrer, Verwandte, Berater oder andere Bezugspersonen können zu sehr unterschiedlichen Ansichten kommen, die der Kinder- und Jugendpsychiater als Experte ordnen und objektivieren muß. Der **psychiatrische Krankheitsbegriff,** der im Erwachsenenalter neben medizinischen immer auch subjektive und persönlichkeitsbezogene Faktoren berücksichtigen muß, erfährt in der Kinder- und Jugendpsychiatrie durch die Einbindung der Entwicklungsvarianten eine Erweiterung. Das Kind und der Jugendliche verfügen im Rahmen ihrer psychischen und körperlichen Entwicklung über ein hohes Maß an autoprotekiven Kräften, die den Verlauf einer Störung oder Krankheit wesentlich beeinflussen können.

Kinder- und jugendpsychiatrische Auffälligkeiten können Normvarianten ohne Krankheitswert darstellen, sie können aber auch Teile eines Krankheitsbildes sein. Für die **Beurteilung und Gewichtung einer Auffälligkeit** sind 3 Aspekte wichtig:

1. die qualitative Ausprägung,
2. die quantitative Ausprägung,
3. das zeitliche Auftreten (bezogen auf Häufigkeit und Dauer der Auffälligkeit).

Ein kinder- und jugendpsychiatrisches Symptom oder Syndrom wird somit nach folgenden Kriterien beschrieben:

– nach der Phänomenologie,
– nach dem Schweregrad,
– nach dem Funktionsniveau (bezogen auf die Zeitachse).

Die *Erhebung von Selbst- und Fremdeinschätzung* sowie die *Berücksichtigung intra- und extrafamiliärer Sichtweisen* der kinder- und jugendpsychiatrischen Problematik helfen, einer ganzheitlichen Betrachtung des jungen Patienten gerecht zu werden.

Subjektive Sichtweisen sind vor allem dort entscheidend, wo der Grad einer Beeinträchtigung nach den Kriterien

– Leiden,
– soziale Einengung,
– Beeinflussung der Entwicklung sowie
– Auswirkungen auf andere

gemessen wird.

Das *objektive* Expertenurteil steht immer in dialogischer Beziehung zu *subjektiven* Einschätzungen des Patienten und seines sozialen Umfeldes.

Neben der qualitativen und quantitativen Gewichtung ist die **multifaktorielle Entstehungsweise** kinder- und jugendpsychiatrischer Störungen zu berücksichtigen: Für den Gesamtbereich des Faches Psychiatrie sind polyätiologische Modelle von entscheidender Bedeutung. Diese Sichtweise findet im Bereich der Kinder- und Jugendpsychiatrie ihren Ausdruck in der *multiaxialen Diagnostik,* die neben klinisch-psychiatrischen Symptomen auch umschriebene Entwicklungsrückstände, das Intelligenzniveau, den körperlichen Befund und die aktuellen abnormen psychosozialen Bedingungen beschreibt.

Klassifikation

Die heute gültigen multiaxialen Klassifikationssysteme haben sich aus einem **biopsychosozialen Krankheitsverständnis** entwickelt. Die beiden international gebräuchlichen Klassifikationssysteme sind einerseits das **MAS**, das multiaxiale Klassifikationsschema für psychiatrische Erkrankungen im Kindes- und Jugendalter, das auf den Kategorien des **ICD-10** aufbaut, andererseits das **DSM-IV** der American Psychiatric Association.

Die genannten Klassifikationssysteme klinischen Ursprungs haben sich als hervorragende didaktische Instrumente zur differentialdiagnostischen Schulung bewährt, da jeder Benutzer nicht nur in den herkömmlichen Kategorien klinisch-psychiatrischer Syndrome denkt, sondern gleichzeitig die in den an-

Tabelle 9.1 Heute gültige multiaxiale Klassifikationsschemata

Multiaxiales Klassifikationsschema für psychische Störungen des Kindes- u. Jugendalters nach ICD-10 (MAS)	DSM-IV
I Klinisch-psychiatrisches Syndrom II Umschriebene Entwicklungsstörungen III Intelligenzniveau IV Körperliche Symptomatik V Aktuelle abnorme psychosoziale Umstände VI Globalbeurteilung der psychosozialen Anpassung	I Klinische Syndrome und assoziierte Störungen II Persönlichkeitsstörungen, Entwicklungsstörungen III Körperliche Störungen IV Psychosoziale und umweltbewußte Belastungsfaktoren V Globale Beurteilung des psychosozialen Funktionsniveaus

deren Achsen erfaßten Bereiche mitberücksichtigt. Der Kinder- und Jugendpsychiatrie wird das MAS, das seit 1994 in seiner letzten Revision vorliegt, besser gerecht als das mehr auf das Erwachsenenalter bezogene DSM-IV (Tab. 9.1).

Epidemiologie

Je nach Definition des Begriffes „psychische Auffälligkeit" schwanken international die **Häufigkeitsangaben** kinder- und jugendpsychiatrischer Störungen: In der Altersgruppe der Vorschulkinder von 7 bis 15 %, im Grundschulalter von 8 bis 30 %, in der Pubertät liegen die Werte um 20 %. Etwa 5 % der jeweiligen Alterspopulation wird als behandlungsbedürftig eingeschätzt. Die **Prävalenz** klinisch bedeutsamer Störungen variiert mit verschiedenen Bedingungsfaktoren, von denen vor allem die Zugehörigkeit zu definierten sozialen Schichten und ethnischen Gruppierungen, die kulturellen und traditionellen Bedingungen, die Intelligenz, die Anzahl der Familienmitglieder und das Geschlecht bedeutsam sind.

Kinder- und jugendpsychiatrische Diagnostik

Die kinder- und jugendpsychiatrische Diagnostik gliedert sich in folgende Abschnitte:

Anamneseerhebung:

- Vorstellungsanlaß/Aufnahmemodus,
- Familienanamnese,
- Eigenanamnese.

Psychopathologische Befunderhebung:

- Kontakt- und Beziehungsfähigkeit,
- Emotionalität,
- Denkinhalte,
- kognitive Funktionen,
- Sprache,
- Motorik,
- soziale Interaktion,
- äußerliches Erscheinungsbild.

Körperliche Untersuchung:

- internistisch-pädiatrischer Befund,
- entwicklungsneurologischer Befund,
- Labordiagnostik,
- elektrophysiologische Untersuchungen (EEG),
- neuroradiologische bzw. bildgebende Verfahren.

Psychologische Diagnostik:

- Tests zur Erfassung der allgemeinen Intelligenz,
- differentielle Intelligenztests,
- Tests für Behinderte,
- Entwicklungstests,
- neuropsychologische Funktionstests,
- Persönlichkeitsfragebögen,
- projektive Verfahren.

Der diagnostische Prozeß ist als eine Intervention zu sehen, die vom ersten Kontakt an Veränderungen in das Familiengefüge bringen kann. Die Grenzen zwischen Diagnose und Therapie verschwimmen somit: Schon zu Beginn einer Exploration steht der Kinder- und Jugendpsychiater vor der Notwendigkeit, die Bedeutung der Botschaft zu bedenken, die er der Familie geben wird. Diagnostizieren bedeutet somit, in einem Spannungsfeld von Erwartungshaltungen, Schuldzuschreibungen und Vorurteilen Fakten zu setzen, die das Familienklima ändern, funktionale Zusammenhänge aufzeigen oder auch alte Muster fixieren können. Neben der Erfassung pathogener Mechanismen konzentriert sich der Untersucher stets auch auf das Erkennen protektiver Faktoren und die Nutzung von Ressourcen beim Patienten und seinem Bezugssystem.

Der diagnostische Prozeß in der Kinder- und Jugendpsychiatrie

Eine grundlegende Aufgabe des Kinder- und Jugendpsychiaters ist es, zu klären, ob eine ärztliche Intervention mit diagnostischen, therapeutischen oder psychosozialen Maßnahmen indiziert ist oder ob andere Eingriffe das konkrete Problem lösen können. Der diagnostische Prozeß in der Kinder- und Jugendpsychiatrie führt häufig *nicht* zu einer *Diagnose,* sondern zu einer präventiven, beratenden oder lediglich klärenden *Intervention.* Die beziehungsorientierte

Sichtweise legt nahe, keine Diagnose zu stellen, wenn nicht konkrete Hinweise auf eine kinderpsychiatrische Störung vorliegen.

Im Rahmen einer genauen **Kontextklärung** ist zu prüfen,

- wer die Untersuchung wünscht oder beantragt,
- wer das eigentliche Anliegen hat,
- wer eigentlich Hilfe braucht,
- wer für die Lösung des geschilderten Problems verantwortlich ist,
- welche Lösungsversuche schon stattgefunden haben,
- welche Bedeutung eine „medizinische" Intervention für das Kind und seine Familie hat,
- welche Selbstheilungskräfte beim Kind und seiner Familie vorhanden sind.

Im Kindes- und Jugendalter können unspezifische Störbilder entweder Ausdruck definierter hirnorganischer Veränderungen sein oder in Zusammenhang mit verschiedenen Umweltfaktoren stehen. Das gleichzeitige Beachten von somatischen und umweltbedingten Zusammenhängen zwingt zur Auseinandersetzung mit gegensätzliche Hypothesen:

- dem **medizinischen Krankheitsmodell** und
- dem **systemischen Funktionsmodell**.

Aus erkenntnistheoretischer Sicht können 2 verschiedene Denkmodelle beschrieben werden:

1. Das **lineare,** an Ursache und Wirkung gebundene wissenschaftliche Denken, auf dem das medizinische Krankheitsmodell basiert, und
2. das zirkuläre, **„vernetzte" Denken** das sich auf Regelkreise bezieht (Bateson u. Mitarb. 1983).

Im medizinischen Sinn wird eine Krankheit als regelhaft ablaufender Prozeß verstanden, der von außen beeinflußbar ist. Die Verantwortung für die Heilung liegt im wesentlichen beim Arzt, der vom Patienten größtmögliche Kooperation erwartet. Im systemischen Ansatz impliziert eine auf die Umweltsituation gerichtete Sichtweise ein Denken in zwischenmenschlichen Beziehungen, welche weder kontrollierbar noch vorhersehbar sind. Die Systemtheorie geht davon aus, daß Funktionszusammenhänge nur dann verstehbar sind, wenn Wechselwirkungen in Betracht gezogen werden: Der Beobachter beeinflußt das Beobachtete und wird von ihm beeinflußt. Aus dieser Sichtweise relativiert sich jede wissenschaftliche Objektivität.

Die Kinder- und Jugendpsychiatrie ist bestrebt, *sich beider Denkmodelle zu bedienen,* auch wenn diese nicht widerspruchsfrei miteinander vereinbar sind. Das **Prinzip der Allparteilichkeit** gilt als ein wesentlicher Bestandteil der systemischen Familientherapie; in der Kinder- und Jugendpsychiatrie ist es auch ein Modell der Zusammenarbeit zwischen verschiedenen Disziplinen und therapeutischen Schulen.

Die Rolle der Familie bzw. des nächsten Bezugssystems

Das Symptom eines Kindes, das es zum Symptomträger werden läßt, bedeutet nicht zwangsläufig, daß das Kind auch der wahre Patient ist. Aus familienorientierter Sicht spricht man vom *identifizierten Patienten,* wenn die Familie mit Hinweis auf die Symptomatik eines Kindes dessen Patientenrolle festschreiben will und einen Experten aufsucht. Die *Infragestellung der Patientenrolle* des Kindes und die *Betrachtung der familiären Beziehungsstrukturen* stellt eine schwierige, aber wichtige Aufgabe für den kinder- und jugendpsychiatrischen Berater dar. Je nach beruflicher Orientierung (Erziehungsberater, Psychologe, Kinder- und Jugendpsychiater) wird er die Kompetenz und Verantwortung der Familie zu beachten haben, um eine Zusammenarbeit zwischen Berater und Familie zu ermöglichen. Die Selbständigkeit und Eigenverantwortlichkeit eines familiären Systems ist stets zu respektieren. Die Einbeziehung der Familie in die Therapie des Kindes bedeutet, daß ein Teil der Verantwortung für die Lösung des Problems bei den Eltern bleibt; dies gilt auch für alle Bezugssysteme, die Ersatzelternfunktion übernehmen.

Verlauf und Prognose

Der Verlauf von psychischen Störungen im Kindes- und Jugendalter ist durch die Tatsache gekennzeichnet, daß nach 2–3 Jahren die Hälfte der auffälligen Jungen und Mädchen eine spontane Besserungstendenz aufweist. Die Prognose dissozialer Verhaltensweisen ist ungünstiger einzuschätzen als die der emotionalen oder reaktiven Störungen. Für das Gesamtgebiet der Kinder- und Jugendpsychiatrie steht fest, daß ein Wechselspiel zwischen funktionalen und dysfunktionalen intra- und interindividuellen Faktoren sowohl die Behandlung als auch den Verlauf des jeweils bestehenden Problembereiches entscheidend beeinflussen kann.

Individuelle pathogene und protektive Faktoren: Als Risikofaktoren für das Auftreten psychiatrischer Störungen gelten bis zur Pubertät *Kompetenzdefizite* wie niedrige Intelligenz oder Teilleistungsschwächen, chronische körperliche Erkrankungen und zerebrale Beeinträchtigungen. *Charakterfaktoren* können sowohl in positiver als auch in negativer Richtung wirksam werden. Die Konstellation des „easy child" (positive Grundstimmung mit hoher Adaptionsbereitschaft) gilt als protektive Komponente. *Emotionale und soziale Kompetenzen* sowie gut verfügbare *Bewältigungsstrategien* wirken sich schützend oder störungsmildernd aus.

Pathogene und protektive familiäre Faktoren: Für die Entwicklung eines Kindes stellt das familiäre Umfeld eine der wichtigsten Einflußgrößen dar. Die soziale Situation und Struktur der Familie, der Erziehungsstil, das elterliche Problemlösungsverhalten sowie life-events prägen die Geschichte einer Familie und ihrer Mitglieder. Anhaltender Streit, niedriger Ausbildungs- und Berufsstatus sowie psychiatrische Erkrankungen der Eltern und körperliche und psychische Vernachlässigung von Kindern, Heimaufenthalte, Mißhandlung und sexueller Mißbrauch sind als wichtige pathogene Faktoren zu nennen. Sie sind jedoch erst in einer ganzheitlichen Sichtweise interpretierbar.

Kommunikations- und Interaktionsstil, Beziehungsstruktur und Familienklima prägen in entscheidendem Ausmaß Gesundheit und Krankheit eines Kindes: Die *beziehungsorientierte Sichtweise* stellt die Basis aller familientherapeutischen Konzepte dar und ist einer der Grundpfeiler präventiver Handlungskonzepte.

Pathogene und protektive Faktoren der nichtfamiliären Umwelt: Die Sozialisation eines Kindes wird ab dem 6. Lebensjahr in wesentlichem Ausmaß durch die Schule mitbestimmt. Damit gewinnt der Kontakt zu Gleichaltrigen und die Außenorientierung des Kindes zunehmend an Bedeutung. Migration, soziokulturelle Zugehörigkeit, Wohnraum und Bildungsmöglichkeiten beeinflussen die Entwicklung des Kindes direkt und indirekt über die Auswirkungen auf die Familie. Die Bedeutung der sozialen Schichtzugehörigkeit allein ist von geringerer Bedeutung.

Die Beurteilung der Wechselwirkung zwischen protektiven und pathogenen Faktoren kann nur aus einer *dynamischen Betrachtungsweise* erfolgen. Eigendynamik und Selbstregulation des Kindes ist stets die Antwort auf multiple und teilweise miteinander gekoppelte Einflüsse. Es reagiert nicht passiv auf Einwirkungen, sondern unterzieht diese aktiv einer Bewertung.

Für die Bedeutung protektiver Mechanismen ist folgendes zu berücksichtigen:

- Viele protektive Faktoren wirken indirekt über Interaktionsprozesse des jeweiligen Individuums mit seiner Umgebung.
- Protektive Faktoren wirken nicht punktuell, sondern entlang der Zeitachse. Sie sind daher mit Querschnittserhebungen nicht erfaßbar.
- Individuelle Unterschiede und Charaktereigenschaften sind von entscheidender Bedeutung, da sie die sozialen Beziehungen eines Individuums mitbestimmen und auf diese Weise auch deren Qualität beeinflussen.

Arbeitsfelder der Kinder- und Jugendpsychiatrie

Das Arbeitsfeld der Kinder- und Jugendpsychiatrie läßt sich in 4 Bereiche zusammenfassen:

1. Prävention,
2. Krisenintervention,
3. Diagnostik und Begutachtung,
4. therapeutische Maßnahmen im engeren und weiteren Sinn.

Eine Vielzahl kinder- und jugendpsychiatrischer Maßnahmen und Strategien (Beratungen, Untersuchungen, Überweisungen, Hilfestellungen) besitzen **präventive Bedeutung.** Der Bereich der Diagnostik und der Krisenintervention mündet nicht immer in therapeutisches Handeln, sondern ist häufig als vorbeugende Maßnahme zu verstehen. In vielen Fällen erweist es sich als wichtig, nach exakter klinischer Diagnostik die Familie des jungen Patienten darüber zu informieren, daß *keine* Erkrankung vorliegt. Lösungsorientierte Beratungen in Zusammenarbeit mit einem gut funktionierenden Netz psychosozialer Dienste stellen einen wichtigen Bestandteil der Arbeit der Kinder- und Jugendpsychiatrie dar.

Vorbeugende Maßnahmen sind immer unter 2 Aspekten zu sehen:

1. dem Aspekt der *Prophylaxe* als Vermeidung oder Reduktion von Risikofaktoren;
2. dem Aspekt der *eigentlichen Prävention* als Förderung von autoprotektiven Kräften beim Patienten und seinem Bezugssystem.

Alle primär und sekundär (= therapiebegleitenden) präventiven Maßnahmen fordern eine enge Zusammenarbeit zwischen Institutionen der freien und öffentlichen Jugendwohlfahrt, dem Schulsystem und der Kinder- und Jugendpsychiatrie. Neben der genetischen Familienberatung stellt die Identifikation und Erfassung von Risikogruppen einen wichtigen Aufgabenbereich dar.

Einer Einteilung von H. Remschmidt (1988) folgend sind als *Risikogruppen* zu nennen:

- Kinder mit zerebralen Funktionsstörungen,
- Kinder mit Behinderungen verschiedenster Art,
- Kinder kranker Eltern,
- Kinder von Angehörigen sozialer Randgruppen,
- Kinder aus desorganisierten Familien,
- Kinder in Institutionen.

Präventive Aspekte liegen vielfach auch in **Kriseninterventionen:** Krisenhafte Entwicklungen im Werdegang eines Kindes oder Jugendlichen sowie innerhalb einer Familie stellen Übergangssituationen (Reifungskrisen, Individuationskrisen, Anpassungsreaktionen etc.) dar, die stets sowohl die Gefahr der Dekompensation als auch die Chance der Weiterentwicklung beinhalten.

Die Rolle der Kinder- und Jugendpsychiatrie im Bereich der Krisenintervention läßt sich auf 3 Ebenen zusammenfassen:

1. Abfangen oder Ausschalten gefährdender Faktoren,
2. Entlastung des Bezugssystems zur Freilegung autoprotektiver Kräfte,
3. Koordination der Helfersysteme.

Neben all den erwähnten Funktionen fällt der Kinder- und Jugendpsychiatrie in der **Begutachtung** (vor allem in Sorgerechts-, Familienrechts- und Jugendstrafrechtsfragen) ein weiteres großes Arbeitsfeld zu. Im *Sorge- und Familienrechtsverfahren* werden vorwiegend entwicklungspsychologische Fragen berührt, im *Jugendstrafverfahren* liegt der Schwerpunkt auf psychopathologischen Fragestellungen. Die Beurteilung der Fragen zum Kindeswohl und zur Glaubwürdigkeit kindlicher und jugendlicher Zeugenaussagen stellt für den kinder- und jugendpsychiatrischen Sachverständigen eine schwere und verantwortungsvolle Aufgabe dar.

Für die **Therapie in der Kinder- und Jugendpsychiatrie** gelten folgende Richtlinien:

- Die hohe Komplexität mehrdimensionaler Ursachenkonstellationen erfordert Ordnungsprinzipien und Arbeitshypothesen (multiaxiale Diagnostik).
- Für die Therapieplanung, die stets ätiopathogenetischen und lösungsorientierten Vorstellungen folgt, ist eine zeitlich gestufte und hypothesengeleitete Konzeption erforderlich.
- Die Therapieplanung ist als dialogischer Prozeß zwischen Arzt bzw. Institution und familiärem Bezugssystem des Patienten zu verstehen.
- Wenn das Zusammenwirken mehrerer ursächlicher Komponenten mit einer Störung in Beziehung gesetzt wird, können mehrere verschiedene Therapieverfahren (alternativ) auf diese Ursachenkonstellation Einfluß nehmen.
- Die für die Kinder- und Jugendpsychiatrie notwendige Methodenvielfalt kann nur auf kooperativ-synergetischem Weg im multiprofessionalen Team verwirklicht werden; das dafür geschaffene Instrument ist die therapeutische Gemeinschaft. (Ein nach partnerschaftlichen und demokratischen Grundsätzen arbeitendes Team.)
- Da therapeutische Maßnahmen in der Kinder- und Jugendpsychiatrie in vielen Fällen an andere Institutionen delegiert werden müssen, sind zu deren Koordination „Helferkonferenzen" einzurichten.
- Da kinder- und jugendpsychiatrische Therapie stets eine beziehungsorientierte Sichtweise beinhaltet, die sich auch auf die Betreuer-Patienten-Beziehung auswirkt, ist eine fallbezogene, externe Teamsupervision als Begleitinstrument erforderlich.
- Das integrative Therapiekonzept erfordert ein Therapiebündnis zwischen allen Beteiligten.

Abb. 9.**1** ist eine Darstellung des multimodalen, integrativen Behandlungsansatzes, der grundsätzlich auf alle polyätiologisch entstandenen Störungen anwendbar ist.

Kinder- und jugendpsychiatrische Beratung im Rahmen eines integrativen Gesamtkonzeptes bedeutet immer eine Verbindung von symptombezogenen (direkten) Behandlungsstrategien mit sekundär präventiven (also nicht symptomspezifischen und indirekten) Verfahren. Zielt die Therapie mehr auf die *Beseitigung* von Symptomen, so hat die Sekundärprävention eher die *Stärkung* von selbstschützenden Kräften (Ressourcen) zum Inhalt.

Symptombezogene und indirekte Strategien folgen unterschiedlichen wissenschaftstheoretischen

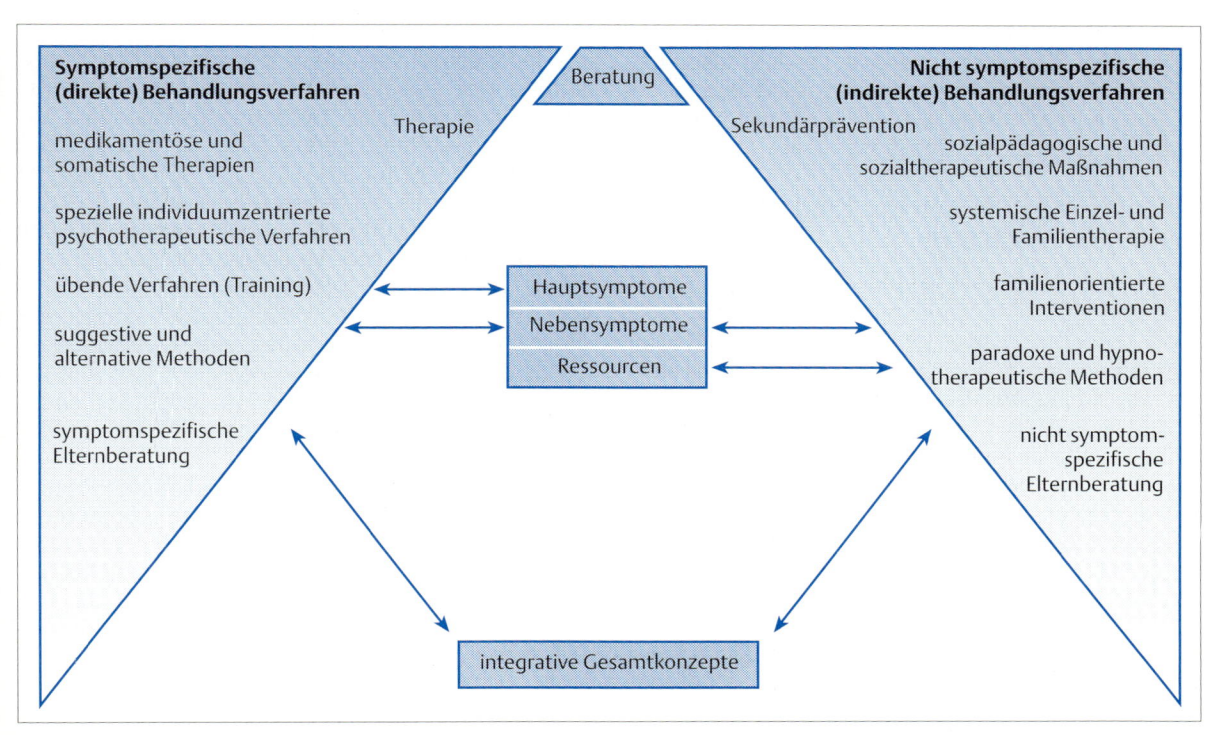

Abb. 9.**1** Multimodaler Behandlungsansatz für die Therapie polyätiologisch entstandener Störungen.

Tabelle 9.2 Dynamische Therapieplanung

Biopsychosoziales Krankheitsmodell	Beziehungsorientiertes Funktionsmodell
Grundmodell:	
Lineares Denkmodell: Suche nach Ursache-Wirkungs-Zusammenhängen.	**Zirkuläres (systemisches) Denkmodell:** Betonung der systemischen Vernetztheit (Komplexität und Kontextualität) von Zusammenhängen.
Psychische Störungen:	
Prinzip der multifaktoriellen Genese von Erkrankungen (biologische, psychologische, soziale Faktoren).	Prinzip der Evolution und Koevolution von biologischen, psychischen und sozialen Systemen.
Diagnostik:	
Möglichst verläßliche und valide Informationserhebung mit dem Ziel einer objektiven Diagnose unter Ausschluß von Differentialdiagnosen.	Gewinn von Informationen aus verschiedenen Perspektiven mit dem Ziel einer Hypothesenbildung unter Einschluß von mehreren verschiedenen Hypothesen aus unterschiedlichen Perspektiven.
Therapie:	
Polypragmasie und strategische Planung durch Experten. Hierarchie und fachliche Verantwortung.	Evolution des Therapiesystems und kooperative Planung durch die therapeutische Gemeinschaft. Synergie und gleichberechtigte Kooperation.
Integratives (dialogisches) Gesamtkonzept	

Paradigmata. In der folgenden Synopsis werden die theoretischen Grundideen einander gegenübergestellt und als Grundlage einer dynamischen Therapieplanung dargelegt (Tab. 9.2).

Integratives Arbeiten heißt, Widersprüche erkennen, akzeptieren und damit umgehen können. Integratives Denken und Handeln bedeutet, Unterschiedliches, Getrenntes, Gespaltenes und scheinbar Unüberbrückbares miteinander in Beziehung zu setzen und zu neuen Ganzheiten zusammenzuführen.

Rolle der Pädagogik in der Kinder- und Jugendpsychiatrie

Das Recht jedes Kindes und Jugendlichen auf Erziehung zwingt zur Beantwortung der Frage, in welchem Verhältnis pädagogische und therapeutische Maßnahmen im jeweiligen Betreuungssetting stehen. Das Fachgebiet Kinder- und Jugendpsychiatrie umfaßt keineswegs nur heilpädagogische, sondern vielmehr *allgemeinpädagogische* Aspekte, die integrierende Bestandteile der stationären Betreuungs- und der ambulanten Beratungstätigkeit darstellen. Das Gebiet der Heilpädagogik, das in frühen Publikationen noch synonym mit dem Begriff der Kinderpsychiatrie verwendet worden ist, hat sich in der letzten Zeit zunehmend auf die gezielte Betreuung und Förderung behinderter Kinder und Jugendlicher eingeengt. Spezielle kinderpsychiatrische Krankheitsbilder, wie z.B. die hyperaktiven Syndrome oder die frühkindlich entstandenen Hirnfunktionsstörungen, erfordern sehr speziell ausgerichtete therapeutische Gesamtkonzepte, die stets auch gezielte pädagogische Maßnahmen enthalten. Auch wenn Erziehung und Therapie nicht grundsätzlich voneinander trennbar sind, so verdient das Spannungsfeld zwischen Therapie und Pädagogik in der Kinder- und Jugendpsychiatrie doch Beachtung: Die Grundhaltung des Erziehers, dessen Aufmerksamkeitsschwerpunkt auf der Entwicklung der gesunden Anteile des Kindes liegt, ist eine führende und korrigierende; demgegenüber wird die therapeutische Grundhaltung als verstehende und nicht direktive Form der Begegnung verstanden. **Therapeutische und erzieherische Interventionsstrategien** müssen immer **aufeinander abgestimmt** sein, vor allem dort, wo sie scheinbar im Widerspruch zueinander stehen. Möglicherweise auftretende Schwierigkeiten in der Zusammenarbeit zwischen pädagogisch und therapeutisch orientierten Instanzen stellen einen häufigen Problembereich in der Kinder- und Jugendpsychiatrie dar.

Ein wichtiger Zweig der gemeindenahen kinder- und jugendpsychiatrischen Betreuung ist durch die Schaffung sozialpädagogisch orientierter Institutionen (Erziehungs- und Familienberatungsstellen, Jugendzentren etc.) entstanden. Erziehung zur Gemeinschaftsfähigkeit ist einer der Grundpfeiler milieutherapeutischer Ansätze, die sowohl auf dem Gebiet reaktiver oder dissozialer Störungen als auch bei psychotischen Störungen Anwendung finden.

9.2 Spezielle Kinder- und Jugendpsychiatrie

9.2.1 Intelligenzminderungen

Synonyme: Minderbegabung, Schwachsinn, geistige Behinderung, Oligophrenie.

Definition

Der Begriff Intelligenzminderung kennzeichnet eine Beeinträchtigung der allgemeinen Intelligenz und stellt einen Sammelbegriff für eine Vielzahl von ätiologisch unterschiedlichen Formen von geistigen Beeinträchtigungen dar. Sie ist charakterisiert durch eine von Geburt oder früher Kindheit an bestehende, mangelhafte oder verzögerte Entwicklung, die auch das adaptive Verhalten betrifft.

Epidemiologie

Intelligenzminderungen sind die häufigsten Beeinträchtigungen von Kindern und Jugendlichen. Der Anteil der geistig Behinderten unterschiedlicher Ausprägung liegt zwischen 1 und 5 % der Gesamtbevölkerung. Sozial benachteiligte Schichten sind häufiger betroffen. Die Mehrzahl der Untersuchungen zur Häufigkeit von Intelligenzstörungen hat ergeben, daß vermehrt Jungen betroffen sind, im Erwachsenenalter finden sich jedoch keine Hinweise für geschlechtsspezifische Häufigkeitsunterschiede.

Klassifikation und Einteilung

Die Einteilung der geistigen Behinderungen kann nach unterschiedlichen Gesichtspunkten erfolgen:

Nach dem **Intelligenzgrad**:

- Grenzbegabung   leichte Debilität   (IQ-Bereich bis 70)
- leichte Intelligenzminderung   Debilität   (IQ-Bereich von 50–69)
- mittelgradige Intelligenzminderung   Imbezillität   (IQ-Bereich von 35–49)
- schwere Intelligenzminderung   Idiotie   (IQ-Bereich von 20–24)
- schwerste Intelligenzminderung   ausgeprägte Idiotie   (IQ-Bereich unter 20)

Nach der **Bildungsfähigkeit**:

- schulbildungsfähig,
- praktisch bildungsfähig,
- pflegebedürftig.

Nach der **Ätiologie**:

- genetische Ursachen,
- chromosomale Ursachen,
- peristatische Ursachen,
- soziokulturelle Ursachen.

Ätiologie

Den Intelligenzminderungen mit bekannter Ursache (etwa 25 %) steht nach differenzierter Untersuchung ein hoher Prozentsatzanteil ursächlich unklarer Fälle (etwa 75 %) gegenüber. Wir unterscheiden **organpathologische**, d.h. körperlich begründbare, von **soziokulturellen** geistigen Behinderungen: Sehr häufig werden aber einander beinflussende Faktoren unterschiedlicher Ursachen wirksam. Tab. 9.**3** gibt eine Übersicht über die Oligophrenien. Die meisten dieser Syndrome treten sehr selten auf, daher werden die für die Praxis relevanten Krankheitsbilder im folgenden kurz skizziert. Nähere Schilderungen sind pädiatrischen Lehrbüchern zu entnehmen.

Soziokulturelle Ursachen: Besonders in Familien der unteren sozioökonomischen Schichten wachsen Kinder oft in einer mangelhaft stimulierenden Umgebung auf. Die „subkulturelle geistige Behinderung" läßt sich als eine Begrenzung der Intelligenz beschreiben, die auf polygenetischer Vererbung beruht, aber mit sozialen und erzieherischen Benachteiligungen verbunden ist. Die Mehrzahl dieser Menschen ist später auf besondere Hilfe angewiesen.

Organpathologische Ursachen:

- *Exogene Verursachung durch prä-, peri- und postnatale Hirnschädigung:* Alle Störungen, die unter den Begriff der frühkindlichen Hirnschädigung subsumiert werden können, sind als mögliche Ursachen einer geistigen Behinderung anzusehen. Als Beispiel mögen die Embryopathien nach Rötelninfektion oder bei chronischem Alkoholismus der Mütter gelten.

- *Chromosomenaberrationen:*
  – Störung der Autosomen: Als häufigste Störung dieser Gruppe ist mit einer Inzidenz von 1–2 ‰ das *Down-Syndrom* (Trisomie 21) zu nennen.
  – Störung der Gonosomen: Das *Klinefelter-Syndrom* (xxy) mit einer Häufigkeit von über 1 ‰ aller männlichen Geburten und das *Turner-Syndrom* (45/x) mit einer Häufigkeit von unter 0,25 ‰ aller weiblichen Geburten manifestieren sich häufig – wenngleich nicht obligat – in einer geistigen Behinderung.
  – Das fragile X-Syndrom: Mit einer Häufigkeit von 1:1500 bei Jungen und 1:2000 bei Mädchen stellt das fragile x-Syndrom eine der wesentlichen Ursachen geistiger Behinderung nach der Trisomie 21 dar.

- *Metabolisch bedingte Intelligenzminderungen:* Durch einen genetisch bedingten Enzymdefekt kommt es zur Bildung pathogener Stoffwechselprodukte. Die Folge sind Zell- bzw. Organschädigungen unterschiedlicher Ausprägung. Als häufigste angeborene Aminosäurestoffwechselstörung ist die *Phenylketonurie* zu nennen, die unbehandelt zu einer geistigen Retardierung mit zerebralen Krampfanfällen, einer Hypopigmentierung, einer ekzematösen Dermatose und einem typischen Körpergeruch führt. Bei rechtzeitiger Erkennung ist eine phenylalaninarme Diät in der Lage, diese Störungen zu vermeiden und die Lebenserwartung zu normalisieren.

Tabelle 9.3 Einteilung der klinischen Syndrome bei geistiger Behinderung (nach Neuhäuser 1990)

1 Pränatal entstandene Formen geistiger Behinderung
1.1 *Genmutationen als Ursache geistiger Behinderung*
- Stoffwechselstörungen:
  – Phenylketonurie,
  – Galaktosämie und Mukopolysaccharidosen,
  – Sanfilippo-Syndrom,
  – Lipidosen,
  – Störung von Zellorganellen,
  – hormonelle Störungen,
  – Störung des Kupferstoffwechsels,
  – Störung des Purinstoffwechsels.
- Dominant vererbte Genmutationen: Phakomatosen.
- X-chromosomal gebundene Störungen mit geistiger Behinderung:
  – Aquäduktstenose,
  – X-chromosomal-rezessiv vererbte Formen geistiger Behinderung,
  – X-chromosomal-dominant vererbte Störungen mit geistiger Behinderung.

1.2 *Monogen und multifaktoriell bedingte Störungen als Ursache geistiger Behinderung (Fehlbildungs-Retardierungs-Syndrome):*
  – Cockayne-Syndrom,
  – Coffin-Lowry-Syndrom,
  – Cornelia-de-Lange-Syndrom,
  – Dubowitz-Syndrom,
  – Hallermann-Streiff-Syndrom,
  – Laurence-Moon/Biedl-Bardet-Syndrom,
  – Lenz-Mikrophthalmie-Syndrom,
  – Lowe-Syndrom,
  – Möbius-Syndrom,
  – Marinesco-Sjögren-Syndrom,
  – Noonan-Syndrom,
  – Prader-Willi-Syndrom,
  – Rubinstein-Taybi-Syndrom,
  – Sjögren-Larsson-Syndrom,
  – Sotos-Syndrom,
  – Wiedemann-Beckwith-Syndrom,
  – Williams-Beuren-Syndrom.

1.3 *Fehlbildungen des Nervensystems:*
  – dysraphische Fehlbildungen,
  – Fehlbildungen der Holoprosenzephalie-Arrhinenzephalie-Gruppe,
  – Fehlbildungen der Rindenentwicklung des Gehirns,
  – zerebelläre Fehlbildungen,
  – Porenzephalie,
  – Megalenzephalie (Makrozephalie),
  – Mikrenzephalie und Mikrozephalie.

1.4 *Chromosomenanomalien*
- Trisomien
  – Down-Syndrom
  – andere Trisomien
- Deletionen:
  – Katzenschrei-Syndrom,
  – Wolf-Hirschhorn-Syndrom,
  – 18p-Syndrom,
  – 18q-Syndrom,
  – Ringchromosomen.
- Translokationen
- Gonosomale Aberrationen:
  – XO-Konstitution,
  – XXY-Konstitution,
  – XYY-Konstitution,
  – XXX-Konstitution.

1.5 *Exogen verursachte pränatale Entwicklungsstörungen*
- Infektionen als exogene Ursache pränataler Schädigung:
  – Zytomegalie,
  – HIV-Infektion,
  – andere Virusinfektionen,
  – konnatale Toxoplasmose,
  – Lues.
- Chemische Einflüsse auf die Entwicklung:
  – Alkohol,
  – teratogene Wirkung von Medikamenten.
- Strahlen, Umweltbelastung.

1.6 *Idiopathische geistige Behinderung*

2 Perinatale Komplikationen als Ursache geistiger Behinderung
2.1 *Sog. Geburtstrauma*
2.2 *Hypoxisch-ischämische Enzephalopathie*
2.3 *Frühgeburt*
2.4 *Erkrankungen des Neugeborenen*

3 Postnatale Ursachen geistiger Behinderung
3.1 *Entzündliche Erkrankungen des Zentralnervensystems*
3.2 *Schädel-Hirn-Trauma*
3.3 *Hirntumoren*
3.4 *Hirnschädigung durch Intoxikation, Hypoxie, Stoffwechselkrisen*

- *Erblich syndromatische Formen und heredodegenerative Erkrankungen:* Eine geistige Behinderung tritt oft in Kombination mit anderen Störungen oder Fehlbildungen anatomischer oder funktioneller Art auf. Als Beispiel sei die *tuberöse Hirnsklerose* genannt, ein Krankheitsbild mit einer Reihe von Abnormitäten (zerebrale Deformierungen, Adenoma sebaceum und epileptische Manifestationen), das einem autosomal dominanten Erbgang unterliegt.

Symptomatik

Bei Intelligenzgeminderten liegt eine *Entwicklungsbeschränkung im Bereich des Denkens* vor, die auch mit Besonderheiten im Bereich des Fühlens und Wollens verbunden ist. Die Bereiche Wahrnehmung, Auffassung und Aufmerksamkeit sind charakterisiert durch *stärkere Ausrichtung auf Details* und durch *Abhängigkeit von Anschaulichkeit und Äußerlichkeiten.* Komplexe Zusammenhänge werden nur unscharf erfaßt. Für abstrakte Begriffe oder Zusammenhänge ist das Verständnis erschwert und das Gedächtnis oft beeinträchtigt, während für konkret Erlebtes die Gedächtnisleistungen gut sein können. Die häufig *erhöhte Suggestibilität* führt zu Gedächtnistäuschungen oder Konfabulationen. Der Antrieb kann reduziert oder gesteigert sein, die Stimmungslage wechselhaft; häufig fällt ein *Fehlen von Spontaneität* auf. Geistig behinderte Kinder sind oft sehr zuwendungs- und anlehnungsbedürftig: Dies fördert gemeinsam mit ihrer *Gutgläubigkeit* und *Kritikarmut* gelegentlich überprotektives Verhalten von seiten der Bezugspersonen. Das Denken ist stark bildhaft, Abstraktionsfähigkeit und Phantasie sind eingeschränkt. Die Gestaltung des Spieles ist formal retardiert, farblich kontrastreich, plakativ: Das Kind ist dabei sehr auf Anregungen angewiesen.

Anhaltende Überforderung im intellektuellen, emotionalen oder sozialen Bereich wirkt sich bei retardierten Kindern stärker als bei gesunden Kindern aus. *Überlagerte psychoreaktive Störungen* aller Art sind daher häufig. Kinder und Jugendliche mit Mehrfachbehinderungen, vor allem in Verbindung mit Bewegungs- oder Sprachstörungen, stellen bezüglich Diagnostik und Therapie hohe Anforderungen an die betreuende Institution. Große Opfer werden besonders der sorgenden Familie abverlangt.

Diagnostik

Intelligenzdefekte werden am häufigsten zur Schulzeit bzw. im Pubertätsalter diagnostiziert. Eine verzögerte psychomotorische und sprachliche Entwicklung erweckt im frühen Kindesalter den Verdacht einer geistigen Behinderung, später sind es Leistungsbehinderungen, die einen Hinweis auf eine mögliche Intelligenzstörung geben.

Zur Beurteilung des Intelligenzniveaus wird in der Psychodiagnostik zwischen der **Defizitdiagnostik** und der **Funktionsdiagnostik** unterschieden: Der Schwerpunkt der ersten liegt in der Einschätzung allgemeiner und spezieller intellektueller Fähigkeiten, die letztere erfaßt ergänzend neben den rein kognitiven Fähigkeiten auch die soziale Kompetenz und gibt Hinweise auf die Förderungsmöglichkeiten. Eine effiziente Psychodiagnostik geistig behinderter Kinder setzt beim Untersucher Erfahrung und Geschick voraus, sie muß auch die „Vorbedingungen" der Intelligenzentwicklung (adäquate Stimulation, Förderung und sozial-intellektuelles Umfeld) sowie die emotionale Situation des Untersuchten berücksichtigen.

Die Anamneseerhebung erfaßt das Vorkommen von Intelligenzdefekten in der Familie, sucht im Rahmen der Entwicklungsgeschichte nach prä-, peri- und postnatalen Risikofaktoren und erfaßt alle aufgetretenen Krankheiten.

Differentialdiagnose

Geistige Behinderungen sind zu unterscheiden von den **Demenzen,** die durch einen Abbauprozeß bereits bestehender Intelligenzfunktionen charakterisiert sind, und von den **Teilleistungsschwächen,** bei denen es zu umschriebenen Beeinträchtigungen einzelner Funktionsbereiche bzw. spezifischen Entwicklungsverzögerungen bei normaler Intelligenz kommt.

Weitere Differentialdiagnosen sind die „hysterische" Pseudodebilität (Ganser-Syndrom), sozialbedingte Leistungsminderungen sowie Intelligenzminderungen bei Autismus und anderen psychiatrischen Störungen.

Prävention, Therapie und Prognose

Die wesentlichsten Präventivmaßnahmen liegen in der **Vermeidung von Risikofaktoren in der Schwangerschaft.** Prophylaktisch wichtig sind somit Vorsorgeuntersuchungen und spezielle Maßnahmen zur Erfassung pathologischer Faktoren, aber auch spezifische Hilfeleistungen im Bereich der subkulturell behinderten Risikogruppen. Zunehmende Bedeutung gewinnt die genetische Beratung bei nachgewiesenen erblichen Störungen.

Familiendynamisch orientierte Betreuungsmodelle, die die Beziehungen zwischen dem geistig behinderten Kind und seiner Familie verbessern, tragen zur optimalen Nutzung aller Ressourcen bei. Bei zunehmenden Schweregraden der Intelligenzminderung werden **institutionelle Hilfestellungen** erforderlich.

Folgende Maßnahmen fallen in den Aufgabenbereich des beratenden Arztes:

– Vermeidung von Überbehütung und Überforderung,
– Beratung zur inner- oder außerfamiliären Betreuung,
– Planung und Koordination von Förderungsmaßnahmen,
– Indikationsstellung und Kontrolle von Pharmakotherapien.

Je nach dem Schweregrad einer Behinderung und dem Bestehen sekundärer emotionaler Probleme sind heilpädagogische Maßnahmen in Sonderkindergärten und Sonderschulen oder in integrierten Klassen, in beschützenden Werkstätten, Wohnheimen und im Rahmen ambulanter Fördereinrichtungen angezeigt. Die Zusammenarbeit verschiedener psychosozialer Betreuungssysteme mit medizinischen Institutionen ist Voraussetzung für verantwortliche Entscheidungen.

Zur Betreuung geistig Behinderter ist ein hochdifferenziertes System von Dienstleistungen und Einrichtungen erforderlich: Nur so gelingt es, dieser großen Gruppe psychisch beeinträchtigter Menschen bei ihrer Lebensbewältigung eine Hilfestellung zu gewähren.

Es gibt keine für alle Formen des Schwachsinns gültigen Zahlenwerte, die Auskunft über **Verläufe von geistigen Behinderungen** geben können. Bei einzelnen Schwachsinnsformen hängt die Prognose entscheidend von Früherkennung und rechtzeitig einsetzenden Therapiemaßnahmen ab (z.B. bei der Phenylketonurie oder der angeborenen Hypothyreose). Die optimale Eingliederung eines geistig Behinderten in ein verständnisvolles und verläßliches soziales Umfeld wird immer die besten Rahmenbedingungen für eine soziale Integration bieten. Förderung und heilpädagogische Maßnahmen müssen auf den Entwicklungsstand und die Entwicklungsfähigkeit eines Behinderten abgestimmt werden. Die Berücksichtigung der Grenzen der Förderbarkeit eines Behinderten ist dabei ebenso wichtig wie die Erkenntnis, daß eine „intellektuelle Normalisierung" auch bei bestmöglichen Förderbedingungen nicht erreicht werden kann, wohl aber die soziale Integration in einen bedarfsgerechten Lebensraum.

In vielen Ländern liegen jahrelange Erfahrungen mit der **Integration behinderter Kinder** in allgemeinen Schulklassen vor, die insgesamt als sehr positiv zu bewerten sind; eine vorschnelle Abwertung von Behinderteninstitutionen wird aber dem Problemfeld nicht gerecht. Es ist dringend anzustreben, behinderten Kindern, Jugendlichen und Erwachsenen ein möglichst breitgefächertes Angebot von gemeindenahen, komplementären sowie institutionellen Diensten als Lebensbegleitung zur Verfügung zu stellen.

9.2.2 Frühkindlich entstandene Hirnfunktionsstörungen

Definition und Ätiologie

Zwischen dem 6. Schwangerschaftsmonat und dem vollendeten 2. Lebensjahr macht das Gehirn durch die Markscheidenreifung seine entscheidende Entwicklung und Ausdifferenzierung durch. **Schädigungen in den ersten Schwangerschaftsmonaten** führen – sofern sie überlebt werden – zu Mißbildungen, Entwicklungshemmungen und Fehlentwicklungen. **Störungen nach dem 2. Lebensjahr** bedingen Defektzustände, wie sie bei postenzephalitischen und posttraumatischen Zuständen beobachtet werden. Unter dem Begriff der **erblichen frühkindlichen Hirnschädigung** verstehen wir ein Ineinandergreifen von erblichen (= anlagebedingten) Schwächen und erworbenen Faktoren („Pleogenese"): Eine erhöhte biologische Vulnerabilität, die genetisch vorgegeben sein kann, erklärt nach diesem Konzept, daß manche Kinder für exogene Noxen anfälliger sind als andere. Die frühkindliche Hirnschädigung, die im beschriebenen Zeitraum der Gehirnreifung zustande kommt, gilt als *phasenspezifische* Störung:

- **Pränatale Schädigungen** erfolgen vor allem durch Noxen, die im letzten Drittel der Schwangerschaft wirksam sind: Hyperemesis, Infektionskrankheiten der Mutter, insbesondere Viruserkrankungen, Spätblutungen, Blutgruppenunverträglichkeit, EPH-Gestosen, sonstige Erkrankungen und toxische Schäden wie Alkohol, Nikotin, Medikamente und Bestrahlungen.
- **Perinatale Schädigungen** werden durch Belastungen während des Geburtsverlaufes bedingt. Zu nennen sind abnorme Geburtsdauer, Lageanomalien, Nabelschnuranomalien, Zangen- oder Vakuumextraktion, Kaiserschnittentbindung, Terminabweichungen, Mehrlingsgeburten, Sauerstoffmangel und Traumata.
- **Postnatale Schädigungen** treten auf bei Ernährungsstörungen, Infektionskrankheiten, Hirntraumata, Säuglingskrämpfen und Erythroblastose.

Schwerwiegend ist die Summierung mehrerer Schädigungsmöglichkeiten aus der Schwangerschaftszeit, dem Geburtsverlauf und dem Säuglingsalter (Prinzip der **Schädigungskumulation**).

Klinische Manifestation einzelner frühkindlicher Hirnstörungen

Frühkindliche Hirnstörungen äußern sich vor allem in 3 Bereichen:

1. **Infantile Zerebralparese:** Wenn auch bei der infantilen Zerebralparese (*Synonym:* zerebrale Kinderlähmung) die motorische Störung im Vordergrund steht, so liegt dennoch immer eine organische psychische Störung unterschiedlicher Ausprägung vor, da pathologisch-anatomisch eine mehr oder weniger ausgedehnte Schädigung des kindlichen Gehirns besteht. *Hauptursachen* sind Störungen der Blutzirkulation sowie Entzündungen, Blutungen und Stoffwechselstörungen, seltener sind direkte Traumen verantwortlich. Hypoxien und Hirnödeme können sowohl das ganze Gehirn als auch eine Hirnhälfte allein oder seitengleich bestimmte Prädilektionsstellen betreffen. Motorische Beeinträchtigungen zeigen gravierende Folgen, da Kreisprozesse zwischen Wahrnehmung und Bewegung für die psychische Entwicklung des Kindes eine bedeutende Rolle spielen: Sensomotorische Rückkopplungsprozesse im Sinne von Rückmeldungen wahrgenommener Bewegungsmuster prägen und differenzieren das Gesamterleben der Persönlichkeit.

2. **Erworbene Intelligenzminderung:** Etwa 24 % aller Minderbegabungen müssen als Folge frühkindlicher Hirnschädigung aufgefaßt werden. In der Regel sind auf motorischer Ebene Störungen der Integration und der Feinkoordination faßbar. Neben diffusen enzephalomalazischen Herden finden sich Störungen der Ausreifung und Differenzierung der Hirnrinde.

3. **Leichtgradige Hirnschädigungen** (Lempp 1978): (**Synonyme:** minimale zerebrale Dysfunktion „MCD", engl.: minimal brain disfunction „MBD", infantiles psychoorganisches Syndrom, frühkindlich exogenes Psychosyndrom).

Epidemiologie

Bei Untersuchungen neu eingeschulter Kinder ergab sich in 17 % der Fälle der Verdacht einer minimalen zerebralen Dysfunktion (MCD); bei 7–12 % aller Kinder manifestierte sich ein hirnorganischer Befund im psychischen Bereich.

Häufig gehen der Diagnosenstellung Fehlbeurteilungen, Zuschreibungen und Pseudodiagnosen, wie „schlechter Charakter", „Psychopathie", „Lernfaulheit", „Neuropathie" und ähnliches, voraus.

Symptomatik

Im klinischen Erscheinungsbild imponiert neben einer feinmotorischen Störung (diskrete Zeichen einer extrapyramidalen Bewegungsstörung und disharmonisches Bewegungsbild) häufig eine Störung der Sprachmotorik. Ferner können Gesichts- und Schädelasymmetrien sowie vegetative Stigmata beobachtet werden.

Psychopathologisch sind diese Kinder durch eine verzögerte Entwicklung der Selbststeuerung charakterisiert. Die Intelligenz ist in der Regel normal, kann aber auch unter oder über der Norm liegen. Die Basisstörung wird als erschwerte Reizaufnahme und Reizverarbeitung als Folge einer Filterschwäche interpretiert. Auch scheint ein Zusammenhang zwischen Reizüberempfindlichkeit und Hypermotorik sowie zwischen einer mangelhaften Fähigkeit zur Konzentration und einer erhöhten Ablenkbarkeit gegeben zu sein. Es finden sich in mehr oder minder starker Ausprägung Störungen der Wahrnehmung, des Gedächtnisses, der Affektivität, des Antriebes und der Triebe.

Die Kinder fallen oft durch ihre Tolpatschigkeit, ihre Unsicherheit und die durch mangelnde Antizipationsfähigkeit fehlende „sichernde" Ängstlichkeit auf. Diese Störungen können auch als ein „beeinträchtigtes Sozialgefühl" charakterisiert werden.

Diagnostik

In der Diagnostik müssen anamnestische Hinweise auf das Vorliegen einer Noxe mit objektiven Befunden korreliert werden. Allein sind weder die neurophysiologischen Labormethoden noch die Elektroenzephalographie von entscheidender diagnostischer Bedeutung. Einen wichtigen Beitrag leistet die Computer- sowie die Kernspintomographie.

Als Arbeitsmodelle sind diagnostische Zuschreibungen immer dann gerechtfertigt, wenn sie nützliche Handlungsanweisungen darstellen. Mit Hinweis auf schon erwähnte Mechanismen im diagnostischen Prozeß (S. 158 ff.) kann die Vermutungsdiagnose einer MCD durchaus für die Eltern- und Lehrerberatung verwendet werden, wenn klinische Beobachtungen eine entsprechende pädagogische Beratung als sinnvoll erscheinen lassen. Eine Überinterpretation von Einzelbefunden birgt aber stets die Gefahr in sich, die ganzheitliche Sicht eines Kindes zu verzerren.

9.2.3 Umschriebene Entwicklungsstörungen und Teilleistungsschwächen (Wahrnehmungsstörungen)

Frühkindlich entstandene Hirnfunktionsstörungen sind nur hypothetisch die Ursache von Teilleistungsschwächen. Die Uneinheitlichkeit in der Diagnostik der frühkindlichen Psychosyndrome legt eine besondere Beachtung des Teilleistungskonzeptes nahe.

Definition

Teilleistungsschwächen können als Leistungsminderungen einzelner Faktoren innerhalb eines größeren funktionellen Systems definiert werden, das zur Bewältigung einer bestimmten komplexen Anpassungsaufgabe erforderlich ist.

Ätiologie

Für die Entstehung von Teilleistungsschwächen müssen sowohl anlagebedingte und ererbte Störungen als auch Reizdeprivationssituationen, die in der frühen Kindheit zu einer mangelhaften Funktionsentwicklung geführt haben, in Betracht gezogen werden. Das Wesen der psychophysischen Reifung liegt in der Auseinandersetzung des zentralnervösen Sinnesapparates mit der vorgefundenen Umwelt. Jean Piaget hat (in seinem kognitiven Entwicklungsmodell) mit den Begriffen der *Assimilation* und der *Akkommodation* einen Prozeß gekennzeichnet, in dem sich das neuroanatomische Substrat den Erfordernissen der Umwelt anpaßt und durch diese differenziert wird. Daraus kann gefolgert werden, daß die Funktionen der Wahrnehmung immer aus den Wechselwirkungen zwischen substratbedingten und umweltbedingten Faktoren zu verstehen sind.

Im Gegensatz zu den Werkzeugstörungen, die durch schädigende Noxen nach der Entwicklungszeit der betroffenen Funktionen auftreten, führen Teilleistungsschwächen durch Fehlprogrammierungen zu Entwicklungsverzögerungen.

Klinische Manifestation

Der Begriff Teilleistungsschwächen bezieht sich eher auf strukturelle Wahrnehmungsfunktionen und läßt sich für die klinische Praxis wie folgt definieren:

Teilleistungsschwächen im auditiven Bereich: Entsprechend gestörte Kinder können Gehörtes schlechter aufnehmen, differenzieren sowie behalten und zeigen oft eine verzögerte Sprachentwicklung. Diese Beeinträchtigungen werden häufig erst in der Schule registriert, wenn z.B. das Schreiben nach Diktat deutlich schwerer fällt als das Abschreiben.

Teilleistungsschwächen im visuellen Bereich: Durch die Beeinträchtigung der Aufnahme optischer Signale aus der Umwelt werden junge Patienten meist schon im Kindergartenalter durch situationsunangepaßtes Verhalten auffällig. Häufig führt die Kombination mit einer motorischen Retardierung zu einer visuomotorischen Schwäche.

Teilleistungsschwächen im taktil-kinaesthetischen Bereich: Neben einer häufig erschwerten Unterscheidung von links und rechts kommt es zu Körperschemastörungen und zu einer verminderten Fähigkeit der räumlichen Orientierung.

Teilleistungsschwächen im seriellen Bereich (Programmsteuerungsschwäche): Definierte Störungen, die auch bei Ermüdung, mangelnder Motivation oder Desinteresse vorkommen, führen bei teilleistungsschwachen Kindern zur Beeinträchtigung der Fähigkeit, Handlungsprogramme aufzustellen, Informationen zu verarbeiten bzw. Handlungsabläufe situationsentsprechend zu ändern oder zu unterbrechen. In diesen Bereich gehören als Ausdruck einer motorischen Programmsteuerungsschwäche auch Sprachablaufstörungen (z. B. das Stottern).

Für die Theorie und Praxis der Kinder- und Jugendpsychiatrie sind von den vielen isolierten Funktionsstörungen und Störungskombinationen folgende umschriebene Leistungsschwächen von besonderer Relevanz, die in den beiden Klassifikationssystemen (S. 157 f.) als funktionsbezogene, sog. **umschriebene Entwicklungsstörungen** klassifiziert werden (in Achse II festgelegt).

Umschriebene Entwicklungsstörungen des Sprechens und der Sprache: Der Erwerb der Sprache stellt die höchste integrierte intellektuelle und motorische Leistung dar. Voraussetzung für den Spracherwerb sind Sprachvorbild, Sprechantrieb, intellektuelle Reife und vor allem die Intaktheit des Hörorganes. Als eine der höchsten feinmotorischen Leistungen ist die Sprache durch eine Vielzahl organischer und psychischer Faktoren beeinflußbar. Die Sprechfähigkeit ist beim Kind in beiden Hemisphären repräsentiert. Die bevorzugte Heranziehung der linken Hemisphäre erfolgt im frühen Schulalter. Ungünstige Umweltverhältnisse mit mangelhafter Sprachanregung und Sprachkorrektur, aber auch mehrsprachiges Aufwachsen können – oft im Zusammenhang mit geringgradig ausgeprägten frühkindlichen Hirnschäden – zu Verzögerungen der Sprachentwicklung führen. Die häufigsten Ursachen einer verzögerten Sprachentwicklung sind jedoch angeborene oder frühzeitig erworbene Hörschäden.

Eine *Artikulationsstörung* liegt vor, wenn der Lauterwerb verzögert oder abweichend erfolgt, es kommt zu Auslassungen, Verzerrungen oder inkonsistenten Lautfolgen. Sensorische, organische oder neurologische Beeinträchtigungen des Sprechens bzw. intelligenzbedingte Sprechstörungen müssen ausgeschlossen sein.

Der *Sprachinfantilismus (Agrammatismus)* kann als Folge eines mangelhaften Sprachvorbildes oder einer Teilleistungsschwäche mit bruchstückhafter Erfassung des Gesprochenen auftreten.

Folgende Störungen des Sprechens besitzen psychiatrische Bedeutung:

Das *Stammeln (Dyslalie, funktionelle Artikulationsstörung)* ist als eine Störung der Artikulation zu verstehen; bei der *Paralalie,* der typischen Kleinkindersprache, kommt es zur Verwechslung von Konsonanten.

Das *Stottern (Balbuties)* ist charakterisiert durch eine Störung der zusammenhängenden Rede. Beim *tonischen* Stottern ist der Sprechablauf durch Hemmungen, beim *klonischen* Stottern durch Unterbrechungen gestört. Für das Stottern sind genetische, hirnorganische, neurotische und lerntheoretische Ursachen in individuell unterschiedlicher Ausprägung von Bedeutung.

Die Störung tritt bei etwa 1 % aller Kinder auf, Jungen sind häufiger betroffen. Wahrscheinlich ist von einer polyätiologischen Genese auszugehen. Bei Fortbestehen der Störung finden sich häufig Symptome einer sekundären Neurotisierung. Entsprechend der Genese werden verschiedene psychotherapeutische Verfahren angewandt.

Beim *Poltern* liegt eine den ganzen Redevorgang durchziehende Störung mit oft persönlichkeitstypischen Kennzeichen vor. Die Sprachgeschicklichkeit ist erhöht bei gestörtem Sprechrhythmus und eingeschränkter Verständlichkeit. Therapeutisch empfehlen sich logopädische und verhaltenstherapeutische Maßnahmen. Ergänzend werden mit Erfolg auch musiktherapeutische Übungen und Entspannungsverfahren angewandt. HNO-Ärzte und Phoniater empfehlen zunehmend nach vorausgegangener Testung einseitige Botulinus-Injektionen in den M. vocalis.

Die *expressive Sprachstörung* ist durch normales Sprachverständnis, aber eine Beeinträchtigung in der gesprochenen Sprache gekennzeichnet. Begleitende Artikulationsstörungen sind häufig. Fehlende Wortproduktion im Alter von 2 Jahren und fehlende Satzbildung im Alter von 3 Jahren, semantische Unsicherheiten und Agrammatismus sind typisch.

Die *rezeptive Sprachstörung* ist häufig mit der expressiven Sprachstörung kombiniert, selten tritt sie isoliert auf. Die sog. Wortblindheit behindert den regulären Sprachgebrauch. Entsprechend gestörte einjährige Kinder reagieren nicht auf vertraute Namen, zweijährige folgen einfachen Routineinstruktionen nicht. Die eingeschränkte Verständigungsmöglichkeit kann zu beträchtlichen emotionalen und kommunikativen Problemen führen.

Die *erworbene Aphasie mit Epilepsie (Landau-Kleffner-Syndrom)* bezeichnet einen schrittweisen Sprachverlust im Zeitraum von Wochen bis Monaten, der im zeitlichen Zusammenhang mit einer Epilepsie (häufig im Temporallappenbereich lokalisiert) auftritt. Die Störung beginnt meist auf der Ebene der rezeptiven Sprache. Die Ätiologie dieser Störung ist nicht bekannt, 1/3 der Fälle münden in eine Vollremission, bei 2/3 bleibt ein Defekt unterschiedlichen Schweregrades bestehen.

Störungen der Wort- und Satzbildung (Dysgrammatismus) können als Ausdruck hirnorganischer Störungen, selten aber auch als reaktive Symptome vorkommen.

Die *Hörstummheit (Audimutitas)* wird als Extremvariante einer verzögerten Sprachentwicklung diagnostiziert, wenn bei normalem Hörvermögen und altersentsprechender Intelligenzentwicklung nach dem 3.–4. Lebensjahr keine oder nur eine sehr geringe Sprachentwicklung vorliegt. Die differentialdiagnostische Abgrenzung gegen die Taubstummheit kann im Kleinkindalter Schwierigkeiten bereiten. Es muß zwischen einer motorischen und einer sensorischen Hörstummheit unterschieden werden. Die Ursachen der Audimutitas werden kontrovers diskutiert.

Taubstummheit als Ausdruck von Gehörlosigkeit resultiert aus dem fehlenden akustischen Vorbild. Unterschieden wird zwischen der von Geburt an bestehenden Taubheit (bei Mißbildung des Innenohres, Geburtsverletzung, Rubeolenembryopathie etc.) und der in der frühen Kindheit auftretenden Ertaubung, beispielsweise im Rahmen einer epidemischen Meningitis. Hier ist die Früherziehung in entsprechenden gehörlosenpädagogischen Einrichtungen von entscheidender Bedeutung.

Der *kindliche Mutismus* ist Sprachverweigerung als Ausdruck einer Kontaktstörung. Er tritt häufig als *elektiver Mutismus* auf, bei dem das Kind mit bestimmten Personen nicht spricht, er wird daher auch als Störung sozialer Funktionen klassifiziert. Der totale Mutismus bereitet oft gegenüber der Taubstummheit differentialdiagnostische Schwierigkeiten. Mutismus kann auch im Rahmen eines frühkindlichen Autismus und – nach vorher normaler Sprachfähigkeit – als Ausdruck einer beginnenden schizophrenen Psychose beobachtet werden.

Umschriebene Entwicklungsstörungen schulischer Fertigkeiten

Lese- und Rechtschreibstörungen (LRS, Dyslexia), entweder kombiniert oder isoliert auftretend, können die Schulleistung trotz ungestörter Intelligenz erheblich beeinträchtigen. Bei dem in den aktuellen Klassifikationssystemen nicht mehr gebräuchlichen Begriff der *Legasthenie* handelt es sich um eine komplexe Störung im Erlernen der geschriebenen Sprache, die auf mehreren Ursachen basieren kann. Eine Störung der Raumlageorientierung führt zu Verwechslung zwischen rechts und links, zu seitenverkehrtem Schreiben von Buchstaben oder Zahlen, zu Lautverwechslungen oder Umstellung von zweistelligen Zahlen etc. Dazu kommen Lautdifferenzierungs- und Speicherschwächen. Wenngleich Hinweise bestehen, daß die Legasthenie auf genetischer Disposition beruht, ist die Ursache der Lese- und Rechtschreibschwäche im letzten noch nicht geklärt. Es werden verschiedene neuropsychologische Störungsmechanismen angenommen. Die LRS ist mit 6 % die häufigste umschriebene Entwicklungsstörung. Bei Fehlen entsprechender therapeutischer Förderprogramme kommt es regelhaft zu einer sekundären Neurotisierung mit unspezifischen Symptomen wie Ängstlichkeit, Depressivität, Labilität, Kontaktstörungen und motorische Unruhe.

Spezifische Rechenstörungen (Akalkulie, Dyskalkulie) liegen vor, wenn einfachste mathematische Aufgaben nicht gelöst werden können, obwohl die Voraussetzungen für das Erlernen des Rechnens vorhanden sind. Andere Leistungsbereiche sind nicht betroffen.

Die Therapie erfolgt durch entsprechende Förderprogramme.

Umschriebene Entwicklungsstörung der motorischen Funktionen: Mit dem Syndrom des ungeschickten Kindes bzw. der Entwicklungsdyspraxie werden entwicklungsbezogene Störungen der Koordination beschrieben, die zu einer deutlichen Beeinträchtigung der Schulleistung der Kinder führen können. Die Abgrenzung zu Normvarianten ist oft nicht leicht. Die Kinder haben Schwierigkeiten im Erlernen von Schuhebinden, Auf- und Zuknöpfen oder im Werfen und Fangen von Bällen. Für die soziale Entwicklung des Kindes sind diese Störungen von großer Relevanz.

Für diese Störung wird eine **Prävalenz** von ca. 6 % der Kinder zwischen 5 und 11 Jahren angegeben.

9.2.4 Chronisch organische Psychosyndrome im Kindes- und Jugendalter

Schädel-Hirn-Traumata, entzündliche Erkrankungen und Tumoren des Gehirns sowie Stoffwechselstörungen und Intoxikationen führen zu hirnorganischen Funktionsstörungen, die beim Kind stets unter Berücksichtigung der jeweiligen Entwicklungsstufe beurteilt werden müssen. Das noch nicht ausdifferenzierte kindliche Gehirn verfügt in wesentlich größerem Ausmaß als das des Erwachsenen über Ausgleichsfähigkeiten und Kompensationsmöglichkeiten. Eine schädigende Noxe kann jedoch die gesamte weitere Entwicklung beeinflussen.

Mit Göllnitz (1992) unterscheiden wir 3 Möglichkeiten der Entwicklungsbeeinflussung:

1. Die Entwicklungsverzögerung oder Retardation mit der Möglichkeit des Aufholens;
2. Die Entwicklungsdisharmonie als asynchroner Verlauf einzelner Entwicklungsparameter mit der Möglichkeit reaktiver Verhaltensauffälligkeiten;
3. Der Entwicklungsstopp als bleibender Entwicklungsdefekt mit Rückstand.

Chronische organische Psychosyndrome, die nach dem 2. Lebensjahr aufgetreten sind, unterscheiden sich von frühkindlich entstandenen Hirnfunktionsstörungen durch das häufigere Auftreten von Merkfähigkeits- und Orientierungsstörungen sowie durch eine Verlangsamung psychomotorischer Abläufe.

9.2.5 Hyperaktive Syndrome

Synonyme: hyperkinetisches, hypermotorisches Syndrom.

Definition

Nach **ICD-10** sind hyperkinetische Störungen charakterisiert durch die Kombination von überaktivem

Verhalten mit deutlicher Unaufmerksamkeit und mangelnder Ausdauer sowie durch Situationsunabhängigkeit und Zeitstabilität. Die Klassifikation erfolgt unter Verhaltensstörungen mit Beginn in der Kindheit und Jugend. Das **DSM-IV** unterscheidet zwischen einer Variante mit und einer ohne Hyperaktivität.

Epidemiologie

Transkulturelle Studien zeigen, daß die Hyperaktivität bei Kindern als ein zeit- und kulturunabhängiges Phänomen gelten kann. Als Beispiel dafür darf die Schilderung des „Zappelphilipp" durch den Frankfurter Psychiater Dr. Heinrich Hoffmann, den Autor des Struwwelpeter, erwähnt werden.

Die Häufigkeitsangaben hyperaktiver Syndrome im Kindesalter sind sehr unterschiedlich. Sie schwanken bei Kindern einer bestimmten Altersgruppe zwischen weniger als 1 % und mehr als 10 %. Dies ist vor allem durch die uneinheitliche Diagnostik und Klassifikation erklärbar.

Ätiologie

Die Hyperaktivität bei Kindern wird als ein *polyätiologisches Syndrom* angesehen. Der Regelkreis, der sich im Verlauf der Entwicklung zwischen dem Kind, seinen Bezugspersonen und seiner Umwelt ausbildet, kann vielfältig gestört sein. Die schon seit langem diskutierte **hirnorganische Genese** des hyperkinetischen Syndroms, die sich durch das Vorhandensein von sog. weichen neurologischen Zeichen (soft signs) dokumentieren läßt, gilt nur für einen Teil der betroffenen Kinder. Die Annahme einer **Stoffwechsel- oder Transmitterstörung** als Ursache eines hyperkinetischen Syndroms steht in engem Zusammenhang mit dem zum Teil erfolgreichen Einsatz von Stimulantien in der Behandlung. Als Grundstörung der hyperaktiven Kinder wurde auch eine zu **geringe kortikale Arousal** formuliert, aufgrund der der Cortex seine wichtigsten hemmenden Funktionen nur ungenügend ausüben kann; diskutiert wird außerdem eine **Dysfunktion des aufsteigenden retikulären Systems.**

Die allergologische Hypothese geht von der Annahme aus, daß eine Reihe von Nahrungsmittelzusätzen (Salizylate, Phosphate, künstliche Farbstoffe, Zuckerzusätze) „allergische" Reaktionen auslösen können, die für die Entstehung des hyperkinetischen Syndroms verantwortlich sein sollen. Es gibt aber bisher kaum Belege für die Gültigkeit dieser Hypothese.

Symptomatik

In der frühen Kindheit – der Beginn der Störung liegt vor dem vollendeten 5. Lebensjahr – ist das auffallendste Symptom eine extreme ungehemmte, wenig organisierte und schlecht gesteuerte **Überaktivität.** Impulsivität, ausgeprägte Stimmungsschwankungen und Aggressivität sind häufige Symptome. Oft bestehen Verzögerungen in der Entwicklung bestimmter Fähigkeiten sowie gestörte und eingeschränkte zwischenmenschliche Beziehungen. In der Adoleszenz kann auch eine **Hypoaktivität** auftreten.

Leitsymptome des hyperkinetischen bzw. hyperaktiven Syndroms sind

- motorische Unruhe,
- Aufmerksamkeitsstörung,
- Impulsivität,
- erhöhte Erregbarkeit,
- starke Ablenkbarkeit.

Häufig liegen zusätzlich emotionale oder dissoziale Störungen vor. Bei vielen Kindern bestehen bereits seit der Säuglingszeit Auffälligkeiten, manche Mütter berichten sogar über motorische Unruhe in der Schwangerschaft. Später fallen diese Kinder durch leichte Irritierbarkeit auf. Im Kindergarten stören sie durch ihre Umtriebigkeit und ihre mangelnde Ausdauer im Spielverhalten, sie passen sich schlecht an Gleichaltrige an und geraten daher in Außenseiterpositionen. In der Schule werden häufig Konzentrations- und Lernstörungen beklagt, die Umtriebigkeit führt zu einer Störung des Unterrichtsablaufes. Von Lehrern werden diese Kinder häufig als normal intelligent geschildert, gelegentlich wird die Leistungs- und Lernbeeinträchtigung, die durch zusätzliche Teilleistungsstörungen überlagert sein kann, als Lernunwilligkeit oder Faulheit mißgedeutet. Beim hyperkinetischen Syndrom ist der *sekundären Neurotisierung* und dem *Sozialisationsdefizit* ein wichtiger Stellenwert zuzumessen.

Häufig ist das hyperkinetische Syndrom mit minimalen zerebralen Dysfunktionen bzw. mit Teilleistungsschwächen in Verbindung gebracht worden. Kein Verhaltenssyndrom ist aber von sich aus für eine Hirnschädigung oder eine Teilleistungsschwäche pathognomonisch; die Symptome des hyperkinetischen Syndroms, des frühkindlichen Psychosyndroms und der spezifischen Lernstörungen können sich jedoch überlappen oder sich unabhängig voneinander manifestieren.

Differentialdiagnose

Hyperaktivität ist ein unspezifisches Symptom, das im Kindesalter sehr häufig zu beobachten ist. Für die Diagnose eines hyperkinetischen Syndroms bzw. eines Hyperaktivitätssyndroms genügt nicht die motorische Unruhe allein, es bedarf auch des Vorhandenseins von Aufmerksamkeitsstörungen, leichter Ablenkbarkeit und gesteigerte Impulsivität. Hyperaktivität kann als normale Reifungsvariante vorwiegend im Kleinkindalter vorkommen. Als psychogene Auslöser sind emotionale Spannungszustände, Konfliktsituationen, Angstzustände und Hospitalismus zu nennen. Weiterhin können Intelligenzminderungen, enzephalitische Folgezustände, schizophrene und affektive Störungen sowie Intoxikationen zu den Ursachen hyperaktiver Zustände zählen; schließlich kann die Hyperaktivität auch die Folge eines Sozialisationsdefizites sein. Alle genannten Faktoren können ein hyperkinetisches Syndrom im engeren Sinn auch überlagern bzw. in seiner Ausgestaltung mitbestimmen.

Diagnose und Therapie

Die Diagnose setzt Anamnese, Verhaltensbeobachtung und Verhaltensbeurteilung anhand standardisierter Fragebögen, psychologische Testuntersuchung und neurologische Befundung voraus. Die klinische Diagnose ist psychometrisch kaum objektivierbar, sondern muß situationsspezifische Fremdbetrachtungen mitberücksichtigen. Das therapeutische Setting richtet sich nach ätiologischen Postulaten und konzentriert sich jeweils auf psychotherapeutische, pharmakotherapeutische oder übende Behandlungsprinzipien. Die Behandlung des hyperkinetischen Syndroms muß stets **auf mehreren Ebenen** erfolgen.

In der **medikamentösen Therapie** der hyperaktiven Syndrome haben sich mehrere Pharmaka bewährt. Die effektivste Pharmakotherapie besteht in der Anwendung von *Psychostimulantien*, erfolgreich scheinen auch *Antidepressiva* zu sein. Mit diesen Präparaten lassen sich schulische Schwierigkeiten, die auf einer gestörten Aufmerksamkeit und einer herabgesetzten Konzentrationsfähigkeit gründen, in vielen Fällen gut beeinflussen. Weniger gut werden Lernfähigkeit und intellektuelle Kapazität gebessert. Innerhalb des geeigneten Dosisrahmens sind die Nebenwirkungen dieser Medikamente gering. Es gibt keine Hinweise für eine Suchtgefährdung bei Verabreichung von Stimulantien in entsprechender Indikation und Dosierung bei Kindern (0,3–2 mg Methylphemidat/kg KG/Tag auf 2–3 Einzeldosen verteilt). Vorübergehend kann es zu einer Verlangsamung des Größenwachstums kommen. Dies wird aber unabängig von der Behandlungsdauer wieder aufgeholt. Die medikamentöse Behandlung mit Nootropika hat bisher keine überzeugenden Ergebnisse gebracht. Ebenso kritisch sind verschiedene Behandlungsansätze mit diätetischen Maßnahmen zu beurteilen. Diätetische Behandlungsprogramme führen auch zu einer vermehrten Zuwendung und zu einer Verbesserung des familiären Klimas, wodurch die psychische Situation des Kindes günstig beeinflußt wird. Sowohl aus ernährungsphysiologischer als auch aus psychologischer Sicht ist aber vor allzu rigiden Handhabungen von Diätprogrammen zu warnen.

Verhaltenstherapeutisch orientierte Behandlungsprogramme können durch Einbeziehung der Eltern auch zu einem **Eltern-Kind-Interaktionstraining** erweitert werden. Sie bewähren sich sowohl im ambulanten wie im stationären Setting. Verhaltensorientierte Therapieprogramme müssen immer folgende Elemente enthalten:

– Aufbau und Gestaltung einer positiven und tragfähigen Beziehung zum Kind,
– Aufbau eines konzentrierten und intensiven Spiel- und Beschäftigungsverhaltens,
– Stabilisierung des Verhaltens,
– Förderung der Selbststeuerung,
– Ausblendung der Außensteuerung,
– Steigerungen der Anforderungen an Spiel- und Beschäftigungsverhalten.

Neben übenden und interaktionszentrierten, eher programmatisch konzipierten Therapien erweisen sich beziehungsorientierte und auf emotionale Bereiche eingehende Interventionen als sehr hilfreich.

Kindergarten- und schulzentrierte **Beratungen** sind günstig.

9.2.6 Psychische Störungen bei Epilepsien

Die Mehrzahl der kindlichen Anfallskranken ist als hirnorganisch beeinträchtigt einzuschätzen. Bei etwa 50 % der Patienten tritt eine **epileptische Wesensänderung** auf. Bis zum Vorschulalter werden hyperkinetische Syndrome mit starken Stimmungsschwankungen, erhöhter Impulsivität und großen Konzentrationsstörungen beobachtet, in der Adoleszenz treten eher enechetische Syndrome mit haftender Wesensart, Verlangsamung der Motorik und deutlichen Leistungsdefiziten auf.

Intelligenzminderungen finden sich bei den symptomatischen Epilepsieformen häufiger als bei den genuinen Formen. Die stärkste Beeinträchtigung der Intelligenzleistung zeigt sich bei BNS-Krämpfen und beim Lennox-Gastaut-Syndrom (bei ca. 90 % der Fälle).

Über 2/3 der Kinder mit Epilepsie zeigen Beeinträchtigungen der schulischen Entwicklung im Rahmen von Teilleistungsstörungen oder sonstigen Lernstörungen.

Reaktive Verhaltensauffälligkeiten im Sinne **sekundärer Neurotisierungen** zeigen sich häufig als Konversionssyndrome, histrionische Symptombildungen oder aggressive Verhaltensweisen. Episodische psychische Störungen, hauptsächlich im Sinne dysphorisch-depressiver Verstimmungszustände treten eher selten auf (etwa 5 % der Fälle). Nur 1 % der Patienten zeigt psychotische Episoden. Ein Teil dieser paranoid-halluzinatorischen Bilder steht im Zusammenhang mit einer forcierten Normalisierung des zuvor pathologischen EEGs unter antiepileptischer Therapie (Landoltsche Alternativpsychose).

9.2.7 Autistische Syndrome

Die Abwendung vom äußeren Leben charakterisiert das Hauptsymptom der schweren, tiefgreifenden Beziehungsstörungen, die als autistische Syndrome bezeichnet werden. Den Begriff des **Autismus** hat Eugen Bleuler 1911 geprägt. Er verstand darunter eine „Loslösung von der Wirklichkeit mit relativem oder absolutem Überwiegen des Innenlebens" und definierte dies als ein Merkmal der Schizophrenie.

Im **ICD-10** werden die autistischen Syndrome als **tiefgreifende Entwicklungsstörungen** zusammengefaßt. Das **DSM-IV** listet die Krankheitsbilder auf als **tiefgreifende Entwicklungsstörungen**. In der Kinder- und Jugendpsychiatrie wird der Begriff für die im folgenden beschriebenen unterschiedlichen Störungen verwendet:

Frühkindlicher Autismus

Synonyme: early infantile autism, Kanner-Autismus, frühkindliche Psychose, pervasive developmental disorder.

Epidemiologie und Symptomatik

Mit einer Häufigkeit von 0,4–0,5 ‰ kommt es zwischen den ersten Lebenstagen und dem Alter von max. 3 Jahren zum Manifestwerden einer *massiven Kontaktstörung,* die sich im Ausbleiben des sozialen Lächelns, der Ablehnung von Körperberührung, dem Fehlen des Blickkontaktes und der mangelnden oder verzögerten Sprachentwicklung zeigt. Kinder mit frühkindlichem Autismus können den „Ich"-Gebrauch nicht oder nur fragmentarisch erlernen, so daß das Symptom der pronominalen Umkehr auftritt: Ich wird für Du und Du für Ich verwendet. Autistische Kinder vom Kanner-Typ zeigen oft auch *zwanghafte Ordnungsrituale* mit einer ausgeprägten *Veränderungsangst* sowie auch *Stereotypien* im Spielverhalten und Verhaltensmanierismen. Lediglich die dingliche Umwelt scheint Bedeutung zu haben, Personen werden nur für Handreichungen benützt, ein emotionaler Kontakt fehlt. Die betroffenen Kinder leben völlig zurückgezogen, mit sich selbst und ihren monotonen Spielen beschäftigt. Die Mimik ist dabei aber differenziert, so daß der Terminus „Prinzengesicht" wegen des unkindlich erwachsenen Aussehens gerechtfertigt erscheint.

Zwischen Intelligenzstörungen und autistischen Syndromen besteht nur ein indirekter Zusammenhang, wenn auch ein hoher Prozentsatz der Kinder niedrige IQ-Werte zeigt.

Ätiologie

Die Annahme psychogener Entstehungskonzepte für den frühkindlichen Autismus erwies sich als nicht haltbar. Nach dem heutigen Stand des Wissens liegt mit hoher Wahrscheinlichkeit eine hirnorganische Genese vor, wofür die Vielzahl beschriebener zerebraler Auffälligkeiten, verbunden mit dem hohen Anteil von Intelligenzminderungen (70 %) und das Auftreten von Epilepsien in einem Drittel der Fälle spricht. Eine familiäre Belastung findet sich lediglich in Form von schizoiden Persönlichkeiten in der näheren Verwandtschaft des Kindes, so daß allenfalls von einem hereditären „Autismus-Faktor" ausgegangen werden kann.

Therapie

Die **Ziele** eines therapeutischen Vorgehens sind:

- Unterstützung der normalen Entwicklung,
- Förderung der allgemeinen Lernfähigkeit,
- Reduktion von Rigidität und Stereotypien,
- Verbesserung des sozialen Verhaltens,
- Minderung familiärer Belastungen und Fehlhaltungen.

Im Vordergrund des therapeutischen Anliegens steht somit der Aufbau kommunikativer Fähigkeiten.

Zur Verbesserung der Entwicklung von Wahrnehmungsprozessen wurden **sensomotorische Übungsprogramme** entwickelt. Die sog. *Festhaltetherapie* wird hingegen sehr kontrovers diskutiert, ihre Wirksamkeit konnte bislang nicht bewiesen werden. Die **verhaltenstherapeutischen Übungsprogramme** in fließendem Übergang zu heilpädagogischen Strategien zielen auf die Förderung einzelner Leistungsbereiche und auf die Verbesserung der Beziehungsfähigkeit des Kindes ab. Neben einer kindzentrierten Behandlungskonzeption erweist sich die **Mitbetreuung und das Einbeziehen der Eltern** als unabdingbare Notwendigkeit. Am Anfang der Therapie eines autistischen Kindes steht oft die Entlastung und die Stützung der Eltern.

Die **medikamentöse Therapie** besitzt nach allgemeiner Ansicht einen begleitenden Stellenwert, wobei vor allem aggressive oder autoaggressive Verhaltensweisen eine entsprechende Indikation darstellen. Hierbei haben sich in erster Linie *Antipsychotika* bewährt. Von Interesse sind auch jüngste Erfahrungsberichte mit Opiatantagonisten, die von der Hypothese ausgehen, daß beim autistischen Syndrom möglicherweise ein Überschuß oder eine Balancestörung bei den endogenen Opioiden vorliegt.

Prognose

Der frühkindliche Autismus als primär chronische Störung erlaubt nur bei etwa 1/6 der Patienten eine normale Erwerbsfähigkeit im späteren Erwachsenenalter. Die meisten Betroffenen werden in Behinderteneinrichtungen oder in der Familie, nur initial in klinischen Einrichtungen betreut. Insgesamt ist die Prognose vor allem vom Schweregrad der Intelligenzminderung und dem Entwicklungsstand der Sprache abhängig.

Autistische Psychopathie (Asperger-Syndrom)

Synonym: schizoide Störung des Kindesalters.

Definition und Symptomatik

Zu einem späteren Zeitpunkt als beim frühkindlichen Autismus – etwa um das Schulalter – kommt es besonders bei Knaben zum Auftreten bzw. zum Deutlichwerden einer charakteristischen Beziehungsstörung mit hohem Egozentrismus, Mangel an Einfühlungsvermögen, Tendenz zur Abkapselung und emotionaler Hemmung. Häufig treten nach annähernd normaler Sprachentwicklung auch Sprachstörungen im Sinne einer Privatsprache auf. Die Kinder zeichnen sich öfter durch ausgeprägtes Spezialistentum mit ausgefallenen Sonderinteressen und Sonderbegabungen aus.

Ätiologie

Bereits vom Erstbeschreiber Asperger wurde eine konstitutionelle Variante mit einer familiären Häufung in der männlichen Linie angenommen. Begleitende neurologische Symptome könnten auf eine hirnorganische Beteiligung hinweisen.

Therapie

Aufgrund fehlenden Problembewußtseins der Kinder ist eine psychotherapeutische Behandlung nur selten möglich. Sozialpädagogische Fördermaßnahmen zur Verbesserung der Kontaktfähigkeit sind indiziert, wobei meist die Betreuung des Patienten im Rahmen der Familie möglich ist. Antipsychotika sind zur Behandlung von Sekundärphänomenen geeignet.

Prognose

Das Asperger-Syndrom ist durch einen chronischen Verlauf, der typischerweise bis in das Erwachsenenalter hineinreicht, gekennzeichnet. Teilweise gelingt es den Betroffenen, eventuell unter Ausnützung ihrer Spezialinteressen und -fähigkeiten, eine teilweise Integration im sozialen Bereich zu erreichen.

Differentialdiagnose autistischer Syndrome

Bei ca. 20 % der Fälle tritt Autismus als Symptom erst zu einem späteren Zeitpunkt auf: Hier ergibt sich die Notwendigkeit einer differentialdiagnostischen Abgrenzung gegenüber den sog. **desintegrativen Psychosen** und den **frühkindlichen Schizophrenien.**

Eine mögliche hirnorganische Komponente erfordert eine exakte Abklärung. Intelligenzminderungen, Sinnesdefekte, Deprivationsschäden, Mutismus und Aphasien können autistische Zustandsbilder imitieren. Die autistische Psychopathie kann einer kindlichen Schizophrenie sehr ähnlich sein.

Vor allem im angloamerikanischen Schrifttum wird die Ansicht vertreten, daß der frühkindliche Autismus die früheste Manifestationsform der Schizophrenie sei. Wir lehnen in Übereinstimmung mit der Mehrheit europäischer Psychiater die Zuordnung des frühkindlichen Autismus und der oben genannten Syndrome zu den schizophrenen Psychosen ab, da autistische Kinder keine prozeßhaften Verläufe zeigen und auch keine erhöhte familiäre Schizophrenie-Belastung aufweisen. In Zwillingsuntersuchungen wurde keine Übereinstimmung zwischen Schizophrenie und dem Kanner-Syndrom gefunden.

Zwischen dem **3. und 6. Lebensjahr** kann es zum Auftreten akut einsetzender Krankheitsbilder nach annähernd normaler Entwicklung kommen, die in schwere Retardierung oder Regression münden. Dazu zählen die *Dementia infantilis* (Heller) und die *Dementia praecocissima* (De Sanctis). Es liegt nahe, daß es sich bei beiden Krankheitsbildern um organische psychische Störungen handelt. In das **Kleinkind- und Vorschulalter** fällt auch die *symbiotische Psychose* nach Mahler, die als autistisch-psychotische Störung bei Bestehen einer pathologischen Mutter-Kind-Symbiose verstanden wird. Die Abgrenzung zu frühkindlichem Autismus und zu schizophrenen Psychosen fällt oft schwer.

Zu den tiefgreifenden Entwicklungsstörungen wird das nur bei Mädchen vorkommende *Rett-Syndrom* gezählt. Nach unauffälliger Frühentwicklung treten **zwischen dem 7. und dem 24. Lebensmonat** stereotype Handbewegungen auf, die an das Ritual des Händewaschens erinnern. Es kommt zu teilweisem oder vollständigem Verlust von zielgerichteten Bewegungen, von sozialen Interessen und zum Auftreten von epileptischen Anfällen, meist noch vor dem 8. Lebensjahr. Die motorische Beeinträchtigung nimmt typischerweise einen progressiven Verlauf. Ätiologisch liegt vermutlich eine X-chromosomal gebundene, neurodegenerative Erkrankung vor, die bei Jungen möglicherweise bereits pränatal letal endet.

Unter dem *somatogenen Autismus* versteht man autistische Syndrome bei nachgewiesener hirnorganischer Störung (postenzephalitische Zustandsbilder, prä-, peri- und postnatale Schädigungen sowie degenerative Prozesse). Im Zusammenhang mit schwer defekten Sinnesorganen (hochgradige Schwerhörigkeit, Taubheit) oder schweren Intelligenzstörungen spricht man auch vom *Pseudoautismus.*

Fallbeispiel

Ein neunjähriger Junge wird wegen Einkotens zur Aufnahme gebracht. Nach normaler Schwangerschaft, regelrechtem Geburtsverlauf und unauffälliger Säuglingsperiode lernte das Kind zwar rechtzeitig gehen, zeigte aber eine deutliche Verzögerung im Spracherwerb. Der Junge lernte eine Imitationssprache und sprach mit hoher monotoner Stimme ohne Modulation von sich in der dritten Person, oft in eine Art Singsang verfallend. Der Mutter fiel auf, daß das Kind lange zurückliegende Ereignisse bis ins kleinste Detail erzählen konnte, ohne daß ihr der Zusammenhang zur aktuellen Situation verständlich würde. Im Spielverhalten beschrieb sie ihn als sehr ordentlich, geschickt und interessiert. Er könne z.B. ein Puzzlespiel mit 500 Einzelteilen in kürzester Zeit zusammensetzen, auch wenn das Bild auf dem Kopf stehe. Von früher Kindheit an zeigte der Bub großes Interesse an Tierbildern, fürchtete sich aber vor Hunden. Mehrere logopädische Behandlungsversuche wurden von der Mutter wegen zu geringen Erfolges wieder abgebrochen. Mit 7 Jahren wurde der Junge in die Schwerstbehindertenklasse der Sonderschule eingeschult, er verhielt sich in der Klasse umtriebig, störte die anderen Kinder, indem er ihnen Bleistifte und Radiergummis wegnahm, er verschluckte Büroklammern, Bleistiftspitzen und andere kleine Gegenstände. Im Alter von 8 Jahren begann er einzukoten, nachdem er seit dem 6. Lebensjahr sauber gewesen war.

Die Familie besteht – neben dem Patienten – aus zwei gesunden Kindern (Schwester 14 Jahre alt, Bruder 7 Jahre alt). Der Vater hat Alkoholprobleme. Es besteht eine sehr belastete Beziehung zu dessen eigener Mutter. Die Mutter des Patienten ist eine einfache, noch sehr stark an ihre Herkunftsfamilie gebundene Frau, die ganz in der Betreuung des kranken Kindes aufgeht.
Diagnose: Frühkindlicher Autismus.

Die vorwiegend **verhaltenstherapeutisch-übende Behandlung,** die stationär begonnen und ambulant fortgesetzt wurde, erzielte Verbesserungen im Bereich der Ausscheidungskontrolle, der Bub entleerte in Einmalwindeln, die er selbst wechselte und nur dann verwendete, wenn er sie brauchte, tagsüber trug er keine Windeln. Das Verschlucken von kleinen Gegenständen sowie die Umtriebigkeit konnten zum Abklingen gebracht werden, indem die Mutter mehr Selbständigkeit des Kindes zuließ. Die zweijährige Katamnese ergab, daß das Kind zwar weiterhin in seiner autistischen Zurückgezogenheit lebt, jedoch in den Tagesablauf von Familie und Schule gut integrierbar ist, keine zusätzlichen Verhaltensstörungen zeigt und nicht mehr einkotet. Gleichzeitig hat sich jedoch die Alkoholproblematik des Vaters verschärft, so daß eine stationäre Entwöhnungsbehandlung notwendig wurde. In der Partnerschaft sind massive Probleme aktualisiert worden. Im Zuge der Entwöhnungsbehandlung des Mannes haben sich die Eltern zu einer Paartherapie entschlossen.

Die positiv verlaufenen therapeutischen Interventionen hatten hier typischerweise Auswirkungen auf das familiäre Beziehungsmuster. Die Verbesserung des psychischen Zustandes des Kindes verbunden mit mehr Selbständigkeit bewirkte, daß die Alkoholproblematik und Partnerschaftsschwierigkeiten verstärkt hervortraten. Die Bedeutung eines familienbezogenen Vorgehens wird hier sichtbar.

9.2.8 Schizophrene Störungen im Kindes- und Jugendalter

Einführung

Für Erscheinungsbild und Verlauf einer schizophrenen Psychose im Kindes- und Jugendalter gilt das 10. Lebensjahr als wesentliche Wende. Die extrem seltenen schizophrenen Psychosen vor dem 10. Lebensjahr (weniger als 1% der Gesamtzahl) verlaufen eher ungünstig mit rascher Progredienz oder weisen einen schleichend, wenig produktiven Prozeß auf. Typischerweise sind sie durch einen Entwicklungsknick bzw. einen Beziehungsabbruch oder eine tiefgreifende Beziehungsänderung charakterisiert. Neben dem autistischen Rückzug können Sprachzerfall, extreme Angst, Wahn und Halluzinationen beobachtet werden.

Erst in der Pubertät verlaufen schizophrene Psychosen ähnlich wie im Erwachsenenalter, dann auch mit gleicher, günstigerer Prognose. Gerade in der Zeit der Pubertät – einer Periode der Identitätskrisen und der vielfältigen Anforderungen in der Ichentwicklung – fällt die Abgrenzung zu neurotischen Störungen jedoch oft schwer. Ab dem 12. Lebensjahr können die aus der Erwachsenenpsychiatrie geltenden Diagnose- und Verlaufskriterien als gültig angenommen werden.

Langzeituntersuchungen an sog. high-risk-Kindern sowie Retrospektivstudien geben Hinweise dafür, daß bei schizophrenen Kindern und Jugendlichen mehr oder weniger spezifische **Prodromal- bzw. Vorpostensymptome** auftreten können, die verschiedenen Entstehungsmodellen schizophrener Psychosen zugeordnet werden. Dem 3-Phasen-Modell von Ciompi folgend, entsprechen diese Vorfeldsymptome der prämorbiden Vulnerabilität mit erhöhter affektiv-kognitiver Streßempfindlichkeit. Dadurch wird die Kommunikation mit der Umwelt, die Erfahrungsbildung und letztendlich auch der Aufbau eines intakten Ich verhindert. Für das Verständnis des schizophrenen Erlebens ist es förderlich, kognitive, psychodynamische und biologische Faktoren zu bedenken und miteinander in Beziehung zu setzen.

Epidemiologie

Vor dem 14. Lebensjahr manifestieren sich etwa 4% aller schizophrenen Erkrankungen, vor dem 10. Lebensjahr sind es 0,1–1%. In kinder- und jugendpsychiatrischen Institutionen machen die Diagnosen aus dem schizophrenen Formenkreis 1–5% der Gesamtklientel aus.

Ätiologie

Bezüglich der Genese schizophrener Erkrankungen im Kindes- und Jugendalter gelten im wesentlichen die gleichen Konzepte und Modelle wie bei Erwachsenen. Es sei an dieser Stelle auf Kapitel 5 verwiesen.

Symptomatik und klinische Bilder

Die Symptomatik der schizophrenen Psychosen im Kindesalter richtet sich nach Alter und Entwicklungsstand des Kindes.

Ab der **mittleren Kindheit** kann es zum Auftreten von psychotischen Zustandsbildern mit subakutem und fluktuierendem Verlauf kommen, deren Symptome bereits der Psychopathologie der Schizophrenie im Erwachsenenalter ähnlich sind. Symptome ersten Ranges nach Kurt Schneider (S. 65) treten schon vor dem 15. Lebensjahr auf. Bereits bei Kindern unter 10 Jahren findet man Wahnstimmungen. Raptusartige Angstzustände im Zusammenhang mit scheinbar alltäglichen Ereignissen können Ausdruck wahnhafter Bedrohungserlebnisse oder Veränderungsgefühle sein.

Affektstörungen manifestieren sich als Affektdissoziation, aber auch als rasches Wechseln zwischen Lustlosigkeit, Reizbarkeit und euphorischem Angehobensein. Solche raschen Stimmungsschwankungen lassen oft an das Vorliegen einer affektiven Störung denken. Ab dem **12.–14. Lebensjahr** sind die klassischen Verlaufsformen der Schizophrenie des Erwachsenenalters zu beobachten.

Es können auch Verläufe beobachtet werden, die ohne schizophrenietypische Symptome über zwanghafte Verhaltensauffälligkeiten zu sonderlingshaften Defektzuständen führen. Diese „Zwangsverläufe" (Spiel 1987) erwecken erst nach Jahren vergeblicher psychotherapeutischer und pharmakotherapeutischer Bemühungen den Eindruck eines schizophrenen Residualsyndroms, ohne daß je die Diagnose eindeutig gestellt werden konnte. Die Zwangssymptomatik wird hier als Bewältigungsmechanismus diskutiert.

Differentialdiagnose

Die Differentialdiagnose schizophrener Syndrome im Kindes- und Jugendalter hat besonders **körperlich begründbare Psychosen** zu berücksichtigen, die weit häufiger als Ursachen psychotischer Symptome in Betracht kommen.

Enzephalitiden, heredodegenerative Erkrankungen oder *Slow-Virus-Infektionen* wie die *subakute sklerosierende Leukenzephalitis* (SSPE) können phänomenologisch oft schwer von schizophrenen Psychosen unterscheidbar sein. Auf die Abgrenzung gegenüber den **autistischen Syndromen** wurde bereits eingegangen (S. 172 ff.). **Atypische Wahngebilde,** die Folie à deux und verschiedene Zwangskrankheiten stellen oft Grenzfälle zwischen Psychosen und Persönlichkeitsstörungen dar. Besonders in der Zeit der Pubertät entwickeln sich neurotische Störungen (Pubertäts- und Individuationskrisen, neurotische Depersonalisation) oder persönlichkeitsbedingte Erscheinungsbilder (Borderline- oder schizoide Persönlichkeitsstörungen), die im Querschnitt oft schwer von psychotischen Episoden abgrenzbar sind.

Therapie

Da die Diagnose einer schizophrenen Psychose vor und während der Pubertät kaum im Querschnitt erstellt werden kann, ergibt sich die Notwendigkeit, noch vor Festlegung einer nosologischen Zuordnung zu handeln. Mit dem Beginn des diagnostischen Prozesses, der neben der genauen Erfassung der Symptomatik eine ausführliche Exploration familiendynamischer Zusammenhänge umfaßt, wird gleichzeitig eine wirksame Intervention im familiären System gesetzt. Das familiäre Angstpotential wird reduziert, Schuldzuweisungen innerhalb der Familie können abgebaut werden.

Antipsychotika bewähren sich auch im Kindesalter in der Beeinflussung akuter und produktiver Symptome. Die Häufigkeit extrapyramidaler Nebenwirkungen entspricht der des Erwachsenenalters, die Kombination verschiedener Psychopharmaka bewirkt jedoch öfter unerwünschte Interaktionen. Die Wahl des Präparates richtet sich auch nach den persönlichen Erfahrungen des Therapeuten. Jüngere Kinder reagieren günstiger auf sedierende Antipsychotika wie Thioridazin oder Chlorprothixen, während bei älteren psychotischen Kindern (etwa ab der Präpubertät) Butyrophenone, die stark antipsychotischen Phenothiazine und Clozapin besser wirksam sind. Die Dosierung errechnet sich bei jüngeren Kindern nach der Körperoberfläche, ab der mittleren Kindheit nach Alter und Gewicht. Für das Kindesalter wird die einschleichende Dosierung in Tropfen- oder Saftform empfohlen; nach der Pubertät bewähren sich höher dosierte Anfangsgaben.

Der **psychoedukativ-kognitive Therapieansatz** stellt bei Frühmanifestationen schizophrener Psychosen eine Ergänzung der Psychopharmakatherapie dar. Aufbauend auf kybernetischen Modellen vom neuronalen Lernen wird im Rahmen übender Verfahren versucht, auf kognitiver Ebene Verbesserungen des Realitätsbezuges zu erreichen.

Darüber hinaus gehören gestalttherapeutische, ergotherapeutische und körperorientierte Verfahren zum kinder- und jugendpsychiatrischen Behandlungsspektrum.

Die **Familientherapie** zur Behandlung psychotischer Jugendlicher hat vor allem durch systemische Überlegungen neue Impulse erhalten. Die Ergebnisse aus der high expressed emotion Forschung haben gezeigt, daß das Familienklima und der affektive Stil in der Kommunikation für den Verlauf schizophrener Psychosen bedeutsam sind. (Vaughn u. Leff 1976).

Für die familientherapeutische Arbeit lassen sich 4 unterschiedliche Phasen beschreiben:

1. Herstellung des Arbeitsbündnisses mit der Familie und Information über das Verständnis von und den Umgang mit psychotischem Verhalten.
2. Individuelle Zielklärung und Realitätsorientierung.
3. Hilfe bei der Übernahme elterlicher Verantwortung.
4. Motivation zur Individuation unter Vorwegnahme des zu erwartenden Widerstandes.

Die Familientherapie mit psychotischen Jugendlichen muß erfahrenen und gut ausgebildeten Therapeuten vorbehalten bleiben, die mit dem Verlauf psychotischer Störungen vertraut sind.

Familientherapeutische Verfahren zeigen oft erstaunliche Besserungen in der Symptomatik psychotischer Patienten, wenn es gelingt, pathologische Beziehungsmuster oder eingespielte pathologische Strukturen zu verändern.

Eine Kombination psychotherapeutischer und pharmakologischer Bemühungen ist anzustreben und führt zu den besten Ergebnissen.

Prognose

Prognostisch ungünstig sind

- ein sehr früher Manifestationszeitpunkt,
- eine niedrige Intelligenz zum Zeitpunkt der Erstdiagnose,
- schleichender und symptomarmer Verlauf und
- Persönlichkeitsfaktoren, die schon vor Ausbruch der Erkrankung zu Kontakt- und Integrationsstörungen führten (schlechte prämorbide Anpassung).

❗ 1. Fallbeispiel

Ein 12½jähriges Mädchen wird nach stundenlangen Schreianfällen von den völlig verängstigten Eltern zur Aufnahme in die Kinderabteilung der Universitätsklinik für Psychiatrie gebracht. Die durchschnittliche Schülerin hatte in der vergangenen Woche über zunehmende Konzentrationsstörungen geklagt. Die letzten 3 Nächte vor der Aufnahme konnte sie nicht schlafen, flüchtete in das Bett der Eltern, hatte Weinkrämpfe und Angstzustände. Besonders gravierend waren unmotivierte Haßausbrüche gegen die Mutter, die auf das Verhalten der Tochter mit Hilflosigkeit reagierte. Am Tag darauf riß sie von den Wänden ihres Zimmers alle Pferdebilder, über die sie sich als leidenschaftliche Pferdeliebhaberin stets sehr gefreut hatte. Kurze Zeit später breitete sie eine englische Flagge, die sie von ihrem Vater geschenkt bekommen hatte, über ihrem Schreibtisch aus, setzte sich dann mit einer Tageszeitung auf ihr Bett und verharrte stundenlang auf die Zeitung starrend.

In der Schule war das Mädchen als sonderbar bekannt. Die Lehrkräfte hatten sich damit abgefunden, daß sie sich grundsätzlich nichts sagen ließ, in der Klassengemeinschaft eine klare Außenseiterrolle einnahm und eigenwillige, zum Teil verschrobene Gewohnheiten hatte. In der Familie galt sie als Abbild ihres Vaters, der als Naturwissenschaftler kaum Kontakte zu Freunden oder Arbeitskollegen pflegte und seine Freizeit mit dem Studium wissenschaftlicher Literatur ausfüllte. Vater und Tochter verbrachten viele Abende lesend nebeneinander zu Hause, während die Mutter mit dem 18jährigen Sohn Diskotheken besuchte, um ihn – wie sie angab – vor schlechtem Umgang zu bewahren. Unmittelbar vor dem Auftreten der akuten Symptomatik gab es zwischen den Eltern eine massive Auseinandersetzung, die die abendlichen Ausflüge von Mutter und Sohn zum Inhalt hatte.

Auf der kinderpsychiatrischen Station verhielt sich das Mädchen negativistisch; sie zeigte sich durch Landschaftsbilder an den Wänden beunruhigt und ersuchte die Schwester wiederholt, zu verhindern, daß andere Kinder sie ansprechen.

Unter **antipsychotischer Medikation** (Haloperidol 3×2 mg) kam es nach zwei Wochen zu einer besseren Kontaktfähigkeit und zu einer Normalisierung der Antriebslage. Das Mädchen konnte nun berichten, daß sich alles um sie verändert hätte, sie voller Angst vor dem Sterben gewesen sei und sie ihre Gedanken nicht mehr hätte kontrollieren können. Während des stationären Aufenthaltes beschloß der 18jährige Bruder, aus der elterlichen Wohnung auszuziehen und mit einem Freund zusammenzuwohnen. Die Eltern unternahmen eine bereits lang geplante Reise, während der sich eine Schwester der Mutter um die Patientin kümmerte und sie regelmäßig besuchte.

Nach der Entlassung aus der Klinik und der Rückkehr in das Elternhaus zeigte das Mädchen weiterhin ihr kontaktarmes Verhalten. Nach einem Jahr symptomfreien Verlaufes mit Fortsetzung des Schulbesuches entwickelte das Mädchen anläßlich eines Schikurses Wahnideen: Sie erlebte sich als Mittelpunkt einer Verfolgung, die durch ihren Bruder mit heimlichen Telegrammen und einer Zeichensprache, die er ihren Mitschülerinnen beigebracht hätte, in Gang gesetzt worden sei. Die Patientin wies Denkstörungen sowie eine Affektdissoziation auf und erlebte Teile ihres Körpers als nicht zu ihr gehörig. Unter einer antipsychotischen Medikation klang die paranoide Symptomatik rasch wieder ab. In der Familie war durch den Auszug des Bruders und die verbesserte Partnerschaft der Eltern eine deutliche Entspannung eingetreten.

Das Beispiel zeigt, wie durch die Behandlung der Jugendlichen das Familiensystem nachhaltig verändert wurde. Offensichtlich gab die Erkrankung des Mädchens den Anstoß zu einer Neuorientierung der bis dahin gestörten familiären Subsysteme.

❗ 2. Fallbeispiel

Ein 12jähriges Mädchen wird in die psychiatrische Universitätsklinik eingewiesen, nachdem die Eltern sie „stocksteif" in ihrem Zimmer stehend vorfanden. Sie hatte 2 Nächte zuvor Angstzustände, war laut schreiend ins Bett der Eltern geflüchtet und hatte durcheinandergeredet. Zunächst nahmen die Eltern an, daß der Abbruch einer Freundschaft das Mädchen gekränkt haben könnte.

In der biographischen Anamnese fanden sich keine Auffälligkeiten. Das Mädchen wurde als freundliches, gewissenhaftes und auch kontaktfähiges Kind beschrieben. Der internistische und der neurologische Befund einschließlich EEG, CT und MRI waren vollkommen normal. Unter psychopharmakologischer Behandlung mit Fluphenazin 10 mg i.m. kam es zum raschen Abklingen des katatonen Zustandsbildes, anschließend zeigte sich eine subdepressive Verstimmung mit Antriebslosigkeit, Motivationsverlust und erhöhter Empfindlichkeit.

Nach einem Jahr der Symptomfreiheit trat in der Schule ein Erregungszustand auf: Die jetzt 13jährige äußerte Verfolgungsängste, fühlte sich von einer religiösen Gruppe überwacht und beschuldigte sich unentwegt der Masturbation. Innerhalb von 2 Wochen kam es unter medikamentöser Therapie mit Haloperidol und familientherapeutischer Behandlung zum Abklingen des psychotischen Zustandsbildes.

Die Nachbeobachtungszeit von 5 Jahren zeigte – ohne Therapie – völlige Symptomfreiheit; das Mädchen beendete die Gymnasialzeit mit erfolgreich abgelegtem Abitur.

9.2.9 Affektive Störungen im Kindes- und Jugendalter

Epidemiologie

Für die affektiven Störungen gilt das 10. Lebensjahr als die Grenze, vor der Erstmanifestationen dieser Erkrankung umstritten sind. Für die *äußerst selten* auftretenden affektiven Störungen in der Präpubertät werden sehr strenge diagnostische Kriterien empfohlen.

Für das Kindesalter liegen daher keine verläßlichen Häufigkeitsangaben vor. Von der Gesamtzahl der an affektiven Störungen erkrankten Menschen zeigen nur ca. 15–20 % eine Erstmanifestation vor dem 20. Lebensjahr. Katamnestische Untersuchungen jugendlicher Patienten zeigen, daß phasische Erkrankungen mit affektiver Symptomatik auch in schizophrene Psychosen münden können.

Symptomatik und klinische Bilder

Das klinische Bild **depressiver Syndrome** vor der Pubertät ist häufig von *unspezifischen Versagenszuständen* geprägt. Schulkinder fallen häufig durch Lern- und Konzentrationsstörungen auf; es zeigen sich Vitalitätsverluste und Befindlichkeitsstörungen neben sehr häufigen körperlichen, oft hypochondrisch anmutenden Beschwerden. Angstzustände werden oft als Schulverweigerung gedeutet. Depressive Kinder neigen im Gegensatz zu Erwachsenen zu *Weinerlichkeit*. Das Erscheinungsbild der Depression zeigt bei Kindern und Jugendlichen auch *weniger Überbausyndrome*.

Manische Phasen imponieren je nach Alter als Übermütigkeit, als Tatendrang, als ziellose Betriebsamkeit, als unbändiges Freiheitsstreben oder als Lügenhaftigkeit, oft verbunden mit erhöhter Aggressivität.

Tagesschwankungen können sehr deutlich ausgeprägt sein oder auch fehlen. Ein *rascher Phasenwechsel* ist für das Kindes- und Jugendalter charakteristisch.

Da alle geschilderten Erscheinungsbilder sowohl Ausdruck reaktiver wie organisch begründbarer Störungen sein können und die Diagnose einer Affektpsychose eine prognostische Aussage beinhaltet, bewährt es sich, die affektive Störung im Kindes- und Jugendalter mit *größter* Zurückhaltung zu diskutieren. Beweis für die Diagnose einer affektiven Störung im Kindes- und Jugendalter ist neben der *klassischen Symptomatik* eine *familiäre Belastung* sowie ein *rezidivierender Verlauf*.

Manifestationsformen

Depressive Syndrome im Kindes- und Jugendalter manifestieren sich je nach Lebens- und Entwicklungsalter unterschiedlich.

Im Schulalter zeigt sich die depressive Symptomatik meist als Mischung von psychischen und somatischen Symptomen, in der **Pubertät** werden bereits erwachsenentypische depressive Syndrome beobachtet. Nicht selten entwickeln schon junge Schulkinder im Rahmen von depressiven Störungen Suizidideen und Todesbefürchtungen; es treten Schlaf- und Appetitstörungen, phobische und anankastische Verhaltensweisen sowie reizbare Verstimmungen auf.

Differentialdiagnose

Die differentialdiagnostische Abgrenzung zwischen neurotischen, körperlich begründbaren und depressiven Zustandsbildern im Kindesalter kann in der Regel nicht allein aus dem psychopathologischen Querschnitt abgeleitet werden. Die Bedeutung des lebensgeschichtlichen Hintergrundes läßt sich meist erst im Rahmen des längerfristigen therapeutischen Kontaktes beurteilen. Hirnorganische Faktoren haben oft nur die Bedeutung eines Nebenbefundes, erfordern aber eine rigorose Abklärung. Depressive Syndrome werden auch als Remissionsstadien schizophrener Schübe im Kindes- und Jugendalter beobachtet, sie kennzeichnen oft den Heilungsverlauf schizophrener Psychosen. Auf den Begriff der schizoaffektiven Psychosen wird im Kindes- und Jugendalter weitgehend verzichtet.

Im Säuglings- und Kleinkindalter kommt es im Rahmen von seelischer Deprivation (Separation) zum Auftreten der *anaklitischen Depression*, einem Zustandsbild vitaler Beeinträchtigung, das sich zunächst als Protest und Verzweiflung, dann als Apathie, Resignation und Regression darstellt. Frühkindliche Trennungserlebnisse, auch als „seelischer Hospitalismus" bezeichnet, haben dann nachhaltige Folgen, wenn keine konstante Bezugsperson zur Verfügung steht. Die Schicksalhaftigkeit des Separationsschocks wird heute allerdings in Frage gestellt.

Therapie

Die seltenen schwer depressiven Zustandsbilder vor der Pubertät erfordern eine sehr strenge Indikationsstellung für eine **antidepressive Medikation.**

Lebensgeschichtliche Zusammenhänge bedürfen stets der Beachtung, da familiendynamische Faktoren nicht nur den Verlauf, sondern auch die Therapie erheblich beeinflussen können.

Die Wahl des Medikamentes richtet sich nach der Symptomatik. Grundsätzlich gelten ähnliche Dosierungs- und Wirkungsprinzipien wie in der Erwachsenenpsychiatrie. Es bewährt sich, mit niedrigen Dosen zu beginnen und sich auf wenige, gut erprobte Präparate zu beschränken. Für die Kinder- und Jugendpsychiatrie eignen sich vor allem Amitriptylin,

Clomipramin, Imipramin und Maprotilin in durchschnittlichen Dosierungen von jeweils 50–150 mg/Tag. Gute Erfolge sind auch mit SSRI's zu erzielen. Prophylaktische Behandlungen mit Lithium oder Carbamazepin empfehlen sich bei phasischen Verläufen und bei familiärer Belastung. Die Haltung der Eltern Medikamenten gegenüber ist in das therapeutische Konzept einzubinden.

Neben der Medikation ist die **psychotherapeutische Bezugsperson** von allergrößter Wichtigkeit.

Prognose

Depressive Störungen in der Kindheit führen nur in seltenen Fällen zu affektiven Erkrankungen im Erwachsenenalter. Die Depression beim Erwachsenen hat ebenso selten Vorläufer in Form kinderpsychiatrischer Symptome.

Ein Teil schwer depressiv gestörter Kinder und Jugendlicher (bis zu 15%) erkrankt später an einer schizophrenen Störung.

❗ *Fallbeispiel*

Ein 15jähriger Junge wird mit einer Alkoholintoxikation in die Klinik gebracht. Er hatte, wie die Mutter später feststellt, mehrere Tage die Schule geschwänzt, war ziellos durch die Stadt gestreift und hatte sich dann mit seinem Taschengeld eine Doppelliterflasche Wein gekauft, die er abends zu Hause austrank. Nach der Entgiftung weigert er sich, wieder zur Schule zu gehen, da er von seinen Schulkameraden schon seit längerer Zeit grundlos gehänselt werde, ohne sich wehren zu können. Auch würde es ihm nicht mehr gelingen, dem Unterricht zu folgen.

Aus Angst vor dem nächsten Schultag litt er unter Einschlafstörungen. Im Alter von 12 Jahren war er wegen funktioneller Bauchbeschwerden stationär an der Kinderklinik aufgenommen; damals hatte der Verdacht auf eine muskuläre Verspannung im Abdominalbereich bestanden, da er im extremen Ausmaß Langstreckenlauf trainierte. Dieses Training war für ihn besonders deshalb so wichtig, da er sich mit dem Trainer angefreundet hatte, während er sich mit seinem Vater nicht verstand. Die Ehe der Eltern war durch den Alkoholismus des Vaters belastet, der Patient hatte sich eng an die Mutter gebunden und fungierte als ihr Tröster und Berater.

Nach Abklingen der Alkoholintoxikation klagt der Patient tagelang über starke Kopfschmerzen, unter denen er in leichter Form schon vor der Alkoholisierung gelitten hatte. Neben massiven Einschlafstörungen besteht ein angedeutetes Morgenpessimum der depressiven Symptomatik, extreme Appetitlosigkeit sowie Antriebslosigkeit, Lustlosigkeit und Einsilbigkeit; das affektive Mitgehen ist deutlich gestört. Die Verordnung von Clomipramin 2×25 mg pro Tag und abends 25 mg Amitriptylin führt innerhalb einer Woche zu einer leichten Aufhellung, nach weiteren 2 Wochen kommt es zu einer deutlichen und anhaltenden Besserung in Stimmung und Antrieb, nach insgesamt 4 Wochen Behandlungsdauer setzt der Patient eigenmächtig die Medikation ab: Die Besserung hält an, er besucht wieder mit gutem Erfolg die Schule und nimmt seine gewohnten Freizeitaktivitäten wieder auf.

Hier wird deutlich, wie sich im Jugendalter eine depressive Erkrankung zunächst durch Symptome wie Schuleschwänzen oder Kontakt- und Leistungsprobleme äußern kann. Der vorübergehende Charakter der Störung in diesem Fall zeigt typischerweise die situations- und umweltbezogenen Zusammenhänge bei Jugendlichen.

9.2.10 Verhaltens- und emotionale Störungen – Alterstypische Störungen mit körperlicher und psychischer Symptomatik

Klassifikation

Die Klassifikation der reaktiven bzw. neurotischen Symptombildung in der Kinder- und Jugendpsychiatrie zeigt einen grundsätzlichen Unterschied zur Erwachsenenpsychiatrie auf. Dieser liegt in der Tatsache, daß das Kind als eine sich entwickelnde Persönlichkeit die aufeinanderfolgenden Schritte der Reifung in einer Umwelt vollzieht, von der es geformt wird und auf die es selbst reagiert. Die ersten Meilensteine der sozialen Integration, der Kindergartenbesuch und die Einschulung, werden in der frühen Kindheit vorbereitet, in einer Zeit also, in der das Kind in entscheidendem Ausmaß durch Milieufaktoren beeinflußt wird. Jede psychische Symptomatik muß unter diesem dynamischen Aspekt gesehen werden. So kann ein Symptom bei dem einen Kind Ausdruck einer normalen Entwicklungsphase (z.B. des Trotzalters) sein, während es beim anderen einen pathologischen Stellenwert besitzt. Durch eine überbesorgte Reaktion eines Elternteiles auf die Verhaltensstörung des Kindes kann eine Störung der weiteren Entwicklung hervorgerufen werden.

Grundsätzlich werden unter dem Begriff **emotionaler Störungen** Angst- und Zwangssyndrome sowie depressive Symptome subsumiert.

Alterstypische Störungen mit körperlicher Symptomatik sind nicht scharf von den emotionalen Störungen zu trennen. Diesem Umstand wird auch die neue ICD-Klassifikation gerecht. Unter dieser letztgenannten Diagnosegruppe werden die sog. habituellen Verhaltensweisen (Daumenlutschen, Nägelbeißen, Haarereißen, Jaktationen im Sinne von Gliederzucken und motorische Stereotypien), die Enuresis (unwillkürliches Harnlassen) und die Enkopresis (Einkoten) sowie motorische Behinderungen, Beeinträchtigungen der sprachlichen Kommunikation, Eß- und Verdauungsstörungen sowie vegetative Symptome zusammengefaßt.

Reaktive und alterstypische Störungen im Kindes- und Jugendalter besitzen eine hohe Tendenz zur

Spontanremission, die Prognose ist insgesamt günstig.

Angststörungen

Die Unterscheidung zwischen emotionalen Störungen des Kindesalters und den für das Erwachsenenalter typischen neurotischen Störungen rechtfertigt sich aus folgenden Gründen:

- Viele emotionale Störungen im Kindesalter stellen quantitative Normvarianten und nicht qualitative Abnormitäten dar.
- Die psychischen Mechanismen, die zu emotionalen Störungen im Kindesalter führen, scheinen anders als die bei Neurosen Erwachsener geartet zu sein.
- Emotionale Störungen im Kindesalter lassen sich selten nosologischen Einheiten zuordnen.

Zwischen emotionalen Störungen im Kindesalter und neurotischen Störungen im Erwachsenenalter besteht eine erhebliche Diskontinuität, d.h., sie gehen nicht automatisch ineinander über.

Das **ICD-10** unterteilt die Angststörungen in Anlehnung an Entwicklungsphasen in

- emotionale Störung mit Trennungsangst,
- phobische Störung,
- Störung mit sozialer Überempfindlichkeit und
- emotionale Störung mit Geschwisterrivalität.

Das Kleinkind- und Vorschulalter wird geprägt durch die Lösung aus der mütterlichen Symbiose, das Kind ist auf dem Weg in die familiäre Triade und damit in die beginnende Autonomie. Diese Zeit ist gekennzeichnet durch das häufige Auftreten von Angst. Die Angst manifestiert sich im *Säuglings- und Kleinkindalter als Trennungsangst*, als *Pavor nocturnus* (nächtliches Aufschrecken) sowie als *Ein- und Durchschlafstörung im Vorschulalter* und als *phobisches Symptom in der mittleren Kindheit*. Mit dem *Eintritt ins Schulalter* kommt es zum Auftreten von verschiedenartigen Störungen, die – aus sehr unterschiedlicher Ursache – zum *Schulversagen* führen können.

Trennungsangst kann ab der physiologischen Achtmonatsangst im Zusammenhang mit Trennungen von der Mutter oder von einer primären Bezugsperson auftreten. Die Zeit **bis zum vollendeten 3. Lebensjahr** (etwa Eintritt in den Kindergarten) gilt als trennungsvulnerable Periode. Die Separation und das Entbehren der Mutter kann mehr als in anderen Lebensabschnitten zu Traumatisierungen führen.

Der **Trennungsschock des Kleinkindes** verläuft nach Beschreibungen von Bowlby in 3 Phasen:

1. Die Phase des *Protestes* mit Weinen, Schreien und Toben.
2. Die Phase der *Verzweiflung*, in der sich das Kind zunehmend apathisch verhält und monoton vor sich hinweint. Bei hospitalisierten Kindern wurde die kindliche Apathie oft fälschlich als Eingewöhnung oder Beruhigung gedeutet.
3. Die Phase der *Verleugnung und Gleichgültigkeit*. Sie ist gekennzeichnet durch Scheinkontakte und oberflächliches Interesse an der Umgebung, die Mutter wird kaum noch erkannt, das Kind zeigt keine Trennungsreaktion.

Die Schicksalhaftigkeit der Folgen frühkindlicher Mutterentbehrung (Spitz 1946 u. Bowlby 1960) wird durch neuere, empirische Studien relativiert. Der Verlauf früher Mutterentbehrung wird in entscheidendem Ausmaß durch protektive Milieufaktoren und präventive Maßnahmen bestimmt.

Angstsyndrome des Vorschulalters manifestieren sich häufig als *Schlafstörungen,* im Sinne von Ein- und Durchschlafstörungen, von Pavor nocturnus mit ängstlichem Erwachen und von Somnambulismus (Schlafwandeln). Umschriebene Ängste treten in dieser Zeit häufig in Form von *Tierphobien* oder *Spritzenphobien* auf.

Mit dem **Eintritt ins Schulalter** gewinnen **Schulversagen** und **Schulverweigerung** psychopathologische Bedeutung (Tab. 9.**4**). Die kinderpsychiatrische Nomenklatur definiert *Schulphobien* als eine stark ausgeprägte Angst in der Schulsituation mit deutlicher Somatisierungstendenz, hoher Lernmotivation und fehlenden Lernstörungen, sie wird als ein Äquivalent für eine Trennungsproblematik verstanden. Die *Schulangst* wird charakteristisch durch wechselnde Angst mit Somatisierungstendenzen bei vorhandenen Lernschwierigkeiten und häufigen Kontaktstörungen gegenüber Gleichaltrigen im Zusammenhang mit mangelnder sozialer Reife oder körperlicher Schwäche. Schulängste treten auch in Abhängigkeit von ungünstigen schulischen Bedingungen wie Lehrerwechsel, Überforderung der Lehrperson oder Interaktionsstörungen zwischen Elternhaus und Schule auf.

Leistungsängste manifestieren sich in der frühen Pubertät im Zusammenhang mit latenter Überforderung oder überhöhten Leistungsansprüchen.

Differentialdiagnose *der Schulleistungsstörungen:* Zu Störungen der Schulleistung kommt es nicht nur durch Schulverweigerung aus Angst, sondern auch aufgrund fehlender Schulreife oder mangelnder Schulfähigkeit. Diese Beeinträchtigungen können auf intellektueller Ebene Ausdruck einer neurotischen Leistungshemmung, einer Wahrnehmungs- und Teilleistungsstörung oder einer Intelligenzminderung sein. Auf emotionaler Ebene kann die Schulreife infolge eines konstitutionellen oder reaktiven Entwicklungsrückstandes sowie eines infantilen organischen Psychosyndroms (s.o.) beeinträchtigt sein. Die Interaktion zwischen Schule und Elternhaus hat einen wesentlichen Einfluß auf Entstehung, Ausprägung und Verlauf von Schulschwierigkeiten, wobei sich gegenseitige Schuldzuweisungen und Machtkämpfe zwischen Eltern und Lehrern ungünstig auswirken.

Tabelle 9.4 Formen der Schulverweigerung (Harbauer)

	Schulphobie	Schulangst	Schulschwänzen
Symptomgenese	Verdrängung der Angst vor dem Verlassenwerden von der Mutter (Verlustangst) und Verschiebung auf das Objekt Schule	Ersatzloses Ausweichen vor Schulsituation aus Angst vor Kränkungen (Schulversagen) und Demütigungen („Prügelknabe")	Vermeiden der unlustgetönten schulischen Leistungssituation durch Überwechseln in lustbetonte Verhaltensweisen
Pathogene Faktoren	Pathologische Mutter-Kind-Beziehungen oder begründete kindliche Ängste vor dem Verlassenwerden	Psychische oder physische Insuffizienz (Lernschwäche bzw. -störung, Körperschwäche bzw. Mißbildungen)	Mangelnde Gewissensbildung (Über-Ich-Schwäche) oder Ich-Schwäche
Effekt	Infantile Gemeinschaft mit der Mutter bleibt zunächst erhalten; Gefahr der Trennung bleibt bestehen	Durch Ausweichhandlung zunächst affektive Erleichterung – aber Angst vor Kontaktabbruch der Eltern	Ambivalente Bejahung der Schulverweigerung und der Risiken der Ersatzhandlungen (Tagträumen, Dissozialität) – Furcht vor Strafe

Die **emotionale Störung mit Geschwisterrivalität** kann sich in einer Reihe von Symptomen oder Symptomkombinationen meist im Zusammenhang mit der Geburt eines unmittelbar folgenden jüngeren Geschwisters manifestieren. Häufig kommt es zu einem Verlust bereits erworbener Fertigkeiten (wie Darm- oder Blasenkontrolle), zu regressiven Tendenzen, aber auch zu Depressivität oder Aggressivität.

Die Diagnose einer **Angststörung** im eigentlichen Sinn sollte erst **in der späten Latenzzeit und frühen Pubertät** gestellt werden. Im Zusammenhang mit der psychosexuellen Entwicklung treten angstneurotische Symptombildungen häufiger und früher bei Mädchen als bei Jungen auf. Konversionsneurotische oder anankastische Bilder mit oder ohne Depressivität können Hinweise auf tiefgreifende Selbstwert- und Identifikationsprobleme geben. In dieser Lebensperiode beobachtet man auch kontraphobische Verhaltensweisen mit Tollkühnheit, provokativem oder aggressionsauslösendem Verhalten.

Zwangssyndrome werden im ICD-10 als neurotische Belastungs- und somatoforme Störungen abgehandelt. Es findet sich keine eigene kindes- und jugendpsychiatrische Auflistung. Trotzdem ist eine gesonderte Erwähnung der Zwangssyndrome an dieser Stelle gerechtfertigt. Zwangssymptome können als allgemeines Abwehrphänomen angesehen werden. Zwangsrituale als vorübergehende Erscheinungen können häufig schon im Kleinkindalter beobachtet werden. Sie können sich als Tics, als zwanghaftes Sammeln aller möglicher Gegenstände, als Zwangsweinen, Zwangserbrechen oder zwanghafte genitale Manipulation manifestieren.

In der turbulenten Periode der Pubertät und Adoleszenz können Zwangssymptome eine stabilisierende Funktion gewinnen, bei Borderline-Störungen und inzipienten schizophrenen Psychosen stellen sie mitunter eine Kompensation des Ich-Strukturzerfalls dar.

Suchtmechanismen und stereotype Verhaltensweisen sind von Zwangssyndromen abzugrenzen, fließende Übergänge können zwischen Zwangsvorstellungen und wahnhaften Entwicklungen bestehen.

Störungen der Ausscheidung

Als Störungen der Ausscheidung werden zwei Syndrome bezeichnet, die im **ICD-10** unter Verhaltens- und emotionale Störungen mit Beginn in der Kindheit und Jugend klassifiziert werden: Enuresis (unwillkürliches Harnlassen) und Enkopresis (Einkoten).

Definition und Einteilung

Unter **Enuresis** versteht man ein unwillkürliches, tägliches oder nächtliches Harnlassen ohne faßbare organische Läsion von ursächlicher Bedeutung. Es wird zwischen *primärer* Form (ohne erreichte Sauberkeitsphase) und *sekundärer* Form (nach gelungener Sauberkeitsgewöhnung) unterschieden. Im *DSM-IV* wird für letztere eine symptomfreie Periode von mindestens einem Jahr gefordert, das *ICD-10* verzichtet auf eine zeitliche Begrenzung. Die **Enuresis nocturna** tritt als „Bettnässen" auf. Zusammenhänge mit einer nächtlichen Störung der hormonellen Regulation (mögliche Mangelfunktion des antidiuretischen Hormons) werden derzeit diskutiert.

Die **Enuresis diurna**, das „Tagnässen", wird mit Beziehungsstörungen aggressiver Tönung in Verbindung gesetzt. Beim Vorliegen einer primär kombinierten Form der **Enuresis diurna et nocturna** ist eine somatische Komponente zu bedenken.

Die (seltenere) **Enkopresis** kann ebenfalls als primäre und sekundäre Störung auftreten. Man unterscheidet eine

– echte Enkopresis, bei der die gesamte Stuhlportion in die Wäsche entleert wird, von einer

– *Überlaufenkopresis,* bei der im Zusammenhang mit einer chronischen Obstipation sekundär das Symptom des Kotschmierens auftreten kann.

Von sekundären Überdehnungen des Enddarmes muß zudem ein Megacolon congenitum (Morbus Hirschsprung) abgegrenzt werden.

Epidemiologie

Die Enuresis tritt gehäuft in schwierigen sozialen Familienverhältnissen auf, die Störung kann auf eine Vernachlässigung des Kindes hinweisen. Sie wird erst nach dem 5. Lebensjahr diagnostiziert und tritt bei etwa 80 % der einnässenden Kinder als Enuresis nocturna auf. Etwa 70 % der enuretischen Kinder zeigen eine familiäre Belastung.

Die Häufigkeitsangaben bei fünfjährigen Kindern schwanken zwischen 7 und 16 %, die Remissionsrate ist auch spontan sehr hoch.

Die Diagnose der selteneren Enkopresis wird ab einem Alter von 4 Jahren gestellt. Die Prävalenz beträgt bei Fünfjährigen etwa 1 %, die Störung tritt häufiger bei Buben auf.

Ätiologie

Die **Enuresis** stellt einen Modellfall einer polyätiologisch entstandenen Störung dar. Die ätiologischen Schwerpunkte können auf 3 theoretischen Ebenen zusammengefaßt werden:

- psychogene Störung,
- Störung der strukturellen und/oder funktionellen Reifung,
- Störung einzelner umschriebener somatischer Faktoren.

Alle genannten Störungsmomente beeinflussen sich wechselseitig. Von der Enuresis sind neurogen oder urogenital bedingte Formen der Harninkontinenz zu differenzieren.

Bei der **Enkopresis** ist die emotionale Störung meist tiefergreifend als bei der Enuresis, die Therapie erfordert daher oft intensive Maßnahmen. Obwohl die Remissionsrate bis zur Pubertät auch unbehandelt über 95 % beträgt, dienen therapeutische Maßnahmen der Reduktion der im Zusammenhang mit dieser Störung auftretenden sozialen Beeinträchtigung. Etwa 25 % der Kinder mit Enkopresis leiden auch an Enuresis.

Therapie

Für die **Therapieplanung beider Störungen** stehen entsprechend der Polyätiologie eine Reihe von Behandlungsverfahren zur Verfügung, die einander nicht ausschließen, sondern in ihrer Wirkungsweise ergänzen.

Die Therapie funktioneller Ausscheidungsstörungen kann auf **4 Behandlungsebenen** stattfinden:

1. auf einer heilpädagogisch-verhaltenstherapeutischen Ebene,
2. auf einer somatisch-pharmakologischen Ebene,
3. auf einer psychologisch-psychotherapeutischen Ebene und
4. auf einer suggestiven Ebene.

In der Phase der Therapieanbahnung ist zwischen unspezifisch entlastenden Maßnahmen und der Einleitung einer spezifischen Therapie zu entscheiden. Am Beginn eines therapeutischen Programmes steht ein „Enuresis-Kalender", der zur Stärkung der Selbstkontrolle dient. Längere Phasen der Trockenheit werden belohnt. Des öfteren empfiehlt es sich, Kinder zu festgesetzten Stunden zur Blasenentleerung zu wecken. Die Intervalle werden schrittweise verlängert, so daß das Kind lernt, die Blase am Abend das letzte Mal zu leeren. Die „Klingelmatratzen" oder „Klingelhosen" führen bei der ersten Feuchtigkeit zu einem akustischen Signal: Das Kind erwacht und steht zur Miktion auf.

Medikamentös ist Imipramin in einer Dosierung zwischen 25 und 75 mg pro Tag (für 3 Monate) das Mittel der Wahl. Bei Therapieresistenz kann – möglichst unter klinischen Bedingungen – das Medikament Desmopressin als Nasenspray versucht werden.

Zur Behandlung der Enkopresis empfehlen sich ballaststoffreiche Nahrungsmittel, um eine regelmäßige Darmentleerung einzuleiten. Diese Maßnahme ist stets in entsprechende verhaltenstherapeutische Programme einzubauen. Die Familie ist stets in die Therapie einzubinden. Zusätzlich können auch entspannende Bauchmassagen durchgeführt werden. Die Darmmotilität wird durch Cisaprid, der Darmtonus durch Dihydergotamin erhöht.

Eßstörungen

Das **ICD-10** führt die *Fütterstörung im frühen Kindesalter* und die *Pica* in einer Sammelkategorie unter sonstige Verhaltens- und emotionale Störungen mit Beginn in Kindheit und Jugend auf, während *Anorexie* und *Bulimie* den nicht kindheitsspezifischen Verhaltensauffälligkeiten mit körperlichen Störungen zugeordnet werden. Für die beiden letztgenannten Diagnosen wird ebenso wie für die psychosomatischen Erkrankungen, die häufig im Kindes- und Jugendalter beginnen, auf das entsprechende Kapitel dieses Buches verwiesen.

Eß- und Appetitstörungen im frühen Kindesalter können einerseits auf **konstitutionellen** und **körperlichen Faktoren,** andererseits auf **interaktionellen Störungen** vor allem zur Mutter oder primären Bezugsperson beruhen. Dieser interaktionellen Komponente trägt der Begriff der **Fütterstörung** Rechnung. Anhaltende Eßstörungen beginnen meist schon im Säuglingsalter und können in Essensverweigerung, Ablehnung bestimmter Speisen oder andere abnorme Eßgewohnheiten münden.

Es konnten Hinweise dafür gefunden werden, daß frühgeborene Säuglinge sowie solche nach Geburtskomplikationen für Eßstörungen besonders anfällig sind. Eine weitere störanfällige Phase stellt der Übergang von flüssiger zu fester Nahrung nach dem Ende des ersten Lebenshalbjahres dar.

Rumination bezeichnet das willkürliche Heraufwürgen zuvor geschluckter Nahrung. Das Symptom tritt oft begleitend zu einer Eßstörung auf, kommt bei Knaben häufiger vor und wird besonders bei geistig behinderten Kindern beobachtet. Die Störung manifestiert sich hauptsächlich im Säuglingsalter.

Als **Pica** wird das anhaltende Verschlucken nicht eßbarer Substanzen bezeichnet. Intelligenzminderungen und belastende psychosoziale Lebensbedingungen korrelieren mit dieser Störung.

Tics und Bewegungsstereotypien

Tics

Klassifikation, Einteilung und Symptomatik: Tic-Störungen werden im **ICD-10** als eigene Kategorie geführt und von den stereotypen Bewegungsstörungen unterschieden, die in einer Sammelkategorie kodiert werden.

Tics sind als eigenständige psychiatrische Störungsbilder (**Störungen der Psychomotorik**) nicht leicht von neurologischen Erkrankungen abzugrenzen. Tics treten als plötzlich einschießende, unwillkürliche, situationsabhängige, nicht zweckgerichtete Bewegungen in verschiedenen umschriebenen Körperregionen auf. Hierher gehören als Einzelsymptom oder in wechselnder Kombination Kopfschütteln, Blinzeln, Grimassieren, Schnüffeln, Räuspern oder ruckartiges Beugen von Extremitäten.

Als **Sonderform einer Tic-Erkrankung** gilt das *Gilles-de-la-Tourette-Syndrom*, bei dem nicht nur Bewegungsstereotypien auftreten, sondern zwanghaft auch Worte oder Sätze, häufig obszönen Inhalts (Koprolalie), ausgestoßen werden.

Die **Einteilung der Tic-Störungen** richtet sich nach der Dauer der Symptomatik und der betroffenen Organsysteme; man unterscheidet zwischen

- *vorübergehenden* (maximale Dauer 12 Monate) und
- *chronischen*,

und zwischen

- *motorischen* oder *vokalen* Tics und
- *kombinierten vokalen* und *multiplen motorischen* Tics (Tourette-Syndrom)

Letztere weisen eine häufige Persistenz bis ins Erwachsenenalter auf.

Ätiologie: Auch bei den Tic-Störungen sind multifaktorielle Entstehungsmechanismen von Bedeutung. Neben psychologischen Aspekten sind familiäre Häufungen und spezifische Transmitterbefunde beschrieben worden. Vor allem beim Gilles-de-la-Tourette-Syndrom wird eine Störung im Bereich der Basalganglien diskutiert.

Differentialdiagnose: Die Differentialdiagnose der Tic-Syndrome hat – neben den Zwangssyndromen und konversionsneurotischen Störungen – 5 Klassen motorischer Störungen organischen Ursprungs zu berücksichtigen, die in Lehrbüchern der Neurologie genauer dargestellt werden:

- Kopf- oder Extremitätentremor,
- Chorea,
- myoklonische Störungen,
- Torsionsdystonie,
- Krampfanfälle.

Therapie: Im Rahmen des multimodalen Therapieansatzes ist neben psychotherapeutischen Verfahren auf medikamentöse Behandlungsmöglichkeiten mit Antipsychotika wie z.B. Pimozid sowie – bei speziellen Tics – auch mit Botulinus-Toxin hinzuweisen.

Stereotypien

Stereotypien und *Automutilationen* (Selbstverletzungen) können in leichter Ausprägung bereits bei Säuglingen und bei gesunden Kleinkindern auftreten. Häufig werden jedoch solche Störungen (Kopfwackeln, Kopfschlagen, Haareausreißen, Händewedeln, Augenbohren, Ziehen, Kratzen oder Beißen des eigenen Körpers) bei retardierten, psychotischen oder deprivierten Kindern beobachtet. In Kombination mit verschiedenen motorischen Stereotypien tritt auch die *Trichotillomanie* (das Haareausreißen) auf, die den habituellen Verhaltensweisen zugerechnet wird. In schwerer Form kann sie zur Kahlköpfigkeit führen. Geistig behinderte Kinder verzehren die ausgerissenen Haare, so daß es zur Bildung von Haarsteinen im Magen (Trichobezoaren) kommt. Therapeutisch empfiehlt sich die Einleitung einer Milieutherapie. Häufig sind geringe Dosen von Antipsychotika erfolgreich.

Krisen in der Adoleszenz

Der Begriff der Krise hat in der Kinder- und Jugendpsychiatrie einen gewichtigen Stellenwert, da Reifungsvorgänge stets mit Wandlungsprozessen und krisenhaften Veränderungen einhergehen.

Die Betrachtung der Adoleszenz als eine Chance, unvermeidbare Schäden der frühen Kindheit teilweise zu korrigieren, bestätigt sich in der Diskontinuität vieler kinderpsychiatrischer Störungen. Neustrukturierungen der Persönlichkeit werden häufig durch Krisen eingeleitet.

Das Spektrum psychopathologischer Erscheinungsformen reicht vom jugendlichen Protest über dissoziale, suizidale oder süchtige Tendenzen bis zu neurotischen oder psychotischen Symptombildungen.

Die **Klassifikation von Adoleszenzkrisen** kann nur unter Zuordnung zu einer Störung erfolgen. Sowohl das **ICD-10** als auch das **DSM-IV** nennen den Begriff der **Identitätsstörung** in einer Sammelkategorie für **emotionale Störungen im Kindes- und Jugendalter**.

Der Name „*Individuationskrisen*" weist auf die entwicklungspsychologische Dimension hin. Der Weg des Jugendlichen durch das „Niemandsland" zwischen Kindheit und Erwachsensein fordert von ihm, sich von den Autoritäten der Kindheit zu emanzipieren, sich selbst anzunehmen und sich in die außerfamiliäre Welt als ein eigenständiges Individuum zu integrieren.

Da die Adoleszenz- und Pubertätskrisen auch im Kapitel „Neurosen und psychosomatische Erkrankungen" (S. 95) besprochen werden, möge hier die Auflistung folgender **Krisentypen** genügen:

- Emanzipationskrisen,
- Selbstadoptionskrisen,
- Sozialisationskrisen,
- Autoritätskrisen,
- Identitätskrisen,
- narzißtische Krisen,
- Depersonalisationssyndrome.

Der Lebensabschnitt der Pubertät und Adoleszenz ist nicht nur eine Phase der stürmischen Reifung, sondern auch der erhöhten Gefährdung. In dieser Periode großer Krisenbereitschaft kommt es zum Auftreten psychopathologischer Bilder, die die differentialdiagnostische Abgrenzung zu psychiatrischen Erkrankungen oft sogar unmöglich machen können. Auch ist es schwieriger, eine exakte Diagnose und eine valide Prognose zu erstellen als in vorausgehenden oder nachfolgenden Lebensphasen. Jugendliche mit ungestörter Kindheitsentwicklung und guter Kontaktfähigkeit weisen im allgemeinen eine bessere Prognose auf als solche, bei denen seit der frühen Kindheit die unterschiedlichsten psychischen Auffälligkeiten beobachtet wurden.

In der Adoleszenz beginnen viele für das Erwachsenenalter bedeutsame psychiatrische Erkrankungen, so daß der Früherkennung und Frühtherapie der Erstmanifestationen ein hoher präventiver Stellenwert zukommt.

So treten beispielsweise Störungen der sexuellen Identifikation auf. Sie führen aber nur in seltenen Fällen zu einer abnormen Sexualentwicklung.

Die **Abhängigkeitsproblematik** im Jugendalter stellt für die Kinder- und Jugendpsychiatrie ein diffiziles Problem dar, da die Therapie alkohol- und drogenabhängiger Patienten den eigens dafür spezialisierten Institutionen vorbehalten bleiben muß. Trotzdem wird der Kinder- und Jugendpsychiater häufig mit Fragen des Substanzmißbrauches konfrontiert. Die Bedeutung des Drogengebrauchs in der experimentierfreudigen Adoleszenz ist aus präventiver Sicht nicht nur unter dem Gesichtspunkt der späteren Suchtgefährdung (wenn diese auch keineswegs unterschätzt werden darf!), sondern auch unter dem der Emanzipation und Sozialisation zu beachten.

Der beratende Arzt gerät häufig in das Spannungsfeld zwischen autonomieorientierten Jugendlichen und besorgten Eltern, die im Sinne einer Risikoprophylaxe eine Behandlung des Jugendlichen wünschen, auch wenn bei diesem keinerlei Krankheitsgefühl oder Krankheitseinsicht besteht. Im Vorfeld von Suchterkrankungen sind beziehungsorientierte Beratungsgespräche ohne therapeutischen Anspruch der einzige Zugang zu dem gefahrenbelasteten Bereich der Drogenproblematik.

Histrionische und konversionsneurotische Symptome (S. 119) kommen bereits bei Kindern, häufiger jedoch bei pubertierenden und adoleszenten Jugendlichen vor. Histrionische Persönlichkeitsstörungen und konversionsneurotische Symptome treten nicht immer gemeinsam auf. Neben der phänomenologischen Erfassung histrionischer Störungen hat die konfliktdynamische Interpretation eine primär wichtige Bedeutung. Die Dramatik histrionischer Störungen kann den Untersucher zur raschen Intervention zwingen, die stets diagnostische und interaktive Aspekte erfassen muß. Bedacht werden muß, daß der dissoziative Typ histrionischer Bewußtseinsstörungen andere psychiatrische Syndrome imitieren oder überlagern kann.

Borderline-Störungen sind im Grenzbereich zwischen Psychose, Neurose und Persönlichkeitsstörung anzusiedeln; der unscharfe, aber häufig gebrauchte Begriff der *juvenilen Psychosen* wird oft synonym verwendet. Von den folgenden 10 Symptomen sollen für die *Diagnose einer Borderline-Störung* mindestens 2 gleichzeitig faßbar sein:

1. chronische, freiflottierende Angst,
2. multiple Phobien oder ausgeprägte hypochondrische Befürchtungen,
3. Zwangssymptome,
4. multiple, ausdifferenzierte oder bizarre Konversionssymptome,
5. dissoziative Reaktionen,
6. chronische oder schwere Depersonalisation,
7. Depression ohne Schuldgefühle, verbunden mit Wut,
8. polymorph perverse Sexualität,
9. episodischer Verlust der Impulskontrolle,
10. auf den Konfliktbereich beschränkte Störungen der Denk- und Wahrnehmungsvorgänge

Für die Psychiatrie birgt der Borderline-Begriff große Probleme in sich, da diese Patienten weder in ein medikamentöses Regime noch in ein sozialpsychiatrisch-psychotherapeutisches Setting gut integrierbar sind. Diese Patientengruppe ist durch häufigen Diagnosenwechsel charakterisiert, was wiederum zu uneinheitlichen Therapiekonzepten führen kann. Jugendpsychiatrische Institutionen arbeiten in der Regel mit multiprofessionellen therapeutischen Teams, die der großen Wechselhaftigkeit von Borderline-Patienten besser gerecht werden können.

Familien- und betreuungsbedingte Störungen

Eine Reihe von bedeutsamen Familienmerkmalen steht im Zusammenhang mit psychischen Störungen bei Kindern und Jugendlichen. Untersuchungen zu familiären Risikofaktoren und Störungskonstellationen konnten folgende Grundfeststellungen treffen:

- Es bestehen enge Zusammenhänge zwischen der aktuellen Unterbringung eines Kindes und dem Risiko für eine psychische Störung.
- Das geringste Risiko für psychische Störungen haben Kinder, die bei ihren leiblichen Eltern in einer „vollständigen Familie" aufwachsen.
- Familien, die von der „sozialen Normalform" abweichen, erhöhen das Störungsrisiko.
- Heimkinder sind mit Abstand am stärksten mit psychischen Störungen belastet.

Lempp hat sehr pointiert das familiäre Milieu charakterisiert, in dem das Kind die Chance zur gesunden Entwicklung hat: „Es genügt, wenn der Vater regelmäßig nach Hause kommt und die Mutter sich mehr oder weniger darüber freut."

Heimkinder

Der Begriff des „Heimkindes" wird dort angewendet, wo für das Kind eine wiederholte oder dauernde Mutterentbehrung angenommen werden muß. Im Zusammenhang mit Heimunterbringungen sind eine Reihe von Risikofaktoren für *emotionale Defizite* und das Auftreten des sog. *Hospitalismussyndroms* zu bedenken. Das aufgrund des häufigen Betreuerwechsels mangelhaft ausgeprägte Urvertrauen oder die gestörte Beziehungsbildung zu und von der Mutter können zu schwersten emotionalen Defekten führen. Bei kurzer Trennung von der Mutter ist das Auftreten einer *anaklitischen Depression* möglich, erst nach längerer Trennung spricht man vom Hospitalismus- oder Deprivationssyndrom.

Jüngere Kinder fallen durch verlangsamte Gestik und Motorik, durch ausdrucksarme Mimik, häufige Entwicklungsrückstände und erhöhte Morbidität auf, oft findet sich eine geringe Körpergröße (psychosozialer Minderwuchs); als Spätfolgen sind Angstzustände, emotionale und dissoziale Störungen sowie delinquente Verhaltensweisen zu nennen. Störungskumulationen (körperliche und geistige Behinderungen sowie Mangelsyndrome) kommen häufig vor.

Bei häufigem Beziehungswechsel kann es zu Kontakt- und Bindungsstörungen kommen, wobei im *ICD-10* zwischen einer Bindungsstörung mit Enthemmung im Sinne von wahllosem und distanzlosem Verhalten und einer reaktiven Bindungsstörung in Form einer tiefgreifenden emotionalen Störung mit gehemmt-depressivem und furchtsamem Zustandsbild unterschieden wird.

Zu den institutionellen Risikofaktoren für das Auftreten eines Hospitalismussyndroms sind zu erwähnen:

- zu wenig Zeit für Zuwendung,
- zu häufiger Wechsel von Betreuungspersonen,
- fehlende ältere Spielkameraden,
- eintöniges Spielmaterial,
- allgemeiner Mangel an Anregung.

Die Betreuungsqualität und damit auch die kurative Funktion der Heime hat sich in den letzten Jahrzehnten deutlich gebessert: gut geführte und entsprechend ausgestattete Heime ergänzen das therapeutisch-pädagogische Angebot zum Wohle der Kinder.

Scheidungskinder

In den steigenden Scheidungszahlen spiegelt sich das Leid und die Not der Kinder; Trennungen unverheirateter Elternpaare unterscheiden sich lediglich durch juridische Gegebenheiten, nicht aber durch den Grad der Belastung für die betroffenen Kinder. In kinder- und jugendpsychiatrischen Kliniken und Beratungsstellen stellen Scheidungskinder zwischen 50 und 80 % der Gesamtzahl der Betreuten dar.

Die Auflösung einer Familie führt bei den Kindern zu altersabhängigen Reaktionsweisen. Kinder im Vorschulalter zeigen eher regressive Verhaltensmuster, häufig in Verbindung mit schweren Trauerreaktionen und Verleugnungsmechanismen. Kinder in der Latenzphase bis zur Pubertät zeigen aggressive oder dysphorische Reaktionen, ein Großteil reagiert mit Schulleistungsstörungen.

Die kindlichen Reaktionen treten am häufigsten in einem Zeitraum von 1–3 Jahren nach der Scheidung auf, wobei weiterbestehende Spannungen und Unstimmigkeiten zwischen den Eltern (z. B. in der Regelung des Besuchsrechtes) als zusätzliche Belastungsfaktoren anzusehen sind.

Kinder von psychiatrisch kranken Eltern

Psychiatrische Erkrankungen bei den Eltern können auf dreifache Art und Weise die Gesundheit der Kinder gefährden:

- die Wirkung von genetischen Faktoren,
- die Auswirkungen familiärer und sozialer Einflüsse sowie
- die Wechselwirkung zwischen beiden.

Die *high-risk-Forschung* bezieht sich schwerpunktmäßig auf die genetisch-dispositionellen Faktoren spezieller psychiatrischer Erkrankungen und bedient sich dabei der Zwillings- und Adoptionsstudien. Das Risiko, gleichsinnig mit einem Elternteil zu erkranken, liegt für schizophrene und affektive Psychosen zwischen 10 und 15 %. Für die gleichsinnige Erkrankungswahrscheinlichkeit bei süchtigen Eltern werden höhere Raten angenommen (um 30 %).

Die Kinder- und Jugendpsychiatrie interessiert sich jedoch nicht nur für die *gleichsinnige Erkrankungswahrscheinlichkeit* zwischen Eltern und Kindern, sondern auch für die *sekundär spezifischen oder unspezifischen Belastungen,* die beim Kind zu emotionalen oder sozialen Störungen führen. Es geht also nicht nur um psychobiologische Merkmale, sondern ebenso um psychosoziale Einflüsse im

Zusammenhang mit der Erkrankung der Eltern. Jedes fünfte kinderpsychiatrisch auffällige Kind entstammt einer Familie mit einem psychiatrisch kranken Elternteil.

Abhängig vom Störungsgrad der Familie, jedoch unabhängig davon, ob ein Elternteil an einer affektiven oder einer schizophrenen Störung erkrankt ist, zeigen Kinder ein deutlich häufigeres Auftreten von Angstsyndromen, psychosomatischen Reaktionen, Leistungsstörungen, Appetitstörungen, Schlafstörungen und habituellen Verhaltensweisen als Kinder von gesunden Eltern.

Kindesmißhandlung und -vernachlässigung

Körperliche und seelische Mißhandlungen und der sexuelle Mißbrauch von Kindern sind **Tatbestände,** die strafrechtlich verfolgt werden. Beispielhaft sei im folgenden die österreichische Rechtslage skizziert:

(1) Wer Personen unter achtzehn Jahren oder wegen Gebrechlichkeit oder Krankheit Wehrlose, die seiner Fürsorge oder Obhut unterstehen oder seinem Hausstand angehören oder die von dem Fürsorgepflichtigen seiner Gewalt überlassen worden oder durch ein Dienst- oder Arbeitsverhältnis von ihm abhängig sind, quält oder roh mißhandelt, oder wer durch böswillige Vernachlässigung seiner Pflicht, für sie zu sorgen, sie an der Gesundheit schädigt, wird mit Freiheitsstrafe von drei Monaten bis zu fünf Jahren bestraft.

(2): In besonders schweren Fällen ist die Strafe Freiheitsstrafe von einem Jahr bis zu fünf Jahren, in minder schweren Fällen Freiheitsstrafe bis zu drei Jahren oder Geldstrafe.

Der Tatbestand des sexuellen Mißbrauchs wird ebenfalls strafrechtlich verfolgt.

Es wird angenommen, daß nur 5–10% von Gewaltakten an Kindern behördlich bekannt werden. Die hohe Dunkelziffer erfordert stetige diagnostische Aufmerksamkeit und die Beachtung folgender **Merkmale beim Kind:**

1. Körperliche Schäden und Verletzungsfolgen, insbesondere das gleichzeitige Vorhandensein von älteren und neueren Narben.
2. Gedeih- und Wachstumsstörungen, die sich durch auffällige Eßgewohnheiten, aber auch unter dem Aspekt eines Malabsorptionssyndroms darstellen können.
3. Intellektuelle Behinderungen als Folge von Mangel- und Fehlernährungen, hirntraumatischen Ereignissen und insuffizienter Förderung (vor allem bei vernachlässigten Kindern).
4. Seelische Auffälligkeiten, die sich entweder in Rückzug, Ängstlichkeit und Unsicherheit zeigen, die aber auch zu expansiven, aggressiven oder oppositionellen Verhaltensauffälligkeiten führen können. Fast regelhaft bestehen zusätzlich Lern- und Leistungsprobleme.

Mißhandelte und mißbrauchte Kinder stellen also eine Risikogruppe für spätere Verhaltens- und Befindensprobleme dar.

Kindliche Faktoren können gleichzeitig auch mitverursachend sein. Niedriges Geburtsgewicht, Unreifezeichen, Mißbildungen und körperliche Deformationen, Entwicklungsstörungen und Verhaltensstörungen sind häufige Risikofaktoren für das Zustandekommen einer Kindesmißhandlung.

Eltern- und Familienmerkmale, die im Zusammenhang mit Vernachlässigung und Kindesmißhandlung bzw. -mißbrauch zu finden sind, entsprechen im wesentlichen den schon genannten familiären Risikofaktoren (niedriges Einkommen, Arbeitslosigkeit des Vaters, hohe Kinderzahl, anhaltender Streit, psychiatrische Erkrankungen bei den Eltern, Delinquenz in der Familie, beengte Wohnverhältnisse). Zusätzlich finden sich in der Vorgeschichte mißhandelnder Eltern überdurchschnittlich häufig körperliche Züchtigungen und seelische Mißhandlungen. Ein gemeinsames Merkmal dieser Eltern, unabhängig von der sozialen Schichtzugehörigkeit, ist der *Mangel an erzieherischer Kompetenz* und die daraus resultierende Hilflosigkeit eines oder beider Elternteile. Sadistische Formen der Kindesmißhandlung und des sexuellen Mißbrauches stehen oft im Zusammenhang mit schweren psychiatrischen Auffälligkeiten bei den Eltern.

Lösungsorientierte Handlungsansätze bedenken die juridischen Interventionen und versuchen nach Abschätzung unmittelbarer Gefährdungsfaktoren für das Kind gemeinsame Problemlösungsstrategien zu entwickeln.

9.2.11 Störungen des Sozialverhaltens

Synonym: Verwahrlosung, Dissozialität, antisoziales Verhalten, Delinquenz (im engl. Sprachgebrauch wird der Terminus conduct disorder [Verhaltensstörung] gebraucht).

Dissozialität interpretieren wir als gemeinsame Endstrecke einer Vielzahl pathogener Faktoren im individuellen wie im sozialen Bereich. Abweichungen des Sozialverhaltens stellen in kinder- und jugendpsychiatrischen Institutionen nach den neurotischen Störungen die zweithäufigste Diagnose dar.

Von den Verhaltensstörungen, die als umweltbedingt verstanden werden, ist der Begriff der Persönlichkeitsentwicklungsstörung abzugrenzen, auch wenn Überschneidungen bestehen. Im Kindes- und Jugendalter ist die Diagnose einer Persönlichkeitsstörung mit größter Zurückhaltung zu handhaben, da negative Stigmatisierungen vermieden werden müssen. Aggressivität ist als ein unspezifisches Symptom häufig mit dissozialem Verhalten korreliert.

Klassifikation

Die Klassifikation von Störungen des Sozialverhaltens nach dem **ICD-10** berücksichtigt folgende *Verhaltensauffälligkeiten:*

- auf den familiären Rahmen beschränkte Störung des Sozialverhaltens,
- Störung des Sozialverhaltens bei fehlenden sozialen Bindungen,
- Störung des Sozialverhaltens bei vorhandenen sozialen Bindungen,
- Störung des Sozialverhaltens mit oppositionellem Verhalten,
- sonstige Störungen des Sozialverhaltens,
- nicht näher bezeichnete Störungen des Sozialverhaltens.

Eine Gruppe von sehr unterschiedlichen Störungen der Sozialisation, die weniger auf konstitutionelle als auf Milieufaktoren Bezug nimmt, wird unter der Kategorie *Störungen sozialer Funktionen mit Beginn in der Kindheit und Jugend* abgehandelt:

- der elektive Mutismus,
- die reaktive Bindungsstörung des Kindesalters,
- die Bindungsstörung des Kindesaltes mit Enthemmung.

Zudem unterscheidet das ICD-10 noch die Kategorie *kombinierte Störungen des Sozialverhaltens und der Emotionen.*

Diagnose und Erscheinungsbilder

Für die **Diagnose** einer Störung des Sozialverhaltens wird nach dem ICD-10 neben einer Mindestdauer von 6 Monaten und dem Ausschluß einer antisozialen Persönlichkeitsstörung gefordert, daß mindestens 3 der folgenden Kriterien erfüllt sind:

- wiederholtes Stehlen,
- wiederholtes Weglaufen,
- wiederholtes Lügen,
- vorsätzliche Brandstiftung,
- häufiges Schulschwänzen bzw. Abwesenheit vom Arbeitsplatz,
- Einbruch,
- Zerstören fremden Eigentums,
- Tierquälerei,
- sexuelle Nötigung,
- bewaffnete Schlägereien,
- Eigentumsdelikte,
- körperliche Grausamkeit.

Störungen mit oppositionellem Trotzverhalten sind jüngeren Kindern vorbehalten und kennzeichnen alterstypische, aber grob störende Verhaltensweisen, die sich hauptsächlich im engeren sozialen Umfeld des Kindes zeigen und deutlich provokative Qualität besitzen.

Empirische Untersuchungen konnten zeigen, daß die Trennung in 2 Hauptgruppen, nämlich in **aggressives Verhalten** und **Delinquenz**, bedeutsam ist.

Aggressive Störungen können sich *offen* zeigen, wobei das schwer erziehbare Schulkind durch Widerspruch und Wutausbrüche, Probleme im Umgang mit Gleichaltrigen und häufige Konflikte mit Geschwistern, Eltern und Lehrern charakterisiert werden kann; die Bereitschaft zur Pflichterfüllung ist deutlich beeinträchtigt.

Verdeckt aggressive Kinder fallen durch häufiges Lügen, kleine Diebstähle, körperliche Auseinandersetzungen mit anderen Kindern, Streunen und schwache oder fehlende Kontakte zu Gleichaltrigen auf. Auch hier sind Ungehorsam und schlechte Schulleistungen die Regel.

Bei **gemischten emotionalen und dissozialen Störungen** können deutlich identifizierbare Angststörungen, oft im Zusammenhang mit Trauer- und Verlustreaktionen, das Bild überlagern.

Aggressive Verhaltensweisen sind bei Buben bis zu dreimal häufiger als bei Mädchen und zeigen einen Häufigkeitsgipfel im Vorschulalter. Aggressiv gestörte Kinder finden sich vermehrt in den unteren sozialen Schichten.

Ätiologie

Ätiologische Faktoren im Zusammenhang mit dissozialen Verhaltensweisen im Kindes- und Jugendalter liegen im wesentlichen auf 3 Ebenen:

1. Die *Charakterstruktur,* das Geschlecht, das Aktivitätsniveau, aber auch die genetische Disposition können neben Varianten der Intelligenz und der kognitiven Entwicklung Vorbedingungen für die Entwicklung einer dissozialen Störung darstellen (individuelle und konstitutionelle Faktoren).
2. Äußere Bedingungen wie Familienklima oder Familiengröße, Kommunikationsstil, Erziehungsstil, Störungen und Krankheiten sowie Scheidung oder Tod der Eltern oder Bezugspersonen haben wesentlichen Einfluß auf die Entwicklung einer dissozialen Störung und stehen immer in Wechselwirkung mit den individuellen Faktoren eines gestörten Kindes oder Jugendlichen.
3. Das *soziale Umfeld,* das durch sozioökonomische und soziokulturelle Faktoren genauso wie durch die Schulsituation, den Einfluß der Gleichaltrigen und der Massenmedien geprägt wird, ergänzt das Dreieck rückbezüglicher Einflußgrößen, die im Zusammenhang mit dissozialen Störungen in ihrer jeweiligen Bedeutung gewichtet werden müssen.

Die **Delinquenz** bei Kindern und Jugendlichen ist für sich allein noch nicht mit einer psychiatrischen Diagnose gleichzusetzen. Internationalen Studien zufolge wird die Rate von Störungen des Sozialverhaltens für das gesamte Kindes- und Jugendalter auf 5–15 % geschätzt, etwa die Hälfte (2–5 %) der auffälligen Kinder und Jugendlichen sind mit Kriminalität belastet. Bei einer den anderen dissozialen Verhaltensweisen vergleichbaren Ätiologie zeigt auch die Delinquenz im Kindes- und Jugendalter individuelle, *familiäre und soziale Bedingungen mit Auslöserfunktion,* zusätzlich können bestimmte psychiatrische Störungen für delinquentes Verhalten bedeutsam sein. Zu nennen sind die *neurotische Delinquenz* oder die *Initialdelikte zu Beginn einer schizophrenen Psychose.* Ebenso können *manische Erkrankungen, Hyperaktivität* und *Aufmerksamkeitsdefizite* sowie *Substanzmißbrauch* an der Basis der Kriminalität stehen. Mit der Intensität aggressiv-dissozialen Verhaltens im Kindesalter steigt das Risiko für eine persistierende Delinquenz.

Kinder mit dissozialen Verhaltensmustern im Vorschulalter zeigen später eine Reihe von emotionalen Störungen wie Angst, Depression oder Konversion. Ein Teil jugendlicher Delinquenter hat ein erhöhtes Risiko, später an einer Psychose zu erkranken.

Therapie

Für die Therapie dissozialer Störungen im Kindes- und Jugendalter gilt das integrative Funktionsprinzip sozialpsychiatrischer, psychotherapeutischer und pädagogischer Maßnahmen (s. Abb. 9.1), das auch auf alle anderen kinder- und jugendpsychiatrischen Störungen anwendbar ist.

Erlebnispädagogische Projekte, etwa auf „therapeutischen" Segelschiffen oder beim Trekking, sollen destruktive Anteile der Persönlichkeit ausschalten und positive Eigenschaften verstärken. Derartige Maßnahmen sind in letzter Zeit häufig angewandt worden.

Im Vordergrund steht aber die Erfassung protektiver Faktoren, die imstande sind, dissoziale Entwicklungen trotz ungünstiger und belastender Einflüsse zu verhindern oder ihren Verlauf günstig zu beeinflussen. Durch Verbesserungen der familiären Situation bis zur Adoleszenz können aber dissoziale Verhaltensweisen nicht nur gemildert, sondern auch behoben werden. Für diesen Grenzbereich der Kinder- und Jugendpsychiatrie ist in besonderem Maße die Notwendigkeit der Kooperation mit anderen Wissenschaftszweigen und Berufsgruppen unabdingbar.

Prognose

Die Prognose dissozialer Verhaltensweisen muß im Vergleich zu anderen Störungen des Kindes- und Jugendalters insgesamt ungünstiger eingeschätzt werden. Etwa 60 % der Patienten mit dissozialen Persönlichkeitsentwicklungen waren bereits als Kinder ausgeprägt dissozial, allerdings zeigen mehr als 50 % der sozial gestörten Kinder keine entsprechenden Störungen im Erwachsenenalter.

❗ Fallbeispiel

Der 8jährige Michael wird wegen Enuresis, Enkopresis und massiver Aggressivität zum erstenmal an der Kinderpsychiatrie stationär aufgenommen. Als er 4 Jahre alt war, verließ die Mutter (Alkoholikerin) die Familie und überließ ihn und seine 2 Monate alte Schwester der Großmutter. Ein Jahr später übernahm der Vater gemeinsam mit seiner neuen Lebensgefährtin beide Kinder. In der Folge entwickelten sich massive Auffälligkeiten, die zur Aufnahme in die Klinik führten. In der Schule verhielt er sich unruhig, „kasperlnd" und unaufmerksam, er war ständig zu Bosheiten aufgelegt, warf Fensterscheiben ein. Er zündete bereits mehrmals den Teppich zu Hause an und zerbiß alles, was er in die Hände bekam. Immer häufiger kamen Gelddiebstähle vor, zunächst nur zu Hause, später auch in der Schule.

Somatisch besteht der Befund eines Minderwuchses.

Vom Vater wird er in der Klinik „abgestellt" und nicht mehr abgeholt. Die Unterbringung an einem Pflegeplatz wird notwendig. Nach langwieriger Suche findet sich eine liebevolle Familie, die Michael aufnimmt und gleichzeitig mit psychotherapeutischer Hilfe dem Jungen fallweise Kontakte zum Vater ermöglicht. Die Kindesmutter hat inzwischen vom neuen Lebensgefährten zwei Kinder. Seit der Trennung von Michael hat sie nur ein einziges Mal Kontakt zu ihm aufgenommen, er reagierte auf den Besuch völlig indifferent. Die Pflegeplatzunterbringung erweist sich als sehr positiv, Michael kann zur Pflegemutter eine sehr enge und tragfähige Bindung aufbauen.

Drei Jahre nach der Übernahme des Kindes verstirbt die Pflegemutter an einer Hirnblutung. Michael übersiedelt wiederum zu seinem Vater, der die Lebensgefährtin inzwischen geheiratet hat, aus dieser Verbindung stammen zwei Kinder im Alter von 3 und 2 Jahren. Es kommt wieder zu Aggressionsausbrüchen, Gelddiebstählen und Leistungsverweigerung; Michael wird als launisch, weinerlich und überempfindlich beschrieben. Er leidet unter seinem Minderwuchs, zeigt starkes Geltungsbedürfnis und hat kaum Kontakte zu Gleichaltrigen.

Die Stiefmutter sieht sich von der erzieherischen Problematik völlig überfordert, sie begegnet Michaels Verhalten hilflos gewährend, sie kann nicht verhindern, daß Michael die Schule schwänzt und nächtelang vor dem Fernseher sitzt. Michael akzeptiert seine Stiefgeschwister gut, mit seiner Schwester, die an einem anderen Pflegeplatz untergebracht wurde, hat er kaum noch Kontakt.

Michael wird im Alter von 13 Jahren erneut in der Kinderpsychiatrie aufgenommen, da er nicht mehr beim Vater bleiben kann. Es soll wiederum eine außerfamiliäre Unterbringung gesucht werden. In den 5 Monaten seines Aufenthaltes zeigt sich Michael streckenweise überangepaßt, verschlossen, verweigernd, zum Teil trotzig, mit unerwarteten aggressiven Ausbrüchen. Als sich eine neue Pflegefamilie findet, in der auch der 2jährige Halbbruder des Patienten (Sohn der Kindesmutter) untergebracht ist, ergibt sich für Michael die Möglichkeit, auch mit seiner Mutter regelmäßig in Kontakt zu sein.

Die Familie erweist sich wieder als Glücksfall bezüglich liebevoller und kompetenter Betreuung dieses vielfach belasteten Jugendlichen. Nach Abschluß der Sonderschule beginnt Michael eine Lehre, wird am Lehrplatz gut akzeptiert und findet Anschluß an eine

Jugendgruppe; mit der Pflegefamilie werden regelmäßig Beratungsgespräche geführt.

Im Alter von 16 Jahren zeigt Michael keinerlei Störungen im psychopathologischen oder sozialen Bereich. Er wird von der Pflegemutter als Stütze und Vorbild der jüngeren Pflegekinder bezeichnet.

Das Zusammenwirken offensichtlich vorhandener protektiver Faktoren und rechtzeitig wiederholt eingeleiteter kinder- und jugendpsychiatrischer sowie sozialpädagogischer Maßnahmen führte in diesem Fall zu einem günstigen Verlauf der multiplen Sozialverhaltensstörungen.

10 Psychiatrische Überbauphänomene

10.1 Wahn und Wahrnehmungsstörungen

Christoph Stuppäck, Christian Barnas und W. Wolfgang Fleischhacker

Definition

Der Wahn ist eine private Wirklichkeit, von deren Richtigkeit der Betroffene absolut überzeugt ist. Das Krankhafte am Wahn liegt nicht im Inhalt, sondern vielmehr in der subjektiven Gewißheit sowie in der Unbeeinflußbarkeit durch Erfahrung und zwingende Schlüsse. Der Wahn bedarf für den Wahnkranken keines Beweises. Häufig stellt er eine lebensbestimmende Komponente dar. Ein Wahn läßt sich anhand des Wahnthemas, seiner Struktur und seiner Aufbauelemente beschreiben.

10.1.1 Entstehung des Wahns

Der Wahn basiert auf *Aufbauelementen* wie Wahrnehmungen, Erlebnissen oder Erinnerungen, die entweder normal oder krankhaft verändert sein können, aber erst durch die wahnhafte Interpretation, also durch eine den Zufall ausschließende Auslegung, zum Wahn werden. Weitere Aufbauelemente sind Derealisations- und Depersonalisationsphänomene, Anmutungserlebnisse, Wahnstimmungen, Dysästhesien, Personenverkennungen, Illusionen, Halluzinationen und Erinnerungsfälschungen. Diese Aufbauelemente dienen auch der Ausgestaltung des Wahns.

Wahnideen entwickeln sich bevorzugt auf dem Boden einer *Wahnstimmung*, einer Mischung aus Unheimlichem und Vieldeutigem. Die Patienten geraten in eine Alarmstimmung, empfinden Angst und Bedrohung. Der Wahnstimmung liegt zumeist noch keine konkrete Thematik zugrunde („es ist etwas im Gange, es liegt etwas in der Luft"). Wahnideen können sich schlagartig im Rahmen eines Wahneinfalles oder durch Umdeutung von Wahrnehmungen (Wahnwahrnehmung) bilden.

Wird durch Wahnarbeit, also durch die Herstellung von Beziehungen zwischen den einzelnen Wahnideen, ein Wahngebäude errichtet, entsteht ein systematisierter Wahn oder ein Wahnsystem. Fehlt ein Wahngebäude, spricht man von einem unsystematisierten oder unorganisierten Wahn.

10.1.2 Wahnstruktur

Die Wahnstruktur läßt sich durch folgende Kategorien beschreiben: *Logisch* ist ein Wahn dann, wenn die Ideenverknüpfung den Gesetzen des logischen Denkens entspricht, *paralogisch*, wenn dies nicht der Fall ist.

Als *polarisiert* wird ein Wahn bezeichnet, wenn die Wahninhalte in die Gegebenheiten der realen Lebenssituation eingegliedert werden. Häufig trennen Wahnkranke ihre Umgebung in „Verfolger" und „Nichtverfolger". Das Ineinanderfließen von Realität und Wahnwirklichkeit kann für den Betroffenen sehr quälend sein, da es in seinem Denken zu einer Konkurrenz zwischen den „Wahrheiten" kommt.

Stehen hingegen Wahnwelt und reales Umfeld beziehungslos nebeneinander, so spricht man von einer *Juxtaposition des Wahns*. Hierfür wird treffend der Ausdruck der *doppelten Buchführung* verwendet. Nimmt der Kranke keine Kenntnis von seiner Umwelt, sondern lebt ausschließlich in der von ihm gebildeten Wahnwelt, liegt ein *autistischer* Wahn vor.

10.1.3 Wahnthemen

Die Themen des Wahns können alles Denkbare umfassen. Neben der thematischen Ausgestaltung eines Wahnsyndroms ist die Stimmung, von der der Wahn getragen wird, von Bedeutung. Der *holothyme* Wahn, der in seiner Thematik der Grundstimmung folgt, wird etwa bei depressiven Patienten als Schuldwahn beobachtet, bei manisch Erkrankten als Größenwahn. Der *katathyme* Wahn wird stärker von der individuellen Lebensgeschichte und den persönlichen Vorstellungen beeinflußt; er findet sich häufig bei Erkrankungen aus dem schizophrenen Formenkreis und ist wesentlich weniger einfühlbar und nachvollziehbar als der holothyme Wahn.

Die Ausgestaltung der Wahnformen zeigt große transkulturelle Schwankungen und ist von Überzeugungen und Traditionen, Mythologien und religiösen Inhalten der betreffenden Umgebung abhängig. Darüber hinaus wird der Wahn vom tradierten magisch-mystischen Denken und von der kulturell begründeten Notwendigkeit einer rationalistischen Erklärung des Erlebens geprägt. Ferner haben auch Lebensalter und Schulbildung einen bedeutenden Einfluß. Behinderungen wie etwa Schwerhörigkeit können das Entstehen eines Wahns ebenfalls begünstigen.

Vergleicht man in unserem mitteleuropäischen Kulturkreis die vorherrschenden Wahnthemen der letzten 50 Jahre, fällt eine deutliche Abnahme von magisch-metaphysischen und genealogischen (Abstammungs-)Wahninhalten auf. Heute herrschen physikalische Beeinträchtigungsideen und Verfolgungsgedanken durch Menschen, Mächte und Institutionen vor. Es spiegelt sich somit das Überwiegen des szientistischen und technologischen Denkstils wider.

10.1.4 Verschiedene Wahnformen

Verfolgungs-, Beeinträchtigungs- und Vergiftungswahn

Beim **Verfolgungswahn** steht der Wahnkranke im Mittelpunkt eines weit verzweigten Netzes von Verfolgern oder ihn bedrohenden Mächten. Wahngebäude, die *Verfolgungs-* und *Beeinträchtigungsthemen* zum Inhalt haben, können auf einer Reihe von Aufbauelementen, besonders auf akustischen Halluzinationen, Körperhalluzinationen, Geruchshalluzinationen oder Erinnerungsfälschungen beruhen. Der Inhalt des Verfolgungswahns kann vielgestaltig sein; der Patient hat die Gewißheit, daß andere Leute über ihn sprechen, ihn beobachten und ihm nachspionieren. Die Rezeption der Umgebung folgt einer eigenen „Privatlogik": Der Betroffene lebt in einer ihn einengenden und isolierenden Wirklichkeit.

Im Zuge eines Verfolgungswahnes kommt es nicht selten zu Handlungen, die der Verteidigung vor vermeintlichen Verfolgern dienen. Dabei kann es zu fremd- wie auch autoaggressiven Verhaltensweisen kommen. Ein Verfolgungswahn ist diagnosenunspezifisch und kann nahezu bei allen psychiatrischen Erkrankungen auftreten.

Patienten mit **Vergiftungswahn** sind der Überzeugung, man wolle sie durch vergiftetes Essen und Trinken, durch giftige Gase oder durch gefährliche Bakterien schädigen.

Im **Beziehungswahn** bezieht der Kranke jedes – auch zufällig auftretende – Ereignis auf sich. Im **Beeinflussungswahn** fühlt sich der Patient einer magischen Welt ausgeliefert, er erlebt sich von fremden Mächten beeinflußt, bestrahlt, hypnotisiert. Als Wahnbausteine sind oft Depersonalisationsphänomene im Sinne von Ich-Demarkationsstörungen faßbar.

Eifersuchtswahn

Der krankhaft Eifersüchtige lebt in der Vorstellung, von seinem Partner betrogen zu werden. Wahnhafte Vorstellungen der Untreue kommen bei Schizophrenie und bei organischen psychischen Störungen, z.B. dementiellen Erkrankungen, besonders oft aber in Zusammenhang mit chronischer Alkoholkrankheit vor. Häufig sind Personen betroffen, die schon vor der Erkrankung mißtrauische oder unsichere Persönlichkeiten waren. Partner von Eifersuchtswahnkranken erleiden oft eine nicht endende Sequenz von Demütigungen und Gewalttaten.

Liebeswahn

Erotomane sind überzeugt, ein anderer sei in sie verliebt, auch wenn der angebliche Liebhaber nie ein Wort mit ihnen gewechselt hat. Oft überhäufen sie das Opfer mit Briefen und unerwünschten „Aufmerksamkeiten". Gelegentlich wähnen sich Kranke mit beginnender Schizophrenie, vor allem Hebephrene, der großen Liebe eines anderen sicher und leben in der Wahnvorstellung, eine Heirat stünde bevor. Dieses Phänomen wird *Liebe par distance* genannt.

Genealogischer Wahn

Der **Abstammungswahn** war in aristokratisch geprägten Gesellschaftssystemen sehr häufig: Die Betroffenen lebten in der Gewißheit, Abkömmlinge hochgestellter Personen zu sein. Heute orientiert sich diese wahnhafte Überzeugung oft an Persönlichkeiten des öffentlichen Lebens. Man trifft diese Wahnform vor allem bei jungen schizophrenen Patienten an, wobei als Wahnbaustein oft eine gestörte Ich-Identität zu finden ist.

Größenwahn

Größenwahn kommt bei schizophrenen Erkrankungen und bei Manien vor, er wurde auch als typisch für die progressive Paralyse beschrieben.

Die Betroffenen glauben, sie seien Gott, Jesus oder die Jungfrau Maria (**Heilswahn, Prophetenwahn**) oder sehen sich als Könige, große Erfinder usw. Auch hier steht als Aufbauelement sehr häufig eine Ich-Identitätsstörung im Vordergrund.

Schuld- und Versündigungswahn, Verarmungswahn

Schuld- und Versündigungswahn tritt bei schweren Depressionen unterschiedlicher Genese auf. Die Patienten glauben, sie hätten unverzeihbare Sünden begangen, die oft im sexuellen Bereich thematisiert werden. Häufig wird diese vermeintliche Versündigung, die auch Jahre bis Jahrzehnte zurückliegen kann, als Grund für die momentane Erkrankung interpretiert („Gott straft mich für meine Verfehlungen").

Im **Verarmungswahn** glauben vorwiegend ältere Menschen mit organisch bedingten psychischen Störungen, daß sie entweder schon verarmt seien oder innerhalb kürzester Zeit verarmen werden. Sie sind überzeugt, daß ihnen bitteres Elend bevorstehe und sie verhungern müßten. Diese Form des Wahns ist auch für depressive Erkrankungen typisch.

Gelegentlich sind auch Suizide oder Suizidversuche bei diesen Wahnformen zu beobachten.

Hypochondrischer Wahn

Der Wahn, an einer schweren, unheilbaren Krankheit (Krebs, AIDS etc.) zu leiden, ist typisch für depressive Erkrankungen, er kommt aber auch bei Schizophrenien, Angst- und Persönlichkeitsstörungen vor. Häufig leben Betroffene aus der Angst vor Ansteckung oder auch aus Angst, andere anzustecken, weitgehend isoliert und verlassen das Haus nur zu Arztbesuchen.

Nihilistischer Wahn

Nihilistische Wahnformen treten bei schweren agitierten Depressionen, besonders häufig im Involutionsalter auf. Die Patienten verleugnen das Dasein ihres Körpers, ihrer Familie und ihrer Umwelt. Sie vermeinen, schon tot, innerlich verfault zu sein oder sind überzeugt, gewisse Körperteile seien abgestorben und nicht mehr vorhanden. Coenästhesien und Depersonalisationsphänomene stellen häufige Wahnbausteine dar.

Seltenere Wahnsyndrome

Dermatozoenwahn

Die Betroffenen glauben, von Ungeziefer befallen zu sein: Sie suchen Hautärzte oder Kliniken auf, um dort vorwiegend Hautschuppen oder auch Lebensmittelreste als vermeintliche Kleinlebewesen vorzuzeigen und darüber zu klagen, daß sie ihnen Hautjucken oder andere unangenehme Sensationen verursachen würden. Infolge der durchgeführten Reinigungs- bzw. Vernichtungsprozeduren sind beträchtliche Hautläsionen möglich: Die *Differentialdiagnose* gegenüber somatisch bedingten Hauterkrankungen kann dann selbst erfahrenen Dermatologen Schwierigkeiten bereiten.

Seltener entwickelt sich ein *Enterozoenwahn,* bei dem der Kranke die Tierchen im Körperinneren wähnt.

Symbiontischer Wahn – Folie à deux

Wahnkranke erfahren von ihrer Umgebung zumeist Unverständnis, Ablehnung und Zurückweisung, seltener aber auch zustimmende Resonanz: Nahestehende Menschen, meist Lebenspartner, nehmen dann am Wahnerleben des Kranken teil, indem sie dessen Wahn nicht nur übernehmen, sondern oft auch noch weiter ausgestalten. Man spricht von einer *Wahngemeinschaft.*

Querulantenwahn

Der Kranke zentriert seine Gedanken und Handlungen auf ein tatsächliches oder vermeintliches Recht oder Unrecht. Hartnäckig und unbeeinflußbar versucht er seine Interessen zu vertreten, auch wenn dieser Weg mit großen persönlichen Nachteilen verbunden und von weiteren Niederlagen begleitet ist. Trotz der Urteile mehrerer Instanzen ist er nicht zur Aufgabe seiner Klagen bereit.

Wahnentwicklung bei Schwerhörigen

Wenn eine Verständigung durch das gesprochene Wort als wichtigstes Mittel des zwischenmenschlichen Kontaktes beeinträchtigt oder ausgeschaltet ist, können Wahnentwicklungen auftreten. Der Wahn zeigt sich hier als Störung der mitmenschlichen Begegnung: Der Schwerhörige fühlt sich im Gespräch übergangen oder von der Unterhaltung und Kommunikation ausgeschlossen. Er mißdeutet halbgehörte Äußerungen, wittert hinter Unverstandenem abfällige Bemerkungen und Spott. Er bezieht schließlich auch harmlose Gesten auf sich und wähnt hinter jedem Verhalten Mißachtung: Aus der tatsächlichen Beeinträchtigung entwickelt sich ein Beeinträchtigungswahn. Auch pathologische Ohrgeräusche (Tinnitus) können als von der Umwelt gemacht mißgedeutet werden. Derlei Wahnformen beobachtet man auch bei Immigranten, die der Landessprache nicht mächtig sind.

Wahnhafte Haftreaktionen

In Haft, besonders Einzelhaft, kann es durch die Reizdeprivation zu ausgeprägtem Verfolgungs- oder Vergiftungswahn kommen.

10.1.5 Zuordnung typischer Wahnformen zu spezifischen Störungen

Weder Aufbau oder Inhalt noch Struktur des Wahns erlauben einfach lineare Rückschlüsse auf eine eindeutige Diagnose: Immer ist der Wahn im Kontext zu anderen psychopathologischen Phänomenen zu sehen. Trotzdem kann der Versuch unternommen werden, gewisse Zuordnungen zu treffen.

Wahn bei Depressionen: Versündigungswahn, Verarmungswahn, Schuldwahn, Krankheits-, Untergangswahn, nihilistischer Wahn.

Es kann davon ausgegangen werden, daß der Wahn im Rahmen depressiver Störungen meist holothym, also der Grundstimmung entsprechend, ist.

Wahn bei Manie: Größenwahn (Megalomanie), wahnhafte Rollenerhöhung.

Auch der Wahn im Rahmen von Manien imponiert primär holothym, es können sich jedoch auch andere Wahnformen, etwa ein Verfolgungswahn, entwickeln. Hierbei vermeinen manische Patienten, ihre übernatürlichen Fähigkeiten würden ihnen geneidet etc.

Wahn bei schizophrenen Störungen: Beeinträchtigungswahn, Verfolgungswahn, Beziehungswahn, Heilswahn, Weltverbesserungswahn, Omnipotenzwahn, Abstammungswahn, Liebeswahn.

Die Wahninhalte Schizophrener beruhen sehr häufig auf Störungen der Ich-Identität, auch Halluzinationen stellen oft Wahnbausteine dar. Diese Wahnformen entsprechen zumeist nicht einer Grundgestimmtheit, sind also katathym.

Wahn als Reaktionsbildung: Als Reaktion auf Behinderung, politische Verfolgung, Haft oder andere sensorische Deprivation können folgende Wahnformen beobachtet werden: Verfolgungswahn, Beeinträchtigungswahn, Vernichtungswahn.

Wahn bei organischen psychischen Störungen: Wahnhafte Situations- und Personenverkennungen, Verfolgungswahn (z. B. Delirium tremens, Demenzen), Eifersuchtswahn (z. B. chronische Alkoholkrankheit), Dermatozoenwahn (z. B. vaskuläre Demenz).

10.1.6 Therapie des Wahns

Die Behandlung von Wahnsyndromen zählt zu den schwierigsten Aufgaben der Psychiatrie. Selten entwickeln Wahnkranke eine Krankheitseinsicht; zudem zeigen sie zumeist ein grundsätzliches Mißtrauen, von dem der potentielle Behandler nicht ausgeschlossen ist. Oft erfordern Krankheitsbilder, in deren Rahmen ausgeprägte Wahninhalte bestehen, anfangs stationäre Behandlung, auch gegen den Willen des Betroffenen. Häufig sind Patienten mit ausgeprägten Wahngebäuden selbst- oder auch fremdgefährdend.

In der Therapie Wahnerkrankter können **zwei Hauptfehler** begangen werden: Die Bestätigung der Wahnideen des Kranken durch den Arzt wie auch deren Negierung. Das eine kann zur Verstärkung der Wahnsymptomatik führen, das andere zum Abbruch der therapeutischen Beziehung.

Akut auftretende Wahnformen im Rahmen schizophrener und affektiver Psychosen, organisch bedingter psychischer Störungen oder auch im Sinne einer Reaktionsbildung können grundsätzlich als gut behandelbar eingeschätzt werden.

Psychopharmakologisch ist jeweils auf das dem Wahn zugrunde liegende Krankheitsbild Rücksicht zu nehmen. Die Gabe niederdosierter Antipsychotika, z. B. Haloperidol oder Risperidon, hat sich bei allen Wahnformen bewährt. Liegt eine schwere Depression mit wahnhafter Symptomatik vor, verschwindet der Wahn zumeist nach Aufhellung der Stimmung unter einer Zweizügeltherapie mit Antidepressiva und hochpotenten Antipsychotika. Einem Dermatozoenwahn liegen oft organische Ursachen zugrunde, die Therapie muß auf diese ätiologischen Faktoren Rücksicht nehmen und somit neben einer psychopharmakologischen Beeinflussung auch die möglichen körperlichen Störungen einer Behandlung zuführen. Beim symbiontischen Wahn empfiehlt sich neben der Gabe von Antipsychotika die vorübergehende Trennung des Induzierten vom Induzierenden und eine anschließende psychotherapeutische Begleitung beider.

Vor allem bei einem chronisch verlaufenden Wahn bewähren sich **supportive Therapieformen:** Durch einfühlsame Führung kann oft eine tragfähige Arzt-Patientenbeziehung aufgebaut werden. Ein chronisch bestehender Wahn ist prognostisch insgesamt wesentlich ungünstiger einzuschätzen. Doch auch diese Wahnverläufe können gelegentlich so weit beeinflußt werden, daß der Kranke lernt, trotz der bestehenden Symptomatik Anteil an der Realität zu nehmen. Es kann ihm also der Wahn zwar nicht genommen, jedoch der Umgang mit dem Wahnerleben und damit auch mit seiner Umgebung erleichtert werden.

10.1.7 Wahrnehmungsstörungen

Wahrnehmungsstörungen sind psychopathologische Phänomene, die bei vielen psychischen Störungen vorkommen und keinesfalls als pathognomonisch für die eine oder andere spezifische Erkrankung angesehen werden dürfen. Sie können entweder nur einzelne Sinnesgebiete betreffen oder mehrere gleichzeitig. Die Ausprägung der Störung reicht von ganz einfachen Sinnestäuschungen (z. B. Lichtblitze, unspezifische Geräusche) bis hin zu sehr komplexen Störungen, bei denen Halluzinationen auf verschiedensten Sinnesgebieten ein völlig irreales Bild der Umwelt zeichnen (z. B. szenische Halluzinationen). **Illusionen** werden von **Halluzinationen** unterschieden: erstere sind Fehlwahrnehmungen oder Fehldeutungen eines real existierenden Sinnesreizes. Bei Halluzinationen liegt der Trugwahrnehmung keine Sinnesempfindung zugrunde. **Pseudohalluzinationen** sind Halluzinationen, die von den Patienten als irreal oder krankhaft erkannt werden.

Eine ausführliche Darstellung verschiedener Wahrnehmungsstörungen findet sich im Glossar unter den Begriffen Halluzination, Illusion, Pseudohalluzination und Pareidolien. Dort finden sich auch Beschreibungen von Depersonalisations- und Derealisationsphänomenen, die in der klassischen Psychopathologie nicht den *Wahrnehmungsstörungen*, sondern den *Wahrnehmungsveränderungen* zugeordnet werden.

10.2 Psychische und Verhaltensstörungen durch psychotrope Substanzen (Mißbrauch, Abhängigkeit)

Herwig Scholz und
W. Wolfgang Fleischhacker

10.2.1 Allgemeiner Teil

Grundlagen und Begriffsbestimmungen

Nach ICD-10 ist unter einem **Abhängigkeitssyndrom** eine Gruppe körperlicher, Verhaltens- und kognitiver Phänomene zu verstehen, bei denen der Konsum einer psychotropen Substanz für die betroffene Person Vorrang hat gegenüber anderen Verhaltensweisen, die von ihr früher höher bewertet wurden.

Psychotrope Substanzen sind Stoffe, die subjektiv fühlbare, psychische Wirkungen erzeugen und somit Stimmung und Verhalten verändern können (z. B. Alkohol, Benzodiazepine, Opiate, Halluzinogene etc.). In unserer Gesellschaft wird der Konsum solcher Substanzen zum Teil als normal und angemessen angesehen. Alkohol wird beispielsweise von der Mehrzahl der Erwachsenen zur Entspannung eingesetzt und Koffein in Form von Kaffee oder Tee als anregendes und konzentrationsförderndes Mittel. Die Grenzen zum pathologischen Gebrauch unterliegen großen kulturellen Unterschieden. Symptome und Verhaltensänderungen, die durch den mehr oder weniger regelmäßigen Gebrauch von psychotropen Substanzen bedingt sind, werden jedoch von nahezu allen Kulturkreisen als unerwünscht angesehen. Beispiele hierfür sind fortgesetzter Mißbrauch der psychotropen Substanz trotz des Auftretens ständiger oder wiederholter sozialer, beruflicher, psychischer oder körperlicher Probleme, wobei der Betreffende weiß, daß diese durch den Mißbrauch und durch die Entwicklung schwerer Entzugssymptomatik bei Abstinenz oder Dosisreduktion bedingt sind oder verstärkt werden. Das entscheidende *Charakteristikum* der Abhängigkeit ist der starke, oft übermächtige Wunsch, psychotrope Substanzen zu konsumieren. Dieses abhängige Verhalten kann sich nicht nur auf die Einnahme von bestimmten Substanzen, sondern auch auf die pathologische Ausübung von Verhaltensmustern – z. B. Spielsucht – beziehen.

Man unterscheidet eine psychische von einer körperlichen Abhängigkeit. Kennzeichnend für die **psychische Abhängigkeit** ist das als übermächtig oder unwiderstehlich empfundene Verlangen nach dem Suchtmittel, das eine zentrale Bedeutung in der aktuellen Lebenssituation des Abhängigen eingenommen hat. Die **körperliche Abhängigkeit** manifestiert sich in erster Linie durch das Auftreten von Entzugserscheinungen nach Unterbrechung der Einnahme des Suchtmittels. Sie tritt bei *zentral dämpfenden* Substanzen (z. B. Alkohol, Benzodiazepine, Barbiturate, Opiate) häufiger und stärker auf als bei *zentral stimulierenden* Suchtmitteln (z. B. Kokain, Amphetamine etc.). Das klinische Erscheinungsbild der Entzugssymptome ist bei den einzelnen Substanzen sehr unterschiedlich.

Im Gegensatz zu der bei jeder Abhängigkeitsform vorhandenen psychischen Abhängigkeit kann bei einzelnen Abhängigkeitstypen (z. B. Cannabis, Phencyclidin, Halluzinogene) die körperliche Abhängigkeit fehlen.

Der Begriff **schädlicher Gebrauch** wird im ICD-10 als ein Konsummuster psychotroper Substanzen definiert, welches zu einer physischen oder psychischen Schädigung des Konsumenten führt – z. B. eine körperliche Störung wie eine Hepatitis als Folge von Selbstinjektion von Substanzen oder eine depressive Episode nach massivem Alkoholkonsum.

Unter **Mißbrauch** versteht man den falschen oder den vom ursprünglichen Zweck abweichenden Gebrauch einer Sache, eines Rechtes oder einer Person. Es kann sich dabei um einen *qualitativ* abweichenden Gebrauch (misuse) oder einen *quantitativ* abweichenden Verwendungsmodus (abuse) handeln: beide können zu verschiedenen Schädigungsmöglichkeiten führen. Mißbrauch ist somit die einmalige, mehrmalige oder ständige Verwendung von psychotropen Substanzen ohne medizinische Indikation bzw. in übermäßiger Dosierung. Er wird vor allem dann zu süchtigem Verhalten führen, wenn eine stark zur Abhängigkeitsbildung determinierende Konstellation von Persönlichkeitsstruktur, Lebensgeschichte und Umgebungsfaktoren besteht.

Die bei vielen Suchtmitteln auftretende **Toleranz** führt bei wiederholter Einnahme zu einer deutlichen Wirkungsverminderung der Substanzen. Der Organismus stellt sich durch die häufige Zufuhr einer Substanz auf diese ein, die er dann rascher verarbeiten bzw. abbauen kann, so daß zunehmend höhere Dosen notwendig werden, um eine annähernd gleiche Wirkung zu erzielen. Darüber hinaus kann eine Wirkungsverminderung bzw. Wirkungsveränderung auch durch eine Herabsetzung der Empfindlichkeit der Rezeptoren (Rezeptortoleranz) verursacht sein. Nach längerer Suchtmitteleinnahme kann es durch die Schädigung der Organsysteme, die für Abbau und Verarbeitung verantwortlich sind, auch zu einer Toleranzverminderung kommen.

Aktuelle Klassifikationsschemata

Das **ICD-10** definiert als grundlegende diagnostische Einheiten folgende Kategorien des klinischen Erscheinungsbildes:

Akute Intoxikation: ein vorübergehendes Zustandsbild nach Substanzaufnahme mit Störungen des Bewußtseins, der kognitiven Funktionen, der Wahrnehmung, des Affektes, des Verhaltens oder anderer psychophysiologischer Funktionen und Reaktionen.

Tabelle 10.1 Diagnostische Leitlinien des Abhängigkeitssyndroms (ICD 10)

> Die Diagnose Abhängigkeit soll nur gestellt werden, wenn irgendwann während des letzten Jahres drei oder mehr der folgenden Kriterien vorhanden waren:
> 1. Ein starker Wunsch oder eine Art Zwang, Substanzen oder Alkohol zu konsumieren.
> 2. Verminderte Kontrollfähigkeit bezüglich des Beginns, der Beendigung und der Menge der Substanz- oder Alkoholkonsums.
> 3. Substanzgebrauch, mit dem Ziel, Entzugssymptome zu mildern, und der entsprechenden positiven Erfahrung.
> 4. Ein körperliches Entzugssyndrom.
> 5. Nachweis einer Toleranz. Um die ursprünglich durch niedrigere Dosen erreichten Wirkungen der Substanz hervorzurufen, sind zunehmend höhere Dosen erforderlich (eindeutige Beispiele hierfür sind die Tagesdosen von Alkoholikern und Opiatabhängigen, die Konsumenten ohne Toleranzentwicklung schwer beeinträchtigen würden oder sogar zum Tode führten).
> 6. Ein eingeengtes Verhaltensmuster im Umgang mit Alkohol oder der Substanz wie z.B. die Tendenz, Alkohol an Werktagen wie an Wochenenden zu trinken und die Regeln eines gesellschaftlich üblichen Trinkverhaltens außer acht zu lassen.
> 7. Fortschreitende Vernachlässigung anderer Vergnügen oder Interessen zugunsten des Substanzkonsums.
> 8. Anhaltender Substanz- oder Alkoholkonsum trotz Nachweises eindeutiger schädlicher Folgen. Die schädlichen Folgen körperlicher Art sein, wie z.B. Leberschädigung durch exzessives Trinken, oder sozial, wie Arbeitsplatzverlust durch eine substanzbedingte Leistungseinbuße, oder psychisch, wie bei depressiven Zuständen nach massivem Substanzkonsum.

Schädlicher Gebrauch: Konsummuster psychotroper Substanzen, das zu einer Gesundheitsschädigung führt.

Abhängigkeitssyndrom: Die diagnostischen Leitlinien sind in Tab. 10.1 zusammengefaßt.

Entzugssyndrom: Symptomkomplex von unterschiedlicher Zusammensetzung und wechselndem Schweregrad, bei absolutem oder relativem Entzug einer Substanz, die wiederholt und meist über einen längeren Zeitraum oder in höherer Dosierung konsumiert wurde (Tab. 10.2).

Entzugssyndrom mit Delir: ein Delir kompliziert die Symptomatik.

Psychotische Störung: Symptomengruppe, die meist während oder nach Substanzgebrauch auftritt und durch lebhafte Halluzinationen, Personenverkennungen, Wahn oder Beziehungsideen gekennzeichnet ist. (Beispiele: Alkoholhalluzinose, alkoholischer Eifersuchtswahn und Paranoia.)

Amnestisches Syndrom: Syndrom mit ausgeprägter chronischer Schädigung des Kurzzeitgedächtnisses, manchmal auch des Langzeitgedächtnisses.

Restzustand und verzögert auftretende psychotische Störung: substanzbedingte Veränderungen der kognitiven Fähigkeiten, des Affektes, der Persönlichkeit oder des Verhaltens bestehen über den Zeitraum der direkten Substanzeinwirkung hinaus. (Beispiele: Alkoholdemenz, Persönlichkeits- oder Verhaltensstörung im Sinn einer organischen Persönlichkeitsveränderung.)

Die oben genannten Störungen, kategorisiert nach der verursachenden Substanz, sind folgendermaßen eingeteilt:
– Störungen durch **Alkohol**,
– Störungen durch **Opioide**,

Tabelle 10.2 Die wichtigsten Entzugserscheinungen

Substanz	Entzugssymptomatik	Dauer der Entzugssymptomatik	Therapie	Hinweise
Alkohol	Tremor, Hyperhidrosis, Übelkeit, Erbrechen, Angst, Reizbarkeit, Schlafstörung, epileptische Anfälle, Delirium tremens	etwa 3–5 d, max. 7 d; vegetative Labilisierung noch über Monate	Carbamazepin, Benzodiazepine	– keine Trizyklika: Anfallsgefahr!
Opiate	Mydriasis, Frösteln, Rhinorrhoe, Hypersalivation, Übelkeit, Diarrhoe, Dysphorie, Tremor, Bauch- und Gliederschmerzen	– etwa 4 d: Heroin – etwa 4–6 d: Codein – etwa 7–8 d: Methadon	Clonidin	keine Trizyklika!
Benzodiazepine und Barbiturate	Derealisations- u. Depersonalisationsphänomene, Unruhe, Angst, Nausea, Tremor, Schlafstörungen, Schmerzen, epileptische Anfälle, Delir, Halluzinosen	– Beginn: nach 1–10 d; – Dauer: 2–3 Wochen vegetative Labilisierung noch über Wochen	Carbamazepin, Benzodiazepine in abfallender Dosierung	keine Trizyklika: Anfallsgefahr!

- Störungen durch **Cannabinoide**,
- Störungen durch **Sedativa oder Hypnotika**,
- Störungen durch **Kokain**,
- Störungen durch **Amphetamine** und **sonstige Stimulantien** einschließlich **Koffein**,
- Störungen durch **Halluzinogene**,
- Störungen durch **Tabak**,
- Störungen durch **flüchtige Lösungsmittel**,
- Störungen durch **multiplen Substanzgebrauch** und Konsum sonstiger psychotroper Substanzen.

Die diagnostische Klassifizierung setzt sich daher aus der verursachenden Substanz und den klinischen Erscheinungsbildern zusammen.

Die letztgenannte Form von Abhängigkeit wird auch als **Polytoxikomanie** bezeichnet, bei der sich Mißbrauch und Abhängigkeit auf Substanzen aus mehreren Stoffgruppen beziehen. Hier werden gelegentlich auch Substanzen verwendet, die üblicherweise kein Abhängigkeitspotential aufweisen, wie z.B. Antipsychotika und Antidepressiva.

Auch im DSM IV erfolgt neben der klinischen Einteilung die Kategorisierung nach der jeweiligen Substanz: Alkohol, Amphetamine, Koffein, Cannabis, Halluzinogene, flüchtige Lösungsmittel, Nikotin, Opioide, Phenzyklidin, Sedativa, Hypnotika und Anxiolytika, multipler Substanzgebrauch.

Ätiopathogenese

Erkenntnisse auf den Gebieten der Genetik, der Biochemie und der Pathophysiologie haben bewirkt, daß die medizinisch-biologische Betrachtungsweise der Abhängigkeitsphänomene stärker in den Vordergrund gerückt ist. Hier rückt insbesondere die Suche nach genetischen und biologischen Markern des Alkoholismus bei Abhängigen und symptomfreien Angehörigen in den Vordergrund. Als eindrucksvoller Hinweis auf biologische Grundlagen der Abhängigkeit ist z.B. der Nachweis spezifischer Opiatrezeptoren mit endogenen Liganden (Endorphine) zu werten. Die Entdeckung dieser körpereigenen Stoffe zeigt, daß der Organismus auch selbst Substanzen mit euphorisierender Wirkung produzieren kann. Daraus ergab sich die These, daß Opiate, vielleicht aber auch andere Suchtmittel diese Wirkung imitieren bzw. verstärken und auf diesem Weg zu einer Abhängigkeitsbildung führen können.

Die wichtigsten **psychologischen und soziologischen Theorien** zur Suchtentstehung werden später (S. 199f.) am Beispiel der Alkoholabhängigkeit näher erörtert.

Entscheidend für die Verbreitung eines Mißbrauchs sind die **Verfügbarkeit** und der **soziale Anreiz** zur Einnahme einer Substanz. Daraus erklärt sich die Tatsache, daß z.B. Alkoholmißbrauch in Berufsgruppen mit besonderer Exposition (Brauereibeschäftigte, Gastwirte, Bauarbeiter etc.) gegenüber anderen Bevölkerungsgruppen überrepräsentiert ist, während Angehörige von Heilberufen häufig zum Mißbrauch von Pharmaka (z.B. Benzodiazepine oder opiathaltige Analgetika) tendieren.

Obwohl nicht jeder Mißbrauch zu einer Abhängigkeit führen muß, kann generell eine Zunahme des Abhängigkeitsrisikos bei Steigerung von Frequenz und Intensität des Mißbrauchs angenommen werden. Bei den einzelnen Abhängigkeitstypen bestehen jedoch erhebliche Unterschiede bezüglich

- Entwicklungsgeschwindigkeit,
- Ausprägung und
- Progredienz der psychischen bzw. körperlichen Abhängigkeitsentwicklung.

Das Entwicklungstempo von Abhängigkeitsprozessen wird neben substanzspezifischen Eigenschaften von individuellen Faktoren beeinflußt:

- Lebensalter,
- Persönlichkeitsstruktur,
- Milieubedingungen,
- Familienkonstellation und
- Einstellung der sozialen Umgebung zum Suchtmittel (Förderung des Mißbrauchs durch Gleichaltrige als Peer-Gruppe).

Zwischen dem psychotropen Effekt einer Droge und den Persönlichkeitsfaktoren besteht eine Beziehung: Für den Mißbrauch von Alkohol oder Benzodiazepinen sind z.B. ängstlich gehemmte oder rigide Persönlichkeiten besonders gefährdet.

Zu den Voraussetzungen für eine mißbräuchliche Anwendung einer Substanz zählt auch ihr **Mißbrauchspotential**, das unter anderem aus der Stärke und Art der psychotropen Wirkung der Substanz resultiert.

Für den Beginn einer *Drogenkarriere* (Droge wird hier im Sinne von mißbrauchter Substanz verwendet) ist auch das Vorhandensein einer definierten Subkultur von Bedeutung. Die Drogenszene mit ihrer Alternativkultur relativiert die Wert- und Verhaltensnormen des bestehenden Gesellschaftssystems. Dieses Meinungsklima führt zu Lernprozessen: Der Jugendliche lernt, die physisch weitgehend unangenehm empfundenen Drogenwirkungen als angenehm umzudefinieren. Unter dem sozialen Druck dieser Alternativkultur, der sich der Betroffene zunehmend verpflichtet fühlt, stellt sich dieser Lernprozeß rasch ein.

Beim Zusammentreffen eines entsprechend disponierten Menschen mit einem ausreichend verfügbaren Suchtmittel kann es dann über Substanzmißbrauch zur Abhängigkeitsbildung mit ihren charakteristischen psychischen, sozialen und körperlichen Folgen kommen.

Die charakteristische Drogenkarriere von Jugendlichen, deren Motive zum Drogenkonsum mit Fortdauer der Abhängigkeitsentwicklung einem gesetzmäßigen Wandel und einem Eskalationsprozeß unterworfen sind, kann in **4 Entwicklungsstadien** gegliedert werden:

1. Im *Stadium der Drogenmotivation* werden psychotrope Substanzen für die Lösung des Konflikts zwischen den Anforderungen der Umgebung und den eigenen Wunschvorstellungen eingesetzt.
2. Im *Stadium der Drogenerfahrung* wird versucht, das erhöhte Verlangen nach neuen Erlebnisqualitäten durch Drogeneinnahme zu befriedigen. Durch Koppelungsprozesse mit positiv empfundenen Sensationen ergibt sich die Gefahr der weiteren Konditionierung zur Drogeneinnahme und der kognitiven Umstrukturierung. Konflikte werden durch die Drogenwirkung in dieser Phase eher akzentuiert wahrgenommen.
3. Das *Stadium der Drogenbindung* ist durch eine zunehmend konfliktverdrängende Wirkung der Drogen geprägt, deren spezielle pharmakologische Eigenschaften mehr und mehr Verhalten und Lebensinteressen bestimmen.
4. Das *Stadium der Drogenkonditionierung* ist durch die Phänomene Gewöhnung und Toleranzentwicklung gekennzeichnet. Damit tritt als Einnahmezweck die euphorisierende und konfliktüberdeckende Wirkung gegenüber der Vermeidung der Entzugssymptome in den Hintergrund.

Dieser Modellverlauf kann durch regionale und individuelle Faktoren stark variieren.

Epidemiologie

Exakte Zahlen über die Häufigkeit des pathologischen Konsumverhaltens sind infolge der Krankheitsuneinsichtigkeit, der Verheimlichungstendenz sowie der gesellschaftlichen Sanktionen und der Strafandrohungen kaum erhältlich.

Die Zahl der **Raucher** umfaßt in den westlichen Industrienationen 40–50 % der Gesamtbevölkerung. Ebenfalls ca. 40 % der Erwachsenen in Mitteleuropa trinken täglich Alkohol, 4–6 % sind als alkoholkrank zu bezeichnen. Der Anteil der alkoholabhängigen Frauen ist in allen Industrienationen im Ansteigen.

Die deutsche Hauptstelle gegen die Suchtgefahren (HSG) schätzt die Zahl der **behandlungsbedürftigen Alkoholkranken** in der Bundesrepublik Deutschland (einschließlich der neuen Bundesländer) auf 2 500 000.

Bei **Arzneimitteln** mit Mißbrauchspotential besteht ein deutlicher Zusammenhang zwischen der Verschreibungshäufigkeit und der Zahl der Abhängigen: Häufig verordnete Medikamente werden auch von Abhängigen häufig eingenommen.

Die *Dunkelziffer* mißbräuchlicher Verwendung von Medikamenten ist somit sehr hoch. Großangelegte Feldstudien fanden einen Medikamentenmißbrauch bei 1,8 % der Befragten.

Aufgrund epidemiologischer Erhebungen in Deutschland bezeichnet die HSG 1 % der Gesamtbevölkerung als medikamentenabhängig.

Die **Abhängigkeit von illegalen Drogen** wird in den Vereinigten Staaten auf 2,3 % der Bevölkerung beziffert, 2 400 000 US-Bürger konsumieren Kokain und Crack, 900 000 sind heroinsüchtig. Diese Zahlen wurden vom US-Senat 1990 bekanntgegeben.

In Deutschland starben im Durchschnitt der letzten 10 Jahre 400 Menschen aufgrund einer Drogenüberdosierung. Addiert man demographische und epidemiologische Daten, kann in Deutschland die Zahl der Drogenabhängigen auf ca. 80 000 geschätzt werden, nach der Hauptstelle gegen Suchtgefahren sind es 100 000. Bei Feld- und Repräsentativstudien wurde in den 80er Jahren in der BRD die Zahl der drogenerfahrenen Jugendlichen mit 9,7 % ermittelt, die Hälfe davon waren Probierer; die Zahl der gegenwärtigen Konsumenten wurde mit 3,6 % angegeben. Auf 10 weibliche jugendliche Drogenkonsumenten kommen 14 männliche. Viele beginnen ihre Drogenkarriere sehr früh: 15 % hatten ihre ersten Drogenerfahrungen vor dem 13. Lebensjahr.

Folgeerscheinungen der Abhängigkeitserkrankungen

Das Ausmaß der körperlichen und psychischen Folgeschäden kann je nach Abhängigkeitstyp und individueller Disposition erheblich variieren. Die **Organschäden** werden vor allem durch Art, Menge und Häufigkeit der Suchtmittelbelastung, aber auch durch Faktoren der Verträglichkeit beeinflußt. Alkoholabhängige sterben z. B. neunmal häufiger an Leberzirrhose als Abstinente, zwölfmal häufiger an Magen-Darm-Karzinomen und dreimal häufiger an den Folgen von Unfällen. 14 % der Alkoholiker sterben durch Suizid, bei 24 % sind Suizidversuche bekannt.

Bei den **psychischen Folgeerscheinungen** muß zwischen den organischen psychischen Störungen („organisches Psychosyndrom, psychoorganisches Syndrom") als Folge der Schädigung des Nervensystems und den psychoreaktiven Veränderungen unterschieden werden, die als Reaktion der Persönlichkeit auf die Abhängigkeit entstehen. Die enge Verflechtung beider führt zu den für fortgeschrittene Abhängigkeitsprozesse charakteristischen Verhaltensauffälligkeiten wie Krankheitsuneinsichtigkeit, Störung der Kritikfähigkeit, Leistungsminderung, Interessensverlust und Depressivität. Bei der Mehrzahl der Abhängigen ist eine **vegetative Labilisierung** zu erwarten.

Die **sozialen Folgen** von Abhängigkeit ergeben ein breites Spektrum von Schäden und Risiken für die Betroffenen und ihre Umgebung. Neben den Auswirkungen der bereits beschriebenen Persönlichkeitsveränderungen, die bei Fortschreiten der Abhängigkeit nahezu unvermeidlich zu einem Verlust der Arbeitsfähigkeit, einem sozialen Abstieg und einer Zerstörung der Familienstruktur führen, bestehen weitere Risiken im Sinne einer **erhöhten Unfallgefährdung.** Diese resultiert sowohl aus der Beeinträchtigung von Leistung und Affektsteuerung durch die direkte Suchtmittelwirkung als auch durch die psychischen Folgeerscheinungen, die ihrerseits die Reaktionslage und Konzentrationsfähigkeit beeinträchtigen. Ein weiteres gravierendes soziales Problem stellt das **erhöhte Kriminalitätsrisiko** dar: Es gründet einerseits in der unter Berauschungsbedingungen gesteigerten Aggressivität, andererseits aber auch im Verlust ethischer Normen und in der Problematik der Suchtgiftbeschaffung.

Die **Übertragung von Hepatitis und HI-Viren** bei Benützung kontaminierter Injektionsbestecke bzw. durch ungeschützte sexuelle Kontakte gehört auch zu den gravierenden Folgeerkrankungen bei Suchtgiftkranken. Da diese stark vom verwendeten Suchtmittel determiniert sind, werden sie ausführlicher im Rahmen der jeweiligen Suchttypen besprochen.

Allgemeine Grundsätze der Prävention und Therapie

Möglichkeiten der Prävention

Eine möglichst wirksame Prävention muß auf einem mehrdimensionalen Konzept aufbauen, das folgende Schwerpunkte berücksichtigt:

- **Begrenzung bzw. Verhinderung der freien Zugänglichkeit** von Suchtmitteln für gefährdete Personenkreise. Zu den Risikogruppen zählen Menschen, die bereits einen Abhängigkeitsprozeß entwickelt haben, bzw. Abhängigkeitsgefährdete, die zum Mißbrauch psychotroper Substanzen neigen: Diesen Patienten sind Tranquilizer, Hypnotika oder Analgetika äußerst restriktiv zu verordnen. Gefährdet sind weiters Patienten mit protrahierten Schmerzsyndromen und chronischen psychischen Störungen (chronische Angstzustände, Schlafstörungen), die zur Selbstmedikation tendieren.
- Die zunehmende Alkoholexposition der Jugend muß durch konsequente Vermeidung einer auf Selbstsicherheit und Prestigegewinn ausgerichteten **Werbung** und durch eine geeignete Preispolitik (z.B. Verbilligung alkoholfreier gegenüber alkoholischen Getränken in Gastgewerbebetrieben) eingedämmt werden. Gleiches gilt auch für das Nikotin.
- Entscheidend für die Entstehung von Abhängigkeitsprozessen ist das **Verhalten der Bezugspersonen:** Jugendliche imitieren häufig das von den Eltern vorgelebte pathologische Konsumverhalten.
- Besonderes Gewicht ist auch auf eine realistische **Information der Bevölkerung** über die Risiken der einzelnen Sucht- und Genußmittel zu legen.

Bemerkungen zur Therapieplanung

Jede erfolgversprechende Therapie der Abhängigkeitserkrankungen zielt auf eine stufenweise Rückbildung der Ausfälle und Folgeschäden, auf die Entwicklung psychosozialer Kompetenz und auf eine Lebensgestaltung in freier persönlicher Entscheidung ab.

In der **Kontaktphase** steht der Aufbau bzw. die Verstärkung der Behandlungsmotivation im Vordergrund. Die Mehrzahl der Abhängigen verfügt zum Zeitpunkt des Behandlungsbeginns noch nicht über eine ausreichende Krankheitseinsicht und unterschätzt somit die Schwierigkeiten des therapeutischen Prozesses. Daraus resultieren alibihaft begonnene, oberflächliche Therapiemaßnahmen mit geringen Erfolgschancen.

In der **Entzugsphase** (Entgiftungsphase) wird der Entzug des Suchtmittels durchgeführt. In diesem Behandlungsabschnitt werden zur Vermeidung schwerer Entzugserscheinungen auch medizinische Maßnahmen (Therapie mit stabilisierenden oder dämpfenden Substanzen) notwendig, die wegen ihres eigenen Abhängigkeitspotentials zeitlich befristet und unter strenger Kontrolle verabreicht werden. Parallel dazu werden bestehende Organschäden festgestellt und behandelt.

Während der nach Abklingen der akuten Entzugssymptomatik eintretenden **Restitutionsphase** kommt es zur Rückbildung der psychovegetativen Störsymptome und zu einer deutlichen Besserung des subjektiven Befindens. Das bei gutem Therapieverlauf nun häufig fehlende Verlangen nach dem Suchtmittel verführt – verbunden mit dem wiedererlangten, subjektiven Wohlbefinden – viele Patienten zu einer Überschätzung des bereits erreichten Therapieerfolges: Die scheinbare Stabilisierung ist jedoch stärkeren Belastungen noch nicht gewachsen.

Zu den wichtigsten therapeutischen Aufgaben der **Entwöhnungsphase** zählt die Erarbeitung einer realistischen Einschätzung und die Planung des weiteren Behandlungskonzeptes sowie die Etablierung einer tragfähigen Abstinenzmotivation.

Abhängige müssen nun auch über die im weiteren Abstinenzverlauf zu erwartenden Krisen und über geeignete Gegenmaßnahmen informiert werden.

An diese ersten Behandlungsschritte muß eine **ambulante Langzeittherapie** im Sinne einer Rehabilitations- bzw. Nachsorgemaßnahme anschließen, in deren Verlauf die Betroffenen die Fähigkeit zur Bewältigung ihrer Lebensaufgaben ohne Einsatz von Alkohol, Medikamenten oder Drogen stärken und neue psychosoziale Kompetenz erreichen müssen.

Eine intensive Therapiebeziehung ist während der ersten 2 Jahre nach Abstinenzbeginn dringend erforderlich. Die Vielfalt der ätiopathogenetischen Faktoren legt ein *individuelles Behandlungskonzept* nahe.

10.2.2 Störungen durch Alkohol

Früher wurden die Störungen durch Alkohol und die Störungen durch Sedativa und Hypnotika unter der Kategorie „Abhängigkeit vom Barbiturat-Alkohol-Typ" zusammengefaßt.

Dieser gemeinsame Oberbegriff für Abhängigkeitserkrankungen *unterschiedlichster* Stoffgruppen war deshalb gerechtfertigt, weil ihr Verlauf große Ähnlichkeiten und Überschneidungen aufweist. Die Einzelsubstanzen einer solchen Stoffgruppe sind durch die Phänomene Kreuztoleranz und Kreuzsubstitutionswirkung charakterisiert:

Unter **Kreuztoleranz** versteht man die Entwicklung einer Toleranz gegenüber verschiedenen Substanzen, die zu einem bestimmten Abhängigkeitstyp gehören, auch wenn ursprünglich nur eine dieser Substanzen angewendet worden ist.

Die **Kreuzsubstitutionswirkung** ist dafür verantwortlich, daß auch andere Substanzen einer zu einem Abhängigkeitstyp gehörigen Gruppe gleichartige bzw. ähnliche Wirkungen erzielen können wie die ursprünglich mißbrauchte Einzelsubstanz.

Aufgrund ihrer ähnlichen Wirkspektren waren neben den Barbituraten auch Beruhigungs- und Schlafmittel anderer chemischer Struktur wie die sog. „barbituratfreien Schlafmittel" (z. B. Methaqualon) und verschiedene Sedativa (z. B. Meprobamat) oder Anxiolytika aus der Benzodiazepingruppe einbezogen: Alle weisen mit Alkohol und Barbituraten eine Kreuztoleranz und eine Kreuzsubstitutionswirkung auf. Der **biologische Wirkungsmechanismus** des Alkohols auf das Nervensystem ist noch nicht ausreichend geklärt. In Analogie zu anderen anästhetisch wirkenden Substanzen wird dem Alkohol eine Veränderung der Struktur der Lipide und der membrangebundenen Proteine zugeschrieben.

Darüber hinaus werden vor allem bei längerer Einwirkung auch Einflüsse auf verschiedene Neurotransmitter, besonders auf das noradrenerge System und den Gammaaminobuttersäure (GABA)-Stoffwechsel, angenommen.

Für die Beurteilung der biologischen Alkoholwirkung und der klinischen Zustandsbilder ist es notwendig, zwischen den Effekten einer **akuten Intoxikation,** den Auswirkungen der **chronischen Alkoholschädigung** und denen der **Alkokolentzugssymptomatik** zu unterscheiden.

Akute Alkoholintoxikation

Pathophysiologische Effekte der akuten Alkoholwirkung sind u.a. verminderte Zellfluidität, Prostaglandin-E_1-Aktivierung (PGE_1), Störungen der mitochondrialen und ribosomalen Proteinsynthese sowie Veränderungen des Katecholamin- und des Neuropeptidstoffwechsels.

Die akute Alkoholisierung bewirkt eine gestufte Abfolge von körperlichen und psychischen Intoxikationszeichen. Mit fließenden Übergängen läßt sich nach einem *exzitativen Stadium* mit allgemeiner Enthemmung, vermehrtem Rede- und Tätigkeitsdrang, mit Euphorie bzw. aggressiver Gereiztheit und subjektivem Gefühl gesteigerter Leistungsfähigkeit ein *hypnotisches Stadium* mit zunehmender Ermüdung und Bewußtseinstrübung feststellen.

Bei fortschreitender Intoxikation folgen Kreislaufinsuffizienz, Bewußtlosigkeit, Reflexlosigkeit und zentrale Atemlähmung. Begleitend finden sich ebenfalls in abgestufter Intensität Koordinationsstörungen, vor allem durch Beeinträchtigung des zerebellovestibulären Systems mit Gang- und Sprachataxie. Der Ablauf der Symptomatik kann im einzelnen erhebliche Unterschiede aufweisen, die durch Konstitutionsfaktoren, äußere Umgebung, psychische Ausgangssituation und andere Gegebenheiten beeinflußt werden. Erhebliche Toleranzveränderungen können auch durch Einnahme von Psychopharmaka, Erkrankungen des Nervensystems bzw. verschiedene Organerkrankungen (Hepatopathie) bedingt sein.

Aus diesen Gründen sind alle der Bevölkerung bekanntgegebenen „erlaubten Höchstwerte" für einen regelmäßigen Alkoholkonsum problematisch, da sie keine Rücksicht auf zusätzlich bestehende Beeinträchtigungen nehmen; darüber hinaus berücksichtigen diese Angaben nur selten die deutlich geringere Alkoholtoleranz weiblicher Konsumenten.

Die realen Gefährdungsmomente einer Alkoholisierung liegen nicht so sehr in der Intoxikation selbst, die allerdings bei einem um 4-Promille-Blutalkoholspiegel liegenden Grenzwert lebensbedrohend wird; schwerwiegend sind vielmehr die indirekten Folgen der Berauschung durch Unfälle und Gesetzesübertretungen. Die ersten alkoholbedingten Leistungsstörungen beginnen bereits bei Blutalkoholwerten von 0,2-0,4 Promille mit einer Einengung des seitlichen Sehfeldes, verzögerter Wahrnehmung bewegter Gegenstände und Lichtquellen sowie einer allgemeinen Reaktionsverlangsamung. Die besondere Gefährlichkeit dieser Beeinträchtigungen liegt darin, daß sie subjektiv kaum realisiert werden. Die darüber hinaus bestehende Leistungsüberschätzung ist als weiterer ursächlicher Faktor zahlreicher Unfallereignisse (vor allem im Straßenverkehr) anzusehen.

Bei **massiver Alkoholintoxikation** mit tiefer Bewußtlosigkeit besteht die Gefahr, daß die Symptomatik gleichzeitig bestehender schwerwiegender traumatischer Schädigungen (z.B. epi- oder subdurale Blutungen) durch die Intoxikation verdeckt sein kann. Auch muß die Möglichkeit zusätzlicher toxischer Schäden durch Medikamente oder Drogen in Betracht gezogen werden.

Die neben den geschilderten Intoxikationsfolgen existierenden **abnormen Rauschzustände** können im 2 Kategorien gegliedert werden:

1. Der *komplizierte Rauschzustand* stellt eine quantitative Übersteigerung des einfachen Rausches mit massiver Zunahme der Erregung dar, die in keiner Relation zum Ausmaß der Alkoholisierung steht.

2. Im Gegensatz dazu handelt es sich beim insgesamt selteneren *pathologischen Rausch* um eine qualitativ abnorme Reaktion mit verschiedenen psychopathologischen Symptomen wie:
   – Dämmerzustand,

- Orientierungsverlust,
- paranoid-halluzinatorischer Symptomatik,
- Depressivität,
- Gereiztheit, Aggressivität,
- Angst und
- Triebdurchbrüchen.

Für das Zustandekommen dieser seltenen Störung sind Toleranzänderungen gegenüber Alkohol, aber auch aktuelle Einflüsse aus der Umgebung, verbunden mit Persönlichkeitsfaktoren, sowie zerebrale Vorschädigungen verantwortlich: Diese Komplexität macht die forensische Beurteilung des pathologischen Rauschzustandes schwierig. Gelegentlich können im Elektroenzephalogramm Zeichen erhöhter zerebraler Anfallsbereitschaft nachgewiesen werden, die spontan oder nach Alkoholprovokation auftreten. Pathologische Räusche werden auch schon bei relativ geringer Alkoholisierung beobachtet.

Chronischer Alkoholismus

Pathophysiologisch entsteht bei der chronischen Alkoholeinwirkung – im Sinne eines Adaptionsversuches an die Schädigung – eine PGE1-Verarmung, eine Aktivierung des hemmenden GABA-Systems im Zentralnervensystem sowie eine erhöhte Membranrigidität und eine Störung der Transportmechanismen biogener Amine.

Aktuelle Klassifikationen

Die modernen Klassifizierungsversuche des chronischen Alkoholismus spiegeln definitorische Schwierigkeiten wider. Nach den Kriterien der **WHO** sind Alkoholkranke: „exzessive Trinker, deren Abhängigkeit vom Alkohol einen solchen Grad erreicht hat, daß sie deutliche geistige Störungen oder Konflikte in ihrer körperlichen oder geistigen Gesundheit, ihren mitmenschlichen Beziehungen, ihren sozialen und wirtschaftlichen Funktionen aufweisen oder Prodrome einer solchen Entwicklung zeigen und daher eine Behandlung benötigen."

Nach **ICD-9** wurde Alkoholabhängigkeit definiert als: „ein psychischer, manchmal auch körperlicher Zustand, der durch Alkoholgenuß entsteht und durch Verhaltensweisen und andere Reaktionen charakterisiert ist, die immer den Drang einschließen, ständig oder periodisch Alkohol zu sich zu nehmen, um dessen psychischen Effekt zu erleben. Manchmal soll damit auch das Mißbehagen bei fehlendem Alkoholgenuß vermieden werden."

Diese Definition ist im ICD-10 durch allgemeine diagnostische Leitlinien (s. Tab. 10.**1**) ersetzt worden, die als entscheidendes Kriterium den starken, gelegentlich übermächtigen Wunsch definieren, psychotrope Substanzen oder Medikamente (ärztlich verordnet oder nicht), Alkohol oder Tabak zu konsumieren.

Ätiopathogenese der Alkoholabhängigkeit

Für die Entstehung des Alkoholismus sind nach heutiger Vorstellung multifaktorielle Ursachen verantwortlich, die aus dem körperlichen, seelischen, sozialen und kulturellen Bereich erwachsen und komplex zusammenwirken.

Unter den verschiedenen Theorien zur Erklärung der Entwicklung des Phänomens Alkoholabhängigkeit werden neben den biologischen bzw. somatisch-medizinisch orientierten Betrachtungsweisen auch soziologische und insbesondere psychologische Erklärungsmodelle diskutiert.

Während die Zunahme des Alkoholkonsums der Gesamtbevölkerung in erster Linie auf gesellschaftliche Ursachen zurückzuführen ist, muß die Entstehung der Alkoholabhängigkeit vor allem *personengebunden* gesehen werden. Zahlreiche Menschen leiden unter den Grenzen ihrer Fähigkeiten sowie an den Normen der Gesellschaft und erkranken an ihrer beeinträchtigten Erlebnisverarbeitung. Vermehrter Alkoholkonsum ist jedoch nicht nur auf Realitätsflucht und Wunsch nach Stimmungsveränderung zurückzuführen. In der öffentlichen Meinung wird Alkohol mit freudigen Anlässen und relevanten Ereignissen verbunden, er gilt darüber hinaus als Problemlöser. Häufig wird das Trinkverhalten des Umfeldes imitiert, ohne daß eine eigene Entscheidung gefällt wird. Dies trifft vor allem für alkoholnahe Berufe (z. B. Gastgewerbe, Weinbau etc.) zu. Der stimulierende Einfluß eines alkoholfreudigen Milieus auf das Trinkverhalten wird somit deutlich.

Für **genetisch-familiäre Faktoren** spricht die Tatsache einer hohen familiären Belastung durch Alkoholismus in der Primärfamilie (Elternfamilie): die Angaben liegen hier zwischen 40–70 %. Eineiige Zwillinge weisen eine deutlich höhere Konkordanz bezüglich des Alkoholismus auf als zweieiige. Daß dies nicht nur die Folge eines am Beispiel trinkender Familienangehöriger erlernten Verhaltens ist, kann durch Adoptionsstudien belegt werden, die zeigen, daß Söhne von Alkoholkranken, die bei Adoptiveltern aufwuchsen, eine wesentlich höhere Rate von Alkoholismus entwickelten, als in der Normalbevölkerung zu erwarten wäre. Sowohl Alkoholkranke als auch ihre nichtabhängigen Söhne zeigen eine verringerte ACTH-, Cortisol- und Prolaktinausschüttung, die das Trinkverhalten beeinflussen könnte.

Es gibt auch genetische Zusammenhänge mit anderen psychischen Erkrankungen, vor allem mit solchen aus dem depressiven Formenkreis.

Die **biologischen** Voraussetzungen der Abhängigkeitsentstehung sind vielfältig. So scheint Alkohol Endorphine freisetzen zu können: Bei einem Teil der Abhängigen drosselt eine Blockade der Opiatrezeptoren das Verlangen nach Alkoholzufuhr. Bei chronischem Alkoholismus ist das GABA-erge System aktiviert, die Transportmechanismen anderer biogener Amine sind vielfältig gestört. Die Entzugssymptome finden durch eine Aktivierung des noradrenergen Transmittersystems eine Erklärung.

Die **psychoanalytischen Theorien** zur Entstehung der Alkoholabhängigkeit gehen davon aus, daß der Ausbildung der Sucht eine durch mangelhafte Objektbeziehung und Frustration in der Kindheit entwickelte prämorbide Persönlichkeitsstruktur zugrunde liegt. Besondere Bedeutung für die Entwicklung süchtigen Verhaltens wird gestörten Familienverhältnissen mit oralen Frustrationen in der Kindheit zugeschrieben. Da Bedürfnisse nach Liebe und Wärme in Beziehung zu Hunger und Durst gesetzt werden, betonte man zunächst die pathogene Bedeutung der gestörten Mutter-Kind-Beziehung, um später auch suchtdisponierende Faktoren durch Verwöhnung und Versagung einzubeziehen. Einige tiefenpsychologische Theorien heben den Aspekt der Selbstzerstörung als wesentliches Merkmal der Sucht hervor: Alkoholismus sei eine Form der Selbstbestrafung, letztlich einer langsamen, chronischen Selbsttötung.

Eine charakteristische „Alkoholikerpersönlichkeit" konnte jedoch nie aufgedeckt werden: Einerseits ist es kaum möglich, die Persönlichkeitsentwicklung von Beginn der Alkoholabhängigkeit an zu verfolgen, andererseits sind Alkoholkranke in ihrem aktuellen Persönlichkeitsbild sehr unterschiedlich. Wenn uniforme Persönlichkeitscharakteristika zu fassen sind, handelt es sich hauptsächlich um Folgen des chronisch überhöhten Alkoholkonsums im Sinne der Einengung der Persönlichkeit und des Abbaues psychischer Funktionen unter dem Einfluß organischer Störungen.

Die **lerntheoretischen Modelle** zur Erklärung des Alkoholismus fragen vor allem nach den „Funktionen" des Alkohols: Exzessiver Alkoholkonsum wird als erlerntes Verhalten aufgefaßt, das den allgemein gültigen Lerngesetzen unterliegt und von Lebensumständen und Sozialisationsbedingungen mitbestimmt wird. Lerntheoretisch wird Alkoholismus vorwiegend durch negative Verstärkungsprozesse erklärt. Je häufiger und unmittelbarer nach Alkoholkonsum eine Belohnung durch Minderung oder Wegfall von Hemmungen, Angst, Spannungen, Minderwertigkeitsgefühlen, Unlust und Langeweile erlebt wird, um so mehr wird Alkoholtrinken konditioniert. Alkoholiker können unter Alkohol besser als im nüchternen Zustand Kontakte aufnehmen, Gefühle zeigen oder Aggressionen abreagieren. Zum enthemmenden Einfluß des Alkohols kommt somit der Aspekt des zustandsabhängigen Lernens (state dependent learning): Im alkoholisierten Zustand gelernte Verhaltensweisen und Fähigkeiten können nur unter Alkoholeinfluß reaktiviert werden.

Die unangenehmen Folgen vermehrten Alkoholkonsums und somit die Bestrafung durch negative Verstärker oder Wegfall positiver Verstärker (massive Entzugserscheinungen, körperliche Schäden und soziale Folgen) treten meist erst nach Jahren vermehrten Trinkens auf. Die unerwünschten Konsequenzen des Trinkens werden lange Zeit gegenüber den erwünschten Folgen schwächer erlebt. Werden jedoch die angenehmen Trinkfolgen zunehmend mit unangenehmen Konsequenzen assoziiert, entwickelt der Trinker Selbstkontrollversuche, die aber in der Regel scheitern.

Die durch das Trinken aufkommenden Schuldgefühle werden durch weiteren Alkoholkonsum beseitigt. Es kommt zum Abbau der Selbstkontrolle und somit auch des Realitätsbezuges.

Betrachtet man Alkoholismus nur als erlerntes Fehlverhalten, müßte durch Umkonditionierungsprozesse die Möglichkeit des kontrollierten Trinkens erreicht werden können. Therapeutische Bemühungen, kontrolliertes Trinken zu erzielen, erweisen sich aber in den meisten Fällen als erfolglos.

Soziologische bzw. **sozialpsychologische Theorien** versuchen die unterschiedliche Häufigkeit des Alkoholismus in verschiedenen Kulturen und Gruppen zu erklären. Dabei werden jedoch kaum Abgrenzungen zwischen Alkoholmißbrauch und Alkoholabhängigkeit vorgenommen. Von soziologischem Interesse sind vor allem die Zusammenhänge zwischen Trinkverhalten und der in einer Gesellschaft vorherrschenden Angst.

Bei *männlichen Alkoholikern* wird hier das Bedürfnis nach Macht als Hauptmotiv für den Alkoholkonsum gesehen, für *Frauen* hingegen seien weitgehend unbewußte Konflikte der Rollenidentifikation für die Entwicklung des Alkoholismus von Bedeutung. Dies muß jedoch immer im Zusammenhang mit gesellschaftlichen und politischen Normen gesehen werden.

Mit Hilfe **kybernetischer Modelle**, die erlebnisbedingte Beeinträchtigungen (Frustration, Geringschätzung etc.) und persönlichkeitsbedingte Störungen (mangelnder Realitätsbezug, Machtstreben etc.) miteinander in Beziehung setzen, lassen sich zahlreiche Theorien vereinen und Entwicklungsprozesse des Alkoholismus veranschaulichen.

Faktoren, die den Prozeß der Suchtentwicklung fördern, sind demzufolge:

- ungünstige Leitbild- und Familieneinflüsse (z.B. broken-home-Situation),
- Kontaktarmut, Neigung zu oberflächlichen „Scheinkontakten",
- Passivität,
- Störungen des Selbstbezugs,
- wiederkehrende psychische und soziale Belastungen.

Zusammenfassend können wir festhalten, daß **unspezifische Basisfaktoren** in Verbindung mit Änderungen des Trinkverhaltens und der Alkoholwirkung das Bild der Abhängigkeit in ihren verschiedenen Varianten bedingen. Die daraus resultierenden körperlichen, psychischen und sozialen Auswirkungen können ihrerseits die psychischen Basisstörungen verstärken und somit zu einer weiteren Ausprägung der „Suchtschleife" führen. Basisfaktoren sind unspezifisch, da sie nicht zum Alkoholismus führen müssen. Grundsätzlich unterscheidet man:

- genetische und familiäre Basisfaktoren,
- soziale und wirtschaftliche Basisfaktoren,
- psychische und somatische Basisfaktoren.

Auf **genetische Faktoren** im Rahmen der Entwicklung einer Alkoholabhängigkeit wurde bereits eingegangen.

Die Bedeutung **sozialer Basisfaktoren** liegt in der hohen sozialen Wertigkeit alkoholischer Trinkgewohnheiten in unserem Kulturkreis. Alkoholtrinken scheint unerläßlich für viele Formen sozialer Begegnung zu sein und vermittelt auch heute noch das Image gesellschaftlicher Erfahrenheit und Stabilität.

Wirtschaftliche Faktoren erklären die gewaltige Verbreitung des Alkohols: In Mitteleuropa ist seit der Jahrhundertwende ein nahezu kontinuierlicher Anstieg der produzierten bzw. pro Kopf verbrauchten Alkoholmenge, sowie auch der Zahl der Alkoholabhängigen zu verzeichnen. Ein Vergleich des Pro-Kopf-Verbrauchs in Litern reinen Alkohols in Deutschland ergibt vom Ausgangswert 5,6 l im Jahre 1955 eine Steigerung auf 12,4 l im Jahre 1981; für 1991 wurde der Wert auf 16 l geschätzt. Im gleichen Zeitraum stiegen die Gesamtausgaben für alkoholische Getränke in Deutschland von 8,14 Milliarden DM (1955) auf 41,71 Milliarden DM (1981); 1996 scheinen sie über 50 Milliarden DM zu betragen.

Während in den letzten Jahren die Steigerungsraten des Alkoholkonsums etwas geringer waren bzw. teilweise stagnierten, ist in der Zusammensetzung der Bevölkerungsanteile mit hohem Alkoholkonsum eine Zunahme von Frauen und Jugendlichen zu registrieren. Dies ist einerseits als Ergebnis gezielter Werbemaßnahmen der alkoholproduzierenden Industrie, andererseits aber auch als Folge soziokultureller Umschichtungen zu bewerten.

Unter den **psychischen Basisfaktoren** spielen vor allem Depressivität, Angst und Unsicherheit eine große Rolle. Eine weitere Gruppe von Gefährdeten sind spannungsintolerante Persönlichkeiten: Nach längerem Spannungsstau kommt es zu massiven Trinkepisoden mit Kontrollverlusten und Berauschungen. Alkohol wird aber auch von psychotischen Patienten zur Selbstbehandlung eingesetzt. Ebenso kann die bei Oligophrenie und Demenzen gegebene Minderung der Kritikfähigkeit ein unmäßiges Trinken mit entsprechender Abhängigkeitsgefährdung fördern.

Auf der Grundlage dieser Basisfaktoren entwickelt sich eine Abhängigkeitsgefährdung durch Änderung des Trinkstils im Sinne des *Erleichterungstrinkens*. Im weiteren Verlauf des daraus resultierenden, protrahierten Alkoholmißbrauchs finden sich Änderungen der Alkoholwirkung im Sinne einer Umkehr der anfänglichen Erleichterungswirkung. Die ursprünglichen psychischen Hintergrundstörungen werden durch die Alkoholwirkung verstärkt und wecken neuerlich das Bedürfnis nach „Erleichterung" durch Alkohol.

Entwicklung des Alkoholismus

Da die Alkoholabhängigkeit in der Vergangenheit fälschlicherweise als Ausdruck einer präformierten Charakterfehlbildung galt, wurde erst spät erkannt, daß die Entstehung und der Verlauf des chronischen Alkoholismus als ein Krankheitsprozeß anzusehen sind, der sich prozeßhaft in definierten Verlaufsphasen entwickelt.

Aus den Angaben von 2000 Alkoholkranken hat Jellinek eine Entwicklung der Alkoholabhängigkeit in 4 Phasen postuliert.

1. Die **präalkoholische Phase** geht der eigentlichen Abhängigkeitsbildung voraus: Der Betroffene erfährt die positiven, belohnenden Konsequenzen des Trinkens.
2. Die **Prodromalphase** ist gekennzeichnet durch vermehrtes Denken an Alkohol (Vorratsdenken), gieriges Trinken, Verheimlichungstendenzen, Schuldgefühle und alkoholische Erinnerungslücken bereits nach Einnahme geringer Alkoholmengen (*Palimpseste, Black outs*).
3. Die **kritische Phase** entwickelt sich nach einer Dauer von etwa 6 Monaten bis 5 Jahren: Es häufen sich *Kontrollverluste* (obwohl sich die Patienten vornehmen, nur eine geringe Menge Alkohol zu sich zu nehmen, kommt es zu einem massiven Alkoholkonsum), erfolglose *Abstinenzversuche* und Bemühungen, den Trinkstil zu ändern (z.B.: Trinken erst zu bestimmten Tageszeiten). In dieser Phase dominieren die Abwehrtendenzen gegenüber dem Bewußtwerden der bestehenden Alkoholabhängigkeit. Die Vorhaltungen von seiten der Umgebung werden mit Ausflüchten, *Trinkalibis*, trotzigem, großspurigem Verhalten oder mit Selbstmitleid beantwortet. Als Ausdruck der bereits eingetretenen *Persönlichkeitsänderung* und als Reaktion der Umgebung kommt es zu einem Verlust stabiler sozialer Beziehungen und häufig auch zur Aufgabe des Arbeitsplatzes.
Zusätzlich entwickeln sich erhebliche Partnerschaftskrisen, nicht selten verbunden mit einer Reduktion der Libido und Entwicklung einer übersteigerten Eifersuchtshaltung. Durch die **körperliche Abhängigkeit** entsteht das Bedürfnis nach morgendlichem Alkoholkonsum zur Reduktion der *Entzugssymptome*, die sich infolge der fallenden Alkoholkonzentration während des Nachtschlafs entwickelt haben. Körperliche Vernachlässigung, verbunden mit Mangelernährung, sowie die alkoholismusbedingten Organschäden führen zur Notwendigkeit medizinischer Behandlungsmaßnahmen, die zu diesem Zeitpunkt allerdings nur in bezug auf die körperlichen Befunde akzeptiert werden.
4. In der **chronischen Phase** mit protrahierten tagelangen *Räuschen* und erheblicher *Alkoholtoleranzminderung* dominieren die Zeichen der voll ausgebildeten Alkoholabhängigkeit bei bereits erheblicher organischer Schädigung zentralnervöser Funktionsbereiche. Es bestehen zusätzlich Angstzustände, reduzierte Hirnleistung und psychomotorische Hemmung. Der Abbau ethischer Werte führt zu sekundären Beeinträchtigungen.

In dieser Phase ist mit dem passageren Auftreten von *alkoholischen Psychosen* zu rechnen.

Tremor, Ataxie und Polyneuropathien weisen auf schwere *neurologische Störungen* hin. Am Ende dieser Entwicklung kommt es über eine Phase des „besessenen Trinkens" zum Zusammenbruch aller Erklärungs- und Alibisysteme, die der Patient aufgebaut hat: Oft ergibt sich erst damit eine bessere Zugänglichkeit für eine Behandlungsaufnahme. Das komplexe klinische Erscheinungsbild der verschiedenen Varianten der Alkoholabhängigkeit ist durch das Zusammenwirken der chronischen Intoxikation und der dadurch ausgelösten Adaptationsvorgänge mit den psychoreaktiv entstandenen Folgen des Abhängigkeitsprozesses zu erklären.

Alkoholismustypologien

Die erheblichen individuellen Unterschiede bezüglich der psychischen Hintergrundstörungen, der Persönlichkeitsstruktur und des Trinkstils sowie der sozialen und familiären Begleitfaktoren erklären verschiedenartige Verlaufsvarianten. Vielfältig sind somit die Versuche einer typologischen Einteilung der Alkoholkrankheit. Das Postulat der *fünf Prägnanztypen* des Alkoholismus *nach Jellinek* besitzt heute immer noch große Verbreitung.

Der **Alpha-Typ** beschreibt einen vorwiegend psychologisch motivierten Trinkstil mit Ausufern der Trinkmengen bei psychischen Spannungen und Konflikten. Im Vordergrund steht die psychische Abhängigkeit, allerdings noch ohne Kontrollverluste.

Beim **Beta-Typ** ist das Trinken vor allem durch soziokulturelle Gegebenheiten motiviert, während die psychische Abhängigkeit im Hintergrund steht. Aufgrund der übenwiegend durch äußere Faktoren bedingten Trinkmotivation spricht man von Gelegenheitstrinken. Alpha- und Beta-Trinker stehen zumeist noch am Beginn der Abhängigkeit.

Der **Gamma-Typ** ist durch das Dominieren der psychischen Abhängigkeit mit gehäuften Kontrollverlusten gekennzeichnet, in denen die Fähigkeit, die Trinkmenge abzugrenzen bzw. zu kontrollieren, verlorengeht. In Episoden des „Nicht-aufhören-können" trinken die Betroffenen wie unter einem inneren Zwang so lange, bis durch den Schweregrad der Berauschung eine weitere Alkoholeinnahme nicht mehr durchführbar ist. Der Trinkstil wirkt durch den Wechsel zwischen massiven Trinkepisoden und Zeiten geringeren Alkoholkonsums sehr unregelmäßig.

Auf dem Boden der Toleranzbildung entwickelt sich eine körperliche Abhängigkeit mit Entzugssymptomen, die bereits bei fallender Alkoholkonzentration (nach dem Nachtschlaf) einsetzen.

Das Gesamtbild der Alkoholabhängigkeit vom Gamma-Typ ist somit durch das gut erkennbare süchtige Verhalten und eine ausgeprägte Neigung zur Progression geprägt.

Fallbeispiel

Der 41jährige Patient ist väterlicherseits durch eine Alkoholabhängigkeit belastet. Er selbst konsumierte anfangs Alkohol ausschließlich in geselligem Rahmen und stellte dabei rasch fest, daß eine leichtere Alkoholisierung zu einem prompten Schwinden seiner Angst vor sozialen Kontakten führte. Seit dem 19. Lebensjahr sind dem Patienten erste Häufungen von Berauschungen bei Parties und Lokalbesuchen mit Freunden in Erinnerung, bei denen er als „Alleinunterhalter", aber auch als „Rauschkugel" ein gewisses Ansehen genoß, das im krassen Gegensatz zu seiner Autoritätsangst und seiner Kontaktscheu stand. Im Verlauf der nächsten Jahre kam es zu einer Ausweitung des Erleichterungstrinkens auf nahezu jede Spannungs- und Belastungssituation.

Nach dem dreißigsten Lebensjahr traten gehäufte Mengenkontrollverluste mit massiven Berauschungen auf, die der Patient ebenfalls lange Zeit nicht als Ausdruck eines abnormen Trinkverhaltens anerkannte. In diesem Lebensabschnitt ergaben sich die ersten beruflichen Probleme. In der Folgezeit entwickelten sich partnerschaftliche Schwierigkeiten aufgrund seiner ständigen Gereiztheit und Eifersuchtshaltung, die sich vor allem bei Alkoholisierung in massiver Aggressivität äußerte. Trotz der unübersehbaren Häufung von Berauschungen mit nachfolgenden Erschöpfungszuständen und Krankenständen war es der Ehepartnerin nicht möglich, die Alkoholproblematik anzusprechen, da der Gatte darauf entweder aggressiv oder ausweichend reagierte. Der Patient kündigte scheinbar unmotiviert seine Stelle als Versicherungsangestellter und nahm nach mehrmonatiger Arbeitslosigkeit eine weit unter seinem Ausbildungsniveau liegende Tätigkeit an. In diese Zeit fällt auch eine mehrwöchige Periode vollständiger Alkoholabstinenz, die nach ihrer Beendigung rasch wieder in das frühere Trinkverhalten mündete. Zusätzlich entwickelten sich amnestische Lücken, Schlafstörungen, morgendliche Verstimmungszustände, Tremor, gastrointestinale Beschwerden und Schweißausbrüche, die durch Alkoholkonsum rasch wieder abklangen. Im Zuge einer stationären internistischen Durchuntersuchung, die als Diagnose „gastrointestinale Beschwerden, Fettleber und psychovegetative Störungen" ergab, wurde der Patient auch konsiliarisch dem Psychiater vorgestellt, verleugnete dabei aber trotz intensiver Hinweise jeden übermäßigen Alkoholkonsum. Die dennoch veranlaßte Zuweisung zu einer Informationsgruppe für Alkoholgefährdete quittierte er anfangs mit Unwillen und erklärte dort, er sehe keine Schwierigkeiten, völlig abstinent zu leben, da er dies bereits in der oben beschriebenen Abstinenzperiode „spielend" geschafft habe.

Nach Bericht der Gattin kam es nach der Entlassung rasch zu neuerlichen Berauschungsperioden, wobei auffiel, daß dafür bereits geringere Alkoholmengen ausreichten.

Durch vereinte Bemühungen der Familie und des Hausarztes konnte der Patient schließlich doch zu einer stationären Entwöhnungsbehandlung motiviert werden. Im Verlauf der Therapie kam es nach einer mehrtägigen leichten Entzugsphase zu einer raschen Konsolidierung seines Zustandes. Der Patient äußerte in den ersten Wochen mehrfach, er halte sich im Vergleich zu den übrigen Mitpatienten für „weniger abhängig". Eine Krankheitseinsicht entwickelte sich erst langsam in der Gruppentherapiestunde, wobei ihn die Schilderung eines bereits in Nachbehandlung befindlichen Patienten beeindruckte, der über mehrere gescheiterte Versuche des „kontrollierten Trinkens" berichtete.

Gegen Ende der sechsten Abstinenzwoche kam es vorübergehend zu einer mehrtägigen Phase gesteigerter Aktivität und Reizbarkeit. Der Patient wirkte getrieben, hatte zahlreiche Pläne, um durch gesteigerte Arbeitsleistung und Nebentätigkeiten, die er nach der Entlassung annehmen wollte, möglichst rasch einen sozialen Wiederaufstieg zu erreichen.

Erst nach und nach war er bereit, ein reales Lebenskonzept zu entwickeln. Nach der Entlassung hat der Patient in zweiwöchigen Abständen eine regionale Nachbetreuungsgruppe frequentiert, in der er auch noch nach jetzt knapp dreijähriger Abstinenz fest integriert bleibt.

Die eheliche Situation ist stabilisiert, obwohl es in den ersten Monaten nach der Entlassung Probleme durch eine vorübergehende Libidoverminderung des Patienten und eine ebenfalls passagere Vorwurfshaltung der Gattin gab, die die ihr zugefallene dominante Position in der Familie nur zögernd aufzugeben bereit war. Die berufliche Lage des Patienten hat sich nach einem Abstinenzjahr ebenfalls im Sinne eines Wiederaufstieges konsolidiert. An subjektiven Beschwerden wurden während der Abstinenzzeit lediglich vereinzelte mehrtägige Perioden von dysphorischer Verstimmung, von Schlafstörungen und von verschiedenen vegetativen Symptomen berichtet, die stets spontan abklangen.

Charakteristisch für den **Delta-Typ** ist der regelmäßige Trinkstil mit täglicher Einnahme hoher Alkoholmengen und entsprechend ausgeprägter körperlicher Abhängigkeit. Der Delta-Alkoholismus findet sich vor allem in Kollektiven bzw. Regionen, in denen aus sozioökonomischen Gründen regelmäßig hohe Mengen von Alkohol konsumiert werden. Psychische Hintergrundstörungen, massive protrahierte Berauschungen und Kontrollverluste gehören nicht zum typischen Bild, können sich aber in Spätstadien im Sinne der Bildung eines Delta-Gamma-Mischtyps entwickeln. Der Delta-Alkoholiker ist stark gefährdet, ein Delirium tremens zu entwickeln.

Fallbeispiel

Der 45jährige Gastwirt wurde erst im Anschluß an eine stationäre Aufnahme zur Abklärung seiner Hypertonie und von Verdauungsbeschwerden durch die rasche Entwicklung einer deliranten Verwirrtheit auffällig, in deren Verlauf auch ein singulärer epileptischer Anfall auftrat.

Die Vorgeschichte ergab eine durchaus stabile berufliche und familiäre Entwicklung, es bestanden keinerlei Hinweise auf psychische Störungen. Der Patient und seine Bezugspersonen berichteten einhellig über einen nach ihrer Meinung wenig auffälligen Trinkstil. Er habe zwar regelmäßig über den Tag verteilt etwa zwei bis drei Liter Wein konsumiert, eine massive Berauschung sei aber äußerst selten aufgetreten. Allerdings sei in den letzten Monaten eine Herabsetzung der Alkoholverträglichkeit bei verstärktem morgendlichen Tremor, Schweißausbrüchen und reduzierter allgemeiner Belastbarkeit aufgefallen, die letztlich zur hausärztlichen Untersuchung geführt hätten. Die stationäre Abklärung ergab neben erheblichen Leberparenchymschäden eine chronische Gastritis sowie eine Hypertonie und eine Polyglobulie.

Im neurologischen Befund fand sich eine ausgeprägte Polyneuropathie mit Betonung der unteren Extremitäten und eine diskrete diffuse Hirnatrophie. Das EEG zeigte keine spezifischen Hinweise für eine Epilepsie. Das Alkoholdelir klang nach mehrtägiger Therapie mit gleichzeitiger Anfallsprophylaxe rasch ab. Anschließend fiel ein ausgeprägtes psychoorganisches Syndrom mit Verlangsamung und herabgesetzter Konzentrationsleistung auf.

Die Therapie war anfangs durch die Uneinsichtigkeit des Patienten erschwert, der keinesfalls einsehen wollte, daß der Alkohol an seinen Beschwerden schuld sein sollte. In der Informationsgruppe hob der Patient hervor, daß er weder Kontrollverluste oder psychische Krisen erlebt hätte. Eine für eine tragfähige Abstinenzmotivation ausreichende Krankheitseinsicht ließ sich erst durch die Betonung des schweren Entzugssyndroms und der starken Organschäden erreichen, so daß eine strukturierte Therapie aufgenommen und problemlos abgeschlossen werden konnte. Die Polyneuropathie klang in den folgenden Monaten langsam ab. Der Patient war allerdings zu keiner regelmäßigen Teilnahme an den regionalen Nachbetreuungsgruppen zu bewegen, da er fest bei seiner Meinung blieb, er sei von den dort besprochenen psychischen und sozialen Problemen nicht betroffen. Nach etwa einjähriger Abstinenz kam es nach einer Weinverkostung über den anschließenden regelmäßigen Konsum geringer Alkoholmengen zu einem raschen neuerlichen Ausufern der Trinkmenge. Im Gegensatz zum vorherigen „Spiegeltrinken" des Delta-Typs entwickelten sich nun die zusätzlichen Kriterien des Gamma-Alkoholismus mit Kontrollverlusten und protrahierten Rauschepisoden bei deutlicher Alkoholtoleranzminderung. Der Patient wurde in sehr schlechtem körperlichen Zustand und einem neuerlichen „Entzugsanfall" im Rahmen eines Prädelirs zur Wiederbehandlung zugewiesen.

Der **Epsilon-Typ** ist durch episodisches Trinken mit längeren dazwischenliegenden Phasen geringeren oder fehlenden Alkoholkonsums charakterisiert. Der *Quartaltrinksucht (Dipsomanie)* liegt häufig eine zykloide Persönlichkeitsstruktur zugrunde. Nicht alle Epsilon-Trinker sind Alkoholiker im strengen Sinn der Definition, fließende Übergänge zum Gamma-Typ sind möglich.

Neuere Klassifikationsversuche berücksichtigen vermehrt ein Zusammenspiel von Persönlichkeitsstruktur und Umweltbedingungen sowie die Bedeutung der zeitlichen Dimension für biologische, psychologische und soziologische Faktoren.

Folgeerkrankungen

Zum Zeitpunkt der voll ausgebildeten Alkoholabhängigkeit sind in individuell unterschiedlichem Ausmaß Folgeschäden der Alkoholabhängigkeit entstanden, die sich häufig gegenseitig verstärken.

Stets müssen fließende Übergänge zwischen den einzelnen Kategorien berücksichtigt werden:

- *entzugsbedingte Störungen*: akutes und protrahiertes Entzugssyndrom, Delirium tremens;
- *psychiatrische Folgeerkrankungen*: Alkoholhalluzinose, alkoholischer Eifersuchtswahn, depressive Verstimmungen;
- *psychoorganische Beeinträchtigungen* mit Hirnleistungstörungen bis zur Demenz;
- *neurologische Folgeerkrankungen* wie epileptische Anfälle, Wernicke-Enzephalopathie, Hirnatrophie, periphere Polyneuropathie;
- *organische Folgeerkrankungen*: Störungen von Leber, Pankreas, Magen, Darm; Kardiomyopathie, arterielle Hypertonie, hämatologische und endokrine Störungen, Muskelerkrankungen;
- *familiäre und soziale Konsequenzen.*

Akutes Entzugssyndrom

Das akute Alkoholentzugssyndrom setzt bei stärkerem Absinken der Alkoholkonzentration frühestens einige Stunden nach der letzten Alkoholeinnahme ein und ist Ausdruck einer Übererregbarkeit von toxisch vorgeschädigten zentralnervösen Funktionsbereichen – eine Steigerung der Sensibilität der Noradrenalinrezeptoren wird diskutiert.

Die **klinische Symptomatik** ist durch neurologische, psychische, vegetative und somatische Irritationszeichen wie Tremor, Hyperhidrosis und psychomotorische Störungen gekennzeichnet, die bei *leichten und mittelschweren Verläufen* nach einigen Tagen, spätestens nach einer Woche abklingen.

Bei *schweren Verlaufsformen* kommt es zu einer stufenweisen Eskalation der Symptome sowie zum Auftreten von epileptischen Anfällen und schweren Angstzuständen, oft verbunden mit Halluzinationen. Diese Symptome münden bei ca. 15 % der Alkoholkranken in ein Delirium tremens.

Nach Abklingen des akuten Entzugssyndroms folgen vielfach die charakteristischen, wellenförmig auftretenden Störungen des **protrahierten Alkoholentzugssyndroms,** das durch sein oft überraschendes Einsetzen nach beschwerdefreien Abstinenzperioden für viele Rückfälle mitverantwortlich ist. Die Symptomatik dieser oft nur Stunden oder wenige Tage andauernden Störung ist durch unvermutet beginnende Unruhezustände, durch Gereiztheit, Dysphorie und Schlafstörungen sowie durch verschiedene andere somatisch-vegetative Störungen gekennzeichnet. Die Symptomatik kann von heftigem Alkoholverlangen begleitet sein. Die syndromatische Verbindung zu den akuten Entzugserscheinungen wird durch die häufige Vergesellschaftung mit den Symptomen Hyperhidrosis und Tremor besonders deutlich. Als pathogenetischer Hintergrund wird eine latentes Weiterbestehen der für das akute Entzugssyndrom verantwortlichen biochemischen und neurophysiologischen Störungen im Sinne einer Übererregbarkeit zentralvenöser Funktionssysteme angenommen.

Eine besondere Häufung derartiger krisenhaft auftretender Störungen findet sich zwischen der sechsten und achten Abstinenzwoche und nach etwa einjähriger Alkoholkarenz sowie gegen Ende des zweiten Abstinenzjahres.

Delirium tremens (Alkoholentzugsdelir)

Ein Delir tritt zumeist nach einer mehrtägigen Eskalation eines schweren Abstinenzsyndroms auf. Das seltener zu beobachtende Einsetzen eines Delirium tremens während einer protrahierten Trinkperiode (*Kontinuitätsdelir*) erklärt sich durch eine weitreichende Schädigung, aufgrund der schon eine nur kurzfristige Unterbrechung der Alkoholzufuhr zur Entwicklung eines Delirs Anlaß geben kann.

Die **klinische Symptomatik** des Delirs entwickelt sich aus einer zunehmenden psychomotorischen Unruhe und einer situativen Desorientiertheit. Im weiteren Ablauf treten Auffassungs- und Wahrnehmungsstörungen hinzu, die sich in illusionären Verkennungen sowie Halluzinationen (meist multiple, kleine, optisch halluzinierte, bewegte Gegenstände – *Mikropsien* – oder Tiere – *Zoopsien* –) ausdrücken. Die Wahrnehmungsstörungen führen nicht selten zu szenischen Halluzinationen, in denen die Wahrnehmungsstörungen einer vertrauten Lebenssituation zugeordnet werden. Die Patienten glauben, am gewohnten Arbeitsplatz, zu Hause oder im Gasthaus zu sein, wähnen sich im Zentrum großer Aufmärsche und führen gelegentlich stereotype Tätigkeiten unter Verwendung imaginärer Hilfsmittel oder Werkzeuge im Sinne eines *Beschäftigungsdelirs* aus. Delirante weisen eine gesteigerte Suggestibilität auf, sind ängstlich und gereizt und zeigen gelegentlich eine euphorische Erregung.

Unter den beim Delirium tremens konstant zu erwartenden vegetativen Störungen dominieren die Symptome Hyperthermie, Tachykardie und Hyperhidrosis. Als häufige, aber nicht obligate *Begleiterscheinungen* können initial zerebrale Krampfanfälle auftreten. Unbehandelt kann ein Delir nach mehrtägiger Dauer durch die starke Übererregung zentralnervöser Funktionsbereiche in Verbindung mit somatischen Erkrankungen einen letalen Ausgang nehmen.

Die **Therapie** des Alkoholdelirs erfordert den rechtzeitigen Einsatz von Substanzen mit sedierendem sowie antikonvulsivem Wirkspektrum. In den verschiedenen Behandlungszentren werden für diese Indikationen folgende Medikamente eingesetzt: verschiedene Benzodiazepinderivate wie z.B.: Lorazepam oder Flunitrazepam; Clomethiazol, Meprobamat oder Haloperidol. Aus Gründen der Arzneimittelsicherheit sollte heute stark und rasch wirksamen Benzodiazepinderivaten der Vorzug gegeben werden. Sie sind die einzigen der genannten Substanzen, deren Wirkung durch spezifische Antagonisten vollständig aufgehoben werden kann. Dies ist vor allem beim Auftreten von Nebenwirkungen (Atemdepression) oder interkurrenten Erkrankungen von eminenter klinischer Bedeutung. Wichtige *flankierende Maßnahmen* sind die Regulierung entgleister Elektrolyt- oder Stoffwechselparameter, Thromboseprophylaxe sowie im Bedarfsfalle der Einsatz kardial unterstützender Therapien und eine antibiotische Abschirmung. Durch den Einsatz intensivmedizinischer Maßnahmen weist die in der Vergangenheit mit einer Letalität von 5–30 % der Fälle belastete Erkrankung heute eine wesentlich bessere Prognose auf: Die Mortalität liegt unter 3 %.

Da das Alkoholdelir aus einem in seiner Intensität rasch zunehmenden akuten Alkoholentzugssyndrom entsteht, ist eine rechtzeitige Sedierung die wichtigste präventive und therapeutische Maßnahme.

Alkoholhalluzinose

Die Alkoholhalluzinose ist durch *akustische Halluzinationen* gekennzeichnet, in denen beschimpfende und bedrohende Inhalte überwiegen. Häufig werden diese in ein *Wahnsystem* eingearbeitet. Die chronische Alkoholhalluzinose ist wesentlich seltener als die während der akuten Alkoholentzugsphase auftretenden akuten transitorischen halluzinatorischen Episoden. Sie beginnt charakteristischerweise während des Alkoholentzugs und kann über Monate persistieren.

Differentialdiagnostische Schwierigkeiten können sich gelegentlich in der Abgrenzung zu Psychosen aus dem Formenkreis der Schizophrenien ergeben.

Neben der Behandlung des akuten Alkoholentzugs ist hier der Einsatz von Antipsychotika angezeigt.

Alkoholischer Eifersuchtswahn

Der Hintergrund des Eifersuchtswahns wird sowohl in der durch den Alkoholismus gestörten Partnerschaft als auch in dispositionellen und psychoorganischen Faktoren gesehen, die darüber hinaus mit lebensgeschichtlichen Entwicklungsmomenten interagieren.

Der Eifersuchtswahn im Sinne von unrealistischen, auch ohne Alkoholisierung auftretenden Eifersuchtsvorstellungen muß von passageren Eifersuchtsideen während des manifesten Trinkens oder der Entzugssituation abgegrenzt werden.

Depressive Verstimmungen

Große praktische Bedeutung kommt der Entwicklung von depressiven Syndromen zu, die sich durch das Zusammenwirken von Persönlichkeitsstörung, herabgesetzter Belastbarkeit, psychoorganischen Schäden, exogenen Einflüssen und sozialen Folgeerscheinungen erklären lassen. Die hohe Suizidalität von Alkoholabhängigen kann durch diese depressiven Verstimmungen erklärt werden. Neben strikter Alkoholkarenz kommt hier eine Kombination medikamentös-antidepressiver und psychotherapeutischer Strategien zum Einsatz.

Psychoorganische Beeinträchtigungen

Die durch den chronischen Alkoholismus bedingten hirnorganischen Beeinträchtigungen führen zu mannigfachen Störungen intellektueller Leistungsparameter, wobei jedoch Schweregrad und Restitutionsfähigkeit sehr variieren können.

Das Alter der Betroffenen, die Dauer der Abhängigkeit, das prämorbide Leistungsniveau und die zentralnervöse Schädigung bestimmen das Ausmaß des psychoorganischen Syndroms. Im Rahmen der Leistungsdiagnostik sind Wahrnehmungs-, Lern- und Gedächtnisfunktionen, motorische Fähigkeiten, Aufmerksamkeits- und Konzentrationsleistung sowie der Intelligenzquotient zu erfassen. Bei relativ gut erhaltener Gesamtintelligenz zeigen chronische Alkoholiker eine Umfeldabhängigkeit ihrer Wahrnehmung und eine verminderte Merkfähigkeit, die mehr visuelles als verbales Material betrifft. Die motorischen Leistungsbeeinträchtigungen sind Ausdruck neurologischer Ausfallserscheinungen. Diesbezügliche Defizite sind um so stärker, je komplexer die motorische Aufgabe ist. Störungen der Aufmerksamkeit und Konzentrationsleistung zeigen sich vor allem unter Belastungsbedingungen.

Die unterschiedlichen Leistungsfunktionen bilden sich unter Abstinenzbedingungen in unterschiedlichem Ausmaß zurück. Der Leistungszuwachs ist in den ersten Wochen nach Abstinenzbeginn sehr eindrucksvoll, flacht danach jedoch ab. Während sich die motorischen Fähigkeiten bei ursprünglich stärkeren Beeinträchtigungen rasch bessern, bleiben Defizite in der Abstraktions- und Kombinationsfähigkeit länger bestehen. Die Restitution kann jedoch auch verzögert sein oder völlig fehlen. Im letzteren Falle entwickelt sich das Vollbild einer **alkoholischen Demenz**.

Neurologische Folgeerkrankungen

Einige neurologische Folgeerkrankungen des Alkoholismus sind mit erheblichen psychischen Begleitstörungen belastet. Dies gilt vor allem für das **Wernicke-Korsakow-Syndrom.**

Ätiopathogenetisch wird ein Vitamin-B-1-Mangel in der Nahrung bzw. eine metabolische Störung angenommen. Diese bewirkt eine Erschwernis von Resorption und Verwertung der B-Vitamine: In der Energieverwertungssituation der Alkoholkranken besteht ein besonders hoher Vitamin-B-Bedarf.

Die Symptome dieser Erkrankung setzen mit akuten neurologischen Ausfällen in Form von Bewußtseinsstörungen, Augenmuskellähmungen, Pupillenstörungen, Nystagmus sowie Gang- und Standunsicherheit ein; vielfach bestehen auch Symptome einer Polyneuropathie. Damit vergesellschaftet sind häufig delirante Unruhe und Antriebsstörungen. Chronifiziert das Krankheitsbild, entsteht das Bild des **Korsakow-Syndroms** mit Störung von Alt- und Neugedächtnis, Antriebsverminderung sowie einer Auffassungs- und Konzentrationsstörung. Bei einem Teil der Kranken besteht die Tendenz, Wissensdefekte durch Konfabulationen zu überdecken. Auch bei rasch einsetzender und ausreichender Vitamin-B-Therapie kommt es häufig zu unterschiedlich ausgeprägten Residualstörungen.

Eine **Hirnatrophie** unterschiedlicher Ausprägung findet sich bei 50–60 % der chronischen Alkoholiker. Unter Abstinenz kann eine Rückbildung der atrophischen Veränderungen eintreten. Neben diffusen Atrophien finden sich auch regionale Schwerpunkte in den frontalen oder temporalen Regionen sowie im Cerebellum. Bei massiven Atrophien ist mit bleibenden hirnorganischen Leistungsstörungen zu rechnen.

Chronischer Alkoholismus kann auch ein **Marchiafava-Bignami-Syndrom** bewirken, das durch zunehmende Demenz gekennzeichnet ist und pathologisch-anatomisch charakteristische Degenerationsherde im Corpus callosum aufweist.

Die *häufigsten* neurologischen Folgeerkrankungen sind die **alkoholische Polyneuropathie** sowie die alkoholismusbedingten **extrapyramidalen Störungen** einschließlich des **alkoholischen Tremors.** *Seltene* Folgeerkrankungen sind die **laminäre Rindensklerose,** die **zentrale pontine Myelinolyse,** die **alkoholische Myelopathie** sowie die **Retrobulbärneuritis.**

Somatische Folgeerkrankungen

Die durch den chronischen Alkoholismus bedingten Organerkrankungen betreffen neben der **Leber** (mit Alkoholfettleber und -hepatitis, alkoholischer Leberzirrhose) vor allem das **Pankreas** (akute und chronische Pankreatitis) sowie den gesamten **Gastrointestinaltrakt** (Karzinome des Pharynx, Ösophagus, Magens, Gastritis, Ulzusleiden), das **Herz-Kreislauf-System** (mit Kardiomyopathie und arterieller Hypertonie) und verschiedene Stoffwechselbereiche, das Immunsystem und die endokrinen Funktionssysteme. Im sexuellen Bereich kommt es bei 50 % der Alkoholiker zu Störungen des **Sexualverhaltens** (Libidomangel, Erektions- und Ejakulationsstörungen). Ausdruck der nahezu globalen Schädigungsmöglichkeit durch den Alkoholismus sind darüber hinaus Beteiligungen der Haut, der **Muskulatur** (akute und chronische Myopathie, Rhabdomyolyse) und des Skelettsystems.

Besonders hinzuweisen ist auf die **Alkoholembryopathie** als häufigste Ursache für geistige Retardierung. Durch den Alkoholkonsum abhängiger Mütter während der Gravidität entstehen in 32–43 % der Fälle: pränataler Minderwuchs, bestimmte körperliche Anomalien (z.B. schmales oberes Lippenrot), Verhaltensstörungen und intellektuelle Leistungsdefizite, die sich nur in seltenen Fällen zurückbilden. Langfristig bleiben schulische und geistige Defizite, Hyperaktivität und eine Störung der Feinmotorik bestehen.

Therapie der Alkoholabhängigkeit

Grundsätze

Für die Therapie der Alkoholabhängigkeit wurden zahlreiche Konzepte entwickelt, die trotz unterschiedlicher methodischer Vorgangsweisen einige gemeinsame Grundsätze aufweisen:

- Das Prinzip der vollständigen Alkoholabstinenz.
- Die Erhöhung von Kompetenz und Lebensqualität.
- Die Notwendigkeit einer Langzeittherapie über einen Zeitraum von mindestens 2 Jahren.
- Die Berücksichtigung sowohl der psychischen Hintergrundfaktoren wie auch der Folgestörungen der Abhängigkeit.
- Die Einbeziehung von Familienangehörigen und anderen wesentlichen Bezugspersonen in den Behandlungsprozeß.

Medikamentöse Therapie

Entsprechend der Komplexität der körperlichen, psychischen und sozialen Schäden hat sich ein polypragmatisches Vorgehen im Sinne einer Kombination von medikamentösen Maßnahmen mit Psychotherapie, Soziotherapie und Familientherapie bewährt.

Die medikamentöse Behandlung des Alkoholismus kann in mehreren **Indikationsbereichen** erforderlich werden:

- Erstens bei der Behandlung des akuten und protrahierten Entzugssyndroms.
- Zweitens wird bei ausgeprägten depressiven Syndromen eine systematische Therapie mit Antidepressiva erforderlich. Dabei muß berücksichtigt werden, daß höherdosierte trizyklische Antidepressiva in der akuten Entzugsphase zu bedrohlichen Steigerungen der zentralvenösen Übererregbarkeit führen können. Da häufig eine Komorbidität von affektiven Störungen und Abhängigkeitssyndromen besteht, können bei diesen Patienten alle den affektiven Erkrankungen entsprechenden Therapieformen zusätzlich notwendig werden.
- Drittens lassen psychotische Erregungszustände oder halluzinatorische Episoden den Einsatz geeigneter Antipsychotika angezeigt erscheinen.

In der Vergangenheit war zudem die **Entwöhnungsbehandlung mit alkoholsensibilisierenden Medikamenten,** die bei zusätzlicher Alkoholeinnahme zu erheblichen Störsymptomen führen (Aversivtherapie), weit verbreitet. Derzeit noch verwendete Präparate sind Disulfiram, Calciumcarbamid oder Metronidazol. Da gegen den Einsatz dieser Medikation erhebliche Kontraindikationen bestehen (Gravidität, Herz-Kreislauf-Erkrankungen, Epilepsie, Psychosen, Enzephalopathien, massive Leberschäden, gastrointestinale Ulzera), ist bei einer eventuellen Indikationsstellung in jedem Fall eine genaue Durchuntersuchung und vollständige Risikoaufklärung der Patienten erforderlich.

Disulfiram führt bei Einnahme von Alkohol zu sehr unangenehmen Sensationen wie Tachykardie, Gesichtsrötung, Kopfschmerzen, Beklemmungsgefühl, Angst, Übelkeit, Erbrechen etc. Die Patienten müssen schließlich auch über die Möglichkeit einer längeren Nachwirkzeit des Disulfiram nach der letzten Einnahme informiert werden, durch die noch mehrere Tage nach dem Absetzen beträchtliche Alkoholreaktionen entstehen können. Schwerwiegende Nebeneffekte des Disulfiram können auch ohne Alkoholeinwirkung in der Auslösung von Psychosen, Polyneuropathien, Leberschäden und Anfällen bestehen. Disulfiram weist darüber hinaus eine Teratogenität auf.

Der Einsatz dieser Therapieformen ist nur dann zu verantworten, wenn eine ausreichende Zusammenarbeit zwischen Patienten und Therapeuten und eine langfristige psychotherapeutische Betreuung sichergestellt sind.

In neuerer Zeit werden in der **medikamentösen Rückfallprophylaxe** des chronischen Alkoholismus zwei Substanzen angewandt:

Als erstes Medikament wurde *Naltrexon,* ein Opiat-Antagonist, in dieser Indikation zugelassen. Vor allem aber *Acamprosate,* eine Substanz aus der Gruppe der Taurine, konnte in einigen Studien über einen Zeitraum von 12 Monaten zeigen, daß es die Rückfallhäufigkeit signifikant zu senken vermag. Inwieweit diese vielversprechenden Ergebnisse im klinischen Alltag mit unausgelesenen Patienten umgesetzt werden können, muß noch abgewartet werden. Die rein psychopharmakologische Therapieführung ist jedoch für eine Krankheit, die multidimensionaler Natur ist, wenig erfolgversprechend. Immer muß auch ein zusätzlicher psychotherapeutisch-psychosozialer Ansatz gewählt werden.

Psychotherapie

Die bereits angesprochenen multifaktoriellen Entstehungsbedingungen sowie die vielschichtigen sozialen, psychologischen und somatischen Folgeerscheinungen des chronischen Alkoholismus verlangen speziell für die **Auswahl psychotherapeutischer Methoden** ein multidisziplinär angelegtes Vorgehen. Die kombinierte Anwendung geeigneter Behandlungsstrategien kann nicht unreflektiert eingesetzt werden, sondern muß den aktuellen Verlaufsabschnitt, die Symptomatik und die Sekundärschäden einbeziehen. Da sich Krankheitseinsicht und Behandlungsbereitschaft in der Regel erst unter negativen Alkoholerfahrungen entwickeln, bedarf es bei den Betroffenen eines starken Leidensdrucks, um auf den Alkoholkonsum zu verzichten und eine Behandlung aufzunehmen: Voraussetzung für jegliche Psychotherapie ist die Motivation zur Behandlung. Abwehrmechanismen (Verleugnung, Verharmlosung, Projektion, Rationalisierung, Verdrängung und Regression) sind stets zu berücksichtigen. Die Therapie zielt auf Verhaltensveränderungen sowie auf Reifung und Nachreifung der Persönlichkeit ab und versucht somit auch, Rückfällen vorzubeugen.

Eine wirkungsvolle Psychotherapie bei Alkoholabhängigen erfordert eine einfühlende und verstehende Haltung gegenüber dem Patienten.

Ängste und der Zusammenhang mit der Abwehr dieser Ängste durch Alkohol sind verständlich zu machen. Der zunehmende Realitätsbezug des Patienten fördert dann die Bereitschaft, eigene Vorstellungen, Auffassungen und Wertungen sowie das Selbstbild kritisch zu überprüfen und zu korrigieren. Die *Fähigkeit zur Selbstkontrolle* muß geübt und verstärkt werden. Konflikt- und Problemsituationen werden analysiert; gleichzeitig wird gelernt, diese ohne Alkohol und Medikamente selbständig zu lösen.

Als Ausgleich zu den bisher praktizierten Alkoholritualen müssen *alternative Verhaltensformen* erlernt und geübt werden. In der Psychotherapie von Suchtkranken kommen prinzipiell Einzel- und Gruppentherapie zur Anwendung. Der therapeutische Zugang kann gesprächstherapeutisch, verhaltenstherapeutisch oder tiefenpsychologisch sein. Auch Elemente des Psychodramas und der Gestalttherapie können erfolgreich eingebaut werden.

Alkoholkranke haben oft viele Jahre lang eine Beeinflussung ihrer Spannungszustände mit Hilfe von Alkohol und/oder Medikamenten versucht. Es ist somit für sie besonders wichtig, Entspannungstechniken zu lernen und in Spannungssituationen anzuwenden.

Am Beginn einer Therapie bietet sich ein strukturiertes, stützendes psychotherapeutisches Vorgehen an, um dem Patienten Zeit zu lassen, eine tragfähige Motivation für die Therapie aufzubauen und seine Gesamtsituation zu stabilisieren. Aufdeckende Verfahren sind nur in wenigen ausgewählten Fällen angezeigt; sie sollen erst dann eingesetzt werden, wenn nach Abklingen der psychoorganischen Symptomatik ausreichende Belastbarkeit und stärkere Introspektionsfähigkeit gegeben sind.

Verlaufsorientierte Therapieführung

Durch die Berücksichtigung der charakteristischen Rückbildungsphasen der Alkoholabhängigkeit während der ersten Abstinenzjahre konnte die Therapieführung deutlich effizienter gestaltet werden. Die prospektive Anpassung der einzelnen therapeutischen Maßnahmen an aktuell zu erwartende Krisen und Rückfallgefahren führt nicht nur zu besseren Therapieerfolgen, sondern stellt auch eine optimale Rückfallprophylaxe dar. Ein weiterer Vorteil liegt in der Vorausinformation der Patienten über noch zu erwartende Verlaufsveränderungen und Schwierigkeiten. Durch die gleichzeitige Vermittlung geeigneter Gegenmaßnahmen bei einer Verschlechterung kann der Patient auf die notwendige Krisenbewältigung vorbereitet werden.

In den einzelnen Behandlungsphasen der Alkoholabhängigkeit sind folgende Schwerpunkte des therapeutischen Vorgehens zu berücksichtigen:

In der **Kontaktphase** steht infolge der Uneinsichtigkeit die Notwendigkeit einer umfangreichen Motivationsarbeit, die den Aufbau einer zumindest rudimentären Krankheitseinsicht und Behandlungsbereitschaft zur Aufgabe hat, im Vordergrund.

Die akute **Entzugsphase** setzt unmittelbar nach Abklingen der Alkoholwirkung ein. Behandlungsziele sind die Entgiftung, die Vermeidung eines Eskalierens der akuten Entzugssymptome in ein Prädelir bzw. Delir, die Verhinderung von Entzugsanfällen sowie die Behebung von Vitaminmangelzuständen und allfälligen Störungen des Wasser- und Elektrolythaushaltes. Das Antikonvulsivum *Carbamazepin* ist beim leichten und mittelgradigen Alkoholabstinenzsyndrom gut wirksam. *Benzodiazepine* sind ebenfalls sehr effektiv, wobei allerdings darauf geachtet werden muß, daß diese nicht über die Dauer des akuten Abstinenzsyndroms hinaus weiterverschrieben werden. Die Patienten müssen auch darüber informiert werden, daß diese Präparate zwar das Abstinenzsyndrom, nicht aber die „Grunderkrankung" chronischer Alkoholismus positiv beeinflussen.

Zur medikamentösen Therapie während der akuten Entzugsphase zählt auch eine ausreichende *Vitamin-B-Substitution*.

Weitere Maßnahmen in der akuten Entzugsphase sind Ruhigstellung, Konfliktabschirmung und Entlastung sowie Förderung der in diesem Behandlungsabschnitt noch nicht ausgeprägten Krankheitseinsicht.

Nach durchschnittlich einwöchiger Dauer klingt die akute Entzugssymptomatik weitgehend ab, es folgt die **Restitutionsphase (Entwöhnungsphase)**, in der sich die Patienten subjektiv bereits deutlich stabiler fühlen. Da zu diesem Zeitpunkt unter therapeutischen Bedingungen selten Alkoholverlangen auftritt, halten viele Abhängige ihren Alkoholismus bereits für überwunden. Zu den vorrangigen Behandlungszielen dieser Phase zählt deshalb der weitere Ausbau der Behandlungsbereitschaft.

Als besonders geeignete Therapieform hat sich für diese Zielsetzung die *Gruppentherapie* erwiesen, in der durch Austausch der Erfahrungen mit anderen Alkoholkranken ein Abbau des Verleugnungsverhaltens sowie eine dauerhafte Abstinenzmotivation erarbeitet werden können.

Weitere Therapieziele in der Restitutionsphase bestehen in der Verbesserung der meist noch reduzierten Leistungsfähigkeit durch *arbeits- und beschäftigungstherapeutische Verfahren* sowie durch spezifische Trainingsmaßnahmen, allenfalls auch durch den Einsatz nootroper Substanzen. Die Behandlung noch existierender Organschäden ist fortzusetzen. Da die Patienten trotz der scheinbaren Stabilisierung schon bei geringfügigen Anlässen zu emotionalen Überreaktionen neigen, soll in dieser Phase auf konfrontative Psychotherapieformen zugunsten stützender oder suggestiver Maßnahmen verzichtet werden. Zu den wichtigsten Aufgaben dieses Behandlungsabschnitts zählt darüber hinaus die Vorbereitung der Patienten auf die im weiteren Abstinenzverlauf zu erwartenden Probleme und Krisen, denen damit das Überraschungsmoment genommen werden kann.

Die Restitutionsphase wird vielfach durch eine neuerliche Manifestierung von krisenhaft auftretenden Unruhezuständen abgelöst, die zwischen der 6. und 8. Abstinenzwoche einsetzen. In diesem Verlaufsabschnitt treten erstmals die *Symptome des protrahierten Entzugssyndroms* mit unvermutet einsetzender Dysphorie, belastender Antriebssteigerung, Schlafstörungen sowie verschiedenen vegetativen Störungen und starkem Alkoholverlangen auf. Ausgeprägte Störungen können den Einsatz von Psychopharmaka erfordern: Bei ausgeprägter Verstimmung und Schlafstörung hat sich der Einsatz von *Antidepressiva* mit sedierendem Begleiteffekt (z. B. Opipramol, Doxepin, Mianserin) oder SSRIs gut bewährt. Bei stärkeren psychovegetativen Störungen und bei Aktivierung des Tremors können *β-Rezeptorenblocker* stabilisierend wirken. *Benzodiazepine* oder *andere Medikamente mit eigenem Abhängigkeitspotential* sind in dieser Phase möglichst zu vermeiden. Da sich derartige Krisen im weiteren Abstinenzverlauf noch öfter wiederholen können, ist es vor allem wichtig, den Patienten geeignete Gegenmaßnahmen zu vermitteln. Durch Eigenaktivitäten wie Ablenkung, Beschäftigung, Einsatz von Entspannungstechniken (z. B. progressive Muskelrelaxation nach Jacobson oder Autogenes Training) gelingt es vielen Betroffenen, leichtere Krisen ohne Medikamenteinsatz zu überstehen.

Nach Abklingen dieser Phase tritt nach etwa zwei Abstinenzmonaten ein ruhigerer Verlaufsabschnitt ein, der als **Latenzphase** (auch Nachsorge- und Rehabilitationsphase) bezeichnet wird. In dieser meist subjektiv beschwerdefreien mehrmonatigen Periode besteht neuerlich die Gefahr, daß die Patienten den erreichten Therapieerfolg überschätzen und die Behandlung vorzeitig beenden.

Zu den vordringlichsten Aufgaben der Langzeittherapie zählen deshalb die Weiterführung der Motivationsarbeit und die Vorbereitung der Patienten auf spätere mögliche Krisen. Als geeignetste Methode hat sich hier die Kombination einer Einzeltherapie mit Eingliederung in eine regionale Langzeitbetreuungsgruppe erwiesen. Zentrale Themen der Gruppenarbeit sind u. a. das Aufzeigen der Rückfallsgefahren und der geeigneten Bewältigungsstrategien sowie die Möglichkeit des Durchsetzens der Alkoholabstinenz gegen den erheblichen Trinkdruck der Gesellschaft.

Die Langzeitbetreuung der Alkoholkranken durch einen erfahrenen Therapeuten hat darüber hinaus die Aufgabe, interkurrent auftretende Verstimmungszustände und Spätkrisen rechtzeitig zu erfassen und vor allem eine unsachgemäße Selbstmedikation zu verhindern. Da Spätkrisen besonders häufig nach etwa einem Abstinenzjahr auftreten und hier die Rückfallsgefährdung besonders hoch ist, ergibt sich die Notwendigkeit einer mindestens zweijährigen Langzeitbehandlung. Die medikamentöse Therapie der Spätkrisen erfolgt analog zu früher bereits dargestellten Möglichkeiten.

Das 2. Abstinenzjahr ist bei der Mehrzahl der Verläufe durch eine ebenfalls wieder **ruhige Stabilisierungsphase** charakterisiert, in der bei andauernder Alkoholabstinenz eine weitgehende Rückbildung vieler Schäden erfolgt. In dieser gelegentlich noch durch sporadische Spätkrisen unterbrochenen Verlaufsphase besteht die Aufgabe der Therapie in einer endgültigen Festigung der Langzeitabstinenz sowie in der Unterstützung des Lernprozesses, auch extreme Belastungssituationen oder Rückfallsgefahren ohne Einnahme von Alkohol oder ähnlich wirksamen Psychopharmaka zu bewältigen. Auch für diese Aufgaben bewähren sich neben der Einzeltherapie die gruppentherapeutischen Kontakte mit anderen abstinenten Alkoholkranken, die häufig den Charakter dauerhafter sozialer Bindungen annehmen können. Als wesentliche Hilfe für den gesamten Therapieprozeß hat sich eine kontinuierliche Einbeziehung von Familienangehörigen und anderen geeigneten Bezugspersonen erwiesen.

Die in der Therapie bzw. Beratung und sozialen Betreuung von Alkoholabhängigen tätigen Einrichtungen einer Region können ihren Effekt wesentlich steigern, wenn sie durch sachgemäße Zusammenarbeit ein **therapeutisches Netzwerk** bilden. Diese besteht aus der Funktionseinheit von Hausärzten, Beratungsstellen, psychiatrischen Krankenhäusern, Sonderkrankenanstalten für Abhängigkeitserkrankungen und deren Ambulanzen, Übergangseinrichtungen wie therapeutischen Wohnungen, geeigneten Werkstätten bzw. Lehrplätzen, Tages- und Nachtkliniken, Nachbetreuungsgruppen und Selbsthilfegruppen. Eine besondere Stellung für die Regionalversorgung kommt in diesem System den spezialisierten Kliniken für Abhängigkeitserkrankungen zu, die meist im Sinne starker therapeutischer Gemeinschaften tätig sind. Im Idealfall sind sie Kristallisationspunkt für die Gründung und fachliche Betreuung der regionalen Nachbetreuungsgruppen für Alkoholabhängige.

Unter den **Selbsthilfegruppen** haben vor allem die *Anonymen Alkoholiker* große Verbreitung und erhebliche Effizienz entwickelt. Parallel zu den Meetings der Betroffenen selbst, treffen sich auch deren Partner (*AL-anon Gruppen*) und ihre Kinder (*ALateen Gruppen*). Die anonymen Alkoholiker arbeiten nach einem in 12 Schritten vorgegebenen Programm in ihren wöchentlichen Meetings ihre persönliche Alkoholproblematik durch. Weitere Betreuungssysteme bestehen in Europa u. a. durch die Blaukreuzbewegung und die Guttempler.

10.2.3 Störungen durch Sedativa oder Hypnotika

Barbiturate

Barbiturate sind als Schlaf- und Beruhigungsmittel weitgehend von barbituratfreien Hypnotika und Anxiolytika der Benzodiazepinreihe abgelöst worden, finden aber in vielen Ländern immer noch als Bestandteile analgetischer und spasmolytischer Mischpräparate sowie als Antiepileptika Verwendung.

Der Barbituratmißbrauch kommt häufig bei Frauen im mittleren Lebensalter vor, besonders in Kombination mit der Einnahme von Alkohol und Beruhigungsmitteln. Es entwickelt sich eine starke psychische Abhängigkeit mit entsprechender Beschaffungs- und Bevorratungstendenz sowie eine körperliche Abhängigkeit. Die Toleranzbildung durch Enzyminduktion richtet sich vor allem gegen den sedierenden Effekt der Barbiturate, die bei vielen Abhängigen deshalb anregend wirken. In Überdosierungsfällen kann es auf Grund der geringen therapeutischen Breite zu lebensbedrohlichen Zuständen kommen.

Die psychischen Veränderungen bei **chronischer Einnahme** können zwischen Euphorie, Aggressivität, erhöhter Reizbarkeit und Depression variieren sowie Schlafstörungen, Kopfschmerzen und ein psychoorganisches Syndrom mit Herabsetzung der Konzentrationsfähigkeit und Antriebsstörungen beinhalten. Auch Bewußtseinstrübungen, paranoid-halluzinatorische Syndrome und Delirien werden beobachtet. Im weiteren Verlauf kommt es zu schwerwiegenden Veränderungen der Persönlichkeit. Unter den **neurologischen Ausfällen** finden sich Ataxie, Nystagmus, Artikulationsstörungen (Dysarthrie), Tremor, Sörung der Motorik, Sensibilitätsstörungen, Doppelbilder und zerebrale Ausfälle.

In der **Entzugssituation** ist mit dem Auftreten von Schwäche, Nausea, Erbrechen, Tremor, Myoklonien, Benommenheit, allenfalls auch zerebralen Anfällen und deliranter Unruhe zu rechnen.

Ähnliche Abhängigkeitsbilder sind auch durch den chronischen Mißbrauch von wirkungsverwandten „barbituratähnlichen" Sedativa und Hypnotika wie Gluthetimid, Methaqualon, aber auch Meprobamat und dem besonders in Deutschland weit verbreiteten und oft mit Alkohol kombiniert mißbrauchten Clomethiazol zu beobachten.

Die **Therapie** der Barbituratabhängigkeit folgt in ihren Grundzügen der bereits beschriebenen Strategie der Alkoholismusbehandlung. Allerdings muß nach langdauernder Barbituratabhängigkeit bei sofortigem Absetzen mit schweren, manchmal bedrohlichen Entzugserscheinungen (Delirien und zerebrale Anfälle) gerechnet werden: Aus diesen Gründen empfiehlt sich eine schrittweise Dosisreduktion der Barbiturate im Sinne einer ausschleichenden Behandlung.

Analog zur Alkohol- und Benzodiazepinentzugsbehandlung muß auch bei Barbituratabhängigkeit in dieser Phase auf hochdosierte Antidepressiva und Antipsychotika verzichtet werden, da diese zu einer gesteigerten Anfallsbereitschaft, zu deliranter Verwirrtheit oder anderen zerebralen Komplikationen führen können. Zur Behandlung des Abstinenzsyndroms können hier Benzodiazepine eingesetzt werden.

Benzodiazepine

Die Benzodiazepine haben gegenüber den Barbituraten ein insgesamt deutlich schwächeres Abhängigkeitspotential, zählen aber derzeit zu den am häufigsten mißbräuchlich verwendeten Psychopharmaka. Besonders starke Tendenzen zum Benzodiazepinmißbrauch zeigen Alkoholkranke und Drogenabhängige. Die reine Benzodiazepinabhängigkeit mit Toleranzentwicklung und massiver Dosissteigerung ist jedoch großen epidemiologischen Studien zufolge ein seltenes Phänomen.

Auch Patienten, die über einen längeren Zeitraum (über 4–6 Wochen hinaus) kontinuierlich eine geringe Dosis eines Benzodiazepinpräparates einnehmen, können bei abruptem Absetzen Unruhe, Angst und Schlafstörungen sowie psychovegetative Dysregulationen erleben. Diese sog. **Niedrigdosisabhängigkeit** – die nicht zu einer Dosissteigerung führt, aber ein Absetzen erschweren kann – scheint ein verbreitetes Phänomen zu sein. Allerdings ist der Begriff Abhängigkeit hier irreführend, da sich bei den allermeisten dieser Patienten keine echte Abhängigkeit im psychiatrischen Sinn entwickelt, vielmehr handelt es sich dabei um rein körperliche Absetzphänomene.

Nach unterschiedlicher Einnahmedauer kann es bei abruptem Absetzen auch zu vorübergehenden Rebounderscheinungen kommen, die durch vertärktes Wiederauftreten der ursprünglichen Symptomatik gekennzeichnet sind. Auch diese Konstellation führt unter Umständen zur Entwicklung pathologischer Konsummuster.

Zur **Prävention des Benzodiazepinmißbrauchs** erscheint vor allem eine Einschränkung der Verschreibungen auf den klaren Indikationsbereich sinnvoll. Die zeitliche Begrenzung einer Benzodiazepindauermedikation sollte nur in gut begründeten Ausnahmefällen den Zeitraum von 4–6 Wochen überschreiten. Bei engmaschiger Kontrolle sollten nur niedrigstmögliche Dosen und kleinstmögliche Packungen verordnet werden. Eine eingehende Aufklärung des Patienten über Risiken der Langzeiteinnahme ist unbedingt erforderlich. An Risikopatienten mit bekannter Abhängigkeitstendenz sollen ambulant weder Benzodiazepine noch Barbiturate oder verwandte Sedativa wie z.B. Clomethiazol oder Meprobamat verordnet werden, da durch die Kreuzsubstitutionswirkung eine Erweiterung des Abhängigkeitsprozesses bzw. ein Rückfall zur Einnahme der ursprünglich mißbrauchten Substanz zu erwarten ist.

Die Benzodiazepinabhängigkeit bedingt ein **Entzugssyndrom,** das dem Bild eines Barbituratentzuges ähnelt. Charakteristisch sind massive Unruhe- und Angstreaktionen, Schlafstörungen, Derealisations- und Depersonalisationsphänomene, Tremor, Nausea, Kopfschmerzen sowie Hyperakusis oder Berührungshyperästhesien. Seltener zu beobachten sind epileptische Anfälle, Delirien und Halluzinosen.

Die **Therapie** der Benzodiazepinabhängigkeit folgt im wesentlichen den bereits bei der Therapie der Alkoholabhängigkeit dargestellten Prinzipien, allerdings unter der Berücksichtigung der anfangs erhöhten Anfallsbereitschaft und einer besonders häufig vorliegenden Hintergrundstörung im Sinne von Angst und Verstimmungszuständen. Bei langdauernder Abhängigkeit von Benzodiazepinen mit kurzer Halbwertzeit empfehlen manche Autoren eine ausschleichende Behandlung mit fallenden Dosen von langsamer eliminierten Benzodiazepinen wie z.B. Diazepam. Patienten sollten idealerweise nach 10–14 Tagen benzodiazepinfrei sein, allerdings sind manchmal auch wesentlich längere Ausschleichphasen nötig. Neuere Untersuchungen attestieren auch dem Anticonvulsivum Carbamazepin eine gute therapeutische Wirkung in der Entzugsbehandlung von Alkohol- und Benzodiazepinabhängigkeit.

In der Absetzperiode bzw. Entzugsphase sollen in der Regel auch bei Benzodiazepinabhängigkeit keine trizyklischen oder tetrazyklischen Antidepressiva oder hochdosierten Antipsychotika gegeben werden, da sie zu einer Erhöhung der zerebralen Anfallsbereitschaft führen können.

10.2.4 Störungen durch Opioide

Opiumalkaloide werden aus dem eingetrockneten Saft der Mohnpflanze *Papaver somniferum* gewonnen. Auch halbsynthetische und synthetische Opiate weisen in unterschiedlichem Ausmaß ein Abhängigkeitspotential auf. Mit der Bezeichnung **Opioide** wurde ein Überbegriff für jene Substanzen geschaffen, die eine morphinähnliche, zentrale analgetische Wirkung mit mehr oder weniger starker Tendenz zu begleitender Euphorie und Atemdepression besitzen.

Als Suchtgifte sind vor allem die Substanzen Heroin (Diacetylmorphin), Morphium und Codein von Bedeutung. Methadon wird auch zur Drogenersatzbehandlung eingesetzt. Ein quantitativ geringerer Stellenwert kommt den übrigen morphinähnlich wirkenden Derivaten sowie den starken synthetischen Analgetika Pentazocin, Tramadol, Buprenorphin, Tilidin und Nefopam zu, bei denen euphorisierender Effekt und Abhängigkeitspotential geringer einzuschätzen sind.

Die ausgeprägte **Wirkung der Opiate** erklärt sich aus der Existenz spezifischer Opiatrezeptoren im Zentralnervensystem. Für diese läßt sich eine hohe Dichte im limbischen System sowie in verschiedenen anderen zentralnervösen Strukturen nachweisen, die mit der Schmerzverarbeitung in Verbindung stehen. Unter den Opiatrezeptoren lassen sich mehrere Untergruppen nachweisen, die auch unterschiedliche Wirkungsanteile vermitteln.

Die Wirkung von Morphinen bei **einmaligem bzw. sporadischem Konsum** in therapeutischer Dosierung ist in erster Linie analgetisch: Der Schmerz verliert seinen quälenden bzw. alarmierenden Charakter. Weitere Morphinwirkungen sind Dämpfung und Beseitigung von Angst und Spannung, Verminderung von unlustbetonten Stimmungsqualitäten sowie in manchen Fällen Euphorie. Die therapeutische Breite der Morphine ist gering, bei chronischer Gabe besteht die Gefahr von Toleranzsteigerung und Abhängigkeitsbildung. Dementsprechend beschränkt sich die medizinische Indikation auf die Behandlung schwerer, therapieresistenter Schmerzzustände, bei denen ein eventuelles Abhängigkeitsrisiko in Kauf genommen wird.

Heroin (Diacetylmorphin) kann bei einmaligem Konsum nicht nur Analgesie, sondern auch ausgeprägte Euphorie bewirken; wegen der damit verbundenen Tendenz zu Mißbrauch und Abhängigkeitsbildung wird es therapeutisch nicht verwendet.

Eine relativ schwache Opiatwirkung kommt der vorwiegend bei jüngeren Abhängigen verbreiteten Konsumation von **Tee aus Mohnkapseln**, dem „O-Tee" zu, der häufig zur Überbrückung von Entzugserscheinungen verwendet wird.

Eine besondere Position hat das häufig mißbräuchlich verwendete **Codein** inne, das im Organismus zu einem erheblichen Anteil zu Morphin und anderen psychotropen Opioiden abgebaut wird.

Synthetische Opioide mit gemischt agonistisch und antagonistischem Wirkungstyp wie Buprenorphin, Pentazocin oder Tramadol können ebenfalls bereits bei den ersten Anwendungen neben dem gewünschten analgetischen Effekt euphorisierend wirken und damit, entgegen ursprünglichen Vorstellungen, Abhängigkeitsprozesse in Gang setzen.

Kennzeichnende **Symptome einer Opiatüberdosierung** im Sinne einer Intoxikation sind Miosis, Bewußtseinstrübung bis zum Koma, Areflexie, Zeichen der Kreislaufschwäche, Zyanose, Lungenödem und zentrale Atemdepression.

Die Grundzüge der **Gegenmaßnahmen** bestehen dementsprechend in Kreislaufstabilisierung, Beatmung sowie den jeweils notwendigen Maßnahmen der Intensivpflege und in der Verabreichung des spezifischen Opiat-Antagonisten Naloxon.

Bei Vorliegen einer manifesten Opiatabhängigkeit ist nach Verabreichung von Opiatantagonisten mit dem Auftreten eines akuten Opiatentzugsyndroms zu rechnen.

Die **Wirkung von Morphinderivaten bei chronischem Konsum** ist durch ihre starke Tendenz zur Ausbildung psychischer und körperlicher Abhängigkeit, Toleranzentwicklung und massiver Entzugssymptomatik gekennzeichnet. Zwischen den einzelnen Opiaten bestehen Kreuztoleranz und Kreuzsubstitutionswirkung. Der heute gegenüber der Heroinsucht seltener angetroffene „klassische Morphinismus" war lange Zeit vorwiegend auf die der Medizin nahestehenden Personenkreise (Ärzte, Apotheker, Krankenschwestern u. a.) beschränkt. Die vorwiegend aus medizinischen Beständen stammenden Morphine wurden meist subkutan injiziert. Ziele der Einnahme waren vor allem Entspannung, „schläfrige" Euphorie und Abschirmung aller negativen Empfindungen. Die rasche Toleranzbildung der Opiate machte eine erhebliche Dosissteigerung zur Aufrechterhaltung adäquater Wirkungsqualitäten bzw. zur Vermeidung des Entzugssyndroms notwendig. Bei stabiler Persönlichkeitsstruktur und sicherem sozialen Umfeld konnte diese von Angehörigen der Heilberufe betriebene Morphinabhängigkeit gelegentlich über viele Jahre unbemerkt bzw. von der Umgebung toleriert bleiben, bis es zu körperlichem, psychischem und sozialem Zusammenbruch kam.

Auch heute noch zählen Ärzte und anderes medizinisches Personal zu den Risikogruppen für Mißbrauch oder Abhängigkeit von opiathaltigen Analgetika.

Die für fernöstliche Länder charakteristische Opiatsucht, das Rauchen oder Essen verschiedener Opiumzubereitungen, stellt einen langsam fortschreitenden Verlaufstyp dar.

Bei wiederholtem bzw. chronischem Gebrauch von Heroin tritt die euphorisierende Wirkung auf Kosten des abnehmenden analgetischen Effekts rasch in den Vordergrund. Dementsprechend kommt es schnell zur Bildung einer starken psychischen Abhängigkeit. Die überwiegend jüngeren Konsumenten führen sich am Beginn ihrer Drogenkarriere das braune, unreinere Heroin vorzugsweise durch Schnupfen oder „Folienrauchen" zu. Dies geschieht durch Erhitzen der Substanz auf einem Stück Alufolie über einer Flamme und Einatmen des Rauches. Auf die intravenöse Applikation („Schuß") wird erst später nach einer Toleranzentwicklung übergegangen – diese bewirkt eine rasch anflutende Euphorie („Flash").

Für die psychische Entwicklung und die Persönlichkeitsbildung wirken sich die chronische Verdrängung aller unlustbetonten Erlebnisse und die Vermeidung jeder aktiven Problemlösung mit folgender Passivität und Spannungsintoleranz besonders schwerwiegend aus. Es entwickelt sich ein **amotivationales Syndrom** mit fehlender Spontaneität und Initiative bei extrem geringer Belastbarkeit und zunehmender sozialer Verwahrlosung. In fortgeschrittenen Stadien der Abhängigkeit verschwinden schließlich die positiv erlebten Komponenten der Rauschzustände zugunsten negativer Stimmungsqualitäten. In diesen Phasen tritt die Bekämpfung der Entzugssymptome – toleranzbedingt – durch immer höhere Heroindosen in den Vordergrund.

Die **Entzugssymptome** sind durch unterschiedlich stark ausgeprägte vegetative, motorische und psychische Symptome gekennzeichnet wie Mydriasis, Frösteln, Rhinorrhoe, Niesattacken, Hypersalivation, Gähnen, Tränenfluß, Gänsehaut, Tremor, Muskelzuckungen, Schweißausbrüche, Schlafstörungen, Unruhezustände, Dysphorie, Angstzustände, Übelkeit, Brechreiz, Diarrhoe, Obstipation, krampfartige Bauchschmerzen, Gliederschmerzen und Kreislaufschwäche.

Die sich entwickelnden erheblichen **körperlichen Schäden** entstehen weniger durch direkte, toxische Effekte der Opiate, sondern vor allem durch die zunehmende Verwahrlosung mit entsprechenden Auswirkungen auf Ernährung und Körperhygiene, durch injektionsbedingte Infektionen und durch eine generelle Immunschwächung. Das Austauschen von Spritzen und Nadeln („needle sharing") ist einer der bedeutendsten Übertragungsmechanismen von AIDS, Hepatitis B und C.

Häufige Befunde sind zudem schwere Karies, Unterernährung, Amenorrhoe, Blutbildveränderungen (Thrombozytopenien), Leberschäden sowie eine besonders erhöhte Anfälligkeit gegenüber verschiedenen Infektionserkrankungen wie Tuberkulose, Tetanus, Endocarditiden, Osteomyelitis, Pneumonien und Pilzinfektionen sowie lokale Entzündungen, Abszeßbildungen und Nekrosen an den Einstichstellen. *Weitere Risiken* bestehen durch die Möglichkeit von Injektionszwischenfällen (Embolien), anaphylaktischem Schock sowie Fremdkörper-Granulomatose durch Drogenbeimengungen. Zu den häufigsten *Komplikationen* zählen die schweren, nicht selten tödlichen Intoxikationen durch Überdosierung der Opiate, die vielfach durch Unkenntnis der zugeführten Drogenmenge entstehen.

Ein weiterer, oft tödlicher Irrtum besteht darin, daß Patienten die Tatsache übersehen, daß eine früher gut vertragene hohe Dosis nach längerer Abstinenzperiode bereits toxische Wirkungen entfalten kann, da sich die Toleranz inzwischen zurückgebildet hat. Symptomatologie und Ausprägung von Komplikationen können zudem durch die Tendenz vieler Heroinsüchtiger zur zusätzlichen Einnahme anderer Drogen verändert werden (s. Polytoxikomanie S. 221).

Die Mißbildungsrate Neugeborener von drogenabhängigen Müttern ist nicht erhöht. Während der **Schwangerschaft** besteht eine erhöhte Komplikationsrate. Perinatale Sterblichkeit, vorzeitige Entbindungen sowie ein regelhaft geringeres Geburtsgewicht sind zusätzliche Risiken. Nach der Geburt ist auch mit einem Entzugssyndrom des Neugeborenen zu rechnen, das sich durch Erbrechen, Diarrhoen, epileptische Anfälle und Schlaflosigkeit manifestiert.

Fallbeispiel

Die zum Zeitpunkt des Behandlungsbeginns 23jährige Patientin stammt aus „gutem Haus". Ihr Vater, ein höherer Beamter, habe nach ihren Angaben gelegentlich Alkoholprobleme, zwei ältere, bereits berufstätige Geschwister hätten nie Interesse an Drogen gezeigt. Die Patientin selbst hatte mit ihrem Freund vor etwa 4 Jahren erstmals Heroin konsumiert, das sie anfangs „gesnifft" habe, wobei sie sich in den ersten Monaten aufgrund drogenfreier Intervalle sicher gefühlt habe, daß bei ihr keinerlei Abhängigkeitsgefahr bestehe. In der Folgezeit wurden zusätzlich auch „Speed" in Form verschiedener Aufputschmittel wie z. B. Amphetamine, Fenetyllinhydrochlorid und Appetitzügler auf der Basis von D-Pseudonorephedrin sowie fallweise auch LSD, Codein und verschiedene Tranquilizer eingenommen. Nach etwa 1 Jahr kam es zu einer zunehmenden Einengung auf den Konsum von Diacetylmorphin, das wegen seines „Flash" nach intravenöser Einnahme allem anderen vorgezogen wurde. In diese Zeit fällt auch der endgültige Abbruch der Schulausbildung.

Nach dem Auszug aus dem Elternhaus und vorübergehendem Aufenthalt im Ausland kam die Patientin vor 2 Jahren erstmals in Kontakt mit der Justiz, da sie von anderen Abhängigen als „Dealer" angegeben wurde. Da ihr kein Verschulden nachgewiesen werden konnte und darüber hinaus die Familie bereit war, eine Wiederaufnahme der Ausbildung zu finanzieren, konnte sie nach einer zweiwöchigen stationären Entgiftungsbehandlung ins Elternhaus zurückkehren. Bei der Erstbehandlung bestand keine Krankheitseinsicht in die Heroinabhängigkeit, die sie nach Abklingen der körperlichen Entzugserscheinungen für vollständig überwunden hielt.

Nach mehrwöchiger Konsolidierung traf sie scheinbar zufällig mit dem früheren Partner zusammen, den sie ebenfalls zu einem drogenfreien Leben überreden wollte. Man kam aber überein, „nur ganz selten" Heroin zu gebrauchen. In den folgenden Monaten entwickelte sich wieder eine Zunahme des Opiatkonsums, zwischendurch wurden vermehrt Benzodiazepine, vor allem Diazepam und Flunitrazepam, sowie Alkohol konsumiert. Die Patientin suchte zur Beschaffung regelmäßig diensthabende Ärzte in ihren Ordinationen auf und erzählte, sie sei im Ausland auf eine Methadonersatzbehandlung eingestellt worden und bedürfe nun, da sie in der Heimat Arbeit gefunden habe, dringend einer entsprechenden Medikation gegen ihre akuten Entzugserscheinungen. Wenn ihr das gewünschte Morphinpräparat bzw. Codein verweigert wurde, bat sie „ersatzweise" um Valium, Rohypnol oder ähnliche Präparate. Mehrfach gelang ihr darüber hinaus die Entwendung von Rezeptformularen. Als sie zusätzlich mit ihrem Freund der Weitergabe illegaler Drogen (Heroin) überführt wurde, kam sie „freiwillig" in eine stationäre psychiatrische Entzugsbehandlung. Diesmal war der Allgemeinzustand wesentlich verschlechtert, es bestanden eine Serumhepatitis sowie eine chronische Adnexitis und ein deutliches Untergewicht. Im psychischen Befund dominierten anfangs psychomotorische Unruhe, Dysphorie, ausgeprägte Affektlabilität und Spannungsintoleranz.

Nach mehrwöchiger Behandlung, während der neben einer Rückbildung der körperlichen Schäden auch die Entzugssymptomatik abklang, erklärte sich die Patientin zu einer systematischen Entwöhnungsbehandlung an einer Drogenstation bereit. Dort kam es nach etwa 6 Wochen zu einem Rückfall, den sie gemeinsam mit ihrem ehemaligen Partner erlitt. Nach neuerlichem Therapiebeginn an einer psychiatrischen Abteilung und Trennung vom Partner absolvierte die Patientin eine insgesamt 12monatige stationäre Langzeittherapie an der Drogenstation. Inzwischen hat sie in den weiteren 2 Jahren ambulanter Betreuung mit wöchentlicher Teilnahme an einer Therapiegruppe keine Rückfallshinweise geboten. Sie arbeitet bei einer Gemeindebehörde und hat seit 1 Jahr einen Partner, der keinerlei Drogeninteressen aufweist. Trotz der Stabilisierung bleiben Stimmungslabilität und Spannungsintoleranz auffällig. In Augenblicken starker Erregung und bei Zornausbrüchen kommt es gelegentlich noch zu vorübergehendem Verlangen nach dämpfenden Substanzen. Im Gegensatz dazu sind die anfänglichen, in mehrwöchigen Abständen oft überraschend stark einsetzenden Perioden massiven „Drogenverlangens" bei gleichzeitiger Angst und Rastlosigkeit nach dem 2. Abstinenzjahr nicht mehr aufgetreten.

Therapie

Die Therapie der Opiatabhängigkeit erfolgt, analog den allgemeinen Grundsätzen der Suchtkrankenbehandlung, in mehreren, aufeinanderfolgenden Phasen:

Die *Motivationsarbeit* hat die Transformation der durch die Abhängigkeit entstandenen Unlustgefühle in eine zumindest rudimentäre Krankheitseinsicht und Behandlungsbereitschaft zur Aufgabe. Die zu wählende Strategie hängt weitgehend vom Lebensalter, der sozialen Situation und den vorhandenen Behandlungsmöglichkeiten ab. Bei jugendlichen Drogenabhängigen können auch Praxiskontakte, die ursprünglich aus dem Wunsch nach der Rezeptur von Psychopharmaka oder Drogenersatzpräparaten entstanden sind, therapeutisch genützt werden.

Neben ärztlichen und sozialtherapeutischen Beratungen haben sich für den Motivationsaufbau besonders regionale Gruppen bewährt, in deren Rahmen bereits erfolgreich behandelte „Exverwender" auf einer für die Patienten geeigneten kognitiven Kommunikationsebene Informations- und Motivationsarbeit leisten.

In der nachfolgenden Phase der *Behandlung des akuten Opiatentzugssyndroms* orientiert sich das Vorgehen an der Ausprägung des Entzugssyndroms sowie des körperlichen und psychischen Gesamtzustandes. Die leichtgradigen bis mittelschweren Entzugssyndrome mit Drogenverlangen (*craving*), Unruhe, Dysphorie, Ängstlichkeit, vegetativen Beschwerden, Appetitlosigkeit und Schmerzzuständen können unter ausreichender Observanz problemlos beherrscht werden.

Als **medikamentöse Entzugstherapie** bei reiner Opiatabhängigkeit empfiehlt sich das Antihypertensivum Clonidin, das durch Hemmung des überschießend freigesetzten Noradrenalin eine Dämpfung der zentralnervösen Erregungsvorgänge bewirkt. Die Dosierung erfolgt einschleichend, begleitende Blutdruckkontrollen sind wegen der Gefahr einer Hypotonie erforderlich. Da vereinzelt eine Rebound-Hypertonie nach plötzlichem Absetzen von Clonidin beobachtet wurde, setzt die Verordnung eine konsequente medizinische Observanz voraus.

Die vor allem bei massiver Unruhe, Getriebenheit und Schlafstörungen oft notwendige Gabe von Benzodiazepinen oder – seltener – von Methadon darf aufgrund der Gefahr der Abhängigkeitsbildung nur kurzfristig erfolgen. Der Einsatz von β-Rezeptorenblockern ist zur Verminderung von Angst und psychovegetativen Begleitstörungen sinnvoll.

In Fällen leichtgradiger Entzugssyndrome kann ohne Medikation ausgekommen werden – der Schwerpunkt der Maßnahmen liegt in Beruhigung und Motivationsverstärkung.

Die Entscheidung über die Prognose bzw. das weitere Schicksal des Patienten fällt in der anschließenden *Erholungsphase* und während der nachfolgenden *Langzeitrehabilitation*.

Die besondere **Rückfallgefährdung** während dieser Phase liegt vor allem in der noch bestehenden psychischen Abhängigkeit und in den unterschwellig noch Monate bis Jahre andauernden, protrahierten psychovegetativen Störsymptomen. Diese können auch nach längerer Drogenabstinenz zu überraschend einsetzenden, krisenhaft anmutenden Zuständen von Unruhe, Angst und Verstimmung, zu Drogenverlangen, Getriebenheit und Schlafstörungen sowie zu verschiedenen vegetativen und somatischen Mißempfindungen führen. Ungenügend vorbereitete Patienten tendieren in dieser Situation neuerlich zum Erleichterungskonsum von Drogen, Medikamenten oder Alkohol.

Weitere Probleme der Langzeittherapie liegen in den psychischen Auswirkungen der Abhängigkeit: Besonders bei Jugendlichen ist zu berücksichtigen, daß der Abhängigkeitsprozeß wichtige Entwicklungsstufen der Persönlichkeit blockiert hat, die durch eine umsichtige und konsequente psychotherapeutische und psychagogische Führung im Sinne einer Nachreifung aufgeholt werden müssen.

Die Rückfallgefährdung wird besonders auch durch noch bestehende Bindungen an das frühere Drogen-Milieu akzentuiert: Dieser kann nur durch den Aufbau eines auf Drogenabstinenz ausgerichteten, konstruktiven sozialen Umfeldes wirkungsvoll begegnet werden. Weitere Probleme bestehen in der Auswirkung anstehender Strafen sowie in der beruflichen Desintegration und in familiären Positionsverlusten. Eine vollständige soziale Integration ist nicht in jedem Fall möglich, das Therapiekonzept muß jedoch eine weitgehende Unabhängigkeit der Patienten von öffentlichen Subventionen sowie von Bewährungs- und Betreuungsmaßnahmen anstreben.

Die derzeit auf dem Sektor der Drogentherapie gegebene Vielfalt von unterschiedlich konzipierten Einrichtungen entspricht der Inhomogenität der betroffenen Patientenklientel. Für eine zufriedenstellende Regionalversorgung ist vor allem eine reibungslose Zusammenarbeit der zuständigen stationären und ambulanten Einrichtungen erforderlich. Zu einem bedarfsgerechten therapeutischen Netzwerk zählt die Existenz einer ausreichenden Anzahl von Beratungsstellen und Übergangseinrichtungen, die insgesamt ein sich ergänzendes Behandlungssystem bilden müssen.

Medikamentöse Langzeitbehandlungen werden an einigen Therapieeinrichtungen mit Opiatantagonisten durchgeführt, die durch ihre Bindung an spezifische Rezeptoren die Wirkung der Opiate aufheben, wie z. B. *Naltrexon* mit einer Wirkungsdauer von etwa 70 Stunden. Diese Therapieform scheint jedoch nur für hochmotivierte Patienten in geordneten sozialen und beruflichen Verhältnissen geeignet zu sein. Da durch Opiatantagonisten bei manifester Abhängigkeit vom Morphintyp ein akutes Entzugssyndrom provoziert werden kann, muß vor Behandlungsbeginn eine mindestens einwöchige Opiatabstinenz sichergestellt sein. Naltrexon, das μ-Rezeptoren besetzt, reduziert subjektiv den Opiathunger; darüber hinaus verhindert es bei einem Rückfall die euphorisierende Wirkung der Droge und somit auch das neuerliche Ingangsetzen des Belohnungsmechanismus. Die Problematik einer erfolgversprechenden Therapie mit Opiatantagonisten liegt, analog zu ähnlichen Verfahren bei anderen Abhängigkeitserkrankungen, in der oft fehlenden Bereitschaft der Patienten zu einer Langzeiteinnahme der Medikation.

Wie bei allen ausgeprägten Abhängigkeitsprozessen besteht während der ersten Behandlungsjahre die Notwendigkeit einer begleitenden, *psychosozialen Langzeittherapie*. Nach allen bisherigen Erfahrungen muß in Anpassung an die individuellen Gegebenheiten ein breites Spektrum verschiedener psychotherapeutischer Verfahren zur Verfügung stehen. Besonders erfolgversprechend ist – neben der Vermittlung von aktiven Entspannungstechniken – der Einsatz verhaltenstherapeutischer Methoden mit dem Ziel der Selbstkontrolle und Ich-Stärkung, verbunden mit familien- und sozialtherapeutischen Aktivitäten.

Eine Alternative zu den bisher geschilderten Therapieformen, die das Ziel der vollständigen Drogenabstinenz beinhalten, stellt die Behandlung mit Substitutionspräparaten dar. Das **Methadon-Substitutions-Programm** basiert auf der Überlegung, daß nach Absättigung der Opiatrezeptoren durch das Ersatzpräparat eine weitere Einnahme von Morphinderivaten nicht mehr zu erwarten ist, da diese keinen euphorisierenden Effekt mehr zeigen. Darüber hinaus knüpfen sich an diese Therapieform sozialpolitische Hoffnungen, das Interesse an illegalen Drogen zu verringern und eine größere Zahl jener Abhängigen arbeitsfähig zu erhalten, die zu keiner vollständigen Drogenabstinenz fähig sind.

Weitere Ziele der oralen Substitutionstherapie liegen in der Vermeidung einer injektionsbedingten Verbreitung von Infektionskrankheiten sowie in der körperlichen und psychischen Konsolidierung der Suchtkranken: Therapieresistente Abhängige werden z. B. vom Zwang zu Kriminalität und Prostitution (Beschaffungskriminalität) befreit.

In der noch aktuellen Methadon-Diskussion werden Gegenargumente vorgebracht, die sich kritisch mit dem Verzicht des Abstinenzzieles und der Effektivität der Drogenersatzprogramme im Sinne einer tatsächlichen Verminderung von Kriminalität und Infektionsgefährdung auseinandersetzen. Zusätzlich wird auf die Gefahr einer gleichzeitigen Verwendung von Medikamenten und/oder illegalen Drogen und des Ersatzpräparates hingewiesen.

Die vorwiegend mit Methadon praktizierten Substitutionsverfahren können dann empfohlen werden, wenn keine Aussicht auf eine erfolgversprechende Abstinenzbehandlung besteht und vermehrt gesundheitliche bzw. soziale Gefährdungsmomente vorliegen. Die orale Einnahme von Methadon erfolgt unter Kontrolle befugter Personen (zumeist Ärzte oder Apotheker). Die Durchführung eines Methadonersatzprogrammes setzt gut strukturierte organisatorische Rahmenbedingungen und die Gewährleistung einer intensiven psychischen und sozialen Langzeitbetreuung voraus.

Die im Rahmen der *harm reduction* Bestrebungen z. B. in der Schweiz initiierten Substitutionsprogramme mit verschiedenen Opiaten (u. a. auch Heroin) müssen erst evaluiert werden.

10.2.5 Störungen durch Cannabinoide

Cannabis wird aus dem Harz der Blüten und Blattspitzen des indischen Hanfes *(Cannabis sativa)* gewonnen. Die Droge kommt in zwei Zubereitungsarten in den illegalen Handel: **Marihuana** ist eine tabakartige Mischung aus getrockneten Blättern und Blüten, **Haschisch** ist das meist in Platten gepreßte Harz der Blütenspitzen. Während Haschisch vor allem in Asien und Afrika produziert wird, stammen die verschiedenen Marihuanasorten hauptsächlich aus amerikanischen Ländern.

Die Wirkungsweise der Inhaltsstoffe, vor allem des Delta-9-Tetrahydrocannabinol (THC) und seiner Abbauprodukte erfolgt im Zentralnervensystem über Veränderungen der biogenen Amine, besonders im limbischen System. Im einzelnen werden Veränderungen des serotonergen Tonus und eine anticholinerge Wirkung diskutiert. Auch ein spezifischer Cannabis-Rezeptor ist bekannt. PET-Untersuchungen konnten nachweisen, daß THC den Glucosestoffwechsel steigert. Die Halbwertzeit des THC wird mit 50 bis 60 Stunden angegeben; durch die starke Tendenz zur Toleranzbildung sinkt sie bei Dauerkonsum bis zur Hälfte des Wertes ab.

Der **Haschischrausch** bei Erstkonsum und typischer Cannabiswirkung entsteht bei einer Dosis von 3–10 mg THC. Üblicherweise findet sich ein zweigipfliger Verlauf mit anfänglich euphorisch gehobener Stimmung und allgemeiner Stimulation, gefolgt von einer Sedierungsphase mit lethargischer Antriebsverminderung, die meist als angenehme Passivität empfunden wird. Gelegentlich kann es auch zu abruptem Umschlagen in eine ängstlich-depressive Affektlage kommen. Weitere Veränderungen sind der Verlust von Kontinuität und Zielrichtung rationaler Denkprozesse, eine Betonung von bildhaften Vorstellungsinhalten sowie eine deutliche Reduktion von Aufmerksamkeits-, Konzentrations- und Gedächtnisleistungen. Darüber hinaus können Verzerrungen der räumlichen Wahrnehmung und verschiedene Formen von Sinnestäuschungen wie illusionäre Verkennungen und Pseudohalluzinationen entstehen, während echte Halluzinationen selten sind. Effektiv wahrgenommene Eindrücke werden mit fremder Bedeutung versehen und als Teil einer ausschließlich subjektiv empfundenen „Bewußtseinserweiterung" interpretiert. Die Verzerrung des Körperschemas bzw. die Depersonalisationsgefühle werden oft ängstlich erlebt.

Die herabgesetzte Kritikfähigkeit führt nicht selten zur subjektiven Überbewertung von Kreativität und künstlerischer Leistung sowie zur Selbstüberschätzung, die dem Berauschten das Gefühl der „totalen Übersicht" oder der „Erleuchtung" vermittelt.

Eine Erhöhung der Risikobereitschaft kann ebenso wie die Tendenz zur Fehleinschätzung von Entfernungen und Proportionen zur Unfallgefährdung der Berauschten beitragen. Auch bestehen intraindividuell erhebliche Unterschiede in der Haschischwirkung, die durch Stimmungslage, Erwartungshaltung und Umgebungssituation sehr beeinflußt wird.

Somatische Cannabiseffekte sind Tachykardie, Blutdrucksteigerung, Ansteigen der Körpertemperatur und Heißhunger. Gelegentlich entstehen Übelkeit, Kopfschmerzen, Parästhesien, Gangunsicherheit, Schwindel und Mundtrockenheit.

Der **atypische Cannabisrausch** kann von ängstlicher Unruhe, von Panikgefühlen und von einer depressiven Stimmungslage, gelegentlich verbunden mit Suizidimpulsen, geprägt sein. Neben der depressiven Stimmungsänderung kommen auch paranoide Episoden und hirnorganische Leistungsstörungen mit Verwirrtheit, Desorientiertheit sowie Aggressivität vor.

Die relativ seltene **Cannabisintoxikation** ist durch Zeichen der Sympathikusaktivierung (Herzjagen, Unruhe, Angst, Hyperthermie, Schweißausbrüche und Reflexsteigerung) gekennzeichnet. Als Gegenmaßnahme sind mit Benzodiazepine meist ausreichend.

Die **Folgen des chronischen Cannabiskonsums** gliedern sich in mehrere Bereiche:

- Die Entwicklung einer *psychischen Abhängigkeit* ist möglich, meist ohne körperliche Abhängigkeitszeichen. Im Vordergrund des Erscheinungsbildes steht das Verlangen nach der spezifischen psychotropen Substanzwirkung. Die Einschätzung des Abhängigkeitsgrades ist oft schwierig, da viele Konsumenten neben Cannabisprodukten auch andere Drogen oder Medikamente konsumieren.
- Die *chronischen psychischen Veränderungen* durch Cannabis sind vor allem durch Antriebsstörungen gekennzeichnet.
- Die zunehmende *Aktivitätsverminderung*, verbunden mit Interesselosigkeit und Gleichgültigkeit, führt zu einer lethargisch-passiven Lebenseinstellung. Dieses *amotivationale Syndrom* tritt häufig bei Cannabiskonsumenten auf, kommt aber auch bei anderen Typen der Drogenabhängigkeit vor. Zusätzlich kann sich ein *psychoorganisches Syndrom* mit Herabsetzung der Gedächtnis- und Konzentrationsleistung bzw. der höheren, komplexen kognitiven Fähigkeiten entwickeln. Am Ende resultiert eine *globale Persönlichkeitsstörung* im Sinne einer Wesensveränderung mit zunehmend verminderter sozialer Integrationsfähigkeit.
- *Psychosen* nach Cannabiskonsum sind als schizophrenieähnliche Störungen mit deutlich „organischem" Einschlag zu charakterisieren: Sie weisen Zeichen einer zusätzlichen organischen Hirnschädigung wie Verlangsamung, Orientierungsstörungen, Reizbarkeit oder delirante Verwirrtheit auf. Im Vergleich zu schizophrenen Störungen werden bei Cannabispsychosen vermehrt Ratlosigkeit und Insuffizienzgefühle registriert. Nicht selten besteht eine ausgeprägte Suizidalität.
- Bei längerdauerndem Cannabiskonsum kann auch eine Bahnung und *Erweiterung des süchtigen Verhaltens* mit Tendenz zur Einnahme anderer Suchtmittel beobachtet werden. Der Wunsch nach stärkeren Drogeneffekten wird durch die Begrenztheit der Cannabiswirkungen bei Dauerkonsum erklärt: Dann mündet der Cannabiskonsum in eine Polytoxikomanie oder eine Heroinabhängigkeit.
- Als *körperliche Folgeerscheinungen* des chronischen Cannabiskonsums werden Entzündungen der Atemwege, Funktionsstörungen des Herzkreislaufsystems, Herabsetzung der Immunabwehr, endokrine Störungen, Sexualstörungen und hepatotoxische Effekte berichtet. Darüber hinaus wird die Möglichkeit von Chromosomenveränderungen diskutiert.

! *Fallbeispiel*

Ein 32jähriger Patient erscheint spätabends in der fachärztlichen Praxis mit der Bitte um Verschreibung von Rohypnol, da er seit einigen Tagen völlig schlaflos sei.

Er habe „Ärger mit seinem Dealer" gehabt, da dieser seit längerer Zeit kein „brauchbares" Haschisch mehr bringe. Die Vorgeschichte ergibt Hinweise auf einen erheblichen Analgetika- und Nikotinkonsum seiner Mutter. Der Patient entwickelte nach anfangs durchschnittlichen Leistungen im Gymnasium ab der 4. Klasse ausgeprägte Schulschwierigkeiten und brach nach zweimaligem Schulwechsel 3 Jahre später die Schulausbildung ab. Eine Lehre als Graphiker in einem seinen Eltern verpflichteten Betrieb wurde ebenfalls nicht abgeschlossen. Der Patient lebt bei seiner finanziell gut abgesicherten, verwitweten Mutter und versucht sich mit wechselndem Erfolg als Künstler.

Der Kontakt mit der lokalen „Drogenszene" begann in der Schulzeit. Der Patient hat sich, abgesehen von gelegentlichem Alkohol- und Benzodiazepinmißbrauch, ausschließlich auf den Mißbrauch von Cannabis in seinen verschiedensten Zubereitungsformen beschränkt, das er anfangs in Gesellschaft, seit vielen Jahren aber ausschließlich allein oder mit seiner Partnerin konsumiert. Abstinenzversuche hat er von sich aus nie unternommen. Bei Versorgungskrisen und somit zwangsläufiger Abstinenz traten verstärkte Gereiztheit, Unruhe und Schweißausbrüche auf, die der Patient mit Alkohol und Valium zu bekämpfen versuchte. Inzwischen fühlt er sich als Experte in allen Fragen der Haschischqualität, gibt auch ohne weiteres zu, daß er sich darüber hinaus für nichts anderes mehr besonders interessiere. Über die Zukunft denkt er kaum nach. Er verbringt den Tag meist träumend und inaktiv in der Wohnung, seine zwischenmenschlichen Aktivitäten beschränken sich auf gelegentliche Ausbrüche mit ideologisch gefärbten Vorwürfen gegen seine ihm hilflos und ambivalent gegenüberstehende Mutter, die sich in ihrer Zwangslage weiterhin verpflichtet fühlt, ihn finanziell zu unterstützen.

Der psychische Befund ist durch eine weitgehende Reduzierung von Antrieb und Dynamik sowie eine Einengung der Lebensinteressen gekennzeichnet. Darüber hinaus wirkt der Patient unkonzentriert, in seiner Assoziationsleistung verlangsamt und weist eine ausgeprägte Affektlabilität auf, die zwischen dysphorischer Stimmung und gereizter Explosivität schwankt. Eine Motivation für eine Abstinenzbehandlung läßt sich nicht erzielen.

10.2.6 Störungen durch Kokain

Kokain stammt aus den Blättern des Kokastrauchs (*Erythroxylon coca*), die von Einwohnern der Andenregion als stimulierende bzw. euphorisierende Substanz gekaut werden.

Als Suchtgift wird Kokain besonders in bestimmten sozialen Schichten und definierten Konjunkturepochen verwendet. Derzeit besteht auch in Europa wieder eine Zunahme des Konsuminteresses. Dieses Phänomen kann teilweise durch den Effekt einer unkritischen Wirkungsbeschreibung erklärt werden, die eine sexuell stimulierende, euphorisierende Wirkung betont. Darüber hinaus wird Kokain in den Medien mit Künstlern, Intellektuellen und Prominenten assoziiert.

Kokain scheint unterschiedliche *pharmakologische Wirkungen* zu besitzen. Es werden ein zentral dopaminerger Effekt sowie eine Wiederaufnahmehemmung von Noradrenalin und Serotonin in die Präsynapse beschrieben. Der Effekt von Antipsychotika kann durch Kokain aufgehoben werden. In PET-Untersuchungen konnte nachgewiesen werden, daß Kokain den Glucosestoffwechsel im Cortex und im Nucleus amygdalae reduziert: Es scheint eine Korrelation zwischen Abnahme der Stoffwechselaktivität in den genannten Bereichen und der Drogenwirkung zu bestehen. Ähnliches fand sich auch beim Konsum von Morphinen, Amphetaminen, Barbituraten und Benzodiazepinen. In der Medizin fand Kokain vor allem infolge seines lokalanästhetischen Effekts Verbreitung.

Der **Kokainrausch** verläuft in drei Abschnitten:

Das *euphorische Stadium* ist gekennzeichnet durch gehobene Stimmung, Antriebssteigerung und Enthemmung sowie Entaktualisierung aller negativen Empfindungsqualitäten. Daraus resultieren erhöhte Kontaktbereitschaft bis zur Distanzlosigkeit, Libidosteigerung und ein subjektives Gefühl der Verbesserung von Leistung und Kreativität, gelegentlich aber auch eine Aggressionssteigerung.

Neben der Beschleunigung der Denkabläufe können auch Halluzinationen und Pseudohalluzinationen entstehen, die sich im *Rauschstadium* akzentuieren. Die Euphorie wird bei Abklingen des Rausches im *depressiven Stadium* („crash") zunehmend von Depressivität, ängstlicher Getriebenheit sowie von Suizidtendenzen und paranoiden Ideen abgelöst.

Die **körperlichen Begleitwirkungen** sind vor allem durch die sympathikomimetischen Effekte wie Tachykardie, Blutdruckanstieg, Pupillenerweiterung und Hyperthermie sowie durch Anfälle und Leberschäden gekennzeichnet. Durch langdauerndes Kokainschnupfen entstehen infolge der lokaltoxischen Wirkung Ulzera an der Nasenschleimhaut. Kokainismus kann schließlich zu Marasmus führen.

Eine **Kokainintoxikation** manifestiert sich bei Erstkonsum aufgrund der geringen therapeutischen Breite schon ab 20 mg: Schwere Intoxikationsfolgen sind durch Herz-Kreislaufversagen und Krampfanfälle gekennzeichnet, schließlich treten Bewußtseinstrübung und Atemlähmung ein. Besonders häufig sind Intoxikationen bei parenteraler Applikation der Substanz.

Zu den **Folgezuständen bei chronischem Konsum** von Kokain zählt eine starke psychische Abhängigkeit mit ausgeprägter Tendenz zur Dosissteigerung. Im Verlauf der Abhängigkeit entwickeln sich Störungen der Antriebs- und Konzentrationsfähigkeit sowie paranoide Mechanismen und zunehmende Deprivation in persönlichen und sozialen Bereichen, während die angestrebten positiven Substanzwirkungen schwinden.

Die Psychosen bei chronischem Kokainabusus sind durch paranoid-halluzinatorische Syndrome gekennzeichnet. Charakteristisch sind taktile Mikrohalluzinationen in Verbindung mit einem psychoorganischen Syndrom, wie es auch bei Amphetaminkonsumenten zu beobachten ist.

In der **medikamentösen Behandlung** der Kokainabhängigkeit stehen zur Zeit – neben den allgemeingültigen psychosozialen Therapiemaßnahmen – trizyklische Antidepressiva, u.a. Desipramin, im Mittelpunkt des Forschungsinteresses.

Crack, das aus Kokain gewonnen wird, greift ebenso zentral in den Dopamin-, Serotonin- und Noradrenalinstoffwechsel ein. Der Wirkungseintritt erfolgt 3–5 Minuten nach der Inhalation – es wird in der Regel geraucht – und führt zu einem Zustand von angenehm gesteigerter Aktivität, Euphorie und Omnipotenzgefühlen. Diesem Crackrausch folgt meist eine 1–2 minütige Depressionsphase. Crack führt zu rascher Suchtentwicklung und zu rapidem körperlichen und psychischen Verfall. Die Substanz führt zu Atemwegserkrankungen, Bluthochdruckkrisen und organischen Psychosyndromen. Bei den beobachteten *Todesfällen* werden eine respiratorische Insuffizienz und ein vermutlich zentral bedingter Herzstillstand als Ursachen angenommen. Im *Entzug* nach längerem Konsum stehen neben Schlaflosigkeit, Angst, Lethargie, Reduktion von Appetit und Sexualtrieb vor allem Depressionen im Vordergrund, nicht selten werden auch paranoide Syndrome beobachtet.

10.2.7 Störungen durch sonstige Stimulanzien einschließlich Koffein

Die am häufigsten verwendeten Substanzen aus der Gruppe der Stimulanzien (Synonyme: Weckamine, Energetika, Psychotonika) sind *Ephedrin, Fenetyllin, Methamphetamin, Methylphenidat, Fencamphamin,* sowie *Amfepramon* und *D-Norpseudoephedrin*. Diese Amphetaminderivate besitzen einen dopaminerg vermittelten zentral stimulierenden Effekt und werden auch als Appetitzügler oder – in weitaus geringerer Dosierung – als Asthmamittel eingesetzt.

Die **Akutwirkung bei Einmalgabe** ist durch Antriebssteigerung und rauschartige Euphorie gekennzeichnet. Begleitsymptome sind Unterdrückung von Appetit, Schlafbedürfnis und Müdigkeit sowie gesteigerte Psychomotorik, Tachykardie und Blutdruckanstieg.

Zeichen einer **Intoxikation** durch Psychostimulanzien sind Antriebssteigerung, Enthemmung, Logorrhoe, massive Assoziationsbeschleunigung bis zur Inkohärenz sowie Aufmerksamkeitsstörungen und Erregungszustände mit aggressiver Färbung. Darüber hinaus können akustische und optische Halluzinationen oder psychoseähnliche Bilder mit paranoiden Zügen, gelegentlich aber auch choreatische Hyperkinesen und tetanieähnliche Krämpfe auftreten. Bei schweren Intoxikationen werden Temperatur- und Atemstörungen, Brechreiz sowie epileptische Anfälle beschrieben.

Als **Folgeerscheinungen nach chronischem Mißbrauch** von Psychostimulanzien sind neben der Abhängigkeit vor allem Antriebsstörungen, Wesensveränderungen und Psychosen zu erwarten.

Durch die chronische Einwirkung von Psychostimulanzien entwickelt sich ein breites Spektrum von psychischen und somatischen Störungen wie Schlafstörungen, Appetitabnahme, Libidoverlust, Muskelzuckungen, Karpopedalspasmen, Duodenalulzera und verschiedene vegetative Symptome wie z.B. Tachykardie, Schweißausbrüche, Blutdruckveränderungen, Mydriasis u.a.m.

Einer kurzdauernden Leistungsanhebung folgt häufig rasch ein unproduktiver Beschäftigungsdrang. Neben Euphorie treten Affektlabilität, Aggressivität und Distanzlosigkeit auf. Phasen gehobener Stimmung wechseln häufig mit protrahierten depressiven Verstimmungen mit massiver Antriebsverminderung. Darüber hinaus kommt es zu einer Hirnleistungsschwäche mit Störungen der Merkfähigkeit und der Konzentrationsleistung.

Die Abhängigkeit vom Amphetamintyp ist als *ausgeprägte psychische Abhängigkeit* mit Toleranzbildung und Zwang zur Dosissteigerung zu charakterisieren. Bei Absetzen treten neben den psychischen Entzugsfolgen auch vegetative Ausfälle auf, deren Zugehörigkeit zu den Entzugssymptomen allerdings kontrovers beurteilt wird.

Kriminalität und *sozialer Abstieg* begleiten häufig die Abhängigkeitsentwicklung, wobei eine erhöhte Aggressionstendenz Ausdruck einer paranoid getönten Intoxikationspsychose sein kann.

Psychosen nach Psychostimulanzienmißbrauch können verschiedene Verlaufsvarianten aufweisen. Meist sind es schizophrenieähnliche, paranoid-halluzinatorische Formen, oft verbunden mit heftigen Angstreaktionen. Es finden sich aber auch depressive Syndrome.

Störungen, die auf die organische Komponente hinweisen, sind Mikrohalluzinationen, intermittierende Episoden deliranter Verwirrtheit, Dämmerattacken sowie starke vegetative Begleitstörungen.

Die hartnäckigen Schlafstörungen sind ein deutliches Zeichen für den bei chronischem Mißbrauch von Psychostimulanzien besonders gestörten Tag-Nachtrhythmus und führen oft zu Mißbrauch und Abhängigkeit von Schlafmitteln, Tranquilizern oder Alkohol.

Stimulanzien werden häufig auch von Patienten mit Mehrfachabhängigkeiten verwendet.

Zu den stimulierenden psychotropen Substanzen zählt auch das **Koffein,** das im westlichen Kulturkreis vorwiegend in Kaffee, Tee oder Colagetränken konsumiert wird. Im Rahmen eines schädlichen Gebrauchs werden hier Unruhe, Schlafstörungen und vegetative Symptome beobachtet. Bei höheren Dosen treten Arrhythmien, Muskelzuckungen sowie milde sensorische Störungen (Ohrensausen und Lichtblitze) auf.

10.2.8 Störungen durch Halluzinogene

Die gemeinsame Eigenschaft dieser Substanzen (Synonyme: Psychodysleptika, Psychotomimetika) ist, Wahrnehmungsstörungen zu induzieren. Zu den Halluzinogenen zählen neben dem *Lysergsäurediäthylamid* (LSD) auch *Meskalin, Psylocybin, Harminbasen, Atropin, Muskarin* sowie einige synthetisch gewonnene Amphetaminderivate, die unter der Rubrik Designerdrugs näher behandelt werden (S. 219).

Da die meisten Halluzinogene Indolderivate sind, hat man ihre Wirkungsweise im Zentralnervensystem auf eine Beeinflussung des serotonergen Systems zurückgeführt. Darüber hinaus wurden auch Effekte auf den Noradrenalinumsatz nachgewiesen; eine endgültige Klärung des zentralen Wirkmechanismus und des Metabolismus der Substanzen steht jedoch noch aus.

Der **typische LSD-Rausch** bei Erstkonsum verläuft in 4 Phasen:

- Das *Initialstadium* setzt wenige Minuten nach der Einnahme mit Schwindel, Unruhe, Ängstlichkeit und Tachykardie ein.
- In der anschließenden *Rauschphase* treten Wahrnehmungsstörungen vor allem im optischen Gebiet auf, die durch den Verlust der Fähigkeit zur Einordnung von Reizen erklärt werden. Insgesamt dominieren im LSD-Rausch Pseudohalluzinationen, Verkennungen und Verformungen der Orientierung in Raum, Zeit und zur Person sowie Verzerrungen von verschiedenen Wahrnehmungen einschließlich des Körperschemas. Die Wahrnehmungsveränderungen können im Zusammenwirken mit Affekten zu Wahnbildern führen, die euphorisch, aber auch angstvoll erlebt werden. Stimmungsqualität und Art des Rauscherlebnisses sind von äußeren Faktoren und der emotionalen Ausgangslage beeinflußbar.
- Nach mehrstündiger Dauer des Rausches folgt die *Erholungsphase*, in der über einen oft vielstündigen Schwebezustand die Realität wieder erfaßt wird.
- In der abschließenden *Nachwirkungsphase* kann neben einer Erschöpfung auch eine ängstlich-depressive Verstimmung auftreten.

Der **atypische LSD-Rausch** kann zu Stunden bis mehrere Tage währenden schizophrenieähnlichen Psychosen paranoid-halluzinatorischen Charakters oder zu ängstlich-depressiven Syndromen führen. Besonders bekannt sind Panikzustände („horrortrips") mit angstbetonten Erlebnisveränderungen und optischen Halluzinationen mit schreckenerregenden Inhalten. In der akuten Angstsituation können Suizidimpulse auftreten. Die **Therapie** beruht auf der Gabe von Benzodiazepinen und beruhigenden Gesprächen bis zum Abklingen der akuten Angstzustände („talking down").

Unter den **Folgezuständen chronischen LSD-Konsums** sind vor allem zu berücksichtigen:

- Die *Abhängigkeitsbildung:* Es entstehen eine unterschiedlich stark ausgeprägte psychische Abhängigkeit sowie eine Toleranzbildung mit nur mäßiger Tendenz zur Dosissteigerung bei Fehlen einer körperlichen Abhängigkeit.
- Die *Psychosen nach LSD-Einnahme:* Manchmal entstehen prozeßhaft verlaufende schizophrenieähnliche Psychosen, die bei chronischem Verlauf vielfach zusätzlich „organisch" imponierende Symptome wie Verwirrtheit, delirante Unruhe oder optische Halluzinationen aufweisen können. Unter *Echo-Psychosen* oder *Flash-backs* werden spontane, erst Wochen bis Monate nach der LSD-Einnahme auftretende, meist angstbetonte psychotische Episoden unterschiedlicher Dauer verstanden, die eine Ähnlichkeit mit dem Rauscherlebnis aufweisen. Dem chronischen LSD-Konsum werden auch keimschädigende Wirkungen zugeschrieben.

Ein Halluzinogen pflanzlicher Herkunft ist **Meskalin,** ein Inhaltsstoff des Peyote-Kaktus. Es bewirkt, ähnlich dem LSD, einen Rauschzustand mit Wahrnehmungsveränderungen, häufig verbunden mit ausgeprägter Euphorie, und weist, verglichen mit den Amphetaminen, eine stärkere halluzinogene Wirkung auf. Bei chronischem Konsum dieser vorwiegend in Mittelamerika verwendeten Droge kann psychische Abhängigkeit entstehen.

Psylocybin, eine Substanz aus dem mittelamerikanischen Pilz *Psylocybe mexicana* (auch „magic mushroom" genannt), kann ebenfalls zu Rauschzuständen und bei chronischem Gebrauch zu psychischer Abhängigkeit führen.

Andere halluzinogen wirksame Substanzen pflanzlicher Herkunft, sind das in der Tollkirsche vorkommende **Atropin,** der Inhaltsstoff des Fliegenpilzes *Amanita muscaria,* **Muskarin,** sowie das Harmin, das in der Liane *Banisteria caapi* und anderen exotischen Pflanzen (z.B. *Peganum harmala*) vorkommt.

10.2.9 Designer Drugs

Im **ICD-10** werden Störungen durch Designer-Drugs entweder unter der zugehörige Substanzklasse (z.B. Stimulanzien, Halluzinogene etc.) erfaßt oder, so sie nicht zugeordnet werden können, unter **Konsum sonstiger psychotroper Substanzen.**

In den letzten Jahren sind unter diesem Begriff zahlreiche chemische Varianten von bisher bekannten psychoaktiven Wirkstoffen synthetisiert worden. Durch die Vielzahl von weitgehend unbekannten Strukturvarianten ist der Nachweis und damit auch die Strafverfolgung von Konsum und Verbreitung dieser Substanzen erschwert. Ihrer chemischen Zugehörigkeit nach zählen sie zu den Stoffgruppen von Fentanyl- und Pethidinabkömmlingen, Phencyclidin, Tryptamin und besonders zur großen Gruppe der Amphetamin-Derivate. Infolge mangelnder Anwendungserfahrungen muß nach Einnahme derartiger Substanzen mit unbekannten Komplikationen gerechnet werden.

Fentanyle und Prodine
Die Synthetisierung dieser Morphinabkömmlinge ist wesentlich schwieriger als die der diversen Amphetamine. Die Stammsubstanzen dieser Gruppe sind das zur Narkoseprämedikation verwendete, kurzwirksame *Fentanyl* und das ebenfalls stark analgetische wirkende *Pethidin*. Die **Pethidinabkömmlinge,** zur Gruppe der Prodine gehörig, übertreffen in ihrer psychotropen Wirkung die Muttersubstanz um das 10–25fache. Die bei der Prodinherstellung anfallenden Nebenprodukte *Methylphenyltetrahydropyridin* (MPTP) und *Phenethyl-phenyl-tetrahydropyridin* (PEPTP) führen bei parenteraler Anwendung durch die neurotoxische Wirkung auf die Substantia nigra zu schweren, irreversiblen Parkinson-Syndromen.

Die **Fentanylabkömmlinge** weisen gegenüber ihrer Muttersubstanz eine wesentlich längere Halbwertszeit auf und übertreffen die Morphinwirkung um ein Vielfaches. Besonders *Alpha-Methyl-Fentanyl* oder *2-Methyl-Fentanyl* haben eine ausgeprägte euphorisierende Wirkung.

Amphetaminabkömmlinge
Der Großteil der Designer-Drogen leitet sich vom Amphetamin bzw. Methamphetamin ab. Die Wirkung dieser Substanzen ist durch unterschiedlich starke psychische Abhängigkeit, durch Depression im Entzug und durch eine sich eher langsam entwickelnde Gewöhnung gekennzeichnet. Im Szenejargon werden sie als „Speed" bezeichnet. Konsumverhalten und Verlauf von Abhängigkeit und Mißbrauch ähneln jenen von Kokain. Die derzeit modernste und bekannteste Substanz ist sicherlich **„Ecstasy"**, *3,4-Methylendioxy-Methamphetamin* (MDMA), das ursprünglich aus Petersilie und Muskatnuß synthetisiert wurde, jetzt vollsynthetisch hergestellt wird. Unter der modischen Abkürzung „XTC" erhielt es bald einen magischen Ruf als Energie- und Kreativitätsspender und wird in zunehmendem Ausmaß bei „Rave-Parties", im Rahmen derer in größeren Gruppen zu extrem lauter Musik („Techno") getanzt wird, eingenommen. Neben seiner Bedeutung als Einstiegsdroge für die 13–17jährigen Jugendlichen, die jene von Haschisch bei weitem übersteigt, kann es durch den zentral stimulierenden Effekt und die körperliche Erschöpfung zu Kollapszuständen und sogar Todesfällen führen. Hier werden ursächlich vor allem kardiale Nebenwirkungen, Störungen der Thermoregulation und die forcierte Dehydratation durch stundenlanges intensives Tanzen diskutiert. Es wurden auch epileptische Anfälle und Leberschäden beobachtet.

Das *2,3,5-Trimethoxyamphetamin* (TMA) zeigt eine dem Meskalin ähnliche chemische Struktur. *Dimethoximethylamphetamin* (DOM) weist eine im Vergleich zu LSD erheblich größere psychotogene Potenz auf.

Phencyclidin und Tryptamin
Phencyclidin (PCP; Angel dust) gilt heute in den USA neben Alkohol und Marihuana als die am leichtesten erhältliche Droge und wird von einigen Autoren zu den Halluzinogenen gezählt, da es neben sedierenden, analgetischen und euphorisierenden Wirkungen zu 4–6 Stunden anhaltenden Rauschzuständen mit Halluzinationen führen kann. Es können noch nach Monaten Nachwirkungen beobachtet werden, da die Substanz wegen ihrer hohen Fettlöslichkeit im Nervengewebe angereichert und nur langsam ausgeschieden wird. Bei akuter Intoxikation sind zudem Koordinationsstörung, Nystagmus, Krampfanfälle und Kreislaufversagen zu beobachten. Bei höheren Dosierungen (ab 10 mg) wächst die Gefahr von psychotischen Störungen mit Angstzuständen, paranoiden Episoden, unkalkulierbarer Selbst- und Fremdaggressivität und Verwirrtheitszuständen. Bei längerer Anwendung kann es neben protrahierten depressiven Verstimmungsphasen zur Auslösung von schizophrenieähnlichen Psychosen kommen. Dieser Suchttyp ist durch starke psychische Abhängigkeit mit heftigem Drogenhunger, fehlende physische Abhängigkeit und rasche Toleranzentwicklung gekennzeichnet.

Die aus substituierten Tryptamin-Derivaten synthetisierten Substanzen *Dimethyltryptamin (DMT)* und *Diethyltryptamin (DET)* entsprechen in ihrer Grundstruktur jener des Psilocybin und wirken halluzinogen.

10.2.10 Störungen durch flüchtige Lösungsmittel

Unter dem Begriff **„Schnüffelstoffe"** werden verschiedene organische Lösungsmittel zusammengefaßt, die zur Erzielung von Rauschwirkungen inhaliert werden, wie Äther, Chloroform, Benzin, Lösungsmittel und Klebstoffe. Konsumenten von Schnüffelstoffen sind meist Jugendliche, die ihren Mißbrauch vorwiegend in Gruppen beginnen. Die Rauschwirkung ist durch Exzitation, Euphorie, illusionäre Verkennungen und Halluzinationen gekennzeichnet. Der Rausch endet häufig mit einer Phase von Ermüdung und Schlafbedürfnis. Bei chronischem Konsum können sich neben der psychischen Abhängigkeit schwere organische Psychosyndrome mit erheblichen Leistungsstörungen, zerebrale Anfälle und ausgeprägte Polyneuropathien entwickeln.

10.2.11 Störungen durch Tabak

Im Tabak konnten bisher etwa 3000 chemische Verbindungen nachgewiesen werden. Unter diesen ist das Alkaloid *Nikotin* für Gewöhnung und Abhängigkeit verantwortlich, gesundheitsschädlich sind jedoch andere Tabakbestandteile, die kein Abhängigkeitspotential aufweisen (Teer usw.).

Epidemiologische Studien ergaben, daß der Zigarettenkonsum in Mitteleuropa in den letzten 50 Jahren um knapp 400 % angestiegen ist. Auf die Gesamtbevölkerung bezogen werden vom einzelnen Bürger 2000 Zigaretten pro Jahr geraucht. 35–50 % der Bevölkerung sind Raucher. Das Konsumverhalten von Männern und Frauen hat sich in den letzten Jahren weitgehend angeglichen. Bei Jugendlichen rauchen Angehörige unterer sozialer Schichten häufiger. Zwischen Konsumverhalten und broken-home-Situation sowie mangelnder affektiver Zuwendung konnte ebenfalls ein Zusammenhang gefunden werden. Rauchen hat eine starke imitatorische Wirkung: In Kollektiven rauchender Angehöriger oder Freunde rauchen 93 % der 15jährigen, in rauchfreien Familien nur 1 %. Das polyvalente Suchtverhalten der Nikotinabhängigen manifestiert sich auch in hohem Alkohol- und Drogenkonsum: Zigarettenrauchende und alkoholtrinkende Jugendliche konsumieren zu 74 % auch Drogen, 80–90 % der Drogenkonsumenten sind Zigarettenraucher.

Für das Rauchen werden nicht nur *psychosoziale Ursachen,* sondern auch *genetische Aspekte* als verantwortliche Faktoren diskutiert: Die Konkordanz des Rauchverhaltens ist auch bei getrennt aufgewachsenen eineiigen Zwillingen deutlich größer als bei zweieiigen.

Nikotin besitzt sehr unterschiedliche **pharmakologische Wirkungen:** Die stimulierenden Effekte sind auf eine cholinerg-katecholaminerge Aktivierung zurückzuführen, sie werden bei niedrigdosierter Nikotinzufuhr beobachtet. Die beruhigende Wirkung wird durch eine cholinerge Blockade und durch eine β-Endorphin-Freisetzung erklärt und findet sich bei höherer Nikotinzufuhr. 60 % der Raucher erleben besonders die entspannende Wirkung und berichten von einer Minderung von Streßfolgen und von aggressivem Verhalten. 30 % erleben das Rauchen anregend und erfrischend.

Rauchen ist mit einer Reihe von **unerwünschten Begleiteffekten** belastet, die den Nikotiniker jedoch von der Fortsetzung des Zigarettenrauchens nicht abhalten: Hustenattacken, Atembeschwerden, Kopfschmerzen, Mundtrockenheit, gastrointestinale Beschwerden und Schwindel.

Mit dem Rauchen sind für das Individuum wie auch für die Gesellschaft gravierende **Spätfolgen** verbunden, die im Unterschied zu anderen Abhängigkeitsprozessen erst nach vieljährigem Konsum auftreten: Raucher erkranken besonders häufig an Bronchialkarzinomen sowie an *Karzinomen* der Mundschleimhaut, des Kehlkopfes, der Speiseröhre, des Pankreas, der Nieren und der Blase. *Gefäßerkrankungen* führen zum sog. Raucherbein und erhöhen das Risiko für Herzinfarkt und zerebrale Gefäßverschlüsse. Erwähnenswert ist auch die Beeinträchtigung der weiblichen und männlichen *Fertilität* sowie eine erhöhte Abortrate und vermehrte Gesundheitsschäden bei Neugeborenen. Durch das **Passivrauchen** sind auch Nichtraucher gefährdet.

Längerwährende Abstinenz senkt die Krankheitsrisiken. Das Risiko, an einem Bronchialkarzinom zu erkranken, nähert sich nach 13–15jähriger Abstinenz auch bei ehemals stärksten Rauchern wieder dem der Gleichaltrigen, die nie geraucht haben.

In Nordamerika wurden 1989 ca. 400 000 Todesfälle als direkte oder indirekte Folge des Nikotinabusus gemeldet: Dieser Zahl stehen ungefähr 4000 Drogentote und 300 000 Opfer des Alkoholismus gegenüber. Weltweit sterben jährlich 3 Millionen Menschen an Raucherkrankheiten.

Analog zu anderen abhängigkeitserzeugenden Substanzen bestehen unterschiedliche Konsummuster bzw. Abhängigkeitsqualitäten:

- **Nikotinmißbrauch** im Sinne gesundheitsgefährdenden Rauchens ohne faßbare Abhängigkeitszeichen.
- **Psychische Abhängigkeit** mit Dosissteigerung, Nikotinverlangen, oft an bestimmte Situationen gekoppelt, und Entzugssymptomen im Sinne vermehrten Auftretens von Unruhe, Reizbarkeit, Spannungsgefühlen, ev. auch Schlafstörung, Angst und depressiver Verstimmung.
- **Körperliche Abhängigkeit**, die sich bei Nikotinentzug in passageren vegetativen Störungen, wie z.B. erniedrigter Herzfrequenz, ausdrücken kann. Weitere, nicht ganz seltene Folgen der Nikotinabstinenz sind Obstipation und Gewichtszunahme.

Zu den gravierendsten *Hindernissen der Nikotinabstinenz* bei bereits ausgebildeter Abhängigkeit zählen Motivationsmängel und daraus entstandene, immer wieder scheiternde Versuche „kontrolliert zu rauchen" im Sinne einer meist nur vorübergehend haltbaren Reduktion der täglich gerauchten Zigaretten. Es ist mit einer mittel- bis langfristigen Rückfallrate von über 70 % zu rechnen.

Aus der niedrigen Erfolgsquote von nicht therapeutisch begleiteten Eigenversuchen zur Nikotinabstinenz (10–15 %) ergibt sich ein hoher Bedarf an systematischen Therapieprogrammen mit gezielter Rückfallprävention.

Die **Methoden der Raucherentwöhnung** sind vielfältig, am besten belegt sind die Erfolge *kognitiv verhaltenstherapeutischer Ansätze* zur Selbstkontrolle. Ihre wesentlichsten Elemente bestehen u.a. in grundsätzlich radikalem Absetzen des Rauchens zu einem vereinbarten Termin bei vorheriger systematischer Erarbeitung kognitiver und emotionaler Bewältigungsmechanismen und therapeutischer Nachbetreuung. Erfolgreich sind auch verschiedenste

Suggestivtherapien, allerdings sind ihre Resultate davon abhängig, inwieweit eine aktive Beteiligung des Rauchers an der Nikotinabstinenz erreicht werden konnte. Von hohem therapeutischen Interesse ist naturgemäß die Identifizierung von allfälligen psychischen Begleit- und Hintergrundstörungen wie neurotische Störungen, Streßintoleranz, Depressivität oder Selbstunsicherheit bzw. soziale Phobien, da ohne ihre Beeinflussung kein dauerhaftes Behandlungsresultat zu erwarten ist.

Die *Nikotinapplikation* (z. B. in Form von Kaugummi und Nikotinpflaster) unterstützt den Raucher, sein Verlangen (Craving) zu unterdrücken und Entzugssymptome zu vermeiden.

10.2.12 Störungen durch multiplen Substanzgebrauch und Konsum sonstiger psychotroper Substanzen

Obwohl viele Patienten mehrere Substanzen (z. B. Opiate, Alkohol und Benzodiazepine) mißbrauchen, sollte die diagnostische Zuordnung nach der wichtigsten Stoffgruppe erfolgen. Nur wenn die Substanzeinnahme chaotisch und wahllos verläuft oder wenn Bestandteile verschiedener Substanzen untrennbar vermischt sind, ist die Diagnose **multipler Substanzgebrauch** zu stellen. Der deskriptive Ansatz der Klassifikationen von ICD-10 und DSM-IV wird der Problematik des polyvalenten Konsums jedoch nicht mehr ganz gerecht. Der Mehrfachkonsum verschiedenster Drogen hat inzwischen einen Punkt erreicht, der mit den einfachen Konsummustern der Vergangenheit nicht mehr zu vergleichen ist. Der weit überwiegende Großteil der Abhängigen zeigt eine *Polytoxikomanie,* also eine Abhängigkeit von mehreren Substanzen. Oft werden aber auch Substanzen miteinander vermischt appliziert – wie z. B. Heroin und Kokain in einem sog. „Cocktail" oder „Snowball". Kombiniert werden vor allem Stimulanzien bzw. Halluzinogene mit Opioiden bzw. Benzodiazepinen. So werden z. B. nach einem „Trip", einer Halluzinogeneinnahme, Benzodiazepine in Teil sehr hohen Dosen (z. B. bis zu 20 Tabletten Flunitrazepam) konsumiert, um wieder „herunterzukommen" oder hartnäckige Schlafstörungen zu „behandeln". Aber auch die Alkoholabhängigkeit stellt in der Behandlung Polytoxikomaner ein großes und häufig vorkommendes Problem dar. Das Zusammenwirken von illegalen Drogen, Medikamenten und Alkohol führt zu einer weiteren Verschlechterung des Gesundheitszustandes dieser oft multimorbiden Patienten.

In diese Kategorie der Störungen zählen auch solche, die durch den **schädlichen Gebrauch** von analgetischen Mischpräparaten, sofern sie nicht klar einer anderen Gruppe zugeordnet werden können, hervorgerufen werden.

10.2.13 Störungen durch Analgetika

Diese großteils rezeptfrei erhältlichen Substanzen oder Mischpräparate enthalten, neben Paracetamol, Acetylsalicylsäure, Metamizol und Mefenamin auch Anticholinergika, Barbiturate, Coffein und Ergotaminalkaloide. Präparate mit opiathaltigen Kombinationen fallen unter das Kapitel der Opiatabhängigkeit (S. 211).

Unter den Analgetikaabhängigen dominieren *Frauen* im mittleren und höheren Lebensalter, die häufig unter depressiv-ängstlicher Symptomatik, besonders aber auch unter Kopfschmerzen und vertebragenen Beschwerden leiden. Der Mißbrauch bleibt oft lange Zeit unentdeckt.

Bei Analgetika kann eine psychische Abhängigkeit entstehen, wobei als **Entzugserscheinungen** Lustlosigkeit, Dysphorie, innere Unruhe und Antriebsstörungen beschrieben werden. Unter den **Spätfolgen** sind vor allem schwere Nierenfunktionsstörungen zu erwähnen, die vielfach erst zur Aufdeckung des Analgetikamißbrauchs führen und auch bei moderneren Analgetika zu beobachten sind. Bei vielen Substanzen liegen allerdings noch zuwenig Erfahrungen vor, um bei Langzeitgebrauch eine gesundheitsschädigende Wirkung ausschließen zu können.

Die **Therapie** der Analgetikaabhängigkeit muß in Anbetracht der ätiopathogenetischen Komplexität mehrere Ebenen berücksichtigen: Die Unterbrechung der Medikamentenzufuhr, besonders barbiturathaltiger Mischpräparate kann zu einer erhöhten zerebralen *Krampfbereitschaft* und zu einem *Entzugsdelir* führen. Neben sedierenden Substanzen müssen infolgedessen auch Antikonvulsiva (Carbamazepin) eingesetzt werden. Die Anwendung von stark wirksamen trizyklischen Antidepressiva ist in der akuten Entzugsphase kontraindiziert (s. Therapie der Barbituratabhängigkeit S. 210). In der *zweiten Phase der Therapieführung* sind jene Faktoren zu berücksichtigen, die zur Schmerzmitteleinnahme Anlaß boten. Schließlich ergibt sich die Notwendigkeit der Diagnostik und Behandlung von Organschäden, die durch den Analgetikaabusus entstanden sind. Das Aufgabenfeld erfordert somit eine Kombination psychiatrischer, internistischer und neurologischer Maßnahmen im Sinne einer ganzheitlich orientierten, interdisziplinären Zusammenarbeit.

Analog zu anderen Formen der Medikamentenabhängigkeit kann eine wirksame **Prävention** des Analgetikamißbrauches nur durch die Vermeidung nicht indizierter und zeitlich unscharf begrenzter Verschreibungen sowie durch ausreichende Information der Patienten über die Langzeitrisiken erreicht werden. Aufgrund ihres Schädigungspotentials ist für alle in Frage kommenden Substanzen Rezeptpflicht und Verbot einer unkritischen Werbung zu fordern. Mischpräparate sind grundsätzlich als obsolet zu bezeichnen. Eine diagnostische Abklärung und Behandlung von unklaren Schmerzzuständen, denen häufig psychiatrische oder psychosomatische Störungen zugrunde liegen, ist für einen verantwortungsvollen Umgang mit Analgetika notwendig.

Es sei auch noch darauf hingewiesen, daß der Mißbrauch von nicht direkt psychotropen Substanzen, wie z.B. Laxantien, im ICD-10 in der Kategorie **Mißbrauch von nicht abhängigkeitserzeugenden Substanzen** kodiert ist.

10.3 Schlafstörungen

Hartmann Hinterhuber

10.3.1 Physiologie des Schlafs

Die richtige Einschätzung der Schlafstörungen setzt die Kenntnis der Physiologie des Schlafes, besonders

- der Merkmale des natürlichen Schlafes,
- der Dauer des natürlichen Schlafes und
- der Stadien des natürlichen Schlafes

voraus.

Definition

Der Schlaf ist ein aktiver Erholungsprozeß des Gesamtorganismus, insbesondere der Stoffwechselvorgänge im Gehirn. Ohne äußere Zeitgeber folgt der Schlaf bei den meisten Gesunden – wie andere biologische Funktionen auch – einem 24-Stunden-Rhythmus. Die Beurteilung des Schlaf-Wach-Verhaltens hängt von der Selbstwahrnehmung des Menschen ab: Wesentlicher als die Länge des Schlafes ist sein Erholungswert.

Merkmale

Der Schlaf als Ruhezustand weist charakteristische Merkmale auf:

Bewußtseinsänderung: Während des Schlafes ist die Bewußtseinslage herabgesetzt, eine Wahrnehmungsbereitschaft bleibt jedoch bestehen. Durch geeignete Reize ist ein Wecken jederzeit möglich.

Trophotrope-vagotone Reaktionslage: Diese erklärt die verminderte Atem- und Kreislauftätigkeit, die Bradykardie und die Herabsetzung der Muskelspannung. Der Metabolismus ist allgemein niedrig, die Körpertemperatur sinkt ab. Die Aufbauprozesse, besonders die Proteinsynthese, sind verstärkt.

Induzierbarkeit des Schlafes: Bedingte Reflexe sind in der Lage, den Schlaf einzuleiten. Dazu gehört das Aufrechterhalten eines typischen Schlafrituales, wie beispielsweise das Einnehmen einer „embryonalen Lage".

Dauer des Schlafes

Die Dauer des natürlichen Schlafes ist individuell sehr verschieden, sie kann zwischen 4 und 10 Stunden variieren. Ebenso unterschiedlich ist die Einschlafdauer, sie beträgt – nach dem Zubettgehen – durchschnittlich weniger als 20 Minuten.

Im Laufe des Lebens verringert sich die Schlafdauer: Der **Säugling** schläft ohne Bindung an einen Tag-Nacht-Rhythmus in 12 Episoden mehr als 16 Stunden pro Tag; der erwachsene **Kurzschläfer** mit 5–6 Stunden Schlaf weist die größte Schlaftiefe nach dem Einschlafen auf, der **Langschläfer** mit 8–9 Stunden hat diese in den Morgenstunden.

Stadien des Schlafes

Der Schlaf kann aufgrund klinischer und elektrophysiologischer Kriterien in folgende Stadien, die international als verbindlich anerkannt sind, eingeteilt werden:

- **Stadium 1:** klinisch: zunehmende Schläfrigkeit, Übergang in die Einschlafphase. EEG: relativ niedergespanntes, gemischtes Frequenzbild.
- **Stadium 2:** klinisch: leichter Schlaf. EEG: Schlafspindeln (12–14-Sekunden-Wellen). K-Komplexe und Vertexwellen.
- **Stadium 3:** klinisch: mittlerer Schlaf. EEG: mäßige Anteile von langsamer Aktivität.
- **Stadium 4:** klinisch: tiefer Schlaf. EEG: Vorherrschen einer hochgespannten langsamen Aktivität.

Im Stadium 2 ist die Weckschwelle am niedrigsten, in den Stadien 3 und 4 am höchsten. Schlafphasen, die im EEG das Bild eines Stadiums 1, aber eine hohe Weckschwelle aufweisen, werden als *REM-rapid-eye-movements-Schlafstadien* bezeichnet. Typisch dafür sind episodische, rasche Augenbewegungen und das Auftreten von Träumen.

Mit den anderen Stadien bilden die REM-Phasen Zyklen, die ca. 90 Minuten dauern und sich 4–5mal während des normalen Nachtschlafes wiederholen (Abb. 10.1). Beim Erwachsenen machen die REM-Phasen 20 % der Schlafzeit aus.

Die verschiedenen Schlafstadien dauern unterschiedlich lang: Die Abb. 10.2 spiegelt deren Prozentanteile am Schlaf einer ganzen Nacht wider. Depressive Patienten zeigen ein verändertes Verteilungsmuster. Während beim gesunden Schläfer die erste REM-Phase nach ca. 80 Minuten auftritt, er-

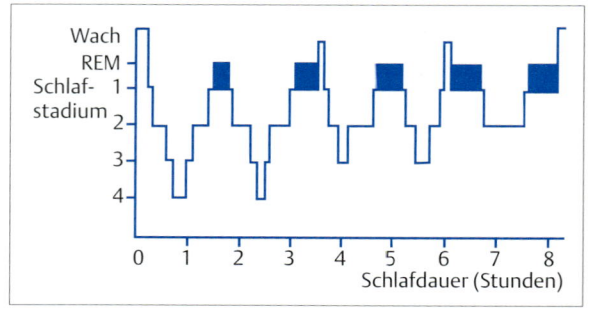

Abb. 10.1 EEG-Aufzeichnung des Nachtschlafes eines gesunden Erwachsenen.

10.3 Schlafstörungen

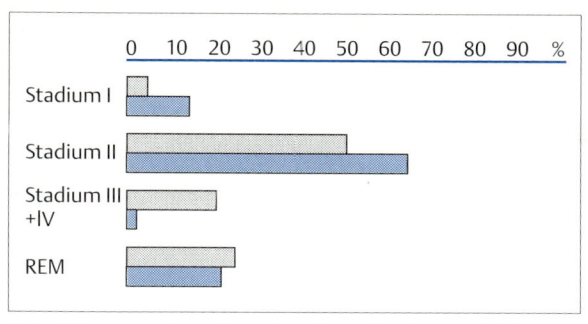

Abb. 10.2 Prozentanteil der jeweiligen Stadien am Schlaf einer ganzen Nacht. Gesunde: weiß, Depressive: schwarz.

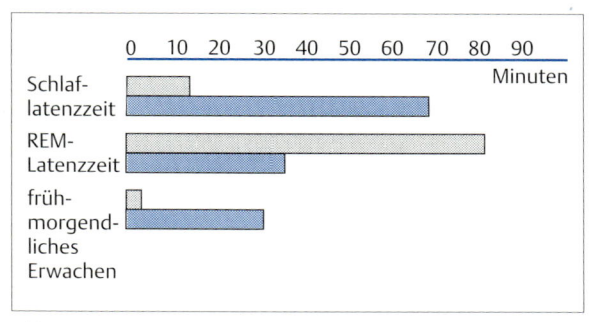

Abb. 10.3 Schlaflatenz- und REM-Latenz-Zeiten bei Gesunden (weiß) und depressiven Patienten (schwarz).

scheint diese beim Depressiven bereits nach 30 Minuten: Die REM-Latenzzeit ist im Rahmen eines depressiven Syndroms in typischer Ausprägung verkürzt (Abb. 10.3).

Für die **Regulation des Schlafes** beziehungsweise der verschiedenen Schlafstadien sind die Raphe-Kerne und der Nucleus coeruleus verantwortlich. Das Zentrum für die Regulation der zirkadianen Rhythmik ist der Nucleus suprachiasmaticus, der als Teil des Hypothalamus direkte Affenzen aus dem Nervus opticus und damit Informationen vom Auge erhält.

Die Schlafbereitschaft und die reguläre Abfolge der verschiedenen Schlafstadien wird durch die Balance zwischen Serotonin-, Noradrenalin- und Acethylcholin-Ausschüttung reguliert.

10.3.2 Schlafstörungen

Das subjektive Erleben eines erholsamen Schlafes fordert das richtige Zusammenspiel eines Bündels spezifischer Funktionen. Alterationen auf den verschiedenen Ebenen führen zu Schlafstörungen, die in

– Dyssomnien und
– Parasomnien

eingeteilt werden.
Bei Schlafstörungen muß zwischen

– physiologischen Reaktionen auf Belastungen aus der Umwelt und
– einer das Wohlbefinden des Menschen schwer beeinträchtigenden Schlaflosigkeit – bedingt durch psychische oder physische Störungen – unterschieden werden.

Definition
Schlafstörungen sind individuell erlebte Störungen des Schlaf-Wach-Verhaltens: Es besteht eine Diskrepanz zwischen dem **subjektiven Schlafbedürfnis** und dem **objektiven Schlafvermögen.**

Die Anforderungen des täglichen Lebens mit verschiedenen und unterschiedlich ausgeprägten psychosozialen Stressoren können Beeinträchtigungen des Schlafes bedingen, die wenige Tage dauern und als physiologische Reaktion auf die genannten Belastungsmomente zu interpretieren sind: Diese Beeinträchtigungen sind nicht als Schlafstörungen im engeren Sinne zu bezeichnen.

Länger währende, das Wohlbefinden eines Menschen deutlich beeinträchtigende Schlaflosigkeit ist ein häufiges Symptom vieler physischer wie psychischer Störungen. Diesbezüglich sind körperliche Erkrankungen, chronische Schmerzzustände oder schizophrene Störungen bzw. depressive Syndrome zu identifizieren: Ein beeinträchtigter Schlaf kann das erste Symptom einer der letztgenannten Störungen sein, die Schlafstörung wird in diesen Fällen als **sekundär** bezeichnet. Eine **primäre Schlafstörung** liegt dann vor, wenn keine Störfaktoren aufgedeckt werden können. Ist der Schlaf hinsichtlich der Dauer, der Qualität oder einer gestörten Wach-Schlaf-Abfolge beeinträchtigt, sprechen wir von einer **Dyssomnie.** Demgegenüber sind **Parasomnien** abnorme Ereignisse, die mit dem Schlaf verbunden sind.

Dyssomnien

Definition
Als Dyssomnie wird eine Störung von Dauer und Qualität des Schlafes sowie der Schlaf-Wach-Abfolge bezeichnet: Sowohl eine Verkürzung wie eine Verlängerung der Schlafdauer können die Leistungsfähigkeit und die Befindlichkeit des Menschen schwer beeinträchtigen.

Einteilung
Dyssomnien werden unterteilt in:

– Insomnien (Verkürzung der Schlafdauer, Schlaflosigkeit im engeren Sinne),
– Hypersomnien (Verlängerung der Schlafdauer),
– Störungen des Schlaf-Wach-Rhythmus

Insomnien

Definition
Deckt sich das individuelle Schlafbedürfnis nicht mit dem Schlafvermögen, sprechen wir von einer Schlafstörung. Der menschliche Schlaf kann sowohl in der Einschlafphase wie auch während der gesamten Schlafdauer gestört sein. Diese Ein- und Durchschlafstörungen treten entweder **primär** (ohne er-

kennbare Ursache) oder **sekundär** im Rahmen von psychischen Störungen oder organischen Erkrankungen auf (s. Ätiopathogenese). Das DSM-IV fordert für die Diagnose einer Insomnie ein mindestens einmonatiges Bestehen.

Epidemiologie
Ca. 15 % der Menschen in Mitteleuropa suchen aufgrund von Ein- und Durchschlafstörungen einen Arzt auf. Insomnien treten im Alter häufiger auf, Frauen scheinen mehr davon betroffen zu sein als Männer.

Ätiopathogenese
Eine Insomnie wird durch verschiedene psychische wie physische Faktoren verursacht:

- starke Streß-Einwirkungen,
- falsche Vorstellungen über den individuellen Schlaf-Wach-Rhythmus (dieser kann sich z.B. mit zunehmendem Alter ändern, so daß Bedarf nach einem Mittagsschlaf besteht, dafür aber nachts Wachphasen auftreten, die noch nicht als Schlafstörungen zu bezeichnen sind).
- mangelhafte Schlafvoraussetzungen (z.B. Lärm in der Umgebung)
- psychische Faktoren z.B.
  - depressive Störungen
  - schizophrene Störungen
  - anankastische Persönlichkeitsstruktur
  - mangelnde Wahrnehmung der eigenen Emotionen
- organische Faktoren z.B.
  - Apnoe, zentral oder obstruktiv bedingt
  - kardiale Insuffizienz
  - urologische Störungen
  - Morbus Parkinson
- akute oder chronische Schmerzen
- Medikamente z.B.
  - Corticosteroide, zentral wirksame β-Blocker, Bronchodilatoren; Amphetamine und andere Stimulanzien
- genetische Momente
  - familiär gehäuft auftretende Schlafverkürzung
  - Eine Insomnie im Erwachsenenalter kündigt sich manchmal bereits in der Kindheit durch einen sehr leichten Schlaf an. Dies kann ein Zeichen dafür sein, daß es sich um eine erbliche Insomnie handelt.

In Tab. 10.5 sind mögliche Ursachen für Insomnien aufgezeigt.

Symptomatik
Viele Menschen klagen auch nach objektiv ausreichendem Schlaf über mangelhafte oder ausgebliebene Erholung und leiden tagsüber unter deutlicher Erschöpfung. Leistungseinbuße sowie – häufig damit verbunden – Dysphorie sind regelhaft auftretende Symptome der Insomnie. Schlafmangel kann zu einem hyperästhetisch emotionalen Durchgangssyndrom führen (vgl. hierzu S. 13).

Tabelle 10.5 Mögliche Ursachen der Insomnien

1. Primäre/psychophysiologische Insomnien
2. Insomnien bei psychiatrischen Erkrankungen
   - Depressionen
   - Schizophrenien
   - Demenzen vom Alzheimer Typ, vaskuläre Demenzen
   - Angsterkrankungen
   - psychogene Eßstörungen
   - Suchterkrankungen
3. Insomnien bei neurologischen Erkrankungen
   - Restless-legs-Syndrom
   - Epilepsien
   - extrapyramidal-motorische Erkrankungen
   - Kopfschmerzen, Migräne
   - Polyneuropathien
   - periodische Beinbewegungen im Schlaf
4. Insomnien bei internistischen Erkrankungen bzw. Schmerzsyndromen
   - Lungenerkrankungen
   - Herz-Kreislauferkrankungen
   - chronische Nierenerkrankungen
   - Magen-Darm-Erkrankungen
   - endokrinologische Erkrankungen (Diabetes mellitus, Hypothyreose etc.)
   - maligne Erkrankungen
   - chronische Infektionen
   - Kyphoskoliose
5. Insomnien bedingt durch zentralnervös wirksame Substanzen und Medikamente
   - Hypnotika (Benzodiazepine, Barbiturate etc.)
   - Antidepressiva (MAO-Hemmer, SSRI etc.)
   - Nootropika (Piracetam etc.)
   - Anti-Parkinson-Medikamente (L-DOPA, Bromocriptin)
   - Antihypertensiva (β-Blocker, Clonidin, ACE-Hemmer)
   - Asthmamedikamente (Theophyllin, β-Sympathikomimetika)
   - Hormonpräparate
   - Antibiotika (Gyrasehemmer)
   - Aspirin
   - Diuretika
   - Alkohol
   - Koffein und andere Stimulanzien

Bei der primären Insomnie beherrscht den Patienten die starke Sorge, nachts nicht schlafen zu können, so daß er sich vorwiegend auf sein Schlafverhalten konzentriert. Dies führt wiederum zu zunehmender Spannung und Erregung. Ein ehemals durch organische Ursachen gestörtes Schlafverhalten kann zu einer ängstlichen Erwartungshaltung Anlaß geben, so daß sich aus einer ursprünglich sekundären Insomnie eine primäre entwickelt.

Differentialdiagnose
Störungen, die sich während des Schlafes manifestieren, vom Patienten selbst aber nicht wahrgenommen werden, dürfen nicht zu den hier besprochenen Erkrankungen gezählt werden: Die **Schlafapnoe**, die mit häufigen Atempausen während des Schlafes verbunden ist und zu einer Verringerung der Sauerstoff-

sättigung und zu Herzrhythmusstörungen Anlaß gibt, ist von den hier besprochenen Schlafstörungen zu unterscheiden, ebensowenig gehören hierzu periodische **Myoklonien,** die sich durch Krämpfe und Zuckungen der Beine manifestieren.

Verlauf
Der Verlauf der Schlafstörung wird weitgehend von den zugrundeliegenden psychischen oder physischen Belastungsmomenten bestimmt. Eine primäre Insomnie kann sich über Jahrzehnte erstrecken. Nicht selten führt die Schlaflosigkeit zu einem pathologischen Konsumverhalten: Die Betroffenen versuchen durch Anxiolytika, Hypnotika oder alkoholische Getränke den Schlaf zu induzieren oder gebrauchen Stimulanzien, um tagsüber den Wachheitsgrad zu steigern.

Therapie
Pharmakologische Maßnahmen: Da für Schlafstörungen neben Angsterkrankungen, psychischen Belastungssituationen und depressiven Syndromen auch internistische Erkrankungen, akute oder chronische Schmerzzustände sowie Störungen des Biorhythmus mit zum Teil gänzlicher Umkehr der Schlaf-Wach-Folge ursächlich sind, muß sich die Therapie nach der zugrundeliegenden Ätiologie richten. Kann ein Schmerzsyndrom oder eine internistische Symptomatik ausgeschlossen werden, empfehlen sich z.B. nebenwirkungsarme, schwach potente Antipsychotika (Dixyrazin oder Melperon).

Als erste medikamentöse Maßnahme sollten *pflanzliche Präparate* versucht werden. Die Verwendung von Barbitursäurederivaten als Hypnotika muß als obsolet bezeichnet werden, das älteste synthetische Hypnotikum ist Chlorhydrat, das nur mehr ein sehr enges Indikationsspektrum hat.

Zur Schlafeinleitung bzw. Schlafvertiefung eignen sich die in Tab. 10.6 aufgeführten *Benzodiazepine*.

Die Gabe von Benzodiazepinen zur Behandlung von Schlafstörungen erfordert ein hohes Verantwortungsbewußtsein beim verordnenden Arzt, da diese ein Gewöhnungs- und Abhängigkeitspotential besitzen: Die Dauer der kontinuierlichen Verabreichung von Benzodiazepinen soll 2–4 Wochen nicht überschreiten.

Bedacht werden muß, daß alle Hypnotika das Reaktionsvermögen beeinträchtigen und die Hirnleistung einschränken können. Darüber hinaus können Tagesmüdigkeit sowie Benommenheit auftreten, die besonders ausgeprägt im Zusammenwirken mit Alkohol zu beobachten sind. Das abrupte Absetzen kann zu einer Rebound-Insomnie führen.

Ebenfalls über den GABA-Benzodiazepin Rezeptorkomplex wirkt Zolpidem.

Verschiedene körpereigene Substanzen besitzen eine schlaffördernde Wirkung. Eine davon ist das **Melatonin,** ein Hormon, das in Abhängigkeit von Tageslicht und zirkadianen Rhythmen ausgeschüttet wird. Kontrollierte Studien über die Einnahme, die

Tabelle 10.**6** Benzodiazepine zur Schlafeinleitung und -vertiefung

Generic name	Halbwertszeiten
Brotizolam	4– 8 Std.
Midazolam	1– 3 Std.
Triazolam	2– 4 Std. (Metaboliten 3–8)
Lormetazepam	9–15 Std.
Flunitrazepam	10–25 Std. (Metaboliten 20–30)
Flurazepam	2 Std. (Metaboliten 50–100)
Nitrazepam	20–50 Std.

Wirkung und die Nebenwirkungen des Melatonins fehlen noch weitgehend, so daß erst die Zukunft zeigen wird, ob Melatonin oder Melatonin-stimulierende Substanzen für die Behandlung von Schlafstörungen eingesetzt werden können.

Große Erwartungen werden auch an DSIP (Delta-Sleep-Inducing-Peptide) geknüpft: Dieses niedermolekulare Peptid induziert parenteral verabreicht Tiefschlafstadien (Stadium III und IV) mit langsamen Delta-Wellen im EEG. DSIP ist derzeit noch nicht therapeutisch verfügbar.

Psychologische Maßnahmen: Psychologische Maßnahmen bei Insomnien sind:

– Information,
– schlafoptimierende Verhaltensweisen,
– Stimuluskontrollen,
– Entspannungstechniken,
– kognitive Kontrollmaßnahmen.

Menschen mit einer Insomnie weisen besonders in den Abendstunden eine erhöhte Arousal-Reaktion auf: Sie befinden sich in starker Unruhe, sind verärgert, enttäuscht und wütend; ihre Gedanken kreisen um die erwartete neuerliche Schlaflosigkeit und die damit verbundenen Schwierigkeiten am kommenden Tag.

Diese sich gegenseitig bedingenden Faktoren führen zu einer übermäßigen Beschäftigung mit den Schlafproblemen und verstärken dadurch wieder die Schlafstörung: Die sich so konditionierende Schlaflosigkeit wird häufig noch durch ungeeignete Therapieversuche verstärkt.

Die Therapie der Schlafstörung fordert eine Veränderung des Alltagsverhaltens, der Betroffene benötigt Hilfen in der Entwicklung von Problemlösungsstrategien und des Streßmanagements; günstig erweisen sich *Entspannungstechniken* und Anleitungen zu körperlicher wie intellektueller Aktivität. Diesen Maßnahmen muß eine ausführliche *Information* über den physiologischen Schlaf-Wach-Rhythmus vorausgehen, um unrealistische Annahmen, besonders bezüglich der Schlafdauer, zu korrigieren.

Aufgabe der Information ist darüber hinaus auch das Besprechen von *schlafoptimierenden Verhaltensweisen,* wie das Vermeiden von Tagesschlaf, der Verzicht auf Alkohol, Nikotin und Koffein, das Hinführen zu angenehmer Abendgestaltung, das Einhalten der individuell als notwendig empfundenen Schlafdauer und regelmäßiger Schlafzeiten.

Im Sinn einer *Stimuluskontrolle* soll der Begriff Bett nur mit Schlaf und angenehmer Entspannung, nicht aber mit Grübeln, Lesen oder Fernsehen verbunden sein.

Der Patient muß angehalten werden, Wachzeiten auch nachtsüber nicht im Bett zu verbringen. Die gedankliche Bearbeitung negativer Inhalte soll räumlich aus dem Bett verbannt werden.

Unerläßlich sind auch *Entspannungstechniken*: Dazu eignen sich besonders das Autogene Training, die progressive Muskelrelaxation sowie Yoga- und Meditationsübungen.

Darüber hinaus soll der schlafgestörte Patient durch *kognitive Kontrollmaßnahmen* das Unterbrechen der negativen Gedankenkreise (*Gedankenstop*) erlernen und gegebenenfalls positiv getönte Vorstellungsweisen einüben. Durch dieses Bündel von Maßnahmen gelingt es nach einigen Wochen bis Monaten, bei guter Motivation des Patienten selbst hartnäckige Schlafstörungen positiv zu beeinflussen.

Hypersomnien

Definition: Eine Hypersomnie liegt vor, wenn tagsüber exzessive Schläfrigkeit besteht oder Schlafattacken auftreten, die unabhängig von der Qualität und der Dauer des Nachtschlafes die Leistung eines Menschen, seine sozialen Beziehungen und die zwischenmenschliche Kommunikation beeinträchtigen. Unter die Hypersomnien wird auch die Schlaftrunkenheit gezählt, die durch eine verlängerte Übergangszeit zwischen dem Aufwachen und der vollkommenen Wachheit definiert wird.

Epidemiologie: Die Häufigkeit dieser Störung wird mit 1-2 % angegeben. Bei den Betroffenen scheinen Verwandte ersten Grades häufiger darunter zu leiden.

Ätiopathogenese: 85 % aller Hypersomnien können auf organische Faktoren zurückgeführt werden, für 50 % davon ist eine Schlafapnoe verantwortlich, für 25 % eine Narkolepsie und für 10 % sind es schlafbezogene Myoklonien oder ein Restless-legs-Syndrom.

Die restlichen 15 % sind entweder psychisch verursacht oder ihre Genese ist bislang nicht bekannt.

Beim Vorliegen einer Hypersomnie ist stets auch an die Einnahme von psychotropen Substanzen (z.B. Cannabis-Produkte, Sedativa) oder von Antihypertensiva zu denken.

Symptomatik: Menschen mit Hypersomnien leiden unter einer ausgeprägten Schläfrigkeit, sie können zu jeder Zeit für wenige Minuten einschlafen, selbst bei spannungsreichen Tätigkeiten am Arbeitsplatz oder während des Lenkens eines Kraftfahrzeuges. Die Schlafattacken, z.B. im Rahmen einer Narkolepsie, treten imperativ auf, die Betroffenen können diese nicht willentlich beeinflussen.

Differentialdiagnose: Differentialdiagnostisch sind depressive Störungen, besonders Winterdepressionen sowie psychomotorische Anfälle und das Kleine-Levin-Syndrom sowie ein Pickwick-Syndrom auszuschließen: Diese letztgenannten Störungen treten *episodisch gehäuft* auf, Hypersomnien im Rahmen einer Narkolepsie oder einer Schlafapnoe sind *täglich zu beobachten*.

Verlauf: Menschen mit Hypersomnie entwickeln häufig als Reaktion auf die Störung und die damit verbundenen familiären und sozialen Beeinträchtigungen eine depressive Verstimmung. Das häufige Einschlafen führt ferner zu vielen, auch bedrohlichen Verletzungen. Die Selbsttherapie mit Stimulanzien kann eine Abhängigkeit verursachen.

Therapie: Die Behandlung einer Hypersomnie fordert ein multidisziplinäres Vorgehen: Neben Psychiatern und Neurologen sind fallweise auch Pulmologen einzubeziehen. In Einzelfällen sind antriebssteigernde Antidepressiva und eine streng kontrollierte Verabreichung von stimulierenden Substanzen angezeigt.

Störungen des Schlaf-Wach-Rhythmus

Definition: Bei den Störungen des Schlaf-Wach-Rhythmus klafft der zirkadiane Rhythmus mit den äußeren Zeitgebern auseinander. Die Folge davon kann einerseits eine Insomnie, andererseits eine Hypersomnie sein: Es gelingt den Betroffenen nicht, wach zu bleiben, wenn tagsüber Wachheit gefordert wird. Können diese Menschen aber ihrem eigenen Rhythmus folgen, verschwinden die genannten Störungen.

Ätiopathogenese: Prädisponierend für die Schlaf-Wach-Störungen ist ein Lebensstil mit wechselhaften Aktivitäts- und Ruhephasen, wie sie beispielsweise bei Schichtarbeit, interkontinentalen Flügen oder unregelmäßigen sozialen Verpflichtungen auftreten.

Einteilung: Bei Störungen des Schlaf-Wach-Rhythmus werden folgende Typen unterschieden:

- der vorverlagerte Typ,
- der verzögerte Typ,
- der desorganisierte Typ,
- der häufig wechselnde Typ.

Der vorverlagerte Typ: Es kommt zu einem sehr frühen Erwachen, das meistens gegen 3 Uhr morgens erfolgt. Dementsprechend werden abendliche Aktivitäten und das Zubettgehen vorverlagert. Zu dieser Störung neigen vorwiegend ältere Menschen. Aufgrund der mit diesem Syndrom verbundenen Störungen der Stimmungslage und der Befindlichkeit kann die Abgrenzung gegenüber einer Depression schwer sein.

Der verzögerte Typ: Menschen mit diesen Schlaf-Wach-Rhythmusstörungen haben gravierende Schwierigkeiten, am Morgen zeitgerecht aufzustehen, um den beruflichen Notwendigkeiten entsprechen zu können. Dieser Typ ist vorwiegend bei jungen Menschen ohne geregelte Arbeitszeiten und beruflich-soziale Verpflichtungen zu beobachten: Aus diesen Gründen sind die genannten Störungen häufig nicht nur bei Studenten, sondern auch bei Arbeitslosen anzutreffen. Auch Personen mit einem hohen Arousal während der Nachtstunden („Nachtmenschen") sind öfter davon betroffen. Patienten aus dem schizophrenen Formenkreis zeigen ein ähnliches Schlafmuster.

Der desorganisierte Typ: Das Fehlen einer täglichen Hauptschlafperiode kann konstitutionell bedingt sein; meistens findet sich dieses Schlafmuster bei älteren oder bettlägrigen Menschen, die häufig über den Tag verteilte, kurze Schlafpausen einlegen.

Der häufig wechselnde Typ: Kennzeichnend für diese Störung ist ein typisches Schlafverhalten, das täglich zwei oder mehrere Perioden aufweist. Durch diese Störung können berufliche oder familiäre Störmomente resultieren. Dieser Typ ist bei all jenen Menschen zu beobachten, die ihre Schlaf- und Wachperioden immer wieder ändern müssen: Dazu zählen Schichtarbeiter oder Flugpersonal, das häufig Zeitzonengrenzen überwindet.

Parasomnien

Definition

Parasomnien sind Störungen, die während des Schlafes oder beim Übertritt vom Wachbewußtsein in den Schlaf auftreten. Dazu zählen:
- Schlafstörungen mit Angstträumen,
- Pavor nocturnus,
- hypnagoge Halluzinationen,
- Schlafwandeln.

Schlafstörungen mit Angstträumen

Definition und Symptomatik: Menschen, die unter Alpträumen leiden, werden immer wieder durch bedrohende, furchterregende oder entwürdigende Träume geweckt. Alpträume können die Qualität des Schlafes schwerstens beeinträchtigen, sie treten in den REM-Phasen auf, bevorzugt in solchen am Ende der Nacht. Veränderungen der Schlafumgebung können das Auftreten von Angstträumen induzieren.

Epidemiologie: Alpträume sind häufig: Ungefähr 5 % der erwachsenen Bevölkerung leiden zu einem bestimmten Zeitpunkt unter diesen Störungen, etwa gleich viele berichten, in der Vergangenheit darunter gelitten zu haben. Frauen scheinen häufiger betroffen zu sein. Die Störung bleibt oft über Jahrzehnte bestehen.

Ätiopathognese: Bei knapp 2/3 der Betroffenen gelingt es, ein schwer belastendes Lebensereignis vor dem Auftreten der Angstträume aufzudecken. Häufig finden sich bei dieser Form der Beeinträchtigung auch Menschen mit Persönlichkeitsstörungen.

Angstträume können durch psychotrope Medikamente ausgelöst werden: Diesbezüglich werden besonders trizyklische Antidepressiva, Benzodiazepine und Thioridazin genannt. Trizyklika unterdrücken den REM-Schlaf: werden diese plötzlich abgesetzt, kann es zu einem REM-Rebound kommen. Die nunmehr verstärkte Traumaktivität führt zu Alpträumen.

Therapie: Ein ausschleichendes Absetzen der Antidepressiva kann das Auftreten von Angstträumen verhindern; bestehen diese unabhängig von einer Medikation mit psychotropen Substanzen, empfiehlt sich die Aufnahme einer Psychotherapie.

Pavor Nocturnus

Definition: Kinder mit Pavor nocturnus, dem nächtlichen Aufschrecken, erwachen immer wieder abrupt, setzen sich laut aufschreiend im Bett auf und zeigen ausgeprägte Angst.

Epidemiologie: 2–3 % aller Kinder leiden über einige Zeit unter Pavor nocturnus; die Störung findet sich bei Verwandten ersten Grades häufiger.

Das nächtliche Aufschrecken setzt meistens zwischen dem 4. und 12. Lebensjahr ein; der seltene Beginn nach dem 14. Lebensjahr birgt die Gefahr eines chronischen Verlaufes in sich.

Symptomatik: Neben schneller Atmung und einem beschleunigten Puls finden sich erweiterte Pupillen, starkes Schwitzen und ein deutlicher Pilomotoreneffekt („Gänsehaut"). Die Betroffenen reagieren nicht auf beruhigenden Zuspruch. Während im unmittelbaren Anschluß an das Ereignis starke Angstgefühle und bruchstückhafte Traumbilder erwähnt werden, besteht am Morgen eine generelle Amnesie für den Vorfall.

Der Pavor nocturnus tritt vorwiegend im ersten Drittel des Nachtschlafes auf und findet sich im Non-REM-Schlaf, der im EEG durch eine Deltaaktivität gekennzeichnet ist (Schlafphase III und IV). Die Dauer schwankt zwischen 1 und 10 Minuten.

Vor Beginn des Pavor steigen häufig die Amplituden der Deltawellen höher als sonst im Non-REM-Schlaf an. Atmung und Herzschlag sind in den Initialstadien langsamer, um dann stark anzusteigen.

Differentialdiagnose: Epileptische Anfälle aus dem Schlaf, die von einem postiktalen Dämmerzustand begleitet sind, können ein differentialdiagnostisches Problem darstellen.

Therapie: Nach Ausschluß organischer Ursachen und unter Berücksichtigung des psychosozialen Bedingungsgefüges kann der Einsatz von Antidepressiva (z.B. 25–50 mg Imipramin abends) angezeigt sein.

Hypnagoge Halluzinationen

Hypnagoge oder hypnopompe Halluzinationen treten am Übergang zwischen Wachzustand und Schlaf auf: Sie sind durch konkrete Vorstellungen aus der Alltagserfahrung gekennzeichnet und nur selten angstbesetzt. Diese Trugwahrnehmungen sind eine physiologische Erscheinung.

Schlafwandeln

Definition: Der Somnambulismus ist durch sich wiederholende komplexe Verhaltensmuster gekennzeichnet: Der darunter Leidende verläßt das Bett und wandert umher, ohne sich am Morgen daran erinnern zu können.

Epidemiologie: Einzelne somnambule Episoden werden bei 15 % der Kinder beobachtet, häufigere Manifestationen zeigen ca. 5 %. Knaben scheinen öfter darunter zu leiden als Mädchen.

Schlafwandler erkranken vorzugsweise zwischen dem 6. und 12. Lebensjahr, mehrheitlich sind sie nach dem 20. Lebensjahr symptomfrei. Eine im Erwachsenenalter beginnende Symptomatik neigt zu einem chronischen Verlauf.

Symptomatik: Das Schlafwandeln tritt in der Regel in den Schlafstadien III und IV auf: Es wird somit vorzugsweise im ersten Drittel des Nachtschlafes beobachtet. Während der wenige Minuten bis zu $1/2$ Stunde dauernden Episode reagiert der Somnambule nicht auf den Zuspruch der Umgebung, er nimmt diese jedoch in eingeschränkter Art und Weise wahr. Aus diesen Gründen und infolge der ausgeprägten Koordinationsstörungen besteht während des Schlafwandelns eine hohe Gefährdung des Betroffenen. Die Episode kann durch spontanes Erwachen enden, es folgt meistens noch eine kurze Zeit währende Orientierungsstörung: Häufig findet der Betroffene wieder ins Bett zurück oder legt sich anderswo nieder. Beim Erwachen ist er für das Vorgefallene amnestisch.

Das EEG zeigt während des Vorfalles eine Mischung verschiedener Non-REM-Phasen und Aktivitäten niedriger Amplituden. Das Schlafwandeln ist häufig mit dem Pavor nocturnus verbunden, bei dem ebenfalls eine episodische Störung im tiefen Non-REM-Schlaf vorliegt.

Differentialdiagnose: Differentialdiagnostisch muß das Schlafwandeln von nächtlichen psychomotorischen Anfällen und von psychogenen und epileptischen Fugen abgegrenzt werden.

Therapie: Ähnlich wie bei Pavor nocturnus werden hier trizyklische Antidepressiva empfohlen.

Beim schlafwandelnden Erwachsenen empfiehlt sich neben psychohygienischen Maßnahmen die Gabe von sedierenden Antipsychotika.

10.3.3 Therapie mit Schlaf, Veränderung des Schlafverhaltens als Therapie

Da besonders depressive Patienten unter Schlaflosigkeit leiden und Störungen des zirkadianen Rhythmus für das Auftreten von depressiven Verstimmungen mitverantwortlich sind, werden sowohl durch **Schlafentzug** (*Wachtherapie*) wie auch durch **Schlafverlängerung** (*Schlafkuren* nach Klaesi) überzeugende Erfolge in der Therapie erzielt.

Eine **Indikation für Schlafkuren** sind vor allem schwere akute Belastungsreaktionen und Angst- und Spannungszustände sowie angstbesetzte Psychosen. Die Schlafbehandlung ist auch wirksam bei jenen depressiven Syndromen, bei denen eine akute Suizidgefahr besteht.

Die **Dauer der Schlaftherapie** beträgt 1 bis 4 Tage. Während dieser Zeit wird die Schlaftiefe durch Antipsychotika und Benzodiazepine so gesteuert, daß die Nahrungsaufnahme und die Erledigung der körperlichen Bedürfnisse möglich ist. Alle Patienten sind heparinisiert. Die unspezifische Sedierung erfolgt vorzugsweise durch Chlorprothixen beziehungsweise durch Levomepromazin und Diazepam.

Therapeutische Wirkung der Schlafkur: Nach der Schlafkur kann eine Distanzierung zu den zugrundeliegenden Problemkreisen beobachtet werden, die Patienten sind somit psychotherapeutischen und soziotherapeutischen Maßnahmen zugänglich. Im Anschluß an die Schlafkur ist eine entsprechende psychopharmakologische Therapie und/oder eine psychologische Betreuung einzuleiten.

Insgesamt werden durch die Schlaftherapie jene Symptome am deutlichsten gebessert, die auch auf Schlafentzug günstig ansprechen: depressive Verstimmung, psychomotorische Hemmung, Angst und Unruhe.

Die **theoretische Erklärung** der nachgewiesenen therapeutischen Wirkungen stützt sich einerseits auf die Verstärkung der restitutiven Funktionen des Schlafes und andererseits auf die Unterbrechung von pathologischen Erregungskreisen. Die Wirkungsweise der Schlafbehandlung ist letztlich jedoch nicht geklärt. Patienten mit depressiver Verstimmung, in Streßreaktionen, in Angst- und Spannungszuständen zeigen Auffälligkeiten im zirkadianen System, so daß der Schluß zulässig erscheint, daß der Effekt der Schlafbehandlung auch über Eingriffe in den 24-Stunden-Rhythmus erklärt werden kann.

10.4 Suizidales Verhalten

Christian Haring und
Hartmann Hinterhuber

10.4.1 Einführung

Definitionen

Die Selbsttötung, der Suizid, ist die nur dem Menschen bewußt mögliche gewaltsame Vernichtung des eigenen Lebens. Die Suizidalität eines Menschen kann sich durch indirekte und direkte selbstdestruktive Verhaltensweisen äußern. Menschen mit **direktem selbstdestruktiven Verhalten** streben den Tod bewußt und zu einem definierten Zeitpunkt an. Direktes selbstdestruktives Verhalten ist häufig Ausdruck einer schweren psychiatrischen Störung, sehr oft einer Depression oder schizophrenen Erkrankung.

Indirektes selbstdestruktives Verhalten hat nicht bewußt den Tod zum Ziel, wenngleich es letal enden kann. Das indirekte selbstdestruktive Verhalten äußert sich beispielsweise durch Non-Compliance, süchtiges Verhalten, artifizielle Verletzungen, besondere risikoreiche Tätigkeiten oder den regelmäßigen Wunsch nach chirurgischen Interventionen. Das indirekte selbstdestruktive Verhalten erstreckt sich über lange Zeiträume und mündet durch die Selbstzerstörungstendenz häufig doch in den Tod.

Der in der deutschen Sprache oft verwendete Begriff **Freitod** ist abzulehnen, da bei fast jeder Selbsttötungshandlung eine psychische Störung oder eine Krise als Hintergrund nachzuweisen ist, die dieser Handlung den Charakter der freien Entscheidung nimmt.

Demgegenüber steht die **Bilanzselbsttötung:** Dieser Begriff drückt aus, daß ein psychisch Gesunder über sein Leben Bilanz zieht, ein Weiterleben für nicht zielführend erachtet und seinem Leben somit aus freiem Willen ein Ende bereitet. Ein **erweiterter Suizid** liegt dann vor, wenn eine weitere Person (Kind, Partner) ohne ihr Wissen und ohne ihren Wunsch in die Tötungsabsicht einbezogen wird. Motive für diese Form des Suizids mit vorausgehender Ermordung Nahestehender sind meistens Trennungsängste bei einer symbiontischen Beziehung oder Angst um Angehörige.

Von einer **kombinierten oder gemeinsamen Selbsttötung** spricht man, wenn 2 oder mehrere Personen im gegenseitigen Einverständnis Suizid begehen.

Epidemiologie

In **Deutschland** sterben jährlich mehr Menschen durch Suizid (ca. 13 000 Männer und Frauen) als durch einen Verkehrsunfall. **Weltweit** sind die Selbsttötungsraten (Anzahl der jährlichen Suizide pro 100 000 Einwohner) im Anstieg begriffen. Eine Übersicht über die Suizidraten einzelner Länder gibt Tab. 10.7.

Die **Selbsttötungsrate** ist nicht für alle Bevölkerungsschichten gleich, sondern kann ganz unterschiedliche Werte annehmen. In städtischen Ballungsgebieten sind die Selbsttötungsraten deutlich höher als in ländlichen Regionen; Männer haben eine doppelt so hohe Selbsttötungs*rate* wie Frauen (bei den Suizid*versuchen* verhält es sich umgekehrt), und alte Menschen sterben häufiger an einem Suizid als junge. Diese Beobachtungen haben zur Erkenntnis geführt, daß der Suizid wesentlich von *gesellschaftlichen und kulturellen Verhältnissen* bedingt wird, wenngleich in jedem Fall ein persönliches Motiv und eine zugrundeliegende psychische Belastung oder psychiatrische Erkrankung bestimmend sind.

E. Durkheim, der sich 1897 erstmals wissenschaftlich mit der Frage des Suizids beschäftigte, sah in der Lockerung der persönlichen Bindungen und der gesellschaftlichen Ordnungen einen der Hauptgründe für das Anwachsen der Suizidzahlen. Wenn auch die Suizidrate zum Teil stark zwischen verschiedenen Staaten schwankt, ändert sie sich jedoch innerhalb einzelner Länder über lange Zeit hinweg nur wenig: In verschiedenen europäischen Staaten war 1875 und 1975 die Suizidrate identisch. Angehörige einer Volksgruppe, welche in eine andere kulturelle Umgebung wechseln, behalten über lange Zeit ihre autoaggressiven Tendenzen bei: Die Suizidraten der Immigranten entsprechen der Herkunftsregion, nicht jenen des Gastlandes.

Hinter *unklaren Unfällen* verbergen sich häufig Suizide: Experten schätzen, daß 1–10 % der tödlichen Verkehrsunfälle durch Suizidhandlungen bedingt sind.

Die unterschiedlichen Selbsttötungszahlen erklären sich zum Teil durch unterschiedliche gesellschaftliche Verhältnisse, zum Teil aber auch durch verschiedenartige Methoden der Erfassung von Suiziden. Die sanitätspolizeilichen Bestimmungen variieren von Land zu Land, die gesellschaftlichen und rechtlichen Konsequenzen einer Selbsttötung führen zu unterschiedlichen Dunkelziffern. Während in Ländern mit strengen sanitätspolizeilichen Bestimmungen (Obduktion bei ungeklärten Todesfällen) der Großteil der Suizide erfaßt wird, sind in anderen die diesbezüglichen Statistiken ungenau. In verschiedenen amerikanischen Bundesstaaten werden Suizide nur dann als solche bewertet, wenn der Betreffende seine Absicht schriftlich in einem Abschiedsbrief festgehalten hat. Großbritannien fordert einen Gerichtsbeschluß, Dänemark zählt einen Suizid nur dann als solchen, wenn der Betroffene an Ort und Stelle der Tat verstirbt.

Biologie des Suizids

Die biologische Suizidforschung fand familiäre Häufungen und postulierte genetische Zusammenhänge unabhängig von der erblichen Disposition für de-

Tabelle 10.7 Suizidraten im internationalen Vergleich

Land	Gesamtrate	Männlich	Weiblich
Ungarn	45,9	67,6	25,7
Österreich	27,0	40,0	15,4
Schweiz	24,8	36,1	14,1
Finnland	24,4	39,8	9,6
Deutschland	20,5	28,5	13,2
Japan	20,4	27,6	13,3
Tschechoslowakei	19,2	29,5	9,3
Luxemburg	18,9	26,4	11,7
Island	16,9	27,6	5,9
Jugoslawien	16,1	22,3	10,0
Polen	14,9	23,6	4,9
USA	12,2	19,2	5,6
Italien	6,4	9,4	3,4
Israel	6,1	8,2	3,9

pressive Störungen. Untersuchungen am serotonergen System zeigen einen Zusammenhang zwischen aggressivem Verhalten, depressiver Verstimmung sowie der Wahrscheinlichkeit einer suizidalen Handlung und einer verminderten Serotoninverfügbarkeit, dargestellt an einer verminderten Konzentration der 5-Hydroxy-Indol-Essigsäure (5-HIES), dem Hauptabbauprodukt des Serotonins im Liquor cerebrospinalis. Die Wahl härterer Methoden der Selbsttötung und die Häufigkeit von vorausgegangenen Suizidversuchen korrelieren negativ mit der 5-HIES-Konzentration im Liquor.

10.4.2 Forensische und ethische Aspekte

Weder das deutsche noch das österreichische oder schweizerische Strafgesetzbuch kennen für Suizid und Suizidversuch eine Bestrafung.

In **Österreich** werden gemäß § 78 StGB (Mitwirkung an der Selbsttötung) sowohl bei Anleitung als auch bei Hilfeleistung zum Suizid Freiheitsstrafen von 6 Monaten bis 5 Jahren verhängt. Dieser Tatbestand besteht auch dann, wenn die Unterlassung einer Hilfestellung vorliegt, sofern eine Pflicht zum Handeln gegeben ist.

In **Deutschland** gibt es keine entsprechende Strafbestimmung. In einem Kommentar zum deutschen Strafgesetzbuch (Schönke und Schröder) wird bezüglich der Beihilfe zum Suizid darauf hingewiesen, daß bei eigenverantwortlicher Selbsttötung Straffreiheit besteht, jedoch bei fehlender Eigenverantwortlichkeit die Hilfeleistung zum Suizid strafbar ist und der Betroffene wegen Mordes zur Verantwortung gezogen werden kann.

Das **schweizerische Strafgesetzbuch** droht dem, der aus egoistischen Beweggründen jemanden zum Suizid verleitet oder ihm dazu Hilfe gewährt, mit Zuchthaus bis zu 5 Jahren.

Suizidversuche wurden in **Großbritannien** bis vor kurzem mit Strafe geahndet. In den meisten europäischen Staaten erloschen Versicherungsleistungen durch nachgewiesene Selbsttötung.

Die **ethische Bewertung des Suizids** war in der Geschichte stets widersprüchlich, sie schwankt auch in der Gegenwart zwischen Verurteilung und Rechtfertigung, ja Verherrlichung (Harakiri).

Im *griechischen Altertum* galt der Suizid als nicht verwerflich, die Stoa gestattete ihn ausdrücklich bei Leiden aller Art und sah in ihm die äußerste Bewährung der persönlichen Freiheit. Im *klassischen Rom* wurde die Selbsttötung aus edlen Beweggründen und aus zwingender Notwendigkeit als Kennzeichen eines heldenmütigen Charakters empfunden. Das *frühe Christentum* beurteilte den Suizid genauso wie das *Judentum* wertneutral, erst nach dem 6.–7. Jahrhundert wurde in ihm ein verwerflicher Eingriff in die Schöpfungsordnung gesehen. In der Aufklärung kam der Gedanke der Entschuldbarkeit, weniger der Rechtfertigung des Suizides zum Tragen.

Heute wird in den jüdischen, christlichen, islamischen und hinduistischen sowie buddhistischen Glaubenslehren die Selbsttötung in der Regel abgelehnt.

Die Zugehörigkeit zu einer Religionsgemeinschaft stellt unabhängig von den Glaubensinhalten ein suizidhemmendes Moment dar, da die Religiosität des Menschen seine Entscheidungen in Krisensituationen einschneidend beeinflussen kann.

10.4.3 Präsuizidales Syndrom

Erwin Ringel untersuchte gerettete Suizidanten mit dem Ziel, ihre psychische Verfassung vor dem Selbsttötungsversuch festzustellen. Er fand bei einem Großteil der Patienten 3 Merkmale und begründete den Begriff präsuizidales Syndrom (Tab. 10.8). Dieses Syndrom kann keiner bestimmten psychiatrischen Erkrankung zugeordnet werden, es stellt aber die letzte gemeinsame Endstrecke aller psychopathologischen Syndrome dar, die zum Suizid führen können.

Tabelle 10.**8** Präsuizidales Syndrom (nach Ringel)

1. Zunehmende Einengung
   - situative Einengung
   - dynamische Einengung
     (einseitige Ausrichtung der Apperzeption, der Assoziation, der Verhaltensmuster, der Affekte und der Abwehrmechanismen)
   - Einengung der zwischenmenschlichen Beziehungen
   - Einengung der Wertewelt
2. Aggressionsstau und Wendung der Aggression gegen die eigene Person
3. Suizidphantasien (anfangs aktiv intendiert, später sich passiv aufdrängend)

Das präsuizidale Syndrom sagt nicht mit Sicherheit einen Suizid voraus, es ist jedoch ein wichtiges Alarmzeichen: Es sollte von allen Menschen, besonders aber von den Ärzten gekannt werden, da es zur therapeutischen Intervention verpflichtet.

Ringel unterschied folgende 3 Stadien:

1. *Einengung:* Unter der **situativen Einengung** versteht man eine entweder durch Außenfaktoren (existentielle Bedrohung, chronische oder unheilbare Erkrankung) oder durch Innenfaktoren (depressive Erlebnis- und Verhaltensweisen) bedingte Minderung der persönlichen Gestaltungs- und Entfaltungsmöglichkeiten.

Als **dynamische Einengung** interpretierte Ringel die Reduktion der Antriebsrichtung ausschließlich auf die Lebensverneinung. Klinisch manifestiert

sich die dynamische Einengung in Form von Spontaneitätsverlust, Hemmung und Passivität. Sie darf nicht als Reduktion der allgemeinen Dynamik des Betroffenen verstanden werden, denn diese ist Voraussetzung für jede suizidale Handlung.
2. **Gehemmte, gegen die eigene Person gerichtete Aggression:** Die in unserer Gesellschaft reduzierte Möglichkeit, Aggressionen abzubauen, führt bei bestimmten Menschen zu einem **Aggressionsstau,** dem sie nicht gewachsen sind. In weiterer Folge kann sich die Aggression gegen die eigene Person richten. Es gibt auch Persönlichkeitsvarianten bekannt, die nur sehr begrenzt in der Lage sind, aggressive Impulse zu unterdrücken. Diese Gruppe neigt gleichermaßen zu Mord wie zur Selbsttötung (Länder mit einer niedrigen Suizidrate, wie beispielsweise Italien, weisen eine hohe Zahl von Morden pro 100 000 Einwohner pro Jahr auf: Die entsprechenden Raten verhalten sich umgekehrt zu jenen in mitteleuropäischen Staaten).
3. **Suizidphantasien:** Man unterscheidet zwischen **aktiven,** selbst induzierten Suizidphantasien und **passiven,** die sich zwanghaft gegen den Willen des Patienten aufdrängen. Bei der Beurteilung des Suizidrisikos ist die zweite Gruppe besonders gefährdet.

10.4.4 Suizidversuch – Parasuizid

Die Suizidalität bewegt sich auf einem Kontinuum von passiven bis hin zu aktiven Todeswünschen bzw. -intentionen. Verstehen wir unter Suizid die absichtliche Selbsttötung, so besteht beim Suizidversuch keine primäre Selbsttötungsabsicht, sondern vor allem der Wunsch nach Ruhe und Unterstützung (Tab. 10.**9**).

Das *autoaggressive Potential*, welches hinter den beiden Formen der Selbstschädigung steht, unterscheidet sich in Intensität und Qualität. Ein Suizidversuch (*Parasuizid*) ist nicht eine abgeschwächte Form des Suizides, sondern ein – oft demonstrativer – Ruf nach Hilfe, Zuwendung und Anerkennung. Unterschiedliche Geschlechts-, Alters- und Diagnoseverteilungen demonstrieren dies in eindrucksvoller Deutlichkeit. Stets zu beachten ist, daß Menschen, die einmal einen Selbstmordversuch begangen haben, vermehrt zu suizidalen Handlungen neigen. Je mehr suizidspezifische Kriterien ein Patient nach einem Selbsttötungsversuch erfüllt, desto größer ist die Gefahr, daß er später an einem Suizid stirbt (Tab. 10.**10**).

Die **Anzahl der Selbsttötungsversuche** liegt deutlich höher als die der Suizide, wobei eine hohe Dunkelziffer ein Feststellen genauer Zahlen unmöglich macht.

In der Altersgruppe bis 30 Jahre finden sich bei Frauen 100 mal häufiger Parasuizide als Suizide. Die

Tabelle 10.**9** Merkmale von Suizid- und Parasuizidpatienten

	Parasuizid	Suizid
• Geschlecht	– Männer < Frauen	– Männer > Frauen
• Alter	– Alte < Junge	– Alte > Junge
• Diagnosen	– Persönlichkeitsstörung	– affektive Erkrankung
	– Neurotische und	– Abhängigkeitssyndrome
	– Belastungsreaktionen	– Schizophrenie

Tabelle 10.**10** Gewichtung allgemeiner Gefährdungsmomente für Suizid und Suizidversuch

Gefährdungsfaktoren und -momente	Suizidrisiko	Risiko für einen Suizidversuch
– Männer	++++	++
– Frauen	++++	++++
– 2.–3. Lebensjahrzehnt	+	++++
– höheres Lebensalter	++++	+
– Belastungsreaktionen	+	++++
– Neurotische Störungen	+++	++++
– depressive Störungen	++++	+
– schizophrene Störungen	+++	+
– chronischer Alkoholismus	++++	++++
– chronischer Medikamentenabusus	++++	+++
– zwischenmenschliche Konflikte	+	++++
– Berufsschwierigkeiten	+	++
– finanzielle Schwierigkeiten	+	+
– Vereinsamung, Entwurzelung	++	+
– Haft, Krankenhausaufenthalt etc.	+	+

häufigsten Gründe für den Suizidversuch sind chronische Partnerschaftsprobleme, finanzielle Sorgen und Abhängigkeit von Alkohol und Medikamenten.

Das Lebenszeitrisiko an einem Suizid zu sterben, wird bei jenen Menschen, die schon einen Suizidversuch unternommen haben, auf 20 % geschätzt.

10.4.5 Risikogruppen suizidalen Verhaltens

Alte Menschen, Verwitwete und Geschiedene, Angehörige von Minderheiten und Randgruppen, Arbeitslose (und deren Ehepartner) sowie Menschen mit Selbstmordversuchen in der Vorgeschichte müssen als Risikopatienten bezeichnet werden. Das Bestehen einer psychiatrischen Erkrankung beeinflußt das Risiko, an Suizid zu sterben, ebenfalls sehr. Bei 90 % der Suizidtoten konnte eine psychiatrische Diagnose gestellt oder vermutet werden. Mit 40–60 % bilden Depressionen die häufigste Ursache, es folgen der Alkoholismus mit 20 % und schizophrene Störungen mit 10 %.

Bei Alkoholabhängigen und anderen Suchtkranken wird eine 12–25mal höhere Suizidrate als in der Durchschnittsbevölkerung errechnet. Bei Depressiven gehören Suizidgedanken zum quälenden Teil der Symptomatik, sie gelangen häufig auch zur Ausführung: 15–20 % der Menschen, die unter depressiven Störungen leiden, sterben durch Suizid, die entsprechenden Prozentzahlen sind für Alkoholabhängige 10–17 %, für Schizophrene 8–12 %, für Menschen mit Persönlichkeitsstörungen 5–10 % sowie für Menschen mit Angst- und Panikerkrankungen 8–16 %.

Tabelle 10.11 Risikofaktoren für suizidales Verhalten

Alter
- Pubertät
- späteres Jugendalter
- Klimakterium
- höheres Lebensalter

Krankheitsgruppen
- depressive Störungen
- Schizophrenien
- Drogenabhängigkeit
- Medikamentenabhänigkeit
- Alkoholismus
- neurotische Störungen
- Persönlichkeitsstörungen

Lebensumstände
- Vereinsamung, Entwurzelung, soziale Isolation
- Haft
- langfristige Krankenhausaufenthalte
- Einweisung in Erziehungsheime, Altersheime, Hospitäler
- existentielle Verunsicherung
- Verkehrsunfälle und Entzug des Führerscheins

Tab. 10.12 Hinweise auf suizidale Gefährdung

Allgemeine Gefährdungshinweise
- Vorkommen von Suiziden in der Familie oder ihrer näheren Umgebung (Suggestiveffekt)
- frühere Suizidversuche
- direkte oder indirekte Suizidankündigungen
- Äußerungen konkreter Vorstellungen über die Art der Durchführung und Vorbereitungshandlungen zu einem Suizid
- „unheimliche Ruhe"
- Selbstvernichtungs-, Sturz- und Katastrophenträume

Krankheitsbezogene Gefährdungshinweise
- Beginn oder Abklingen depressiver Phasen, Mischzustände
- ängstlich agitiertes Syndrom, Affekt- und Aggressionsstau
- schwere Schuld- und Insuffizienzgedanken
- biologische Krisenzeiten (Pubertät, Gravidität, Puerperium, Klimakterium)
- langdauernde Schlafstörungen
- unheilbare Krankheiten und Krankheitswahn
- Abhängigkeitssyndrome

Soziale Gefährdungshinweise
- zerrüttete Familienverhältnisse während der Kindheit („broken home")
- Verlust oder primäres Fehlen mitmenschlicher Kontakte (Liebesenttäuschung, Vereinsamung, Ausgestoßensein)
- Verlust der Arbeit, Fehlen eines Aufgabenkreises, finanzielle Sorgen
- Fehlen religiöser Bindungen

Tab. 10.11 gibt einen Überblick über die wesentlichen Risikofaktoren für suizidales Verhalten, Tab. 10.12 listet konkrete Gefährdungshinweise auf.

Risikopatienten für Suizidversuche sind vorwiegend weiblichen Geschlechtes und jüngeren Alters.

10.4.6 Suizidprävention

Epidemiologische Betrachtungen dürfen nicht den Blick auf das jeweils einzelne Schicksal eines sich in suizidaler Not befindlichen Menschen verdecken. Sind vor allem alte Menschen an sich stärker suizidgefährdet, so finden sich gerade im Jugendalter immer wieder Häufungen von Suizidhandlungen, welche selbst den Charakter von „Selbsttötungsepidemien" annehmen können, bei denen nicht nur die gleichen Methoden und Szenarien angewendet werden, sondern häufig auch auf die „Vorbilder" Bezug genommen wird. Dieses Phänomen wird in deutschen Fachbüchern als *Werther-Effekt* bezeichnet, in der amerikanischen Suizidliteratur als *„cluster-effect"*.

Die **primäre Prävention** umfaßt alle Maßnahmen, die das Auftreten von Suiziden und Suizidhandlungen zu verhindern suchen, z.B. die Bekämpfung der Arbeitslosigkeit, alle Maßnahmen gegen die Vereinsamung alter Menschen sowie die Entstigmatisierung der psychischen Erkrankungen.

Die **sekundäre Prävention** beruht auf der Früherkennung einer Erkrankung. Dazu zählen z. B. die Aufklärung der Bevölkerung über die Ernsthaftigkeit von Suiziddrohungen wie auch eine entsprechend einschlägige Ausbildung von Ärzten und Angehörigen von Gesundheitsberufen. Ein hoher Prozentsatz der Menschen, die später eine suizidale Handlung begehen, konsultieren vorher ihren Hausarzt oder sprechen mit Bezugspersonen über ihr Vorhaben: Entgegen einer in der Öffentlichkeit weit verbreiteten Meinung kündigen etwa 70 % aller Suizidenten ihre suizidale Handlung durch Äußerungen, Briefe oder eindeutiges Verhalten an. Dem Erkennen der Suizidgefahr dienen die Tab. 10.9–10.12. Die Einschätzung der Suizidalität stellt aber selbst für den erfahrenen Psychiater eine schwierige Aufgabe dar.

Vorangegangene Suizidversuche, direkte oder indirekte Suiziddrohungen oder bereits bestehende konkrete Vorstellungen zur Durchführung der Tat sind stets ernst zu nehmen und fordern eine entsprechende Reaktion. Viele Menschen sind in der Lage, ihre Suizidideen zu verbalisieren. Der Arzt darf sich nicht scheuen, den gefährdeten Menschen darauf anzusprechen: Nur so ist eine rasche und zielgerichtete Hilfestellung möglich.

Eine wichtige Aufgabe und eine große Verantwortung kommt den Massenmedien im Bereich der primären Suizidprophylaxe zu: Liegt ein Suizidfall vor, darf die Berichterstattung nicht dramatisieren, sondern soll vor allem positive Alternativen zum Suizid aufzeigen und Anlaufstellen für Menschen in suizidaler Not auflisten.

Die Verhinderung von Wiederholungen fällt in das Aufgabengebiet der **tertiären Prävention**.

10.4.7 Therapeutische Maßnahmen

Die Behandlung suizidgefährdeter Patienten orientiert sich einerseits an der akuten Belastungssituation, andererseits an der Behandlung der hinter der Suizidalität stehenden psychischen Erkrankung.

Im Rahmen der **Krisenintervention** ist es notwendig, nach Möglichkeit die Unterstützung Dritter (Sozialarbeiter, Beratungsstellen, Seelsorger, Familienangehörige und Freunde) zu beanspruchen, die bei der Auflösung der akuten Belastungssituation mitwirken können.

Da jede gezielte Therapie eine klare Diagnosestellung voraussetzt und die Suizidalität als letzte gemeinsame Endstrecke vieler psychiatrischer Erkrankungen zu bezeichnen ist, steht immer die **Behandlung der Grunderkrankung** im Vordergrund. Viele Patienten kommen durch eine Suizidhandlung erstmals mit einer psychiatrischen Institution in Kontakt (s. Notfallpsychiatrie, S. 239 ff.).

Eine *stationäre Behandlung* ist bei akuter Suizidalität besonders dann unumgänglich, wenn behandlungsbedürftige psychiatrische Grunderkrankungen (depressive Episode, schizophrene Störung) vorliegen. Die *Psychopharmakotherapie* erfolgt durch sedierende Antidepressiva, niedrigpotente Antipsychotika und Anxiolytika.

Bei der *nichtmedikamentösen Begleittherapie* kommen verhaltens- und gesprächstherapeutische, seltener auch tiefenpsychologische Elemente zum Einsatz. Allem voran sind jedoch stützende Maßnahmen angezeigt, um dem Betroffenen Vertrauen in die prinzipiellen Lösungsmöglichkeiten zu vermitteln. Das zu schnelle Anvisieren hoher Therapieziele kann den Patienten rasch an die Grenzen der Belastbarkeit und somit in eine neuerliche Krise führen. Nach einem Suizidversuch empfiehlt sich eine Kurztherapie, die besonders die Bereiche „Trauer und Verzweiflung", „Protest und Wut" und „Distanzierung und Neuorientierung" thematisiert.

10.5 Der Schmerz
Hartmann Hinterhuber

10.5.1 Einführung

Die Schmerzforschung ist eine der jungen, fachübergreifenden medizinischen Disziplinen, an deren Entwicklung die Psychiatrie wesentlichen Anteil genommen hat: In Diagnostik und Therapie von Schmerzzuständen nehmen Psychiater und Psychotherapeut eine wesentliche Rolle ein.

Sowohl an der Entstehung von Schmerz wie auch an seiner Bewältigung sind psychische Faktoren beteiligt. Häufig begleiten Schmerzzustände andere psychiatrische Erkrankungen. Aus diesem Grund will das vorliegende Kapitel einen Überblick über die Bedeutung des Phänomens Schmerz in der Psychiatrie geben und gleichzeitig die sich heute darbietenden therapeutischen Möglichkeiten aufzeigen.

Definition

Die *Internationale Gesellschaft zum Studium des Schmerzes* definiert den Schmerz als ein: *unangenehmes Sinnes- und Gefühlserlebnis, das mit aktueller oder potentieller Gewebsschädigung verknüpft ist.* Der Schmerz wird somit nicht nur als sensorische Wahrnehmung, sondern auch als individuelle Erfahrungs- und Erlebnisweise bezeichnet.

Schmerz informiert über mögliche Bedrohungen des Körpers, indem er auf gewebsschädigende Reize anspricht und den Organismus vor Dauerschäden bewahrt. Viele Schmerzwahrnehmungen sind von starker Unlust und von Krankheitsgefühl begleitet, sie lösen vegetative Reaktionen aus.

Schmerzen können von Person zu Person und zu verschiedenen Zeitpunkten unterschiedlich erlebt werden: Unter **Schmerzschwelle** verstehen wir die subjektiv stark schwankende Grenze der Schmerzempfindung, bei deren Überschreitung ein Reiz als Schmerz empfunden wird.

Der Schmerz gilt – mit vielen Ausnahmen – als „Hüter der Gesundheit". Schmerzen sind entweder Symptome einer Erkrankung oder eigenständige Krankheitsbilder.

Epidemiologie

In Deutschland leiden einer repräsentativen Umfrage zufolge 5–7,5 Mio. Menschen unter schweren Dauerschmerzen. 33 % der Patienten von Nervenärzten suchen diese wegen Schmerzen auf.

Chronische Schmerzen führen sehr häufig zu ausweglos erscheinenden Situationen: In Deutschland begehen schätzungsweise jährlich 2000 Menschen aufgrund unerträglicher Schmerzen Suizid.

Depressive Verstimmungen finden sich in Schmerzambulanzen – je nach Selektionskriterien – zwischen 10 und 83 %. Depressiv Kranke klagen besonders häufig über Kopfschmerzen sowie Schmerzsensationen im Herz-Brust-Bereich und im Bauchraum.

10.5.2 Pathophysiologie

Schmerzen entstehen durch Erregung sensorischer Nervenendigungen: Bei Gewebsschädigungen werden schmerzauslösende Substanzen (Bradykinin, Substanz-P, Prostaglandine u.ä.) freigesetzt. Die Nozizeptoren melden dem Gehirn potentiell schädliche Situationen. Multirezeptive Neuronen reagieren sowohl auf Berührung wie auch auf Schmerzreize. Die Hälfte der sensorischen Nervenfasern in den Hinterwurzeln des Rückenmarks sind mit Nozizeptoren verbunden.

Die **unterschiedliche Schmerzwahrnehmung** erklärt sich durch 2 verschieden schnell leitende Arten von Schmerzfasern. Gut lokalisierbare, stechende Schmerzen nach einem plötzlichen Schmerzreiz werden über *A-Delta-Fasern* geleitet. Der darauffolgende dumpf-bohrende oder brennende Schmerz wird über die *C-Fasern* vermittelt. Die C-Fasern scheinen auch für die affektive Tönung des Schmerzes verantwortlich zu sein. Die Leitgeschwindigkeit der A-Delta-Fasern beträgt ca. 15 m/s, der C-Fasern 1 m/s.

Schmerzleitung: Die schmerzleitenden Nervenfasern leiten die Informationen über die Hinterwurzel des Rückenmarkes zum Gehirn weiter: Das Schmerzsignal alarmiert das vegetative Nervensystem und löst motorische Reaktionen aus. Der Schmerzstimulus führt zur Formatio reticularis und zum Thalamus, von wo er zum limbischen System und zum Cortex weitergeleitet wird: Dort wird der Schmerz bewußt gemacht bzw. erfährt seine emotionale Bedeutung. In der Folge werden körpereigene Opiate, die Endorphine, ausgeschüttet, die die absteigenden schmerzhemmenden Bahnen beeinflussen. Serotonin scheint die Schmerzimpulse zu blockieren. Es ist bekannt, daß darüber hinaus auch Glycin, Enkephalin, vasointestinales Peptid (VIP), Noradrenalin und Somatostatin hemmende Einflüsse sowohl post- wie auch präsynaptisch auf das Hinterhornneuron ausüben.

Das absteigende schmerzhemmende System aus der Formatio reticularis und aus dem Locus coeruleus dämpft somit die Weiterleitung der Schmerzreize. Aufsteigende serotonerge und noradrenerge Bahnen modulieren die Schmerzverarbeitung auf der Ebene des Thalamus, des Hypothalamus und bestimmter kortikaler Bereiche.

Die Schmerzwahrnehmung und die Reaktion auf den Schmerz hängen sowohl von der peripheren wie auch von der zentralen **Informationsverarbeitung** ab und sind die Folge eines komplexen Zusammenwirkens verschiedener neuronaler Systeme, die durch eine Vielzahl von Neurotransmittern und neuromodulatorischer Substanzen geprägt sind. In diesem System interagieren Opiatrezeptoren, endogene opioide Substanzen und verschiedene peptiderge und monoaminerge Bahnen. Schon wenige Stunden nach einer Läsion werden spontan Opioidrezeptoren gebildet.

Wiederholte Schmerzerlebnisse bewirken einerseits eine Alarmreaktion, andererseits auch eine Zunahme der Schmerzwahrnehmung: Die Schmerzempfindung läßt bei Fortbestehen des Schmerzreizes nicht nach, sondern nimmt im Gegenteil aufgrund einer fehlenden Adaptation zu.

Schmerzempfindungen setzen sehr früh ein: Von der 23sten Woche an reagieren Föten auf Schmerzreize mit Bewegungen und mit Cortisol- und Beta-Endorphinausschüttung.

Zur Objektivierung der Schmerzwahrnehmung kann das EEG (evozierte Potentiale), die Magnetenzephalographie (MEG) und die Positronen-Emissions-Tomographie (PET) einen Beitrag leisten.

10.5.3 Schmerzerleben

Schmerzerleben wird von Persönlichkeitsvariablen, soziokulturellen Faktoren und vom augenblicklichen Aktivierungs- und Spannungszustand geprägt. Die Schmerzwahrnehmung wird durch hohe Vigilanz und große Anspannung verringert: Entsprechende Beobachtungen konnten sowohl bei Soldaten wie auch bei Sportlern gemacht werden.

Menschen mit erhöhten Neurotizismuswerten besitzen eine niedrigere Schmerztoleranz. Extrovertierte Menschen berichten lebhafter über ihre Schmerzsensationen als introvertierte, obgleich ihre Schmerztoleranz höher liegt. Das Schmerzerleben ist bei Menschen mit histrionischen, zwanghaften und/oder hypochondrischen Störungen ausgeprägter.

Im Schmerzerleben spielen auch sozioökonomische Faktoren eine Rolle: In niedrigeren sozialen Schichten werden psychische Störungen häufiger durch Angabe von Schmerzen beschrieben. Die Schmerztoleranz wird auch von transkulturellen Faktoren bestimmt.

10.5.4 Symptomatik, Klassifikation und Krankheitsbilder

Bei chronischen Schmerzzuständen besteht eine Interaktion zwischen psychischen und somatischen Faktoren. Häufig gelingt es kaum, psychogene oder somatogene Einflußgrößen zu differenzieren. Selbst bei rein körperlich bedingten Schmerzzuständen finden sich depressive Verstimmung, Dysphorie und affektive Labilisierung sehr häufig, die Interessen sind stark eingeengt.

Hinweise auf das Vorliegen von „psychogenen" Schmerzen können durch eine genaue Exploration gewonnen werden. Nach R. Adler empfehlen sich nachfolgende Fragen:

- Warum wurde das Symptom Schmerz gewählt?
- Warum ist dieses Symptom jetzt aufgetreten?
- Weshalb hat dieses Symptom diese Lokalisation?
- Neutralisiert das Schmerzerleben einen inneren Konflikt (primärer Krankheitsgewinn)?
- Bringt das Symptom Schmerz dem Patienten einen Vorteil (sekundärer Krankheitsgewinn)?

Das **ICD-10** listet chronische Schmerzen psychischen Ursprungs als **anhaltende somatoforme Schmerzstörung** auf: Hier steht das Schmerzerlebnis im Mittelpunkt und kann durch körperliche Störungen allein nicht erklärt werden, sondern muß in Verbindung mit psychosozialen Problemen und emotionalen Belastungen gesehen werden.

Schmerzen im Rahmen einer **Fibromyalgie** oder bei bestimmten Formen der Migräne werden unter **psychologische Faktoren, Verhaltensfaktoren bei anderenorts klassifizierten Erkrankungen** kodiert. Schmerzen können auch bei **hypochondrischen Störungen** oder **Konversionsstörungen** eingeordnet werden. Führt das chronische Schmerzsyndrom zu einer Wesensänderung, bietet sich die Diagnose **andere andauernde Persönlichkeitsänderung** an.

Schmerzsensationen im Rahmen einer **depressiven Störung** (larvierte bzw. somatisierte Depression) oder einer (coenästhetischen) **Schizophrenie** werden nicht eigens klassifiziert.

Eine Schmerzsymptomatik ist bei depressiven Störungen besonders häufig. Die oft als bohrend und brennend bezeichneten Schmerzen schizophrener Patienten erinnern an thalamische Schmerzsyndrome.

Der unkontrollierte, langfristige Gebrauch von Analgetika, besonders von Kombinationspräparaten mit Koffein, kann bereits nach 3 Monaten beim Absetzen zu **Entzugsschmerzen** Anlaß geben, zu deren Überwindung der Patient wieder neuerlich zum gewohnten Mittel greift.

Medikamenteninduzierte Schmerzen finden sich bei 5–10 % der Kopfschmerzpatienten.

Chronisch werden Schmerzen besonders bei folgenden Krankheitsbildern:

- psychische Störungen und psychosomatische Leiden,
- Spannungskopfschmerzen,
- Migräne,
- Neuralgien,
- medikamenteninduzierte Kopfschmerzen,
- degenerative Gelenkserkrankungen,
- Fibromyalgien,
- Tumorschmerzen,
- Phantomschmerzen.

Eine frühzeitige Diagnosestellung – die eine organische Abklärung beinhaltet – erlaubt das rasche Einleiten einer adäquaten Therapie und verhindert eine Schmerzfixierung bzw. Chronifizierung.

10.5.5 Schmerztherapie

In Mitteleuropa kommen nur wenige Patienten in den Genuß einer den modernen Erkenntnissen entsprechenden professionellen Schmerztherapie: Im statistischen Durchschnitt leidet ein Schmerzpatient 9 Jahre und wird 3 unnötigen Operationen unterzogen, ehe er eine adäquate Therapie erfährt.

Psychopharmaka sind bei organisch bedingten chronischen Schmerzen indiziert, unabhängig davon, ob eine psychische Begleitsymptomatik vorliegt. Schmerzsyndrome bei psychischen Störungen sind entsprechend der Ätiologie zu therapieren.

Antidepressiva scheinen eine spezifische schmerzlindernde Funktion zu besitzen und eine „Entpersönlichung des Schmerzes" einzuleiten. Darüber hinaus wird die Schmerzwahrnehmung verändert.

Im folgenden wird primär die Rolle der Psychopharmaka bei der Schmerzbehandlung beschrieben. Eingehende Darstellungen der Wirkung und Nebenwirkung von **Analgetika** finden sich in Lehrbüchern der Pharmakologie bzw. in speziell dem Thema Schmerz gewidmeten Monographien.

Antidepressiva

Mehr als 3/4 der Patienten mit chronischen Schmerzen berichten über Symptome einer Depression, werden vom Gefühl der Hoffnungslosigkeit beherrscht, klagen über Schlafstörungen und über eine diffuse Angstsymptomatik und leiden unter Leistungsminderung und Reizbarkeit. 30–60 % dieser Patienten bieten alle Zeichen einer schweren depressiven Störung.

In der Therapie von chronischen Schmerzen werden Antidepressiva in zunehmendem Maße eingesetzt, um klassische Schmerzmittel einzusparen, weitere schmerzhemmende Effekte zu nützen und um die Wirkung konventioneller Analgetika zu erhöhen.

Die Wirkung von trizyklischen Verbindungen als Antidepressiva oder als Schmerzmittel erscheint unterschiedlichen Mechanismen zuzuschreiben zu sein: Für die antidepressive Wirkung ist der Einfluß auf das serotonerge und das noradrenerge System entscheidend, der antinozizeptive Effekt scheint über die Blockade der muskarinischen und der H_2-Rezeptoren vermittelt zu werden.

Antipsychotika

Paul Janssen suchte 1958 ein morphinähnliches Analgetikum mit zentraler Wirkung und entdeckte Haloperidol. Antipsychotika können bei vielen chronischen Schmerzsyndromen erfolgreich eingesetzt werden, besonders geeignet scheinen sie bei Migräne, thalamischen Schmerzen und verschiedenen Neuralgien oder Neuropathien zu sein. Die analgetische Wirkung der Antipsychotika wird über ihren dämpfenden Effekt auf die aktivierenden Zentren in der Formatio reticularis erklärt. Darüber hinaus scheinen sie eine Opiat-antagonistische Wirkung zu besitzen und den Endorphinspiegel zu erhöhen. Zu berücksichtigen ist auch die Wirkung der Antipsychotika auf Neurotransmittersysteme wie Serotonin, Noradrenalin oder Histamin.

Phasenprophylaktika und Benzodiazepine

Die verschiedensten Neuralgien sprechen sehr gut auf Carbamazepin an. Zur Behandlung des Cluster-Kopfschmerzes eignet sich Lithium. Der Plasmaspiegel kann bei dieser Indikation niedriger liegen.

Benzodiazepine beeinflussen aufgrund ihres Wirkmechanismus wohl Muskelverspannungen, Angst- und Schlafstörungen, sind jedoch deutlich weniger analgetisch wirksam als Antidepressiva. Die geringe schmerzlindernde Wirkung der Benzodiazepine läßt in Verbindung mit der Abhängigkeitsgefährdung ihren Einsatz beim Bestehen von chronischen Schmerzen als fragwürdig erscheinen.

Psychotherapeutische Maßnahmen

Patienten mit chronischen Schmerzen ist stets eine psychotherapeutische Betreuung anzubieten, auch wenn zu deren Einleitung oft große Motivationsarbeit notwendig ist, da die Vorstellung, die Schmerzen könnten psychisch mitbedingt sein, zunächst sehr häufig zurückgewiesen wird. Bei chronischen Rückenschmerzen und bei Schmerzen im Rahmen von degenerativen Gelenkserkrankungen ist eine kombinierte Therapieführung (somatische Behandlung und psychotherapeutische Beeinflussung) einer ausschließlich medizinischen Betreuung überlegen. Wenngleich entsprechende Untersuchungen noch fehlen, scheint dies auch bei anderen Schmerzsyndromen naheliegend.

Bei onkologischen Patienten konnte der Nachweis erbracht werden, daß psychotherapeutische Begleitmaßnahmen die Lebensqualität verbessern können.

In der Schmerztherapie haben sich folgende **Verfahren** bewährt (s. auch Kap. 12, Psychotherapeutische Verfahren):

- Entspannungstechniken (Progressive Muskelentspannung nach Jacobson, Autogenes Training);
- Kognitiv-Verhaltenstherapeutische Techniken (operante Methoden, kognitives Umstrukturieren);
- Biofeedbackverfahren;
- Imaginationstechniken;
- Hypnose;
- Psychoanalytisch orientierte Verfahren.

Schmerzbewältigung kann sowohl im Einzel- als auch Gruppensetting durchgeführt werden (z.B. Multimodales Schmerzbewältigungsprogramm für Rheumatiker).

Therapeutische Empfehlungen bei Karzinomschmerzen

In Deutschland erkranken jährlich durchschnittlich 350000 Menschen an einem Malignom. Die meisten dieser Patienten erleiden aufgrund eines insuffizienten *pain-management* unnötige Schmerzen.

Für die algesiologische Betreuung von Krebskranken hat die Weltgesundheitsorganisation einen 3-Stufen-Plan empfohlen (Tab. 10.**13**): Sind Analgetika des Acetylsalicylsäuretyps bei schweren Schmerzen nicht mehr wirksam, sollen schwache Opiate, z.B. Codein, verabreicht werden, bei deren Unwirksamkeit starke Opiate wie das Morphin.

In deutschsprachigen Ländern werden im Unterschied zum skandinavischen und angelsächsischen Raum Morphin-Präparate den Karzinom-Schmerzpatienten noch häufig vorenthalten (Tab. 10.**14**).

In jedem Stadium der „Analgetika-Leiter" können zusätzlich adjuvante Pharmaka (Antidepressiva, Neuroleptika, Anxiolytika, Antikonvulsiva oder Glu-

Tabelle 10.**13** WHO-Stufenplan zur medikamentösen Schmerztherapie bei Krebspatienten

Schmerzstufe	Therapeutische Maßnahmen
Stufe 1	Nichtopiate mit oder ohne adjuvante Therapie
Stufe 2	schwache Opiate (z.B. Codein) in Kombination mit Nichtopiaten, mit oder ohne adjuvante Therapie
Stufe 3	starke Opiate (z.B. Morphin) gegebenenfalls in Kombination mit Nichtopiaten, mit oder ohne adjuvante Therapie

10.5 Der Schmerz

Tabelle 10.**14** Morphiumverbrauch in kg Morphin pro Mio. Einwohner

Land	Morphinverbrauch in kg pro Mio. Einwohner
Dänemark	65,8
Großbritannien	41,7
Schweden	29,7
Kanada	28,8
Norwegen	25,8
USA	21,1
Schweiz	13,6
Österreich	9,5
Deutschland	7,4
Frankreich	7,0
Belgien	6,5
Spanien	4,3

Tabelle 10.**15** Schmerzmittel der Stufe 1

Medikament	Dosierung pro Tag
Acetylsalicylsäure	bis 5 x 1,0 g
Paracetamol	bis 4 x 1,0 g
Metamizol	bis 6 x 0,5 g

Tabelle 10.**16** Schwache Opiate (Tagesdosen)

Medikament	Dosierung pro Tag
Codein	bis 3 x 60 mg
Dihydrocodein	bis 2 x 120 mg
Tramadol	bis 4 x 100 mg
Dextropropoxyphen	bis 2 x 100 mg

Tabelle 10.**17** Starke Opiate für die parenterale Verabreichung

Medikament	Dosierung pro Tag
Morphin	bis 6 x 10 mg
Pethidin	bis 5 x 100 mg
Nalbuphin	bis 8 x 20 mg
Piritramid	15 mg (Einzeldosis)
Buprenorphin	bis 3 x 0,6 mg
Methadon	bis 20 mg (Einzeldosis)

Tabelle 10.**18** Starke Analgetika für die perorale Verabreichung

Medikament	Anfangsdosis	Tagesmaximaldosis
Morphin	5–10 mg	2 x 100 mg[a]
Buprenorphin	0,2–0,4 mg	4 x 0,4 mg[b]

[a] weitere Dosissteigerung möglich (Vermerk „praescriptio indicata" am Suchtgiftrezept notwendig)
[b] sublinguale Gabe, Tagesdosen über 4 mg nicht sinnvoll

cocorticoide) verabreicht werden: Leitlinie ist stets das psychische Befinden des Patienten. Immer sind psychotherapeutische Maßnahmen einzubinden und auch andere, nicht medikamentöse Möglichkeiten der Schmerzbehandlung in Erwägung zu ziehen.

In Tabelle 10.15 sind die wichtigsten Nichtopiate und ihre Dosierung zusammengefaßt.

Die Tabelle 10.16 gibt die wichtigsten schwachen Opiate wieder. Die Kombination schwacher Opiate mit Nichtopiaten bzw. nichtsteroidalen Antiphlogistica ist sinnvoll.

Schwache Opiate zeichnen sich durch eine geringe Häufigkeit unerwünschter Wirkungen aus, gelegentlich kommt es aber zu Obstipation, Übelkeit und Erbrechen. Bei perioraler Verabreichung tritt keine Atemdepression auf, eine Abhängigkeitsentwicklung ist selten.

Sind Schmerzen durch schwache Opiate in Kombination mit Acetylsalicylsäure oder Paracetamol nicht mehr ausreichend zu beherrschen, müssen **starke Opiate** verordnet werden, für deren Verschreibung ein Suchtgiftrezept notwendig ist, sie fallen unter die Betäubungsmittelverschreibungsordnung. Auf keinen Fall darf einem Tumorpatienten mit Schmerzen wegen der möglichen Abhängigkeitsgefahr ein starkes Analgetikum vorenthalten werden.

Für das **Erreichen rascher Schmerzfreiheit** werden parenteral zu verabreichende Opiate verwendet (Tab. 10.17): Bei den meisten Krebspatienten kann dadurch eine ausreichende Analgesie erreicht werden. Nalbuphin und Buprenorphin sind sog. Agonisten/Antagonisten: Gegenüber den reinen Agonisten weisen sie eine geringere Atemdepression und eine schwächere Kontraktion der glatten Muskulatur auf. Nachteile sind vermehrt Übelkeit und Erbrechen sowie auch dysphorische Verstimmungszustände. Morphin, Pethidin und Methadon sind reine Agonisten. Wegen der Möglichkeit einer Atemdepression soll die i.v.-Injektion langsam erfolgen.

Zur Behandlung chronischer Schmerzen werden starke Opiate peroral verabreicht (Tab. 10.18), die Medikation hat nach einem festgelegten Zeitplan zu erfolgen, unabhängig davon, ob der Patient zum Zeitpunkt der Einnahme auch von Schmerzen berichtet. Dadurch wird die Gefahr einer Toleranzentwicklung herabgesetzt. Die Dosierung schwankt individuell, sie muß für jeden Patienten durch Dosissteigerung bis zum Erreichen einer möglichst weitgehenden Schmerzfreiheit erprobt werden.

Unerwünschte Wirkungen der starken Opiate sind vor allem am Anfang der Therapieführung Übelkeit und Erbrechen sowie Obstipation. Diesen Begleiterscheinungen kann durch die Gabe entsprechender Medikamente entgegengewirkt werden. Alle diese Maßnahmen werden stets mit stützender psychotherapeutischer Begleitung angewandt.

Antidepressiva werden als adjuvante Maßnahmen auch vom Stufenplan der WHO empfohlen. Eine zusätzliche analgetische Wirkkomponente wird hier in der Potenzierung der Opiat-induzierten Analgesie durch Förderung der Endorphinaktivität sowie durch eine Erhöhung der Opiat-Rezeptor-Sensitivität vermutet. Die analgetische Wirkung setzt generell früher ein als die antidepressive. Die Dosierung der trizyklischen Antidepressiva als analgesierende Substanzen liegt unterhalb der Dosisempfehlungen im Rahmen der Depressionsbehandlung.

Clomipramin, das einen sehr deutlichen Effekt auf das Serotoninsystem besitzt, wird als die am besten das Schmerzerleben beeinflussende Substanz bewertet.

Die bereits erwähnten psychotherapeutischen Verfahren empfehlen sich auch bei Patienten mit Karzinomschmerzen.

11 Der psychiatrische Notfall

Hartmann Hinterhuber und Christian Haring

11.1 Einführung und Definition

Als psychiatrischer Notfall wird der Zustand bezeichnet, der einen raschen medizinischen und psychiatrischen Eingriff zur Erhaltung des Lebens oder zur Wiederherstellung der erheblich und akut bedrohten Gesundheit erfordert. Diese Definition würde jedoch die psychiatrische Krisenintervention auf die Probleme einengen, die in Abhängigkeit von psychiatrischen Krankheiten oder Störungen auftreten und die einer psychiatrisch-psychotherapeutischen Therapie zugänglich sind. Eine solche Beschränkung ist aber aufgrund der Vielschichtigkeit menschlichen Leidens, der Pluriätiologie psychiatrischer Erkrankungen und der in Abhängigkeit dazu stehenden gestörten sozialen Beziehungen ein theoretisches Konstrukt. Der Übergang von psychiatrischen Notfällen und psychologischen Notsituationen zu sozialen Krisen ist immer ein fließender, ähnlich wie der psychiatrische Notfall fließend in einen medizinischen übergehen kann. Beim psychiatrischen Notfall ist das Leben des Menschen, seine körperliche Integrität oder seine Gesundheit akut und unmittelbar gefährdet.

Die Organisation einer Akutintervention bei einem psychiatrischen Notfall setzt einen übersichtlich koordinierten, raschen Ablauf ärztlichen Handelns ebenso voraus, wie einen besonders hohen Standard im psychologisch einfühlenden und verständnisvollen Umgang mit den Kranken und ein hohes Maß selbständiger und kritischer Entscheidungsfähigkeit der Therapeuten.

11.2 Häufigkeit

Die **häufigsten** psychiatrischen Notfälle sind akute Belastungsreaktionen und Suizidversuche auf der Basis von Persönlichkeitsstörungen. Es folgen Interventionen bei Alkohol- und Drogenabhängigen, die wegen einer akuten Intoxikation, eines Abstinenzsyndroms, einer deliranten Verwirrtheit oder eines Suizidversuches psychiatrische Hilfe beanspruchen. Intoxikationen durch Alkohol, Medikamente oder Drogen machen 10–15 % aller Notaufnahmen in Allgemeinkrankenhäusern aus.

Seltener sind akut psychotische Störungen des schizophrenen oder affektiven Formenkreises. Es folgen akute organisch bedingte psychische Störungen, z.B. Verwirrtheitszustände bei älteren Patienten oder akute psychotische Episoden bei Herzinfarkt, Urämie oder Hypoglykämie.

11.3 Symptomatik

Jeder psychiatrische Notfall wird durch das akute oder subakute Auftreten bestimmter psychopathologischer Symptome signalisiert. Dabei ist vorrangig auf die Störung der Bewußtseins- und Antriebslage sowie auf die Stimmung zu achten. Für viele psychiatrische Notfälle ist eine Hirnleistungssenkung typisch, die in die verschiedensten Durchgangssyndrome einmünden kann.

Die Leitsymptome eines psychiatrischen Notfalls gibt Tab. 11.1 wieder.

Tabelle 11.1 Leitsymptome eines psychiatrischen Notfalls

Störungen des Bewußtseins
- quantitative Bewußtseinsstörung
  - Koma
  - Bewußtlosigkeit
  - Somnolenz
- qualitative Bewußtseinsstörung
  - Delir
  - einfacher Verwirrtheitszustand
  - Dämmerzustand

Störungen des Antriebs
- Antriebssteigerung
  - Erregungszustände
- Antriebshemmung
  - Autismus
  - Stupor
  - Negativismus

Störungen der Stimmung
- gehobene Stimmung
  - Manie
- gesenkte Stimmung
  - Depression
  - Suizidalität

11.4 Therapeutische Maßnahmen

Die Notfalltherapie ist dann am erfolgreichsten, wenn die Bewältigung der Akutsituation ohne Traumatisierung gelingt. Ein Patient, der sich beispielsweise bedroht fühlt und unter hoher Anspannung steht, leidet in seiner verzerrten und eingeengten Daseinsweise so schwer, daß Raschheit und Effizienz vordringliche Postulate der Akuttherapie sind. Die Haltung des Arztes und seiner Helfer hat dem Patienten immer Angstminderung, Festigkeit und Vertrauen zu vermitteln: dies alles entscheidet in besonderem Maß über den weiteren Verlauf der Erkrankung und hilft dem Patienten, sein Leben wieder bewältigen zu können.

11.4.1 Therapeutische Maßnahmen bei Bewußtseinsstörungen

Das Erkennen und die Abgrenzung der verschiedenen Vergiftungsfälle voneinander gehören zu den schwierigsten Aufgaben, vor die ein Arzt oder ein Notfalldienst gestellt werden können. Neben den exogenen Intoxikationen müssen auch endogene Vergiftungsformen in die differentialdiagnostischen Überlegungen einbezogen werden.

Intoxikationen erfordern vorerst eine internistische, nach Erlangen des Bewußtseins eine psychiatrische Intervention.

Bei **Alkoholabhängigen** beinhalten Rauschzustand, Prädelir und Delir Gefährdungsmomente, die weitgehend von der Herz-Kreislauf-Situation des Patienten bestimmt werden, die aber auch in Abhängigkeit von körperlicher Konstitution und Alter stehen. Bei Abstinenzsyndrom und Prädelir haben sich Benzodiazepine, z.B. Oxazepam in Dosen bis zu 200 mg/Tag in Verbindung mit Carbamazepin bis zu 1200 mg bewährt und lassen das Management dieses Notfalles weitgehend problemlos erscheinen. Alkoholentzugsdelirien sind wesentlich schwieriger zu behandeln und erfordern ein geschultes Team in einem intensiven Überwachungssetting. Die Delirbehandlung wird ausführlich auf S. 204 dargestellt.

Im **akuten Drogenentzug** empfiehlt sich Clonidin 0,075–0,150 mg auf mehrere Tagesdosen verteilt, evtl. in Verbindung mit Antipsychotika, z.B. Levomepromazin oder Chlorprothixen bis zu 300 mg. Viele Entzugstherapien können auch ambulant durchgeführt werden.

Bei einer **akuten Intoxikation mit Morphin** und Morphinderivaten ist unter den Bedingungen der Möglichkeit einer assistierten Beatmung ein Opiatantagonist, z.B. Naloxon 0,4–2 mg i.v. oder i.m., zu verabreichen. Kommt es nach mehrfacher Applikation eines Opiatantagonisten nicht zu einer Besserung des Zustandsbildes, ist davon auszugehen, daß dieses nicht allein opiatbedingt ist. Stärkere Atemdepressionen zwingen zu einer forcierten Diurese und zur Gabe von Corticosteroiden. Immer ist mit der Entwicklung eines Hirn- oder Lungenödems zu rechnen.

Halluzinogen- und Cannabisintoxikationen erfordern neben der Kontrolle von Atmung und Kreislauf größtmögliche Reizabschirmung und eine psychologische Einflußnahme im Sinne eines beruhigenden Gespräches. Bei stärkerer Unruhe ist Diazepam z.B. 10–20 mg intravenös angezeigt. Dasselbe gilt auch für die **Kokainvergiftung.**

Akute **Benzodiazepinintoxikationen** können mittels Flumazenil (0,1–0,5 mg i.v.) antagonisiert werden.

11.4.2 Therapeutische Maßnahmen bei Erregungszuständen

Tabelle 11.2 Ursachen von Erregungszustände (nach Berzewsky)

Psychosen:
- Schizophrenie
- Manie
- agitierte Depression

Hirnorganische Störungen:
- vaskuläre Demenz
- Demenz des Alzheimer-Types
- Schädel-Hirn-Trauma
- epileptischer Dämmerzustand
- entzündliche Hirnerkrankung
- Tumor
- frühkindliche Hirnschädigung

Intoxikationen:
- Alkohol:
  - Trunkenheit
  - Rausch
  - beginnende Entzugssymptomatik
- Medikamente:
  - Psychostimulantien
  - Halluzinogene
  - Kokain

Mischvergiftungen mit verschiedensten Substanzen:
- Entzug bei:
  - Morphin
  - Hypnotika

Körperliche Erkrankungen:
- Hyperthyreose
- Hypoglykämie
- Niereninsuffizienz
- Leberinsuffizienz
- AIDS

Psychogene Momente:
- unerwartet schwere psychische Traumen, Katastrophen oder Schmerzen
- Acting out bzw. affektive Durchbrüche bei neurotischen Störungen
- Neigung zu explosiven Reaktionen bei Persönlichkeitsstörungen
- Primitivreaktionen bei einfach strukturierten Persönlichkeiten

Ein psychiatrischer Notfall manifestiert sich häufig unter dem Bild eines akuten Erregungszustandes: durch Umtriebigkeit, Antriebssteigerung, Reizbarkeit, Aggressivität und gestörte Verhaltensmuster mobilisiert er das Umfeld des Betroffenen. Da es sich bei Erregungszuständen, wie bei den meisten Notfallsituationen, um ein unspezifisches Syndrom handelt, muß vor Einleitung einer sachgerechten Behandlung immer nach der Ursache geforscht werden. Eine Synopsis der häufigsten Möglichkeiten gibt Tab. 11.2. Allenfalls (z.B. bei Intoxikationen) muß die Behandlung von Notfällen auch mit Vertretern anderer medizinischer Fachdisziplinen abgestimmt werden.

Die akuten therapeutischen Bemühungen bestehen vordergründig in einer meist unspezifischen Sedierung, wobei diese häufig durch ihre beruhigende Wirkung zugleich die kausale Therapie darstellt. Da eine sedierende Therapie natürlich eine beginnende Bewußtseinsstörung (z.B. im Rahmen von Intoxikationen oder zerebralen Blutungen) verdecken kann, ist es absolut notwendig, vor Einleitung dieser Maßnahmen differentialdiagnostische Überlegungen anzustellen. Prinzipiell ist bei unklarer Genese des Erregungszustandes äußerste Zurückhaltung bei sedierenden Maßnahmen geboten: Sollte eine Dämpfung unumgänglich sein, beispielsweise um diagnostische Maßnahmen durchzuführen, können kurzwirksame Benzodiazepine injiziert werden. Diese Substanzen haben den Vorteil, daß ihre Wirkung rasch abklingt und darüber hinaus durch spezifische Antagonisten aufgehoben werden kann (Flumazenil). Immer ist jedoch auch eine strenge Beobachtung des Patienten angezeigt.

Beim psychotischen Erregungszustand legt die Akuität der Störung häufig die intravenöse Verabreichung von Haloperidol (z.B. 10–20 mg) in Verbindung mit 10–20 mg Diazepam nahe.

11.4.3 Therapeutische Maßnahmen bei stuporösen Zustandsbildern

Stuporöse Zustände stellen ein massives Rückzugsverhalten dar, hinter dem sich eine Vielzahl von zum Teil vital bedrohlichen Krankheitsbildern verbergen kann (Tab. 11.3). Da hier eine Exploration nicht möglich ist, stellen eine sorgfältige Beobachtung der noch vorhandenen oder der fehlenden Reaktionsmöglichkeiten sowie eine ausführliche Außenanamnese die Voraussetzungen für eine adäquate Therapieeinleitung dar.

Im katatonen Stupor z.B. kommt es zu einem Zustand extremer psychomotorischer Hemmung, der Patient wirkt innerlich gespannt, in schweren Fällen treten Haltungsverharren und andere katatone Muster auf.

Tabelle 11.3 Ursachen stuporösen Verhaltens

Psychosen
- Katatonie
- gehemmte Depression

Hirnorganische Störungen
- Hirndruckerhöhung bei
  - Hirntumor
  - Meningitiden, Enzephalitiden
  - Schädel-Hirn-Traumen
- Petit-mal-Status
- dementielle Prozesse

Somatische Erkrankungen
- Leberkrankheiten
- Urämie
- allgemeine Kachexie
- Myxödem
- andere endokrine Störungen

Intoxikation
- verschiedenste Psychopharmaka

Psychogene Ursachen
- bei vital bedrohenden Ereignissen
- bei neurotischen Störungen

Antipsychotika oder Benzodiazepine sind häufig Mittel der Wahl. Stets sind auch die Regeln der internistischen Basistherapie zu beachten.

11.4.4 Therapeutische Maßnahmen bei akuten affektiven Störungen

Während die Diagnostik einer manischen Phase ohne große Probleme gelingt, ist die Therapieführung aufgrund der vollkommen fehlenden Krankheitseinsicht oft sehr schwierig. Im therapeutischen Management eines **manischen Syndroms** äußert sich im hohen Maße die psychologische Kompetenz des Arztes oder des Teams einer Aufnahmestation. Medikamentös ist entsprechend der Therapieempfehlung bei akuter manischer Symptomatik vorzugehen. In Einzelfällen gelingt es, eine Therapiebereitschaft über die vorhandenen Schlafstörungen zu erreichen.

Die **Notfalltherapie eines depressiven Patienten** setzt gute Kenntnisse der Psychopathologie und der Behandlungsmöglichkeiten voraus: Die einzuleitenden Maßnahmen müssen berücksichtigen, daß Depressionen die häufigste Ursache für suizidales Verhalten darstellen.

Akute depressive Syndrome machen oft eine vorübergehende stationäre Aufnahme nötig, während der die spezifischen therapeutischen Maßnahmen eingeleitet werden können. Der Suizidalität ist immer besondere Aufmerksamkeit beizumessen. Voraussetzung einer erfolgreichen Therapieeinleitung ist aber die verständige, empathisch ein- und mitfühlende Haltung des Therapeuten: Seine Persönlichkeit, seine humanitäre Einstellung, sein theoretisches Wissen und sein Ausbildungsstand sind für die Tragfähigkeit der Arzt-Patient-Beziehung von größter Bedeutung und entscheiden über den Erfolg der Notfallmaßnahmen.

Manchmal ist auch eine gerichtliche Unterbringung gegen den Willen des Betroffenen zu seinem Wohle unerläßlich. In der Akutsituation empfiehlt sich die Verabreichung von dämpfenden Antidepressiva, möglichst in Verbindung mit Tranquilizern.

11.4.5 Therapeutische Maßnahmen bei bestehender Suizidalität

Eine suizidale Gefährdung stellt eine Notfallsituation dar, in der der Arzt gezwungen sein kann, im Interesse des Patienten gegen dessen Willen zu handeln und eine Einweisung in eine psychiatrische Klinik zu veranlassen.

70 % aller Suizid-Opfer kündigen ihre autoaggressiven Handlungen durch Äußerungen, Briefe oder eindeutiges Verhalten an.

Eine umfassende psychiatrische Anamneseerhebung ist die wichtigste Grundlage für die Beurteilung der aktuellen Suizidgefährdung. Die Bereitschaft, dem Patienten und den ihn belastenden Problemen und Schwierigkeiten Verständnis entgegenzubringen, kann bereits zu einer Entlastung und damit zu einer Verminderung des Suizidrisikos führen. Der therapeutische Bogen spannt sich von intensiver Beobachtung über pharmakotherapeutische Maßnahmen zu psychotherapeutischen Verfahren. Angehörige und Bezugspersonen sind stets in die diagnostischen und therapeutischen Prozesse einzubeziehen. Dieser Problemkreis wird ausführlich im Kapitel Suizidales Verhalten (s. S. 228 ff.) behandelt.

12 Psychotherapeutische Verfahren

Ilse Kryspin-Exner und Verena Günther

12.1 Einführung

Basierend auf Ansätzen von S. Freud werden die Anfänge der professionellen Psychotherapie auf den Beginn des 20. Jahrhunderts datiert. Seither haben sich eine Vielzahl psychotherapeutischer Verfahren etabliert, die sich zum Teil aus der Psychoanalyse entwickelt haben oder als Alternativen dazu entstanden sind.

Man kann die verschiedenen psychotherapeutischen Strömungen nach *inhaltlichen Gesichtspunkten* klassifizieren, wie etwa

- konfliktorientiert – aufdeckend,
- rational,
- kathartisch – erlebnisorientiert,
- suggestiv,
- imaginativ,
- stützend.

Üblicher ist jedoch die Einteilung nach ihren spezifischen Ansatzweisen:

- psychoanalytische Ansätze,
- lerntheoretische Ansätze,
- humanistische Ansätze,
- systemische Ansätze,
- suggestive Ansätze.

Die Konzepte basieren auf unterschiedlichen Krankheitsmodellen, von ihnen hängt der therapeutische Zugang zu den Problemen und die Ausgestaltung der Methoden ab. Auch der Therapeut-Patient-Beziehung wird ein unterschiedlicher Stellenwert eingeräumt.

Die hier beschriebenen Therapieverfahren stellen nur einen kleinen Auszug aus der Fülle der existierenden Therapiemethoden dar.

12.2 Tiefenpsychologische Ansätze

Die Psychoanalyse umfaßt nach ihrem Schöpfer Freud (1856-1936) nicht nur eine Vorgehensweise zur Behandlung psychischer Störungen, sondern eine allgemeinpsychologische Theorie des menschlichen Erlebens und Handelns.

Den tiefenpsychologischen Verfahren gemeinsam ist die Annahme, daß unbewußte Kräfte bzw. ein inneres, unbewußt ablaufendes Geschehen im Menschen existieren.

Der in Wien bereits frühzeitig mit Hypnose arbeitende Arzt Josef Breuer (1842-1925) entwickelte zusammen mit Freud die Methode der *Katharsis,* in deren Mittelpunkt die Annahme steht, daß die eigentliche Ursache der therapeutischen Wirkung das Erkennen und Wiedererleben von traumatischen Erfahrungen unter Hypnose sei. Freud, der dieses Vorgehen als eine *zudeckende Methode* auffaßte, forderte später zunehmend vom Therapeuten, sich mit dem durch Es und Über-Ich geschwächten Ich des Patienten zu verbünden und das Verdrängte freizulegen.

Die Therapiemethode der **psychoanalytischen Verfahren** beruht auf Konfliktaufdeckung und -bearbeitung durch *Introspektion* und *Deutung* unbewußter Vorgänge (z.B. Assoziation, Träume). Der Patient wird angeregt, alles, wie es ihm in den Sinn kommt, zu äußern, gleichgültig ob es ihm unwichtig, sinnlos oder peinlich erscheinen mag, auch unabhängig davon, ob sich die Inhalte auf die Therapiesituation selbst, auf vergangene Erlebnisse oder zukünftige Befürchtungen usw. beziehen mögen.

Der Therapeut-Patient-Beziehung kommt dabei eine wesentliche Bedeutung zu. Zum zentralen Konzept der psychoanalytischen Arbeit gehören der *Widerstand* des Patienten gegen die Bewußtmachung und die *Übertragung* frühkindlicher affektiver Erlebnisse und Verhaltensmuster des Patienten auf den Therapeuten. Der Widerstand äußert sich in *Abwehrmechanismen* bzw. therapiespezifischen (unbewußten) *Boykottmaßnahmen* wie beispielsweise Schweigen, zu spät kommen, Wichtiges erst am Ende der Therapiestunde mitteilen etc. Komplementär zur Übertragung ist die sogenannte *Gegenübertragung* zu sehen: Sie ist die nicht-neurotische Reaktion des Analytikers auf die Übertragung seiner Patienten.

Das Phänomen der Gegenübertragung verweist den Therapeuten auf die Notwendigkeit, sich selbst einer eigenen Therapie (in der Regel einer *Lehranalyse*) zu unterziehen. Während dieser Selbsterfahrung sollte eine Klärung und Beseitigung von neurotischen Tendenzen sowie von Wahrnehmungsverzerrungen erfolgen. Die *Abstinenzregel* fordert vom Therapeuten, daß er sich aller wertenden Stellungnahmen gegenüber dem Patienten zu enthalten habe: Dies betrifft auch die indirekten Verhaltensweisen wie trösten, beschwichtigen, beraten und belehren. Beim klassischen analytischen *Setting* liegt der Patient auf der Couch, der Analytiker sitzt hinter ihm. Für viele tiefenpsychologische Richtungen ist dies keine unabdingbare Voraussetzung mehr.

Die traditionelle *Indikation* für eine Psychoanalyse stellen chronifizierte neurotische Störungen oder psychosomatische Erkrankungen dar. Freud selbst erachtete Psychosen für eine Psychoanalyse als nicht geeignet. Voraussetzung für eine Psychoanalyse sind eine hohe Motivation sowie ein genügendes Ausmaß an Verbalisierungs- und Introspektionsfähigkeit; darüber hinaus muß auch die Bereitschaft zu einem hohen zeitlichen Engagement gegeben sein.

In der Literatur werden häufig Alfred Adlers Individualpsychologie und die analytische Psychologie Carl-Gustav Jungs zusammen mit den Ansätzen Freuds als die *3 großen klassischen tiefenpsychologischen Schulen* bezeichnet.

Adlers (1870-1937) **individualpsychologische Theorien** gründen auf der Überlegung, daß Minderwertigkeit (Kleinheit bei der Geburt, körperliche Verfassung, ökonomische oder soziale Situation, Familienposition und besonders Erziehungsstil der Eltern) im Machtstreben Kompensation findet. Nach Adler wird bis zum 4./5. Lebensjahr diese Form der Auseinandersetzung mit den Anforderungen der Umwelt und den eigenen Minderwertigkeitsgefühlen festgelegt: Er nannte dies den *Lebensstil.* Im individualpsychologischen Denken wird weniger die Frage nach der Kausalität, nach den Ursachen und Gründen gestellt, sondern vielmehr die Frage nach der *Finalität,* nach den Zielen und den Funktionen: „Wozu dient das Symptom?"

Da der Kern der menschlichen Entwicklung durch das Minderwertigkeitsgefühl bestimmt ist, steht *Ermutigung des Patienten* an zentraler Stelle therapeutischer Interventionsprinzipien. Es geht darum, Vertrauen in die eigenen Fähigkeiten und den Wert der Person zu wecken und zu fördern, wobei dieser „Wert der Person" immer auf die Gemeinschaft bezogen ist. Dabei wird die funktionelle Zweckhaftigkeit der Symptome für den Betroffenen erforscht. Zur Erforschung des Lebensplanes eines Menschen gehört die Erhebung der Familienkonstellation, die Registrierung aktueller Probleme und Verhaltensweisen und die Schilderung früher Erlebnisse (früheste Kindheitserinnerungen, häufige Phantasien und Tagträume, bevorzugte Märchen; Versuch der Erhebung der elterlichen Erziehungsstile). Heilung aber, sagt Adler „kann nur auf intellektuellem Wege, durch die wachsende Einsicht des Patienten in seinen Irrtum und durch die Entwicklung seines Gemeinschaftsgefühls zustande kommen" (ein diesbezüglich ähnliches therapeutisches Vorgehen findet sich in der Logotherapie von Victor Frankl und in der rational-emotiven Therapie von A. Ellis).

Für Carl Gustav Jung (1875-1961) und die nach der Trennung von Freud begründete **Analytische Psychologie** erhält die Kultur einen neuen theoretischen Stellenwert: Sie wird von ihm nicht als ein dem einzelnen von außen introiziertes Über-Ich gesehen, sondern als angeborenes archetypisches Erbe. Dadurch wird das Menschenbild bereichert: Das Individuum ist Resultat der Lebensgeschichte und der Menschheitsgeschichte, die sich in allen Menschen gemeinsamen Urbildern, den *Archetypen,* dokumentiert. Durch die Archetypenlehre wird die *Lehre vom Unbewußten* erweitert: An das persönliche Unbewußte fügt sich als tiefe Schicht das kollektive Unbewußte an. Jungs bedeutender Beitrag zur Persönlichkeitspsychologie ist die *Typenlehre.* Introversion und Extraversion werden als übergreifende Persönlichkeitsdimensionen beschrieben und durch die jeweils vorherrschenden psychischen Funktionen des Denkens und Fühlens, des Empfindens und *Intuierens* differenziert.

Aus der Archetypenlehre ergeben sich auch Konsequenzen für die Behandlungsmethode. Die *Assoziationstechnik* wird erweitert: Der Therapeut gibt zu den individuellen Einfällen sein symbolkundliches Wissen hinzu. Auch die von Jung eingeführte aktive Imagination und das freie Gestalten aus dem Unbewußten sind zum Teil aus dem Archetypenkonzept abzuleiten.

Ziel der Psychotherapie ist nach Jung nicht eine symptombezogene Heilung, sondern Wachstum bzw. Fortschritte der Selbstverwirklichung. Die Ansätze der humanistischen Psychotherapie stehen in diesem Punkt Jung sehr nahe. Das zentrale Mittel von Jungs Analyse stellt die *Traumarbeit* dar: Konflikte und die gesamten Energieprozesse des psychischen Geschehens werden im Traum zu symbolischen Bildern umgewandelt; dabei wirkt der Traum oft als Warnung, die dem Träumer die Augen für seine wirkliche Situation zu öffnen versucht. Das bedeutet, daß Träume nach Jung eine kompensatorische Funktion aufweisen, indem sie das symbolisieren, was den Träumer zum Verständnis seiner Lage führen kann.

Aus der Psychoanalyse haben sich eine Reihe von Verfahren entwickelt, die heute jedoch als eigenständige Therapieeinrichtungen aufgefaßt werden. Sie arbeiten teilweise sehr körperzentriert oder beinhalten gestaltpsychologische Elemente wie beispielsweise die **Bioenergetik** von A. Lowen (1979) und die **Transaktionsanalyse** von E. Berne (1967) (in letztere sind psychoanalytische, individualpsychologische, sozialpsychologische, lerntheoretische und humanistische Ideen integriert). In Form von populärer Literatur haben sie weite Verbreitung gefunden.

12.3 Verhaltenstherapie

Die Verhaltenstherapie beinhaltet die Anwendung von Prinzipien, die die forschende Experimental- und Sozialpsychologie entwickelt hat. Ziel ist es, das menschliche Leid und die Einschränkung menschlicher Handlungsfähigkeit zu vermindern. Die Verhaltenstherapie strebt eine systematische Evaluation des therapeutischen Handelns an. Der therapeutische Prozeß beinhaltet *Veränderungen der sozialen Interaktionen,* er ist nicht primär auf eine direkte Veränderung von Fehlverhalten durch biologische Vorgänge ausgerichtet. Das Ziel liegt in der Ausbildung und Förderung von Fähigkeiten, die eine *verbesserte Selbstkontrolle* und *Eigensteuerung* ermöglichen.

Der Begriff *behavior therapy* tauchte erstmals 1953 in den Vereinigten Staaten in einer Veröffentlichung von Lindsley, Skinner und Salomon auf. Unabhängig davon entstanden zwischen 1950 und 1960 Zentren verhaltenstherapeutischer Forschung in Südafrika (Wolpe, Lazarus und Rachman) und in England (Eysenck, Shapiro und Yates). Wenn diese frühen Vertreter der Verhaltenstherapie auch auf die gleichen Prinzipien des Lernens von Verhalten zurückgriffen, handelt es sich doch um sehr unterschiedliche Ansätze. Die Heterogenität verhaltenstherapeutischer Überlegungen ist noch immer kennzeichnend für diese Richtung.

Die Verhaltenstherapie geht grundsätzlich davon aus, daß menschliches Verhalten – so auch Problemverhalten – erlernt und mittels verschiedener Methoden dauerhaft verändert, also wieder verlernt werden kann.

Der Verhaltensbegriff wird entsprechend dem heutigen Verständnis von Verhaltenstherapie recht weit gefaßt und bezieht sich nicht nur auf äußerlich beobachtbares Verhalten. Die frühe Verhaltenstherapie versuchte, menschliches Fehlverhalten mit Begriffen der klassischen und operanten *Konditionierung* zu erklären. Die von I. Pawlow (1849-1936) beschriebene klassische Konditionierung basiert darauf, daß ein ursprünglich neutraler Reiz (z.B. Glockenton) Auslösefunktion für eine Reaktion (z.B. Speichelfluß) bekommt, die zuvor immer nur auf einen biologischen Reiz hin (Futter) auftrat.

B.F. Skinner (1904-1992) betonte die Bedeutung von Verstärkung und Bestrafung für das Erlernen von Verhaltensweisen. So wird Verhalten, das verstärkt bzw. belohnt wird, aufrechterhalten, während Verhalten, das negative Konsequenzen nach sich zieht, nicht mehr gezeigt wird.

Beide Ansätze wurden ursprünglich im Tierexperiment geprüft und haben in ihrer Anwendung auf menschliches Verhalten nur begrenzt Gültigkeit.

In der Verhaltenstherapie wird davon ausgegangen, daß Verhaltensstörungen nach den gleichen Lernprinzipien erworben werden, wie normales Verhalten. Da Verhalten individuell gelernt wird, muß es auch personenspezifisch analysiert werden: Mit der Verhaltensanalyse werden diejenigen Bedingungen, die das Fehlverhalten auslösen (Stimuli) bzw. aufrechterhalten (Konsequenzen) erarbeitet, ohne dabei mögliche organismische (= biologische) Ursachen auszuschließen.

Kanfer (1991) stellt die Verhaltensanalyse formelhaft folgendermaßen dar:

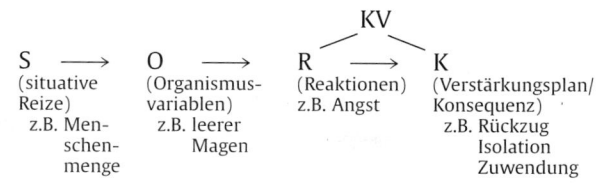

$$S \longrightarrow O \longrightarrow R \overset{KV}{\longrightarrow} K$$

(situative Reize) z.B. Menschenmenge — (Organismusvariablen) z.B. leerer Magen — (Reaktionen) z.B. Angst — (Verstärkungsplan/Konsequenz) z.B. Rückzug Isolation Zuwendung

KV = Kontingenzverhältnisse: sie beschreiben die Art und Weise, in welcher die Konsequenzen auftreten, ob also die Vermeidung immer auf den Angstzustand eintritt oder beispielsweise nur nach jeder 2. Angstreaktion.

Darüber hinaus werden die ein Problem begleitenden Kognitionen (Gedanken, Vorstellungen usw.) und übergeordneten Handlungspläne erfaßt.

Erst die *kognitiven Ansätze* nehmen auf den Menschen als reflektierendes Individuum Rücksicht. Kognitionen werden heute nicht mehr als vermittelnde Ereignisse betrachtet, sondern als strukturierende und steuernde Komponenten für emotionale, motivationale, physiologische und motorische Vorgänge.

Vor allem A. Ellis und A.T. Beck (1986) lieferten wichtige Beiträge im Hinblick auf die Bedeutung kognitiver Prozesse bei der Entstehung, Aufrechterhaltung und Behandlung psychischer Störungen. Hinter dem als *rational-emotive Therapie* bezeichneten Verfahren von Ellis steht die Grundthese, daß immer wiederkehrende emotionale Probleme auf irrationale Überzeugungen und daraus abgeleitete negative Selbstsuggestionen zurückzuführen sind.

Die weitgehend unabhängig davon entwickelte *kognitive Therapie* von Beck war zunächst ein Verfahren speziell zur Behandlung depressiver Störungen. Beck sieht charakteristische logische Denkfehler als bedeutend für psychische Störungen an.

Für die *moderne Verhaltenstherapie* spielen Einstellungen, Werthaltungen und Selbstverbalisation eine zentrale Rolle (Meichenbaum, Mahoney); auch den individuellen Problemlösestrategien wird vermehrt Beachtung geschenkt. Das entspricht auch dem von der Verhaltenstherapie betonten *präventiven Aspekt:* Der Patient soll nicht nur sein gerade anliegendes Problem lösen lernen, sondern durch die Therapie insgesamt zu einer besseren Problemerkennung und -aufarbeitung befähigt werden.

Von den bekannten traditionellen Verfahren der Verhaltenstherapie seien im folgenden einige Beispiele herausgegriffen:

In der **systematischen Desensibilisierung** nach Wolpe werden mehr oder weniger isolierte Reize von mit ihnen verbundenen Angstreaktionen abgekoppelt. Durch mehrfach gestufte Konfrontation mit dem angstauslösenden Stimulus soll die Angstreaktion gelöscht werden. Die Konfrontation erfolgt durch gedankliche Vorstellung (in sensu) oder in der Realität (in vivo). Der Effekt der angstauslösenden Reize wird durch tiefe Muskelentspannung vermindert oder ganz getilgt. Der zugrundeliegende theoretische Ansatz besagt, daß Angst und Entspannung inkompatible Reaktionen sind (reziproke Hemmung). Als Entspannungsmethode wird meist die *progressive Relaxation* nach Jacobson verwendet: Dabei werden nacheinander (progressiv) verschiedene Muskelgruppen angespannt (um sie deutlich zu spüren) und dann gezielt entspannt (S. 249).

Der Patient ordnet zunächst die angstauslösenden Reize oder Situationen in eine Hierarchie hinsichtlich des Grades der Angstauslösung (*Angsthierarchie*). Im entspannten Zustand wird er aufgefordert, sich diese Situationen vorzustellen oder sich ihnen anzunähern. Dabei wird mit jener Situation begonnen, die gemäß der Angsthierarchie mit der schwächsten Angst verbunden ist. Die Angsthierarchie wird danach stufenweise aufgearbeitet.

Eine Variante der systematischen Desensibilisierung wird im **Selbstbehauptungstraining** (*assertiveness training, Selbstsicherheitstraining*) angewandt. In vielen sozialen Situationen wissen selbstunsichere Personen theoretisch, wie sie sich verhalten oder was sie sagen sollten oder möchten, aber die Angst vor Ablehnung, Beleidigung oder Verletzung anderer hindert sie daran, ihre Interessen zu vertreten. Statt mit Entspannung – wie in der systematischen Desensibilisierung – wird beim Selbstsicherheitstraining die Angstreaktion durch eine selbstsichere Reaktion gehemmt: Die Patienten werden ermuntert, ihre Ärgergefühle mehr und mehr zum Ausdruck zu bringen, wodurch die entsprechenden Situationen immer weniger aversiv werden.

Aus zahlreichen praktischen und theoretischen Arbeiten und der daraus resultierenden Kritik an der systematischen Desensibilisierung wurde die **Expositionstherapie** (*implosion, flooding, Reizüberflutung*) entwickelt. In diesen Verfahren wird nicht mehr mit Angsthierarchien und auch nicht mit Entspannung gearbeitet, sondern der Patient setzt sich mit Unterstützung des Therapeuten der maximal angstbesetzten Situation aus; der gefürchtete Effekt tritt nicht ein, die Angst wird sukzessive gelöscht.

Verhaltenstherapeutische Techniken, die sich aus dem Ansatz des **operanten Konditionierens** entwickelt haben, gehen davon aus, daß sich die Wahrscheinlichkeit eines bestimmten Verhaltens (bzw. eines Elements aus einer komplexen Verhaltenssequenz) dadurch erhöht, wenn es *belohnt* (positiv verstärkt) wird.

Das umgekehrte Phänomen, das der *Bestrafung*, zeigt wenig therapeutische Wirkung. Es kommt deshalb – ebenso wie die Aversionstherapie, die dem klassischen Konditionieren folgt – in der modernen Verhaltenstherapie kaum zum Einsatz. Bei dieser Therapie wurde ein neutraler oder sogar positiv besetzter Reiz mit einem aversiven gekoppelt, z.B. ein Schluck alkoholischen Lieblingsgetränks mit einem leichten elektrischen Schlag.

Hatte die Verhaltenstherapie ursprünglich einen sehr engen Indikationsbereich (monosymptomatische Störungen, Phobien, Angststörungen, Zwänge, kindliche Verhaltensstörungen), wurden ihre Prinzipien auf immer breitere Gebiete verlagert. Viele Erkenntnisse und Ergebnisse verhaltenstherapeutischer Bemühungen finden heute in der Verhaltensmedizin ihren Niederschlag. Die Hauptintention dieses Ansatzes besteht darin, die Interaktion zwischen biologischen und verhaltenswissenschaftlichen Faktoren für Gesundheit und Krankheit aufzuzeigen.

Verhaltensmedizin wird definiert als die Anwendung verhaltenstherapeutischer Kenntnisse und Methoden bei der Erhaltung körperlicher Gesundheit und bei der Prävention, Diagnose, Behandlung bzw. Rehabilitation von körperlichen Erkrankungen sowie deren Begleiterscheinungen und Folgen. Die Entwicklung der Verhaltensmedizin ist aus der psychophysiologisch ausgerichteten Tradition der Verhaltenstherapie zu verstehen (insbesondere der *Biofeedback*-Forschung).

Als „klassisches" Anwendungsgebiet verhaltensmedizinischer Bemühungen galten lange Zeit die kardiovaskulären Störungen und die Schmerzforschung. Heute existieren jedoch erfolgversprechende Berichte aus anderen Bereichen der inneren Medizin (Gastroenterologie, Diabetologie, Nephrologie), der Dermatologie, im Rahmen gynäkologischer Erkrankungen und in der Zahnmedizin. Interessante Ergebnisse finden sich auch im Zusammenhang mit dem Problem der Compliance.

Empirische Untersuchungen zeigten die Bedeutung von Lebensereignissen, bestimmten Persönlichkeitsmerkmalen und Umweltfaktoren in der Entstehung verschiedener Krankheiten auf. Hypothesen über den Zusammenhang von belastenden Ereignissen und individuellem Bewältigungsstil werden im Rahmen der psychologischen Streßkonzepte diskutiert. Daraus leiten sich verhaltensmedizinische und verhaltenstherapeutische Konsequenzen ab.

Zuletzt sei noch auf eine neue Entwicklung in der Verhaltenstherapie hingewiesen, nämlich den **Selbstmanagementansatz** (Kanfer u. Mitarb. 1991). Bei dieser Form des therapeutischen Vorgehens wird im besonderen die aktive Beteiligung des Patienten betont. Therapeut und Patient versuchen gemeinsam zu klären, was getan werden sollte, damit die Lebenssituation für den Patienten befriedigend wird. Die aktive Beteiligung des Patienten beginnt bereits bei der Analyse des Problems, gemeinsam wird das Therapieziel formuliert, der Therapeut unterstützt den Patienten dabei, daß dieser möglichst selbständig Strategien zur Problemlösung in Gang setzen kann. Das praktische Vorgehen orientiert sich damit auch an dem *Prinzip der minimalen Intervention* – Therapie ist demnach ein zeitlich begrenzter Eingriff im Leben eines Patienten.

12.4 Humanistische Ansätze

Vertreter dieser Therapierichtungen orientieren sich am Menschenbild der humanistischen Psychologie. Dieses betont Autonomie und Unabhängigkeit des Menschen von äußerer Kontrolle, Eigenverantwortlichkeit, Selbstverwirklichung, Wachstumsbedürfnisse, Ziel- und Sinnorientierung sowie die Ganzheit von Leib und Seele bzw. von Gefühl und Vernunft.

12.4.1 Gestalttherapie

Der Begriff der **Gestalttherapie** geht auf Frederick Solomon Perls (1893-1970) zurück. Dieses Konzept geht von der Annahme aus, daß menschliches Leben ein dauernder Prozeß der Auseinandersetzung mit der Umwelt ist. In dieser Entwicklung wird je nach Interesse des Individuums ein Reiz zur *Figur* (in Anlehnung an die Gestaltpsychologie), also zum Zentrum des Verlangens. Innere Konflikte können dann entstehen, wenn – insbesondere konfliktbesetzte – Bedürfnisse sich nicht zur Figur entwickeln, sondern vermieden werden.

Der Kontakt mit der Umwelt verlangt gleichzeitig auch eine starke Abgrenzung. Die Gestalttherapie faßt die Neurose als eine Störung dieser Kontaktgrenze auf. Gestalttherapeutische Techniken wie Malen und Modellieren, Darstellungen mit dem eigenen Körper, Phantasieübungen, in denen der Patient Kontaktbeziehungen tagtraumähnlich ausmalt, sowie die Arbeit mit Träumen sollen einem Klienten seine eigenen Abwehrhaltungen bewußtmachen und ihm helfen, Kontakt mit sich selbst und der Umwelt aufzunehmen.

12.4.2 Gesprächspsychotherapie

Die Aufgabe der **client-centered-therapy** von Carl R. Rogers (1902-1986) – im deutschen Sprachraum **Gesprächspsychotherapie** oder klientenzentrierte bzw. nicht direktive Therapie genannt – besteht darin, die geeigneten Bedingungen zu schaffen, unter denen ein Patient seine eigenen Gefühle und Gedanken explorieren kann. Über diesen Weg soll es ihm indirekt möglich werden, neue und adäquatere Verhaltensmuster zu entwickeln.

Die Gesprächspsychotherapie beruht auf den zentralen Begriffen des *Selbst*, der *Aktualisierungstendenz* und der *Inkongruenz*. Das Konstrukt des *Selbst* differenziert sich im Verlauf der frühkindlichen Entwicklung aus den Körperwahrnehmungen in Interaktionen mit der Umwelt; die *Aktualisierungstendenz* wohnt jedem Organismus inne und bewegt den Menschen in Richtung Wachstum und Reife. *Inkongruenz* beschreibt einen Zustand der Uneinigkeit, also der Spannung im Sinne von Angst, wenn Erleben und Empfindungen nicht mehr zum Selbst passen. Diese Inkongruenz im Erleben wird als Indikation für eine Gesprächstherapie angesehen.

Die Gesprächspsychotherapie distanziert sich somit von der Definition bestimmter Probleme, Verhaltensdefizite, Krankheitsbilder oder sogar Symptome.

In der Therapie soll ein Patient, der sich im Zustand der Inkongruenz befindet, persönlichkeitsverändernde und korrigierende Erfahrungen machen, wobei Rogers (1957) die folgenden 3 Basisvariablen als „notwendige und hinreichende" Bedingungen des Therapieverhaltens ansieht:

1. *Positive Wertschätzung und emotionale Wärme:* Der Therapeut erwirbt in seiner Ausbildung die Fähigkeit, den Patienten zu erleben, ohne ihn aufgrund seiner Handlung oder Eigenschaften einzuordnen.
2. *Echtheit:* Der Therapeut muß fähig sein, sich selbst zu erleben und keine neurotisch-ängstlichen Abwehrhaltungen den eigenen Gefühlen gegenüber zu haben.
3. *Einfühlendes Verstehen (Empathie):* Der Therapeut versteht die Erfahrungen des Patienten so, als wären es seine eigenen, wobei er sich jedoch gleichzeitig immer bewußt sein muß, daß es sich eben nicht um seine persönlichen Gefühle handelt. Durch die sogenannte *Verbalisierung emotionaler Erlebnisinhalte* greift der Therapeut selektiv Aussagen des Patienten heraus, die mit Gefühlen und Empfindungen verbunden sind und versucht vor allem Betroffenheit, die hinter den Aussagen des Klienten steht, zu erfassen (*focusing* wird nach Gendlin der Prozeß genannt, der abläuft, wenn das Individuum fähig ist, sich direkt auf sein inneres Erleben zu beziehen).

Über den psychotherapeutischen Prozeß kann der Patient den Zustand der Inkongruenz verlassen, findet somit Zugang zu eigenen Gefühlen (Selbstempathie), kann sich selbst als Person von Wert annehmen (Selbstwertschätzung) und bringt seine Erfahrungen mit seinem Selbst in Übereinstimmung (Selbstkongruenz).

12.4.3 Logotherapie

Viktor E. Frankls Logotherapie wird neben Freuds Psychoanalyse und Adlers Individualpsychologie häufig als die Dritte Wiener Schule der Psychotherapie bezeichnet. Zum zentralen Begriff Frankls gehört die *noogene Neurose* (von griechisch nous = menschlicher Geist), welche auf ein Sinnlosigkeitsgefühl, ein existentielles Vakuum sowie Gewissenskonflikte und Wertkollisionen zurückgeht, wobei die Auflösung von Traditionen dafür besonders maßgeblich ist. Gebräuchliche therapeutische Techniken sind *Sinnfindungsgespräche* und der *sokrati-*

sche Dialog (durch eine bestimmte Fragetechnik werden Einstellungen und Positionen des Patienten hinterfragt) sowie die *paradoxe Intention* (dem Patienten wird geraten, bewußt das Symptom, das er verlieren will, hervorzurufen).

12.4.4 Psychodrama

Im Psychodrama von Iacov Levi Moreno (1889-1974) wird die heilende Wirkung im Aspekt der *Katharsis*, also des Nacherlebens und Ausagierens von belastenden Erfahrungen gesehen. Ähnlich wie bei einem Theaterstück wird versucht, eigene Probleme und Konflikte in Szenen spontan nachzuspielen.

12.5 Systemische Therapien

Eine große Anzahl unterschiedlicher Ansätze – v.a. Familientherapien – werden unter die systemischen Therapien eingereiht. Gemeinsam ist ihnen, daß sie direkt im System der Familie intervenieren, also im engen Sozialfeld des Patienten oder Kranken.

12.5.1 Analytisch orientierte Familientherapie

Als einer der wichtigsten Vertreter dieser Richtung im deutschen Sprachraum gilt Horst Eberhart Richter. Nach dem Freudschen Konzept der Objektwahl werden Konflikte innerhalb einer Familie nicht selbst gelöst, sondern es werden bestimmte Rollenvorschriften an den Partner – oft auch an ein Kind – herangetragen (z.B. die Rolle des Sündenbocks).

Bei Helm Stierlein werden sowohl die Beziehungen zwischen Mitgliedern der gleichen Generation thematisiert als auch die Frage, wie sich z.B. eine ungelöste Bindung an die eigenen Eltern auf die Beziehung zum Ehepartner auswirkt. Trainiert wird, sich gegenseitig besser abzugrenzen, z.B. nur im eigenen Namen und in der Ich-Form zu sprechen.

12.5.2 Erfahrungszentrierte Familientherapien

In dieser Richtung wird z.B. von Virginia Satir das *Selbstwertgefühl* als wichtiger Faktor, der letztendlich die Kommunikation bestimmt, hervorgehoben.

Besonders geachtet wird auf die Veränderung *doppeldeutiger Botschaften*, welche bei Personen mit geringem Selbstwertgefühl besonders häufig beobachtbar sind. Charakteristisch für die doppeldeutige Botschaft ist ihre Widersprüchlichkeit. So wird etwa verbal geäußert „du kannst dich ruhig heute abend mit deinen Freunden treffen, ich bleibe gerne zu Hause", nonverbal wird diese Äußerung jedoch mit trauriger und gekränkter Mimik begleitet. Therapeutisches Ziel ist es, dem Patienten zu vermitteln, daß er Forderungen stellen darf, ohne Angst davor haben zu müssen, die Gefühle anderer zu verletzen: etwa „ich würde mich sehr freuen, wenn du heute abend bei mir bleiben würdest".

12.5.3 Strukturelle Familientherapien

Nach dem Begründer Salvator Minuchin bezieht sich der Begriff Struktur auf die Gliederung der Familien in ihre Subsysteme wie das elterliche, das eheliche, das geschwisterliche sowie auf den Aspekt der Abgrenzung und Durchlässigkeit ihrer Grenzen. Pathogene Strukturen entstehen nach Minuchin, wenn das System Familie Veränderungen nicht flexibel abfangen kann und z.B. Dreiecksbeziehungen oder Koalitionen gebildet werden, um eine konflikthafte Zweierbeziehung zu verdecken.

12.5.4 Strategische Familientherapien

In Europa wird der strategische Ansatz ganz besonders von der Mailänder Gruppe um Mara Selvini Palazzoli vertreten. Die Ätiologie bzw. die Pathogenese der Störung spielt bei der systemischen Therapie keine Rolle, das Objekt der Interventionen ist das *Familienspiel*, nicht das einzelne Familienmitglied, auch nicht der identifizierte Patient. In der Therapie werden u.a. ehemalige Verhaltensweisen wieder aktualisiert: z.B. Eltern gehen an einem Nachmittag wieder aus, ohne den Kindern eine Notiz zu hinterlassen. Der strategische Ansatz zielt also darauf ab, die Familie zum *Handeln*, weniger zum Reden zu bringen.

Speziell auf Zweierbeziehungen beruft sich Jörg Willi's weitverbreitetes Konzept der **Kollusion**, eine systemische Erweiterung psychoanalytischer Ansätze. Unter dem Begriff Kollusion werden neurotische Grundmuster von Paarbeziehungen verstanden, die durch eine nicht vorhandene oder zu starre Abgrenzung der Partner verursacht werden. Beide Partner weisen sich gegenseitig eine extrem rigide Rolle zu, die zwar zuerst nach einer perfekten Partnerwahl aussieht, mit der Zeit jedoch durch Auflehnung beider Partner gekennzeichnet ist. Zielaspekt der Therapie ist vor allem die Integration von Persönlichkeitsanteilen in sich selbst, die man in der Kollusion dem Partner überträgt. Der Partner sollte so gesehen und akzeptiert werden, wie er ist, und nicht wie er sein sollte. Kommunikationsübungen und *Partner-*

schaftstraining werden als Methode verwendet, um eine Beziehung herbeizuführen, die im Idealfall durch ein freies und flexibles Gleichgewicht gekennzeichnet ist.

12.6 Kurztherapien

In den letzten Jahren wird den **Kurztherapien** (25-30 Therapiestunden) mehr und mehr Aufmerksamkeit gewidmet. Unabhängig von der zugrundeliegenden Therapieschule und damit den wichtigsten begrifflichen und praktischen Unterschieden, verfolgen Kurztherapien gemeinsame Ziele:

In den ersten Therapiegesprächen wird geprüft, ob der Patient in der Lage ist, sich relativ schnell in eine konstruktive Therapeut-Patienten-Beziehung zu begeben. In der Folge wird der Arbeitsbereich genau definiert und der zeitliche Rahmen festgelegt. Die Inszenierung von emotionalen Patientenkonflikten in der Therapiebeziehung wird als Hauptgegenstand der Interpretationsarbeit betrachtet und die Beendigungsproblematik während der ganzen Therapie immer wieder angesprochen.

12.7 Entspannungsverfahren

Sinn aller Entspannungsverfahren ist es, den Kreisprozeß zwischen verspannungsbedingten Symptomen zu durchbrechen und von der sympathikusgesteuerten Anspannung auf parasympathikusgesteuerte Entspannung umzuschalten.

12.7.1 Autogenes Training

Eines der bekanntesten Verfahren ist das **Autogene Training** von J.H. Schultz (1884-1970): Es kann einerseits im Rahmen psychohygienischer Maßnahmen geübt werden, es stellt andererseits auch eine Basistherapie dar. Ziel des Autogenen Trainings ist es, ohne Fremdeinwirkung unter Zuhilfenahme bestimmter gedanklicher Vorstellungen (Autosuggestionen) selbständig einen Zustand der Entspannung herzustellen. Der Übende legt sich flach und bequem auf den Rücken oder setzt sich vornüber gebeugt, die Arme auf den Knien abgestützt, nieder und beginnt, sich in eine Stimmung zu versetzen, die ihm das Gefühl vermittelt, Ruhe und Zeit für sich selbst zu haben: „keine Außeneinflüsse haben Bedeutung, alles ist ruhig und angenehm". In dieser entspannungsfördernden Gestimmtheit richtet der Übende nun die Aufmerksamkeit auf die quergestreifte Muskulatur und die Durchblutung der Arme und Beine (Wärme- und Schwereübung). Danach wird die Aufmerksamkeit auf den Herzschlag (Herzübung) gelegt, später wird die Gleichmäßigkeit der Atmung (Atmungsübung) hinzugenommen. In der Sonnengeflechtübung wird die Aufmerksamkeit auf ein strömendes Wärmegefühl im Bauchraum gelenkt.

Nachdem diese Übungen erlernt wurden, kann der Klient Formeln einsetzen, die genau auf die ihm bewußt gewordenen eigenen Bedürfnisse ausgerichtet sind. Man spricht von der *formelhaften Vorsatzbildung*. So kann beispielsweise eine Person, die ein Verhalten ändern möchte, den Vorsatz „ich bin ganz ruhig" fassen und diese Formel in die Übungen integrieren.

12.7.2 Progressive Muskelrelaxation

Diese in den 20er Jahren von E. Jacobson (1885-1976) entwickelte Entspannungsmethode setzt an der willkürlichen Muskulatur an, an denjenigen Muskeln also, die der Mensch bewußt und willentlich anspannen und entspannen kann. Emotionen wie Angst sind häufig mit reflektorischen Muskelkontraktionen verbunden. Im Verlauf der Sitzungen soll der Klient lernen, die angespannten Muskeln genau zu lokalisieren und sie – nach einer zusätzlichen kurzen Anspannung – bestmöglich zu entspannen und auf die dabei auftretenden Empfindungen (Wärme, Schwere, Schläfrigkeit etc.) zu achten. Die Progressive Muskelrelaxation beinhaltet Übungen für Arme, Beine, Nacken, Gesicht, Brust, Bauch und Rücken. Die Übungen werden hintereinander in einer bestimmten vorgeschriebenen Reihenfolge durchgeführt.

12.7.3 Biofeedbackmethoden

Ziel dieser Methoden ist es, gestörte oder reduzierte bzw. überschießende Körperfunktionen zu regulieren. Hauptanwendungsgebiete sind psychosomatische Erkrankungen wie chronischer Kopfschmerz, Schlafstörungen, Bluthochdruck, Asthma bronchiale und allgemeine Streßsymptome. Im Zuge eines Biofeedbacktrainings wird ein Klient an ein spezielles Gerät angeschlossen, welches einen bestimmten physiologischen Vorgang (z.B. die Herztätigkeit) optisch (durch Lampen, Zeiger oder digitale Anzeigen), akustisch (durch Summtöne, Musik) oder graphisch (mittels Computeraufzeichnung) zurückmeldet. Der Klient lernt nun, in regelmäßigen, kurz aufeinanderfolgenden Sitzungen von etwa 30-60 Minuten Dauer, bestimmte Körperfunktionen (etwa den erwünschten Muskeltonus) über die optische, akustische oder graphische Rückmeldung willentlich zu beeinflussen. Nach 10-25 Sitzungen sollte der Klient in der Lage sein, diesen Zustand auch ohne Gerät zu erreichen.

12.8 Anhang: Grundlagen der Hypnose und der Autosuggestion

Die gemeinsame Basis der Hypnose und der Autosuggestion ist die Bereitschaft des Menschen zur *Suggestibilität*. Darunter wird die Fähigkeit bzw. die Möglichkeit verstanden, einen Zugang zur Gefühlswelt und zu den vegetativen Bereitstellungen zu finden, welche aus unterschiedlichen Gestimmtheiten wie Ruhe, Angriff oder Flucht, Angst oder Vertrauen, Liebe und/oder sexuelle Erregung herrühren. Der suggestive Zugang kann sowohl interpersonell wie auch intrapsychisch erfolgen.

Geschieht die Veränderung der Befindlichkeit aus eigenem Wollen, wird der Zugang zur Veränderung der Befindlichkeit *Autosuggestion* genannt (s. Autogenes Training S. 249); wählt ein anderer den Zugang, wird dies *Fremdsuggestion* oder *Hypnose* genannt. Beim Autogenen Training ist der Übende der Suggestor, bei der Hypnose ist der Hypnotiseur der Suggestor.

Die Hypnose: Der Fremd-Suggestor, der Hypnotiseur, bedient sich gezielt der Suggestibilität des Menschen. Diese wird durch bestimmte Faktoren begünstigt, welche die bewußte Aufmerksamkeit des Probanden außer Kraft setzen.

Die Hypnose wird in der Regel im Liegen eingeleitet. Ein Gegenstand mit scharfer Spitze wird etwas über Augenhöhe des zu Hypnotisierenden gehalten, wobei der Abstand kleiner als die noch angenehme Sichweite ist. Der Proband wird also gezwungen, die Augen leicht zu konvergieren. Dadurch tritt Müdigkeit und Augenbrennen auf. Dieser physiologische Effekt, der das Schließen der Augen begünstigt, wird nun mit eben dieser Suggestion unterstützt und gefordert. Das gleiche Vorgehen erfolgt nun mit Schwere- und Wärmeübungen der Arme und der Beine. Auch hier wird der übliche Effekt der Tonusverminderung im ruhigen Liegen für die Voraussage gewählt. So entsteht ein „Band" zwischen dem Suggestor und dem Hypnotisierten.

In der Literatur gibt es zahlreiche Beispiele für positive Effekte der Hypnose in der Schmerztherapie und bei vegetativen Dysregulationen. Weit über den medizinischen Bereich hinaus wird jedoch das Phänomen der Suggestibilität verwendet und im sozialen Kontakt genützt.

Die „Wach-Suggestion" kann auch während eines Gespräches gegeben werden: Dies gehört zum Alltagserleben der Menschen. Der gute Vertreter, der Berater, selbst der Arzt und der Psychologe haben stets auch Elemente der Wachsuggestion in ihrem beruflichen Gesprächsrepertoire.

13 Grundzüge der Sozialpsychiatrie[1]

Hartmann Hinterhuber und Ullrich Meise

13.1 Einführung

Definition

Die Weltgesundheitsorganisation definiert Sozialpsychiatrie als Gesamtheit aller präventiven, therapeutischen und rehabilitativen Maßnahmen, die es einem Individuum ermöglichen sollen, innerhalb seines sozialen Rahmens ein weitgehend befriedigendes und nutzbringendes Leben zu führen. Die Sozialpsychiatrie soll demnach all jenen Menschen, die von psychischer Erkrankung bedroht oder betroffen sind, entsprechende Strategien zur Aufrechterhaltung bzw. Wiederherstellung der sozialen Anpassung anbieten.

Die Sozialpsychiatrie beruht also auf einem multifaktoriellen Ansatz, der körperliche, psychische, soziale und interaktionelle Aspekte bei der Genese und Behandlung von seelischen Krankheiten und Störungen berücksichtigt. Dogmatische Extreme, die psychische Erkrankungen entweder mit einem medizinischen oder sozialen Modell erklären, entsprechen diesem Ansatz nicht. Die Sozialpsychiatrie darf mit ihrem theoretischen und praktischen Hintergrund auch nicht als Spezialgebiet der Psychiatrie angesehen werden. Sie ist vielmehr Bestandteil eines zeitgemäßen psychiatrischen Behandlungskonzepts.

Historischer Rückblick

Die oben beschriebene Sichtweise psychiatrischer Behandlung ist in der Geschichte der Psychiatrie nicht neu. Schon in der Mitte des 19. Jahrhunderts begegnen wir Behandlungskonzepten, die die soziale Integration von psychisch Kranken fordern (W. Griesinger 1861). Moderne psychiatrische Versorgungskonzepte wurden bereits von bedeutenden Persönlichkeiten der Psychiatrie, wie E. Kraepelin (1899) und E. Bleuler (1911) vorweggenommen.

Heutige Situation

Das heute allgemein anerkannte Ideal der psychiatrischen Reformbewegung, das mit dem handlungsorientierten Ansatz im Einklang steht, ist eine therapeutisch-rehabilitativ orientierte Versorgung. Im Gegensatz zur ehemals schwerpunktmäßig stationär und kustodial ausgerichteten Psychiatrie fordern die Vertreter der Sozialpsychiatrie heute:

- den Ausbau und die gemeindenahe Organisation von psychiatrischen Diensten sowie deren Koordination,
- ein in kleine, geographisch definierte Sektoren gegliedertes Versorgungsangebot,
- eine Schwerpunktverlagerung auf ambulante, teilstationäre und andere rehabilitative Betreuungsformen,
- die interdisziplinäre Zusammenarbeit verschiedener Berufsgruppen sowie
- die vermehrte Prävention, Frühaktivierung und aktive Rehabilitation.

Den Prinzipien der therapeutischen Gemeinschaft (S. 254) und den Grundsätzen der gemeindenahen Psychiatrie (S. 257) entsprechend, entstanden in den westlichen Industrienationen die ersten Versorgungsnetze mit bürgernahen sozialpsychiatrischen Zentren. Die gemeindenahe Versorgung wurde in Großbritannien 1960, in Frankreich 1961 und in den USA 1963 gesetzlich festgelegt. Italien folgte 1978.

Unzureichende flankierende Versorgungsmaßnahmen behindern jedoch in weiten Teilen der genannten Länder die Umsetzung der Reformgedanken. In der Bundesrepublik Deutschland und in Österreich führte in den letzten 2 Jahrzehnten die Kritik an den Zuständen in den psychiatrischen Krankenhäusern zu einer Neuorientierung der psychiatrischen Versorgung. Trotz des stetig wachsenden Wissens und trotz des großen Einsatzes vieler Psychiater erfolgt die Umsetzung der Erkenntnisse in die Praxis nur sehr langsam. Die Gründe für die verzögerte Realisierung der allgemein anerkannten Konzepte liegen

- in den zumeist unzeitgemäßen gesetzlichen Rahmenbedingungen,
- in der mangelhaften Koordination des gesundheitspolitischen Bereichs,
- in der unzulänglichen Dotierung psychiatrischer Einrichtungen und
- in den nach wie vor bestehenden Vorurteilen gegenüber psychisch Kranken und der Psychiatrie sowie den entsprechenden gesellschaftlichen Widerständen.

---

[1] Mit freundlicher Genehmigung des Springer-Verlages entnommen aus: Frischenschlager/Hexel/Kantner-Rumplmair/Ringler/Söllner/Wisiak (Hrsg.): Lehrbuch der Psychosozialen Medizin. Springer, Wien-New York, 1995

13.2 Die Häufigkeit psychischer Krankheiten – zum Stellenwert der Sozialpsychiatrie

Epidemiologie

Gegenstand der psychiatrischen Epidemiologie

Die psychiatrische Epidemiologie beschäftigt sich mit der Untersuchung von Häufigkeit und Entstehungsbedingungen psychischer Erkrankungen in der Bevölkerung. Auch sie sieht die Faktoren, die Gesundheit oder Krankheit bedingen im Kontext der Wechselbeziehungen zwischen Träger, Agens und Umgebung. Sie berücksichtigt somit die Komplexität der zahlreichen Bedingungen, die bei der Entstehung der meisten psychischen Erkrankungen zusammenwirken. Die psychiatrische Epidemiologie steht mit der Bestimmung individueller Krankheitsrisiken, der Ermittlung von Krankheitsursachen oder der Darstellung der Auswirkungen von gesundheitsfördernden Maßnahmen letztlich auch in enger Beziehung zur Prävention.

Mit Hilfe von validen und reliablen Screening-Instrumenten wird versucht, die Häufigkeit (**Prävalenz**) und das Neuauftreten psychischer Störungen (**Inzidenz**) unter Berücksichtigung ihrer fließenden Übergänge zum Normalverhalten aufzuzeigen. Inzidenzraten sind Indikatoren für das individuelle Risiko, an einer psychischen Störung zu erkranken (**Morbiditätsrisiko**). Die Prävalenz gibt die Zahl der Krankheitsfälle zu einem gegebenen Zeitpunkt (Punktprävalenz) oder innerhalb eines bestimmten Zeitintervalls (Periodenprävalenz) in einer definierten Bevölkerung wieder. Die Prävalenzzahlen werden vom Erkrankungsrisiko und von der Dauer der Erkrankung bestimmt.

Häufigkeit psychischer Störungen

Die **jährliche Inzidenz** psychischer Störungen in der Bevölkerung beträgt über alle Altersstufen hinweg insgesamt 1-1,2 %.

Die jährliche Prävalenz seelischer Erkrankungen liegt unter Berücksichtigung von Feldstudien, die in den letzten 4 Jahrzehnten in verschiedenen Ländern Europas und Nordamerikas durchgeführt wurden, im Mittel bei 20,8 % (Tab. 13.1). Neuere, wissenschaftstheoretisch und methodologisch einwandfreie epidemiologische Studien kommen zu ähnlichen Ergebnissen und definieren darüber hinaus auch noch das Ausmaß an Behandlungsbedürftigkeit.

In einem Zeitraum von 5 Jahren wurden bei 22,8 % der erwachsenen Bewohner einer alpinen Region psychopathologische Auffälligkeiten festgestellt. Bei 4,9 % davon bestand aufgrund des Schweregrads der Symptomausprägung die Notwendigkeit einer psychiatrischen Behandlung. Hinterhuber, Dilling u. Mitarb. fanden in der Bevölkerung Oberbayerns

Tabelle 13.1 1-Jahres-Prävalenz psychischer Erkrankungen in der erwachsenen Bevölkerung

Erkrankung	Häufigkeit
Neurosen und Persönlichkeitsstörungen	9 %
Suchterkrankungen	4-5 % (davon ¾ Alkoholkranke)
Psychoorganische Syndrome und Demenzen	1,5-3 %
Schizophrenien	0,6-1 %
Erkrankungen aus dem affektiven Formenkreis	1,5 %

eine **2-Jahres-Prävalenz** von 24,1 %. 6,3 % davon wurden als behandlungsbedürftig eingestuft. Da sich davon lediglich 2,1 % in den letzten Monaten in psychiatrischer Behandlung befanden, bestand eine „epidemiologische Behandlungsdifferenz" von 4,2 %. Die Ursachen dafür können vielfältig sein. Sind in einer bestimmten Region Behandlungseinrichtungen vorhanden und auch zugänglich, steigt die Nachfrage. Die Inanspruchnahme von Behandlungsmaßnahmen wird also nicht nur von der Morbidität bestimmt, sondern auch von der Verfügbarkeit und der Akzeptanz der jeweiligen Einrichtungen.

Ermittlung des Bedarfs an psychiatrischen Einrichtungen

Der Bedarf an psychiatrischen Einrichtungen wird auf der Grundlage der behandlungsbedürftigen Personen in einer definierten Bevölkerung und der klar formulierten Behandlungsziele ermittelt. Die Gewinnung der Datengrundlage erfolgt mit Hilfe verschiedener Untersuchungsanordnungen. Feldstudien untersuchen alle Personen oder auch repräsentative Stichproben einer bestimmten Population auf das Vorliegen von psychischen Störungen, ohne zu berücksichtigen, ob sich der einzelne Bürger in psychiatrischer Behandlung befindet oder nicht. Die damit abgebildete **wahre Prävalenz** von psychischen Störungen bietet der Versorgungsforschung mehr Informationen als die Darstellung der **administrativen Prävalenz,** die ausschließlich die Krankenhausmorbidität, also die Häufigkeit der Inanspruchnahme stationärer oder ambulanter psychiatrischer oder psychosozialer Hilfen wiedergibt.

Gesundheitspolitische und ökonomische Bedeutung psychischer Störungen

Wenn man die Inzidenz- und Prävalenzraten psychischer Erkrankungen insgesamt ansieht, kann man verallgemeinernd sagen, daß an einem bestimmten

Stichtag etwa 2-3% der gesamten Bevölkerung psychisch eindeutig krank sind und fachpsychiatrische Hilfe benötigen. Nach Altersgruppen unterteilt heißt das: 5-6% der Kinder und Jugendlichen, 6% der Erwachsenen und 7-8% der über 65jährigen werden innerhalb eines Jahres psychiatrisch behandlungsbedürftig.

Wie häufig psychische Erkrankungen auftreten, zeigt sich auch an folgenden Fakten:

- Der niedergelassene praktische Arzt wird von jedem Sechsten seiner Patienten wegen einer psychischen Störung aufgesucht.
- Jeder Zehnte muß sich im Laufe seines Lebens einer stationären Behandlung in einem psychiatrischen Krankenhaus unterziehen.
- Psychische Erkrankungen und Behinderungen gehören zu den häufigsten Gründen für eine vorzeitige Berentung.

Psychiatrische Erkrankungen stellen damit nicht nur ein enormes sozialmedizinisches Problem dar, sondern haben auch eine beachtliche ökonomische Bedeutung. Die Kosten, die in einem bestimmten Jahr durch psychische Krankheiten verursacht werden, betragen z.B. nach einer schwedischen Untersuchung 16% der durch Erkrankungen entstandenen Gesamtkosten. Die Unterteilung in *direkte Kosten* für Krankenhausbehandlung und Medikamente und in *indirekte Kosten* für Krankenstände, Invalidität u.a. zeigt, daß der indirekte Kostenanteil 60% der Gesamtkosten ausmacht. Erkrankungen aus der Gruppe der Schizophrenien werden zu den „teuersten" Erkrankungen gerechnet. Dies liegt daran, daß diese Störung im jungen Erwachsenenalter beginnt und nach wie vor eine hohe Chronifizierungsneigung aufweist und deshalb vor allem hohe indirekte Kosten verursacht. Nach einer auf Prävalenzzahlen beruhenden Kostenrechnung beträgt der in den USA durch schizophrene Erkrankungen verursachte direkte und indirekte finanzielle Aufwand etwa 2% des Bruttonationalproduktes. Volkswirtschaftlich ebenfalls „relevante" Erkrankungen sind auch die depressiven Störungen und vor allem die Suchterkrankungen, insbesondere die Alkoholkrankheit.

Werden psychiatrische Erkrankungen häufiger?

Die psychiatrische Epidemiologie hilft auch, die Frage zu klären, ob die Häufigkeit von psychischen Krankheiten einer Veränderung unterliegt. Der allgemeine Eindruck, daß der Anteil psychischer Erkrankungen in den letzten Jahrzehnten zugenommen hat, entspricht nur zum Teil den Tatsachen: Um diese Frage zu beantworten, muß zwischen wirklichen und scheinbaren Häufigkeitsveränderungen unterschieden werden. Scheinbare Häufigkeitsveränderungen werden durch veränderte diagnostische und therapeutische Gewohnheiten, sowie durch geändertes Hilfesuchverhalten begründet („Psychoboom"). Wirkliche Häufigkeitsveränderungen treten sowohl *altersabhängig* (infolge der Alterszusammensetzung und der Lebenserwartung), als auch *altersunabhängig* (auf Grund von Verhaltens-, Umwelt- und Therapiefaktoren) auf.

Da das Erkrankungsrisiko für bestimmte psychische Störungen über das Lebensalter hinweg ungleich verteilt ist, liegt beispielsweise die Möglichkeit, im Alter von 65 Jahren an einem hirnorganischen Syndrom oder einer Demenz zu erkranken, bei 2-3%; in der Altersgruppe der über 86jährigen dagegen beträgt sie bereits 30%. Da die Lebenserwartung zunimmt, ist somit eine altersabhängige Häufigkeitsveränderung im Sinne einer Zunahme von gerontopsychiatrischen Erkrankungen zu erwähnen. Hinweise für altersunabhängige Häufigkeitsveränderungen liefern vor allem Abhängigkeitserkrankungen: Auf die Zunahme alkoholbedingter psychiatrischer Erkrankungen weisen das Ansteigen der Behandlungsepisoden und der erhöhte Pro-Kopf-Verbrauch an Alkohol hin. Die Häufigkeit von schizophrenen und affektiven Erkrankungen bleibt durch die Jahrzehnte hindurch aber weitgehend stabil.

13.3 Zur Versorgung von psychisch Kranken und Behinderten

Bei der Entwicklung von psychiatrischen Versorgungskonzepten sind 3 grundsätzliche Aspekte zu berücksichtigen:

1. In Anlehnung an Behandlungskonzepte, deren Wirksamkeit empirisch erwiesen ist, sind die Ziele der psychiatrischen Versorgung zu formulieren.
2. Das Ausmaß der Behandlungsbedürftigkeit ist zu definieren.
3. Die zu erwartenden Bedarfsverschiebungen müssen soweit als möglich berücksichtigt werden.

13.3.1 Leitlinien zur allgemeinpsychiatrischen Versorgung

Die deutsche Psychiatrieenquete formulierte folgende Grundsätze, die sich in Modellregionen bewährt haben, deren flächendeckende Umsetzung jedoch noch bevorsteht:

- Gemeindenähe der Versorgung,
- bedarfsgerechte, umfassende Versorgung aller psychisch Kranken und Behinderten,
- Koordination der Dienste,
- Gleichstellung von psychisch Kranken.

Gemeindenähe der Versorgung

Ein psychiatrisches Versorgungssystem ist dann bedürfnisgerecht, wenn in einer überschaubaren Versorgungsregion jedem Patienten psychiatrische Einrichtungen zur Verfügung stehen und diese auch leicht erreichbar sind. Zu große Entfernungen zwischen Wohn- und Behandlungsort, zeitliche und personelle Schwierigkeiten sowie psychologische Barrieren erschweren Vorsorge, Behandlung und Wiedereingliederung des psychisch Kranken und unterbinden darüber hinaus die notwendige Zusammenarbeit mit seinen wichtigen Bezugspersonen. Durch die Gemeindenähe wird eine soziale Entwurzelung der Betroffenen vermieden.

Bedarfsgerechte, umfassende Versorgung aller psychisch Kranken und Behinderten

Das weite Spektrum von psychiatrischen Erkrankungen und seelischen Störungen erfordert ein gegliedertes und gestuftes psychiatrisches Versorgungssystem: Es muß präventive, diagnostische, therapeutische, beratende, betreuende und rehabilitative Angebote umfassen, um dadurch den Bedürfnissen aller Hilfesuchenden gerecht werden zu können.

Koordination der Dienste

Für eine integrierte Versorgung sind arbeitsfähige, flexible Rahmenbedingungen notwendig, um Koordinationsmängeln oder einer Kompetenzzersplitterung vorzubeugen. Psychisch Kranke und Behinderte werden im Verlauf ihrer Krankheit allzu häufig von verschiedenen Einrichtungen – gleichzeitig oder abwechselnd – behandelt und betreut: Dies kann negative Begleiteffekte zur Folge haben und sich ungünstig auf den Krankheitsverlauf auswirken. Medizinische, psychologische und soziale Hilfen müssen stets miteinander vernetzt sein. Durch die Kooperation von stationären, teilstationären und ambulanten Einrichtungen soll allen Bedürfnissen des Patienten Rechnung getragen werden. Die einzelnen Einrichtungen müssen bedarfsgerecht eingesetzt werden, ihre Inanspruchnahme muß der definierten Zielgruppe vorbehalten bleiben. Durch die Zusammenarbeit der verschiedenen Einrichtungen soll darüber hinaus die Kontinuität der Behandlung gewahrt bleiben.

Gleichstellung von psychisch Kranken

Die psychiatrische Krankenversorgung ist grundsätzlich in das medizinische System zu integrieren: Psychisch Kranke sind körperlich Kranken gleichzustellen. Die Gleichstellung gewährt dem psychisch Kranken idente gesetzliche Rahmenbedingungen, eine gleichwertige Versorgung auf allen Ebenen der Krankenbetreuung und entsprechende Rehabilitationshilfen. Die Besonderheiten von psychischen Erkrankungen und Behinderungen müssen berücksichtigt werden. Insgesamt hat sich die psychiatrische Krankenbehandlung am medizinischen Behandlungsstandard zu orientieren.

13.3.2 Ebenen der psychiatrischen Versorgung

Die für eine überschaubare Region von 100 000 Einwohnern notwendige Struktur und Organisation des komplexen Fachbereiches Psychiatrie spiegelt Tab. 13.2 wider. Eine an die Bedürfnisse der Patienten angepaßte Versorgung sollte von einem Standardversorgungsgebiet ausgehen. Das der heutigen Sichtweise von Genese und Therapie psychischer Krankheiten und Störungen zugrundeliegende biopsychosoziale Modell fordert eine multiprofessionelle Kooperation. Die Komplexität psychiatrischer Erkrankungen legt das Zusammenwirken einzelner Berufsgruppen mit unterschiedlich ausgeprägter Kompetenz nahe.

Niedergelassene praktische Ärzte, Psychiater, Neuropsychiater und auch Internisten bilden die gemeindenächste, nichtinstitutionelle ambulante Betreuungsebene. Praktische Ärzte haben den Vorzug einer guten räumlichen und zeitlichen Verfügbarkeit und erreichen auch jene Patienten, die nicht in der

Tabelle 13.2 Ebenen der psychiatrischen Versorgung

Funktionelle Gesichtspunkte
- Stationärer Bereich
  - Psychiatrische Abteilung am Allgemeinkrankenhaus
  - Psychiatrische Konsiliar- und Liaisondienste
- Teilstationärer Bereich
  - Tagesklinik
  - Nachtklinik
- Intermediärer Bereich
  - Rehabilitationseinrichtungen der Achse „Wohnen"
  - Rehabilitationseinrichtungen der Achse „Arbeiten"
  - Rehabilitationseinrichtungen der Achse „Tagesstruktur" (Kontakte, Freizeit)
- Ambulanter Bereich
  - Niedergelassener praktischer Arzt
  - Niedergelassener Psychiater bzw. Neuropsychiater
  - Niedergelassener Psychotherapeut
  - Sozialpsychiatrischer Dienst
  - Psychosoziale Beratungsstelle
  - Klinikambulanzen

Altersgruppen
- Kinder- und Jugendpsychiatrie
- Erwachsenenpsychiatrie
- Alterspsychiatrie – Gerontopsychiatrie

Spezialisierte Problembereiche
- Suchterkrankungen
- Psychosomatische Erkrankungen
- Forensische Psychiatrie

Lage sind, von sich aus fachliche psychiatrische Hilfen aufzusuchen. Aufgrund ihrer jahrelangen Einbindung in eine Gemeinde verfügen sie außerdem über eine detaillierte Kenntnis des sozialen Umfeldes ihrer Patienten.

Jährlich werden 11,5 % der Bevölkerung wegen einer psychiatrischen Symptomatik ambulant ärztlich betreut. 40 % der Patienten werden vom Nervenarzt, 40 % vom praktischen Arzt und 15 % vom Internisten behandelt. 28-43 % der Patienten von Allgemein- und internistischen Praxen bringen psychische Anliegen vor. Lediglich 7 % der Allgemeinärzte und Internisten verfügen über ausreichende praktische psychiatrische Erfahrungen: Die meisten Vertreter dieser ersten Anlaufstellen für Patienten mit psychischen Krankheiten besitzen nur geringe psychiatrische Kenntnisse. Aus diesem Grund kann diese Versorgungsebene auch die wichtige Filterfunktion nicht in dem Ausmaß wahrnehmen, das für eine adäquate Behandlung psychisch Kranker notwendig wäre. Es besteht darüber hinaus auch die Gefahr, daß psychische Krankheiten als körperliche Leiden diagnostiziert und folglich nicht adäquat behandelt werden. Daraus resultiert eine große Chronifizierungsgefahr.

13.4 Zur Prävention psychiatrischer Erkrankungen

Prävention wird als Versuch einer gezielten Einflußnahme auf die Ursachen und den Verlauf von psychischen Erkrankungen definiert. Ziel aller präventiven Maßnahmen ist es, die Inzidenz und die Prävalenz von psychischen Erkrankungen zu vermindern und die Entwicklung von bleibenden Behinderungen zu vermeiden. Wir unterscheiden zwischen

- **primärer** Prävention (Beseitigung oder Verringerung der Inzidenz einer Erkrankung),
- **sekundärer** Prävention (Früherfassung und Frühbehandlung sowie Rezidivprophylaxe bzw. Verkürzung und/oder Milderung des Krankheitsverlaufes und
- **tertiärer** Prävention (Vermeidung oder Linderung von bleibenden Behinderungen).

Diese Dreiteilung umfaßt alle wichtigen Aspekte der psychiatrischen Prävention. Sekundäre bzw. tertiäre Prävention gehen häufig in rehabilitative Maßnahmen über.

Die *primäre Prävention* stellt auch einen Übergang zur allgemeinen Gesundheitsförderung dar, indem sie bestimmte Maßnahmen (Besserung des sozioökonomischen Status u. a. m.) in der Hoffnung unterstützt, dadurch das Wirksamwerden von primär pathogenen Faktoren hintanhalten zu können. Ergebnisse von epidemiologischen Untersuchungen bestätigen, daß psychische Erkrankungen und Störungen häufig durch ökonomische und soziale Bedingungen ausgelöst bzw. beeinflußt werden.

13.4.1 Primäre Prävention

Das **Ziel** der primären Prävention ist die Senkung der Inzidenz von Krankheitsfällen: Primärpräventive Maßnahmen können am Individuum, an der Familie und an der Sozietät ansetzen. Zu den **primärpräventiven Maßnahmen** zählt man die Kontrolle oder das Ausschalten von pathogenen Faktoren, die Erhöhung der Widerstandsfähigkeit des Menschen gegenüber schädigenden Umwelteinflüssen und eine Einflußnahme auf die Umgebung, so daß pathogenes Agens und vulnerable Persönlichkeit nicht zusammentreffen können. Die wenigen bisher bekannten Maßnahmen zur Vorbeugung psychiatrischer Erkrankungen sollen rechtzeitig und zum richtigen Zeitpunkt eingesetzt werden.

Beispiele für primäre Präventionsmaßnahmen, durch welche das Gehirn in frühen Entwicklungsphasen vor schädigenden Noxen geschützt werden kann, sind die Vermeidung von Alkohol in der Schwangerschaft oder das frühzeitige Erkennen von Stoffwechselstörungen wie z. B. der Phenylketonurie.

Einen wichtigen Ansatzpunkt für *soziale, legislative und medizinische Maßnahmen* der Primärprävention stellt das pathologische Konsumverhalten der Bevölkerung dar: Mit Alkoholmißbrauch und Alkoholabhängigkeit ist bekanntlich eine Reihe von nachteiligen gesellschaftlichen und körperlichen Folgeerscheinungen verbunden. Diese beinhalten ein erhöhtes Mortalitätsrisiko durch Unfälle, Suizide oder alkoholbedingte körperliche Erkrankungen. Ein Viertel der stationären Aufnahmen im psychiatrischen Krankenhaus sowie eine hohe Zahl von Aufnahmen in anderen Bereichen der Medizin erfolgen heute wegen alkoholassoziierten psychischen, körperlichen und sozialen Schädigungen. Die Senkung des Pro-Kopf-Verbrauches von Alkohol würde eine wirkungsvolle präventive Maßnahme darstellen.

Die primäre Prävention wird in Zukunft durch *Ergebnisse der molekulargenetischen Forschung* erweitert werden. Die Identifikation eines polymorphen DNA-Markers am Chromosom 4 bei der Huntington-Erkrankung läßt ähnliche Ergebnisse auch bei anderen Erkrankungen (z. B. bei familiären Demenzformen) erwarten. Sind die pathogenetischen Faktoren einer Erkrankung identifiziert, kann man hoffen, unter Umständen auch spezifische Behandlungsverfahren für die jeweilige Krankheit zu entwickeln. Zu primärpräventiven Maßnahmen zählt auch eine nach ethischen Gesichtspunkten ausgerichtete verantwortungsbewußte genetische Beratung.

13.4.2 Sekundäre Prävention

Der **Wirkbereich** der sekundären Prävention ist die frühzeitige Diagnosestellung, die prompte und adäquate Behandlung sowie die Rezidivprophylaxe bei Erkrankungen, die häufig einen rezidivierenden Verlauf aufweisen. Ihr **Ziel** ist es, die Prävalenz von Erkrankungsfällen zu verringern und den Krankheitsverlauf günstig zu beeinflussen, so daß Folgeerkrankungen und Behinderungen verhütet werden können.

Im Bereich der *pharmakologischen Behandlungsverfahren* gehören die prophylaktischen **Maßnahmen** (Lithium, Carbamazepin) bei phasisch affektiven Erkrankungen sowie die Langzeittherapie mit Antipsychotika bei Erkrankungen aus dem schizophrenen Formenkreis zu den empirisch am besten belegten Behandlungsmethoden der Psychiatrie. Durch die erwähnten Substanzen können sowohl die Erkrankungshäufigkeit vermindert, als auch die mit der Erkrankung verbundenen vielfältigen Folgen gemildert werden. Auch *psychologische und sozialtherapeutische Verfahren* haben sich als wirksam erwiesen. Werden sie beispielsweise bei schizophren Erkrankten mit pharmakologischen Therapien kombiniert, tragen sie wesentlich zur Verbesserung bzw. zur Wiederherstellung der sozialen Anpassung bei.

„Psychoedukative Maßnahmen", die darauf abzielen, den Patienten und seine Bezugspersonen über den neuesten Wissensstand bezüglich Erkrankung und Behandlungsmöglichkeiten zu informieren, erhöhen nachgewiesenermaßen die Kooperation (Compliance) des Patienten im Hinblick auf eine regelmäßige Medikamenteneinnahme und auf weitere gesundheitsfördernde sekundärpräventive Maßnahmen. Die therapeutische Einflußnahme auf das soziale Netzwerk des Patienten, die Förderung von Coping-Strategien bei Patienten und ihren Familien, psychotherapeutische Interventionen im Rahmen von Kriseninterventionen und familientherapeutische Verfahren sowie spezielle Trainingsmaßnahmen sollten integrierte Bestandteile eines umfassenden Behandlungskonzeptes sein: Die sekundärpräventive Bedeutung dieser Maßnahmen ist gut dokumentiert.

13.4.3 Tertiäre Prävention

Ziel der tertiären Prävention ist die Verhütung bzw. Minderung von Langzeitbeeinträchtigungen, die in der Folge einer psychischen Erkrankung entstehen können: Sie strebt also die Verminderung der Prävalenz von Behinderungen an. Konnte auch die Zahl hospitalisierter Patienten in den letzten Jahren gesenkt werden, ist die psychische Behinderung nach wie vor ein bedeutendes soziales und medizinisches Problem. Die Tertiärprävention versucht, durch geeignete rehabilitative Verfahren und **Maßnahmen** jene Umweltbedingungen zu beeinflussen, die Behinderungen von psychisch Kranken verursachen oder verstärken. Psychisch Behinderte sollen durch die Verbesserung von Bewältigungsmechanismen und durch die optimale Nutzung ihrer verbliebenen Fähigkeiten in die Lage versetzt werden, ein subjektiv weitgehend zufriedenes Leben innerhalb der Gesellschaft führen zu können. Die Tertiärprävention ist abhängig von der Effektivität sekundärpräventiver Interventionen.

13.5 Behandlungs- und Rehabilitationsbedürftigkeit psychiatrischer Störungen

Für die Errichtung sozialpsychiatrischer Versorgungsstrukturen ist die *Abklärung der Behandlungsbedürftigkeit* entscheidend. Es gibt diesbezüglich **2 theoretische Ansätze,** die beide als extreme Positionen aufzufassen sind:

1. Der *humanitäre Ansatz:* Er geht davon aus, daß sich der Versorgungsbedarf an einer ganz allgemein definierten Störung von Gesundheit bzw. an der Minderung des subjektiven Wohlbefindens orientiert. Jeder der auf irgendeine Art und Weise seelisch leidet, sollte demnach psychiatrische Hilfe empfangen. Diese Position findet auch in der Charta der Weltgesundheitsorganisation ihren Niederschlag. Die WHO definiert Gesundheit als einen Zustand vollkommenen körperlichen, psychischen und sozialen Wohlbefindens. Epidemiologische Untersuchungen, die auf diesem Ansatz basierten, kamen zu völlig unrealistischen Prävalenzzahlen psychischer Störungen: Bis zu 80 % der Bevölkerung wurden demnach als psychisch krank bzw. rehabilitationsbedürftig bezeichnet!
2. Der *realistische Ansatz:* Diesem Ansatz zufolge wird nur dann von Rehabilitations- bzw. Behandlungsbedürftigkeit gesprochen, wenn eine wirksame Behandlung verbunden mit einem vertretbaren Kostenaufwand zur Verfügung steht. Dieser utilitaristische Ansatz orientiert sich an dem zur Verfügung stehenden Angebot, dem finanziellen Aufwand sowie den gegenwärtigen Behandlungsmöglichkeiten. Die Behandlungsbedürftigkeit wird durch eine solche Betrachtungsweise am vorhandenen Angebot gemessen und durch dieses auch begrenzt. Für die psychiatrische Versorgungsforschung ist es oft sehr schwierig, die einzelnen Faktoren, wie die gesundheitspolitischen und rechtlichen Rahmenbedingungen, die subjektiven Ansprüche an eine Gesundheitsversorgung, die Einstellungen gegenüber psychischen Erkrankungen und entsprechenden Therapieeinrichtungen in empirisch begründbaren Behandlungs- und Versorgungskonzepten zu berücksichtigen.

13.6 Gemeindenahe psychiatrische Versorgung

Grundbedingung für eine gemeindenahe psychiatrische Versorgung bzw. Rehabilitation ist die Installation kleiner, geographisch definierter Sektoren, die die Versorgungsverantwortung übernehmen. Dieses Konzept wurde erstmalig 1947 in Frankreich angewandt. 1963 führte J.F. Kennedy für die USA die Community Mental Health Centers (CMHC) ein. Seit 1970 wurde die Sektorisierung auch in anderen europäischen Staaten empfohlen und teilweise auch umgesetzt. Die Größe dieser Sektoren weist jedoch eine große Schwankungsbreite auf. In Westdeutschland und den Niederlanden beziehen sie sich auf eine Bevölkerung von etwa 250 000–300 000 Einwohner, in Italien, Finnland und Dänemark auf etwa 100 000 Einwohner und in Norwegen und Schweden auf 40 000–50 000 Einwohner. Zur Zeit wird in Großbritannien die psychiatrische Versorgung bereits in etwa 80 % der Gesundheitsdistrikte sektorisiert.

Die Sektorisierung bringt eine Reihe von Vorteilen mit sich:

- Für jeden Patienten, der die Hilfe von Diensten benötigt, ist die Verantwortlichkeit definiert.
- In der Nachbetreuung kommt es zu einem geringeren „Schwund" von Patienten.
- Regionalisierte Behandlungssettings werden von Patienten und deren Angehörigen besser akzeptiert.
- Die Kooperation mit Einrichtungen der medizinischen und sozialen Grundversorgung ist einfacher; die Integration der Psychiatrie in das Gesundheitssystem wird dadurch möglich.
- Die bestehenden Bedürfnisse der psychiatrischen Behandlung und Versorgung können besser erkannt werden.
- Die Auftragslage für die einzelnen Behandlungsteams und Einrichtungen kann genauer definiert werden.
- Bei den Betreuern nimmt die Identität mit ihren Aufgaben und Zielen zu.
- In ökonomischer Hinsicht wirkt sich die koordinierte Zusammenarbeit zwischen den einzelnen Diensten positiv aus.
- Die Übersichtlichkeit bezüglich der Kostensituation ist besser gewährleistet.
- Alternative Behandlungsangebote (wie tagesklinische Behandlung oder Hauskrankenpflege) können besser verwirklicht werden.
- Eine Evaluation von einzelnen Einrichtungen innerhalb des Sektors wird möglich, allfällige Korrekturen können rascher gesetzt werden.

Für die Verwirklichung einer den Bedürfnissen der betroffenen Patientenpopulation gerechtwerdenden sozialpsychiatrischen Betreuung und Versorgung sind die in Tab. 13.3 aufgeführten Standards erforderlich.

13.7 Chancengleichheit für psychisch Kranke und Behinderte

Die Resolution der Generalversammlung der Vereinten Nationen 46/119 (1992) bezieht sich auf den „Schutz von psychisch Kranken und die Verbesserung der psychiatrischen Versorgung". Die wesentlichen der darin enthaltenen 25 Grundsätze werden auszugsweise wiedergegeben:

Grundsatz 1 (Grundfreiheiten und Grundrechte):

- Jeder hat das Recht auf die bestmögliche psychiatrische Versorgung, die Bestandteil des Systems zur gesundheitlichen und sozialen Versorgung sein soll.
- Jeder psychisch Kranke bzw. jeder, der als psychisch Kranker betreut wird, ist menschlich und mit Achtung vor der angeborenen Würde des Menschen zu behandeln.
- Niemand darf wegen einer psychischen Krankheit diskriminiert werden. Der Begriff „Diskriminierung" bezeichnet jede Unterscheidung, Ausschlie-

Tabelle 13.3 Standards der psychiatrischen Versorgung

Stationärer Bereich	0,5 Behandlungsplätze/1000 Einwohner*
Tagesklinische Betreuung	1 Betreuungsplatz/7.000 EW
Therapeutische Wohnheime (halbgeschützte WG)	1 Betreuungsplatz/4.100 EW
Wohngemeinschaften (geschützte WG)	1 Betreuungsplatz/7.500 EW
Werkstätten	1 Betreuungsplatz/3.450 EW
Langzeit-Reha-WG	1 Betreuungsplatz/4.100 EW
Zentren für psychische Gesundheit	1 Einheit/60 000–100 000 EW
Frei praktizierende Psychiater	1 Facharzt/21 500 EW

* Der Betrag ergibt sich bei Nichtberücksichtigung gerontopsychiatrischer Patienten.

ßung oder Bevorzugung, die bewirkt, daß der Genuß gleicher Rechte verhindert oder eingeschränkt wird.

Grundsatz 3 (Leben in der Gemeinschaft):

- Jeder psychisch Kranke hat das Recht, nach Möglichkeit in der Gemeinschaft zu leben und zu arbeiten.

Grundsatz 7 (Die Rolle von Gemeinschaft und Kultur):

- Jeder Patient hat das Recht, nach Möglichkeit in der Gemeinschaft, in der er lebt, behandelt und gepflegt zu werden.
- Findet die Behandlung in einer psychiatrischen Klinik statt, so hat ein Patient das Recht, wann immer dies möglich ist, in der Nähe seines Wohnsitzes bzw. des Wohnsitzes seiner Verwandten oder Freunde behandelt zu werden und so bald wie möglich in die Gemeinschaft zurückzukehren.

Grundsatz 8 (Versorgungsnormen):

- Jeder Patient hat das Recht, auf eine, seinen gesundheitlichen Bedürfnissen angemessene, medizinische und soziale Versorgung sowie auf eine Versorgung und Behandlung nach den gleichen Normen wie andere Kranke.

Grundsatz 9 (Behandlung):

- Die Behandlung eines jeden Patienten muß auf die Erhaltung und Stärkung der persönlichen Selbständigkeit gerichtet sein.

Grundsatz 14 (Ausstattung der psychiatrischen Klinik):

- Eine psychiatrische Klinik muß über eine gleichwertige Ausstattung verfügen wie andere Gesundheitseinrichtungen.

Eine Reihe von anderen Grundsätzen bezieht sich auf die Rechte der Persönlichkeit, die in Einklang mit den Bestimmungen der Menschenrechtsdeklaration stehen.

Diese kurze Darstellung verdeutlicht, daß weltweit noch eine Ungleichbehandlung psychisch Kranker gegenüber somatisch Kranken besteht: Der psychisch Kranke hat das unabdingbare Recht, im Falle einer Krise oder Exazerbation das Krankenhaus durch dieselbe Tür zu betreten wie jeder andere Kranke auch.

Es ist Aufgabe der Gesellschaft, den Betroffenen alle therapeutischen und rehabilitativen Maßnahmen in deren Wohnregion anzubieten, die es ihnen ermöglichen, innerhalb seines sozialen Rahmens ein befriedigendes Leben führen zu können.

Die Entwicklung sozialpsychiatrischer Erkenntnisse und deren Zusammenfassung zu gesellschaftlichen Programmen ist weitgehend der Mental-Health bzw. der Psychohygienebewegung zu verdanken.

14 Psychiatrische Rehabilitation[1]

Ullrich Meise und Hartmann Hinterhuber

14.1 Einführung und Definition

Der Begriff Rehabilitation, ursprünglich im Bereich der Rechtsordnung verankert, erlangte nach dem I. Weltkrieg vor allem in der Orthopädie, nach dem II. Weltkrieg in der gesamten Sozialmedizin große Bedeutung. Unter Rehabilitation wurde anfänglich die Wiederherstellung der Arbeitsfähigkeit von beeinträchtigten Erwerbstätigen sowie ihre berufliche Ein- bzw. Wiedereingliederung verstanden. Heute wird der Rehabilitationsbegriff weiter gefaßt, man versteht darunter ganz allgemein die *Ein- oder Wiedereingliederung von Behinderten in das Netz der sozialen Beziehungen.*

Der fachliche Rehabilitationsbegriff beschreibt Rehabilitation als einen Prozeß, der eine körperliche und/oder psychisch behinderte Person in die Lage versetzt, die ihr verbliebenen Fähigkeiten in einem möglichst normalen sozialen Kontext bestmöglich zu gebrauchen.

Da der Patient zu einer Bewältigung seiner Funktionseinschränkungen befähigt werden soll, ist es notwendig, daß die **psychiatrische Rehabilitation** ein Bündel von medizinischen, allgemeinsozialen und beruflichen Maßnahmen umfaßt. Hauptanliegen der Rehabilitation ist es, Patienten vor dem Abgleiten in soziales Elend zu bewahren, sie bei der Wiederaufnahme ihrer Funktion innerhalb der Gesellschaft zu unterstützen und die Folgen der Krankheitserscheinungen möglichst gering zu halten.

Dabei ist allgemein folgendes zu beachten:

– Die psychiatrische Rehabilitation ist einerseits mit den zum Teil sehr hohen Erwartungen der Betroffenen, Angehörigen, Therapeuten und politischen Verantwortlichen konfrontiert, sie muß sich andererseits aber stets im Rahmen der verwirklichbaren Möglichkeiten bewegen. Ihr erklärtes Ziel ist die soziale Integration – dies schließt auch die Wiedererlangung der beruflichen Leistungsfähigkeit mit ein. Dieses Ziel muß jedoch häufig einem weitaus realistischeren Rehabilitationsansatz weichen, der für den psychisch Behinderten „nur" die bestmögliche Nutzung seiner verbliebenen Fähigkeiten sowie eine optimale Lebensqualität anstrebt. Eine solche Auffassung erkennt die Unvollständigkeit des Heilungsprozesses an. Rehabilitation strebt also nicht ausschließlich eine Restitutio ad integrum sondern auch eine *Restitutio ad optimum* an (Gmür 1986).
– Die psychiatrische Rehabilitation ist kein Spezialgebiet innerhalb der Psychiatrie, sondern ist als *therapeutischer Prozeß in die Gesamtbehandlung* zu integrieren. Zwischen kurativen und rehabilitativen Maßnahmen kann, da untrennbare Wechselwirkungen zwischen ihnen bestehen, somit keine scharfe Grenze gezogen werden.
– Im Gegensatz zu einfachen körperlichen Behinderungen, bei denen berufliche Umschulungsmaßnahmen oft bereits ausreichen, um eine Rehabilitation herbeizuführen, sind bei psychischen Behinderungen *unterschiedliche Hilfen auf mehreren Ebenen* notwendig. Rehabilitation ist aus diesem Grund nur durch die Zusammenarbeit von verschiedenen Berufsgruppen – Psychologen, Sozialarbeiter, Ergotherapeuten, psychiatrisches Pflegepersonal, Psychiater u.a. – mit ideologiefreier Identität möglich. Zusätzlich ist eine Stärkung des Selbsthilfepotentials notwendig, d.h.: Selbsthilfeinitiativen müssen unterstützt, Angehörige und Laien entsprechend geschult werden.
– Aufgrund von Besonderheiten, die die psychischen Behinderungen aufweisen, gibt es wenig valide Einflußgrößen, anhand derer sich eine erfolgreiche Rehabilitation vorhersagen läßt. Bedeutende Faktoren für einen Rehabilitationserfolg sind u.a. die *soziale Gesamtsituation* des Patienten, *seine eigenen Einstellungen* sowie *die seiner Bezugspersonen und Behandler. Motivation* sowie *Zukunftserwartungen* des Patienten wirken sich entscheidend auf den Rehabilitationsverlauf aus.
– Da die psychische Behinderung keinen stabilen Endzustand darstellt, sondern ein Prozeß ist, der durch eine starke Abhängigkeit vom Umfeld gekennzeichnet ist, ist eine soziale und/oder berufliche Rehabilitation oft sehr langwierig und kann Jahre in Anspruch nehmen. Trotzdem ist eine Wiedereingliederung manchmal nur in Teilbereichen möglich. Ferner muß berücksichtigt werden, daß Rehabilitation nach Rückschlägen, z.B. infolge unvermeidlicher Krankheitsrezidive, immer wieder von neuem begonnen werden muß. Insgesamt ist jedoch zumindestens eine partielle soziale und/oder berufliche Rehabilitation bei der überwiegenden Zahl von psychisch Behinderten möglich.

---

[1] Mit freundlicher Genehmigung des Springer-Verlages entnommen aus: Frischenschlager Hexel/Kantner-Rumplmair/Ringler/Söllner/Wisiak (Hrsg.): Lehrbuch der Psychosozialen Medizin. Springer, Wien-New York, 1995

Die **allgemeinen Zielsetzungen** der psychiatrischen Rehabilitation sind:

- zunehmende psychische Stabilisierung sowie Bewältigung von individuellen und gemeinschaftlichen Problemen;
- Bewältigung von lebenspraktischen Angelegenheiten;
- Verbesserungen im Bereich der zwischenmenschlichen Kommunikation;
- Herstellung einer Tagesstrukturierung in den Bereichen Arbeit oder Beschäftigung;
- Gestaltung der Freizeit.

Das übergeordnete Ziel ist, eine längerfristige Ausgliederung von psychisch Kranken und Behinderten zu verhindern. Rehabilitation bedeutet in diesem Sinne somit auch **Prävention.** Wie die genannten Ziele praktisch umgesetzt werden können, hängt in hohem Maße davon ab, welche rehabilitativen Möglichkeiten in einer definierten Region den Betroffenen zur Verfügung stehen.

14.2 Psychiatrische Erkrankung und psychiatrische Behinderung

Psychiatrische Erkrankungen beruhen in den allermeisten Fällen auf Störungen mehrerer psychischer Funktionen, die – unterschiedlich ausgeprägt – z.B. die Intelligenz, die Kritik- oder Urteilsfähigkeit, die Merkfähigkeit, die Konzentrationsleistung, den Gefühlsbereich, die Antriebs- und Stimmungslage sowie Motivation, Ausdauer und Belastbarkeit betreffen. Folge dieser Störungen sind Einbußen der sozialen Kompetenz sowie der Berufs- und Handlungsfähigkeit, so daß weitgehende Einschränkungen in den Bereichen der Selbstversorgung, der Alltagsbewältigung, der Freizeitgestaltung sowie der zwischenmenschlichen Kommunikation auftreten können.

Eine **Behinderung** liegt dann vor, wenn der Betroffene wegen der psychiatrischen Krankheit und den in der Folge auftretenden Einschränkungen *auf Dauer* im persönlichen, familiären, beruflichen und gesellschaftlichen Bereich schwer *beeinträchtigt* ist. Auch wenn sich Behinderungen dieser Art im Verlauf verschiedener psychiatrischer Erkrankungen einstellen können, stellen neben Demenzen und psychoorganischen Störungen schizophrene Psychosen die häufigste Ursache dar. Da die dementiellen Syndrome im Alter in den meisten Fällen irreversibel sind und die Befähigung zur selbständigen Lebensführung massiv einschränken, stellen diese Alterserkrankungen aufgrund der erhöhten Lebenserwartung ein äußerst gravierendes sozialmedizinisches und volkswirtschaftliches Problem zunehmenden Ausmaßes dar.

14.2.1 Die psychische Behinderung

Der Begriff Behinderung wurde erst gegen Ende des 19. Jahrhunderts im Zusammenhang mit der beginnenden Sozialgesetzgebung in die Medizin aufgenommen. Die *WHO definiert* Behinderung allgemein als einen permanenten oder vorübergehenden krankhaften Zustand, der zu Funktionseinschränkungen auf einer oder mehreren Ebenen führt. Dabei sind in Abhängigkeit von Alter und Geschlecht des Betroffenen sowie dem jeweiligen sozialen Umfeld Basisfunktionen des täglichen Lebens eingeschränkt. Erst eine vom Betroffenen selbst und/oder seiner sozialen Gruppe als beeinträchtigend angesehene Funktionseinschränkung, die vom Individuum auch nicht frei gewählt wird, kann als Behinderung bewertet werden. Die legislativen, sozialen und medizinischen Aspekte des Begriffes führten bislang zu *keiner ausreichend präzisen Definition,* die all diesen Bereichen gerecht wird. Dies hat unter anderem zur Folge, daß in der heutigen Rehabilitationspraxis von psychisch Behinderten häufig verschiedene Kostenträger eingebunden sind. **Psychisch Behinderte** sind von **körperlich** bzw. **geistig Behinderten** zu unterscheiden. In der Definition einer deutschen Sachverständigenkommission (1988) werden unter *psychisch* oder *seelisch Behinderten* vor allem chronisch psychisch Kranke verstanden. Das sind Personen mit abnormen psychischen Dauerzuständen, wie sie z.B. nach schizophrenen Psychosen oder nach hirnorganischen Erkrankungen auftreten. *Geistig Behinderte* sind Personen, deren geistige Entwicklung durch angeborene oder erworbene Störungen hinter der altersmäßigen Norm zurückgeblieben ist, so daß sie im Hinblick auf ihre Lebensführung besonderer Hilfe bedürfen. In der organischen Medizin beschränkt sich die Sichtweise in der Regel nur auf bestehende Krankheiten. Würde man diese eingeschränkte Sichtweise auch in die Psychiatrie integrieren, so würden umweltbezogene Aspekte, die gerade bei psychischen Behinderungen und deren Behandlung von größter Bedeutung sind, viel zu wenig Berücksichtigung finden.

14.2.2 Aspekte der psychischen Behinderung

Im englischen Sprachgebrauch wird den verschiedenen Aspekten der psychischen Behinderung durch die Unterteilung in

- krankheitsbedingte Beeinträchtigungen (Impairment),
- Verlust funktionaler Fähigkeiten (Disability) und
- soziale Benachteiligungen (Handicap)

Rechnung getragen.

Wing u. Mitarb. (1987) haben, ausgehend von ihren Untersuchungen zum *Institutionalismussyndrom* bei schizophrenen Patienten, ein Behinderungskonzept erarbeitet, in dem die Bedeutung von sozialen Faktoren hervorgehoben wird. Sie konnten zeigen, daß die bei psychischen Erkrankungen häufig auftretenden Chronifizierungen keineswegs so schicksalhaft verlaufen müssen, wie es Beobachtungen an langfristig stationär untergebrachten Patienten bislang vermuten ließen. Der *Einfluß des Umfeldes* bei der Entstehung von Behinderungen läßt sich eindeutig nachweisen. Behinderungen entstehen im Gefolge einer psychischen Erkrankung demnach durch eine *Verschränkung von krankheits- und umweltbedingten Faktoren.*

Die **funktionale Einschränkung** (Disability) auf der Handlungs- bzw. Verhaltensebene zeigt sich in unterschiedlicher Ausprägung in Form von Kontaktstörungen, Verminderung oder Verlust von sozialen Bezügen, Unfähigkeit, den Alltag aus eigener Kraft zu bewältigen, vorübergehender oder dauerhafter Minderung der Erwerbsfähigkeit sowie Unfähigkeit, selbst adäquate Hilfen aufzusuchen. Funktionelle Einschränkungen, direkt **krankheitsbedingte Funktionsstörungen** (Impairment), wie z.B. Wahnvorstellungen und Halluzinationen, Denk- und Kommunikationsstörungen, Isolation, verminderte Belastbarkeit usw. bei schizophren Erkrankten mit gestörtem Realitätsbezug sowie umweltbedingte und prämorbide Faktoren stehen miteinander in wechselseitiger Beziehung. Durch all diese verschiedenen Faktoren wird die Aufrechterhaltung von spezifischen sozialen Funktionen und Rollen in Beruf, Familie und sozialer Gruppe kurzzeitig, langdauernd oder permanent gestört. Es besteht die Gefahr der sozialen Isolation und gesellschaftlichen Ausgliederung, ein Umstand, der durch langdauernde Krankenhausaufenthalte wesentlich verstärkt wird. Zu den durch die Erkrankung häufig auftretenden **sozialen Benachteiligungen** (Handicap) gehören Phänomene wie Stigmatisierung, Einschränkung der beruflichen und sozialen Möglichkeiten sowie die daraus resultierende Isolation, Arbeitslosigkeit und Armut. Soziale Behinderungen erwachsen auch aus der persönlichen Verarbeitung der Erkrankung und prämorbiden, also vor Beginn der Erkrankung bereits vorhandenen Faktoren wie z.B. einer mangelhaften Schul- bzw. Berufsausbildung, körperlichen Störungen und besonderen Persönlichkeitsvarianten. All diese Einflußgrößen zusammen können zur Entwicklung bzw. Verstärkung von Behinderung führen. Sie sollten daher im Krankheitsverlauf rechtzeitig erkannt werden, damit entsprechende therapeutische und rehabilitative Maßnahmen schon frühzeitig eingesetzt werden können. Mit zunehmendem Chronifizierungsrisiko steigt die Gefahr einer psychischen Behinderung.

14.2.3 Risikofaktoren der Behinderung: Erkrankungsgruppen mit hohem Chronifizierungsrisiko

Gefährdet sind v. a. folgende diagnostische Gruppen:

- Personen mit Erkrankungen aus der Gruppe der Schizophrenien;
- Personen, die im höheren Lebensalter erstmals psychisch erkranken;
- Personen mit psychischen Störungen, die als Folge von hirnorganischen Schädigungen, Anfallsleiden oder anderen körperlichen Erkrankungen und Beeinträchtigungen auftreten;
- Abhängige;
- Personen mit Neurosen und Persönlichkeitsstörungen.

Die soziale und materielle Lage von chronisch psychisch Kranken und Behinderten ist immer noch nicht befriedigend. Viele leben nach wie vor als Langzeitpatienten in psychiatrischen Krankenhäusern oder anderen großen Heimkomplexen.

14.2.4 Unterschiede zur körperlichen Behinderung

Die Kenntnis der Besonderheiten von psychischen Behinderungen ist für deren Behandlung und Rehabilitation, die – wie oben erwähnt – rechtzeitig begonnen werden sollte, von großer Bedeutung. Die **wesentlichen Unterschiede** zwischen körperlicher und psychischer Behinderung sind:

- Psychisch Behinderte sind vor allem in ihrer Fähigkeit eingeschränkt, die vom sozialen Umfeld geforderten Rollen zu übernehmen; dieses verminderte soziale Funktionsniveau ist nicht Folge einer freien Wahl des jeweils Betroffenen.
- Entstehung, Verlauf und Ausprägung von psychischen Behinderungen werden in bedeutendem Ausmaß von umweltbedingten Einflüssen mitbestimmt.
- Psychische Behinderungen sind nicht statisch, sondern langfristig schwer vorhersehbaren Schwankungen unterworfen. Zu diesen Schwankungen tragen krankheitsimmanente Faktoren bei.
- Die Fähigkeit psychisch Behinderter, die eigene Hilfsbedürftigkeit zu erkennen und angebotene Hilfen zu nutzen, ist mitunter eingeschränkt.
- Psychische Behinderungen werden von der Umwelt häufig nicht erkannt bzw. verkannt und folglich auch nicht akzeptiert. Das Potential an spontaner Fremdhilfe ist beschränkt, psychisch Behinderte sind im hohen Maße von sozialer Isolation bedroht.

- Der Rehabilitationserfolg bei psychischen Behinderungen ist schwer prognostizierbar; der Zeitraum für notwendige Rehabiliationsmaßnahmen ist aus diesem Grund entsprechend lang anzusetzen.
- Psychische Behinderungen führen in unterschiedlichem Ausmaß zu Beeinträchtigungen in den Bereichen Ausbildung, Beruf, Wohnen, Tagesstruktur und Freizeit. Aufgrund der starken Umfeldabhängigkeit psychischer Behinderungen sind die in diesen Lebensbereichen auftretenden belastenden und stabilisierenden Ereignisse eng miteinander verbunden.
- Die Chancen, sozial und/oder beruflich wiedereingegliedert zu werden, sind auch für schwer psychisch Behinderte im allgemeinen gut. Zu berücksichtigen ist aber, daß dieser Prozeß oft Jahre dauert, durchaus nicht immer möglich ist und nach unvermeidbaren Krankheitsrezidiven wiederholt werden muß.

14.2.5 Folgen der Behinderung: Zur Situation der chronisch psychisch Kranken

Die Chronifizierung einer psychischen Krankheit, d.h. das Vorhandensein langandauernder, häufig rezidivierender Erkrankungen oder die Entwicklung von unter Umständen permanenten psychischen Störungen, die in der Folge zu einer psychischen Behinderung führen, ist in wesentlichem Maß abhängig von der Wechselwirkung zwischen Grunderkrankung und den zur Verfügung stehenden Behandlungs- und Rehabilitationsmöglichkeiten. Am Beispiel der sogenannten „institutional neurosis", einem Behandlungsartefakt, wurde erkannt, welchen Einfluß die psychiatrische Therapie und ihre Rahmenbedingungen auf den Prozeß der Chronifizierung haben können.

Die nach wie vor unbefriedigende Situation der chronisch psychisch Kranken und die damit in Verbindung stehenden Probleme haben heute mehrere Wurzeln:

- Im Rahmen der Reformen der psychiatrischen Krankenversorgung, die vorrangig an der Reduktion von Betten im psychiatrischen Krankenhaus ansetzten, wurden im Zuge von *Desinstitutionalisierungsprogrammen* viele sogenannte „alte Langzeitpatienten" entlassen, ohne daß entsprechende alternative Strukturen vorhanden gewesen wären. Zuvor oft jahrzehntelang hospitalisiert, hatten diese Patienten ihre sozialen Fertigkeiten verloren und ihr soziales Netz eingebüßt. In Ländern, die diese Desinstitutionalisierung überstürzt vornahmen, stieg z.B. der Anteil der psychisch Erkrankten unter den Nichtseßhaften und in den Gefängnissen. Allzu häufig wurde die Familie damit konfrontiert, nunmehr die Versorgung ihrer psychisch Kranken zu übernehmen. Auch wurden im Zuge dieser Entlassungsprogramme viele Patienten in Heime verlegt, die oft eine ungünstigere Betreuungssituation als das psychiatrische Krankenhaus aufwiesen. Diese Patienten schienen jedoch nicht mehr in den Statistiken des Gesundheitswesens auf.
- Trotz der bedeutenden Fortschritte, die eine gemeindeorientierte Versorgung psychisch kranker Behinderter mit sich bringt – so sinkt z.B. die Zahl jener Patienten, die eine Chronifizierung der Erkrankung erleiden – ist es nicht zu verhindern, daß ein – wenn auch kleiner – Teil der Patienten nach wie vor ein Krankenhausbett auf lange Sicht benötigt. Dieser Anteil von sog. „neuen chronischen Patienten" wird derzeit mit 7-8 Patienten pro Jahr auf 100 000 Einwohner angegeben. Bei enger Auslegung des Konzeptes der Regionalisierung der psychiatrischen Dienste, die die Versorgungspflicht aller psychisch Kranken innerhalb eines Sektors vorsieht, haben heute noch die meisten Versorgungsregionen Schwierigkeiten, entsprechende Langzeitstationen im Krankenhaus zu errichten.

Eine Expertenkommission der deutschen Bundesregierung (1988) schätzte die Zahl der chronisch psychisch Kranken in den alten Bundesländern auf $1/2$ Million. Von diesen sind nach wie vor etwa 60 000 als sogenannte Pflegefälle im psychiatrischen Krankenhaus, 100 000 in Heimen unterschiedlichster Ausrichtung und etwa 10 000 in den Wohnbereichen der neugeschaffenen komplementären Dienste untergebracht. Der Großteil von psychisch Kranken mit Behinderungen lebt außerhalb von Institutionen alleine oder im Kreise ihrer Familie. Diese Expertenkommission kam zum überraschenden Ergebnis, daß in einem sozial hochentwickelten Land wie der BRD heute nach wie vor

- die gesundheitliche, soziale und materielle Lage der chronisch psychisch Kranken katastrophal ist
- sie nahezu völlig aus dem Erwerbsleben ausgegrenzt sind und mit Kleinrenten und Sozialhilfen an der Armutsgrenze leben und
- die Angehörigen auch in finanzieller Hinsicht die Hauptlast der Versorgung tragen und selbst Gefahr laufen, in Isolation zu geraten und psychische Störungen zu erleiden.

Noch immer wird eine erhebliche Zahl der zur Verfügung stehenden Betten in psychiatrischen Krankenhäusern von Patienten belegt, die eine Verweildauer von über einem Jahr aufweisen. Ein langer Krankenhausaufenthalt korreliert einerseits mit den Diagnosen Schizophrenie und paranoide Psychose, andererseits mit dem Alter. Nach wie vor weisen ca. 50-60 % der als Langzeitpatienten im psychiatrischen Krankenhaus Untergebrachten die Diagnose Schizophrenie auf, die Anzahl der wegen psychoorganischen Syndromen und Demenzen langfristig aufgenommenen Patienten ist im Ansteigen begriffen.

14.3 Ebenen der Rehabilitation

Um eine rekonstruktiv-rehabilitativ orientierte Psychiatrie zu verwirklichen, sind Angebote auf medizinischer, psychotherapeutischer sowie allgemeinsozialer und beruflicher Ebene erforderlich (Abb. 14.1). Der Gesamtkomplex der Rehabilitation, der den vielfältigen sozialen und medizinischen Funktionseinschränkungen entgegenzuwirken versucht, erfordert Maßnahmen auf allen Ebenen. Die entsprechenden Einrichtungen müssen, um soziale Entwurzelungen möglichst zu vermeiden, wohnortsnahe im Rahmen der komplementären Dienste zur Verfügung stehen und zu einem koordinierten Netz zusammengefügt sein. Da aufgrund von Unterschieden in der Ausprägung von Funktionseinschränkungen keine fest vorgegebenen rehabilitativen Bahnen im Sinne einer Rehabilitationskette möglich sind, müssen Rehabilitationsmaßnahmen im Hinblick auf ihre Dauer und Reihenfolge an die individuelle Entwicklung der Betroffenen angepaßt werden. Dabei ist darauf zu achten, daß die einzelnen Maßnahmen strukturiert sind, Realitätsnähe aufweisen und sich problemlos in die Kontinuität von therapeutischen Beziehungen einfügen lassen.

Das *Ziel* von Rehabilitationseinrichtungen ist, durch handlungsorientierte Maßnahmen in den Bereichen Wohnen, Kommunikation, Tagesstruktur, Arbeit und Beschäftigung sowie Freizeit dazu beizutragen, daß sich Betroffene psychisch stabilisieren und vor einer Chronifizierung der Erkrankung bewahrt werden. Rehabilitationsprogramme haben Ziele und Erwartungen klar zu formulieren; ihr Erfolg ist wesentlich von der Motivation und den Zukunftserwartungen des Patienten und seiner Umgebung abhängig. Durch die Miteinbeziehung von biologischen, psychologischen und sozialen Faktoren ist Rehabilitation in bedeutendem Ausmaß auch präventiv wirksam: Sie versucht auf bekannte rezidivfördernde Größen (psychosoziale Stressoren, Behandlungs-non-compliance usw.) Einfluß zu nehmen.

Insgesamt strebt die psychiatrische Rehabilitation an,

– dem Patienten durch allgemeine Aktivierung und Training der sozialen Fertigkeiten eine selbständige Lebensführung zu ermöglichen (*soziale Rehabilitation*) und
– durch Abklärung von beruflicher Neigung und Belastungsfähigkeit sowie durch gezielte berufliche Maßnahmen eine weitgehende und dauerhafte Wiedereingliederung des Patienten in den Arbeitsprozeß zu erreichen (*berufliche Rehabilitation*).

14.4 Komplementäre/rehabilitative Einrichtungen

Vorrangiges Ziel der Rehabilitation ist die Wiedereingliederung von psychisch Kranken und Behinderten in das Berufs- und Sozialleben. Durch psychische Erkrankung entstehen verschiedenartige Einschränkungen und Probleme: Die Rehabilitationshilfen des komplementären Bereiches zielen gemäß des Ressourcenmodells auf die Förderung der verbliebenen Fähigkeiten des psychisch Kranken und Behinderten.

Rehabilitation in einem komplementären Versorgungssystem beinhaltet auch die Betreuung von psychisch Behinderten, die nicht vollständig wiedereingegliedert werden können. Dazu ist ein *System gestufter Hilfen* bereitzuhalten, das sich an individuellen Versorgungsbedürfnissen orientiert. Ziel all dieser Maßnahmen ist es, eine *größtmögliche, den Restfähigkeiten angepaßte Selbständigkeit* der Betroffenen zu erreichen, auch wenn sich diese nur auf Teilbereiche erstreckt.

Dazu sind **verschiedene Organisationsmodelle** möglich:

– *mehrere Funktionen* (betreutes Wohnen, Tagesstruktur, berufliche Rehabilitation etc.) werden *in*

Rehabilitation psychisch Behinderter

- Psychiatrische/psychotherapeutische Behandlung
  - Somatische Therapie
    Medikamentöse Therapie und Rezidivprophylaxe
  - Psychologische Trainingsprogramme
  - Psychotherapie
    z.B. Copingstrategien, Familientherapie
- Maßnahmen zur sozialen und/oder beruflichen Rehabilitation
  - Achse „Wohnen"
    Heim, Übergangswohnheim, geschützte Wohngemeinschaft und Wohnung
  - Achse „Beschäftigung/Arbeit"
    z.B. Berufstrainingszentrum, Beschäftigungsinitiative, geschützter Betrieb
  - Achse „Tagesstruktur, Kontakt, Freizeit"
    Tagesstätte, Patientenclub, Angehörigen- und Selbsthilfeinitiativen

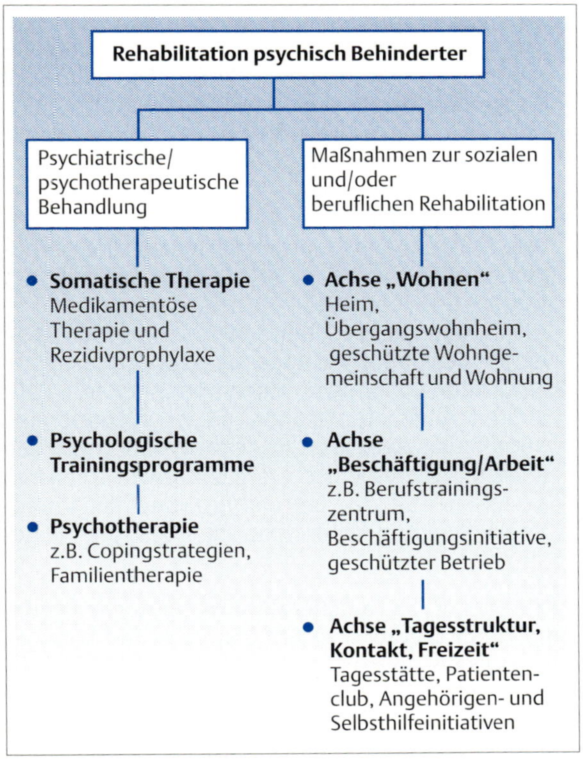

Abb. 14.1 Verschiedene Angebote der Rehabilitation.

einer Einrichtung gebündelt. Die Vorteile dieses Modells liegen in ökonomischen Überlegungen, aber auch in der Kontinuität therapeutischer sowie sozialer Beziehungen.

Ein erheblicher Nachteil jedoch ist, daß solche Einrichtungen sehr groß sind und somit einem überregionalen Versorgungsgebiet zugeordnet werden müssen. Dies steht im Widerspruch zu Grundsätzen der gemeindenahen Versorgung, darüber hinaus führt eine Zentralisierung wiederum zu Stigmatisierung und Ausgliederung.

- Die *integrative Modellvorstellung* geht davon aus, kleine, eigenständige Dienste und Einrichtungen (betreute Wohngruppen, Beschäftigungsinitiativen und Einrichtungen der Kommunikationsförderung) unter Beibehaltung der räumlichen Trennung organisatorisch sozialpsychiatrischen Zentren zuzuordnen.

Das letztgenannte Konzept entspricht den patientenorientierten Leitlinien einer regionalisierten psychiatrischen Versorgung und weist eine größere Flexibilität auf; das jeweilige Angebot kann kurzfristig auf jeder Ebene entsprechend angepaßt werden, einer Unter- bzw. Überbetreuung von Patienten kann effizienter vorgebeugt werden.

14.4.1 Funktionsachse Wohnen

Beschützte (betreute) Wohnmöglichkeiten wurden anfangs vor allem als Alternative zur Langzeithospitalisierung innerhalb des psychiatrischen Krankenhauses oder in großen Heimkomplexen konzipiert. Im Hinblick auf die Grundsätze psychiatrischer Versorgung und aufgrund der Erkenntnisse der iatrogenen Schädigung wird das Krankenhaus als Ort des Wohnens abgelehnt, da es dafür als ungeeignet erachtet werden muß. Auch wurde die Verweildauer im Krankenhaus und die Aufnahmehäufigkeit als Indikator für die Prognose der Erkrankung identifiziert: Mit Zunahme der kumulativen Gesamtaufnahmedauer steigt das Risiko, daß Erkrankungen chronifizieren. In den letzten Jahren haben sich die Ziele und die Gestaltung für *beschütztes Wohnen* verändert. Anfangs von einer Enthospitalisierungsideologie geleitet, stehen derzeit therapeutisch-rehabilitative und sozialintegrative Zielsetzungen im Vordergrund. Heute sind somit beschützende Wohnformen nicht nur chronisch psychisch Kranken vorbehalten, sondern stehen Patienten aus allen Diagnosegruppen zur Verfügung,

- wenn das soziale Beziehungsgefüge von Patienten zusammengebrochen ist, oder infolge einer langandauernden stationären Behandlung die Beziehungen zum ursprünglichen sozialen Feld verloren gegangen sind;
- wenn ein geschützter Rückzugsraum für eine soziale und/oder berufliche Integration erforderlich ist;
- wenn es für den Betroffenen nicht (mehr) möglich ist, sich in planvoller Weise selbst zu versorgen;
- wenn es aus therapeutisch-rehabilitativer Sicht wichtig ist, dem Kranken innerhalb einer Gruppe von gleichermaßen Betroffenen ein soziales Lern- und Übungsfeld bereitzustellen;
- wenn die angestrebte berufliche Rehabilitation stützende Rahmenbedingungen benötigt.

Vereinfacht gesagt sind für 2 Gruppen von Patienten beschützende Wohnformen unterschiedlicher Organisation erforderlich:

1. Patienten mit *ausgeprägten psychischen Behinderungen,* die außerhalb von geschützten normalisierenden Wohn- und Lebensbedingungen entweder im Langzeitbereich eines psychiatrischen Krankenhauses oder in einem Heim hospitalisiert werden müßten bzw. Gefahr laufen würden, ohne Beistand Dritter zu verwahrlosen. Untersuchungen aus dem angloamerikanischen Raum zeigen, daß unter Nicht-Seßhaften neben Alkoholabhängigen (60 %) der Anteil von chronisch psychisch Kranken – zumeist schizophrene Patienten mit und ohne Alkoholprobleme – sehr hoch ist. Der Anteil Schizophrener unter den Obdachlosen ist auch in Mitteleuropa im Ansteigen begriffen.
2. Patienten, die aufgrund ihrer psychischen Erkrankung *vorübergehend in ihrer sozialen Integration gestört* und in ihren beruflichen Verwirklichungsmöglichkeiten eingeschränkt sind sowie Patienten, *deren psychische Erkrankung wesentlich von Interaktionsprozessen im sozialen Umfeld mitgeprägt* und aufrecht erhalten wird. Die letztgenannte Patientengruppe (z.B. Personen mit Angsterkrankungen oder Eßstörungen) würde, falls diese therapeutisch/rehabilitativen sowie sozial/integrativ ausgerichteten beschützenden Wohnangebote nicht verfügbar sind, langandauernd im Krankenhaus stationär behandelt werden müssen: Dies würde sich wiederum pathogen auswirken und zu einer Chronifizierung der Erkrankung führen.

Alle Formen des beschützten Wohnens müssen in enger Beziehung zu tagesstrukturierenden, beschäftigungstherapeutischen und arbeitsrehabilitativen Angeboten stehen: Es muß somit eine Vernetzung zwischen der Achse Wohnen und den anderen therapeutisch-rehabilitativen Diensten bestehen und das Betreuungs- und Rehabilitationskonzept jeweils patientenbezogen abgestimmt werden.

Das Angebot an beschützten Wohnmöglichkeiten hat sich an therapeutischen Kriterien und nicht an den Fragen kurzfristiger monetärer Vorteile zu orientieren. Insgesamt sind kleine, regionalisierte Wohnangebote großen Heimkomplexen vorzuziehen, da letztere häufig keinen Bezug zur Heimatregion des Betroffenen haben bzw. durch Unüberschau-

barkeit regressives Verhalten fördern. Alle weiteren Maßnahmen zur Arbeits-, Beschäftigungs- und Freizeitgestaltung sollten vom Wohnbereich räumlich getrennt sein. Da das beschützende Wohnangebot auch von schwerer Beeinträchtigten, mit einem höheren Rückfallrisiko behafteten Patienten in Anspruch genommen wird, ist es notwendig, daß für allfällige Krisen ein Notfalldienst und stationäre psychiatrische Betten rasch zur Verfügung stehen.
Die wichtigsten Einrichtungen im System dieser komplementären Dienste sind:

– Wohnheime,
– Übergangswohnheime,
– Wohngemeinschaften und
– betreute Einzelwohnungen.

Das **Wohnheim** ist für den mittel- bis langfristigen Aufenthalt von psychisch Kranken und Behinderten vorgesehen, wobei auch die Möglichkeit für einen dauerhaften Aufenthalt gegeben sein muß. Die Maßnahmen der Rehabilitation streben dabei lediglich den Erhalt einer (teilweisen) Selbständigkeit in den Bereichen Wohnen, Beschäftigung und Tagesstruktur an. Dabei werden 2 Wohnheimtypen mit abgestufter Betreuungsintensität unterschieden:

1. Wohnheim für weitgehend stabilisierte Bewohner;
2. Wohnheim für schwerer gestörte Patienten mit erheblichem Pflegebedarf aufgrund erhöhter Rezidivneigung und/oder starker Verhaltensauffälligkeit.

Die Wohnheime sollten nach Möglichkeit nicht mehr als 20–25 Behandlungsplätze umfassen.
Das therapeutische Übergangswohnheim (Therapeutische Gemeinschaft) ist ein wichtiges Bindeglied zwischen der stationären Behandlung und der Wiedererlangung einer Selbständigkeit zumindest im Wohnbereich. Es dient der kurz- bis mittelfristigen Aufnahme von maximal 2 Jahren. Neben den obligatorischen Angeboten im beschützten Wohnmilieu und Maßnahmen zur Tagesstrukturierung sollen beschäftigungstherapeutische und Arbeitstrainingsmaßnahmen – wenn möglich nicht im Hause selbst – zur Verfügung stehen. Die Kapazität des Übergangswohnheimes sollte auf maximal 15 Behandlungsplätze beschränkt sein.
Das Wohnen in **betreuten Wohngemeinschaften** oder **Einzelwohnungen,** wobei erstere maximal 4–6 Personen Platz bieten sollten, erfordert von den Teilnehmern bereits ein größeres Maß an Selbständigkeit. Für die Durchführung von Behandlungs- und Hilfsmaßnahmen der medizinischen und psychosozialen Rehabilitation sind Fachkräfte zuständig, die diese Wohnung stundenweise aufsuchen. Gehen die Patienten einer geregelten Arbeit nach, so fällt der größte Teil der Betreuung in die Abendstunden.
Mittlerweile haben sich einige Grundformen des betreuten Wohnens entwickelt, die sich nach Art und Grad der Betreuung unterscheiden:

– Wohngemeinschaften als Bestandteil stationärer Einrichtungen mit einer ähnlichen Mitarbeiter- und Patientenstruktur wie das psychiatrische Krankenhaus oder das Heim;
– Rehabilitationswohngemeinschaften mit einem eigenen Betreuungspersonal, das für mehrere Wohngemeinschaften gleichzeitig zuständig ist;
– Selbständige Wohngemeinschaften, die regelmäßig durch ambulante Dienste betreut werden;
– Autonome Wohngemeinschaften, die nur mehr sporadischen Kontakt zu psychiatrischen Diensten haben bzw. in einer Selbsthilfeform durch Laienhelfer gestützt werden.

Ihrem Konzept nach finden sich für die beiden ersten Formen von Wohngemeinschaften Übereinstimmungen mit den Zielsetzungen von Heimen bzw. Übergangswohnheimen. Die restlichen Formen entsprechen einem wesentlich offeneren Wohnmilieu mit höherer Autonomie der Teilnehmer und erfordern ein deutlich geringeres Betreuungsangebot.
Ziel der Wohngemeinschaften ist es, ihre Mitglieder zunehmend zu verselbständigen: Dazu ist es jedoch erforderlich, daß bei geringerer Betreuungsintensität eine um so größere Stabilität des Einzelnen vorhanden ist.
Neuere Entwicklungstrends im Bereich von Wohnheimen gehen dahin, die Trennung zwischen Langzeit- und Übergangswohnheim aufzugeben. Es ist bei psychisch Behinderten oft schwer prognostizierbar, inwieweit eine soziale bzw. berufliche Reintegration möglich ist und welcher Zeitrahmen dazu benötigt wird. Die zeitliche Begrenzung des Aufenthalts stellt für Patienten und Betreuer dann eine große Belastung dar, wenn es in der vorgeschriebenen Zeit dem Patienten nicht möglich war, eine entsprechende Autonomie in sozialen Belangen und in der Lebensführung zu erreichen.

14.4.2 Funktionsachse Arbeit/Beruf

Unter beruflicher Rehabilitation versteht man berufsvorbereitende und berufsbildende Maßnahmen, beschützte Arbeit, Nachsorge und begleitende Beratung am Arbeitsplatz. Alle Rehabilitationsmaßnahmen im Arbeitsbereich sowie alle Dauerarbeitsplätze müssen speziell auf den Personenkreis der psychisch Behinderten abgestimmt sein. Einrichtungen, die sich primär an den Bedürfnissen von körperlich oder geistig Behinderten orientieren, haben sich für psychisch behinderte Menschen als nicht zielführend erwiesen.
Erklärtes Ziel der Rehabilitationsmaßnahmen ist es, die Betroffenen in den Bereich Arbeit und Beruf vor der Ausgliederung zu bewahren. Die berufliche Wiedereingliederung sollte bereits in der psychiatrischen Krankenhausabteilung durch entsprechende beschäftigungs- und arbeitstherapeutische Angebo-

te vorbereitet werden. Dabei stehen nicht die Inhalte der Arbeit im Vordergrund, sondern die therapeutische Funktion von arbeitsähnlichen Tätigkeiten. Die dem individuellen Leistungsniveau angepaßten Angebote sollen von einfachen Beschäftigungen mit bescheidenen Leistungsansprüchen bis zu Tätigkeiten reichen, die höhere Ansprüche an das Durchhaltevermögen und an die Qualität der Leistung stellen.

Außerhalb des klinischen Bereiches sind Einrichtungen nötig, die *berufsvorbereitende* und *berufsbildende rehabilitative Maßnahmen* anbieten und *behindertengerechte Beschäftigungen* in einem eigenen oder im allgemeinen Arbeitsmarkt vermitteln.

Aus therapeutischen und humanitären Gründen ist es dringend erforderlich, psychisch Kranke und Behinderte an Bildung, Arbeit und Beschäftigung teilhaben zu lassen. Arbeit ist in unserer Gesellschaft eine zentrale Bedingung sozialer Existenz und eine wichtige Voraussetzung zur Selbstverwirklichung und Aufrechterhaltung einer stabilen realitätsorientierten Persönlichkeit. Sie vermittelt bessere Teilnahme am Gesellschaftsleben, höheren sozialen Status, größere materielle Sicherheit und vieles mehr. Arbeit oder zumindest eine sinnvolle Beschäftigung trägt wesentlich zum Erhalt oder zur Wiederherstellung von Gesundheit bei. Bereits in den 30er Jahren hat Jahoda die Auswirkungen lang anhaltender Arbeitslosigkeit beschrieben: Bei Arbeitslosen im Dorf Marienthal wurden depressive Verstimmungszustände, Verlust an Lebensperspektiven sowie Verwahrlosungstendenzen beobachtet, Symptome, die auch bei chronisch psychisch Kranken anzutreffen sind. Im Rahmen der von Wing und Brown durchgeführten katamnestischen Erhebungen bei chronisch schizophrenen Krankenhauspatienten konnte die Verminderung von untätig verbrachter Zeit als wichtigster Parameter für eine Symptombesserung identifiziert werden. Aufgrund mangelnder Rehabilitationschancen sind viele psychisch Kranke und Behinderte von Beschäftigungs- und Arbeitslosigkeit betroffen. Die Tatsache, daß eine große Zahl psychisch Kranker heute bereits in geschützten Wohnbereichen gemeindenahe integriert sind und Langzeitaufnahmen im psychiatrischen Krankenhaus dadurch verhindert werden, kann als positive Entwicklung angesehen werden, für eine dauerhafte Rehabilitation der Patienten ist dies jedoch nicht ausreichend. Die berufliche Untätigkeit kann wesentlich zur Chronifizierung der Erkrankung beitragen. Mit der Dauer der Ausgliederung sinken die Chancen der Rehabilitationsbemühungen.

Viele Patienten beziehen auch heute noch vorzeitig eine Rente: Unter ihnen finden sich auch häufig junge Erwachsene, bei denen es aufgrund der Erkrankung zu einem Abbruch der Ausbildung gekommen ist. Das Ausmaß, in dem psychisch Kranke und Behinderte im arbeitsfähigen Alter aus dem Arbeitsleben ausgegliedert werden, wird in einer Erhebung von Kunze (1992) verdeutlicht: Von 1000 in einem psychiatrischen Krankenhaus untersuchten Männern im Alter von 18-60 Jahren waren ca. 25 % berufstätig oder in Ausbildung, über 60 % als arbeitslos gemeldet oder ohne Arbeit und ca. 13 % Frührentner. Nach Vogel konnte lediglich 1/3 der Patienten, die nach der ersten stationären psychiatrischen Aufnahme entlassen worden waren, innerhalb des folgenden Jahres wieder in das Berufsleben zurückfinden. Auch unsere Untersuchungen bei schizophrenen Patienten und Alkoholkranken kommen zum Ergebnis, daß ein großer Teil dieser Patienten – obgleich noch im erwerbsfähigen Alter – aus dem Berufsleben ausgegliedert ist.

Im Rahmen der beruflichen Rehabilitation sind folgende Aspekte von Bedeutung:

- Im Unterschied zu geistig Behinderten, jedoch ähnlich den Körperbehinderten, bringen psychisch Behinderte eine Vielfalt von Ausbildungsabschlüssen oder von beruflichen Vorerfahrungen mit. Daher ist ein ausreichend differenziertes Angebot von beruflichen Rehabilitationsmöglichkeiten erforderlich, wenn Rehabilitation sinnvoll gefördert werden soll.
- Besteht die Möglichkeit, die Anforderungen des ursprünglichen Arbeitsplatzes zu reduzieren, so sollte die Wiedereingliederung des Patienten in seine gewohnte Arbeitsumgebung allen anderen Maßnahmen einer beruflichen Rehabilitation vorgezogen werden.
- Psychisch Behinderten, deren Wiedereingliederung in den alten Beruf nicht mehr möglich ist und die auch am freien Arbeitsmarkt nicht mehr vermittelbar sind, müssen langfristige, der individuellen Belastbarkeit angepaßte, sinnvolle berufsnahe Beschäftigungen angeboten werden.
- Berufliche Rehabilitation und soziale Hilfen müssen regional organisiert werden, um eine enge Zusammenarbeit mit Arbeitgebern, Arbeitsämtern und den Bereichen der Rehabilitation zu erreichen.
- Berufliche Rehabilitationsmaßnahmen sind um so wirksamer, je frühzeitiger sie beginnen und je mehr sie der beruflichen Realität angepaßt sind.

Trotz aller rehabilitativen Maßnahmen ist die Integration aller psychisch Behinderten am freien Arbeisplatz nicht oder noch nicht möglich. Die Gründe dafür liegen einerseits darin, daß manche Behinderte den normalen Arbeitsbedingungen nicht gewachsen sind, andererseits auch in behinderungsunabhängigen Faktoren wie Arbeitsmarktlage oder Einstellung zur psychischen Erkrankung in der Bevölkerung. Um ein Abgleiten in Untätigkeit mit all den negativen Begleiteffekten zu verhindern, ist es notwendig, eigene behinderungsgerechte Einrichtungen zu schaffen.

Um dem Versorgungsbedürfnis psychisch Kranker gerecht zu werden, sind folgende Einrichtungen für eine berufliche Rehabilitation erforderlich:

- **berufsfördernde Maßnahmen,** wie z.B. Berufstraining für psychisch Behinderte, die über keine

berufliche Vorerfahrung verfügen oder deren Berufstätigkeit so weit zurückliegt, daß sie keinen direkten Anknüpfungspunkt für berufsbildende Maßnahmen mehr bietet. Darüber hinaus sind Maßnahmen zur Berufsfindung und Arbeitserprobung von Bedeutung;
- **berufsbildende Umschulungs- und Ausbildungsmaßnahmen;**
- **beschützte Beschäftigungsmöglichkeiten** für psychisch Behinderte, die den normalen Arbeitsbedingungen noch nicht oder nicht wieder gewachsen sind;
- **psychosoziale Betreuungsmaßnahmen** (Arbeitsassistenz) für psychisch Behinderte, die noch oder bereits wieder im Arbeitsprozeß integriert sind.

Die Bausteine zur beruflichen Rehabilitation können wie folgt beschrieben werden:
- **Arbeitstherapie im psychiatrischen Krankenhaus:** Bereits im psychiatrischen Krankenhaus sollen gestufte arbeitstherapeutische Maßnahmen zur Verfügung stehen. Diese reichen von einfachen Tätigkeiten mit geringem Leistungsanspruch bis hin zu Arbeiten, die qualifiziert sind und entlohnt werden. Als Vorstufe zur beruflichen Reintegration werden sie auch in Tageskliniken angeboten.
- **Berufstrainingszentren:** Arbeits- oder Berufstrainingszentren (BTZ) sind betrieblich organisiert und umfassen verschiedene Bereiche z.B. Büro, textil- und holzverarbeitende Abteilungen, Kantine). Ziel eines Berufstrainings ist es, psychisch Behinderten den (Wieder-) Eintritt in das Berufsleben zu ermöglichen, indem es arbeitsreale Bedingungen schafft. Die individuelle Belastbarkeit berücksichtigend, kann der Patient in diesem geschützten Rahmen reale Anforderungen (zeitlicher Aufwand, Qualität und Geschwindigkeit der Arbeitsleistung) trainieren. Der Patient wird mit Gegebenheiten konfrontiert, die an jedem Arbeitsplatz von ihm gefordert werden, wie Pünktlichkeit, Sorgfalt, Durchhaltevermögen und Kommunikation. Ein berufsausbildender Aspekt steht dabei nicht im Vordergrund. Nach ein bis zwei Jahren wird versucht, die Teilnehmer des Trainings im freien Arbeitsmarkt oder an geschützte Arbeitsplätze zu vermitteln.
- **Sozioökonomische Betriebe:** Durch diese Einrichtungen wird versucht, psychisch Behinderten die Wiedereingliederung in den freien Arbeitsmarkt zu ermöglichen; gleichzeitig dienen sie auch der langfristigen Beschäftigung. Dabei ist es unabdingbar, daß für psychisch Kranke und Behinderte eigene Einrichtungen geschaffen werden: Die häufig noch übliche Zusammenfassung von Personen mit unterschiedlichen Behinderungen (geistig Behinderte, Körperbehinderte) stört den rehabilitativen Erfolg. Konjunkturbedingt haben sich die Möglichkeiten für psychisch Behinderte, unter behinderungsgerechten Bedingungen auf dem freien Arbeitsmarkt zu arbeiten, wesentlich reduziert. Daher ist es vor allen Dingen notwendig, Dauerarbeitsplätze zu schaffen, die an die Modalitäten des allgemeinen Arbeitsmarktes angepaßt sind. Auch wenn das Postulat wichtig ist, daß die Betroffenen selbständig ihren Lebensunterhalt bestreiten können, muß die Option erhalten bleiben, die Arbeitsanforderungen individuell je nach Leistungsfähigkeit anpassen zu können.

Daraus ergeben sich mehrere Probleme:
- Der Beschäftigtenstand der Firmen sollte maximal 20-25 Personen betragen, damit der Arbeitsrahmen überschaubar bleibt und die personellen und organisatorischen Bezüge für die Betroffenen transparent sind.
- Die Firmen dürfen nicht dem Zwang des freien Wettbewerbes unterworfen werden, da sie nicht konkurrenzfähig sein können. Somit müssen sie immer als „Zuschußbetriebe" ausgelegt werden.
- Für die Betroffen selbst kann aus verschiedenen Gründen die Situation eintreten, daß ihre berufliche Tätigkeit mit geringerem Einkommen verbunden ist als die Invaliditätspension. Entsprechende Kompensationen sind motivationsfördernd.

Auch im Bereich der beruflichen Rehabilitation ist wiederum die *Kontinuität der Betreuung* sowie eine *ausreichende Nachsorge* auch nach Erlangung eines Arbeitsplatzes von großer Bedeutung. Wenn der Träger der Rehabilitationseinrichtungen nicht dem engeren psychiatrischen Bereich zugeordnet werden kann, ist sicherzustellen, daß die Rehabilitationsprogramme von Psychiatern erstellt werden, die Betreuer eine psychiatrische Ausbildung besitzen und regelmäßige Supervision erfahren, eine kontinuierliche psychiatrische Präsenz gegeben ist und allgemein ein sehr reger Informationsfluß und eine tragfähige Kooperation zwischen den Institutionen erfolgt.

14.4.3 Funktionsachse Tagesstruktur, Kommunikation, Freizeit

Zwischen stationärer und ambulanter Behandlung besteht eine Bedürfnislücke, die durch kommunikationsfördernde und tagesstrukturierende Angebote und Hilfeleistungen gefüllt werden muß. Psychische Erkrankungen aus allen diagnostischen Gruppen können zu erheblichen Beeinträchtigungen in Bereichen der sozialen Kompetenz und zu einer symptomverstärkenden Isolierung führen. Durch akute Krankheitszustände, aber auch infolge langandauernder Krankheitsprozesse und Krankenhausaufenthalte können die Beziehungen zu Mitmenschen krankheitsbedingt, aber auch durch die Reaktion der

Umwelt gestört werden, was Rückzug und Isolierung zur Folge hat. Darüber hinaus geht erkrankungsbedingt die Fähigkeit, den eigenen Lebensrhythmus und die Freizeit zu gestalten, zeitweise oder langandauernd verloren.

Die soziale Kompetenz, z.B. soziale Rechte zu erkennen und diese durchzusetzen, schränkt sich immer mehr ein. Folge ist eine Isolierung, wie sie auch bei chronisch körperlich Erkrankten auftreten kann.

Kommunikations- und Interaktionsschwierigkeiten im Rahmen psychischer Krankheiten und Behinderungen können nicht nur in stationären psychiatrischen Einrichtungen, sondern auch innerhalb gemeindenaher Betreuungsformen auftreten, wie z.B. in beschützenden Wohnbereichen oder selbst in der Familienbetreuung. Rückzug und Isolierung beeinträchtigen die Lebensqualität von Betroffenen und ihren Familien und tragen zum Auftreten neuer Krankheitsrezidive bei.

Die wirksamste tagesstrukturierende Funktion erfüllt in unserem Kulturkreis die Arbeit. Viele psychisch Kranke sind – wie erwähnt – vom Arbeitsprozeß ausgegliedert: Durch den Fortfall von „Nischenarbeitsplätzen" für Leistungsschwächere ist die Zahl erwerbsloser psychisch Kranker im Ansteigen begriffen. Gerade für die Zielgruppe der Patienten mit geringerer Autonomie und sozialer Gestaltungsfähigkeit oder deutlich eingeschränkter Leistungsfähigkeit müssen sinnvolle, auf Kommunikation, Tagesstruktur und Freizeit ausgerichtete Maßnahmen im Rahmen stationärer und außerstationärer Einrichtungen bereitgestellt werden, damit die Betroffenen in die Lage versetzt werden, den Alltag zu strukturieren und soziale Kontakte (wieder-) aufzubauen. Sie sollen somit insgesamt befähigt werden, in einem bestmöglichen Ausmaß am gesellschaftlichen Leben teilzunehmen.

Dazu sind auf allen Behandlungsebenen und -einrichtungen gezielte Maßnahmen und Strukturen für die soziale Reintegration der Kranken erforderlich:

- Erhalt und Aufbau zwischenmenschlicher Kontakte;
- Anregung zu sinnvoller Beschäftigung und Bewältigung der Freizeit;
- Reorganisation der alltäglichen Verpflichtungen;
- Mobilisierung natürlicher Hilfspotentiale aus der Bevölkerung (Laienhilfe);
- Aktivierung von Selbsthilfe von Patienten und Angehörigen.

Begegnungszentren in Form von Clubs oder Teestuben sind zwar nicht ganztägig, dafür aber auch an Wochenenden zu bestimmten Tageszeiten geöffnet. Sie weisen eine niedrige Zugangsschwelle auf und sind als offener Treffpunkt ein Instrument zum Aufbau und Erhalt von zwischenmenschlichen Beziehungen, ermöglichen die Beratung von Betroffenen und deren Angehörigen und bieten kontaktfördernde Veranstaltungen an. Durch das Angebot von professionell geleiteten Gruppen können Probleme und Konflikte unter sachkundiger Leitung bearbeitet werden. Hier wie auch in anderen Bereichen ist es wichtig, Angehörige bzw. Laien in die Betreuung miteinzubeziehen. Dadurch wird ein Forum geschaffen, in dem alle Beteiligten voneinander lernen können.

15 Forensische Psychiatrie

Regina Prunnlechner-Neumann und Hartmann Hinterhuber

15.1 Einführung und Definition

Die forensische Psychiatrie befaßt sich mit allen Bereichen, in denen psychisch kranke Menschen mit dem Recht in Berührung kommen. Als Wissenschaft bedient sich die forensische Psychiatrie interdisziplinärer Zusammenarbeit. Jenseits der praxisbezogenen Aufgaben bemüht sie sich, die wissenschaftlichen Grundlagen der Begutachtung zu liefern. Dem psychiatrischen Gutachter obliegt es, festzustellen, ob infolge psychiatrischer Erkrankungen im *Strafrecht* die Vollzugsfähigkeit und im *Zivilrecht* die Entscheidungsfreiheit eingeschränkt bzw. aufgehoben war. Darüber hinaus muß der Sachverständige die Berufs- und Erwerbsfähigkeit beurteilen sowie bei der rechtlichen Behandlung des psychisch Kranken im Eherecht Hilfestellung leisten. Zu seinem Aufgabenbereich gehört auch die Prognosestellung bei psychisch kranken Rechtsbrechern.

Der psychiatrische Sachverständige ist Helfer im Dienst der Wahrheitsfindung und der Gerechtigkeit, das Gericht ist jedoch nach dem Grundsatz der freien Beweiswürdigung nicht an sein Gutachten gebunden. In der Person des Gutachters tritt der Arzt gegenüber dem Sachverständigen in den Hintergrund. Der Sachverständige trägt psychische und psychologische Befunde entsprechend ihrer forensischen Bedeutung dem Gericht in einer den Juristen nachvollziehbaren Sprache vor und erläutert psychodynamische und psychopathologische Motivationszusammenhänge bei Straftaten.

Der praktischen Bedeutung entsprechend, werden 3 forensisch-psychiatrische **Schwerpunkte** berücksichtigt:

1. Die Erstellung eines Gutachtens,
2. Die rechtlichen Voraussetzungen einer Zwangseinweisung in psychiatrische Krankenhäuser unter besonderer Berücksichtigung der Bestimmungen der BRD, der Schweiz und Österreichs;
3. Die gesetzlichen Grundlagen forensisch-psychiatrischer Maßnahmen.

15.2 Erstellung eines Gutachtens

Der psychiatrische Sachverständige ist dem Richter bei der Beurteilung eines Menschen behilflich, der in ein gerichtliches Verfahren einbezogen ist. Die Entscheidung über die Zuziehung, die Anzahl und die Auswahl der Sachverständigen trifft der Richter. Der Staatsanwalt ist bei der Durchführung eines strafrechtlichen Ermittlungsverfahrens verpflichtet, zu prüfen, ob eine Begutachtung erforderlich ist. Die Beurteilung eines psychopathologischen Sachverhaltes obliegt dem Psychiater; die Beiziehung eines Psychologen kann durch eine besondere Fragestellung begründet werden.

15.2.1 Durchführung der Begutachtung

Eine profunde Kenntnis der Aktenlage ist die Basis eines Gutachtens; der Sachverständige muß darüber hinaus über den Inhalt der bis zum Zeitpunkt der Begutachtung vorliegenden Ermittlungsergebnisse voll informiert sein, da Zeugenaussagen oder polizeiliche Berichte wertvolle Hinweise für die psychopathologisch-psychiatrische Beurteilung beinhalten. Andererseits erlaubt der Verzicht auf ein vorausgegangenes Aktenstudium dem Sachverständigen, möglichst vorurteilsfrei seinem Auftrag nachzukommen. Die Aufgabe des Sachverständigen resultiert aus seiner ihm vom Gericht übergebenen Auftrag.

Zu Beginn der Begutachtung muß der zu Untersuchende informiert werden, daß es ihm freisteht, sich zu äußern und bei der Begutachtung mitzuwirken. Bei einer diesbezüglichen Weigerung muß sich der Sachverständige Klarheit über die möglichen Motive dieses Verhaltens verschaffen. In Einzelfällen kann es somit unvermeidlich sein, das Gutachten lediglich auf Beobachtungen während der Hauptverhandlung und auf die Zeugenbefragung zu stützen.

Die psychiatrische **Exploration** besitzt – wie bei jeder psychopathologischen Befunderhebung – zentrale Bedeutung; sie erfolgt in einer möglichst entspannten Atmosphäre. Der Untersucher soll eine neutrale Haltung einnehmen und bemüht sein, das Erhebungsgespräch nicht in eine therapeutische Begegnung umfunktionieren zu lassen.

Bei einem Probanden, der hohes Aussprachebedürfnis signalisiert, empfiehlt es sich, die freie Rede zuzulassen, wenngleich die Exploration nach einem festgelegten Schema vorzunehmen ist.

Die Exploration darf selbstredend vom Begutachter nicht zum Verhör degradiert werden, dieser darf auch keine eigenen Ermittlungen betreiben. Holt der

Gutachter zusätzliche Informationen in Form von Krankengeschichten, Befunden und Auskünften von behandelnden Ärzten ein, so muß der zu Begutachtende betreffende Ärzte der Schweigepflicht entheben.

15.2.2 Aufbau eines Gutachtens

Das Vorliegen eines schriftlichen Gutachtens erleichtert den Prozeßbeteiligten das Verständnis der mündlichen Ausführungen des Gutachters, seine Befragung und die Übertragung seiner Ausführungen in das Urteil sowie in andere Schriftsätze. Ein Gutachten wird nicht an seiner Länge, sondern an der Exaktheit gemessen.

Psychiatrische Gutachten sollen möglichst folgenden Aufbau aufweisen:

– Personalien des Untersuchten und Aktenzahl,
– Auftragserteilung und Fragestellung,
– Aktenlage,
– Untersuchungsgrundlagen,
– Familienanamnese,
– Anamnese,
– Lebenslauf und Selbstschilderung,
– Schilderung der gutachtensrelevanten Tatbestände,
– psychischer Befund,
– neurologischer Befund,
– körperlicher Befund,
– zusätzliche Befunde (Laborbefunde, neuroradiologische Untersuchungsergebnisse),
– Zusammenfassung und Beurteilung.

Die Darstellung der **Aktenlage** soll kurz und prägnant erfolgen, sie kann sich auch mit dem Hinweis begnügen, daß sich der Gutachter mit der Materie vertraut gemacht hat. Während sich der Sachverständige im „Nachrichtenteil" der Fachsprache bedienen kann, hat er im „redaktionellen Kommentar" bzw. in der Zusammenfassung auf eine verständliche Sprache Wert zu legen. In seiner **Beurteilung** hat er sich einer möglichst einfachen und klaren Diktion zu bedienen. Dieser letzte Abschnitt des Gutachtens, die Zusammenfassung und die Beurteilung, ist eine *wertende Darstellung*. Aus der Fülle von Informationen des Untersuchten oder seiner Umgebung wählt der Gutachter das ihm wesentlich Erscheinende aus und gewichtet die Ereignisse und Erfahrungen, die er für die Lebensgeschichte und die Persönlichkeitsentwicklung des Betroffenen bedeutsam erachtet. An diesen Abschnitt anschließend sollte eine kurze Darstellung des strafrechtlichen Vorwurfs gegeben werden, da die Befunde, die in der Folge darzustellen und zu diskutieren sind, auf den konkreten Vorwurf bezogen werden müssen. Liegt ein klarer Sachverhalt vor, so mündet diese Diskussion in die Darstellung der Tatbereitschaft und der Folgerungen, die hinsichtlich der Beurteilung der Einsichts- und Steuerungsfähigkeit zu ziehen sind.

Die **Anamneseerhebung** kann den allgemeinen Richtlinien einer Exploration folgen, die klinisch-kriminologische Erhebung der Vorgeschichte hat sich darüber hinaus auf folgende Schwerpunkte zu konzentrieren:

– Gibt es Hinweise auf das Vorliegen einer psychischen Krankheit oder krankheitsartigen psychischen Störung?
– Gibt es Hinweise auf eine Störung der normalen Sozialisation?
– Welchen anderen Einflußgrößen war der Untersuchte in seiner Entwicklung ausgesetzt? Hat er Gelegenheit gehabt, in das vorherrschende bürgerliche Normensystem hineinzuwachsen, oder lag es für ihn nahe, eine vorwiegend kriminell-subkulturelle Orientierung zu erwerben?
– Welchen Definitionsprozessen war der Untersuchte bisher ausgesetzt? Hatte er zahlreiche, vielleicht früh einsetzende Erfahrungen mit Instanzen sozialer Kontrolle? Wurde ihm die Selbsteinschätzung nahegelegt, schwer erziehbar, böse oder krank zu sein?

Bei der **Tatschilderung** sollte möglichst viel vom subjektiven Erleben erhoben werden. Darüber hinaus soll eingehend versucht werden, die zur Tatzeit bestehende Gestimmtheit und das zur Verfügung stehende Maß an Reflexionsmöglichkeit abzuschätzen. Besonderes Interesse verdienen der Grad einer eventuellen Alkoholisierung oder einer Drogen- bzw. einer Medikamenteneinwirkung sowie das Auftreten von psychopathologischen Phänomenen.

Der **körperliche Befund** hat den Allgemeinzustand des Untersuchten, seine Ernährungs- und Kräfteverhältnisse zu berücksichtigen; im einzelnen sollen Herz-, Lungen- und Kreislauffunktionen sowie der Zustand des Abdomens (Leber!) geprüft werden.

Bei der **neurologischen Untersuchung** sind die höheren neurologischen Funktionen, die Gehirnnerven sowie an den Extremitäten Motilität, Tonus, Trophik, Reflexe und Sensibilität wie auch die vegetativen Funktionen zu überprüfen.

Das Einholen von zusätzlichen Befunden steht im Ermessensspielraum des Gutachters.

Der **psychische Befund** enthält eine Darstellung der psychischen Verfassung des Untersuchten zum Zeitpunkt der Begutachtung (Querschnittsbild). Es empfiehlt sich, am Beginn des psychischen Befundes den Eindruck festzuhalten, den der Gutachter während der Exploration durch freie Verhaltensbeobachtung vom Probanden erhalten hat; das gleiche gilt für die Art der Zuwendung. Der weitere psychopathologische Befund wird, wie bereits im Kapitel 1.5.2 erwähnt, erstellt.

Der besondere Wert testpsychologischer Befunde liegt in 3 Aspekten:

1. Der Objektivität wissenschaftlicher Tests im engeren Sinn,

2. der Nachprüfbarkeit der Befunde durch einen anderen Experten,
3. der Möglichkeit des Vergleiches der Leistung eines Individuums über Normwerte durch standardisierte Testmethoden.

15.2.3 Das mündliche Gutachten

Die Teilnahme an der Hauptverhandlung ermöglicht dem Sachverständigen, sein Gutachten zu *aktualisieren*. Er kann somit aktuelle Bezüge zu dem herstellen, was im Verhalten des Angeklagten während der Hauptverhandlung sichtbar wird oder was in seinen Aussagen oder in denen der Zeugen mitgeteilt wurde. Bei dieser Gelegenheit können Fachausdrücke und die zur Anwendung gekommenen Methoden erläutert werden.

Der Sachverständige sollte stets auf Distanz zu allen Prozeßbeteiligten bedacht sein. Andererseits kann auch der Sachverständige erwarten, mit der gebührenden Achtung behandelt zu werden.

15.3 Rechtliche Voraussetzungen für eine Zwangseinweisung in psychiatrische Krankenanstalten

Um einem Bürger unserer westlichen Demokratien von Rechts wegen seine persönliche Freiheit zu entziehen, werden zwei Kategorien auffälligen Verhaltens als hinreichender Grund erkannt:

1. Verstöße gegen das Strafrecht,
2. Handlungen, die fehlende geistige Normalität erkennen lassen.

Für die letztgenannte Kategorie gelten wiederum zwei relevante Voraussetzungen für die Freiheitsentziehung:

1. im wohlverstandenen Interesse des Kranken und damit zu seinem Wohle (**Fürsorgegedanke**),
2. zum Schutze der öffentlichen Sicherheit und Ordnung vor den – tatsächlichen oder vermeintlichen – von einem psychisch Kranken ausgehenden Gefahren (**Gefahrenabwehr**).

Zwangseinweisungen in eine psychiatrische Krankenanstalt sind infolgedessen unter zwei verschiedenen Aspekten zulässig:

1. Wenn eine akute psychische Erkrankung von Psychosewertigkeit vorliegt.
2. Wenn die psychische Erkrankung selbst- und fremdaggressives Verhalten befürchten läßt.

Das in den westlichen Demokratien verankerte Recht auf Selbstbestimmung findet seine Grenze an den Rechten der anderen. Dem Kranken wird im Interesse der Integrität der Gemeinschaft ein Sonderopfer zugunsten eben dieser Gemeinschaft zugemutet.

Das Kriterium der Gefahrenabwehr steht infolge seiner Nähe zu strafrechtlichen Überlegungen im Gegensatz zum Fürsorgegedanken, der die Einweisung und Unterbringung eines psychisch Kranken vor allem als einen Hilfsakt für den Betroffenen sehen möchte. Häufig überschneidet sich jedoch das Moment der Gefahrenabwehr mit dem der Fürsorge, besonders dann, wenn im Rahmen von Suizidtendenzen sich die Gefahr gegen den Kranken selbst richtet. Eine Aufnahme, auch gegen den Willen des Betroffenen, wird hier sowohl als Maßnahme der Fürsorge wie auch der Gefahrenabwehr gerechtfertigt. Ungelöst jedoch ist das Problem der **Selbstbeschädigung** und der **nicht vorsätzlichen Selbsttötung:** Einem Gesunden wird zugebilligt, daß er sich im Rahmen von Konsumgewohnheiten (Alkohol, Nikotin) oder von gefährlichen Sportarten (Motorsport, Boxen, Drachenfliegen, Klettern etc.) in Lebensgefahr begeben darf oder sich zumindest Verletzungen selbst zufügen oder zufügen lassen kann. Setzt ein psychisch Kranker jedoch sein Leben und seine Gesundheit ähnlichen Gefahren aus, erfüllt er die Voraussetzungen einer Zwangseinweisung oder einer **Anhaltung**. (Anhaltung bedeutet, daß ein Gerichtsbeschluß für den Verbleib eines Patienten unter geschlossenen Bedingungen vorliegt.) Der psychisch Gesunde bzw. körperlich Kranke genießt hier wesentlich größere Freiheiten, als dem psychisch Kranken zugebilligt werden.

Die amtsärztliche bzw. polizeiärztliche Einweisung sowie die gerichtliche Anhaltung eines Patienten sind Zwangsmaßnahmen, die nur in Notsituationen eingesetzt werden dürfen. Unterbringungen von psychisch Kranken in geschlossenen bzw. geschützten Bereichen der psychiatrischen Krankenhäuser können nicht ausnahmslos vermieden werden. Hochgradig psychomotorisch erregte Kranke stellen beispielsweise für sich und für andere ein Gefahrenmoment dar und sind deshalb hilfsbedürftig.

Die Zwangseinweisung sowie die Zwangsaufnahme sind in den meisten Staaten gesetzlich geregelt. Die Gesetze sind – der Kompetenzstruktur des staatlichen Gefüges entsprechend – entweder gesamtstaatlich gültig oder von Land zu Land verschieden.

15.3.1 Zur rechtlichen Situation in der Bundesrepublik Deutschland

Unterbringungsgesetz (vom 5.4.1992)

Die gesetzlichen Verfügungen der einzelnen Bundesländer zur Regelung der Unterbringung psychisch Kranker in geeigneten Krankenhäusern weichen voneinander geringfügig ab. Wenn der Patient nicht von der Notwendigkeit einer Behandlung zu überzeugen ist und aufgrund seiner psychischen Erkrankung nicht einzusehen vermag, daß er sich selbst oder andere gefährdet, kann eine stationäre Einweisung nach den Regeln der Landesunterbringungsgesetze herbeigeführt werden. Die Voraussetzungen im Gesetzestext (**Art. 1**) lauten: „(...) wer psychisch krank ist oder infolge Geistesschwäche oder Sucht psychisch gestört ist und dadurch in erheblichem Maße die öffentliche Sicherheit und Ordnung gefährdet. (...) wenn jemand sein Leben oder in erheblichem Maße seine Gesundheit gefährdet (...) und die Gefährdung nicht durch weniger einschneidende Mittel abgewendet werden kann."

Unterbringung ist Freiheitsentzug, den nur ein Gericht anordnen kann. Das vorbereitende Verfahren (**Art. 7**) wird normalerweise durch die Kreisaufsichtsbehörde nach ärztlichem Gutachten durch das Gesundheitsamt eingeleitet. Eine weitere rechtliche Grundlage für eine Unterbringung in eine psychiatrische Klinik stellt der **§ 1846 BGB** zur Verfügung. Dieses oft als „*Notaufnahme*" bezeichnete Verfahren (früher auch: „Eilpflegschaft") stellt nicht die Aufrechterhaltung der öffentlichen Ordnung in den Vordergrund, sondern die Notwendigkeit einer umgehenden ärztlichen Behandlung bei Vorliegen einer psychischen Erkrankung.

Unterbringung in einer geschlossenen Abteilung bis zum Wegfall der Voraussetzungen

1. Ein Notfall (ärztlich), sowie das Vorliegen einer Unaufschiebbarkeit (juridisch) erfordert eine sofortige vorläufige Unterbringung (**Art. 10**). Die Durchführung der entsprechenden Maßnahmen erfolgt immer durch die Polizei, die ein ärztliches Gutachten einholen kann. Ausnahme: Wenn ein Patient schon in ambulanter oder stationärer Betreuung einer Klinik mit geschlossener Abteilung steht, ist eine Einbindung der Polizei nicht erforderlich. Die Meldung muß bis 12 Uhr des nächsten Tages an das Gericht erfolgen, dann wird die richterliche Anhörung durchgeführt.
2. Liegen weder Notfall noch Unaufschiebbarkeit vor, wird ein vorbereitendes Verfahren nach **Art. 7** eingeleitet. Der Antrag wird durch die Familie, durch den behandelnden Arzt oder durch die Kreisaufsichtsbehörde an das Gericht gestellt. Es wird ein Gutachten durch das Gesundheitsamt eingeholt, die Unterbringung erfolgt nach Gerichtsbeschluß.

15.3.2 Zur rechtlichen Situation in der Schweiz

Erst die Anpassung des schweizerischen Zivilgesetzbuches an die Europäische Menschenrechtskonvention schuf einheitliche und für alle Kantone verbindliche Grundlagen für die **fürsorgerische Freiheitsentziehung (ZGB, Art. 397 a-f)**. In diesem Artikel ist die Unterbringung in einer geschlossenen psychiatrischen Klinik gegen den Willen des Betreffenden subsumiert. Die Gründe für die fürsorgerische Freiheitsentziehung sind im eidgenössischen Gesetz aufgezählt: Geisteskrankheiten, Geistesschwäche, Trunksucht, andere Suchterkrankungen und schwere Verwahrlosung. Diese Voraussetzungen rechtfertigen dann die Unterbringung oder Zurückhaltung in einer „geeigneten Anstalt", wenn „die nötige persönliche Fürsorge nicht anders erwiesen werden kann".

Zentrales Element dieser Bestimmung ist die Überzeugung, daß nicht die Abwendung der Gefahren für andere, sondern die *Fürsorge für den Betroffenen* im Vordergrund der Überlegungen zu stehen hat und die daran anschließende Überlegung, daß eine Zwangsunterbringung erst dann gerechtfertigt ist, wenn die persönliche Befürsorgung auf andere Weise nicht möglich ist. Der Terminus „Geisteskrankheit" ist nicht im streng medizinischen Sinne zu interpretieren, es handelt sich dabei um Zustände und Verhaltensweisen, die auch dem Laien auffallen. Geistesschwäche umfaßt nicht nur Schwachsinnsformen, sondern auch deutliche Persönlichkeitsveränderungen, wie sie in der Folge einer Suchtkrankheit oder im Rahmen eines Residualsyndroms auftreten können.

Der Ausdruck „geeignete Anstalt" weist darauf hin, daß die Freiheitsentziehung allein noch nicht die nötige Fürsorge bringt, sondern erst die in ihr gewährte Betreuung. Zumindest theoretisch ist deshalb vor der Einweisung zu überlegen, welche Anstalt sich für die Betreuung des Betroffenen eignet oder ob es überhaupt ein solches Krankenhaus gibt.

Hervorzuheben ist, daß für die Zwangsunterbringung keine Fristen angegeben werden. Einweisung und Zurückhaltung hängen bezüglich Zeitpunkt und Dauer nur vom Zustand der nicht anders zu befriedigenden Betreuungsbedürftigkeit ab. **Art. 197a**, Ziffer 3 bestimmt ausdrücklich: „Die betroffene Person muß entlassen werden, sobald ihr Zustand es erlaubt".

Im Hinblick auf die Auswirkungen, welche die Krankheit oder die Sucht für die Familie des Betroffenen haben kann, ist im gleichen Artikel der Passus eingefügt worden: „Dabei ist auch die Belastung zu berücksichtigen, welche die Person für ihre Umgebung bedeutet". Auch wenn der Gesetzgeber in erster Linie an die Belastung der Angehörigen dachte, kann zumindest vom Wortlaut der Gesetzesbestimmung her eine Belastung der weiteren Öffentlichkeit und damit der Gesichtspunkt von „Ruhe und Ordnung" nicht ausgeschlossen werden.

Zuständig für die Zwangsunterbringung sind die Vormundschaftsbehörden, die es in jeder politischen Gemeinde der Schweiz gibt. Grundsätzlich gibt es zweierlei **Zwangshospitalisierungen:**

- *behördlich* und
- *ärztlich* angeordnete.

Bei den erstgenannten ist auch die Vormundschaftsbehörde für den Entlassungsentscheid zuständig, bei den letztgenannten ist es die Klinikleitung.

Die wohl entscheidende Neuerung findet sich in **Art. 397d:** „Die betroffene oder eine ihr nahestehende Person kann gegen den Entscheid innert 10 Tagen nach der Mitteilung schriftlich den Richter anrufen. Dieses Recht besteht auch bei Abweisung eines Entlassungsgesuches". Neben einweisender Instanz und Klinikleitung wird nun eine dritte, von den beiden anderen Instanzen unabhängige Rekursinstanz, die über die inhaltliche formale Rechtmäßigkeit der Einweisung oder Zurückbehaltung zu befinden hat, eingeschaltet.

Sowohl bei der Einweisungsverfügung als auch bei der Aufnahme in die Klinik muß der Betroffene über die Gründe der Maßnahme unterrichtet und schriftlich auf seine Rekursmöglichkeiten hingewiesen werden. Die Rekursinstanz darf bei psychisch Kranken nur unter Hinzuziehung von Sachverständigen entscheiden.

Kantonale Ausführungsgesetze

Es blieb den Kantonen vorbehalten, diese verbindlichen Rahmenbestimmungen in die kantonalen Ausführungsgesetze aufzunehmen. Je näher die frühere kantonale Gesetzgebung den derzeitigen Rahmenbedingungen war, desto mehr konnte sich der Kanton auf eine eher formale Anpassung beschränken.

Verschiedene Kantone haben die Gelegenheit dazu benützt, eine umfassende Psychiatriegesetzgebung zu entwerfen, die weit über die Ausführungsbestimmungen zum eidgenössischen Recht hinausgeht. Dies ist bisher in sehr progressiver Weise vor allem im Kanton Tessin geschehen. Das Tessiner Gesetz enthält ausdrücklich das Recht des Patienten auf Behandlung in einer psychiatrischen Institution auf freiwilliger Basis – somit ist der Behandlungsanspruch zu einem klagbaren Recht geworden. Was Zwangseinweisungen betrifft, wird gegenüber dem eidgenössischen Recht einschränkend wiederum die Selbst- und Fremdgefährlichkeit in den Vordergrund gerückt. Außerdem kann die Klinik die Aufnahme eines Patienten ablehnen, wenn ihr deren Dringlichkeit nicht ausreichend begründet erscheint. Des weiteren muß die Klinik geeignete Therapie- und Rehabilitationsmaßnahmen garantieren. Der Gesetzesentwurf enthält auch ausführliche Bestimmungen über die Rechte der Patienten (Therapie- und Rehabilitationsplan, periodische Überprüfung dieses Planes, Besprechung des Planes mit dem Patienten, mit den Angehörigen oder einem Rechtsvertreter, Anwendung der am wenigsten risikobehafteten Behandlungsmethode, unbehinderter Kontakt mit der Außenwelt, persönliche Beziehungen innerhalb der Klinik, Wahrung der Privatsphäre und Benützung persönlicher Gegenstände). Gleichzeitig enthält das Gesetz die Rahmenbestimmungen für die Organisation der psychiatrischen Versorgung im Kanton, wobei Psychiatrieregionen vorgesehen sind und jeder Sektor einen Anteil an der kantonalen psychiatrischen Klinik erhält.

15.3.3 Zur rechtlichen Situation in Österreich

Das Bundesgesetz vom 1. März 1990 über die Unterbringung psychisch Kranker in Krankenanstalten (**Unterbringungsgesetz – UbG, BGBl 155/1990**) regelt bundeseinheitlich die rechtlichen Fragen der Zwangseinweisung in psychiatrische Anstalten und die Zwangsanhaltung.

§ 37 des Krankenanstaltengesetzes legt fest, daß Abteilungen und Sonderkrankenanstalten für Psychiatrie zur Aufnahme psychisch Kranker bestimmt sind. Gemäß § 38 sind Abteilungen und Sonderkrankenanstalten für Psychiatrie grundsätzlich offen zu führen. Nach § 38a dürfen jedoch in Abteilungen und Sonderkrankenanstalten für Psychiatrie geschlossene Bereiche geführt werden. **Geschlossene Bereiche** dienen ausschließlich der Anhaltung von psychisch Kranken, auf die das Unterbringungsgesetz Anwendung findet. Im § 38b wird festgehalten, daß auch außerhalb geschlossener Bereiche in Abteilungen und Sonderkrankenanstalten für Psychiatrie durch geeignete organisatorische Maßnahmen vorgesorgt werden kann, daß psychisch Kranke Beschränkungen ihrer Bewegungsfreiheit nach dem UbG unterworfen werden können.

Unterbringungsgesetz

Der § 1 behandelt den Schutz der Persönlichkeitsrechte psychisch Kranker, die in eine Krankenanstalt aufgenommen werden: Der Schutz eben dieser Rechte ist das zentrale Anliegen des Unterbringungsgesetzes. Der Geltungsbereich dieses Bundesgesetzes, nämlich Krankenanstalten und Abteilungen für Psychiatrie, in denen Personen in einem geschlossenen Bereich angehalten oder sonst Beschränkungen ihrer Bewegungsfreiheit unterworfen werden, ist im § 2 dargestellt. Gemäß § 3 darf nur in einer Anstalt untergebracht werden, wer an einer psychischen Krankheit leidet und im Zusammenhang damit sein Leben oder seine Gesundheit oder das Leben oder die Gesundheit anderer ernstlich und erheblich gefährdet und nicht in anderer Weise, insbesondere außerhalb einer Anstalt, ausreichend ärztlich behandelt oder betreut werden kann.

Unterbringung auf Verlangen

Eine Person, bei der die Voraussetzungen der Unterbringung vorliegen, darf auf eigenes Verlangen untergebracht werden (§ 4). Das Verlangen muß vor der Aufnahme eigenhändig schriftlich festgehalten werden. Dies hat in Gegenwart des mit der Führung der Abteilung betrauten Arztes oder seines Vertreters (Abteilungsleiter) sowie eines weiteren Facharztes für Psychiatrie und Neurologie oder für Neurologie und Psychiatrie zu geschehen. Das Verlangen kann jederzeit widerrufen werden.

Eine Person, für welche ein Sachwalter bestellt ist, darf auf eigenes Verlangen nur untergebracht werden, wenn auch der Sachwalter zustimmt (§ 5). Ein Minderjähriger darf nur auf Verlangen untergebracht werden, wenn auch die Erziehungsberechtigten die Unterbringung verlangen.

Der Abteilungsleiter und ein weiterer Facharzt haben den Aufnahmebewerber zu untersuchen: Dieser darf nur aufgenommen werden, wenn nach übereinstimmenden, unabhängig voneinander erstellten ärztlichen Zeugnissen die Voraussetzungen der Unterbringung sowie die Einsichts- und Urteilsfähigkeit vorliegen (§ 6). Das Ergebnis der Untersuchung ist in der Krankengeschichte zu beurkunden; die ärztlichen Zeugnisse sind dieser als Bestandteil anzuschließen. Der Abteilungsleiter hat den Aufnahmebewerber auf die Einrichtung des Patientenanwalts und auf die Möglichkeit der Vertretung durch diesen hinzuweisen. Die Unterbringung auf Verlangen darf nur 6 Wochen, auf erneutes Verlangen aber insgesamt längstens 10 Wochen dauern.

Unterbringung ohne Verlangen

Eine Person darf gegen oder ohne ihren Willen nur dann in eine psychiatrische Krankenanstalt gebracht werden, wenn ein im öffentlichen Sanitätsdienst stehender Arzt oder ein Polizeiarzt sie untersucht hat und bescheinigt, daß die Voraussetzungen der Unterbringung vorliegen. Die Organe des öffentlichen Sicherheitsdienstes sind berechtigt und verpflichtet, eine Person zur Untersuchung zum Arzt zu bringen oder diesen beizuziehen. Bei Gefahr in Verzug können die Organe des öffentlichen Sicherheitsdienstes die betroffene Person auch ohne Untersuchung und Bescheinigung in ein psychiatrisches Krankenhaus bringen (§§ 8-9). Der Abteilungsleiter und ein weiterer Facharzt haben die betroffene Person unverzüglich zu untersuchen. Sie darf nur aufgenommen werden, wenn nach übereinstimmenden, unabhängig voneinander erstellten ärztlichen Zeugnissen die Voraussetzungen der Unterbringung vorliegen. Das Ergebnis der Untersuchung ist in der Krankengeschichte zu beurkunden; die ärztlichen Zeugnisse sind dieser als Bestandteil anzuschließen. Der Abteilungsleiter hat den aufgenommenen Kranken möglichst rasch über die Gründe der Unterbringung zu unterrichten. Er hat ferner unverzüglich den Patientenanwalt und, wenn der Kranke nicht widerspricht, einen Angehörigen sowie auf Verlangen des Kranken auch dessen Rechtsbeistand von der Unterbringung zu verständigen.

Der § 10 ist sinngemäß anzuwenden, wenn bei einem sonst in der Anstalt aufgenommenen, in seiner Bewegungsfreiheit nicht beschränkten Kranken Grund für die Annahme besteht, daß die Voraussetzungen der Unterbringung vorliegen. § 10 findet auch Anwendung, wenn ein auf Verlangen Untergebrachter das Verlangen widerruft oder nach Ablauf von 6 Wochen dieses nicht erneut erklärt oder die zulässige Gesamtdauer der Unterbringung auf Verlangen abgelaufen ist und jeweils Grund für die Annahme besteht, daß die Voraussetzungen der Unterbringung weiterhin vorliegen (§§ 10-11).

Der Vorsteher des Bezirksgerichts hat für die Kranken einer Anstalt einen, erforderlichenfalls auch mehrere Patientenanwälte zu bestellen.

Der Patientenanwalt ist Vertreter für das in diesem Bundesgesetz vorgesehene gerichtliche Verfahren und zur Wahrnehmung der insbesondere in den §§ 33-39 verankerten Rechte. Der Abteilungsleiter hat dafür zu sorgen, daß der Kranke Auskunft darüber erhält, wer sein Patientenanwalt ist und daß er sich mit diesem besprechen kann (§§ 13-14).

Wird eine Person ohne Verlangen in eine Anstalt aufgenommen, so hat der Abteilungsleiter hiervon unverzüglich das Gericht zu verständigen.

Das Gericht hat sich binnen 4 Tagen ab Kenntnis von der Unterbringung einen persönlichen Eindruck vom Kranken in der Anstalt zu verschaffen. Das Gericht hat Einsicht in die Krankengeschichte zu nehmen sowie den Abteilungsleiter, den Patientenanwalt und einen sonstigen, in der Anstalt anwesenden Vertreter des Kranken zu hören.

Gelangt das Gericht bei der Anhörung zum Ergebnis, daß die Voraussetzungen der Unterbringung vorliegen, so hat es diese vorläufig bis zur Entscheidung nach § 26 für zulässig zu erklären und eine mündliche Verhandlung anzuberaumen, die spätestens innerhalb von 14 Tagen nach der Anhörung stattzufinden hat. Erklärt das Gericht die Unterbringung für zulässig, so hat es hierfür zugleich eine Frist festzusetzen; diese darf 3 Monate ab Beginn der Unterbringung nicht übersteigen.

15.4 Kompendium der psychiatrischen Rechtskunde

15.4.1 Psychiatrierelevante gesetzliche Bestimmungen in Deutschland

StGB § 20: Schuldunfähigkeit wegen seelischer Störungen: „Ohne Schuld handelt, wer bei Begehung einer Tat wegen einer krankhaften seelischen Störung, wegen einer tiefgreifenden Bewußtseinsstörung oder wegen Schwachsinns oder einer schweren anderen seelischen Abartigkeit unfähig ist, das Unrecht einer Tat einzusehen oder nach dieser Einsicht zu handeln."

Zu den Voraussetzungen der Schuldunfähigkeit gehören:

– Krankhafte seelische Störung: exogene Psychosen, Epilepsie, progressive Paralyse, Demenz, Hirnatrophie, Alkoholintoxikation.

- Tiefgreifende Bewußtseinsstörung: schwere Schlaftrunkenheit, starke Übermüdung, hypnotische Zustände, hochgradige Affekte etc.
- Schwachsinn: angeborene Intelligenzschwäche, Formen von Idiotie, Imbezillität, Debilität.
- Schwere andere seelische Abartigkeit: Persönlichkeitsstörungen (Psychopathien), Neurosen, Triebstörungen.

Wird aufgrund einer psychiatrischen Erkrankung Schuldunfähigkeit festgestellt, kann der Täter nicht bestraft werden. Es stellt sich allerdings die Frage nach Maßregeln der Besserung und Sicherung gem. §63 oder §64 StGB, wenn eine psychische Störung längerdauernd besteht bzw. wenn weitere erhebliche Straftaten zu erwarten sind.

StGB §21: Verminderte Schuldfähigkeit: „Ist die Fähigkeit des Täters, das Unrecht der Tat einzusehen oder nach dieser Einsicht zu handeln, aus einem der in §20 bezeichneten Gründe bei Begehung der Tat erheblich vermindert, so *kann* die Strafe nach §49 Abs. 1 gemildert werden."

StGB §63: Unterbringung in einem psychiatrischen Krankenhaus (zeitlich begrenzt): „Hat jemand eine rechtswidrige Tat im Zustand der Schuldunfähigkeit (§20) oder der verminderten Schuldfähigkeit (§21) begangen, so ordnet das Gericht die Unterbringung in einem psychiatrischen Krankenhaus an, wenn die Gesamtwürdigung des Täters und seiner Tat ergibt, daß von ihm infolge seines Zustandes erhebliche rechtswidrige Taten zu erwarten sind und er deshalb für die Allgemeinheit gefährlich ist."

Nach §136 StVollzG richtet sich die Behandlung der nach §63 StGB Untergebrachten nach ärztlichen Gesichtspunkten. Bei der Maßregel der Sicherung und Besserung muß die Schuldfähigkeit zumindest erheblich gemindert sein bzw. die Schuldunfähigkeit nicht ausgeschlossen werden können.

StGB § 64: Unterbringung in einer Entziehungsanstalt (maximal 2 Jahre):

1. „Hat jemand den Hang, alkoholische Getränke oder andere berauschende Mittel im Übermaß zu sich zu nehmen und wird er wegen einer rechtswidrigen Tat, die er im Rausch begangen hat oder die auf seinen Hang zurückgeht, verurteilt oder nur deshalb nicht verurteilt, weil seine Schuldunfähigkeit erwiesen oder nicht auszuschließen ist, so ordnet das Gericht die Unterbringung in einer Entziehungsanstalt an, wenn die Gefahr besteht, daß er infolge seines Hanges erhebliche rechtswidrige Taten begehen wird."
2. „Die Anordnung unterbleibt, wenn eine Entziehungskur von vornherein aussichtslos erscheint."

StGB §66: Unterbringung in der Sicherungsverwahrung: „Bei der ersten Anordnung für maximal 10 Jahre, jede weitere Anordnung ist unbefristet. Überprüfung mindestens alle 2 Jahre."

StPO §81: Unterbringung zur Beobachtung des Beschuldigten: „Die Unterbringung ist für maximal 6 Wochen möglich. Die Untersuchung erfolgt in einer entsprechenden Krankenanstalt."

StPO §3: Verantwortlichkeit: „Ein Jugendlicher ist strafrechtlich verantwortlich, wenn er zur Zeit der Tat nach seiner sittlichen und geistigen Entwicklung reif genug ist, das Unrecht der Tat einzusehen und nach dieser Einsicht zu handeln. Zur Erziehung eines Jugendlichen, der mangels Reife strafrechtlich nicht verantwortlich ist, kann der Richter dieselben Maßnahmen anordnen wie der Vormundschaftsrichter."

BGB §104: Geschäftsunfähigkeit: „Geschäftsunfähig ist,

1. wer nicht das 7. Lebensjahr vollendet hat,
2. wer sich in einem die freie Willensbildung ausschließenden Zustande krankhafter Störung der Geistestätigkeit befindet, sofern nicht der Zustand seiner Natur nach ein vorübergehender ist."

BGB § 105: Nichtigkeit der Willenserklärung:

1. „Die Willenserklärung eines Geschäftsunfähigen ist nichtig."
2. „Nichtig ist auch eine Willenserklärung, die im Zustande der Bewußtlosigkeit oder vorübergehenden Störung der Geistestätigkeit abgegeben wird" (z.B. Trunkenheit, hochgradiges Fieber etc.).

BGB §1896: Betreuung: Die Betreuung ersetzt seit dem 1.1.1992 die frühere Pflegschaft und Entmündigung.

1. „Kann ein Volljähriger aufgrund einer psychischen Krankheit oder einer körperlichen, geistigen oder seelischen Behinderung seine Angelegenheiten ganz oder teilweise nicht besorgen, so bestellt das Vormundschaftsgericht auf seinen Antrag oder von Amts wegen für ihn einen Betreuer. Den Antrag kann auch ein Geschäftsunfähiger stellen. Soweit der Volljährige aufgrund einer körperlichen Behinderung seine Angelegenheiten nicht besorgen kann, darf der Betreuer nur auf Antrag des Volljährigen bestellt werden, es sei denn, daß dieser seinen Willen nicht kundtun kann."
2. „Ein Betreuer darf nur für Aufgabenkreise bestellt werden, in denen die Betreuung erforderlich ist. Die Betreuung ist nicht erforderlich, soweit die Angelegenheiten des Volljährigen durch einen Bevollmächtigten oder durch andere Hilfe, bei denen kein gesetzlicher Vertreter bestellt wird, ebenso gut wie durch einen Betreuer versorgt werden können."

BGB § 2229: Testierfähigkeit: „Wer wegen krankhafter Störung der Geistestätigkeit, wegen Geistesschwäche oder wegen Bewußtseinsstörungen nicht in der Lage ist, die Bedeutung einer von ihm abgegebenen Willenserklärung einzusehen und nach dieser Einsicht zu handeln, kann ein Testament nicht errichten."

ZPO § 51 ff.: Prozeßfähigkeit: Die Prozeßfähigkeit ist ein Spezialfall der *Geschäftsfähigkeit.* Sie ist zu unterscheiden von der *Verhandlungsfähigkeit,* bei der strengere Maßstäbe anzuwenden sind. Fehlende Prozeßfähigkeit wird angenommen bei gravierender Beeinträchtigung der Willens-, Einsichts- und Urteilskraft. Bei Prozeßunfähigkeit erfolgt die Vertretung durch einen Betreuer.

15.4.2 Psychiatrierelevante gesetzliche Bestimmungen in der Schweiz

Strafrechtliche Bestimmungen

Zurechnungsfähigkeit:
Der Art. 13 des Schweizerischen Strafgesetzbuches regelt, wann zur Beurteilung des Geisteszustandes eines Beschuldigten Sachverständige hinzuzuziehen sind:

1. „Die Untersuchungs- oder die urteilende Behörde ordnet eine Untersuchung des Beschuldigten an, wenn sie Zweifel an dessen Zurechnungsfähigkeit hat oder wenn zum Entscheid über die Anordnung einer sichernden Maßnahme Erhebungen über dessen körperlichen oder geistigen Zustand nötig sind."
2. „Die Sachverständigen äußern sich über die Zurechnungsfähigkeit des Beschuldigten sowie auch darüber, ob und in welcher Form eine Maßnahme nach den Artikeln **42-44 StGB** zweckmäßig sei."

Nach der Rechtssprechung des Bundesgerichtes muß ernsthafter Anlaß zu Zweifeln an der geistigen Gesundheit bestehen. Aus dem Gesetzestext ist auch eindeutig zu entnehmen, daß die Sachverständigen sich zur Zurechungsfähigkeit – nach herrschender Lehre und Praxis auch in der Schweiz selbstverständlich nur aus psychiatrischer Sicht – äußern müssen. Ein Gericht darf nicht autodidaktisch, etwa mit Hilfe psychiatrischer Lehrbücher, sich ein Urteil über den psychischen Zustand eines Täters bilden. Die Begutachtung muß ein Facharzt für Psychiatrie durchführen, der Teilaufgaben an nichtärztliche Mitarbeiter, insbesondere auch an Psychologen, übertragen kann. Das Gericht darf bei entsprechender Begründung von den Schlußfolgerungen des Gutachtens abweichen, jedoch nicht mit ausschließlich medizinisch-psychiatrischen Mitteln zu gewinnende fachliche Erkenntnisse, wie zum Beispiel Symptome und Diagnosen, von sich aus und ohne Zuzug eines weiteren Gutachters in Frage stellen.

Zurechnungsunfähigkeit und verminderte Zurechnungsfähigkeit sind in Art. 10 und 11 StGB geregelt.

Art. 10 StGB: „Wer wegen Geisteskrankheit, Schwachsinn oder schwerer Störung des Bewußtseins zur Zeit der Tat nicht fähig war, das Unrecht seiner Tat einzusehen oder gemäß seiner Einsicht in das Unrecht der Tat zu handeln, ist nicht strafbar. Vorbehalten sind Maßnahmen nach den *Art. 43* und *44 StGB*."

Art. 11 StGB: „War der Täter zur Zeit der Tat in seiner geistigen Gesundheit oder in seinem Bewußtsein beeinträchtigt oder geistig mangelhaft entwickelt, so daß die Fähigkeit, das Unrecht seiner Tat einzusehen oder gemäß seiner Einsicht in das Unrecht der Tat zu handeln, herabgesetzt war, so kann der Richter die Strafe nach freiem Ermessen mildern (Art. **66 StGB**). Vorbehalten sind Maßnahmen nach den *Art.* **42-44** und **100 bis.**"

Aus den Gesetzestexten wird ersichtlich, daß auch in der Schweiz eine sog. gemischte, zweistufige „psychiatrisch-normative" Methode bei der Beurteilung der Zurechnungsfähigkeit angewandt wird. Es sind zunächst **Rechtsbegriffe,** mit denen psychiatrische Zustände gekennzeichnet werden, wobei im Unterschied zu anderen Ländern für die verminderte Zurechnungsfähigkeit andere Eingangskriterien als für die Zurechnungsfähigkeit gelten. In der Praxis haben sich folgende diagnostische Zuordnungen eingebürgert, die in der Regel bereits im Gutachten durch den Psychiater vorgenommen werden:

- *Geisteskrankheit:* Schwere hirnorganische Störungen, exogene Psychosen, affektive und schizophrene Psychosen, in Ausnahmefällen schwerste Neurosen und Persönlichkeitsstörungen;
- *Schwachsinn:* Schwere und schwerste Intelligenzmängel;
- *Schwere Bewußtseinsstörung:* Schwere akute Belastungsreaktionen in Form ausgeprägter Affekte, Dämmerzustände (z. B. posttraumatisch oder epileptisch) aber auch andere schwere exogene Bewußtseinsstörungen, z. B. durch Intoxikationen mit psychotropen Substanzen;
- *Beeinträchtigung der geistigen Gesundheit:* Weniger ausgeprägte Geisteskrankheiten, auch Süchte;
- *Bewußtseinsbeeinträchtigung:* Bewußtseinsstörungen, die nicht als schwer zu quantifizieren sind;
- *Mangelhafte geistige Entwicklung:* Mittlere Grade des Schwachsinnes sowie der größte Teil der Persönlichkeitsstörungen.

Das Schweizerische Bundesgericht hat in zahlreichen Entscheidungen hervorgehoben, daß die genannten Störungen eine **qualifizierte Erheblichkeit** aufweisen müssen; dabei ist der Begriff des „normalen Menschen" nicht zu eng zu fassen, die Geistesverfassung des Täters muß vielmehr „nach Art und Grad stark vom Durchschnitt nicht bloß der Rechts- sondern auch der Verbrechensgenossen abweichen" *(BGE 102 IV 286).* So wird im allgemeinen davon ausgegangen, daß „einfache" neurotische Störungen oder leichtere Rauschzustände noch nicht den für den *Art. 11 StGB* erforderlichen Erheblichkeitsgrad erreichen.

Kann eine der genannten Störungen mit rechtserheblichem Schweregrad festgestellt werden, so gilt es als nächstes, das **kognitiv-intellektuelle Element** der Einsichtsfähigkeit und sodann das **voluntative Element** der Steuerungs- oder Hemmungsfähigkeit zu analysieren. Auch dies geschieht in vergleichend quantifizierender Weise, indem man sich an 2 Polen einer gleitenden Skala orientiert, auf deren einer Seite der gedachte normale Durchschnittsmensch und auf deren anderer Seite als Extrem ein beispielsweise schwerst psychotisch Gestörter mit völliger Aufhebung des Realitätsbezuges steht. Es wird zudem im Bereich der verminderten Zurechnungsfähigkeit in der Schweiz vom Sachverständigen noch eine weitere Quantifizierung dahingehend verlangt, daß festzustellen ist, ob die Beeinträchtigung leicht, mittelgradig oder schwer war *(BGE 106 IV 242)*.

Strafrechtliche Maßnahmen

Das Schweizerische Strafgesetzbuch sieht seit seiner Revision von 1971 einen umfassenden Katalog strafrechtlicher Maßnahmen an geistig abnormen Rechtsbrechern vor.

Art. 43 StGB regelt grundsätzlich, daß eine **ärztliche Behandlung** oder **besondere Pflege** durch das Gericht anzuordnen ist, falls sich dadurch die Gefahr weiterer mit Strafe bedrohter Handlungen verhindern oder vermindern läßt. Diese Behandlung kann auch primär **ambulant** geschehen, sofern der Täter für Dritte nicht gefährlich ist. In der Regel sollte diese „ambulante" Behandlung jedoch bei gleichzeitigem Strafvollzug oder nach Strafverbüßung erfolgen, es sei denn, die Therapie wäre mit der Haft nicht vereinbar oder durch sofortigen Strafvollzug später nicht mehr möglich. Bei Einweisung in eine Krankenanstalt zur stationären Behandlung wird die Freiheitsstrafe aufgeschoben, der Richter entscheidet dann nach Anhörung des Arztes, ob und wie weit aufgeschobene Strafen bei der Entlassung noch zu vollstrecken sind. In der Regel wird die Dauer der stationären Maßnahme auf die Strafe angerechnet. Falls der Täter die öffentliche Sicherheit in schwerwiegender Weise gefährdet, kann auch seine **Verwahrung** in einer „geeigneten Anstalt" (auch Haftanstalt) angeordnet werden, wenn er nur so von der Gefährdung anderer abzuhalten ist. Diese Verfügung dient aber als Ultima ratio und wird nur äußerst selten angewandt. Maßnahmen nach **Art. 43 StGB** sind grundsätzlich zeitlich unbegrenzt, eine kantonale Strafvollzugsbehörde, nicht das Gericht, beschließt deren Aufhebung, wenn der zu ihrer Errichtung führende Grund weggefallen ist. Ist dieser jedoch nur teilweise weggefallen, so kann zunächst eine probeweise Entlassung erfolgen.

Die **Behandlung Trunk- und Rauschgiftsüchtiger** regelt **Art. 44 StGB**. Auch hier sind stationäre Behandlungen in spezialisierten Einrichtungen, aber auch ambulante Behandlungen (etwa in Form der Methadonsubstitution) möglich. Die Dauer der Maßnahmen ist für Süchtige auf 2 Jahre begrenzt.

Zusätzlich gibt es **besondere Regelungen für junge Erwachsene**. So bestimmt der **Art. 100, StGB**, die Aufnahme in **Arbeitserziehungsanstalten**. In diese können Täter eingewiesen werden, die „in ihrer charakterlichen Entwicklung erheblich gestört oder gefährdet, verwahrlost, liederlich oder arbeitsscheu" sind, sofern die Tat damit in Zusammenhang steht. Diese überwiegend sozialdiagnostisch-sozialtherapeutisch, aber auch psychotherapeutisch orientierten Arbeitserziehungsanstalten sind von den übrigen Anstalten getrennt zu halten. Als Einweisungsvoraussetzung gilt, daß der Betreffende zum Zeitpunkt der Tat zwischen 18 und 25 Jahre alt ist. Die Dauer der Maßnahme ist auf maximal 4 Jahre begrenzt.

Zivilrechtliche Bestimmungen

Handlungs- und Urteilsfähigkeit:

Art. 16 ZGB: Urteilsfähig im Sinne dieses Gesetzes ist ein jeder, dem nicht wegen seines Kindesalters oder infolge von Geisteskrankheit, Geistesschwäche, Trunkenheit oder ähnlichen Zuständen die Fähigkeit mangelt, vernunftgemäß zu handeln.

Auch bei der Beurteilung der Urteilsfähigkeit sind zunächst psychische Störungen den gesetzlichen Kriterien zuzuordnen. Unter **Geisteskrankheit** wird im allgemeinen jeglicher Geisteszustand verstanden, bei dem das Verhalten und Erleben der betroffenen Person auf den außenstehenden Beobachter uneinfühlbar, grob befremdlich, stark auffallend oder qualitativ abwegig erscheint. Demzufolge gehören die meisten der bereits vorstehend zum **Art. 10 StGB** genannten psychischen Störungen hierher. Unter **Geistesschwäche** wird in erster Linie eine deutliche Leistungsbeeinträchtigung intellektuell-kognitiver Fähigkeiten wie insbesondere Wahrnehmung, Konzentration, Erkennen, Gedächtnis, Einordnen, Vorstellungsvermögen, Bewerten, Schlußfolgern und Entscheiden verstanden. Dieser Begriff ist allerdings nicht deckungsgleich mit Schwachsinn. Auch schwere neurotische- und Persönlichkeitsstörungen, die mit einer erheblichen Beeinträchtigung der Willensbildung einhergehen, sind hier einzuordnen. Des weiteren hat der Sachverständige dann noch zu analysieren, wie sich eine festgestellte Störung auf die Fähigkeit, vernunftgemäß zu handeln, ausgewirkt hat – immer bezogen auf die in Frage stehende Handlung. Dabei orientiert man sich zweckmäßig an 4 Kriterien: im **intellektuell-kognitiven** Bereich an der Erkenntnis- und der Wertungsfähigkeit, im **voluntativen** Bereich an der Fähigkeit zur Willensbildung und zur Willenskraft.

Vormundschaftliche Maßnahmen

Art. 369 ZGB:

1. „Unter Vormundschaft gehört jede mündige Person, die infolge von Geisteskrankheit oder Geistesschwäche ihre Angelegenheiten nicht zu be-

sorgen vermag, zu ihrem Schutze dauernd des Beistandes und der Fürsorge bedarf oder die Sicherheit anderer gefährdet."
2. „Die Verwaltungsbehörden und Gerichte haben der zuständigen Behörde Anzeige zu machen, sobald sie in ihrer Amtstätigkeit von dem Eintritt eines solchen Bevormundungsfalles Kenntnis erlangen."

Bemerkenswert ist, daß aufgrund des Gesetzestextes eine Pflicht zur Bevormundung besteht („*gehört jede mündige Person*"), falls die Voraussetzungen gegeben sind. Hinsichtlich der diagnostischen Zuordnung der Eingangskriterien gilt das gleiche, wie bereits vorstehend für **Art. 16** ausgeführt.

Zudem sollen nach **Art 370 ZGB** auch alle Personen bevormundet werden, die durch „*Verschwendung*", „*Trunksucht*", „*lasterhaften Lebenswandel*" oder durch die Art und Weise ihrer Vermögensverwaltung sich oder ihre Familie der Gefahr des Notstandes oder der Verarmung aussetzen oder zu ihrem Schutze dauernd des Beistandes oder der Fürsorge bedürfen oder die Sicherheit anderer gefährden.

Hierbei handelt es sich überwiegend um teils moralisch-ethische, teils sozial-normative Kriterien, zu denen der Psychiater außer zur Diagnose einer Suchterkrankung in aller Regel nichts beitragen kann und sollte. Für die **Durchführung des Entmündigungsverfahrens** gibt es unterschiedliche kantonale Bestimmungen, auch sind die zuständigen Instanzen kantonal verschieden.

Eine geringere Einschränkung der Handlungsfähigkeit kann nach *Art.* **395 ZGB** in Form eines **Beirates** erfolgen, falls für eine Entmündigung kein genügender Grund vorliegt, aber trotzdem eine Beschränkung der Handlungsfähigkeit notwendig ist. Dieser Beirat hat einen genau geregelten Aufgabenkatalog, im wesentlichen Prozeßführung, größere Käufe und Verkäufe, Bauten, Darlehensgewährung und andere Kapitalgeschäfte sowie Eingehen von Bürgschaften. Unter gleichen Voraussetzungen kann auch die Verwaltung eines Vermögens entzogen werden, während der Betroffene über die Erträge des Vermögens die freie Verfügung behält.

Schließlich gibt es als dritte vormundschaftliche Maßnahme noch die **Beistandschaft** nach **Art. 392 ff ZGB,** die auf Ansuchen eines Beteiligten oder von Amts wegen errichtet werden kann, insbesondere wenn eine mündige Person infolge Krankheit oder Abwesenheit nicht selbst zu handeln oder einen Vertreter zu benennen vermag oder wenn einem Vermögen die notwendige Verwaltung fehlt, z.B. bei Unfähigkeit des Betroffenen, die Vermögensverwaltung selbst zu besorgen. Auch kann einer mündigen Person auf eigenes Begehren ein Beistand gegeben werden. Die Tätigkeit des Beistandes bezieht sich ausschließlich auf den Geschäftsbereich, für den er ernannt worden ist.

15.4.3 Psychiatrierelevante gesetzliche Bestimmungen in der Republik Österreich

Schuldunfähigkeit wegen seelischer Störungen. StGB (Strafgesetzbuch) **§ 4:** „Strafbar ist nur, wer schuldhaft handelt."

StGB § 11: „Wer zur Zeit der Tat wegen einer Geisteskrankheit, wegen Schwachsinns, wegen einer tiefgreifenden Bewußtseinsstörung oder wegen einer anderen schweren, einen dieser Zustände gleichwertigen seelischen Störung unfähig ist, das Unrecht seiner Tat einzusehen oder nach dieser Einsicht zu handeln, handelt nicht schuldhaft."

Das österreichische Recht kennt den Begriff der „verminderten Zurechnungsfähigkeit" nicht. Wohl aber werden psychische Störungen, die zu einer Beeinträchtigung – jedoch nicht Aufhebung – von Diskretions- und Dispositionsfähigkeit führen, bei der Strafzumessung berücksichtigt.

StGB § 34: „Ein Milderungsgrund ist es insbesondere, wenn der Täter

1. die Tat nach Vollendung des 18., jedoch vor der Vollendung des 21. Lebensjahres oder
2. wenn er sie unter dem Einfluß eines abnormen Geisteszustandes begangen hat;
3. wenn er schwach an Verstand ist oder
4. wenn seine Erziehung sehr vernachlässigt worden ist;
5. wenn er die Tat unter der Einwirkung eines dritten oder aus Furcht oder Gehorsam verübt hat;
6. wenn er die Tat nur aus Unbesonnenheit begangen hat;
7. wenn er sich in einer allgemein begreiflichen, heftigen Gemütsbewegung zur Tat hat hinreißen lassen."

StGB § 287 (1): „Wer sich, wenn auch nur fahrlässig, durch den Genuß von Alkohol oder den Gebrauch eines anderen berauschenden Mittels in einen die Zurechnungsfähigkeit ausschließenden Rausch versetzt, ist, wenn er im Rausch eine Handlung begeht, die ihm außer diesem Zustand als Verbrechen oder Vergehen zugerechnet würde, mit Freiheitsstrafe bis zu 3 Jahren oder mit Geldstrafe bis zu 360 Tagessätzen zu bestrafen. Die Strafe darf jedoch nach Art und Maß nicht strenger sein, als sie das Gesetz für die im Rausch begangene Tat androht".

Sichernde und vorbeugende Maßnahmen

Nachdem das neue österreichische Strafgesetz das System der Strafen durch ein System vorbeugender Maßnahmen ergänzen wollte, wurde eine Reihe von Bestimmungen in dieses Gesetzeswerk aufgenommen, die helfen sollen, diese Absicht zu verwirklichen.

StGB § 21 (1): „Begeht jemand eine Tat, die mit einer ein Jahr übersteigenden Freiheitsstrafe bedroht ist, und kann er nur deshalb nicht bestraft werden, weil er sie unter dem Einfluß eines die Zurechnungsfähigkeit ausschließenden Zustandes (**§ 11**) begangen hat, der auf einer geistigen oder seelischen Abartigkeit von höherem Grad beruht, so hat ihn das Gericht in eine Anstalt für geistig abnorme Rechtsbrecher einzuweisen, wenn nach seiner Person, nach seinem Zustand und nach der Art der Tat zu befürchten ist, daß er sonst unter dem Einfluß seiner geistigen oder seelischen Abartigkeit eine mit Strafe bedrohte Handlung mit schweren Folgen begehen werde."

StGB § 21 (2): „Liegt eine solche Befürchtung vor, so ist in eine Anstalt für geistig abnorme Rechtsbrecher auch einzuweisen, wer, ohne zurechnungsunfähig zu sein, unter dem Einfluß seiner geistigen oder seelischen Abartigkeit von höherem Grad eine Tat begeht, die mit einer ein Jahr übersteigenden Freiheitsstrafe bedroht ist. In einem solchen Fall ist die Unterbringung zugleich mit dem Ausspruch über die Strafe anzuordnen."

StGB § 22 (1): „Wer dem Mißbrauch eines berauschenden Mittels oder Suchtmittels ergeben ist und wegen einer im Rausch oder sonst im Zusammenhang mit seiner Gewöhnung begangenen strafbaren Handlung oder wegen Begehung einer mit Strafe bedrohten Handlung im Zustand voller Berauschung (**§ 287**) verurteilt wird, ist vom Gericht in eine Anstalt für entwöhnungsbedürftige Rechtsbrecher einzuweisen, wenn nach seiner Person und nach der Art der Tat zu befürchten ist, daß er sonst im Zusammenhang mit seiner Gewöhnung an berauschende Mittel oder Suchtmittel eine mit Strafe bedrohte Handlung mit schweren Folgen oder doch mit Strafe bedrohte Handlungen mit nicht bloß leichten Folgen begehen werde."

StGB § 22 (2): „Von der Unterbringung ist abzusehen, wenn der Rechtsbrecher mehr als 2 Jahre in Strafhaft zu verbüßen hat, die Voraussetzungen für seine Unterbringung in einer Anstalt für geistig abnorme Rechtsbrecher vorliegen oder der Versuch einer Entwöhnung von vornherein aussichtslos scheint."

Die rechtliche Stellung von Kindern und Jugendlichen

JGG (Österreichisches Jugendgerichtsgesetz) § 1. In diesem Bundesgesetz werden genannt:

1. Personen, die das 14. Lebensjahr noch nicht vollendet haben – Unmündige;
2. Personen, die zwar das 14., aber noch nicht das 18. Lebensjahr vollendet haben – Jugendliche;
3. mit gerichtlicher Strafe bedrohte Handlungen und Unterlassungen, die von Jugendlichen begangen werden – Jugendstrafen und
4. Strafverfahren gegen Beschuldigte (Angeklagte), die zur Zeit der Einleitung des Verfahrens das 18. Lebensjahr noch nicht vollendet hatten – Jugendstrafsachen.

JGG § 2 (1): „Begeht ein Unmündiger oder Jugendlicher eine mit Strafe bedrohte Handlung oder Unterlassung und war zumindest eine der Ursachen hierfür seine mangelnde Erziehung, so sind unabhängig davon, ob er bestraft wird oder nicht, die zur Abhilfe erforderlichen und den Umständen angemessenen vormundschaftsbehördlichen Verfügungen zu treffen."

JGG § 10: „Jugendliche, die eine mit Strafe bedrohte Handlung begehen, sind nicht strafbar, wenn sie aus besonderen Gründen noch nicht reif genug sind, das Unrechtmäßige der Tat einzusehen oder nach dieser Einsicht zu handeln."

Aus der Strafprozeßordnung (St.P.O.)

StPO § 134 (1): „Entstehen Zweifel darüber, ob der Beschuldigte den Gebrauch seiner Vernunft besitzt oder ob er an einer Geistesstörung leidet, wodurch die Zurechnungsfähigkeit aufgehoben sein könnte, so ist die Untersuchung seines Geistes- und Gemütszustandes durch einen oder nötigenfalls zwei Ärzte zu veranlassen."

StPO § 134 (2): „Dieselben haben über das Ergebnis ihrer Beobachtungen Bericht zu erstatten, alle für die Beurteilung des Geistes- und Gemütszustandes des Beschuldigten einflußreichen Tatsachen zusammenzustellen, sie nach ihrer Bedeutung sowohl einzeln als auch im Zusammenhang zu prüfen und, falls sie eine Geistesstörung als vorhanden betrachten, die Natur der Krankheit, die Art und den Grad derselben zu bestimmen und sich sowohl nach den Akten als nach ihrer eigenen Beobachtung über den Einfluß auszusprechen, welchen die Krankheit auf die Vorstellungen, Triebe und Handlungen des Beschuldigten geäußert habe und noch äußere, und ob und in welchem Maße dieser getrübte Geisteszustand zur Zeit der begangenen Tat bestanden habe."

StPO § 126 (1): „Ergeben sich solche Widersprüche oder Mängel in bezug auf das Gutachten oder zeigt sich, daß es Schlüsse enthält, welche aus den angegebenen Vordersätzen nicht folgerichtig gezogen sind und lassen sich die Bedenken nicht durch eine nochmalige Vernehmung der Sachverständigen beseitigen, so ist das Gutachten eines anderen oder zweier anderer Sachverständiger einzuholen."

Bestimmungen des bürgerlichen Rechtes und des Zivilrechtes (ABGB)

Personenrecht: Aus dem Text des **§ 21** ist ersichtlich, daß die Handlungsfähigkeit unter anderem durch Unreife und Geisteskrankheit beeinträchtigt sein kann.

Das Bundesgesetz vom 2. Februar 1983 regelt die Sachwalterschaft für behinderte Personen:

ABGB (= Allgemeines Bürgerliches Gesetzbuch) § 273: „Vermag eine Person, die an einer psychischen Krankheit leidet oder geistig behindert ist, alle oder einzelne ihrer Angelegenheiten nicht ohne Gefahr eines Nachteils für sich selbst zu besorgen, so ist ihr auf ihren Antrag oder von Amts wegen dazu ein Sachwalter zu bestellen. Je nach Ausmaß der Behinderung sowie Art und Umfang der zu besorgenden Angelegenheit ist der Sachwalter zu betrauen,

1. mit der Besorgung einzelner Angelegenheiten, etwa der Durchsetzung oder Abwehr eines Anspruchs oder der Eingehung und der Abwicklung eines Rechtsgeschäftes,
2. mit der Besorgung eines bestimmten Kreises von Angelegenheiten, etwa der Verwaltung eines Teiles oder des gesamten Vermögens oder
3. mit der Besorgung aller Angelegenheiten der behinderten Person."

Des weiteren wird im Rahmen dieses Paragraphen noch ausgeführt, daß die behinderte Person innerhalb des Wirkungskreises des Sachwalters, ohne dessen ausdrückliche oder stillschweigende Einwilligung rechtsgeschäftlich weder verfügen noch sich verpflichten kann. Außerdem hat die behinderte Person das Recht, von beabsichtigten wichtigen Maßnahmen in ihre Person oder ihr Vermögen betreffenden Angelegenheiten vom Sachwalter rechtzeitig verständigt zu werden und sich hierzu sowie auch zu anderen Maßnahmen in angemessener Frist zu äußern.

In den **§§ 280** und **281** wird speziell auf die Bestellung des Sachwalters eingegangen, wobei entweder ein Sachwalter aus dem Kreis der von einem geeigneten Verein namhaft gemachten Personen oder ein Rechtsanwalt zu bestellen ist.

Im **§ 282** sind die Rechte und die Pflichten des Sachwalters beinhaltet. Er hat auch für die Person die erforderliche Sorge zu tragen und für ärztliche und soziale Betreuung zu sorgen.

Im **§ 283** wird auf das Erlöschen der Sachwalterschaft eingegangen. Das Gericht hat im Rahmen seiner Fürsorgepflicht in angemessenen Zeitabständen zu überprüfen, ob das Wohl des Pflegebefohlenen die Aufhebung oder Änderung der Sachwalterschaft erfordert.

Das **Ehegesetz** sieht eine psychiatrische Begutachtung vor, wenn eine Ehe aufgrund einer geistigen Störung (**§ 50**) oder einer Geisteskrankheit (**§ 51**) eines Partners geschieden werden soll. **ABGB § 50:** „Auf geistiger Störung beruhendes Verhalten: Ein Ehegatte kann Scheidung begehren, wenn die Ehe infolge eines Verhaltens des anderen Ehegatten, das nicht als Eheverfehlung betrachtet werden kann, weil es auf einer geistigen Störung beruht, so tief zerrüttet ist, daß die Wiederherstellung einer dem Wesen einer Ehe entsprechenden Lebensgemeinschaft nicht erwartet werden kann."

ABGB § 51: „Geisteskrankheit: Ein Ehegatte kann Scheidung begehren, wenn der andere geisteskrank ist, die Krankheit einen solchen Grad erreicht hat, daß die geistige Gemeinschaft zwischen den Ehegatten aufgehoben ist und eine Wiederherstellung dieser Gemeinschaft nicht erwartet werden kann."

Das ABGB macht die psychiatrische Begutachtung einer Person notwendig, wenn die **Geschäftsfähigkeit** oder **Testierfähigkeit** einer Person zweifelhaft ist.

ABGB § 865 bestimmt, daß „Kinder unter 7 Jahren und Personen über 7 Jahre, die den Gebrauch der Vernunft nicht haben … unfähig sind, ein Versprechen zu machen oder es anzunehmen." Ein Geisteskranker hat „den Gebrauch der Vernunft" nicht, wobei allerdings bestimmte Einschränkungen bestehen. „Der nur von bestimmten Wahnideen Beherrschte ist außerhalb dieses Gebietes vertragsfähig."

Ein psychiatrisches Gutachten kann weiterhin notwendig werden, wenn die Testierfähigkeit einer Person bezweifelt wird.

ABGB § 565: „Der Wille des Erblassers muß bestimmt, klar und deutlich erkennbar sein, er muß ferner im Zustand der vollen Besonnenheit, mit Überlegung und Ernst, frei von Zwang, Betrug und wesentlichem Irrtum erklärt werden."

In den **§§ 566-569 AGBG** werden Einschränkungen oder Aufhebungen der **Testierfähigkeit** beschrieben. Natürlich ist diese auch bei Personen, die einen Sachwalter benötigen, nicht gegeben.

Unter „Testierfähigkeit" wird die zur Errichtung oder Aufhebung letztwilliger Verfügungen erforderliche Geschäftsfähigkeit verstanden. Sie muß nur beim Testierakt vorhanden sein, was zu beurteilen eine Rechtsfrage ist, zu der allerdings immer wieder auch psychiatrische Sachverständige herangezogen werden. Als Ursache der Unfähigkeit, zu testieren, wird u. a. ein „Mangel der Besonnenheit" angeführt.

Wird bewiesen, daß die genannte Erklärung im Rahmen einer schweren psychiatrischen Erkrankung abgegeben worden ist, ist diese gemäß **ABGB § 566** ungültig.

Literatur

Allgemeiner Teil
Einführung
Berner, P.: Psychiatrische Systematik, 3. Aufl. Huber, Bern 1982
Freedman, A.M., H.I. Kaplan, B.J. Sadock, U.H. Peters (Hrsg.): Psychiatrie in Praxis und Klinik. Untersuchung psychisch Kranker, Psychiatrie und die soziokulturellen Wissenschaften. Band 7, Thieme, Stuttgart 1994
Glatzel, I.: Spezielle Psychopathologie. Enke, Stuttgart 1981
Glatzel, I.: Allgemeine Psychopathologie. Enke, Stuttgart 1978
Kind, H.: Leitfaden für die psychiatrische Untersuchung, 4. Aufl. Springer, Berlin 1990
Pfeiffer, W.M.: Transkulturelle Psychiatrie. Thieme, Stuttgart 1994
Reimer, C. (Hrsg.): Ärztliche Gesprächsführung, 2. Aufl. Springer, Stuttgart 1994
Scharfetter C.: Allgemeine Psychopathologie, 3. Aufl. Thieme, Stuttgart 1991
Schneider, K.: Klinische Psychopathologie, 14. unv. Aufl., mit einem Kommentar von G. Huber u. G. Gross, Thieme, Stuttgart 1992

Psychodiagnostik
Fisseni, H.J.: Lehrbuch der psychologischen Diagnostik. Hogrefe, Göttingen 1990
Jäger R.S.: Psychologische Diagnostik. Psychologie Verlagsunion, München 1988
Strieglitz, R.D., U. Baumann (Hrsg.): Psychodiagnostik psychischer Störungen. Enke, Stuttgart 1994

Organisch bedingte psychische Störungen und Gerontopsychiatrie
Allard, M., J.L. Signoret, D. Stalleicken: Alzheimer Demenz. Springer, Berlin 1988
Bauer, J.: Die Alzheimer-Krankheit, Schattauer, Stuttgart 1994
Bergener, M.: Psychogeriatrics. An International Handbook. Springer, New York 1987
Bergener, M., R.H. Belmaker, M.S. Tropper (eds.): Psychopharmacotherapy for the Elderly. Springer, New York 1993
Bergener, M., J.C. Brocklehurst, S.I. Finkel (eds.): Aging, Health and Healing. Springer, New York 1995
Bergener, M., S.I. Finkel (eds.): Treating Alzheimer's and other Dementias. Recent Research Advances. Springer, New York 1995
Füssgen, I.: Demenz. Praktischer Umgang mit Hirnleistungsstörungen, Schriftenreihe Geriatrie Praxis, 2. Aufl. MMV Medizin, München 1992
Günther, V., U. Meise, M. Kalousek, H. Hinterhuber (Hrsg.): Dementielle Syndrome. VIP, Innsbruck 1995
Gutzmann, H. (Hrsg.): Der dementielle Patient. Huber, Bern 1992
Kisker, K.P., H. Lauter, J.E. Meyer, C. Müller, E. Strömgren (Hrsg.): Organische Psychosen. Psychiatrie der Gegenwart. Bd. 6, 3. Aufl. Springer, Berlin 1988
Lishman, W.A.: Organic Psychiatry. The Psycological Consequences of Cerebral Disorder, 2. ed. Blackwell, Oxford 1987
Parks, R.W., R.F. Zec, R.S. Wilson: Neuropsychology of Alzheimer's disease and other dementias. Oxford 1993
Reisberg, B.: Hirnleistungsstörungen: Alzheimer'sche Krankheit und Demenz. Beltz, Weinheim 1986
Toole, J.S., A. Patel: Cerebrovaskuläre Störungen. Deutsche Ausgabe. Springer, Berlin 1980
Wettstein, A.: Senile Demenz. Ursache – Diagnose – Therapie – Volkswirtschaftliche Konsequenzen. Huber, Berlin 1991

Affektive Störungen
Angst, J.: Verlauf unipolar depressiver, bipolar manisch-depressiver und schizoaffektiver Erkrankungen und Psychosen. Ergebnisse einer prospektiven Studie. Fortschr. Neurol. Psychiat. 48 (1980) 3–30
Baldessarini, R.J., W.W. Fleischhacker, G. Sperk: Pharmakotherapie in der Psychiatrie. Thieme, Stuttgart 1991
Beck, A.T., A.J. Rush, B.F. Shaw, G. Emery: Kognitive Therapie der Depression. Urban & Schwarzenberg, München 1981
Bloom, F.E., D.J. Kupfer (eds.): Psychopharmacology. Raven Press, New York 1995
Freedman, A.M., H.I. Kaplan, B.J. Sadock, U.H. Peters: Psychiatrie in Praxis und Klinik. Band 1: Schizophrenie, affektive Erkrankungen, Verlust und Trauer. Thieme, Stuttgart 1984
Kaplan, H.I., B.J. Sadock (eds.): Comprehensive Textbook of Psychiatry, 6 th ed. Williams & Wilkins, Baltimore 1995
Katschnig H. (Hrsg.): Fortschritte der Psychiatrie. 5. Sozialer Streß und psychische Erkrankung. Urban & Schwarzenberg, München 1980
Kisker, K.P. (Hrsg.): Psychiatrie der Gegenwart, 3. Aufl., Band 5: Affektive Psychosen. Springer, Berlin 1988
Langer, G., H. Heimann: Psychopharmaka. Springer, Wien 1983
Montgomery, S.A., F. Rouillon (eds.): Long-term Treatment of Depression. Perspectives in Psychiatry Volume 3, John Wiley & Sons, New York 1992
Rieder, P., G. Laux, W. Pöldinger (Hrsg.): Neuropsychopharmaka. Ein Therapie-Handbuch. Band 3: Antidepressiva und Phasenprophylaktika. Springer, Wien 1993

Schizophrenie
Baldessarini, R.J., W.W. Fleischhacker, G. Sperk: Pharmakotherapie in der Psychiatrie. Thieme, Stuttgart 1991
Barrett, R.: The Psychiatric Team and the Social Definition of Schizophrenia. Cambridge, Cambridge 1996
Benkert, O., H. Hippius: Psychiatrische Pharmakotherapie, 6. Aufl. Springer, Stuttgart 1996
Bleuler, E.: Dementia praecox oder die Gruppe der Schizophrenien. Deuticke, Leipzig 1911

Bleuler, M.: Die schizophrenen Geistesstörungen im Lichte langjähriger Kranken- und Familiengeschichten. Thieme, Stuttgart 1972

Böker, W., H.D. Brenner (Hrsg.): Schizophrenie als systemische Störung. Huber, Bern 1989

Brenner, H.D., W. Böker: Verlaufsprozesse schizophrener Erkrankungen. Huber, Bern 1992

Ciompi, L.: Affektlogik, 3. Aufl. Klett-Cotta, Stuttgart 1992

Conrad, K.: Die beginnende Schizophrenie, 6. unv. Aufl. Thieme, Stuttgart 1992

Crow, T.J. et al: Gibt es Spätdyskinesien? In: Kryspin-Exner, K., H. Hinterhuber, H. Schubert (Hrsg.): Langzeittherapie psychiatrischer Erkrankungen. Schattauer, Stuttgart 1984, 117-129

Den Boer, J.A., H.G.M. Westenberg, H.M. Van Praag (eds.): Advances in the Neurobiology of Schizophrenia. Clinical and Neurobiological Advances in Psychiatry, 1, John Wiley & Sons, New York 1995

Finzen, A.: Schizophrenie - Die Krankheit verstehen. Psychiatrie Verlag, Bonn 1993

Fleischhacker, W.W., H. Hinterhuber, P. König (Hrsg.): Die Behandlung der schizophrenen Erkrankungen - Neue Entwicklungen. VIP, Innsbruck - Wien 1995

Gaebel, W., A.G. Awad (eds.): Prediction of neuroleptic treatment outcome in schizophrenia. Springer, Wien/New York 1994

Hinterhuber, H., Ch. Haring: Unerwünschte Wirkungen, Kontraindikationen, Überdosierungen und Intoxikationen bei Neuroleptika, In: Riederer, P., G. Laux, W. Pöldinger (Hrsg.): Neuro-Psychopharmaka, Band 4, 2. Aufl. Springer, Wien (im Druck)

Hinterhuber, H., W.W. Fleischhacker, U. Meise (Hrsg.): Die Behandlung der Schizophrenien - State of the Art. VIP, Innsbruck 1995

Hirsch, S.R., D.R. Weinberger (Hrsg.): Schizophrenia, Blackwell Science, Oxford 1995

Jakob, H., H. Beckmann: Prenatal developmental disturbances in the limbic allocortex in schizophrenia, J. Neurol. Transm. 65 (1986) 303-26

Katschnig, H. (Hrsg.): Die andere Seite der Schizophrenie: Patienten zu Hause, 3. Aufl., Edition Psychiatrie, Psychologie-Verlags Union, Weinheim 1989

Klosterkötter, J.: Basissymptome und Endphänomene der Schizophrenie. Springer, Berlin 1988

Kraepelin, E.: Psychiatrie: Ein Lehrbuch, 6. Aufl. 1898, 8. Aufl. Barth, Leipzig 1909

Lempp, R.: Die Therapie der Psychosen im Kindes- und Jugendalter. Huber, Bern 1990

Meltzer, H.Y. (Ed.): Novel Antipsychotic Drugs. Raven, New York 1992

Möller, H.J., A. Deister (Hrsg.): Vulnerabilität für affektive und schizophrene Erkrankungen. Springer, Wien 1996

Möller, H.-J. (Hrsg.): Therapie psychiatrischer Krankheiten. Enke, Stuttgart 1993

Propping, P.: Psychiatrische Genetik. Springer, Berlin 1989

Scharfetter, C.: Schizophrene Menschen, 4. Aufl. Beltz Psychologie-Verlagsunion, Weinheim 1995

Spitzer, M.: Halluzinationen. Ein Beitrag zur allgemeinen und klinischen Psychopathologie. Springer, Berlin 1988

Süllwold, L., G. Huber: Schizophrene Basisstörungen. Monographien aus dem Gesamtgebiet der Psychiatrie, Springer, Berlin 1986

Neurosen und psychosomatische Erkrankungen

Biebl, W.: Anorexia nervosa. Beiträge zur Pathogenese, Konsequenzen für die Therapie. Enke, Stuttgart 1986

Bräutigam, W., P. Christian, M. v. Rad: Psychosomatische Medizin. Thieme, Stuttgart 1992

Bräutigam, W.: Reaktionen - Neurosen - Abnorme Persönlichkeiten, Seelische Krankheiten im Grundriß, 6. Aufl. Thieme, Stuttgart 1994

Elhardt, S.: Tiefenpsychologie, Kohlhammer, Stuttgart 1990

Engel, G.L., A.H. Schmale: Eine psychoanalytische Theorie der somatischen Störung. Psyche 23 (1969) 241-261

Grastyán, E.: Commentary. In: E. Gellhorn (ed.): Biological foundations of emotion. Scott-Foresman, Evanston 1968, 114-127

Grawe, K., R. Donati, F. Bernauer: Psychotherapie im Wandel. Von der Konfession zur Profession. Hogrefe, Göttingen 1994

Hand, I., W.K. Goodman, U. Evers (Hrsg.): Zwangsstörungen: Neue Forschungsergebnisse. Springer, Berlin 1992

Hoffmann, S.O., G. Hochapfel: Einführung in die Neurosenlehre, Psychotherapeutische und Psychosomatische Medizin, 5. Aufl. Schattauer, Stuttgart 1995

Kohut, H.: Narzißmus. Eine Theorie der psychoanalytischen Behandlung narzißtischer Persönlichkeitsstörungen. Suhrkamp, Frankfurt 1974

Mentzos, S.: Neurotische Konfliktverarbeitung. Kindler, München 1989

Nemiah, J.C., P.E. Sifneos: Affect and fantasy in patients with psychosomatic disorders. In: Hill, O.W.: Modern Trends in Psychosomatic Medicine. Butterworth, London 1970

Olds, J., P. Milner: Positive reinforcement produced by electrical stimulation of septal area and other regions of rat brain. J. of Comparative and Physiological Psychology, 47 (1954) 419-427

Pöldinger, W.: Angst und Angstbewältigung, Huber, Bern 1988

Richter, H.E.: Zur Psychodynamik der Herzneurose. Z. psychosomat. Med. 10 (1964) 253

Richter, H.E.: Patient Familie. Entstehung, Struktur und Therapie von Konflikten in Ehe und Familie. Rowohlt, Reinbeck 1970

Rief, W., W. Hiller: Somatoforme Störungen. Körperliche Symptome ohne organische Ursache. Huber, Bern 1992

Schepank, H.: Epidemiologie psychogener Störungen. In: Kisker, K.P., H. Lauter, J.E. Meyer, C. Müller, E. Strömgren (Hrsg.): Psychiatrie der Gegenwart I, Springer, Berlin 1987, 1-27

Schüßler, G.: Bewältigung chronischer Erkrankungen. Vandenhoeck & Ruprecht, Göttingen 1993

Schüßler, G.: Psychosomatik und Psychotherapie systematisch. Uni-Med, Lorch 1995

Stierlin, H.: Von der Psychoanalyse zur Familientherapie. Klett-Cotta, Stuttgart 1980

Strotzka, H., I. Leitner, G. Czerwanka-Wenkstetten, S.R. Graupe, M.D. Simon: Kleinburg. Eine sozialpsychologische Feldstudie. Österreichischer Bundesverlag für Unterricht, Wissenschaft und Kunst, Wien 1969

Uexküll, Th.: Psychosomatische Medizin, 5. Aufl. Urban & Schwarzenberg, München 1996

Vaillant, G.E.: Natural history of male psychological health: effects of mental health on physical health. New Engl. J. Med. 301 (1979) 1249-1254

Wesiack, W.: Grundzüge der psychosomatischen Medizin. Springer, Berlin 1984

Willi, J.: Die Zweierbeziehung. Rowohlt, Reinbeck 1975

Persönlichkeits- und Verhaltensstörungen

Dowson, J.H., A.T. Grounds: Personality Disorders. Recognition and Clinical Management. Cambridge, Cambridge 1996

Essen-Möller, E., O. Hagnell: Normal and lesional traits of personality. Neuropsychobiology 1 (1975) 146–154
Freud, A.: Das Ich und die Abwehrmechanismen. Fischer, Frankfurt/Main 1987
Glueck, S., E. Glueck: Predicting Delinquency and Crime. Harvard, Cambridge/Mass. 1960
Hinterhuber, H.: Epidemiologie psychiatrischer Erkrankungen. Enke, Stuttgart 1982
Koch, I.L.A.: Die psychopathologischen Minderwertigkeiten. Maier, Ravensburg 1891-93
Kraepelin, E.: Psychiatrie. Ein Lehrbuch für Studierende und Ärzte, 7. Aufl. Barth, Leipzig 1903–1904, 1909–1915
Kretschmer, E.: Körperbau und Charakter. Springer, Berlin 1921
Langer, T.S., S.T. Michael: Life stress and mental health. Glencoe, New York 1963
Paris, J.: Social Factors in the Personality Disorders. A Biopsychosocial Approach to Etiology and Treatment. Cambridge, Cambrigde 1996
Pinel, P.: Traité médico-philosophique sur l'alienation mental, 2. ed. Brosson, Paris 1809
Prichard, J.C.: A treatise on insanity and other disorders affecting in the mind, Sherwood, Gilbert & Piper, London 1835
Raine, A., T. Lencz, S.A. Mednick (eds.): Schizotypal Personality, Cambridge, Cambridge 1995
Robins, L.: Longitudinal methode in the study of normal and pathological development. Psychiatrie der Gegenwart, Bd. III, 2. Aufl. Springer, Berlin 1979
Sass, H.: Psychopathie, Soziopathie, Dissozialität. Springer, Berlin 1987
Seligman, M.E.P.: Helplessness. Freeman, San Francisco 1975. Dt. Ausgabe: Erlernte Hilflosigkeit, 2. Aufl. Urban & Schwarzenberg, München 1983
Schepank, H.: Das Mannheimer Kohortenprojekt. Die Prävalenz psychogener Erkrankungen in der Stadt. Z. Psychosom. Med. 30, (1984) 43–61
Schneider, K.: Die psychopathischen Persönlichkeiten. 1. Aufl. Thieme, Leipzig 1923
Tölle, R.: Persönlichkeitsstörungen. Psychiatrie der Gegenwart, Bd. I, 3. Aufl. Springer, Berlin 1986
Vaillant, G.E., J.C. Perry: Personality Disorders. In: Kaplan, H.I., B.J. Sadock (Hrsg.) Comprehensive Textbook of Psychiatry IV, Vol. 1, 4th ed. Williams & Wilkins, Baltimore 1985, 958–986
Vaillant, G.E., J.Ch. Perry: Persönlichkeitsstörungen. In: Freedman, A.M., H.I. Kaplan, B.J. Sadock, U.H. Peters (Hrsg.): Psychiatrie in Praxis und Klinik, Band 4 Psychosomatische Störungen. Thieme, Stuttgart (1988) 113–157

Sexualstörungen
Bancroft, J.: Grundlagen und Probleme menschlicher Sexualität. Enke, Stuttgart 1985
Buddeberg, C.: Sexualberatung. Enke, Stuttgart 1987
Hertoft, P.: Klinische Sexologie. Deutscher Ärzteverlag, Köln 1989
Kockott, G.: Sexuelle Variationen. Hippokrates, Stuttgart 1988
Masters, W.H., V.E. Johnson: Impotenz und Anorgasmie. Zur Therapie funktioneller Sexualstörungen. Goverts Krüger Stahlberg, Frankfurt 1973
Schorsch, E., G. Galedary, A. Haag, M. Hauch, H. Lohse: Perversion als Straftat. Springer, Berlin 1985
Sigusch, V.: Therapie sexueller Störungen, 2. Aufl. Thieme, Stuttgart 1980

Kinder- und Jugendpsychiatrie
Bateson, G.: Ökologie des Geistes, 5. Aufl. Suhrkamp, Frankfurt 1983
Bowlby, J.: Mutterliebe und kindliche Entwicklung. Reinhardt, München 1985
Eggers, C., R. Lempp, G. Nissen, P. Strunk: Kinder- und Jugendpsychiatrie, 7. Aufl. Springer, Berlin 1994
Göllnitz, G.: Neuropsychiatrie des Kindes- und Jugendalters, 5. Aufl. Fischer, Stuttgart 1992
Lempp, R.: Eine Pathologie der psychischen Entwicklung, 4. Aufl. Huber, Bern 1981
Lempp, R.: Die Therapie der Psychosen im Kindes- und Jugendalter, Huber, Bern 1990
Martinius, J.: Schizophrene Psychosen in der Adoleszenz. Quintessenz, München 1994
Mattejat, F.: Familie und psychische Störungen. Enke, Stuttgart 1985
Neuhäuser, G.: Klinische Syndrome. In: Neuhäuser G., H.-Ch. Steinhausen (Hrsg.): Geistige Behinderung. Kohlhammer, Stuttgart 1990
Nissen, G. (Hrsg.): Allgemeine Therapie psychischer Erkrankungen im Kindes- und Jugendalter, 1. Aufl. Huber, Bern 1988
Piaget, J.: Abriß der genetischen Epistemologie. Klett-Cotta, Stuttgart 1980
Remschmidt, H., M.H. Schmidt: Kinder- und Jugendpsychiatrie in Klinik und Praxis. Thieme, Stuttgart 1985
Resch, F.: Entwicklungspsychopathologie des Kindes- und Jugendalters, Beltz Psychologie-Verlagsunion, Weinheim 1996
Rohde-Dachser, Ch.: Das Borderline-Syndrom, 4. Aufl. Huber, Bern 1979
Rutter, M.: Child and Adolescent Psychiatry Modern Approaches, 2nd ed. Blackwell Scientific Publications, Oxford 1985
Spiel, W., G. Spiel: Kompendium der Kinder- und Jugendneuropsychiatrie, UTB, Reinhardt, München 1987
Spitz, R.A.: Anaclitic depression. An inquiry into the genesis of psychiatric. Psychoanal. Study Child 2 (1946) 313–342
Steinhausen, H.-Ch.: Psychische Störungen bei Kindern und Jugendlichen, 2. Aufl. Urban & Schwarzenberg, München 1993

Wahn
Blankenburg, W. (Hrsg.): Wahn und Perspektivität, Enke, Stuttgart 1991
Huber, G., G. Gross: Wahn. Eine deskriptiv-phänomenologische Untersuchung. In: Glatzel, J., H. Krüger, C. Scharfetter (Hrsg.): Schizophrener Wahn, Enke, Stuttgart 1977
Kretschmer, E.: Der sensitive Beziehungswahn, 4. Aufl. Springer, Berlin 1966
Schulte, W., R. Tölle (Hrsg.): Wahn. Thieme, Stuttgart 1972

Abhängigkeitserkrankungen
Altenkirch, H.: Schnüffelsucht und Schnüffelneuropathie. Springer, Berlin 1982
Begleiter, H., B. Kissin (eds.): The Pharmacology of Alcohol and Alcohol Dependence, Alcohol and Alcoholism 2. Oxford, Oxford 1996
Edwards, G., C. Dare (eds.): Psychotherapy, Psychological Treatments and the Addictions. Cambridge, Cambridge 1996
Feuerlein, W.: Alkoholismus – Mißbrauch und Abhängigkeit. Thieme, Stuttgart 1984
Hackenberg, K., B. Hackenberg, H. Hinterhuber: Sucht und Suchttherapie. Dustri, München 1992

Keup, W.: Mißbrauchsmuster bei Abhängigkeit von Alkohol, Medikamenten und Drogen. Lambertus, Freiburg 1993
Laubenthal, F. (Hrsg.): Allgemeine Probleme um Mißbrauch, Süchtigkeit und Sucht. Thieme, Stuttgart 1964
Lesch, O.M.: Chronischer Alkoholismus. Thieme, Stuttgart 1985
Mallach, H.J., H. Hartmann, V. Schmidt: Alkoholwirkung beim Menschen. Thieme, Stuttgart 1987
Meise, U. (Hrsg.): Alkohol, die Sucht Nr. 1. VIP, Innsbruck 1993
Meyer, G., M. Bachmann: Glücksspiel – Wenn der Traum vom Glück zum Alptraum wird. Springer, Stuttgart 1993
Minneker-Hügel, E. R. de Jong-Meyer, G. Buchkremer: Kognitive und situative Bedingungen des Rückfalls bei Rauchern. Verhaltenstherapie 2 (1992) 125–131
Poser, W.: Klinik der Medikamentenabhängigkeit in Abhängigkeit und Sucht. Psychiatrie der Gegenwart 3. Springer, Berlin 1987
Russi, E. W. : Opiatmißbrauch, Medizinische Komplikationen. Gustav Fischer, Stuttgart 1986
Schied, H.W., H. Heimann, K. Mayer (Hrsg.): Der chronische Alkoholismus. Grundlagen, Diagnostik, Therapie. Gustav Fischer, Stuttgart 1989
Schmidt, H.G.: Jahrbuch zur Frage der Suchtgefahren. Neuland, Hamburg 1983
Schmidt, L.: Alkoholkrankheit und Alkoholmißbrauch. Kohlhammer, Stuttgart 1986
Scholz, H.: Die Rehabilitation des chronischen Alkoholismus. Enke, Stuttgart 1986
Scholz, H.: Syndrombezogene Alkoholismustherapie. Hogrefe, Göttingen 1996
Solms, H., W. Steinbrecher: Allgemeine Probleme um Mißbrauch und Abhängigkeit von Medikamenten, Drogen und Genußmitteln. In: W. Steinbrecher, H. Solms (Hrsg.): Sucht und Mißbrauch. Thieme, Stuttgart 1975
Stocksmeier, U., G. Hermes: Rauchertherapie in Klinik und Praxis. Suchtgefahren 25 (1979) 219–225
Täschner, K.L.: Klinik der Rauschdrogen – Psychiatrie der Gegenwart 3. Abhängigkeit und Sucht, Springer, Berlin 1987
Topel, H.: Opioid-Genetik in der Suchtforschung. Suchtgefahren 35 (1989) 73–83
Zimmer, D., P. Lindinger, U. Mitschele: Neue Wege in der verhaltenstherapeutischen Behandlung des Rauchens. Verhaltenstherapie 3 (1993) 304–316

Schlafstörungen
Berger M.: Handbuch des normalen und gestörten Schlafs. Springer, Berlin 1992
Borbely, A.: Das Geheimnis des Schlafs. dtv, München 1987
Dreßing, H.: D. Riemann: Diagnostik und Therapie von Schlafstörungen. G. Fischer, Stuttgart 1994
Hajak, G., E. Rüther: Insomnie – Schlaflosigkeit. Springer, Berlin 1995

Suizidales Verhalten
Felber, W.: Typologie des Parasuizids. Roderer, Regensburg 1993
Finzen, A.: Suizidprophylaxe bei psychischen Störungen, 3. Aufl. Psychiatrie, Bonn 1992
Henseler, H.: Narzißtische Krisen. Zur Psychodynamik des Selbstmords, 3. Aufl. Rowohlt, Reinbek 1990
Reimer, C. (Hrsg.): Suizid. Ergebnisse und Therapie. Springer, Berlin 1982
Ringel, E. (Hrsg.): Selbstmordverhütung, 4. Aufl. Huber, Bern 1987

Wedler, H.L.: Der Suizidpatient im Allgemeinkrankenhaus. Enke, Stuttgart 1984
Wedler, H.L., M. Wolfersdorf, R. Welz (Hrsg.): Therapie bei Suizidgefährdung. Roderer, Regensburg 1992

Schmerz
Adler, R.: Psychologische Aspekte des Schmerzes. In: Frey, G., H.U. Gebershagen (Hrsg.): Schmerz und Schmerzbehandlung heute. Fischer, Stuttgart 1977, 34–41
Basler, H.D., C. Franz, S. Kröner-Herwig, H.P. Rehfisch, H. Seemann: Psychologische Schmerztherapie. Springer, Berlin 1990
Bonica, J.J. (ed): The management of pain, 2nd ed. Lea & Febiger, Philadelphia 1990
France, R.D., K.R. Krishan: Chronic pain. American Psychiatric Press, Washington DC 1988
Frey, E.: Opioide in der Medizin. Springer, Berlin 1991
Hand, I., H.U. Wittchen (Hrsg.): Verhaltenstherapie in der Medizin. Springer, Berlin 1989
Kasper, S., S. Ruhrmann: Schmerz aus psychiatrischer Sicht. In: Möller, H.-J., H. Przuntek (Hrsg.): Therapie im Grenzgebiet von Psychiatrie und Neurologie. Springer, Berlin 1993, 179–197
Österreichisches Bundesministerium für Gesundheit: Empfehlungen zur Therapie des Karzinom-Schmerzes, Wien 1993
Rehfisch, H.P., H.D. Balser, H. Seemann: Psychologische Schmerzbehandlung bei Rheuma. Springer, Berlin 1989
Rief, W., W. Hiller: Somatoforme Störungen. Huber, Bern 1992
Wittchen, H.U., F. Köhler, S. Schaller: Verhaltenstherapeutische Strategien bei chronischen Schmerzen – Grundlagen, Prinzipien und Anwendungsfehler. In: Hand, I., H.U. Wittchen (Hrsg.): Verhaltenstherapie in der Medizin. Springer, Berlin 1989, 121–142
Wörz, R. (Hrsg.): Chronischer Schmerz und Psyche. Fischer, Stuttgart 1990
Wörz, R., H.D. Basler: Schmerz und Depression. Antidepressiva und psychologische Verfahren. Deutscher Ärzteverlag, Köln 1991

Psychiatrischer Notfall
Berzewski, H.: Der psychiatrische Notfall. Perimed, Erlangen 1983
Dubin, W.R., K.J. Weiss: Handbuch der Notfall-Psychiatrie. Huber, Bern 1993
Schnyder, U., J.-D. Sauvant (Hrsg.): Krisenintervention in der Psychiatrie. Huber, Bern 1993

Grundzüge der Sozialpsychiatrie
Bauer, M., H. Berger: Kommunale Psychiatrie auf dem Prüfstand. Forum der Psychiatrie 30. Enke, Stuttgart 1988
Bauer, M., E. Engfer, J. Rappl: Psychiatrie-Reform in Europa. Psychiatrie, Bonn 1991
Beirat für Psychische Hygiene: Richtlinien für die psychiatrische Versorgung: Grundsätze einer bedürfnisgerechten psychiatrischen Betreuung der Bevölkerung. Neuropsychiatrie 4 (1991) 124–126
Breakey, W.R.: Integrated Mental Health Services. Modern Community Psychiatry. Oxford, Oxford 1996
Brugha, T.S. (Ed.): Social Support and Psychiatric Disorder. Research Findings and Guidelines for Clinical Practice. Cambridge, Cambridge 1995
Bundesministerium für Jugend, Familie, Frauen und Gesundheit: Empfehlungen der Expertenkommission der Bundesregierung zur Reform der Versorgung im psychiatrischen und psychotherapeutisch/psychosomatischen Bereich. Bonn 1988

Dilling, H., S. Weyerer, R. Castell: Psychische Erkrankungen in der Bevölkerung. Enke, Stuttgart 1984

Freeman, H.L., T. Fryers, J.H. Henderson: Die psychiatrische Versorgung in Europa: 10 Jahre im Rückblick. Weltgesundheitsorganisation, Regionalbüro für Europa, Kopenhagen 1986

Frischenschlager, O. u. Mitarb. (Hrsg.): Lehrbuch der psychosozialen Medizin. Springer, Wien 1995

Gaebel, W. (Hrsg.): Qualitätssicherung im psychiatrischen Krankenhaus, Springer, Wien/New York 1995

Häfner, H., W. Rössler: Die Reform der Versorgung psychisch Kranker in der Bundesrepublik. In: Häfner, H. (Hrsg.): Psychiatrie: Ein Lesebuch für Fortgeschrittene. G. Fischer, Stuttgart 1991, 256–282.

Hinterhuber, H.: Epidemiologie psychiatrischer Erkrankungen. Eine Feldstudie. Enke, Stuttgart 1982

Hinterhuber, H., U. Meise: Sozialpsychiatrie. In: Frischenschlager, O. u. Mitarb. (Hrsg.): Lehrbuch der psychosozialen Medizin. Springer, Wien 1995, 702–716

Kendrick, T., A. Tylee, P. Freeling (eds.): The Prevention of Mental Illness in Primary Care. Cambridge, Cambridge 1996

Levin, B.L., J. Petrila (eds.): Mental Health Services. A Public Health Perspective. Oxford, Oxford 1996

Meise, U., F. Hafner, H. Hinterhuber (Hrsg.): Die Versorgung psychisch Kranker in Österreich. Springer, Wien 1991

Rössler, W., U. Meise, A. Rössler-Riecher: Gerontopsychiatrische Versorgung: Integration in das allgemeine Sozial- und Gesundheitswesen oder Spezialisierung? In: Günther, V., U. Meise, H. Hinterhuber (Hrsg.): Dementielle Syndrome: Standortbestimmung II. VIP, Innsbruck 1994

Üstün, T.B., N. Sartorius (eds.): Mental Illness in General Health Care: An International Study, John Wiley & Sons, New York 1995

Vereinte Nationen: Resolution der Generalversammlung: Der Schutz von psychisch Kranken und die Verbesserung der psychiatrischen Versorgung. Generalversammlung der Vereinten Nationen, WHO-Schriften, Genf 1992

Psychiatrische Rehabilitation

Gmür, M.: Schizophrenieverlauf und Entinstitutionalisierung. Enke, Stuttgart 1986

Kulenkampff, C., U. Hoffmann (Hrsg.): Der gemeindepsychiatrische Verbund als ein Kernstück der Empfehlungen der Expertenkommission. Tagungsberichte, Band 16. Rheinland Verlag GmbH, Köln 1990, 11–17

Kunze, H., L. Kaltenbach: Psychiatrie-Personalverordnung. Kohlhammer, Stuttgart 1992

Meise, U., F. Hafner, H. Hinterhuber (Hrsg.): Die Versorgung Psychisch Kranker in Österreich. Springer, Wien 1991

Meise, U., H. Hinterhuber: Psychiatrische Rehabilitation. In: Frischenschlager, O. u. Mitarb. (Hrsg.): Lehrbuch der psychosozialen Medizin. Springer, Wien 1995, 717–730

Rössler, W., H.J. Salize, H. Häfner: Grundlagen und Leitlinien einer modernen gemeindepsychiatrischen Versorgung: Planungsstudie Luxemburg. VIP, Innsbruck 1993

Wing, J.K.: Rehabilitation, Soziotherapie und Prävention. In: H.P. Kisker, H. Lauter, J.E. Meyer u. Mitarb. (Hrsg.): Psychiatrie der Gegenwart 4: Schizophrenien. Springer, Berlin 1987, 325–355

Psychotherapie

Corsini, H.: Handbuch der Psychotherapie. Band 1 und 2. Beltz, Weinheim 1993

Grawe, K., R. Donati, F. Bernauer: Psychotherapie im Wandel. Von der Konfession zur Profession. Hogrefe, Göttingen 1994

Hand, I., H.U. Wittchen (Hrsg.): Verhaltenstherapie in der Medizin. Springer, Berlin 1989

Heigl-Evers, A., F. Heigl, J. Ott (Hrsg.): Lehrbuch der Psychotherapie. G. Fischer, Stuttgart 1993

Kriz, J.: Grundkonzepte der Psychotherapie. Psychologie-Verlags-Union, München 1989

Kryspin-Exner, I.: Einladung zur psychologischen Behandlung, Quintessenz, München 1994

Linden, M., M. Hautzinger (Hrsg.): Verhaltenstherapie, 3. Aufl. Springer, Stuttgart 1996

Lückert, H.-R., J. Lückert: Einführung in die kognitive Verhaltenstherapie. UTB/Reinhardt, München 1994

Reinecker, H. (Hrsg.): Lehrbuch der klinischen Psychologie, 2. Aufl. Hogrefe, Göttingen 1990

Schultz, J.H.: Das autogene Training. 19. Aufl. Thieme, Stuttgart 1991

Schweigkofler, H., M. Kopp (Hrsg.): Handbuch für Klinische Psychologie. Berenkamp, Schwaz 1996

Stumm, G., B. Wirth: Psychotherapie. Schulen und Methoden. Eine Orientierungshilfe für Theorie und Praxis. Falter, Wien 1994

Sulz, S.K.D.: Psychotherapie in der klinischen Psychiatrie. Thieme, Stuttgart 1987

Vaitl, D., F. Petermann: Handbuch der Entspannungsverfahren, Bd. 1 u. 2. Beltz, Weinheim 1993, 1994

Forensische Psychiatrie

Dittmann, V.: Forensisch-psychiatrische Begutachtung von Drogendelikten in der Schweiz. In: Frank, C., G. Harrer (Hrsg.): Drogen-Delinquenz – Jugendstrafrechtsreform. Forensia-Jahrbuch II, Springer, Berlin 1991

Emberger, H., A. Sattler: Das ärztliche Gutachten. ÖAK, Wien 1985

Gschwind, M., F. Peterson, E.C. Rautenberg: Die Beurteilung psychiatrischer Gutachten im Strafprozeß. Kohlhammer, Stuttgart 1982

Haller, R.: Das psychiatrische Gutachten. Manz, Wien 1996

Heinz, G.: Fehlerquellen forensisch-psychiatrischer Gutachten. Kriminalistik, Heidelberg 1982

Langelüddeke, A., P.H. Bresser: Gerichtliche Psychiatrie, 4. Aufl. de Gruyter, Berlin 1976

Nedopil, N.: Forensische Psychiatrie. Gemeinschaftsausgabe mit C.H. Beck, München, Thieme, Stuttgart 1996

Pohlmeier, H., E. Deutsch, H.-L. Schreiber: Forensische Psychiatrie heute. Springer, Berlin 1986

Prunnlechner-Neumann, R., H. Hinterhuber (Hrsg.): Forensische Psychiatrie. VIP, Innsbruck 1996

Rasch, W.: Forensische Psychiartie, Kohlhammer, Stuttgart 1986

Saß, H. (Hrsg.): Affektdelikte. Interdisziplinäre Beiträge zur Beurteilung von affektiv akzentuierten Straftaten. Springer, Berlin 1993

Waller, H.: Zwangseinweisung in der Psychiatrie. Zur Situation in der Bundesrepublik Deutschland, in Österreich und in der Schweiz. Huber, Bern 1982

Wyrsch, J.: Gerichtliche Psychiatrie. Ein Lehrbuch für Juristen und Mediziner, 2. Aufl. Haupt, Bern 1955

Glossar psychiatrischer Fachausdrücke

Hartmann Hinterhuber

Das Glossar beschränkt sich auf die Begriffe, die zum Verständnis des vorliegenden Textes notwendig sind; es erhebt infolgedessen nicht den Anspruch auf lexikographische Vollständigkeit. Bei manchen Definitionen werden die psychischen Störungen aufgeführt, bei denen das jeweils beschriebene Symptom am häufigsten ist. Es muß jedoch immer berücksichtigt werden, daß das Symptom auch bei anderen Störungen auftreten kann. Bei der Auswahl der Begriffe für das Glossar haben wir uns unter anderem am Glossar des DSM IV R orientiert.

Ablenkbarkeit. Die Aufmerksamkeit wird zu oft auf unbedeutende oder unwichtige äußere Reize abgelenkt.

Absencen. Kurzwährende Bewußtseinsstörungen mit Amnesie bei epileptischen Erkrankungen.

Abstinenzsyndrom – Entzugssyndrom. Vegetative Symptomatik nach dem Absetzen psychotroper Substanzen (z.B. Alkohol, Drogen, Medikamente).

Abulie. Krankhaftes Unvermögen, Entscheidungen zu treffen oder Entschlüsse durchzuführen.

Abwehr – Abwehrmechanismen. Gesamtheit aller (unbewußten) psychischen Regulierungsvorgänge, die dazu dienen, nicht akzeptable oder Unlust hervorrufende Affekte, Wünsche oder Bedürfnisse vom Bewußtsein fernzuhalten und das Ich vor Gefahren zu schützen, die ihm von der Realität, der Triebstärke oder von den Über-Ich-Strukturen drohen.

Abwehrmechanismen haben auch *adaptive Funktionen*. Reifere Formen (z.B. die Verdrängung) können von unreiferen (z.B. die Projektion oder die Verleugnung) unterschieden werden.

- *Abwertung:* Ein Mechanismus, bei dem die Person in übertriebener Weise negative Eigenschaften auf sich selbst oder andere überträgt, also sich selbst oder andere ungerechtfertigt abwertet.
- *Ausagieren:* Ein Mechanismus, bei dem die Person ohne Reflexion oder ohne Berücksichtigung möglicher negativer Folgewirkungen handelt.
- *Autistisches Phantasieren:* Ein Mechanismus, bei dem die betroffene Person in übermäßiges Tagträumen verfällt, anstatt ihre Probleme durch direktes und effektives Handeln oder das Zurückgreifen auf soziale Kontakte zu lösen.
- *Dissoziation:* Teilweise oder vollständige Entkoppelung von psychischen und körperlichen Funktionen.
- *Idealisierung:* Ein Mechanismus, bei dem die Person in übertriebener Weise positive Eigenschaften auf sich selbst oder andere bezieht, also sich selbst oder andere ungerechtfertigt aufwertet.
- *Identifikation:* Versuch eine größtmögliche Ähnlichkeit mit einer anderen Person oder eine Angleichung an bestimmte Objekte zu erreichen.
- *Intellektualisierung:* Ausflucht in abstrakt-intellektualisierende Argumentationsweisen, um „störende" Gefühle zu vermeiden.
- *Isolierung:* Ein Mechanismus, bei dem der Betroffene nicht in der Lage ist, außer den kognitiven auch die affektiven Komponenten eines Erlebnisses zu erfahren, da der Affekt aus dem Bewußtsein ferngehalten wird.
- *Passive Aggression:* Ein Mechanismus, bei dem die Person in indirekter Weise und nicht offensichtlich Aggressionen gegenüber anderen äußert oder auslebt.
- *Projektion:* Das Ängstigende wird anderen Objekten unterstellt und dort bekämpft.
- *Rationalisierung:* Logisch-rationale Begründung von Handlungen, denen ein triebhaft-unbewußtes Motiv zugrunde liegt, das jedoch aus moralischen Gründen nicht akzeptiert werden kann („vorgeschobene Motive").
- *Reaktionsbildung:* Ein Mechanismus, bei dem die Person ihre eigenen, von ihr selbst oder von der Gesellschaft nicht akzeptierten Verhaltensweisen, Gedanken und Gefühle durch entgegengesetzte ersetzt.
- *Regression:* Zurückgehen auf eine frühere Entwicklungsphase der Ich-Funktion (z.B. Trotzverhalten), der Befriedigungsform (z.B. Eßlust) oder der Beziehungsmuster (z.B. mütterliche Versorgung).
- *Repression:* Ein Mechanismus, bei dem die Person sich störender Wünsche, Gefühle, Gedanken oder Erfahrungen nicht mehr kognitiv bewußt ist, beziehungsweise unfähig ist, sich an sie zu erinnern. Es ist zu unterscheiden zwischen der unbewußten Repression und der bewußten Unterdrückung (s.u.).
- *Somatisierung (Konversion):* Umwandlung psychischer Konflikte in körperliche Symptome.
- *Spaltung:* Ein Mechanismus, bei dem die Person sich selbst oder andere als entweder vollkommen gut oder schlecht sieht. Dabei ist sie nicht in der Lage, positive und negative Eigenschaften des Selbst oder anderer in ein geschlossenes Bild zu

integrieren. Oft idealisiert und wertet die Person alternierend die anderen oder sich selbst ab bzw. auf.
- *Sublimierung:* Umwandlung von Konflikten auf niedriger Triebebene auf sozial hochstehende oder zumindest gut akzeptierte Verhaltensweisen (z.B. Kunst, Politik, Wissenschaft).
- *Ungeschehen machen:* Ein Mechanismus, bei dem die Person sich in Verhaltensweisen engagiert, die vorangegangene negative Gedanken, Gefühle oder Aktionen ungeschehen machen sollen.
- *Unterdrückung:* Gedanken über störende Gefühle, Wünsche und Erfahrungen werden absichtlich unterdrückt. Im Unterschied zur Repression ist die Unterdrückung ein bewußter Vorgang.
- *Verleugnung:* Ein Mechanismus, bei dem die betroffene Person es nicht schafft, Aspekte der äußeren Realität anzuerkennen.
- *Verschiebung:* Das Ängstigende wird auf ein Objekt übertragen das vermieden werden kann.
- *Verdrängung:* Nicht akzeptable Triebwünsche und Impulse werden in das Unbewußte abgedrängt.
- *Wendung gegen die eigene Person:* Ein Mechanismus, bei dem Patienten eigentlich nach außen gerichtete aggressive Verhaltensweisen gegen sich selbst richten, z.B. in Form einer Selbstverletzung.

Affekt. Ein beobachtbares Verhaltensmuster als Ausdruck eines subjektiv empfundenen Gefühlszustandes (Emotion). Geläufige Beispiele für Affekte sind: Zorn, Wut, Haß, Ärger, Traurigkeit, Freude, Euphorie. Der Affekt variiert in Abhängigkeit von Emotionsveränderungen, während der Begriff Stimmung sich auf einen tiefgreifenden und andauernden Gefühlszustand bezieht.

Der *Bereich des Affektes* kann als *breit* (normal), *eingeschränkt* (eingeengt), *abgestumpft* oder *flach* bezeichnet werden. Der Ausdruck des Affektes variiert sowohl innerhalb derselben als auch zwischen verschiedenen Kulturen und schließt eine unterschiedliche Mitbeteiligung von Mimik, Gestik und der Stimmführung ein.

Der *eingeschränkte Affekt* ist durch deutliche Verminderung von Umfang und Intensität des affektiven Ausdrucks charakterisiert (s. Affektarmut). Beim *abgestumpften Affekt* ist die affektive Ausdrucksfähigkeit in ihrer Intensität stark vermindert. Beim *flachen Affekt* fehlen fast gänzlich die Merkmale des affektiven Ausdrucks, im allgemeinen ist die Stimmung monoton, das Gesicht unbewegt (Affektverflachung). Ein Affekt ist *inadäquat*, wenn bei einer Person ein deutlicher Widerspruch zwischen Inhalt und Form der Mitteilung besteht. Ein Affekt ist *labil*, wenn er durch wiederholte, schnelle und abrupte Wechsel gekennzeichnet ist (Affektlabilität).
- *Affektdurchlässigkeit – Affektinkontinenz:* Fehlende Beherrschung von Affektäußerungen. Affekte können bei geringfügigen Anlässen überschießen.

Affektarmut. Verminderung des Spektrums der gezeigten Gefühle.

Affektivität. Zusammenfassender Begriff für Affekte, Emotionen, Gefühle und Stimmungen.

Affektlabilität. Rascher Wechsel der Affektlage, entweder spontan auftretend oder von außen gesteuert.

Affektstarre. Verminderung der affektiven Modulationsfähigkeit bzw. das Verharren in bestimmten Stimmungs- oder Affektlagen.

Aggravation. Beabsichtigte und zweckgerichtete Akzentuierung reell existierender Symptome.

Aggressivität. Störung der Impulskontrolle mit Gewalttätigkeit und gesteigerter Angriffslust.

Agitation. Motorische Unruhe bei gesteigerter innerer Erregung.

Agitiertheit. S. Psychomotorische Erregung.

Agnosie. Unfähigkeit, Wahrgenommenes bei intakten Sinnesorganen zu erkennen.

Agoraphobie – „Platzangst". Angst vor bestimmten Situationen (freie Plätze, Straßen, Menschenansammlungen, Reisen).

Agrammatismus. Verlust der Fähigkeit, für bestimmte Gedanken den zutreffenden Ausdruck zu finden.

Agraphie. Verlust der Fähigkeit zu schreiben.

Akalkulie. Verlust der Fähigkeit zu rechnen.

Akathisie. Quälende Unruhe mit Bewegungsdrang.

Akinese. Bewegungsarmut bis zur Bewegungslosigkeit.

Akoasmen. S. akustische Halluzinationen.

Alexie. Verlust der Fähigkeit den Sinn von Geschriebenem zu erfassen.

Alexithymie. Unfähigkeit, Gefühle bei sich oder anderen wahrzunehmen und in Worte zu kleiden.

Ambitendenz. Gleichzeitiges Bestehen entgegengesetzter Willensimpulse.

Ambivalenz. Gleichzeitiges Bestehen widersprüchlicher Gefühle, Vorstellungen, Wünsche, Intentionen und Impulse. Die Ambivalenz wird meistens als quälend erlebt.

Amentia. Im Gefolge von organischen Erkrankungen akut auftretende traumhafte Verworrenheit mit illusionärer oder halluzinatorischer Verfälschung bzw. Fragmentierung der Wahrnehmung und motorischer Unruhe. Wesentliche Merkmale sind Inkohärenz, Ratlosigkeit und Störung der Orientierung.

Amnesie. Totale oder lakunäre (zeitlich oder inhaltlich begrenzte) Erinnerungsstörung:
- *retrograde Amnesie:* Erinnerungslücke für die vor dem Trauma liegende Zeit.
- *anterograde Amnesie:* Erinnerungslücke für die nach dem Trauma liegende Zeit.

Anale Phase. Nach Freud zweite psychosexuelle Entwicklungsphase zwischen dem 2. und 4. Lebensjahr, die der Entwicklung von Ordnung und Sauberkeit, von Selbstbestimmung und Selbstbeherrschung zugeordnet wird.

Anankasmus. Zwanghaftigkeit im Denken und/oder Handeln.

Angst. Das Gefühl von Besorgnis, Spannung oder Unbehagen, das aus der Erwartung einer Bedrohung oder einer Gefahr resultiert. Manche Definitionen unterscheiden Angst von Furcht insofern, als sich Angst auf unbekannte Gefahren bezieht, während mit *Furcht* die Reaktion auf bewußt erkannte, äußere Bedrohungen und Gefahren bezeichnet wird. Die Manifestationen von Angst und Furcht sind jedoch dieselben: motorische Anspannung, vegetative Hyperaktivität, besorgte Erwartung, erhöhte Wachheit und gespannte Aufmerksamkeit. Angst kann sich auf ein Objekt, eine Situation oder Tätigkeit beziehen, die vermieden wird *(Phobie),* kann aber auch ungerichtet sein *(frei flottierende Angst).* Sie kann in abgrenzbaren Episoden plötzlich auftreten und von körperlichen Symptomen begleitet sein *(Panikattakken).* Wenn die Angst sich auf körperliche Symptome bezieht und die Sorge oder die Überzeugung besteht, an einer Krankheit zu leiden, so handelt es sich um *Hypochondrie.*

Angststörungen – Angstneurose. Die verschiedenen Manifestationsformen der Angst beeinträchtigen den Lebensentwurf des Betroffenen, sie führen zu subjektiven Behinderungen und zu Störungen im Verhalten, in der Motorik und im somatisch-vegetativen Bereich. Dieser Begriff vereint die Panikstörung, die Phobien und die generalisierte Angststörung.

Anhedonie. Beeinträchtigung bis Verlust der Lebensfreude.

Anorexie. Eßstörung im Sinne einer reduzierten Nahrungsaufnahme.

Anpassungsstörung. Alte Bezeichnung für vorwiegend sozial schädliche Verhaltensweisen.

Antipsychiatrie. Politisch motivierte Strömung, die sich gegen die klassische Psychiatrie, besonders gegen deren biologisch-somatische Theorien richtet.

Antrieb. Antrieb ist die von Willensleistungen weitgehend unabhängige Kraft, die alle psychischen Funktionen bewegt. Dem erkennbaren Aktivitätsniveau entsprechend, werden folgende Antriebsstörungen unterschieden:
- *Antriebsarmut:* Mangel an Energie, Initiative und Aktivität.
- *Antriebshemmung:* Die dem Betroffenen eigene Energie, Initiative und Aktivität wird als beeinträchtigt erlebt.
- *Antriebssteigerung:* Geordnete und zielgerichtete Zunahme an Energie, Initiative und Aktivität.

Apathie. Fehlen spontaner Aktivität, Teilnahmslosigkeit.

Aphasie. Sprachstörungen, die nicht durch eine Beeinträchtigung der peripheren Sprachmotorik, sondern durch eine umschriebene Läsion des ZNS verursacht werden.

Apraxie. Unfähigkeit, Handlungen trotz erhaltener körperlicher Funktionen zu planen und auszuführen.

Arbeitstherapie. Anwendung von strukturierter Arbeit als therapeutisches Hilfsmittel.

Assoziationslockerung. Ein Denken, bei dem die Sprache durch den sprunghaften Wechsel von einem Thema zum anderen gekennzeichnet ist. Die verschiedenen Themen haben gar nichts oder nur wenig miteinander zu tun, ohne daß dies dem Sprecher bewußt wird. Aussagen, denen ein sinnvoller, logischer Zusammenhang fehlt, stehen nebeneinander. Der Betroffene springt von einem Bezugsrahmen zum anderen. Bei schwerer Assoziationslockerung wird die Sprache inkohärent. Der Begriff wird im allgemeinen nicht für den abrupten Themenwechsel bei stark beschleunigtem, fast ununterbrochenem Redefluß benutzt (vgl. hierzu Ideenflucht). Assoziationslockerung kommt z.B. bei Schizophrenie und in manischen Episoden vor.

Asthenie. Unfähigkeit zu größeren psychischen oder physischen Anstrengungen.

Auffassungsfähigkeit. Die Fähigkeit, die Bedeutung von Wahrnehmungen zu begreifen und mit vorausgegangenen Erfahrungen zu verbinden.

Aufmerksamkeit. Die Fähigkeit, sich anhaltend auf eine Aufgabe oder Tätigkeit zu konzentrieren. Eine Beeinträchtigung der Aufmerksamkeit kann sich in der Schwierigkeit äußern, begonnene Aufgaben abzuschließen, in leichter Ablenkbarkeit oder in einem geringen Konzentrationsvermögen.

Autogenes Training. Form der Autosuggestion im Sinne einer „konzentrativen Selbstentspannung", die von J.H. Schultz entwickelt wurde.

Automatismen. Automatische Handlungsabläufe, die vom Betroffenen nicht intendiert werden.

Automutilation. Selbstverletzung, häufig im Sinne einer Spannungsabfuhr.

Befehlsautomatie. Abnorme Bereitschaft, unreflektiert „automatisch" Befehlen zu entsprechen. Häufiges Symptom bei schizophrenen Störungen.

Belastungsreaktion. Reaktion auf außergewöhnliche körperliche und/oder psychische Belastungen, die die individuelle und kulturelle Norm überschreitet.

Benommenheit. Leichtester Grad der Bewußtseinstrübung im Sinne einer erschwerten Auffassung und eines verlangsamten Denkablaufes.

Berufstraining. Summe von Maßnahmen, die psychisch Behinderten den (Wieder-)Eintritt in das Berufsleben ermöglichen.

Beschäftigungstherapie. Anwendung von handwerklicher Arbeit und künstlerisch kreativer Gestaltung als therapeutisches Hilfsmittel im Sinne der Aktivierung schöpferischer Kräfte und der Förderung von Eigeninitiative.

Betreutes Wohnen. Konkretes Hilfsangebot zur Integration in gemeinschaftliche Lebensformen.

Bewegungsstereotypien. Sich gleichförmig wiederholende Bewegungsabläufe, die nicht durch äußere Reize ausgelöst sind.

Bewußtsein. Das „Wachbewußtsein" ist nach K. Jaspers das „Ganze des augenblicklichen Seelenlebens". Nach Ch. Scharfetter ist Bewußtsein das bewußte Sein, also das Wissen um die Identität des eigenen Subjekts und der Persönlichkeit in den verschiedenen Bewußtseinsabläufen (Ich-Bewußtsein). In der klinischen Terminologie wird der Begriff Bewußtsein häufig mit dem Grad der Wachheit in Verbindung gesetzt.

Bewußtseinsstörungen. Beeinträchtigungen des Bewußtseinsgrades (Bewußtseinsminderung), die von Benommenheit bis zur Aufhebung des Bewußtseins reichen können (Somnolenz, Sopor, Koma) oder der Bewußtseinsinhalte (Bewußtseinsveränderung), die in Form von Denk-, Erinnerungs-, Wahrnehmungs- und Orientierungsstörungen unterschiedlichen Grades auftreten.
– *Bewußtseinseinengung:* Fokussierung des Denkens, Fühlens und Wollens auf wenige Themen.
– *Bewußtseinstrübung:* Quantitative Beeinträchtigung der Bewußtseinsklarheit: Die Fähigkeit, die verschiedenen Aspekte der eigenen Person und der umgebenden Welt zu verstehen und folgerichtig zu handeln, ist gestört.
– *Bewußtseinsverschiebung/Bewußtseinserweiterung:* Gefühl erhöhter Wachheit und gesteigerter Erlebnisqualitäten oft im Sinne einer erhöhten Intensitäts- und Helligkeitswahrnehmung.

Beziehungsidee. Die Vorstellung, daß Ereignisse, Gegenstände oder andere Menschen grundsätzlich in Beziehung zu seiner eigenen Person stehen. Im Unterschied zum Beziehungswahn wird bei der Beziehungsidee nicht unumstößlich an dieser Vorstellung festgehalten.

Borderline-Störung. Emotional instabile Persönlichkeit mit unklaren und gestörten Präferenzen, Zielen und Selbstwahrnehmungen.

Bulimie. Attacken von unkontrollierter, unmäßiger Nahrungsaufnahme bei Heißhunger mit nachfolgendem Erbrechen.

Compliance. Bereitschaft des Patienten, ärztliche Empfehlungen, Verordnungen und Maßnahmen zu befolgen.

Coping-Strategien. Die Summe aller Verhaltensweisen, die die individuelle Auseinandersetzung mit Belastungssituationen und deren Bewältigung kennzeichnen.

Dämmerzustand. Das Bewußtsein ist im Sinne einer Einengung des Bewußtseinsfeldes verändert. Es richtet sich ausschließlich auf ein bestimmtes inneres Erleben. Die Aufmerksamkeit ist beeinträchtigt.

Debilität. Leichte intellektuelle Minderbegabung.

Déja-vu-Erlebnis. Vermeintliche Vertrautheit mit einer Situation. Der Betroffene ist überzeugt, etwas Bestimmtes schon gesehen zu haben.

Delirantes Syndrom. Psychopathologische Zustandsbilder bei akuten körperlichen Erkrankungen, die mit Störungen des Bewußtseins, der Aufmerksamkeit des Denkens und der Wahrnehmung sowie der Psychomotorik einhergehen. Halluzinatorische Erlebnisse und vegetative Störungen sind Teil der Symptomatik.

Demenz. Erworbene Intelligenzminderung im Gegensatz zu Oligophrenie (siehe dort).

Denken, unlogisches. Darunter versteht man, daß der Denkvorgang einer Person eindeutige Widersprüche enthält, oder daß die Person aus gegebenen Sachverhalten offensichtlich falsche Schlußfolgerungen zieht. Dies tritt auch bei Personen ohne psychische Störungen, vor allem bei Übermüdung oder Ablenkung auf. Ausgeprägt unlogisches Denken kann zu wahnhaften Überzeugungen führen oder daraus folgen, aber auch unabhängig von Wahn vorkommen.

Denken, magisches. Der Betreffende glaubt, daß seine Gedanken, Worte oder Handlungen auf eine besondere, mystische Weise, die den normalen Gesetzen von Ursache und Wirkung widerspricht, von anderen beeinflußt sind oder auf die Umwelt einwirken. Magisches Denken kann ein Teil von Beziehungsideen sein oder auch wahnhaftes Ausmaß erreichen. Als pathologisches Phänomen wird es bei der schizotypischen Persönlichkeitsstörung, der Schizophrenie und der Zwangsstörung beobachtet.

Denkstörung. Denkstörungen können Form und Inhalt des Denkens betreffen. Bei einer *formalen Denkstörung* werden grammatikalische Gesetze mißachtet oder Wörter aneinandergereiht, die keinen logischen und inhaltlichen Zusammenhang aufweisen. Z.T. werden der Aussage nach ganz unterschiedliche Wörter nur miteinander in Verbindung gebracht, weil sie ähnlich klingen. Eine *inhaltliche Denkstörung* liegt z.B. beim Wahn vor (s. dort).

Depersonalisation. Störung des einheitlichen Erlebens und der Wahrnehmung des Selbst bzw. der Person. Die Person kommt sich kurzfristig oder langanhaltend fremd, unwirklich, verändert und uneinheitlich vor, oder erlebt sich als eine andere.

Depravation. Veränderung bis Verlust der sittlichen und moralischen Verhaltensweisen, besonders im Rahmen von Abhängigkeitserkrankungen.

Depressivität. Zustand gedrückter Stimmung und negativ getönter Befindlichkeit.

Deprivation.
1. Mangel an förderlichen Sinnesreizen.
2. Psychophysischer Entwicklungsrückstand bei fehlender Bezugsperson.

Derealisation. Personen, Gegenstände und die den Betroffenen umgebende Welt erscheinen fremdartig, unwirklich oder verändert. Die Umwelt wirkt bedrohlich, sonderbar oder gespenstisch.

Desorientiertheit. Verwirrung bezüglich des Datums oder der Tageszeit, des Aufenthaltsortes oder der Identität. Desorientiertheit ist typisch für einige organisch bedingte psychische Störungen wie Delir oder Demenz.

Devianz. Normabweichendes Verhalten.

Diagnose. Dieser Begriff bezeichnet den Vorgang der Identifikation einer bestimmten psychischen oder körperlichen Störung, mit dem Ziel, eine optimale Therapieführung planen zu können.

Dipsomanie. Periodisch auftretende Störung durch Alkohol („Quartalstrunksucht").

Dissozialität. Durch Mißachtung der Regeln des sozialen Zusammenlebens gekennzeichnete Verhaltensauffälligkeit.

Distanzlosigkeit. Unangemessenes zwischenmenschliches Verhalten mit unpassender Vertraulichkeit und Verlust konventioneller Normen.

Doppelte Buchführung. Nebeneinander von Realität und Wahn bei schizophrenen Störungen.

Durchgangssyndrom. Reversible organische psychische Störung ohne Bewußtseinsstörung.

Dysphorie. Mißmutig-gereizte Verstimmtheit.

Dyssomnie. Psychisch bedingte Störung der Dauer, der Qualität und des Zeitpunktes des Schlafes.

Dysthymia (neurotische Depression). Chronische depressive Verstimmung.

Echolalie. Mechanisches, unreflektiertes Nachsprechen von Wörtern oder Sätzen anderer Personen. Physiologisch ist dies in jener Stufe der kindlichen Sprachentwicklung (9.-12. Lebensmonat), in der vorgesprochene Laute und Wörter vom Kind wiederholt werden. Echolalie kommt als Ausdruck einer Ich-Identitätsstörung bei Schizophrenien (Katatonie), bei organisch bedingten psychischen Störungen und bei schweren Entwicklungshemmungen vor.

Echopraxie/Echokinese. Nachahmung von Bewegungen, Gebärden und Haltungen eines anderen, meist des Untersuchers.

Echopsychose, Flash-back, Nachhallpsychose. Spontanes Wiederauftreten einer psychotischen Episode im drogenfreien Intervall.

Ekmnesie. (s. Gedächtnis).

Elektrokonvulsionstherapie (EKT). Künstlich induzierte zerebrale Krampfanfälle als Behandlungsverfahren bei therapieresistenten schweren depressiven und schizophrenen Störungen, besonders bei perniziöser Katatonie. Es wird zwischen unilateraler und bilateraler Anwendung unterschieden.

Empathie. Einfühlendes Verständnis.

Emotion. Gefühlszustand, Gemütsbewegung (s. Affekt).

Enuresis. Unbeabsichtigtes Harnlassen (Bettnässen) infolge fehlender Beherrschung des Miktionsvorganges.

Ergotherapie. Zusammenfassender Begriff aller Behandlungsformen, die durch handwerkliche Arbeit und künstlerisch-kreatives Gestalten die Eigeninitiative der Patienten fördern und schöpferische Kräfte aktivieren sowie tagstrukturierend und gemeinschaftsbildend wirken.

Erregung. S. Psychomotorische Erregung.

Euphorie. Zustand der Übersteigerung des Wohlbefindens, der Heiterkeit und der Vitalgefühle.

Familientherapie. Form der Psychotherapie, bei der die Familie als Ganzes in den therapeutischen Prozeß einbezogen wird.

Fokaltherapie. Form der Kurzpsychotherapie, die sich auf die Arbeit an einem definierten Problem beschränkt.

Fremdbeeinflussung. Wahnhaftes Erleben der Induktion und/oder Kontrolle der Gedanken, Gefühle, Wahrnehmungen und Handlungen durch andere Menschen oder Mächte.

Fugue. Fluchtartiger Ausbruch aus der gewohnten Umgebung.

Funktionelle Störungen. Durch psychische und psychosoziale Belastungsmomente ausgelöste Beschwerden in bestimmten Organsystemen ohne körperliche Ursache.

Gedächtnis. Komplexer Prozeß, der aus den Teilkomponenten Aufnahme, Entschlüsselung, Verarbeitung und Behalten von Informationen sowie Abruffähigkeit alter oder neuer Inhalte besteht. Es wird zwischen Ultrakurzzeit-, Kurzzeit- und Langzeitgedächtnis unterschieden Das *Ultrakurzzeitgedächtnis*

(Immediatgedächtnis) ist für die unmittelbare Aufnahme und die sofortige Reproduktion von Informationen verantwortlich, das *Kurzzeitgedächtnis* bestimmt die Reproduktion dieser Informationen nach einem Zeitabstand von etwa 5-10 Minuten. Beim *Langzeitgedächtnis* geht es um die Wiedergabe von Informationen bzw. von Ereignissen, die Tage bis Jahre zurückliegen. Die Erinnerungsfähigkeit kann total oder lakunär gestört sein *(Amnesien)*, herabgesetzt *(Hypomnesien)* oder – beispielsweise bei Fieberzuständen – auch als gesteigert imponieren *(Hypermnesie)*. *Paramnesien* sind Erinnerungstäuschungen oder Trugerinnerungen, die im Rahmen einer wahnhaften Veränderung der Erinnerung bei schizophrenen Patienten auftreten können.

Als *Zeitgitterstörung* wird eine Störung des zeitlichen Rasters und der Chronologie des Erinnerten bezeichnet. Wird die Vergangenheit als Gegenwart erlebt, sprechen wir von *Ekmnesie*. Eine *Kryptomnesie* liegt dann vor, wenn im Rahmen einer Erinnerungsfälschung fremde Gedanken als eigene empfunden werden.

Gedankenabreißen. Plötzlicher Abbruch eines sonst flüssigen Gedankenganges ohne erkennbaren Grund.

Gedankenausbreitung. Der Betroffene ist überzeugt, daß andere Menschen Anteil an seinen Gedanken haben und diese somit auch wüßten, was er denke.

Gedankendrängen. Gefühl, unter dem übermächtigen Druck vieler Einfälle oder wiederkehrender Gedanken zu stehen.

Gedankeneingebung. Der Betroffene empfindet seine Gedanken und Vorstellungen als von außen eingegeben, beeinflußt, gemacht oder manipuliert.

Gedankenentzug. Gewißheit, daß die eigenen Gedanken weggenommen oder entzogen werden.

Gefühle. Grundbefindlichkeit des Erlebens. Zustände des Ich, die durch die Eigenschaft des Angenehmen oder Unangenehmen gekennzeichnet sind. Dazu gehören z.B. Freude, Ärger, Mitleid. Durch Gefühle kann das Wollen und Handeln des Menschen kurzfristig oder andauernd beeinflußt werden.

Genitale Phase. Nach Freud jene Entwicklungsphase, in der sich die Sexualität der reifen Persönlichkeit entwickelt.

Gereiztheit. Bereitschaft zu aggressiv getönten, affektiven Ausbrüchen.

Größenideen. Krankhaft übersteigertes Selbstwertgefühl bezüglich der eigenen Macht, des eigenen Wissens oder der Bedeutung der eigenen Person. In extremen Fällen kann die Größenidee ein wahnhaftes Ausmaß annehmen (z.B. die wahnhafte Überzeugung, Herrscher der Welt zu sein).

Grübeln. Andauernde Beschäftigung mit wenigen, unangenehmen Gedanken.

Halluzinogene. Chemische Substanzen, die einen psychotischen Zustand auslösen können.

Halluzination. Sinneswahrnehmung ohne äußere Stimulation des betreffenden Sinnesorgans. Eine Halluzination besitzt für den Betroffenen Echtheit oder Gültigkeit einer realen, äußeren Wahrnehmung. In manchen Fällen wird der Ausgangspunkt der Halluzination innerhalb des Körpers lokalisiert.

Die Interpretation der halluzinatorischen Wahrnehmungen durch den Betroffenen kann wahnhaft sein. Halluzinationen zeigen das Bestehen einer psychotischen Beeinträchtigung nur dann an, wenn sie mit erheblichen Beeinträchtigungen der Realitätskontrolle verbunden sind (vgl. „psychotisch"). Der Begriff Halluzination wird in der Regel nicht für Wahrnehmungen im Traum, beim Einschlafen *(hypnagog)* oder beim Aufwachen *(hypnopomp)* angewendet.

Halluzinationen müssen von Illusionen (siehe dort), die Fehlwahrnehmungen oder Fehldeutungen eines real existierenden äußeren Reizes darstellen, unterschieden werden sowie von normalen, ungewöhnlich lebhaft empfundenen Denkprozessen abgrenzbar sein. Passagere halluzinatorische Erfahrungen kommen auch bei Personen ohne psychische Störungen vor.

– *Akustische Halluzinationen:* Halluzination des Gehörs, meist als Stimmen, aber auch als Klicken, Rascheln, Musik usw.
– *Coenaesthetische Halluzinationen:* Leibeshalluzinationen betreffen den gesamten Körper oder bestimmte Teile davon und können in bizarrer Vielfalt auftreten. Typisch sind umschriebene Schmerzsensationen, Veränderungen an Organen (verwesendes Gedärm, ehernes Herz, geschrumpftes Gehirn), das Fühlen von Fremdkörpern (implantierte Sender, nagende Schlangen), oder physikalische Sensationen (Strahlen, Elektrisierungen). Hierher gehören auch Veränderungen körperlicher Merkmale, Bewegungserlebnisse (kinästhetische Sensationen) sowie Levitations- und Elevationsphänomene.
– *Extrakampine Halluzinationen:* Unter dieser seltenen Wahrnehmungsstörung wird das Sehen einer Gestalt außerhalb des Gesichtsfeldes verstanden.
– *Gustatorische Halluzination:* Geschmackshalluzination, meist unangenehmer Natur.
– *Körperbezogene Halluzinationen:* Eine Halluzination, die mit der Wahrnehmung eines körperlichen Vorgangs im Organismus einhergeht.
Körperbezogene Halluzinationen müssen von unerklärlichen körperlichen Empfindungen unterschieden werden. Eine körperbezogene Halluzination ist nur dann mit Sicherheit festzustellen, wenn die wahnhafte Annahme einer körperlichen Erkrankung vorliegt. Eine körperbezogene Halluzination muß auch von hypochondrischen Stö-

rungen unterschieden werden oder von der Übersteigerung normaler, körperlicher Empfindungen sowie von einer taktilen Halluzination, bei der die Empfindung sich zumeist auf die Haut bezieht (s. u.).
- *Olfaktorische (Geruchs-)Halluzination:* Der Betroffene riecht Gase oder ist überzeugt, das Essen sei verändert. Die Halluzinationen des Geruchssinnes sind klinisch nicht von den Geschmackshalluzinationen zu unterscheiden, ebenso sind sie nicht eindeutig von illusionären Verkennungen abgrenzbar. Manche Personen sind auch davon überzeugt, einen unangenehmen Körpergeruch auszuströmen. Treten Geruchshalluzinationen anfallsweise auf, ist dies kennzeichnend für Uncinatus-Anfälle (Uncinatus-Epilepsie = Anfälle, die im vorderen Temporallappenbereich ausgelöst werden, v. a. im Uncus des Gyrus hippocampalis.)
- *Optische Halluzination:* Eine Halluzination, bei der das Sehen beteiligt ist. Sie kann einerseits aus strukturierten Bildern wie Menschen oder Gegenständen bestehen, andererseits aus unstrukturierten, elementaren Wahrnehmungen wie Lichtblitzen (Photopsie).
- *Stimmungsinkongruente Halluzination:* vgl. Stimmungsinkongruente psychotische Merkmale.
- *Stimmungskongruente Halluzination:* vgl. Stimmungskongruente psychotische Merkmale.
- *Taktile Halluzination, haptische Halluzination:* Eine Halluzination mit dem Gefühl, berührt zu werden. Fast immer ist dieses Symptom mit einer wahnhaften Interpretation der Empfindung verbunden. Eine spezielle taktile Halluzination ist die *Formicatio*, das Gefühl, daß sich etwas auf oder unterhalb der Haut bewege. Formicatio kommt beim Alkoholentzugsdelir und in der Entzugsphase der Kokainintoxikation vor. Auch der *Dermatozoenwahn* ist hierzu zu rechnen.
Schmerzhafte taktile Halluzinationen sind von der somatoformen Schmerzstörung zu unterscheiden, bei der keine wahnhafte Interpretation besteht.

Hebephrenie. Im Jugendalter auftretende Form der Schizophrenien.

Herzphobie. Attackenartig auftretende kardiale Symptomatik verbunden mit ausgeprägter Angst.

Histrionisches Verhalten – Hysterie. Egozentrizität, gesteigertes Geltungsbedürfnis und Persönlichkeitsstörung, die durch stetes Verlangen nach Anerkennung charakterisiert ist.

Horror-Trip (bad trip). Mit Angst- und Panikzuständen einhergehender Drogenrausch, besonders bei Einnahme von LSD.

Hospitalismus, Institutionalismus. Summe von psychischen, organischen und sozialen Folgen der Langzeitaufnahme in wenig aktivierender Heim- oder Krankenhausatmosphäre.

Hyperkinese. Gesteigerte Bewegungsaktivität bei psychomotorischer Unruhe.

Hypermnesie. S. Gedächtnis.

Hypersomnie. Gesteigertes Schlafbedürfnis während des Tages.

Hyperthym. Heiter – oberflächliches Verhalten an der Grenze zur Hypomanie.

Hypnose. Durch Suggestion induzierter schlafähnlicher Zustand mit erhöhter Beeinflußbarkeit.

Hypomanie. Leichter Ausbildungsgrad einer manischen Episode.

Hypomnesie. S. Gedächtnis.

Hyposomnie. Schlaflosigkeit.

Hysterie. S. Histrionisches Verhalten.

Ideenflucht. Ideenflucht äußert sich in einem nahezu ständigen, beschleunigten Redefluß. Der Betroffene wechselt abrupt von einem Thema zum nächsten, da er auf ablenkende Reize in seiner Umgebung reagiert oder Wörter rein assoziativ aufgrund ihres ähnlichen Klanges oder ihrer ähnlichen Bedeutung verknüpft (Wortspiele). Das ursprüngliche Ziel des Denkens kann verlorengehen. In schweren Fällen erscheint die Sprache unzusammenhängend (inkohärent).

Ideenflucht wird am häufigsten in manischen Episoden beobachtet, kommt aber auch bei organisch bedingten psychischen Störungen, bei Schizophrenien und gelegentlich bei akuten Belastungsreaktionen vor.

Identität. Erleben der inneren Einheit einer Person im Zeitverlauf. Störungen der Ich-Haftigkeit des Erlebens bestehen bei den Schizophrenien, bei der Borderline-Persönlichkeitsstörung und bei der Identitätsstörung.

Idiotie. Schwerster Grad der intellektuellen Behinderung mit Bildungsunfähigkeit.

Illusion. Fehlwahrnehmung eines realen äußeren Reizes. Im Gegensatz zur Halluzination (vgl. auch dort) ist ein Wahrnehmungsgegenstand vorhanden, der jedoch subjektiv umgedeutet wird.

Imbezillität. Mittlerer Grad der intellektuellen Behinderung.

Impulskontrolle. Willentliche Steuerung und Beherrschung von Wünschen und Regungen.

Inkohärenz. Das Denken und Sprechen des Betroffenen verliert für den Untersucher den verständlichen Zusammenhang. Typisch ist ein Mangel an logischem und sinnvollem Zusammenhang zwischen Wörtern, Satzteilen und Sätze, ein exzessiver Gebrauch von unvollständigen Sätzen, ein Aufzählen zahlreicher Belanglosigkeiten und abrupter Themenwechsel sowie eine verkehrte Grammatik.

Inkohärenz kommt beispielsweise bei manchen organisch bedingten psychischen Störungen, bei Schizophrenien und anderen psychotischen Störungen vor.

Insomnie (Schlaflosigkeit). Schwierigkeiten einzuschlafen oder durchzuschlafen.
Einschlafstörung ist die Schwierigkeit einzuschlafen.
Eine *Durchschlafstörung* bedeutet, aufzuwachen und dann schwer, aber gelegentlich doch wieder einschlafen zu können.
Frühmorgendliches Erwachen liegt vor, wenn der Betroffene mindestens 2 Stunden vor der individuell gewohnten Zeit aufwacht und nicht wieder einschlafen kann.

Institutionalismus. S. Hospitalismus.

Insuffizienzgefühle. Das Gefühl, unfähig und minderwertig zu sein.

Introspektion. Fähigkeit zur Selbstbeobachtung zum Zwecke der Selbsterkenntnis.

Introversion. Der Innenwelt und dem geistigen Leben zugewandtes Denken.

Inzest. Sexuelle Beziehung zwischen nahen Verwandten.

Inzidenz. Das Neuauftreten definierter Störungen oder Krankheiten innerhalb einer Bevölkerungsgruppe.

Katathymie. Veränderung psychischer Inhalte durch Erlebnisse, die starke Affekte wecken: Wahrnehmungen, Erinnerungen oder Denkvorgänge werden unter dem Einfluß von Wunschbildern verfälscht.

Katatones Verhalten, Katatonie. Ausgeprägte psychomotorische Störungen, die zwischen Erregung und Erstarrung wechseln können. Erkrankungen des ZNS, Stoffwechselstörungen oder Intoxikationen sind auszuschließen.
- *Katatone Erregung:* Gesteigerte, ziellose motorische Aktivität, die nicht von äußeren Stimuli beeinflußt wird.
- *Katalepsie und katatone Flexibilitas cerea:* Die Glieder des Betreffenden lassen sich in jede Stellung bringen und bleiben so (Haltungsstereotypien). Wird ein Glied passiv bewegt, erscheint es dem Untersucher wie formbares Wachs.
- *Katatoner Negativismus:* Widerstand gegen alle Aufforderungen oder Versuche, etwas zu unternehmen. Der Betroffene macht das Gegenteil von dem, was verlangt wird.
- *Katatone Rigidität:* Beibehalten einer rigiden Haltung entgegen allen Bewegungsversuchen.
- *Katatones Haltungsverharren:* Willentliche Einnahme einer unangemessenen oder bizarren Haltung, gewöhnlich über eine lange Zeit.
- *Katatoner Stupor:* Ausgeprägtes Nachlassen der Reaktion auf die Umgebung und Verminderung der Spontanaktivitäten. Die Umwelt wird jedoch wahrgenommen.

Katharsis. Läuterung durch abreagieren von Gefühlen.

Klaustrophobie. Angst vor dem Aufenthalt in geschlossenen, engen Räumen.

Kleptomanie. Pathologisches Stehlen, häufig verbunden mit Lustgewinn.

Kognitive Therapie. Psychotherapeutische Verfahren, die durch kognitive Mittel eine Neubewertung und somit eine Veränderung des gestörten Verhaltens anstreben.

Konfabulation. Erfinden von Fakten oder Ereignissen als Antwort auf Fragen nach Vorgängen, an die sich der Betroffene wegen Gedächtnisstörungen nicht erinnert. Konfabulationen unterscheiden sich von Lügen insofern, als keine absichtliche Täuschung versucht wird.
Konfabulation ist bei der Amnesie (s. dort) häufig.

Kontamination. Verschmelzung von zwei oder mehreren Wörtern zu einem neuen Begriff.

Konversionssymptom. Verlust oder Veränderung einer Körperfunktion, was eine körperliche Störung vermuten läßt, aber in Wirklichkeit unmittelbarer Ausdruck eines psychischen Konfliktes ist (z.B. Lähmung der Extremitäten). Die Symptomatik steht nicht unter willentlicher Kontrolle und kann nicht durch eine körperliche Störung erklärt werden. Diese Möglichkeit muß durch entsprechende Untersuchungen ausgeschlossen worden sein.

Konzentration. Aktive Hinwendung der Aufmerksamkeit zu einem bestimmten Bewußtseinsinhalt bei gleichzeitiger Abblendung anderer.

Konzentrationsstörung. Störung der Fähigkeit, die Aufmerksamkeit ausdauernd einer bestimmten Tätigkeit oder einem definierten Sachverhalt zuzuwenden.

Koprolalie, „Kotsprache". Zwanghaftes Aussprechen vulgärer Worte, z.B. beim Gilles-de-la-Tourette-Syndrom.

Korsakow-Syndrom. Amnestisches Syndrom mit Desorientiertheit, Merkschwäche und Konfabulationen.

Kryptomnesie. S. Gedächtnis.

Latenzperiode. Entwicklungsperiode vor dem Beginn der Pubertät.

Libido. Das Verlangen nach sexueller Beziehung. In der psychoanalytischen Literatur jene psychische Energie, die jeden Trieb begleitet.

Liebeswahn. Wahnhafte Überzeugung, von einer Person geliebt zu werden.

Logorrhoe. Übermäßig verstärkter Redefluß.

Makropsie/Mikropsie. Gegenstände werden entweder größer oder kleiner wahrgenommen.

Manie. Euphorische Stimmungslage und angehobener Antrieb im Rahmen von affektiven Störungen. In Wortverbindungen (z.B. Kleptomanie) in der Bedeutung von „Sucht" verwendet.

Manierismen. Theatralisch-gekünstelte, unnatürliche Verhaltensweisen.

Melancholie. Historisch als Synonym für depressive Syndrome verwendet.

Metamorphopsie. Gegenstände werden in Farbe und Form verändert wahrgenommen.

Minussymptomatik – Negativsymptomatik. Affekt- und Sprachverarmung, sozialer Rückzug und Apathie im Verlauf schizophrener Erkrankungen.

Monopolar. Im Verlauf einer affektiven Störung treten nur idente Episoden auf.

Motorische Unruhe. Ziellose und ungerichtete Aktivität.

Münchhausen-Syndrom. Die Betroffenen erfinden lebhafte Beschwerden, um eine Einweisung in ein Krankenhaus zu erreichen, ohne auch schmerzhafte diagnostische Eingriffe und Operationen zu scheuen. Das Krankenhaus wird meist unvermittelt verlassen.

Mutismus. Wortkargheit bis hin zum Nichtsprechen.

Nachschwankungen. Gering ausgeprägtes Stimmungstief nach einer manischen Episode bzw. ein Stimmungshoch nach einer depressiven.

Nachtklinik. Form der teilstationären Behandlung, bei der die therapeutischen Aktivitäten in den Abendstunden erfolgen und die Patienten in der Klinik übernachten, tagsüber den gewohnten Beschäftigungen nachgehen.

Narkolepsie. Anfallsweise auftretender, unüberwindbarer Schlafzwang, der häufig mit affektivem Tonusverlust der Muskulatur (Kataplexie) verbunden ist.

Narzißmus. Begriff aus der psychoanalytischen Entwicklungstheorie, wonach die ganze Libido dem Ich zugewendet wird.

Negativismus. Auf Aufforderung wird unreflektiert das Gegenteil des Verlangten getan.

Negativsymptomatik. S. Minussymptomatik.

Neologismen. Vom Betroffenen erfundene neue Worte oder Verwendung bekannter Worte, denen eine neue Bedeutung gegeben wird. Die Wortneubildungen entsprechen nicht den traditionellen sprachlichen Konventionen und sind häufig nicht unmittelbar nachvollziehbar.

Neurasthenie. Durch Überarbeitung oder äußere Einflüsse bedingte Schwäche oder Erschöpfung (historischer Begriff).

Neuropsychiatrie. Der Begriff kennzeichnet das Verständnis für die Neurobiologie von Verhaltensänderungen, die neurologische Krankheiten begleiten, und von psychiatrischen Syndromen, die auf der Basis von definierbaren Hirnfunktionsstörungen auftreten. Die Ausbildung zum Neurologen oder Psychiater berücksichtigt dies durch spezifische Ausbildungscurricula.

Neurotransmitter. Botenstoffe, die an den Nervenendigungen freigesetzt werden.

Oligophrenie. Angeborene Intelligenzdefizite.

Omnipotenzgefühle. Überzeugung, eine absolute Machtfülle zu besitzen.

Orale Phase. Erste frühkindliche Entwicklungsphase, durch Inbesitznahme gekennzeichnet.

Organisches Psychosyndrom. Psychische Störungen, die ätiologisch entweder unmittelbar einer Schädigung des Gehirns oder mittelbar in einer durch Krankheiten anderer Organe bzw. durch Systemerkrankungen hervorgerufene Funktionsstörung des Gehirns begründet sind.

Orientierung. Die Orientierung umfaßt die Summe der Fähigkeiten, sich in der Zeit, im Raum und in der gegenwärtigen persönlichen Situation zurechtzufinden. Orientierungsstörungen können im Rahmen der psychiatrischen Exploration festgestellt werden oder erschließen sich aus dem Verhalten des Betroffenen. Die zeitliche Orientierung wird durch die Frage nach dem Datum geprüft. Die örtliche Orientierung ist die Fähigkeit, den gegenwärtigen Ort sowie die entsprechende Situation zu erkennen und zu definieren. Die Orientierung zur Person ist das Wissen um biographische Zusammenhänge.

Palimpseste. Erinnerungslücken bei Abhängigkeitserkrankungen, besonders beim Alkoholismus.

Panikattacken. Zeitlich begrenzte Perioden mit plötzlich einsetzender, intensiver Angst, häufig verbunden mit dem Gefühl eines drohenden Unheils. Während der Attacken bestehen Symptome wie Atemnot, Palpitationen, Brustschmerzen, Beklemmungen, Erstickungsängste und das Gefühl, den Verstand oder die Beherrschung zu verlieren.

Panikattacken sind charakteristisch für die Panikstörung, kommen aber auch bei der Somatisierungsstörung, bei der Depression und bei Schizophrenien vor.

Parakinesen. Abnorme, komplexe Bewegungen, die die Gestik und Mimik betreffen.

Paralyse, progressive. Durch Syphilis ausgelöste psychische Erkrankung.

Paramimie. Affekte und mimisches Verhalten stimmen nicht überein.

Paramnesie. S. Gedächtnis.

Paranoia/paranoisch. Systematisierter Wahn.

Paranoide Vorstellungen. Chronische, systematische Vorstellung von Beziehungs- oder Verfolgungsthemen, deren Intensität jedoch geringer ist als beim Wahn. Beziehungsideen enthalten häufig paranoide Vorstellungen.

Paraphasie. Form einer Sprachstörung, bei der Worte oder Buchstaben verwechselt werden.

Paraphilie. Alle Formen sexueller Befriedigung, die an außergewöhnliche Bedingungen geknüpft sind.

Parasomnie. Abnorme Erscheinungen (Schlafwandeln, nächtliches Aufschrecken, Alpträume), die während des Schlafes oder an der Schwelle zwischen Wachheit und Schlaf auftreten.

Parasuizid. Suizidversuch im Rahmen eines primär demonstrativ-appellativen Verhaltens.

Parathymie. Die Affekte des Kranken stimmen nicht mit dem Inhalt des gegenwärtigen Erlebens überein.

Pareidolien. Von Pareidolien spricht man, wenn Sinneseindrücke verändert erscheinen: Der reale Wahrnehmungsgegenstand imponiert farbiger, größer oder kleiner als er in der Realität ist und erscheint verzerrt. Als Pareidolie wird z.B. eine fehlerhafte Interpretation bzw. eine phantastische Ausgestaltung eines Tapetenmusters bezeichnet.

Parkinsonoid. Medikamentös bedingtes, reversibles Parkinson-Syndrom.

Pavor nocturnus. Plötzliches Aufwachen mit panischer Angst und Aufschreien.

Perseveration. Ständige Wiederholung von Worten, Ideen oder Themen. Dem Betroffenen fällt es schwer, von einem Thema oder Gedanken zum nächstfolgenden zu kommen, er verharrt beim einmal formulierten Sachverhalt. Perseveration kommt häufig bei organisch bedingten psychischen Störungen vor.

Persönlichkeit. Gesamtheit der psychischen Eigenschaften und Verhaltensweisen, die dem Menschen seine unverwechselbare, charakteristische Individualität verleihen. Die Persönlichkeitsmerkmale sind weitgehend stabil oder überdauern längere Zeiträume. Biologische, psychische und soziale Einflüsse bestimmen die Ausformung der jeweiligen Persönlichkeitsstruktur.

Persönlichkeitsstörungen. Die Zeit überdauernde, tief verankerte Verhaltensmuster, die sich in unangepaßten, starren Reaktionen manifestieren und sich von der gesellschaftlichen Durchschnittsnorm unterscheiden. Persönlichkeitsstörungen äußern sich in subjektiven Beschwerden und/oder in mangelhafter sozialer Anpassung.

Phallische Phase. Letztes Stadium der frühkindlichen Sexualentwicklung. Die Geschlechtsorgane werden zu erogenen Zonen.

Phase. Abgegrenzter Zeitraum, in dem eine psychische Störung besteht. Der Begriff „Phase" wird heute häufig durch „Episode" ersetzt.

Phobie. Eine anhaltende, unbegründete Angst vor bestimmten Gegenständen, Tätigkeiten oder Situationen, welche den überwältigenden Wunsch hervorrufen, das gefürchtete Objekt, die Tätigkeit oder Situation (phobischer Stimulus) zu vermeiden.

Im Unterschied zur Angst ist die Phobie immer auf ganz bestimmte Situationen oder Objekte in der Umwelt gerichtet, (z.B. Klaustrophobie, Agoraphobie, s. dort). Der Betroffene sieht ein, daß seine Angst unbegründet ist, meidet aber dennoch die gefürchtete Situation oder das gefürchtete Objekt.

Phototherapie – Lichttherapie. Zur Behandlung der saisonalen Depression eingesetztes biologisches Licht.

Pickwick-Syndrom. Tagsüber bestehender Einschlafzwang in Verbindung mit kurz anhaltenden Schlafperioden, mit Fettleibigkeit und Hypoventilation (Periodenatmung im Schlaf).

Polytoxikomanie. Abhängigkeit von mehreren Suchtstoffen.

Poriomanie. Impulshandlung mit dranghaftem Weglaufen.

Prävalenz. Die Häufigkeit definierter Störungen oder Krankheiten innerhalb einer Bevölkerungsgruppe.

Prävention.
Primäre Prävention: Maßnahmen zur Senkung der Inzidenz von Krankheitsfällen durch die Kontrolle oder das Ausschalten von pathogenen Faktoren, durch Erhöhung der Widerstandsfähigkeit des Menschen gegenüber schädigenden Umwelteinflüssen und durch entsprechende Veränderung der Umgebung.

Sekundäre Prävention: Maßnahmen zur Verringerung der Prävalenz von Erkrankungsfällen und zur Beeinflussung des Krankheitsverlaufes mit dem Ziel, Folgeerkrankungen und Behinderungen zu verhüten.

Tertiäre Prävention: Maßnahmen zur Verminderung der Prävalenz von Behinderungen durch Entwicklung geeigneter rehabilitiver Erfahrung.

Primärer Krankheitsgewinn. Vorteile, die aus einer Erkrankung abgeleitet werden können.

Prodromalstadium. Frühe Anzeichen oder Symptome einer Störung.

Progressive Muskelrelaxation. Von Jacobson entwickelte Methode der Entspannung.

Pseudodemenz. Störungen, die einer Demenz ähnlich, aber nicht Folge einer organischen Hirnerkrankung sind. Pseudodemenz kommt bei Episoden einer Depression vor und muß von einer vorgetäuschten Störung (Ganser-Syndrom) unterschieden werden.

Pseudohalluzinationen. Sinneseindrücke, die einer realen Wahrnehmung entbehren, jedoch als „unwahr" erkannt werden. Zwischen Halluzinationen und Pseudohalluzinationen sind fließende Übergänge möglich.

Pseudoneurasthenisches Syndrom. Herabgesetzte Belastbarkeit verbunden mit Schwäche und Reizbarkeit bei organischen Erkrankungen.

Psychiatrische Epidemiologie. Forschungsrichtung, die sich mit der Untersuchung der Häufigkeit und der Entstehungsbedingungen psychischer Erkrankungen innerhalb einer definierten Population beschäftigt.

Psychoanalyse. Von Freud begründete Methode, die sich auf die Aufdeckung unbewußter Wünsche und Konflikte gründet.

Psychomotorische Erregung (Agitiertheit). Übermäßige motorische Aktivität, gewöhnlich unproduktiv und sich ständig wiederholend. Schwere Agitiertheit wird oft von Schreien oder lautem Jammern begleitet. Der Terminus sollte nur gebraucht werden, wenn objektive Belege (z.B. Umherlaufen, Herumzappeln, Händeringen) vorhanden sind.

Psychomotorische Verlangsamung. Sichtbare allgemeine Verlangsamung der körperlichen Reaktionen, Bewegungen und des Sprechens.

Psychosomatik. Körperstörungen oder organische Erkrankungen, die infolge bestehender oder früher nachweisbarer emotionaler Konflikte psychisch (mit-)bedingt sind. Psychosomatische Störungen (körperliche Beschwerdebilder ohne nachweisbaren organischen Befund) werden von psychosomatischen Krankheiten mit morphologischen Veränderungen unterschieden.

Psychotherapie. Behandlung von seelischen Störungen mit psychologischen Mitteln.

Psychotisch. Dieser Begriff bezeichnet eine schwere Beeinträchtigung der Realitätskontrolle und die Schaffung einer neuen Realität. Man kann die Bezeichnung „psychotisch" verwenden, um das Verhalten einer Person zu einem bestimmten Zeitpunkt zu beschreiben oder eine psychische Störung zu kennzeichnen. Ein direkter Hinweis für psychotisches Verhalten ist das Vorhandensein von Wahnphänomenen oder Halluzinationen (ohne Einsicht in deren pathologischen Charakter). Der Begriff „psychotisch" trifft manchmal auch zu, wenn das Verhalten einer Person so ausgeprägt desorganisiert ist, daß in überzeugender Weise auf eine gestörte Realitätskontrolle geschlossen werden kann. Beispiele dafür sind eine deutlich inkohärente Sprache, ohne daß sich der Betroffene der Unverständlichkeit bewußt ist, sowie das erregte und desorientierte Verhalten beim Alkoholentzugsdelir. Im DSM-IV gehören zu den „psychotischen Störungen", die Schizophrenie und die wahnhaften Störungen, manche organisch bedingten psychischen Störungen und manche affektiven Störungen.

Pyromanie. Pathologische Brandstiftung.

Rapport. Gefühlsmäßiger Kontakt zwischen Therapeut und Patienten.

Raptus. Unvermittelt auftretender Erregungszustand mit aggressiven Durchbrüchen bei psychischen Störungen.

Ratlosigkeit. Der Patient begreift seine Situation und seine Umgebung nicht und findet sich stimmungsmäßig nicht mehr zurecht. Er versteht nicht, was mit ihm geschieht und wirkt auf den Beobachter verwundert und hilflos.

Rededrang. Vermehrtes und beschleunigtes Sprechen, das kaum oder nicht zu unterbrechen ist. In der Regel spricht der Betroffene auch laut und emphatisch, vielfach ohne eine äußere Stimulierung und spricht selbst dann weiter, wenn niemand zuhört. Rededrang kommt am häufigsten in manischen Episoden vor, aber auch bei einigen organisch bedingten psychischen Störungen, bei Depressionen mit psychomotorischer Erregung, schizophrenen Störungen und gelegentlich bei akuten Belastungsreaktionen.

Rehabilitation.
– *Psychiatrische:* Summe aller Maßnahmen, die eine psychisch behinderte Person in die Lage versetzt, die ihr verbliebenen Fähigkeiten in einem möglichst normalen sozialen Kontext bestmöglich zu gebrauchen.
– *Berufliche:* Summe aller Maßnahmen, die dazu dienen, eine weitgehende und dauerhafte Wiedereingliederung des Patienten in den Arbeitsprozeß zu erreichen.
– *Soziale:* Summe aller Maßnahmen, die dazu dienen, durch allgemeine Aktivierung und Training der sozialen Fertigkeiten eine selbständige Lebensführung bei psychisch Kranken zu ermöglichen.

Reizüberflutungstherapie. Methode der Verhaltenstherapie, bei der der Patient dem angstauslösenden Reiz so lange maximal ausgesetzt wird, bis die Angst verschwindet.

Residualzustand. Störungen bzw. Veränderungen, die nach der Remission der floriden Symptomatik einer Erkrankung dauerhaft fortbestehen.

Schizoaffektive Störung. Psychose, die zeitgleich oder nacheinander Elemente sowohl einer schizophrenen als auch einer affektiven Störung beinhaltet.

Schizoid. Persönlichkeitseigenschaften, die zum Teil der Symptomatik schizophrener Störungen verwandt sind. Die Betroffenen wirken emotional kühl und distanziert, haben wenig Interesse an mitmenschlichen Kontakten und sind mit Phantasien und in sich gekehrten Betrachtungen beschäftigt.

Schizophasie. Auffallende Sprachstörung, bei der der Inhalt völlig zerfallen, die Form manchmal noch gut erhalten ist. Die schizophasischen Äußerungen sind oft situationsabhängig, erscheinen bizarr, umständlich oder pathetisch und sind schwer verständlich.

Schizophrenie. Psychose mit charakteristischem, phänomenologisch oft sehr vielgestaltigem psychopathologischen Erscheinungsbild wie Assoziations- und Affektivitätsstörungen, Ambivalenz und Autismus. Wahnideen, psychomotorische Störungen und Halluzinationen ergänzen die Symptomatik. Bewußtsein, Intelligenz und Orientierungsfähigkeit sind nicht beeinträchtigt. Eine ätiologische Heterogenität mit gemeinsamer pathogenetischer Endstrecke ist anzunehmen.

Schlafstörung. S. Insomnie.

Schub. Bezeichnung für eine einzelne Krankheitsepisode im Rahmen einer schizophrenen Störung.

Sektorisierung. Errichtung geographisch definierter, kleiner Versorgungsregionen, die die Verantwortung für die psychiatrische Therapie und Rehabilitation der dort lebenden Bevölkerung übernehmen.

Somatoform. Körperliches Beschwerdebild, für das keine ausreichenden organischen Befunde erhoben werden können.

Somatopsychische Erkrankung. Primär körperliche Erkrankung, in deren Verlauf es sekundär zu psychischen Störungen kommt.

Somnambulismus. Schlafwandeln.

Somnolenz. Form der Bewußtseinsverminderung: Der Patient ist schläfrig aber weckbar.

Sopor. Form der Bewußtseinsminderung: Der Patient schläft und ist nur durch starke Reize für kurze Zeit weckbar.

Sozialpsychiatrie. Gesamtheit aller Präventiv-, Therapie- und Rehabilitationsmaßnahmen, die es einem Individuum ermöglichen sollen, innerhalb seines sozialen Umfeldes ein weitgehend befriedigendes und nutzbringendes Leben zu führen.

Soziotherapie. Psychiatrische Behandlungsformen, die sich um die Verbesserung zwischenmenschlicher Beziehungen und die Gestaltung der Umweltfaktoren bemühen.

Sperrung. Unterbrechung im Redefluß, bevor ein Gedanke zu Ende ist. Nach einem Schweigen von nur wenigen Sekunden oder aber auch Minuten sagt der Betreffende, daß er sich nicht mehr erinnern kann, was er gesagt hat oder sagen wollte. Von einer Sperrung sollte man nur sprechen, wenn der Betreffende spontan beschreibt, den Gedanken verloren zu haben, oder wenn er auf eine diesbezügliche Frage seine Redepause damit begründet.

Sprachverarmung. Einschränkung der Sprachäußerung in einem Ausmaße, daß spontanes Reden und Antworten auf Fragen nur noch schwer gelingt. Ist die Sprachverarmung ausgeprägt, so sind die Antworten einsilbig, und manche Fragen bleiben unbeantwortet. Sprachverarmung kommt häufig vor bei Schizophrenie, Episoden einer Depression und organisch bedingten psychischen Störungen wie Demenz.

Stereotypie. Sprachliche oder motorische Äußerungen, die über längere Zeit hinweg in gleicher Form wiederholt werden.

Stimmung. Eine tiefgreifende und anhaltende Emotion, die in hohem Grade die Wahrnehmung der Welt durch den Betroffenen färbt. Typische Beispiele für Stimmung: Depression, Euphorie, Ärger, Angst.
- *Dysphorische Stimmung:* Eine unangenehme Stimmung z.B. Depression, Ängstlichkeit, Reizbarkeit. In der deutschsprachigen Psychopathologie wird unter Dysphorie eine gereizte Verstimmung verstanden.
- *Gehobene Stimmung:* Eine bessere Stimmung als gewohnt; dies muß nicht unbedingt krankhaft sein.
- *Euphorische Stimmung:* Ein übertriebenes Wohlbefinden. Als Fachausdruck bezeichnet „Euphorie" eine krankhafte Gestimmtheit. Während sich eine Person mit einer normalen gehobenen Stimmung etwa als „in guter Laune", „sehr glücklich" oder „vergnügt" ansieht, bezeichnet sich eine Person mit euphorischer Stimmung z.B. als „in den Wolken schwebend", „im Himmel", „ekstatisch", oder sagt von sich: „ich bin high".
- *Euthyme Stimmung:* Stimmung im „normalen" Bereich, dies setzt das Fehlen von Depression oder Euphorie voraus.
- *Expansive (überschwängliche) Stimmung:* Mangel an Zurückhaltung beim Ausdruck von Gefühlen, oft mit Überbewertung der eigenen Bedeutung und Wichtigkeit. Es kann auch eine gehobene oder euphorische Stimmung bestehen.
- *Reizbare Stimmung:* Inneres Spannungsgefühl mit der Tendenz, sich leicht zum Zorn reizen zu lassen.

Stimmungskongruente psychotische Merkmale. Wahnphänomene oder Halluzinationen, deren Inhalt vollständig zu einer depressiven oder manischen Stimmung paßt. Wenn die Stimmung depressiv ist, beinhalten Halluzinationen oder Wahnphänomene etwa die eigene Unzulänglichkeit, Schuld, Krankheit, Tod, Nihilismus oder „verdiente" Bestrafung. Ist die Stimmung manisch, so ist der Inhalt der

Wahnphänomene z.B. eine enorme Steigerung des Selbstwertgefühls, der Einschätzung der eigenen Macht und der Bedeutung der eigenen Persönlichkeit oder eine besondere Beziehung zu Gott oder einer berühmten Persönlichkeit.

Stimmungsinkongruente psychotische Merkmale. Wahnphänomene oder Halluzinationen, deren Inhalt nicht im Einklang mit der depressiven oder manischen Stimmung steht. Beispiele solcher Symptome: Verfolgungswahn, Gedankenausbreitung, Gedankeneingebung und sonstige Wahnphänomene der Beeinflussung und des „Gemachten", die nicht im Einklang mit der jeweiligen Stimmung stehen.

Stupor. Psychomotorische Erstarrung.

Subdepressiv. Bezeichnung für leichte depressive Verstimmungszustände.

Submanisch. Bezeichnung für leichtere manische Zustände.

Sucht. Psychische und/oder körperliche Abhängigkeit von psychotropen Substanzen.

Suggestion. Technik der Beeinflussung eines Menschen mit den Zielen, bestimmte Gedanken, Gefühle oder Vorstellungen zu übernehmen.

Suizid. Unter Suizid wird die absichtliche Selbsttötung verstanden. Beim Suizidversuch ist das suizidale Verhalten Ausdruck des Wunsches nach vermehrter Zuwendung oder Ruhe. Die Suizidalität bewegt sich auf einem Kontinuum von passiven bis zu aktiven Todeswünschen.

Symbiontische Psychose, Folie à deux. Aus dem sehr engen und ständigen Zusammensein zweier Personen erwachsende Psychose. Ein primär „Gesunder" wird von einem primär „Kranken" induziert, so daß beide das Wahnerleben teilen.

Symptom. Manifestation eines pathologischen Zustandes. Obwohl der Ausdruck gelegentlich nur für die subjektiven Beschwerden verwendet wird, bezeichnet „Symptom" im allgemeinen Sprachgebrauch auch die objektiven Zeichen eines pathologischen Zustandes.

Syndrom. Eine Gruppe von Symptomen, die zusammen auftreten und die einen identifizierbaren Zustand ausmachen. Der Ausdruck Syndrom ist weniger spezifisch als Störung oder Krankheit. Der Begriff Krankheit schließt im allgemeinen eine bestimmte Ätiologie oder einen pathophysiologischen Prozeß ein.

Systemische Therapie. Form der Psychotherapie, die versucht, die Regeln der sozialen Systeme in Familie, Schule, Berufswelt zu verstehen und diese zu beeinflussen.

Tagesklinik. Teilstationäre Einrichtungen, bei der die Patienten während des Tages eine umfassende Behandlung erfahren, die Nacht und das Wochenende jedoch in der gewohnten Umgebung verbringen.

Tenazität. Fähigkeit, die Aufmerksamkeit ständig auf einen Gegenstand zu richten.

Testierfähigkeit. Fähigkeit, rechtsgültig Verträge abzufassen.

Therapeutische Gemeinschaft. Patienten, Therapeuten und Pflegepersonal leben und arbeiten mit dem Ziel zusammen, den Betroffenen die Wiedereingliederung in die Gesellschaft zu erleichtern und soziale Kompetenz zu erlangen.

Tic. Gleichförmig wiederkehrende, rasche, unwillkürliche Muskelbewegung.

Tiefenpsychologie. Alle psychologischen Denk- und Handlungsansätze, die von der Existenz unbewußter Persönlichkeitsanteile ausgehen und annehmen, daß menschliches Erleben und Verhalten durch diese psychodynamisch wirksamen unbewußten Faktoren begründet wird.

Trance. Hypnoseähnlicher Zustand mit Entrückung und Einengung des Bewußtseins.

Transitivismus. Die besonders bei schizophrenen Patienten vorkommende Überzeugung, daß andere, vorzüglich Familienangehörige oder nahe Bezugspersonen, an einer psychiatrischen Erkrankung leiden würden, sie selbst aber gesund wären.

Transsexualität. Anhaltender Wunsch, die Geschlechtszugehörigkeit zu ändern.

Transvestismus. Tendenz, die Kleidung des anderen Geschlechtes zu tragen, um zeitweilig die Zugehörigkeit zu diesem zu erleben.

Trichotillomanie. Zwanghaftes Ausreißen von Haaren.

Übertragung. Projektion kindlicher Wünsche, Gefühle und Einstellungen auf den Therapeuten.

Überwertige Idee. Eine unvernünftige und anhaltende Überzeugung oder Idee von geringerer Intensität als dies beim Wahn der Fall ist. Sie unterscheidet sich von einem Zwangsgedanken (s. dort) insofern, als der Betroffene die Absurdität der überwertigen Idee nicht erkennt und deshalb nicht dagegen ankämpft. Wie beim Wahn wird die Idee oder die Überzeugung von anderen Mitgliedern der Kultur oder Subkultur des Betroffenen nicht allgemein akzeptiert.

Umständlichkeit. Mit diesem Begriff wird eine indirekte und verzögernde Redeweise bezeichnet, die den Kern der Aussage durch unnötige minutiöse Details und viele Einfügungen verfehlt. Umständliche Antworten oder Aussagen werden um viele Minuten verlängert, wenn der Sprecher nicht unterbrochen oder aufgefordert wird, zum zentralen Punkt seiner Aussage zu kommen.

Die Unterscheidung zwischen Assoziationslockerung und Umständlichkeit kann erschwert sein. Im ersten Fall besteht eine mangelnde Verbindung zwischen den Sätzen; im letzteren haben die Sätze dagegen immer eine sinnvolle Verbindung. Bei der Assoziationslockerung geht der ursprüngliche Sinn verloren, während sich der Sprecher bei Umständlichkeit des ursprünglichen Kerns seiner Aussage, des Ziels oder des Themas bewußt ist und den Faden nicht verliert. Umständlichkeit kommt häufig bei der zwanghaften Persönlichkeitsstörung, aber auch bei vielen Menschen ohne psychische Störungen vor.

Verarmung des Sprachinhaltes. Redeweise, die zwar hinsichtlich der Menge ausreicht, aber wegen Unbestimmtheit, leerer Wiederholungen, Stereotypien oder obskurer Redewendungen wenig Informationen enthält. Der Betroffene spricht wohl lange, beantwortet die Frage aber nicht konkret, oder antwortet mit Hilfe einer Unzahl von Wörtern und weitschweifigen Ausführungen, wo ein oder zwei Sätze genügt hätten. Der Begriff Verarmung des Sprachinhaltes wird nicht verwendet, wenn die Sprache überwiegend unverständlich ist (s. Inkohärenz).

Verbigeration. Stereotype Wiederholung von Wörtern und Sätzen.

Verhaltenstherapie. Auf Basis der Lerntheorie entwickelte Psychotherapieform bzw. psychotherapeutische Grundorientierung: Die ein konkretes Ziel verfolgenden Maßnahmen leiten sich aus einer individuellen Problemanalyse ab. Verhaltensorientierte und kognitive Ansätze werden integriert und in ihrer Anwendung problemgerecht kombiniert.

Verkennung. Synonym für Illusion.

Vigilanz. Wachheit bzw. Bereitschaft zu hoher Aufmerksamkeitsleistung.

Vigilität. Fähigkeit, die Aufmerksamkeit auf neue Objekte zu fokussieren.

Vorbeireden. Der Betroffene geht nicht auf Fragen ein und bringt etwas inhaltlich anderes vor, obwohl ersichtlich ist, daß er die Fragen verstanden hat.

Vulnerabilität. Verletzbarkeit im Sinne einer individuell unterschiedlichen Bereitschaft für das Auftreten psychischer Störungen.

Wahn. Ein Wahn wird definiert als Fehlbeurteilung der Realität, die mit unkorrigierbarer und erfahrungsunabhängiger Gewißheit auftritt. Diese wird fest beibehalten trotz abweichender Ansichten fast aller anderen Personen und trotz aller unwiderlegbaren und klaren Beweise des Gegenteils. Diese Überzeugung wird nicht von den Angehörigen derselben Kultur geteilt (ist also kein religiöser Glaubensinhalt). Wahn muß von *Halluzinationen* (s. dort), also falschen sinnlichen Wahrnehmungen, unterschieden werden (obwohl die Halluzination zu dem Wahngedanken führen kann, daß die Wahrnehmung richtig sei). Der Wahn muß auch von einer überwertigen Idee (s. dort) unterschieden werden. Bei der *überwertigen Idee* wird zwar an einer unbegründeten Überzeugung oder Idee festgehalten, jedoch nicht so starr wie dies beim Wahn der Fall ist. Formal wird ein Wahn durch folgende Elemente aufgebaut:
- *Anmutungserlebnisse:* Der Betroffene beginnt die Realität verändert wahrzunehmen.
- *Wahndynamik:* Der Betroffene nimmt emotional Anteil am Wahn und gestaltet diesen weiter aus.
- *Wahneinfälle:* Unvermitteltes Auftreten von wahnhaften Vorstellungen.
- *Wahngedanken:* Wahnhafte Meinungen verdichten sich zu Überzeugungen.
- *Wahnstimmung:* Der verändert erlebten Welt wird eine neue Bedeutung zugemessen und diese in Beziehung zum eigenen Leben gesetzt.
- *Wahnwahrnehmung:* Reale Sinneswahrnehmungen erhalten eine abnorme Bedeutung, indem sie wahnhaft interpretiert werden.

Wahnphänomene. werden nach ihrem Inhalt unterschieden. Die häufigsten sind:
- *Beziehungswahn:* Der Betroffene glaubt, daß Ereignisse, Gegenstände oder Personen in der unmittelbaren Umgebung für ihn eine besondere und ungewöhnliche, meist schädliche oder negative Bedeutung haben. Wenn der Beziehungswahn darin besteht, daß der Betroffene glaubt, verfolgt zu werden oder in der Umwelt ständig Anzeichen für die Bedrohung seiner Person sieht, liegt ein Verfolgungswahn vor.
- *Bizarrer Wahn:* Eine falsche Überzeugung, die im kulturellen Umfeld des Betroffenen als völlig unverständlich bezeichnet wird.
- *Eifersuchtswahn:* Die krankhafte Überzeugung, vom Partner betrogen oder hintergangen zu werden.
- *Größenwahn:* Der Betroffene hat ein übertriebenes Selbstwertgefühl, glaubt, über erhöhte Machtkompetenzen und Kenntnisse zu verfügen oder erfährt eine Identitätserweiterung. Das kann sich an religiösen, körperbezogenen oder anderen Themen zeigen.
- *Körperbezogener Wahn:* Ein Wahn, dessen Hauptinhalt sich auf die Funktionsfähigkeit des Körpers bezieht. Es handelt sich hier um eine wahnhafte Selbstüberschätzung des eigenen Körpers.
- *Liebeswahn:* (s. dort)
- *Nihilistischer Wahn:* Der Wahn bezieht sich entweder auf die Nichtexistenz der eigenen Person oder von Teilen davon, oder auf die Nichtexistenz anderer Personen oder der Welt als Ganzes.
- *Stimmungskongruenter Wahn:* s. stimmungskongruente psychotische Merkmale.
- *Stimmungsinkongruenter Wahn:* s. stimmungsinkongruente psychotische Merkmale.
- *Verarmungswahn:* Der Wahn, daß der Betroffene allen oder fast allen materiellen Besitzes beraubt ist oder werden wird.

- *Verfolgungswahn:* Wahn mit dem zentralen Thema, daß eine Person angegriffen, belagert, betrogen oder verfolgt wird oder Gegenstand einer Verschwörung ist.
- *Wahnphänomene der Beeinflussung und des „Gemachten":* Hierbei werden Empfindungen, Impulse, Gedanken und Tätigkeiten nicht als vom Betroffenen selbst ausgehend erlebt, sondern als von einer äußeren Macht aufgezwungen.

Wahrnehmungstörungen. Der Begriff Wahrnehmungsstörung schließt Halluzinationen, Pseudohalluzinationen, illusionäre Verkennungen und Pareidolien (s. u.) sowie im weiteren Sinn auch Wahrnehmungsveränderungen ein.

Wahrnehmungsveränderungen. Diese Veränderungen fallen in den Bereich der *Derealisations-* und *Depersonalisationsphänomene* und werden dort besprochen.

Widerstand. Begriff aus der psychoanalytischen Psychotherapie: Abneigung gegen die Bewußtmachung unbewußter psychischer Inhalte.

Wort- und Klangassoziationen. Redeweise, bei welcher der Klang und weniger der Sinn die Wortwahl bestimmen, manchmal mit Reimen und Wortspielen. Der Begriff wird nur für Manifestationen eines krankhaften Zustandes verwendet, nicht zur Beschreibung von kindlichen Reimwortspielen. Wort- und Klangassoziationen werden am häufigsten bei Schizophrenie und submanischen Episoden beobachtet.

Zeitgitterstörung. S. Gedächtnis.

Zerfahrenheit. Sprunghafter, dissoziierter Gedankengang, bei dem die logischen und assoziativen Verknüpfungen fehlen. Synonym für Inkohärenz.

Zoophobie. Phobische Angst vor Tieren.

Zwangsgedanken. Anhaltend wiederkehrende, unsinnige, sich gegen inneren Widerstand aufdrängende Ich-fremde Ideen, Gedanken, Vorstellungen oder Impulse, die nicht als freiwillig hervorgebracht, sondern vielmehr als in das Bewußtsein eindringende Ideen erlebt werden. Bei Unterdrückung tritt Angst auf. Zwangsgedanken sind charakteristisch für die Zwangsstörung und können auch bei Schizophrenie vorkommen.

Zwangshandlung. Wiederholtes und scheinbar zielgerichtetes Verhalten, das aufgrund einer Zwangsidee in stereotyper Weise ausgeführt wird. Das Verhalten ist nicht in sich geschlossen zielgerichtet, sondern dient dazu, zukünftig Gegebenheiten zu verhüten oder herbeizuführen; die Handlung steht jedoch in keinem realistischen Zusammenhang mit den Ereignissen, die sie verhüten oder herbeiführen soll. Die Ausführung der Handlung kann eine gewisse Erleichterung und Spannungsreduktion bewirken. Zwangshandlungen sind für die Zwangsstörung charakteristisch.

Zwei-Zügel-Therapie. Gleichzeitige Behandlung mit Antipsychotika und Antidepressiva.

Zyklothymia. Instabilität der Stimmung mit Perioden leichter Depression und angehobener Stimmung.

Zyklothymie. Historischer Begriff für manisch-depressive Erkrankungen (bipolare affektive Störung).

Sachverzeichnis

A

Abdominelles Syndrom, funktionelles 131
Abhängigkeit, körperliche 193
– psychische 193
Abhängigkeitserkrankung 123, 193 ff
– Ätiopathogenese 195 f
– Diagnose 194
– Epidemiologie 196
– Folgeerscheinung 196
– Klassifikationsschema 193 ff
– Prävalenz 252
– Prävention 197
– Therapie 197 f
Abhängigkeits-Unabhängigkeits-Konflikt 128
Abstammungswahn 190
Abstinenzregel 243
Abwehrmechanismus 98, 101, 110 f, 286 f
– Funktion 127
– früher 102
– reifer 105
– systemischer 106
– unreifer 105
Acamprosate 207
Acetylcholin 124
Acetylcholinesterase 31
Acetylcholin-Hemmer 31
Acetylsalicylsäure 37, 238
Achsensyndrom, endogenomorphes 45
Acht-Monats-Angst 101, 179
Acting-out 105, 112, 129
Adaptation 109, 127
A-Delta-Faser 234
Adipositas 125, 130, 133
Adoleszenz 104, 133
Adoleszenzkrise 182 f
Ärophagie 132
Affekt 127, 287
Affektausbruch 141
Affektdissoziation 175
Affekthandlung 141
Affektinkontinenz 13, 32
Affektivität 5
Affektkontrolle 142
Affektlabilität 12
Affektleere 66
Affektmodulation 127
Affektperseveration 18
Affektsteife 66
Affektstörung 2
– Schizophrenie 66 f, 73
Affektverflachung 70
Aggression 102, 128, 130
– gehemmte 231
– Kindes- und Jugendalter 186 f
Aggressionsstau 231

Agitation 21
Agnosie 25
Agoraphobie 95, 114, 118
Agrammatismus 168
Agranulozytose 88
Akalkulie 27, 169
Akathisie 87
Akinese 36
Akkomodation 167
Alexithymie 127, 143
Alibidinie 148, 150
Alkoholabhängigkeit 122, 199
– Alpha-Typus 202
– amnestisches Syndrom 15
– Ätiopathogenese 199 ff
– Beeinträchtigung, psychoorganische 206
– Beta-Typus 202
– Delta-Typus 203 f
– Eifersuchtswahn 190, 205
– Endorphinfreisetzung 199
– Epidemiologie 196, 253
– Epsilon-Typus 203
– familiäre Belastung 199
– Folgeerkrankungen 204 ff
– – neurologische 205
– – somatische 206 f
– Gamma-Typus 202 f
– Gruppentherapie 208
– Klassifikation 199
– Langzeitbehandlung 209
– Modell, kybernetisches 200
– – lerntheoretisches 200
– – psychoanalytisches 199
– – sozialpsychologisches 200
– Persönlichkeitsstörung 141, 201
– Prävention 255
– Psychotherapie 207
– Rückfallprophylaxe, medikamentöse 207
– Selbsthilfegruppen 209
– Sexualstörungen 147, 149
– Suizidalität 205, 231 f
– Therapie 206 ff
– Toleranzbildung 202
– Vitamin-B-Substitution 208
Alkoholembryopathie 206
Alkoholentzugsdelir 204
Alkoholentzugssyndrom, akutes 204 f
– protrahiertes 204, 208
– Symptomatik 194
– Therapie 208
Alkoholhalluzinose 205 f
Alkoholintoxikation, akute 198
– Erregungszustand 240
– Therapie 240
Alkoholismus s. Alkoholabhängigkeit
Alkoholismustypologie 202 ff
Alkoholmelancholie 13
Alkoholmißbrauch 134

Alkoholrausch 16, 199
Alpha-Methyl-Fentanyl 219
Alptraum 227
Altern, Defizitmodell 24
– Gehirnveränderung, biochemische 25
– – morphologische 24 f
– Leistungseinbuße, kognitive 24
– normales 23 f, 28
– Ressourcenmodell 24
Alternativpsychose 18
Altersdepression 39
Alzheimer-Erkrankung 25, 28 ff
– Ätiologie 29
– biochemische Veränderungen 31
– Definition 28
– Differentialdiagnose 31 f
– Epidemiologie 28 f
– Erbgang 29
– Labortest 30
– Neuropathologie 30 f
– Prävalenz 26
– Risikofaktor 29
– Symptomatik 29 f
– Synonyme 28
– Therapie 32
– Typ I 28
– Typ II 28
– Verlauf 28, 30
Alzheimer-Fibrillen 30
Ambivalenz 64, 66, 116
Amenorrhoe 125, 151
Amitriptylin 39, 53
Amnesie, anterograde 15
– dissoziative 119
– psychogene 96
– retrograde 15
Amnestisches Syndrom 194
– – organisches 15, 22
Amotivationales Syndrom 211, 215
Amphetaminabkömmlinge 219 f
Amphetamine 216 f
β-Amyloid 25, 31
Amyloidangiopathie, zerebrale 34
Amyloid-Precursor-Protein 31
Analgetika 211, 238
– Entzugsschmerzen 235
Analgetikaabhängigkeit 221
Anamnese, biographische 7
– psychiatrische 5
– somatische 5
Anfall, epileptischer, nächtlicher 228
– psychomotorischer 18
– – Differentialdiagnose 229
Angiopathie, kongophile 34
Angst 2, 101, 289
– chronische 123 f
– – freiflottierende 46, 184
– Depression 46, 48

Angst, gerichtete 118
Angsthierarchie 246
Angstlust 102
Angstneurose 95, 114 ff
- Ätiologie 115
- Symptomatik 115
- Therapie 116
Angststörung, altersspezifische 38 f
- Kindes- und Jugendalter 179 ff
- organische 14
- Typ-A 115
- Typ-B 115
Anhaltung 271
Anorexia nervosa 21, 125, 133 f
- Genetik 126
- Verlauf 133 f
Anorgasmie 148
Anpassungsstörung 111
Anticholinerges Syndrom 55
Anticholinesterase 37
Antidepressiva 39, 53 ff
- Dosisreduktion 56
- Intoxikation 55
- Mißbildungsrisiko 54
- parenterale 56
- Schmerztherapie 235, 237
- serotonerge 117
- Suizidrisiko 55 f
- Therapieführung 55 f
- trizyklische 20, 53
- - Kontraindikation 54
- - Nebenwirkungen 54
- - REM-Rebound 227
- Wirkmechanismus 53 f
- Wirkung, delirogene 54
- Wirkungslatenz 56
Antiepileptika 60
Antiparkinsonmittel 20
Antipsychotika 20 f, 83 ff
- atypische 84 f
- Depotantipsychotika 84
- Dosisbereich, therapeutischer 83 f
- D$_2$-Rezeptorblockade 83
- hochpotente 84, 86
- Indikation 86
- Intoxikation 241
- Medikamenteninteraktion 21
- Nebenwirkung 83, 87 ff
- - extrapyramidal-motorische 83, 86 f
- niederpotente 84 ff
- α$_1$-Noradrenalin-Rezeptorblockade 83
- parenterale 85
- Schmerztherapie 235 f
- Serotoninrezeptorblockade 83
- Stillperiode 88
- Todesfall, plötzlicher 88
- Wirkung 79, 83 f
- - anticholinerge 83
- - antiemetische 83
- - sedierende 39, 85
Antipsychotika-Lithium-Kombination 58
Antrieb 5, 125, 289
Antriebsschwäche, neurotische 67
Antriebssteigerung 49, 239
- Schizophrenie 67
Antriebslosigkeit, Demenz 27
- Depression 39, 45, 47
- Parkinson-Erkrankung 36
- Schizophrenie 67

Apathie 15
Aphasie 17, 25
- erworbene mit Epilepsie 168
Apolipoprotein E 29
Appetenzverhalten 125
Appetitzügler 217
Apraxie 17, 25
Arbeitslosigkeit 266
Arbeitstherapie 267
Archetyp 244
Arousal-Reaktion 227
Arteriitis temporalis 34
Arthritis, rheumatische 125 f
Askese 104
Asperger-Syndrom 173
Assoziation 12, 99, 243
Assoziationsverfahren 9
Asthma bronchiale 125, 129
Ataxie 17
- Barbituratmißbrauch 210
- HIV-Demenz 35
Atemdepression 205, 211
- Opiate 211, 237
Atemlähmung 216
Atropin 218
Attacke, transitorisch ischämische 32
Auffassungsstörung 12
Aufmerksamkeit, selektive 69
Aufmerksamkeitsleistung 5
Aufmerksamkeitsstörung 37
- hyperaktives Syndrom 170
- selektive 66
Aufmerksamkeitstest 8
Ausscheidungsstörung 181 f
Außenprojektion 112
Autismus 64 f, 172
- frühkindlicher 172 ff
- - Ätiologie 172
- - Differentialdiagnose 173
- - Prognose 172
- - Symptomatik 172
- - Therapie 172
- Schizophrenie 68, 73
- somatogener 173
Autistisches Syndrom 172 ff
Autoaggression 112
Autogenes Training 249
Autoimmunerkrankung 110
Autoimmunvaskulitis 34
Automatismenverlust 67
Automutilation 183
Autonomie 102, 120 f, 179, 247
Autoritätskrise 183
Autosuggestion 112, 250
Aversion, sexuelle 148, 150

B

Barbituratabhängigkeit 210
- Entzugssymptomatik 195
- Therapie 210
Basisstörung, schizophrene 69 f
Battered-child-syndrome 186
Beeinflussungswahn 65, 190
Beeinträchtigungswahn 65, 190
- beim Schwerhörigen 191
Befehlsautomatismus 68
Befindlichkeitsstörung 45
Befunderhebung, organische 5 f
- psychodiagnostische 7 ff
- psychopathologische 5
Begutachtung 269 f

Behinderung, Definition 260
- geistige 260
- körperliche 261 f
- psychische 260 ff
- - Folgen 262 f
Belastung akute 2
- chronische 109
Belastungsreaktion, akute 111 f
Belastungsstörung im Alter 41
- neurotische 3
- posttraumatische 95, 111
Benachteiligung, soziale 260 f
Benzodiazepinabhängigkeit 210 f
- Entzugssymptomatik 195, 211
- Prävention 211
- Therapie 211
Benzodiazepine 21, 210, 240
- Alkoholdelir 204
- Alkoholentzug 208, 240
- Nebenwirkung 37
- Niedrigdosisabhängigkeit 210
- Schlafeinteilung 226
- Schmerztherapie 237
Benzodiazepinintoxikation, Therapie 240
Berufstrainingszentrum 267
Beschäftigung, beschützte 267
Beschäftigungsdelir 16
Bettnässen 181
Bewältigungsverhalten 99, 111
Bewegungsstereotypie 67, 182
Bewegungsstörung, choreatisch-athetoide 87
- dissoziative 119
- extrapyramidale 166
Bewußtlosigkeit 15
Bewußtseinsänderung 222
Bewußtseinsbeeinträchtigung 277
Bewußtseinslage, eingeengte 114
Bewußtseinsstörung, qualitative 15, 239
- quantitative 15, 239
- Schuldunfähigkeit 275
- schwere 276
- Therapie 240
Beziehungserfahrung 103, 146
Beziehungsmodus 106
- anal-sadistischer 102
- narzißtischer 104
- sensitiver 112
Beziehungswahn 190
- sensitiver 139
Bezugsperson 103
- Entidealisierung 102
Bilanzselbsttötung 229
Bindung 106
Bindungsstörung 186 f
Binswanger-Enzephalopathie 33
Bioenergetik 244
Biofeedback 249 f
Biorhythmus 6
Biorhythmusstörung 40
- Depression 45
- Manie 50
Blickkontakt, fehlender 172
Blutbildveränderungen 88
Blutdruckkrise 55
BNS-Krämpfe 171
Borderline-Persönlichkeitsstörung 140, 142
- Diagnose 142
- Jugendalter 184

– Therapie 142
Borderline-Schizophrenie 94
Bradykinin 234
Brandstiftung 187
Bromocriptin 20
Bronchialkarzinom 221
Bulimia nervosa 125, 134 f
– – Suizidhandlung 97
– – Therapie 134 f
– – Verlauf 134
Buprenorphin 210, 238

C

Calcium-Antagonisten 32
Cannabinoide 214 f
Cannabisabhängigkeit 215
– Folgeerscheinung, körperliche 215
– Hypersomnie 226
– Polytoxikomanie 215
– Psychose 215
Cannabisintoxikation 215
– Therapie 240
Cannabisrausch, atypischer 215
Carbamazepin 60
– Alkoholentzug 208
– Schmerztherapie 237
C-Faser 234
Charakterstruktur 111, 120 ff
– abhängige 121
– anale 122 f
– hysterische 123
– narzißtische 121 f
– orale 122
– phallisch-narzißtische 123
– pseudounabhängige 120 f, 128
– Symptomatik 120
Chlorpromazin 83, 85
Chlorprothixen 84 ff
Cholinacetyltransferase 31
Cholinesterasehemmer 55
Cholinesterasehemmung, kompetitive 32
Chorea Huntington 13, 36, 183
Chromosomenaberration 163
Chronic fatigue syndrome 113
Cinnarizin 37
Clomethiazol 20
Clomipramin 53 f
– Schmerztherapie 238 f
Clonidin 214, 240
Clozapin 79, 83 ff
– Agranulozytose 88
Cluster-effect 232
Cluster-Kopfschmerz 236
Codein 211, 237
Coenästhesie 191
Colitis ulcerosa 125 f, 128 f
Common sense 99
Compliance 131, 256
Coping-Strategien 69, 73, 99
Cortisolspiegel 109
Crack 217
Creutzfeldt-Jakob-Erkrankung 36 f
Crohn-Krankheit 125 f, 128 f

D

Dämmerattacke 18, 218
Dämmerzustand, geordneter 17
– organisch bedingter 16 f
– postiktaler 18
– psychogener 113
– verworrener 17

Defekt, neurotischer 123 f
– schizophrener siehe Residualsyndrom
Defizit, kognitives 12
– – Demenz 25
Defizitkrankheit, cholinerge 25
Delegation 106
Delinquenz 138
– Kindes- und Jugendalter 187
– alkoholisches 205
Delir, anticholinerges 15
– nicht durch Alkohol bedingtes 15 f
Delirium tremens 15, 204
– – Mortalität 205
– – Therapie 205
Delta-Sleep-Inducing-Peptide 225
Dementia infantilis 173
– praecox 62
Demenz 25 ff
– alkoholische 206
– Alzheimer-Typ siehe Alzheimer-Erkrankung
– Ätiologie 26
– Definition 25
– Diagnostik 27 f
– Differentialdiagnose 28, 165
– Epidemiologie 26
– epileptische 18
– Erkrankungsalter 26
– gemischte 32
– HIV-Infektion 34 ff
– Huntington-Krankheit 36
– Parkinson-Erkrankung 36
– Pick-Erkrankung 34
– präsenile 26, 30
– Prävalenz 26, 252
– Prognose 28
– Psychotherapie 38
– senile siehe Alzheimer-Erkrankung 26 f
– Therapie 37 f
– vaskuläre 32 ff
– – Differentialdiagnose 31 f
– – Psychopathologie 32
– – subkortikale 33 f
– – Symptomatik 32 f
– – Verlauf 33
Denkblockierungen 69
Denken, abstraktes 25 f
– dissoziiertes 65
– integratives 162
– konkretistisches 127
– magisches 103
Denkfehler 245
Denkstörung 65 f, 290
– formale 15 f
– inhaltliche 15
– Schizophrenie 73
Depersonalisation 68, 96, 113
– Borderline-Störung 184
– Differentialdiagnose 113
– Wahnentstehung 189 f
Depression 44 ff
– Affektstörung 45
– agitierte 48, 240
– im Alter 39
– anaklitische 177, 184
– anankastische 49
– Angst 46
– Antriebsstörung 45
– Befindlichkeitsstörung 45
– bei Demenz 27
– Elektrokonvulsionstherapie 56 f

– endogene 44, 46
– – Differentialdiagnose 67
– – Subtypisierung 47
– gehemmte 47 f, 241
– Hauptsymptom 45
– Kindes- und Jugendalter 177
– Klassifikation 44
– Kopfschmerzen 234 f
– larvierte 48 f
– Libidoverlust 148
– Mißempfindung 46
– neurotische 44
  siehe Dysthymia
– – Ätiologie 116
– – Klassifikation 114
– – Symptomatik 116
– – Therapie 116 f
– Notfalltherapie 241
– organische 44
– paranoide 49
– pharmakogene 87, 89
– postschizophrene 63, 70
– – Differentialdiagnose 73
– präapoplektische 39
– Prophylaxe 60
– Psychopathologie 45 f
– Psychotherapie 57 f
– mit psychotischen Symptomen 49
– rezidivierende 44, 49, 56
– saisonale 49
– – Differentialdiagnose 227
– – Lichttherapie 57
– Schlafkur 228
– Schlafstörungen 40, 45, 223 f
– Schmerzsensation 236
– mit somatischem Syndrom 46 ff
– Soziotherapie 58
– Subtypen 46 f
– Suizid 232 f
– Therapie 52 ff
– therapieresistente 39, 56
– unipolare 44
– vegetative Beschwerden 45
– Verarmungswahn 191
– Verstärkerverlusthypothese 52
– Wachtherapie 57
– Wahn, hypochondrischer 191
– – nihilistischer 191
Depressivität 12
Deprivation 178, 184
Derealisation 65, 68, 113
– Konversionsstörungen 119
Dermatozoenwahn 191
– Differentialdiagnose 191
– Therapie 192
Desensibilisierung, systematische 245 f
Designer Drugs 218 ff
Desinstitutionalisierung 262
Desipramin 53
Desomatisierung 127
Desorientiertheit 15
Devianz 153 f
Dexamethasonsuppressionstest 52
Diagnostic and Statistical Manual of
  Mental Disorders 4
Diagnostik, klinisch-psychologische 7
Diagnostisch-therapeutischer Zirkel
  100, 132
Dihydroergotoxin 37
Disability 260 f
Diskriminationsschwäche 66, 69
Disposition 127

Dissozialität 141, 185
Distanzlosigkeit 26
Disulfiram 207
Dopamin 78
Dopaminagonisten 79
Dopaminhypothese 79
Dopaminrezeptor 78
– Blockade 83f
– Überstimulation 79
Dopaminrezeptorantagonisten 79
Double-bind-Hypothese 81
Down-Syndrom 163
D_2-Rezeptor 79
D_4-Rezeptor 79
D_2-Rezeptorblockade 84
Drogenbindung 196
Drogenentzug, akuter 240
Drogenerfahrung 196
Drogenkarriere, Entwicklungsstadien 196
Drogenkonditionierung 196
Drogenmißbrauch, Epidemiologie 196
– Jugendalter 183
– Persönlichkeitsstörung 141
Drogenmotivation 196
Drogenrausch 16
DSIP 226
DSM 4
Dualeffekt 126
Dual-Union 102
Dunkelzimmerdelir 15
Durchblutung, zerebrale, Förderung 37
Durchblutungsstörung, zerebrale 16
Durchgangssyndrom 11ff
– depressives 13
– dysphorisches 13f
– hyperästhetisch-emotionelles 13
– manisches 13
– paranoides 14
– paranoid-halluzinatorisches 14
Durchschlafstörung 45, 224
Dysarthrie 34, 210
Dysfunktion, sexuelle, männliche 148ff
– – weibliche 150
– zerebrale, minimale 166f
Dysgrammatismus 168
Dyskalkulie 169
Dyskinesie, akute 87
– tardive 88
Dyslalie 168
Dyslexia 169
Dyspareunie 150
Dysphorie 13, 27, 50f
– bei Manie 50
Dyssomnien 223
Dys-Streß 109
Dysthymia 44, 116
– Differentialdiagnose 143

E

Echolalie 17, 68, 291
Echopraxie 17, 68
Echo-Psychose 218
Echtheit 247
Ecstasy 219
Ehegesetz 280f
Eifersuchtswahn 40
– alkoholischer 190, 205
– Differentialdiagnose 139
Einengung, dynamische 230

– situative 230
Einrichtungen, psychiatrische 252f
Einschlafstörung 223
Einstellungstest 9
Ejaculatio deficiens 149
– praecox 146, 149
– retrograda 149
Ejakulationsstörung 149
Elektrokonvulsionstherapie 56f
– Depression, therapieresistente 39
– Durchführung 56f
– Katatonie, perniziöse 72
– Nebenwirkung 57
– Wirkprinzip 57
Empathie 247
Empfindungsstörung, dissoziative 119
Endorphine 195
– Schmerzwahrnehmung 234
Enkopresis 180, 187
– Ätiologie 181
– Prävalenz 180
Enterozoenwahn 191
Entmündigung 276, 278
Entscheidungsfreiheit 269
Entspannungsverfahren 132, 249
Entwicklung, neurotische 111
Entwicklungsdisharmonie 169
Entwicklungsphase 101ff
– anale 102
– des Autonomiestrebens 102
– Fixierung 102
– ödipale 103f
– orale 101f
– phallisch-narzißtische 102f
– des Urvertrauens 102
Entwicklungspsychologie 99ff
Entwicklungspsychose 175
Entwicklungsstörung 158, 169
– tiefgreifende 172
– umschriebene der motorischen Funktionen 169
– – schulischer Fertigkeiten 169
– – des Sprechens und der Sprache 168f
Entwicklungstest 8
Entzugssyndrom 194, 196
– akutes, Therapie 240
Enuresis 180
– Ätiologie 180
– diurna 180
– Epidemiologie 180
– nocturna 180
– Therapie 181
Enzephalitiden 14
Epidemiologie, psychiatrische 252
Epilepsie, Alternativpsychose 18
– mit Aphasie 168
– Dämmerzustand 16
– Demenz 18
– Störung, psychische 171
– Wesensänderung 18
Episode, delirante 88
– depressive 44, 46f
– – Therapie 52ff
– gemischte 59
– manische 49
Erbrechen 134
Erektionsstörung 148f
– Alkoholmißbrauch 147
– organisch bedingte 149
– psychogene 149
Erinnerungsfälschung 189f

Erinnerungslücke 201
Erkrankung, psychosomatische 124ff
– – im Alter 41f
– – Auslöser 124
– – Definition 124f
– – Epidemiologie 125
– – Genetik 125f
– – Klassifikation 125
– – Krankheitsbilder 127ff
– – Therapie 134
Erleben 1
– Störung 95
Erlebnisreaktion, abnorme 111
Ermüdbarkeit, gesteigerte 44
Erregbarkeit, psychische, gesteigerte 13
Erregungszustand, katatoner 67f
– psychotischer 241
– Therapie 240f
Erschöpfungssyndrom 113
Erwachen, frühmorgendliches 45
Erythrophobie 112
Es 97f
Eßstörung 126, 132ff
– Kindesalter 182
– Therapie 134f
Euphorie 49
– Amphetamine 219
– Kokain 216
– Opioide 210
Eu-Streß 109
Exhibitionismus 146, 155
Exploration, psychiatrische 269
Expositionstherapie 246
Extrapyramidalmotorisches System 80
Extrasystolen, supraventrikuläre 131
Extraversion 244

F

Fallneigung, erhöhte 54
Familie 159f
Familienanamnese 5, 7
Familienberatungsstelle 162
Familientherapie 175
– analytisch orientierte 248
– erfahrungszentrierte 248
– strategische 248f
– strukturelle 248
Fasten 132
Fentanyle 219
Fetischismus 154
Fibromyalgie 129, 235
Fieberdelir 19
Fixierung 122f
Flash 211
Flash-backs 219
Flexibilitas cerea 67
Flumazenil 240f
Fluor genitalis, psychogener 151
Fluoxetin 53
Fluphenazin 84ff
Fluvoxamin 53
Focusing 247
Folie à deux 175, 191
Formdeuteverfahren 9
Fragebogen 9
Freiheitsentziehung, fürsorgerische 272
Freitod 228
Fremdanamnese 5, 7

Fremdbeobachtung 7
Fremdsteuerungsgefühl 72
Freundschaftsfähigkeit 99 f
Frontalhirnsyndrom 33
Frotteurismus 156
Frühdyskinesie 87
– Behandlung 87
Frühverwahrlosung, emotionale 184
Frustrationstoleranz 98, 127
Fugue, dissoziative 119
– psychogene 96
Fühlen 97
Funktionspsychose 11
Funktionsstörung, autonome, somatoforme 125, 130 ff
– sexuelle 125, 147 ff
Fütterstörung 181

G

Galanthamin 32
Gang, kleinschrittiger 34, 36
Gangunsicherheit 32
Ganser-Syndrom 119
– Differentialdiagnose 165
Ganzheitsmedizin 125
Gedächtnis 291 f
Gedächtnisleistung 5
Gedächtnisschwäche 26
– Alzheimer-Erkrankung 28
– Demenz 25
Gedächtnistäuschung 164
Gedankenabreißen 65
Gedankenausbreitung 63
Gedankeneingebung 63
Gedankenentzug 63, 65
Gedankengang, beschleunigter 49
Gedankenlautwerden 63
Gedankenlesen 65
Gegenübertragung 99, 101, 105, 243
Gehirn, Alterungsvorgang 24 f
– Funktionszustand 2
– Gesamtspeicherkapazität 80
– Reifung 166
– Umsatzrate, glykolytische 25
– Veränderung, degenerative 25
Geisteskrankheit 277 f
Geistesschwäche 277
Gelegenheitstrinken 202
Gemeinschaftsfähigkeit 100
Generationspsychosen 18 f
Genußfähigkeit 100
Gereiztheit 51
Gerontopsychiatrie 23 ff
– Epidemiologie 23
Geruchshalluzination 14, 66
Geschäftsunfähigkeit 275
Geschlechtsidentität, Störung 146, 152 f, 183
Geschwisterrivalität 180
Gesetz der Noxenunspezifität 19
Gespräch, ärztliches 4
Gesprächspsychotherapie 247
Gestalttherapie 247
Gesundheit, Definition 1
– seelische 100
Gesundheitsbegriff in der Entwicklungspsychologie 99 ff
Gewichtsphobie 134
Gewichtsregulation, autonome 133
Gewissen 97
Gilles de la Tourette Syndrom 182
Gleiten, kognitives 65 f, 69

Gliose, subkortikale 34
Globusgefühl 125, 131
Glutamatstoffwechsel 32
Glykolysereduktion 25
Größen-Selbst 112, 120, 122
Größenwahn 190
Grübelzwang 114
Grundfreiheit 257
Grundrecht 257
Gruppenkohärenz 127
Gutachten 269 ff
– Aufbau 270 f
– mündliches 271

H

Habituation 124
Haftreaktion, wahnhafte 191
Halluzination 292 f
– akustische 14, 63, 65 f, 190
– coenästhetische 65 f
– Depression 46
– bei fieberhafter Erkrankung 19
– gustatorische 14, 66
– hypnagoge 227
– Manie 50
– olfaktorische 14, 66, 190
– optische 14, 66
– – LSD-Einnahme 218
– Schizophrenie 63, 65 f
– Stimulanzienintoxikation 218
– szenische 16, 29, 205
Halluzinogene 218 ff
Halluzinogenintoxikation, Therapie 240
Halluzinosesyndrom, organisches 14
Haloperidol 21, 83 f
– Schmerztherapie 237
Hamburg-Wechsler-Intelligenztest 8
Handicap 260 f
Handlungsfähigkeit 277
Haschisch 214
Haschischrausch 215
Heilswahn, mystischer 68
Heimkind 184 f
Heroin 211
Heroinmißbrauch 211, 215
Herzglykoside 37
Herzinfarkt 130
Herzkrankheit, koronare 32, 130
Herzneurose 115, 125 f, 131
Herzrhythmusstörung 125
High-expressed-emotion 81
High-risk-Forschung 184
Hilflosigkeit 124
– gelernte 52, 143
Hirnatrophie, Alkoholismus, chronischer 206
– Alzheimer-Erkrankung 30
– kortikale 30
Hirndruckerhöhung 241
Hirnfunktionsstörung 2 f
– frühkindlich entstandene 166 f
– primäre 11
– sekundäre 11
Hirninfarkt 33
– Demenz 34
Hirnleistungsschwäche 12
Hirnschädigung, frühkindliche 163
– – erbliche 166
– – leichtgradige 166
– perinatale 166
– postnatale 166

– pränatale 166
Hirnsklerose, tuberöse 164
Hirntumoren 19
Hirnverletzung 13
Histaminrezeptorblockade 84
HIV-Demenz 34 ff
– Neuropathologie 35
– Symptomatik 35 f
– Therapie 36
Hoffnungslosigkeit 124
Homosexualität 146
Homovanillinsäure 78 f
Horrortrip 219
Hörstummheit 168 f
Hospitalismussyndrom 184
Humor 105
Huntington-Krankheit, Demenz 36
5-Hydroxy-Indol-Essigsäure 230
Hyperaktive Syndrome 169 ff
– – Ätiologie 170
– – Diagnose 171
– – Differentialdiagnose 170 f
– – Epidemiologie 170
– – Sozialisationsdefizit 170
– – Therapie 171
Hypercholesterinämie 129
Hyperhidrosis 16, 205
Hyperphagie 49
Hypersomnie 49, 226
Hypertonie 55
– Demenz 33
Hyperventilation 115
Hyperventilationstetanie 125, 131 f
– Therapie 131 f
Hypnose 250
Hypnotika, barbituratfreie 20
Hypnotikamißbrauch 210
Hypoaktivität 170
Hypochondrie 38, 96, 129
Hypokinese 36
Hypokinesie 73
Hypomanie 51
Hypoxidose 19
Hysterie siehe Persönlichkeitsstörung, histrionische

I

ICD-10 4
Ich 97 f, 101 f, 127
– Plastizität 100
Ich-Aktivität 68
Ich-Bedrohung 69, 72
Ich-Bewußtsein 68
Ich-Demarkation 68, 72
Ich-Entlastung 107 f, 111
Ich-Erleben 5, 97
Ich-Erweiterung 102 f
Ich-Identität 68, 72
Ich-Konsistenz 68, 72
Ich-Psychopathologie 68 f
Ich-Schwäche 68, 124
Ich-Stärke 98, 127
Ich-Störung, schizophrene 65
Ich-Vitalität 68
Idealisierung 103, 105, 121
Ideenflucht 49, 293
Identifikation 99, 102 f, 123
Identifikationsstörung, sexuelle 146, 152 f, 183
Identität 97, 99
– negative 104
– Verfestigung 103

Identitätsbildung 104
– psychosexuelle 103
Identitätserweiterung 100
Identitätskrise 174
Identitätsstörung 183
Identitätsunsicherheit 142
Illusion 293
Imagination, aktive 244
Imipramin 53
Immunmodulation 110
Immunsystem 110
Impairment 260f
Impotentia satisfactionis 149
Impotenz 125
Impulskontrolle 12
– Störung 141
Inappetenz 45
Individualpsychologie 101, 108, 244
Individuationskrise 183
Informationskapazität, auditive 80
– visuelle 80
Informationsverarbeitung 79f
Initialdelikt 67
Inkohärenz 65
Inkongruenz 247
Inkontinenz 29
Insomnie, Ätiopathogenese 224f
– Definition 224
– Epidemiologie 224
– primäre 224f
– sekundäre 224f
– Therapie 225f
– Verlauf 225
Integration, soziale 259
Intelligenzminderung 163ff
– Ätiologie 163f
– Autismus, frühkindlicher 172
– Definition 163
– Diagnostik 165
– Differentialdiagnose 165
– Epidemiologie 163
– bei Epilepsie 171
– erworbene 166
– Klassifikation 163
– Komplikation, perinatale 164
– metabolisch bedingte 163
– pränatal entstandene 164
– Prävention 165
– Prognose 165
– Schuldunfähigkeit 275
– Symptomatik 164f
– Therapie 165
Intelligenzquotient 9
Intelligenztest 8
Intention, paradoxe 248
Interessentest 9
Interkostalneuralgie 131
International Classification of Diseases (ICD) 4
Interviews, standardisierte 4
Intoxikation 19
– akute 193
– Erregungszustand 240
– Therapie 240
Intoxikationspsychose 217
Introspektion 243
Introversion 138, 244
Involution 105
Inzest siehe Mißbrauch, sexueller
Inzidenz 252
Isolierung 102, 139f, 142

J

Jähzorn 112, 141
Jaktation 183
Jasperssche Schichtenregel 5
Juckreiz, psychogener 151
Jugendalter 104f
Jugendstrafrecht 275

K

Kanner-Autismus 172
Karzinomschmerzen 236f
Kastrationsangst 103
Katalepsie 67
Katastrophenreaktion 111
Katatonie 294
– frühkindliche 175
– organische 14
– perniziöse 72
– Schizophrenie 67
Katharsis 243, 248
Kinder von psychiatrisch kranken Eltern 184
Kinder- und Jugendpsychiatrie 1, 157ff
– – Arbeiten, integratives 161f
– – Arbeitsfeld 160ff
– – Begutachtung 160f
– – Beziehungsstruktur, familiäre 159f
– – Denkmodell, lineares 159, 162
– – – zirkuläres 159, 162
– – Diagnostik 157ff
– – Epidemiologie 158
– – Faktor, pathogener 159f
– – – protektiver 159f
– – Funktionsmodell, beziehungsorientiertes 162
– – Klassifikation 157f
– – Kontextklärung 159
– – Krankheitsbegriff 157
– – Krankheitsmodell, biopsychosoziales 162
– – Krisenintervention 160
– – Pädagogik 162
– – Prävention 160
– – Risikogruppe 160
– – Therapierichtlinien 161
Kindesmißhandlung 185f
Kindesvernachlässigung 185f
Klassifikationsschema 4
– multiaxiales 157f
Klaustrophobie 118
Kleine-Levin-Syndrom 226
Kleinkind, Trennungsschock 179
Klimakterium 2
Klinefelter-Syndrom 163
Koffein 217
Kognition 245
Kohlenhydrate 134
Kohlenmonoxydvergiftung 14
Kokain 216
Kokainabhängigkeit, Therapie 216
Kokainintoxikation 216, 240
Kokainrausch 216
Kollaps 13
Kollusion 106, 248
Koma 15
Kompetenz 108, 268
Konditionierung 110, 245
Konfabulation 15, 164, 206
Konflikt, intrapsychischer 101
Konfliktaufdeckung 243

Konfliktreaktion im Alter 41
Konstitution 127
Konsumverhalten, pathologisches 194, 255
Kontaktfähigkeit 7
Kontaktstörung, frühkindliche 172
Kontamination 65
Kontrollwahn 63
Kontrollzwang 143
Konversion 119
Konversionsstörung 95, 119f, 126
– Ätiologie 119
– Diagnose 119f
– Therapie 120
Konzentrationsleistung 5
Konzentrationsstörung 46, 177
Konzentrationstest 8
Koordinationsstörung, entwicklungsbezogene 169
Koprolalie 182
Körperhalluzination 190
Körperschemastörung 167f
Korsakow-Syndrom 15
Krampfanfall, dissoziativer 119
Kraniotomie 19
Krankengeschichte 6f
Krankenhausaufenthalt 262
Krankheitsbegriff 1f, 106
– in der Entwicklungspsychologie 99ff
– in der Kinder- und Jugendpsychiatrie 157
– medizinischer 2
– persönlichkeitsbezogener 2
– subjektiver 2
Krankheitseinsicht 5
Krankheitsgewinn, primärer 115f
– sekundärer 116
Kreuzsubstitutionswirkung 198, 212
Kreuztoleranz 198, 212
Kriminalitätsrisiko 197
Krise 112
– narzißtische 183
Krisenintervention 160f
Kritikfähigkeit, reduzierte 12
Kritiklosigkeit 13, 26
Kurztherapie 249
Kurzzeitgedächtnisstörung 15, 29

L

Labilität, vegetative 13, 151, 197
Lähmung, dissoziative 120
Landau-Kleffner-Syndrom 168
Landolt'sche Alternativpsychose 171
Langzeitgedächtnisstörung 15
Latenzperiode 104
L-Dopa 14, 20
Lebenserwartung, mittlere 23
Lebensgeschichte 2
– äußere 5, 7
– innere 5, 7
Lebensstil 135, 244
Lebererkrankung 19
Legasthenie 169
Lehranalyse 243
Leibhalluzination 65f, 68
Leistung, kognitive 127
– – powerabhängige 28
– – speedabhängige 28
Leistungsangst 179

Leistungsbehinderung 165
Leistungsgeschwindigkeit, kognitive 8
Leistungstest 8
Lennox-Gastaut-Syndrom 171
Lernstörung 177
Lerntheorie 101, 107
Lesestörung 169
Lethargie 27
Leukenzephalitis, sklerosierende, subakute 175
Leukenzephalopathie 35
Levomepromazin 84 ff
Libido 101
Libidofixierung 102, 105, 115
Lichttherapie 57
Liebesfähigkeit 99
Liebeswahn 72, 190
Life events 52, 58
Limbisches System 80, 110, 126
– – Gewichtsregulation 133
Lithium 58 f
– Nebenwirkung 58 f
– Nephrotoxizität 58
– Plasmaspiegel, therapeutischer 58
– Teratogenität 59
Lithiumintoxikation 59
Lithiumprophylaxe 59 f
Logorrhoe 49
Logotherapie 247 f
Lösungsmittel, flüchtige 219
Loyalität 106
LSD-Konsum 14
LSD-Rausch, atypischer 218
– typischer 218 f
Luesserologie 6
Lügen 186
Lupus erythematodes, systemischer 21
Lust-Unlust-System 101, 107
Lysergsäurediäthylamid (LSD) 218

M

Machtstreben 244
Manie 49 ff
– im Alter 41
– Antipsychotika 58
– Definition 49
– Erregungszustand 240
– gehemmte 51
– Größenwahn 190
– Kindes- und Jugendalter 177
– Klassifikation 49
– Krankheitseinsicht 50
– Libidosteigerung 148
– Notfalltherapie 241
– mit psychotischen Symptomen 51
– Symptomatik 49 f
– Therapie 58 f
– unipolare 44
– verworrene 50
– Wahnformen 191 f
MAO-Hemmer 55
Maprotilin 53 f
Marchiafava-Bignami-Syndrom 206
Marihuana 214
Marihuana-Rezeptor 214
MAS 157
Masturbation 149
Matrizen-Test 8
Medikamentenmißbrauch 196
Medizin, psychosomatische 1, 125
Melancholia cum delirio 49

Melancholie 46
Melatonin 226
Memantine 32, 37
Meningoenzephalitiden 19
Menstruationsstörung 45
– psychogene 151
Merkfähigkeit 5
Merkfähigkeitsstörung 29, 169
Meskalin 218
Metamizol 237
Methadon 210, 237
Methadon-Substitutions-Programm 214
Methylphenyltetrahydropyridin 219
Mianserin 53
Midlife-Crisis 105
Migräne 236
Mikrogliaknötchen 35
Mikrohalluzination 217 f
Miktionsstörung 34
Minderwertigkeitsgefühl 244
Minderwuchs, psychosozialer 184
Miosis 211
Mischpsychose 3, 92 f
Mißbrauch, sexueller 151, 185
Mißempfindung 46
Mißhandlung 185 f
– sexuelle 151, 185
– – Pelvipathie 150
Mißtrauen 120, 122
Mittelhirnsyndrom, traumatisches 22
Moclobemid 55, 171
Monoaminooxidase 53, 78
Morbiditätsrisiko 252
Morgenpessimum 45, 49
Morphin, Karzinomschmerzen-Therapie 236 f
– Toleranzentwicklung 211
– Wirkung 210 f
Morphinintoxikation 240
Morphinismus 211
Müdigkeit 113
Multiinfarktdemenz 2, 32, 34
Muskarin 218 f
Muskelrelaxation, progressive nach Jacobson 246, 249
Muskeltonus, gesteigerter 129
Muskelverspannung 132
Mutismus 67
– elektiver 169, 186
– kindlicher 169
Mutter, omnipotente 102
Mutterentbehrung 184
– frühkindliche 180
Mutter-Kind-Symbiose 173
Myelinolyse, pontine, zentrale 206
Myelopathie, alkoholische 206
Myoklonie, Hypersomnie 226
– Insomnie 224

N

Nähe-Distanz-Konflikt 148
Naloxon 240
Naltrexon 207
– Wirkung 214
Narkolepsie 226
Narzißmus, primärer 101
Negativismus 68
Nekrophilie 156
Neologismus 65
Nervenfaser, schmerzleitende 234

Nervensystem-Immunsystem-Kommunikation 110
Nervenzellgröße, Reduzierung 25
Neuralgie 237
Neurasthenie 113
Neuroborreliose 19
Neurodermitis 129 f
Neuroleptisches Syndrom, malignes 88
– – – Differentialdiagnose 73, 88
Neuronenuntergang 30
Neurose 95 ff
– im Alter 41
– Ätiologie 96
– Disposition 96
– Entwicklungskonflikt, reaktualisierter 97
– Epidemiologie 96 f
– Gestalttherapie 247
– „hysterische" 96
– Klassifikationsschemata 95 f
– Modell, genetisch-konstitutionelles 97
– – lerntheoretisches 107 f
– – psychophysiologisches 108 ff
– – systemisches 106 f
– – tiefenpsychologisches 101 ff
– noogene 247
– Prävalenz 96, 252
– Reifungshemmung 97
– Suizidhandlung 97
– Verlauf 97
Neurosenlehre, spezielle 111 ff
Neurotischer Defekt 123 f
Neurotisches Kontinuum 137, 142 f
Neurotransmitterdefizit 53 f
Neurotransmittersystem, inhibitorisches 109
Nikotin 220 f
Nikotinabhängigkeit, körperliche 221
– psychische 221
Nikotinapplikation 221
Nikotinmißbrauch 32, 221
– Erektionsstörung 148
Nimodipin 37
Noncompliance 130
Nootropika 32, 36
Noradrenalin 53, 109
α_1-Noradrenalin-Rezeptorblockade 83
Normaldruckhydrozephalus 26
Nortriptylin 53
Nosophobie 118
Notaufnahme 272
Notfall, psychiatrischer 239 ff
– – Definition 239
– – Häufigkeit 239
– – Symptomatik 239
– – Therapie 240 ff
Notfallreaktion 109, 111
Novophobie 66, 69

O

Oberbauchsyndrom, funktionelles 132
Objekt 100
Objektkonstanz, mangelnde 138
Objektverlust 111, 128 f
Ödipuskomplex 103 f
Oligophrenie (s. auch Intelligenzminderung) 3, 163 ff
– Differentialdiagnose 28
– Sexualstörung 148
Onanie-Konflikt 112
Opiatabhängigkeit 211 ff

Opiatabhängigkeit, Entzugssymptom 195, 212
- Langzeittherapie 213 f
- Methadon-Substitutions-Programm 214
- Organschäden 212
- Rückfallsgefährdung 213
- Schwangerschaftskomplikation 212
- Therapie 213 ff
Opiat-Antagonisten 207, 212, 214, 240
Opiate, Nebenwirkung 237
- Toleranzbildung 211
- Verabreichung, parenterale 238
- Wirkung 211
Opiatentzugssyndrom 212
- akutes 214
Opiatrezeptor 195, 211, 235
Opiatüberdosierung 211
Opioide 210
- synthetische 211
Ordnungsritual, zwanghaftes 172
Orgasmusstörung 146, 148 ff
Orientierungsstörung 15
- Demenz 25
- Psychosyndrom, chronisch organisches 169
Orthostasesyndrom 54, 87
O-Tee 211
Overinclusion 65

P

Pädagogik 162
Pädophilie 146, 154
Panarteriitis nodosa 34
Panikattacke 115
Panikstörung 95, 114
Paracetamol 238
Paralalie 168
Paralogik 65
Paramimie 68
Paranoia 93
Paranoid-halluzinatorisches Syndrom 36
Paraphrenie 93
Parasomnie 223, 227 f
- Definition 227
Parasuizid 231
- Merkmale 231
Parathymie 66, 68
Parkinson-Erkrankung, Demenz 36
Parkinsonoid 87
Passivrauchen 220
Patient, identifizierter 159
Pavor nocturnus 227
Pedanterie 143
Peer-Group 104
Pelvipathie 150
Pensionsschock 111
Perfektionismus 143
Perseveration 12, 18, 27
Personenrecht 279
Persönlichkeit, abnorme 136
- dysthyme 137
- hypothyme 137
- psychopathische 136
- sensitive 142
- zyklothyme 137
Persönlichkeitsdiagnose 100
Persönlichkeits-Entfaltungsverfahren 9
Persönlichkeitsentwicklung 2
Persönlichkeitsentwicklungsstörung 185

Persönlichkeitspsychologie 244
Persönlichkeitsrecht 271
Persönlichkeitsstörung 3, 136 ff
- abhängige 143
- im Alter 41
- anankastische 143
- ängstlich-vermeidende 142 f
- asthenische 143
- Ätiologie 137 f
- Definition 136 f
- depressive 137, 143
- Differentialdiagnose 51
- dissoziale 141, 144
- emotional instabile 141 f
- Epidemiologie 138
- histrionische 140
- - Jugendalter 183
- hyperthyme 143
- Klassifikation 136 f
- multiple 119
- - Differentialdiagnose 114
- narzißtische 140 f
- obsessive 143
- organische 17, 97, 141
- paranoide 137, 139 f
- passiv-aggressive 143
- Prognose 138
- schizoide 137, 139 f
- schizotypische 137, 139 f
- Suizid 233
- Therapie 143 f
- Umwelteinfluß 138
- Verlauf 138
- zwanghafte 143
- zykloide 143
Persönlichkeitsstruktur 5
Persönlichkeitsstrukturtest 9
Persönlichkeitstest, psychometrischer 8 f
Persönlichkeitsveränderung 2, 12
- Alzheimer-Erkrankung 29
- Demenz 25, 27
- Schizophrenie 64 f
Perversion 153 f
Pethidin 219, 237
Pflegschaft 275
Phantasietätigkeit, mangelnde 127
Phäochromozytom 14
Pharmaka, psychotrope 20
Phencyclidin 219
Phenethyl-phenyltetrahydropyridin 219
Phenylketonurie 163
Phobie 95, 103, 118
- Ätiologie 118
- Definition 118
- multiple 184
- soziale 114
- Therapie 118
Pica 182
Pick-Erkrankung 34
Piracetam 32, 37
Plaques, senile 25, 30
Plasmaexpander 37
Poltern 168
Polyneuropathie, alkoholische 206
- Schnüffelstoff 219
Polytoxikomanie 195, 215, 221
Präcox-Gefühl 66
Prädelir 13
Präsuizidales Syndrom 230
Prävalenz 252

- administrative 252
- wahre 252
Prävention 260
- primäre 255
- sekundäre 256 f
- tertiäre 256 f
Priapismus 149
Primärprozeß 103
Primitivreaktion 141
Prinzengesicht 172
Prodine 219
Programmsteuerungsschwäche 167
Projektion 9, 98 f, 102, 105
Propentofyllin 32
Prosopagnosie 27
Prostaglandine 109, 234
Prothipendyl 20
Prozeßdiagnostik 9
Prozeßfähigkeit 276
Prozeßpsychose, schizophrene 74
Pseudoautismus 173
Pseudodebilität, hysterische s. Ganser-Syndrom
Pseudodemenz 28
- depressive 39
Pseudohalluzination 14
- Haschischrausch 215
- LSD-Rausch 218
Pseudoneurasthenisches Syndrom 13
Pseudopsychopathie 17
Psychiatrie, biologische 1
- forensische 1, 269 ff
- gemeindenahe 251, 254, 257
Psychoanalyse 101, 243 f
Psychodrama 248
Psychologie, analytische 101, 244
- humanistische 247 f
Psychoneuroimmunologie 110
Psychoneurose 95
Psychopathie 137
- autistische 173
Psychopathielehre 136
Psychopathisches Kontinuum 137, 140 ff
Psychopathologie 1
Psychopharmaka (s. auch Antidepressiva, Antipsychotika, Benzodiazepine) 21
- schlafinduzierende 40
- Sexualstörung 147
Psychophysiologie 108 ff
Psychose, affektive 3, 43
- - High-risk-Forschung 184
- - Kindes- und Jugendalter 177 ff
- - - Differentialdiagnose 177
- - - Prognose 178
- - - Therapie 177
- Cannabiskonsum 215
- desintegrative 173
- endogene 2
- - Ätiopathogenese 3
- - Therapie 3
- - Unterteilung 3
- epileptische 18
- exogene 2
- Synonyme 3
- frühkindliche 173
- juvenile 184
- Kokainabusus 216
- körperlich begründbare 11
- - - Differentialdiagnose 175
- - - Wahn 192

– LSD-Einnahme 218
– organische, chronische 11
– paranoid-halluzinatorische 36
– Phencyclidin 219
– reaktive 141
– schizophrene 62 ff
– Stimulantienmißbrauch 218
– symbiotische 94, 173
Psychosomatik 124, 297
Psychostimulantien s. Stimulantien
Psychosyndrom, organisches, akutes 15, 216
– – chronisches, Kindesalter 169
– – Therapie 20
– frontobasales 17
– frontokonvexes 17
– frühkindlich exogenes 166
– hirndiffuses 11
– hirnlokales 11
Psychotherapie (s. auch Psychoanalyse, Verhaltenstherapie, Bewältigungshilfe) 108
– Klärungsperspektive 108
– klientenzentrierte 247
– Qualitätskriterien 108
– Reaktualisierung 108
– Ressourcenaktivierung 108
Psychotherapieverfahren 243 ff
Psylocybin 218
Pubertät 104, 181
Pubertätskrise 111, 183 f
– Differentialdiagnose 175
Pyritinol 37

Q

Quartaltrinksucht 143, 203
Querulantenwahn 191

R

Rationalisierung 104
Rauchen 196, 220 f
– Epidemiologie 220
Raucherentwöhnung 221
Rauschzustand, komplizierter 198
– pathologischer 199
Reaktion, genitale 148 f
– nachorgastische 149
– neurotische 111 ff
Reaktionsbildung 102
Reaktionstyp, exogener, akuter 11, 15
Rechenstörung 169
Rechtschreibstörung 169
Rechtskunde, psychiatrische 274 ff
– – in Deutschland 274 f
– – in Österreich 278 f
– – in der Schweiz 276 ff
Reflex, bedingter 107
– unbedingter 107
Regelkreis 126
Regression 100, 107, 129
Rehabilitation 256, 259 ff
– berufliche 263, 265 f
– Definition 259
– Funktionsachse Arbeit/Beruf 265 ff
– – Tagesstruktur, Kommunikation 267 f
– – Wohnen 264 f
– Ziel 259 f, 263
– soziale 263
Rehabilitationseinrichtung, komplementäre 263 ff

Reizbarkeit 27
Reizdeprivation 167
Reizüberflutung 69, 81, 98, 246
Reizübertragung 31
Reizverarmung 81
Relaxation, progressive nach Jacobson 246, 249
Religiosität 231
REM-Latenzzeit, verkürzte 45, 223
REM-Schlaf 223
Rente 266
Residualsyndrom, neurotisches 41
– schizophrenes 67, 70 f, 91 f
– – Differentialdiagnose 28, 72
– – Symptome 73
– – Therapie 73
Resignation 124, 128
Resomatisierung 126
Restless-legs-Syndrom 226
Retrobulbärneuritis 206
Rett-Syndrom 173
Rezeptor 79
β-Rezeptorenblocker 208, 213
Rezidivprophylaxe 256
Rhythmus, zirkadianer, Störung 226, 229
Rigor 36
Rindensklerose, laminäre 206
Risperidon 79, 83 f
Rivalität 123
Rollen-Erwartung 99
Rollenspiel 103
Rückkopplungsprozeß, sensomotorischer 166
Rückzug 69, 71, 106, 112
– autistischer 173
Rumination 182

S

Sadomasochismus 155
Salbengesicht 36
Satzbildungsstörung 168
Schädel-Hirn-Trauma 13
– Durchgangssyndrom 19
Scheidungskind 185
Schizophrenes Kontinuum 137, 139
Schizophrenia simplex 63, 70, 73 f
– Differentialdiagnose 94
Schizophrenie 3, 18, 62 ff
– Abstammungswahn 190
– Affektstörung 66 f
– akute 94
– ambulante 142
– Angehörigenarbeit 90
– Angst 66
– Antipsychotika 83 ff
– Antriebsstörung 67
– Ätiologie 62, 75 ff
– Basissymptom 69 f
– Befund, biochemischer 77 ff
– – elektrophysiologischer 77
– – genetischer 75 f
– – neuropathologischer 76 f
– – psychophysiologischer 80
– Chronifizierungsrisiko 261
– coenästhetische 66, 72
– Definition 62
– Denkstörung 65 f
– Differentialdiagnose 50, 93, 140 f, 206
– Disposition, genetische 62

– Dopaminhypothese 79
– Double-bind-Hypothese 81
– Eifersuchtswahn 190
– Epidemiologie 64
– Erkrankungsalter 64
– Erregungszustand 240
– Familieninteraktion 81 f
– Familientherapie 89
– frühkindliche, Differentialdiagnose 173
– Größenwahn 190
– Grundsymptome 64
– hebephrene 70, 72
– High-risk-Forschung 184
– Hirnatrophie, kortikale 76
– Hypofrontalität 77
– Ich-Psychopathologie 68 f
– Informationsverarbeitungsstörung 69 f, 80 f
– Initialdelikt 187
– katatone 70, 72
– – Differentialdiagnose 73
– Kindes- und Jugendalter 174 ff
– – – Affektstörung 175
– – – Differentialdiagnose 175
– – – Epidemiologie 174
– – – Familientherapie 175
– – – 3-Phasen-Modell 173
– – – Prodromalsymptome 174
– – – Prognose 176
– – – Remissionsstadium 177
– – – Symptomatik 174
– – – Therapie 175 f
– – – – psychoedukativ-kognitive 175
– – – Wahnstimmung 175
– Klassifikationssystem 63
– Längsschnittsdiagnose 64
– latente 94, 142
– Liebeswahn 190
– Membranhypothese 79 f
– Minussymptomatik 71
– Modellvorstellung, psychodynamische 81
– – soziologische 82 f
– Morbiditätsrisiko 64
– Mutismus, elektiver 169
– nichtparanoide 71
– paranoide 70 ff
– paranoid-halluzinatorische 139
– Pathophysiologie 75 ff
– Persönlichkeitsstörung 64 f
– Plussymptomatik 70 f
– Prävalenz 252
– Prognose 85
– – günstige 74
– – ungünstige 74
– Psychomotorik, Störungen 67 f
– Psychopathologie 64 ff
– Psychotherapie 89 f
– Querschnittsdiagnose 64
– Reaktion auf Ich-Bedrohung 69
– Realitätserfassung 65
– Rehabilitation 263
– Reizempfindlichkeit 80
– Reizüberflutung 80
– Reizverarmung 80
– Residualsyndrom s. Residualsyndrom, schizophrenes
– Rezidivprophylaxe 86, 90
– Rückzugstendenz 73
– Schlafstörung 223

Schizophrenie, Schmerzsymptomatik 235
– Serotoninhypothese 79
– Sexualstörung 148
– Soziotherapie 89
– Störung, kognitive 80
– Suizid 232 f
– Symptom 1. Ranges 64 f
– – 2. Ranges 64 f
– – akzessorisches 64
– – depressives 89
– – katatones 67
– – negatives 63, 71, 81
– – positives 70 f, 81
– Temporallappen, Substanzdefizit 76 f
– Therapie 83 ff
– Therapieführung 86
– therapieresistente 85
– Trainingsprogramm, kognitives 89
– transkulturelle Aspekte 62 f
– Typ-I-Schizophrenie 70 f
– Typ-II-Schizophrenie 70 f
– Überstimulation, psychosoziale 74
– Umwelteinflüsse 76
– undifferenzierte 70, 73
– Unterstimulation 74
– Ventrikelerweiterung 76
– Verlauf 64, 74 f, 82
– Verlaufswandel im Alter 40 f
– Vulnerabilität 62
– Wahnformen 191 ff
– Wahrnehmungsstörung 66
– coenästhetische 66, 72
Schlaf 222
– Induzierbarkeit 222
– Merkmale 222
– Reaktionslage, trophotrope-vagotone 222
– Regulation 223
– Stadien 222
Schlafapnoe 225, 227
Schlafattacke 226
Schlafeinleitung, Schlafvertiefung 225
Schlafentzug 57, 228
Schlafentzugstherapie 39
Schlafkur 228
Schlafphysiologie 221 ff
Schlafstörung 222 ff
– im Alter 40 f
– Angstneurose 115
– mit Angstträumen 227
– Definition 223
– Demenz 37
– Depression 45
– Entspannungstechnik 225
– Manie 50
– primäre 223
– Schizophrenie 72
– Therapie 225 f
Schlaftrunkenheit 226
Schlafvagotonus 32
Schlaf-Wach-Rhythmusstörung 226
– Typus, desorganisierter 226
– – häufig wechselnder 226
– – verzögerter 226
– – vorverlagerter 226
Schlaf-Wach-Verhalten 223
Schlafwandeln 228 f
Schluckstörung 125
Schmerz 234 ff
– chronischer 235
– – Opiate 237
– – Symptomatik 235 f

– Definition 233
– Depression 235
– Epidemiologie 234
– Klassifikation 235
– medikamenteninduzierter 236
– Pathophysiologie 235
– psychogener 235
Schmerzerleben 234
Schmerzleitung 234
Schmerzschwelle 233
Schmerzstörung, somatoforme 96, 125, 132
Schmerzsyndrom 132 f
Schmerztherapie 235 ff
– Psychotherapie 236
Schmerzwahrnehmung 234
– Objektivierung 234
– Zunahme 234
Schmerzzustand, präkordialer 131
– sexuell bedingter 150
Schnüffelstoff 219
Schulangst 180
Schuldfähigkeit, verminderte 275
Schuldgefühl 120
Schuldunfähigkeit 275, 279
Schuldwahn 39, 190
Schulleistungsstörung 180
– Scheidungskind 185
Schulphobie 180
Schulschwänzen 180, 187
Schulversagen 180
Schulverweigerung 180
Schwächezustand, hyperästhetisch emotioneller 13
Schwangerschaft, Antidepressiva 54
– Antipsychotika 88
– Lithium 59
Schwangerschaftspsychose 19 f
Schweißausbruch 13
Schwerhörigkeit 191
– Wahnentwicklung 191
Schwindel 32
– Depression, larvierte 48
– Lithiumintoxikation 59
Sedativamißbrauch 209
Sedierung 241
Sekundärprozeß 103
Selbst 247
Selbstbehauptungstraining 246
Selbstbeobachtung 7
Selbstbeschädigung 271
Selbstbestimmung 271
Selbsteinschätzung, negative 116
Selbstempathie 247
Selbsthilfegruppen 210
Selbstkongruenz 247
Selbstmanagementansatz 246
Selbsttötungsphantasie, aktive 231
– passive 231
Selbsttötung (s. auch Suizid), nicht vorsätzliche 271
Selbstverletzung 68, 183
Selbstwahrnehmung 68
Selbstwertgefühl 248
Selbstwertschätzung 247
Self-Fullfilling-Prophecy 107
Sensibilitätsstörung, dissoziative 119
Sensitivität 112
Serotonin 53
– Schmerzleitung 234
Serotoninhypothese 79
Serotoninrezeptor 79

Serotoninrezeptorblockade 83
Serotoninwiederaufnahmehemmer 53 f
– Verträglichkeit 55
Sexualanamnese 151
Sexualberatung 151
Sexualisierung 123
Sexualität 146, 184
– Verdrängung 119
Sexualpräferenz, Störung 153 ff
– – Ätiologie 153 f
– – Therapie 156
Sexualstörung 125, 146 ff
– alkoholbedingte 206
– direkte 147 ff
– – Ätiologie 147 f
– – fakultative 147
– – funktionelle 151 f
– – indirekte 150 f
– – Klassifikation 146
– – Ursachen, psychosoziale 148
Shift-Syndrom 128
Sinnfindungsgespräch 247
Sodomie 156
Somatisierungsstörung 96, 125
– depressive 39
– undifferenzierte 125
Somnambulismus 179, 228 f
Somnolenz 15
Sopor 15
Sozialisationskrise 183
Sozialpsychiatrie 1, 251 ff
– Definition 251
Sozialverhalten, Störung 185 ff
– – Diagnose 186
Soziopathie 141
Spannungsintoleranz 212 f
Spannungskopfschmerz 125
Spätdyskinesie 87
Spätpsychose 64
Speed 219
Sperrung 65, 69
Splitting 102, 105, 121 f, 141
Spontaneitätsverlust 231
Sportgruppe 129
Sprachablaufstörung 168
Sprachauffälligkeit 26, 64, 173
Sprachentwicklung, verzögerte 167
– – Ursache 168
Spracherwerb 168
Sprachinfantilismus 168
Sprachmotorik, Störung 166
Sprachstörung bei Alzheimer-Erkrankung 29
– expressive 168
– rezeptive 168
– Schizophrenie 69
Sprechstörung 168
Stammeln 168
Status lacunaris 32 ff
Statusdiagnostik 9
Stehlen 187
Stereotypie 182
Stimme, dialogische 63
– kommentierende 63
Stimmung 298 f
– gehobene 49, 51, 239
– gesenkte 45, 239
Stimmungsschwankung, habituelle 123
– manisch-depressive 43
Stimulantien 171
Stimulantienintoxikation 217
Stimulantienmißbrauch 217 f

Stoffwechselaktivität, zerebrale, Erhöhung 37
Stoffwechselerkrankung 26
Störung, affektive 3, 43 ff
– – im Alter 41
– – Ätiologie 51 f
– – Belastung, erbliche 51
– – bipolare 44, 49 ff
– – – gegenwärtig gemischte Episode 51
– – Definition 43
– – Epidemiologie 43
– – Klassifikation 43, 60
– – Modell, biologisches 51 f
– – – psychologisches 52
– – Notfalltherapie 241 f
– – Phasendauer 44
– – Phasenhäufigkeit 44
– – Prävalenz 252
– – Prophylaxe 59 ff
– – Pseudodemenz 28
– – Psychotherapie 60 f
– – rapid cyclers 44
– – Rezidivrate 43
– – Soziotherapie 60 f
– – Suizidrate 44
– – Synonyme 43
– – Therapie 52 ff
– – Verdünnungsform 143
– – Verlauf 44
– alterstypische mit körperlicher Symptomatik 178
– dissoziale 186
– – Ätiologie 186
– – Prognose 187
– – Therapie 187 f
– dissoziative 96, 113, 119 f
– – organische 14
– emotionale 178, 180
– familien- und betreuungsbedingte 183 ff
– feinmotorische 166
– frühe 102
– funktionelle 130 ff
– hyperkinetische 169
– hypochondrische 125, 129
– – altersspezifische 38
– – Ätiopathogenese 130
– – Definition 130
– – Therapie 130
– kognitive 12
– konversionsneurotische, Jugendalter 183
– psychische, altersspezifische 38 ff
– – Behandlungsbedürftigkeit 256 f
– – gesundheitspolitische Bedeutung 252 f
– – Häufigkeitsveränderung 253
– – Inzidenz, jährliche 252
– – organische 3, 11 ff
– – – Basistherapie, somatische 20
– – – bipolare 44, 49
– – – Definition 11
– – – Einteilung 12
– – – HIV-Demenz 35
– – – Klassifikationsschemata 11
– – – manische 49
– – – Psychopharmakatherapie 20 ff
– – – Symptomatik 12
– – – Synonyma 11
– – – Ursache 12, 19 f
– – – Verlauf 11

– – – Vorkommen 11
– – – wahnhafte 22
– – – Prävalenz, jährliche 252
– – – Prävention 255 f
– – psychotische, substanzbedingte 194
– – – vorübergehende, akute 94
– – schizoaffektive 3, 92 f
– – – Therapie 92
– – – Verlauf 92
– – schizophrene 3, 62 ff
– – schizotype 94
– – somatoforme 3, 95 f, 124 ff
– – – im Alter 41 f
– – wahnhafte, anhaltende 93
– – – induzierte 94
Stottern 168
Strafgesetz, österreichisches 279
– schweizerisches 276
Strafrecht 1, 269
Streitsucht 27
Streß, Definition 109 f
– physischer 110
– psychosozialer 110
Stressor 109 f
Streßreaktion 109, 138
Streßverarbeitungs-Fragebogen 9
Stupor, depressiver 45 f
– dissoziativer 119
– katatoner 68
– – Therapie 241
– manischer 51
Substanz, psychotrope 192
Substanzmißbrauch 196, 221 f
Substanz-P 235
Substitution 65
Substratbelastung, aktuelle 2
Suchterkrankung s. Abhängigkeitserkrankung
Suchtmittel, Kreuzsubstitutionswirkung 198, 211
– Kreuztoleranz 198, 211
– Mißbrauch 193 f, 196, 221 f
– Mißbrauchspotential 196
– schädlicher Gebrauch 193
– Störung, psychotische 194
– Toleranzentwicklung 193 f
– zentral dämpfende 193
– – stimulierende 193
Suggestibilität 164, 250
– bilanzierende 229
Suizid, Biologie 229
– Epidemiologie 229
– erweiterter 229
– ethische Bewertung 230
– forensische Aspekte 230 f
– Gefährdungsmoment 232
– gemeinsamer 229
– Merkmale 232
– Risikofaktor 232
– Risikogruppe 232 f
Suizidalität, Alkoholabhängigkeit 206
– Altersdepression 39
– Antidepressiva-Therapie 56
– Behandlung 233
– Bulimia nervosa 134
– Cannabisabhängigkeit 215
– Definition 228 f
– Depression, agitierte 48
– – postschizophrene 73
– Krisenintervention 234
– Notfalltherapie 242
– Störung, schizoaffektive 92

– bei Verarmungswahn 191
Suizidgedanken 5
Suizid-Phantasie 116
Suizidprävention 232 f
– primäre 232
– sekundäre 233
– tertiäre 233
Suizidrate 229
Suizidversuch 231
– Lebenszeitrisiko 232
– im Rahmen einer Krise 112
Sulpirid 83 f
Symbiose 102
Symbolismus 65
Symptomatik, psychosomatische 126
– psychotische, schizophreniforme 63
– vegetative 6
Symptomliste 9
Symptomneurose 114
Synapse, dopaminerge 78
Synästhesie 14
Syndrom der Hilflosigkeit und Hoffnungslosigkeit 124
– der Resignation und Aufgabe 124
Systemtheorie 106, 159
Systemtherapie 106 f, 248

T

Tabak 220 f
Tachykardie 16, 115
– paroxysmale 131 f
Tangles 30
Taubstummheit 169
– Differentialdiagnose 168 f
Tau-Protein 30
Teilleistungsschwäche 167 ff
– Ätiologie 167
– im auditiven Bereich 167
– Definition 167
– Differentialdiagnose 165
– im seriellen Bereich 167
– im taktil-kinästhetischen Bereich 167 f
– im visuellen Bereich 167
Teilleistungsstörung, Schizophrenieentstehung 174
Temporallappenepilepsie, Angststörung, organische 14
– Dämmerzustand 16
– Depersonalisation 113
– Differentialdiagnose 141
– Durchgangssyndrom, paranoid-halluzinatorisches 14
– psychopathologisches Syndrom 17 f
Test, Klassifikation 8 f
– Normierung 8
– Objektivität 8
– Reliabilität 8
– Validität 8
Testdiagnostik 8 f
Testgütekriterium 8
Testierfähigkeit 275, 280
Theophyllin 37
Therapeut-Patient-Beziehung 243
Therapie, rational-emotive 245
– systemische 248
Thoraxatmung 131
Thrombozytenaggregationshemmer 37
Thyreotoxikose 14
TIA 32

Tics 182f
- Differentialdiagnose 183
- motorische 182
- vokale 182
Tiefenpsychologie 101ff, 243f
- Beziehungserfahrung 101
- Therapie 105f
- Vorsorge, psychosoziale 101
Tierphobie 180
Tonusverlust, plötzlicher 54
Torsionsdystonie 182
Tramadol 210, 237
Trancezustand 119
Tranquilizer siehe auch Benzodiazepine
Tranquilizerabhängigkeit 122
Transaktionsanalyse 244
Transsexualität 146, 152f
- Ätiologie 152
- Beratung und Behandlung 153
- Diagnostik 153
- Familiendynamik 152
Transvestismus, fetischistischer 155
Tranylcypromin 55
Trauer 100
Trauerarbeit 100
Trauerreaktion, abnorme 111
Traumarbeit 244
Traumatisierung 111
Tremor 13, 16, 36
- alkoholischer 206, 208
- Antidepressiva, Nebenwirkung 54
- Lithiumtherapie 59
Trennungsangst 115, 179f
Trennungsschock 179
Triadisches System 3
Triangulieren 106
Trichotillomanie 182
Triebabtretung 102, 104
Triebaufschub 103, 105, 107, 127
Triebdifferenzierung 127
Triebkontrolle 12
Trimipramin 53
Trotzverhalten, oppositionelles 186
Tryptamin 219
Turner-Syndrom 163

U

Überaktivität 109
Überbauphänomen, psychiatrisches 189ff
Überempfindlichkeit 139
Überforderung 98
Übergangswohnheim, therapeutisches 265
Über-Ich 97f, 102
Über-Ich-Anforderung 120
Über-Ich-Struktur, pathologische 141
Überlaufenkopresis 181
Übertragung 99, 101, 105, 243
Ulcus pepticum 125f, 128
Umschulung 267
Umständlichkeit 12
Umwelt 3
Unbewußtes 98, 101
- kollektives 244
- persönliches 244
Unruhe, motorische 16, 170
Unterbauchsyndrom, funktionelles 131
Unterbringung in einem psychiatrischen Krankenhaus 275
- in einer Entziehungsanstalt 275
- auf Verlangen 273
- ohne Verlangen 274
Unterbringungsgesetz 271ff
Unterleibsbeschwerden, psychogene 150f
Unterstützung, seelische 111f
- soziale 126
Untersuchung, körperliche 5f
Untersuchungstechnik, psychiatrische 4
Urteilsfähigkeit 278
- Verminderung 25
Urtikaria 125
Urvertrauen 102, 120

V

Vaginismus 125, 146, 150, 152
Vaskulitis 34
Ventrikelerweiterung 27
- Pick-Erkrankung 34
Veränderungsangst 172
Verantwortlichkeit 275
Verarmungswahn 39f, 190
Verbigeration 65, 67
Verdrängung 99, 103
- Konversionsstörung 119
Verflachung 15
Verfolgungswahn 65f, 190
- Schizophrenie 68, 72
Vergeßlichkeit 26
Vergiftungswahn 190
Verhalten 107f, 126
- asoziales 138, 141
- autistisch-stuporöses 241
- dramatisches 140
- Einflußgröße 108
- exzentrisches 94
- katatones 63
- kontraphobisches 181
- passiv-aggressives 122, 143
- provokatives 181
- selbstdestruktives, direktes 228
- - indirektes 229
- suizidales 229ff
- überprotektives 164
Verhaltensanalyse 107, 244
Verhaltensauffälligkeit mit körperlicher Funktionsstörung 125, 133
Verhaltensmedizin 246
Verhaltensstörung 136ff, 245
- hyperaktives Syndrom 170
- Kindes- und Jugendalter 186
- neurotische 95
Verhaltenstherapie 244ff
Verhandlungsfähigkeit 276
Verkennung, illusionäre 14
Verlangen, sexuelles 148, 150
Verlangsamung 28
Verleugnung 98f, 102f, 105
- Konversionsstörung 119
Vermeidungspersönlichkeit 142
Vermeidungsverhalten 93, 114
- Angstneurose 115
- passives 111
- Phobie 118
Verschiebung 103
Versorgung, psychiatrische 253ff
- - bedarfsgerechte 254
- - Ebenen 254f
- - gemeindenahe 254, 257
- - Standards 257
Verspätung 143

Verstärker 107f
Verstärkerverlust 116
Verstimmung, depressive 13
- - Alkoholabhängigkeit 206
- - Huntington-Krankheit 36
- - Schmerz, chronischer 236
Versündigungswahn 190
Verwahrlosung 185
Verwahrung 277
Verwerfung 106
Verwirrtheitszustand 16
- akuter 16, 21
- - Parkinson-Erkrankung 36
- chronischer 16
- deliranter 15
- nächtlicher 32
- - Therapie 20
- postoperativer 20
Verwöhnung 106
Verzicht 107
Vigilanz 5
Vollzugsfähigkeit 269
Vormundschaft 277
Voyeurismus 155

W

Wachstumsstörung 186
Wach-Suggestion 250
Wachtherapie 57
Wahn 189ff, 300f
- Alter 40
- autistischer 189
- Definition 189
- Entstehung 189
- genealogischer 68, 190
- holothymer 189
- hypochondrischer 191
- Juxtaposition 189
- katathymer 189
- körperlich begründbare Psychose 192
- logischer 189
- Manie 50
- nihilistischer 39, 68, 191
- paralogischer 189
- polarisierter 189
- als Reaktionsbildung 192
- Schizophrenie 66, 71
- bei Schwerhörigen 191
- symbiontischer 191
- systematischer 93, 189
- Therapie 192
- unsystematisierter 189
Wahnidee 63, 189
- Depression 46
- religiöse 51
Wahninhalt 66
Wahnstimmung 65, 189
Wahnstruktur 189
Wahnsyndrom, organisches 14
Wahnthemen 189f
Wahnwahrnehmung 63, 65, 189
Wahrnehmen 97
Wahrnehmungsstörung 167
- Schizophrenie 66
Weckamine 217f
Weichteilrheumatismus 125, 129
Weltuntergangsstimmung 68
Wernicke-Korsakow-Syndrom 205
Werther-Effekt 232
Wertnorm, Verlust 17

Wesensänderung, Cannabis-
    abhängigkeit 215
– enechetische 18
– epileptische 18, 171
Widerstand 98 f, 101, 105
Wiedereingliederung 267
Wiederholungstendenz, neurotische 107
Willenserklärung, Nichtigkeit 275 f
Wirklichkeit, individuelle 99, 127
Witzelsucht 17
Wochenbettpsychose 18
Wohlbefinden 1 f
Wohnen, beschütztes 264 f
Wohngemeinschaft, betreute 265
Wohnheim 265
Wortbildungsstörung 168
Wortblindheit 168

X
X-Syndrom, fragiles 163

Z
Zahnradphänomen 36
Zerebralparese, infantile 166
Zivilrecht 1, 269
ZNS-Erkrankung, entzündliche 19
Zoopsie 204
Zornausbruch 12
Zornmanie 50
Zurechnungsfähigkeit 1, 276
– verminderte 276 f
Zwangseinweisung 269, 271 ff
– rechtliche Situation in der Bundes-
    republik Deutschland 271
– – – in Österreich 273 f
– – – in der Schweiz 272 f
Zwangsgedanken 114, 117
Zwangshandlung 114, 117
Zwangshospitalisierung 273
Zwangsimpuls 117
Zwangsneurose 97, 117 f
– Ätiologie 117
– Differentialdiagnose 117
– Therapie 117 f
Zwangsritual 181
Zwangsstörung 95, 114
– Angst 115
– Pubertät 181
Zweierbeziehung 248
Zyklothymie 43 f, 49